Myriam Spörri
Reines und gemischtes Blut

AF557408

Myriam Spörri (Dr. phil.) hat Geschichte und Anglistik an der Universität Zürich studiert. Ihre Forschungsschwerpunkte sind Wissenschafts-, Kultur- und Geschlechtergeschichte.

Myriam Spörri

Reines und gemischtes Blut

Zur Kulturgeschichte der Blutgruppenforschung, 1900-1933

[transcript]

Die vorliegende Arbeit wurde von der Philosophischen Fakultät der Universität Zürich im Frühlingssemester 2009 auf Antrag von Prof. Dr. Philipp Sarasin und Prof. Dr. Bettina Wahrig als Dissertation angenommen.

Publiziert mit Unterstützung des Schweizerischen Nationalfonds zur Förderung der wissenschaftlichen Forschung.

Bibliografische Information der Deutschen Nationalbibliothek
Die Deutsche Nationalbibliothek verzeichnet diese Publikation in der Deutschen Nationalbibliografie; detaillierte bibliografische Daten sind im Internet über http://dnb.d-nb.de abrufbar.

© 2013 transcript Verlag, Bielefeld

Die Verwertung der Texte und Bilder ist ohne Zustimmung des Verlages urheberrechtswidrig und strafbar. Das gilt auch für Vervielfältigungen, Übersetzungen, Mikroverfilmungen und für die Verarbeitung mit elektronischen Systemen.

Umschlaggestaltung: Kordula Röckenhaus, Bielefeld
Korrektorat: Kirsten Hellmich, Bielefeld
Satz: Mark-Sebastian Schneider, Bielefeld
Druck: Majuskel Medienproduktion GmbH, Wetzlar
ISBN 978-3-8376-1864-8

Gedruckt auf alterungsbeständigem Papier mit chlorfrei gebleichtem Zellstoff.
Besuchen Sie uns im Internet: *http://www.transcript-verlag.de*
Bitte fordern Sie unser Gesamtverzeichnis und andere Broschüren an unter: *info@transcript-verlag.de*

Inhalt

1. Einleitung

Berlin, 1940. Ein junger Nationalsozialist will seine schwangere Freundin heiraten. Während die Urkunden der Braut deren »arische Abstammung« zweifelsfrei bestätigen, lassen die Dokumente des jungen Mannes zu seiner großen Überraschung auf jüdische Grosseltern schließen. Hätte er davon gewusst, beteuert der junge Mann in seinem Antrag zur Genehmigung der Ehe, hätte er sich nie mit einem »arischen Mädchen« eingelassen. Er will deshalb die für ihn unwahrscheinliche nichtarische Abstammung prüfen lassen und versichert eifrig: »Ich bin gern bereit, eine Blutuntersuchung bei mir vornehmen zu lassen.«[1]

Diese Begebenheit, in der »Blut« scheinbar schlicht für »Rasse« steht, ist in der Zeit des Nationalsozialismus kein Einzelfall. So wird 1935 ein »jüdischer« Arzt, der einem »arischen« Patienten mit der Transfusion des eigenen Blutes das Leben gerettet hat, wegen der »Schändung arischen Blutes« ins Konzentrationslager verschleppt.[2] Und ein kleiner Junge, aufgrund der Nürnberger Rassengesetze als »Mischling« eingestuft, wird von seinen Kameraden beim Indianerspielen von der »Blutsbrüderschaft« ausgeschlossen, weil sein Blut weniger rein als ihr »arisches« sei.[3]

Wie diese Geschichten verdeutlichen, stellt die Dichotomie von Reinheit und Unreinheit ein entscheidendes Strukturmerkmal der Blutmetaphorik dar, die bei der Kategorisierung von Menschen zur Anwendung kommt.[4] Die »Reinheit« des »Blu-

---

1 | Genehmigung zur Eheschließung, 5. 3. 1940, LAB A Pr. Br. Rep. 057, Nr. 2064, Bl. 127.

2 | O.A., »Says Transfusion Can't Alter Race«; Deuel, *People under Hitler*, S. 140.

3 | Meyer, *›Jüdische Mischlinge‹*, S. 302. Ein ähnliches Beispiel findet sich bei Proctor, *Racial Hygiene*, S. 149.

4 | Neben dieser Dichotomie spielen auch jene von Leben und Tod, Innen und Außen, Absenz und Präsenz eine wesentliche Rolle. Vgl. unter anderem Seeman, *The River of Life*; Camporesi, *Juice of Life*; Farge, *Affaires de Sang*; Linke, *Blood and Nation*; Starr, *Blut*; Schury, *Lebensflut*; Turner, »Social Fluids«; Nelkin, »Cultural Perspectives on Blood«; Blumentrath, *Blutbilder*; Carsten, »Substantivism, Antisubstantivism, and Anti-antisubstantivism«; Bynum, *Wonderful Blood*; unter den zahlreichen Publikationen von Brauns vgl. etwa »Blut und Blutschande«. Das kulturwissenschaftliche Interesse an Blut hat im letzten Jahrzehnt massiv zugenommen, vgl. unter anderem folgende Sammelbände: Bradburne (Hg.), *Blut*; Lauper (Hg.), *Transfusionen*; Gadebusch (Hg.), *Blood in History*; Braun/Wulf (Hg.), *Mythen*

tes« beziehungsweise dessen »Unreinheit«, teils auch als »Mischung« bezeichnet, fungiert als zentrales Unterscheidungskriterium und begründet »Ungleichheit zwischen Geschlechtern, Klassen und Rassen«:[5] Die Geschlechterdifferenz konstituiert sich über das Ausscheiden von »unreinem« Blut, das als rein geltende »blaue« Blut fließt nur durch die Adern des Adels und die »rassische« Zugehörigkeit manifestiert sich ebenfalls in einer »Reinheit des Blutes«.[6] Wie die drei eingangs geschilderten Begebenheiten zeigen, funktioniert Blut dabei in durchaus realer Weise als Marker von Differenz und unterläuft damit die Unterscheidung von begrifflicher und metaphorischer Sprache.[7] Die angebliche Rassendifferenz zwischen »Juden« und »Ariern« ist nicht einfach metaphorisch, sondern im Wortsinne eine des Blutes: Sie kann, wie der junge Mann und werdende Vater es fordert, mittels einer Blutuntersuchung nachgewiesen werden. Die Unterscheidung zwischen der »Blutmischung«, wie die Zeugung alltagssprachlich auch figuriert, und dem Mischen des Blutes bei der Transfusion oder der Blutsbrüderschaft wird damit hinfällig – alle drei haben angeblich »verunreinigende« Folgen und führen zum Ausschluss.

Die Wirkmächtigkeit der Rede vom »reinen Blut« ist jedoch kein Spezifikum des Nationalsozialismus.[8] Und sie beschränkt sich auch nicht nur auf die Alltagssprache. Zahlreiche Studien haben die konstitutive Rolle von Metaphern in den Wissenschaften herausgearbeitet und gezeigt, dass die Grenze zwischen begrifflicher und metaphorischer Sprache auch in den Wissenschaften nicht scharf gezogen werden kann.[9] So findet sich das »reine« beziehungsweise »unreine«, »gemischte Blut« als

---

des Blutes; Hart (Hg.), *Jewish Blood*; Pesek/Wiesemann (Hg.), *Blut*; Knust/Gross (Hg.), *Blut*; Arni/Sauer (Hg.), *Blut, Milch und DNA*; Johnson et al. (Hg.), *Kinship and Blood in Western History*; Johnson et al. (Hg.), *Blood and Kinship*.

5 | Hauser-Schäublin, »Politik des Blutes«, S. 35; vgl. auch dies., »Blood«. Zur Reinheit als Ordnungskategorie grundlegend Douglas, *Purity and Danger*; darüber hinaus: dies., »Das Prinzip Reinheit und Verschmutzung«; Braun, »Zum Begriff der Reinheit«; Töngi, »Reinheit«; Fayet, *Reinigungen*; Haas/Nägele/Rheinberger (Hg.), *Kontamination*. Zum Blut als Flüssigkeit, die Grenzen überschreitet und der damit die Mischung bereits eingeschrieben ist, vgl. Mol/Law, »Regions, Networks and Fluids«. Dieser grenzüberschreitende und damit auch Widersprüche vereinende Aspekt manifestiert sich etwa darin, dass über Blut nicht nur Differenzen kreiert, sondern auch Gemeinsamkeiten geschaffen werden. Während der Französischen Revolution etwa war das Blut im Gegensatz zum (monarchischen) Herzen demokratisch konnotiert (Guldin, *Körpermetaphern*, S. 96-98).

6 | Hauser-Schäublin, »Politik des Blutes«, S. 35f. Zum »blauen Blut« besonders Malinowski, »Vom blauen zum reinen Blut«; vgl. aber auch Heisig, »›Blaues Blut‹=Adel?«; Conze, »Blut«. Zum »unreinen« weiblichen Blut vgl. aus der Fülle der Publikationen zur Menstruation Fischer-Homberger, *Krankheit Frau,*S. 49-84; Martin, *Die Frau im Körper*; Saxe, »Bloody Mary«; Ausserer, *Menstruation und weibliche Initiationsriten*; Hering/Maierhof, *Die unpässliche Frau*; für eine ethnologische Perspektive vgl. den Klassiker Buckley/Gottlieb (Hg.), *Blood Magic*; Hoskins (Hg.), *Blood Mysteries*. Kritisch zur Gleichsetzung von Menstrualblut und Unreinheit Bynum, *Wonderful Blood*, S. 18.

7 | Für weitere wörtliche Wahrnehmungen der Blutsreinheitsmetaphorik vgl. Treacher, »Welcome Home«, S. 100; Shohat/Stam, *Unthinking Eurocentrism*, S. 137.

8 | Zur Blutmetapher im Nationalsozialismus vgl. unter anderem Linke, *Blood and Nation*; dies., *German Bodies*, S. 115-123; Eidenbenz, *›Blut und Boden‹*.

9 | Vgl. dazu Fußnote 73.

metaphorisches Grundgerüst in einem Bereich der Medizin, der nach dem Ersten Weltkrieg einen fulminanten Aufstieg oder, in den Worten eines Zeitgenossen, ein »lawinenartiges Wachstum«[10] erlebte. Die Rede ist von der Blutgruppenforschung, die sich zu Beginn des Jahrhunderts nach der Entdeckung der Blutgruppen durch den Wiener Bakteriologen Karl Landsteiner 1900/1901 zögerlich formierte, in der Weimarer Republik dann aber eine ungeheure Popularität erlangte. Die Entdeckung der Blutgruppen wurde in den 1920er Jahren als eine der zentralen »wissenschaftlichen Großtaten«[11] bezeichnet, Landsteiner wurde 1930 der Nobelpreis verliehen und die Blutgruppenforschung der Weimarer Republik eroberte »mit einer Schnelligkeit das Interesse der gesamten Kulturwelt«[12].

Die vorliegende Studie widmet sich der deutschen Blutgruppenforschung zwischen 1900 und 1933. Sie zeigt auf, dass die Metaphorik vom »reinen Blut« und seinen Mischungen, die wir gemeinhin und reflexartig mit dem Nationalsozialismus verbinden, eine viel längere und komplexere Geschichte aufweist und gerade in der Medizin nachhaltig wirkte.[13]

Forschungsstand

Der Geschichte der deutschen Blutgruppenforschung zwischen 1900 und 1933 wurde in der Wissenschaftsgeschichte bisher wenig Aufmerksamkeit geschenkt. So fehlt eine gründliche Aufarbeitung der ersten Phase der Blutgruppenforschung von der »Entdeckung« der Blutgruppen 1900/1901 bis zum Ersten Weltkrieg. In dieser Zeit diffundierten die Erkenntnisse zwar nur langsam, jedoch wurden zentrale Beiträge zu den Blutgruppen in deutschsprachigen Zeitschriften publiziert.[14] Auch die Zeitspanne der Weimarer Republik, die zur Durchsetzung der Blutgruppenforschung und zu ihrer ungeheuren Popularität führte, wurde bislang wenig untersucht, obwohl Deutschland in zwei der drei zentralen Bereiche der Blutgruppenforschung international führend war. Es handelte sich dabei um die Seroanthropologie, welche die Blutgruppen als Rassenmerkmal zu erweisen suchte, sowie die forensische Anwendung der Blutgruppen, die hauptsächlich bei Vaterschaftsklagen zum Einsatz kam. Im dritten Bereich, der Transfusionsmedizin, hinkte Deutschland jedoch den Entwicklungen in den USA, Frankreich, England und der UdSSR hinterher. Nicht nur diese einzelnen Bereiche sind wenig erforscht, auch eine zusammenfassende

10 | Wolf, »Blutgruppenforschung«; der Artikel von Richard Wolf erschien im Frühjahr 1928 in der *Deutschen Allgemeinen Zeitung* (BArch R1501, 126242, Bl. 93).

11 | Breitner, »Die Bedeutung der Blutgruppen«, S. 21.

12 | Berliner, »Blutgruppenzugehörigkeit und Rassenfragen«, S. 161.

13 | Zur Geschichte des Blutes in der Medizin vgl. hauptsächlich Boroviczény/Schipperges/Seidler (Hg.), *Einführung in die Geschichte der Hämatologie*.

14 | Für einen Überblick zur internationalen Entwicklung der Blutgruppenforschung im 20. Jahrhundert Diamond, »The Story of Our Blood Groups«; für die ersten vier Jahrzehnte Farr, »Blood Group Serology«. Die Jahre zwischen 1900/1901 und dem Ersten Weltkrieg werden in den folgenden Aufsätzen behandelt, wenn auch bis auf den ersten nicht schwerpunktmäßig: Wirth et al., »Der Landsteiner-Richter-Versuch«; Geserick et al., »100 Jahre Forensische Serologie«; Mazumdar, *Species and Specificity*, S. 281-292; Schneider, »Chance and Social Setting«.

Interpretation dieser drei Forschungsfelder fehlt bislang, obwohl ihre Interdependenzen in den ersten Jahrzehnten des 20. Jahrhunderts besonders ausgeprägt waren.[15]

Die Seroanthropologie ist der bislang am besten untersuchte Zweig innerhalb der Weimarer Blutgruppenforschung.[16] Die Forschung ist sich darüber einig, dass die Seroanthropologie, wie sie sich im Anschluss an eine Studie des polnischen Ehepaares Ludwik und Hanna Hirszfeld von 1919 entwickelte, in Deutschland auf besondere Resonanz stieß. Dies manifestiert sich nicht nur in der 1926 eigens gegründeten *Deutschen Gesellschaft für Blutgruppenforschung*, sondern lässt sich auch daran ablesen, dass ein Großteil der seroanthropologischen Beiträge in Zeitschriften deutscher Provenienz publiziert wurde.[17] Unumstritten ist auch, dass das seroanthropologische Feld durch eine Kluft zwischen Wissenschaftlern jüdischer Herkunft und solcher mit völkischer Ausrichtung geprägt war.[18] Allerdings ist ungeklärt, wie tief beziehungsweise unüberbrückbar diese Kluft war. So spricht Mathias Okroi in seiner grundlegenden biographischen Arbeit über Fritz Schiff, einen äußerst populären Weimarer Blutgruppenforscher jüdischer Herkunft, von einem klaren Dualismus zwischen den beiden genannten Gruppen, während man in Katja Geisenhainers fundierter Biographie Otto Reches, einem der Gründer der völkisch orientierten *Deutschen Gesellschaft für Blutgruppenforschung*, auf Berührungspunkte zwischen beiden Fraktionen stößt.[19] Okroi behauptet zudem, dass sich die Wissenschaftler jüdischer Herkunft auf »rein deskriptive und wertfreie Beobachtungen

15 | Eine Ausnahme ist der Aufsatz von Schneider, »Chance and Social Setting«.

16 | Für die Entwicklung der Seroanthropologie außerhalb Deutschlands für Frankreich: Schneider, *Quality and Quantity*, S. 208-255; Schneider, »La recherche sur les groupes sanguins avant la Seconde Guerre mondiale«; für Japan: Robertson, »Biopower«; dies., »Blood Talks«.

17 | Nur in der UdSSR wurden noch mehr Beiträge zur Blutgruppenverteilung publiziert. Zur deutschsprachigen seroanthropologischen Forschung vgl. Schneider, »The History of Research«, S. 289f.; ders., »Blood Group Research«, S. 91; Mazumdar, »Blood and Soil«; ausführlicher zur DGB Geisenhainer, ›*Rasse ist Schicksal*‹. Neuerdings befasst sich eine US-amerikanische Dissertation mit der Seroanthropologie zwischen 1918 und 1945 (Boaz, *In Search of ›Aryan Blood‹*). Eingereicht wurde die Doktorarbeit im August 2009, publiziert im Sommer 2012. Da mir die gedruckte Version erst bei der Schlussredaktion zugänglich war, beschränken sich meine Hinweise auf Fußnoten.

18 | Ich spreche durchgängig von Wissenschaftlern, Medizinern etc. in der männlichen Form, weil Männer in diesem Forschungsgebiet die überwiegende Mehrheit darstellten. – Zur Kluft zwischen Wissenschaftlern völkischer Ausrichtung und jüdischer Herkunft vgl. Weindling, *Health, Race and German Politics*, S. 465; Mazumdar, »Blood and Soil«, S. 192; Geisenhainer, ›*Rasse ist Schicksal*‹, unter anderem S. 133-136; Okroi, *Der Blutgruppenforscher Fritz Schiff*, S. 58f.; Boaz, *In Search of ›Aryan Blood‹*, S. 4. Zu Schiff auch Moeller, »Friedrich Schiff«. Weitere biographische Arbeiten zu den wichtigsten Blutgruppenforschern, die alle männlich waren, mit jüdischem Hintergrund: Frewer, *Das wissenschaftliche Werk Felix Bernsteins*; Schappacher, »Felix Bernstein«; Gilsohn, *Prof. Dr. Ludwik Hirszfeld*; Jaworski, *Ludwik Hirszfeld*; Schneider, »Ludwik Hirszfeld«; Hirszfeldowa/Kelus/Milgrom, *Ludwik Hirszfeld*; Balinska/Schneider, »Introduction«; Speiser/Smekal, *Karl Landsteiner*.

19 | Okroi, *Der Blutgruppenforscher Fritz Schiff*, S. 58f.; Geisenhainer, ›*Rasse ist Schicksal*‹, S. 133-136, 196-201.

beschränkten«.[20] Auch in anderen Studien wird Blutgruppenforschern jüdischer Herkunft, insbesondere Ludwik Hirszfeld, *ex post* jeglicher Rassenimpetus abgesprochen.[21] Dies ist ein fragwürdiges Urteil, wenn man davon ausgeht, dass Wissenschaftler jüdischer wie nichtjüdischer Herkunft ihre Tätigkeit nicht losgelöst vom historischen Kontext ausüben. Und wie zahlreiche Studien über Wissenschaftler mit jüdischem Hintergrund für die Phase zwischen 1900 und 1933 nachgewiesen haben, ist diese These auch empirisch nicht haltbar.[22]

Ebenfalls umstritten ist nicht zuletzt aus diesem Grund der wissenschaftliche Status der anthropologisch ausgerichteten Blutgruppenforschung in jenem Zeitraum. Ernst Klee spricht von »spinnerte[n] Pseudogelehrte[n]« wie Otto Reche, die das Feld dominiert hätten; Gerhard Baader behauptet, dass für »die medizinische Fachwelt [...] diese ganze Blutforschung Reches weitgehend unakzeptabel« gewesen sei.[23] Dabei wird nicht nur das gesamte Forschungsfeld mit den völkisch orientierten Forschern um Reche gleichgesetzt und die Beiträge der Wissenschaftler jüdischer Herkunft zum Verschwinden gebracht.[24] Gleichzeitig wird die Wissenschaft völkischer Prägung als Pseudowissenschaft bezeichnet und die Reputation, die Forscher wie Reche zu jenem Zeitpunkt genossen, in Abrede gestellt.[25] Einen weiteren ungeklärten Punkt in der Forschungsliteratur stellt die Rolle der Anthropologie dar. So gilt den einen die Blutgruppenforschung als »Königsweg der erbbiologischen Rassenanthropologie«,[26] während andere Studien die Skepsis betonen, die den rassisch ausgerichteten Blutgruppenforschern von anthropologischer Seite entgegengebracht wurde[27].

20 | Okroi, *Der Blutgruppenforscher Fritz Schiff*, S. 58.

21 | Vgl. Polsky, »Blood, Race, and National Identity«, S. 175; Geisenhainer, ›*Rasse ist Schicksal*‹, S. 127; Baader, »Blutgruppenforschung im Nationalsozialismus«, S. 334f.

22 | Efron, *Defenders of the Race*; Kiefer, Das Problem einer ›jüdischen Rasse‹; Hödl, *Die Pathologisierung des jüdischen Körpers*; Gilman, *The Jewish Body*; Charpa/Deichmann, *Jews and Sciences in German Contexts*; Lipphardt, *Biologie der Juden*.

23 | Klee, *Deutsche Medizin im Dritten Reich*, S. 160f.; Baader, »Blutgruppenforschung im Nationalsozialismus«, S. 341.

24 | Die Arbeiten der Wissenschaftler jüdischer Herkunft erscheinen damit, meist in Anlehnung an Weindling, als Pionierarbeiten, und ihre weiteren Untersuchungen im selben Forschungsgebiet werden nicht analysiert (Weindling, *Health, Race and German Politics*, S. 465).

25 | Zur Reputation Reches Geisenhainer, ›*Rasse ist Schicksal*‹; Proctor, *Racial Hygiene*, S. 150.

26 | Weingart/Kroll/Bayertz, *Rasse, Blut und Gene*, S. 358; Baader, »Blutgruppenforschung im Nationalsozialismus«, S. 333.

27 | Klee, *Deutsche Medizin im Dritten Reich*, S. 161; Mazumdar, »Blood and Soil«, S. 202; Geisenhainer, ›*Rasse ist Schicksal*‹, S. 130; Schneider, »History of Research«, S. 292. Für das schwierige Verhältnis von Anthropologie und Serologie in den USA Marks, »The Legacy of Serological Studies«. In der Geschichte der Anthropologie wird man wiederum zur Rezeption der Blutgruppenforschung nicht fündig. Zur Geschichte der deutschen Anthropologie: Massin, »From Virchow to Fischer«; Proctor, »From Anthropology to Rassenkunde«; Schmuhl, *Grenzüberschreitungen*; Stocking, *Race, Culture and Evolution*; Zimmerman, *Anthropology and Antihumanism*; Hanke, *Zwischen Auflösung und Fixierung*. Vgl. für Eugen Fischer und Walter Scheidt, zwei der Seroanthropologie gegenüber sehr kritisch eingestellte Anthropo-

Neben diesen divergierenden Meinungen ist die Forschung auch durch Lücken gekennzeichnet. Das Thema der Pathologie der Blutgruppen, das im Anschluss an die seroanthropologischen Forschungen entstand, wird in verschiedenen Artikeln nur gestreift und lediglich von Peter Keating und Rachel Boaz ausführlicher behandelt.[28] Es überrascht überdies angesichts des *iconic turn*, dass sich nur die Artikel von Pauline M.H. Mazumdar und Lisa Gannett sowie James Griesemer mit der Visualisierung der seroanthropologischen Ergebnisse beschäftigt haben.[29] Für die Thematik der Vererbung der Blutgruppen sind ebenfalls Mazumdars Arbeiten zentral, wobei die Blutgruppenvererbung auch in den Studien über den Mathematiker Felix Bernstein zur Sprache kommt.[30] Die heterospezifische, das heißt blutgruppenungleiche Schwangerschaft sowie die rassische Codierung der Blutgruppenfaktoren M, N und P sind wissenschaftshistorisch kaum aufgearbeitet.[31]

Im Vergleich mit der Geschichte der Seroanthropologie sind die Forschungsergebnisse für die Geschichte der Bluttransfusion in Deutschland zwischen 1900 und 1933 weitaus einheitlicher, doch existieren auch hier Forschungslücken. Im Gegensatz zur Geschichte der Bluttransfusion in anderen Staaten wie etwa Großbritannien und den USA ist diese Geschichte für Deutschland wenig bearbeitet worden.[32] Für den Untersuchungszeitraum liegen mehrere Aufsätze vor, die meistens unterschiedliche Phasen fokussieren. Stefan Schulz beschäftigt sich mit der Bluttransfusion zwischen 1900 und dem Beginn des Ersten Weltkriegs, die Jahre des Ersten Weltkrieges behandelt Thomas Schlich.[33] Für die Weimarer Zeit ist ein

logen, folgende Biographien: Lösch, *Rasse als Konstrukt*; Gausemeier, *Walter Scheidt und die ›Bevölkerungsbiologie‹*.

28 | Keating, »Holistic Bacteriology«; Boaz, *In Search of ›Aryan Blood‹*, S. 58-63, S. 106-115; kursorisch: Mazumdar, »Blood and Soil«, S. 200f.; Garratty, »Association of Blood Groups and Disease«; Schneider, »Blood Group Research Between the Wars«, S. 104f.

29 | Mazumdar, »Blood and Soil«; Gannett/Griesemer, »The ABO Blood Groups«.

30 | Mazumdar, »Two Models«; Mazumdar, »Species and Specificity«; Frewer, *Das wissenschaftliche Werk Felix Bernsteins*; Schappacher, »Felix Bernstein«.

31 | Über M, N und P vgl. Mazumdar, *Species and Specificity*, S. 323-328; Schneider, »Blood Group Research Between the Wars«, S. 105.

32 | Vgl. für die USA und die Zeit vor 1933 Pelis, »Blood Clots«; dies., »Blood Standards and Failed Fluids«; dies., »Edward Archibald's Notes on Blood Transfusion in War Surgery«; dies., »Taking Credit«; dies., »Transfusion, mit Zähnen«; Schneider, »Blood Transfusion in Peace and War, 1900-1918«; ders., »Blood Transfusion Between the Wars«; ders., »Chance and Social Setting«. Für die Zeit nach 1933 in den USA vgl. Creager, »›What Blood Told Dr Cohn‹«; Love, *One Blood*; Chinn, *Technology and the Logic of American Racism*. Für die Entwicklung in der Sowjetunion in den 1920er Jahren Vöhringer, *Avantgarde und Psychotechnik*, S. 173-229. Für die lange Geschichte der Bluttransfusion vgl. überblicksartig etwa Starr, *Blut*; Diamond, »A History of Blood Transfusion«; Pelis, »Moving Blood«; dies., »Blood Transfusion«; Ryser, »Blut und Bluttransfusionen«. Zur Vorgeschichte in Deutschland im 19. Jahrhundert vgl. Elkeles, »Moralische Erwägungen«. Zu der aus der Transfusionsmedizin entstandenen Transplantationsmedizin vgl. für Deutschland Schicktanz, »Aus der Geschichte lernen?«; Schicktanz, »Fremdkörper«, S. 191; Schlich, *Die Erfindung der Organtransplantation*.

33 | Schulz, »Zwischen Parabiose, Reizen und Organtransplantationen«; Schlich, »›Welche Macht über Tod und Leben!‹«. Vgl. zur deutschen Bluttransfusionspraxis Schneider, »Blood Transfusion in Peace and War, 1900-1918«.

weiterer Aufsatz von Schulz von Interesse, der sich ausführlich und präzise mit den Transfusionsapparaturen auseinandersetzt, sodann liegt eine Studie über den Leipziger Blutspendernachweis vor, einen der drei um 1933 in Deutschland etablierten Blutspendernachweise.[34] Ergänzend, gerade auch für die politische Situierung einzelner Transfusionsmediziner, können biographische Arbeiten über die Pioniere der Transfusionsmedizin Burghard Breitner, Ernst Unger und Franz Oehlecker herangezogen werden.[35] Die Zeit bis in die 1950er Jahre umfasst der äußerst aufschlussreiche und präzise Überblicksaufsatz »Zur Geschichte der Transfusionsmedizin«.[36]

Die genannten Studien stimmen darin überein, dass sich das deutsche Bluttransfusionswesen wie bei den Alliierten unter dem Einfluss des Ersten Weltkriegs in den 1920er Jahren etablierte, sich jedoch im internationalen Vergleich anders entwickelte:[37] Während hauptsächlich in den USA die so genannte »Zitratbluttransfusion« – auch Transfusion mit »verändertem Blut« genannt – praktiziert wurde, hielt man in Deutschland bis nach dem Ende des Zweiten Weltkrieges an der »Vollbluttransfusion« fest, bei der »unverändertes«, »reines Blut« übertragen wurde. Im Anschluss an dieses Dogma der »Vollbluttransfusion« entwickelte sich auch das Spendewesen nur sehr langsam. In England wurde 1926, in Frankreich 1928 und in den USA 1929 ein professionelles Spendewesen auf der Basis der als modern geltenden Zitratbluttransfusion aufgebaut. In Deutschland etablierte es sich erst ab 1933. Diese zögerliche Professionalisierung ist angesichts der zahlreichen Nobelpreise, die der deutschen Medizin und den Naturwissenschaften in jenem Zeitraum verliehen wurden, erstaunlich. Der Bluttransfusion haftete, wie in der Medizingeschichte mehrfach festgehalten wurde, das »Omen der Gefährlichkeit und Unberechenbarkeit« an.[38] Eine mögliche Erklärung für diesen deutschen »Sonderweg« sehen einige Medizinhistoriker, die sich mit dem im internationalen Vergleich als rückständig qualifizierten nationalsozialistischen Transfusionswesen beschäftigen, im Know-how-Verlust durch die Vertreibung der als jüdisch geltenden Mediziner.[39] Eine ganz andere Erklärung liefert Schulz, der die spezifisch deutsche Entwicklung

34 | Schulz, »Vom Paraffin zum Bernstein«; vgl. auch ders., »Bluttransfusionsgeräte aus ›echtem‹ und ›Kunst-Bernstein‹«; Leupold, *Transfusionsmedizin an der Universität Leipzig*.

35 | Vgl. Winkler, *Ernst Unger (1875-1938)*; ders., »Ernst Unger«; Höbelt, *Festschrift für Burghard Breitner*; zu Oehlecker: Pieper, *Die Sozialstruktur des Allgemeinen Krankenhauses Hamburg-Barmbek*.

36 | Wiebecke et al., »Zur Geschichte der Transfusionsmedizin«. Vgl. weiterführend zur Geschichte der Transfusion in BRD und DDR *Transfusion Medicine and Hemotherapy* 31, suppl. 2 (2004). Einen deskriptiv gehaltenen Überblick mit Schwerpunkt auf die erste Hälfte des 20. Jahrhunderts bietet Teich, *Der Prozess von der Entdeckung der Blutgruppen bis zur Einführung der Bluttransfusion*.

37 | Schlich, »›Welche Macht über Tod und Leben!‹«; Schneider, »Blood Transfusion in Peace and War, 1900-1918«; ders., »Blood Transfusion Between the Wars«; Wiebecke et al., »Zur Geschichte der Transfusionsmedizin«; Schulz, »Vom Paraffin zum Bernstein«.

38 | Wiebecke et al., »Zur Geschichte der Transfusionsmedizin«, S. 17; ähnlich: Leupold, *Transfusionsmedizin an der Universität Leipzig*, S. 11.

39 | Dazu Leupold, *Transfusionsmedizin an der Universität Leipzig*, S. 31; vgl. indirekt auch Wiebecke et al., »Zur Geschichte der Transfusionsmedizin«, S. 23.

unter anderem mit der in den 1920er Jahren schwelenden Krise der Medizin in Verbindung bringt.[40]

Die Geschichte der Blutgruppen in der deutschen Forensik von der Jahrhundertwende bis 1933 ist noch weniger als die der anderen Forschungszweige bearbeitet – erstaunlich, wenn man bedenkt, dass 1924 in Deutschland weltweit erstmals die Blutgruppen in Vaterschaftsgutachten eingesetzt wurden und dann in diesem Bereich im internationalen Vergleich eine relativ rasche Verbreitung fanden. Wiederum kommt hier William H. Schneider das Verdienst zu, die wichtigsten Eckpunkte herausgearbeitet zu haben; die Arbeit von Gunther Geserick und Hansjürg Strauch zur Geschichte der forensischen Serologie liefert ebenfalls nützliche Anhaltspunkte.[41] Etwas detaillierter sind die Angaben von Mathias Okroi in der Biographie über Fritz Schiff, der als Blutgruppenforscher bei Alimentationsklagen tätig war.[42] Die biographischen Arbeiten über die Familie Strassmann sind für die Verortung des Gerichtsmediziners Fritz Strassmann und dessen im selben Bereich tätigen Sohn Georg ebenso hilfreich wie die Studien zur deutschen beziehungsweise Berliner Gerichtsmedizin.[43] Hans-Peter Kröner geht in seinem Aufsatz auf die Vaterschaftsbestimmung und ihre Verbindung zum nationalsozialistischen Abstammungsgutachten ein und stellt sie damit in einen breiteren historischen Zusammenhang.[44]

Für den sozial- und rechtshistorischen Kontext der Weimarer Republik ist die Studie von Sibylle Buske zur Unehelichkeit aufschlussreich, auch wenn sie aufgrund ihrer Fragestellung nicht auf die während der Weimarer Republik eingeführte und

---

40 | Schulz, »Vom Paraffin zum Bernstein«, S. 236-238.

41 | Schneider, »Chance and Social Setting«; Geserick et al., »100 Jahre Forensische Serologie«. Für eine quellennahe Darstellung: Patzak, *Ursprünge gerichtlich anerkannter Blutgruppenbefunde in deutschen Paternitätsgutachten*.

42 | Okroi, *Der Blutgruppenforscher Fritz Schiff*, insbesondere S. 39-52.

43 | Zu den Strassmanns: Strassmann, *Die Strassmanns*; Strauch/Wirth, »Persecution of Jewish Forensic Pathologists«; Kaufmann, »Die Familie Strassmann«. Zur Gerichtsmedizin in Deutschland beziehungsweise Berlin: Mallach, *Geschichte der Gerichtlichen Medizin im deutschsprachigen Raum*; Mantel/Schwerd, *Zur Entwicklung der gerichtlichen Medizin im 20. Jahrhundert in Deutschland*; Lignitz, »The History of Forensic Medicine in Times of the Weimar Republic and National Socialism«; Wirth/Strauch/Vendura, *Das Institut für Rechtsmedizin der Humboldt-Universität zu Berlin*; Herber, »Zwischen Gerichtsmedizin und Strafrechtswissenschaft«; Wirth/Strauch, »Gerichtliche Medizin als akademisches Lehrfach an der Universität Berlin«; Rose, *Die akademischen Mitarbeiter*. Zur Geschichte der Gerichtsmedizin generell Fischer-Homberger, *Medizin vor Gericht*; Clark/Crawford (Hg.), *Legal Medicine in History*; Crawford, »Medicine and the Law«. Zum Verhältnis von Wissenschaft und Recht vgl. unter anderem *Science in Context* 12, 1 (1999); *Isis* 98 (2007); Golan, *Laws of Men and Laws of Nature*; Smith/Wynne (Hg.), *Expert Evidence*; Jasanoff, *Science at the Bar*; Jasanoff, »Making Order«.

44 | Kröner, »Von der Vaterschaftsbestimmung zum Rassegutachten«; vgl. auch Seidler/Rett, *Das Reichssippeamt entscheidet*; Lilienthal, »Anthropologie und Nationalsozialismus«; Herber, *Gerichtsmedizin unterm Hakenkreuz*; Geisenhainer, ›*Rasse ist Schicksal*‹, S. 236-239; Essner, ›*Die Nürnberger Gesetze*‹, S. 203-218; Meyer, ›*Jüdische Mischlinge*‹, S. 109-151.

in den Zeitungen prominent figurierende Blutgruppenuntersuchung eingeht.[45] Besonders nützlich für den internationalen Vergleich ist die unveröffentlichte Dissertation von Shari Rudavsky über den Vaterschaftsnachweis in den USA.[46] Rudavsky arbeitet den Widerstand, dem die Blutgruppenuntersuchung in den USA begegnete, präzise heraus; einzig auf die Metaphorizität des Blutes geht sie trotz des entsprechenden Titels ihrer Studie – *Blood Will Tell* – nicht ein. Aus Rudavskys Arbeit wird deutlich, dass die Einführung der Blutgruppenuntersuchung den zentralen Schritt in Richtung Biologisierung der Vaterschaft darstellte. Auf diese Neudefinition der Vaterschaft im 20. Jahrhundert im Gegensatz zur rein sozialen Funktionsbestimmung von Vaterschaft in den vorangehenden Jahrhunderten weisen auch Studien aus dem Bereich der Männergeschichte, der Vaterschaftsforschung und der *kinship studies* hin.[47]

Neben Alimentationsklagen, die sich in den allermeisten Fällen im Zivilrecht bewegten, kam die Blutgruppenuntersuchung überdies im Strafrecht, besonders bei Kapitalverbrechen, zum Einsatz. Hierzu kann ebenfalls die Arbeit von Geserick und Strauch herangezogen werden.[48] Der in den Zeitungen breit diskutierte Fall Karl Hussmanns, dem die Ermordung seines besten Freundes Helmut Daube zu Lasten gelegt wurde und bei dessen Prozess im Oktober 1928 die Blutgruppenuntersuchung medienwirksam zum Tragen kam, ist im Gegensatz zu anderen sensationellen Mordfällen der Weimarer Zeit bislang nur in zwei Beiträgen behandelt worden.[49]

Auffallend ist insgesamt, dass nicht nur der Blutgruppenforschung in der Historiographie bisher wenig Beachtung geschenkt wurde, sondern auch selten thematisiert wird, was die Metaphorizität von Blut für die Blutgruppenforschung bedeuten könnte. So betont zwar Schneider, dass Blut in allen Gesellschaften eine emotionale, religiöse, politische und sogar ökonomische Bedeutung zukomme, vernachlässigt dann aber eine Analyse dieser Faktoren.[50] Mazumdars wegweisender Artikel »Blood and Soil« thematisiert die metaphorische Struktur der rassisch ausgerichteten Blut-

45 | Buske, *Fräulein Mutter und ihr Bastard*. Zur Unehelichkeit in Deutschland im Untersuchungszeitraum, allerdings ebenfalls ohne Bezug zur Blutgruppenuntersuchung, Lilienthal, »The Illegitimacy Question in Germany, 1900-1945«; Hering, *Makel, Mühsal, Privileg*.

46 | Rudavsky, *Blood Will Tell*; vgl. auch dies., »Separating Spheres«.

47 | Lenzen, *Vaterschaft*; Voss, »Nehmen wir den Vater mit?«; Koschorke, *Die Heilige Familie und ihre Folgen*; Arni, »Reproduktion und Genealogie«; dies., »Menschen machen aus Akt und Substanz«. Zur Einführung in die *kinship studies* Franklin/McKinnon (Hg.), *Relative Values*.

48 | Geserick et al., »100 Jahre Forensische Serologie«.

49 | Populärwissenschaftlich: Kettler et al., *Wer tötete Helmut Daube?* Neuerdings: Bischoff/Siemens, »Class, Youth, and Sexuality«. Vgl. für andere Mordprozesse während der Weimarer Zeit Siebenpfeiffer, ›*Böse Lust*‹; Tatar, *Lustmord*; Brückweh, *Mordlust* sowie zur Gerichtsreportage in Berlin Siemens, *Metropole und Verbrechen*, zu Hussmann S. 287f. und Siemens, »Sensationsprozesse«.

50 | Schneider, »Chance and Social Setting«, S. 547. Stärker auf das Blut ausgerichtet ist für Japan Robertson, »Blood Talks«; dies., »Biopower«. Starr und Pelis gehen in ihren Geschichten über die Transfusion auf die Metaphorik des Blutes ein, sind jedoch aufgrund ihres Fokus‹ nicht so sehr an den Blutgruppen interessiert (Starr, *Blut*; vgl. etwa Pelis, »Moving Blood«).

gruppenforschung nur im Titel.[51] Ein systematischer metaphorologischer beziehungsweise theoriegeleiteter Blick, wie er für andere medizin- und wissenschaftshistorische Arbeiten über das Blut vorliegt, fehlt jedoch.[52] Ich möchte im Folgenden kurz darlegen, weshalb dies eine nicht zu vernachlässigende Perspektive darstellt.

THEORETISCHER HINTERGRUND UND THESE DER ARBEIT[53]

In seinem Klassiker *Entstehung und Entwicklung einer wissenschaftlichen Tatsache* (1935) beschäftigt sich Ludwik Fleck ausführlich mit dem »unreinen« Syphilisblut. Für eine Kulturgeschichte des Blutes ist seine Monographie aber auch deswegen von Belang, weil Fleck darin das »verdorbene Syphilisblut« als »Uridee« beziehungsweise »Präidee« bezeichnet, die die 1906 vom Bakteriologen August von Wassermann entwickelte serologische Reaktion zum Nachweis des Syphiliserregers informiert habe.[54] Der »Wert dieser Präidee«, so Fleck, liege »nicht in ihrem logischen und ›sachlichen‹ Inhalte, sondern einzig in ihrer heuristischen Bedeutung als Entwicklungsanlage«.[55] Flecks Präideen sind damit, worauf Philipp Sarasin hingewiesen hat, Hans Blumenbergs absoluten Metaphern nicht unähnlich und kommen den Metaphern, wie sie in neuerer wissenschaftshistorischer Perspektive konzeptualisiert werden, ziemlich nahe.[56]

Traditionell ging man in den Geistes- und Sozialwissenschaften mit der aristotelischen Metapherntheorie davon aus, dass Metaphern lediglich ein rhetorisches Werkzeug darstellten und eine rein dekorative Funktion besaßen.[57] Diese abwertende Kategorisierung wurde spätestens in Max Blacks Aufsatz »Metaphor« von 1954 grundlegend in Frage gestellt.[58] In Abgrenzung von der von ihm als Substitutionstheorie bezeichneten aristotelischen Metapherntheorie plädierte Black für eine

51 | Mazumdar, »Blood and Soil«. Auch Boaz verfolgt in ihrer Dissertation *In Search of ›Aryan Blood‹* keinen metapherntheoretischen Ansatz.

52 | Vgl. für Blutkrankheiten, insbesondere die Sichelzellenanämie Tapper, *In the Blood*; Wailoo, »Genetic Marker of Segregation«; ders., *Drawing Blood*; ders., *Dying in the City of the Blues*. Für die Bluttransfusion heute Waldby et al., »Blood and Bioidentiy«; Healy, »Embedded Altruism«; Valentine, »Citizenship, Identity, Blood Donation«; Weston, »Kinship, Controversy and the Sharing of Substance«.

53 | Ich behandle in diesem Abschnitt lediglich die für meine Arbeit relevanten metapherntheoretischen Einsichten; für einen ausgezeichneten Überblick über die Metapherntheorie in der Wissenschaftsgeschichte vgl. Brandt, *Metapher und Experiment*, S. 28-54. Für die Rezeption von Metaphern in der Geschichtswissenschaft vgl. etwa Bödeker (Hg.), *Begriffsgeschichte, Diskursgeschichte, Metapherngeschichte*.

54 | Fleck, *Entstehung und Entwicklung*, S. 18, S. 22, S. 35.

55 | Ebd., S. 37f. Vgl. neben dieser Monographie auch die Aufsatzsammlung Flecks, *Erfahrung und Tatsache*, sowie seine kürzlich edierten gesammelten Schriften und Zeugnisse (Fleck, *Denkstile und Tatsachen*).

56 | Sarasin, »Infizierte Körper, kontaminierte Sprachen«, S. 197f.; Blumenberg, *Paradigmen zu einer Metaphorologie*; ders., »Ausblick auf eine Theorie der Unbegrifflichkeit«.

57 | Für einen sehr kompakten Überblick Weinrich, »Metapher«.

58 | Black, »Die Metapher«; vgl. zu diesem Paradigmenwechsel in der Wahrnehmung der Metapher etwa Hänseler, »Die Metapher in den Wissenschaften«. Vor Black vgl. Richards,

Interaktionstheorie der Metapher. Dabei kommen weniger die wörtlichen Bedeutungen von Hauptgegenstand und untergeordnetem Gegenstand – oder in einer gängigeren Terminologie von Bildempfänger und Bildspender –, denn das jeweilige »System miteinander assoziierter Gemeinplätze« zum Tragen.[59] Die Interaktion führt zu Bedeutungsverschiebungen – ähnlich wie Fleck von einer »Verschiebung oder Veränderung der Denkwerte« sprach.[60] Die Metapher funktioniert als »Filter«, der gewisse Details unterdrückt und andere hervorheb. Kurz, der Haupt-, aber auch der untergeordnete Gegenstand werden durch die metaphorische Beziehung neu organisiert.[61] Zwischen den beiden Gegenständen besteht laut Black entweder schon vorher eine Ähnlichkeitsrelation oder aber die Ähnlichkeit wird durch die Metapher erst kreiert.[62] Gerade diese Annahme machte Blacks Theorie für die Wissenschaftsgeschichte und *Science Studies* ungemein attraktiv, weil Metaphern damit zu »kognitive[n] Instrumente[n]«[63] wurden. Die in der Wissenschaftsgeschichte und den *Science Studies* in den 1990er Jahren konstatierte »metaphormania« ist denn auch Produkt der für dieses Gebiet zentralen Fragen nach der Genese wissenschaftlicher Erkenntnis und wissenschaftlichen Wandels.[64] Metaphern schienen den Königsweg zur Beantwortung dieser Frage darzustellen, weil sie als »Filter« bestimmte wissenschaftliche Erkenntnisse ermöglichten, andere verhinderten und damit als für die

---

»Die Metapher«, auf den sich Black auch bezieht. Kritisch zu Black: Davidson, »Was Metaphern bedeuten.«

59 | Im Beispiel Blacks »Der Mensch ist ein Wolf« ist der Hauptgegenstand der Mensch, der untergeordnete Gegenstand der Wolf (Black, »Die Metapher«, S. 70). In seinem späteren Aufsatz »Mehr über die Metapher« spricht Black von »Primär-« und »Sekundärgegenstand« (S. 393). Weinrich verwendet die Terminologie von Bildspender und Bildempfänger (Weinrich, *Sprache in Texten*, S. 284).

60 | Black, »Die Metapher«, S. 70f., S. 76; Fleck, *Entstehung und Entwicklung*, S. 142.

61 | Black, »Die Metapher«, S. 72, S. 76; vgl. auch S. 75, wo Black bemerkt, dass auch der untergeordnete Gegenstand von der Interaktion betroffen ist. Allerdings geht er auf diesen Punkt weder in diesem noch seinem späteren Aufsatz ausführlich ein (Black, »Mehr über die Metapher«, S. 393). Vgl. auch Fleck, der von der »Bereitschaft für gerichtetes Wahrnehmen« spricht, um den Denkstil zu charakterisieren, dem die Präidee wiederum angehört (*Entstehung und Entwicklung*, S. 121). Zur Metaphorisierung der Metapher Derrida, »Der Entzug der Metapher«; zur Kritik der Filter-Metapher Hänseler, *Metaphern unter dem Mikroskop*, S. 206.

62 | Black, »Die Metapher«, S. 68.

63 | Black, »Mehr über die Metapher«, S. 409. Der Begriff des Instruments ist insofern irreführend, als damit impliziert wird, dass Metaphern zielgerichtet eingesetzt und kontrolliert werden können. Mit explizitem Bezug auf Black betonte auch Hesse den kognitiven Aspekt, vgl. *Models and Analogies in Science*, besonders S. 157ff. Für den kognitiven Aspekt, wenn auch von Körpererfahrungen ausgehend, einflussreich Lakoff/Johnson, *Metaphors We Live By*.

64 | Maasen, »Who is Afraid of Metaphors?«, S. 11; für den Wandel vgl. insbesondere Maasen/Weingart, *Metaphors and the Dynamics of Knowledge*. Vgl. auch Hoffmann, »Zur Rolle von Modellen und Metaphern bei der Entwicklung neuer Theorien«; Zdravko (Hg.), *From a Metaphorical Point of View*. Das Thema des Wandels in den Wissenschaften ist seit Kuhn, *Die Struktur wissenschaftlicher Revolutionen* zentral, war aber schon bei Fleck, *Entstehung und Entwicklung einer wissenschaftlichen Tatsache* wesentlich.

wissenschaftliche Erkenntnis konstitutiv beziehungsweise epistemisch kategorisiert werden konnten.

In einem in der wissenschaftshistorischen Forschung besonders einflussreichen Aufsatz von James J. Bono wurde die Metapherntheorie im Anschluss an Black mit dem für die Wissenschaftsgeschichte zentralen Diskursbegriff von Michel Foucault verbunden.[65] Bono bezeichnete die Metapher als »medium of exchange« zwischen verschiedenen Diskursen, seien diese nun inner- oder außerwissenschaftlich.[66] In diesem Zusammenhang erweist sich die Unterscheidung Jürgen Links als hilfreich, der zwischen Spezialdiskursen, worunter die wissenschaftlichen Diskurse fallen, und dem Interdiskurs – das heißt dem kulturellen Allgemeinwissen, das auch Populärwissenschaft und Literatur umfasst – differenziert.[67] Laut Link haben Spezialdiskurse nicht nur die Tendenz, sich gegen außen abzuschließen und Mehrdeutigkeiten möglichst auszuschalten. Sie verbinden sich außerdem mit dem Interdiskurs und generieren ihre gesellschaftliche Akzeptanz und Plausibilität, indem sie auf dem interdiskursiven »Markt« exemplarische Stereotypen, beispielsweise in Form von Metaphern, »umschlagen«.[68] Mit Bono gesprochen tragen diese Metaphern ihre gesellschaftliche Spuren in die Wissenschaft, konfigurieren diese und führen zu Verschiebungen.[69]

Die Metapher aber ist nicht nur wegen ihrer epistemischen Funktion und weil sie als Indikator für die gesellschaftliche Verfasstheit von Wissenschaften verstanden werden kann zu einer beliebten Figur innerhalb der Wissenschaftsgeschichte geworden. Die wissenschaftliche Tätigkeit an sich wurde als von Metaphorizität geprägt erkannt. Wie Hans-Jörg Rheinberger im Anschluss an Jacques Derridas *dif-*

---

65 | Zur Diskursanalyse vgl. Foucault, *Die Ordnung des Diskurses*; ders., *Archäologie des Wissens*. Zur Diskursanalyse in der Geschichtswissenschaft Sarasin, »Subjekte, Diskurse, Körper«; ders., »Autobiographische Ver-Sprecher«; ders., »Geschichtswissenschaft und Diskursanalyse«; Schöttler, »Mentalitäten, Ideologien, Diskurse«; ders., »Sozialgeschichtliches Paradigma und historische Diskursanalyse«; ders., »Wer hat Angst vor dem ›Linguistic Turn?‹«; Martschukat (Hg.), *Geschichte schreiben mit Foucault*; Landwehr, *Geschichte des Sagbaren*; vgl. auch Bublitz et al. (Hg.), *Das Wuchern der Diskurse*; Keller et al. (Hg.), *Handbuch Sozialwissenschaftliche Diskursanalyse*, Bd. 1 und 2.

66 | Bono, »Science, Discourse, and Literature«, S. 61. Vgl. auch ders., »Locating Narratives«; ders., »Why Metaphor?«. Unter anderem im Anschluss an Bono haben Maasen/Weingart ihre Metapherntheorie entwickelt, vgl. Maasen/Weingart, »Metaphors – Messengers of Meaning«; dies., *Metaphors and the Dynamics of Knowledge*. Brandt weist zu Recht auf das »methodologische Paradox« hin, eine Trennung zwischen Innen und Außen festzumachen, die die Metapher dann gerade überflüssig macht (Brandt, *Metapher und Experiment*, S. 35).

67 | Link, »Noch einmal«, S. 5; ders., *Versuch über den Normalismus*, S. 50; Link/Diaz-Bone, »Operative Anschlüsse«, Abschnitt 22.

68 | Link, *Versuch über den Normalismus*, S. 50; ders., »Literaturanalyse als Interdiskursanalyse«, S. 285, S. 289; vgl. auch Sarasin, »Autobiographische Ver-Sprecher«, S. 33. Link hat den Begriff des Kollektivsymbols geprägt, worunter auch Metaphern fallen, vgl. dazu Link, »Über ein Modell synchroner Systeme von Kollektivsymbolen«; Gerhard/Link, »Zum Anteil der Kollektivsymbolik an den Nationalstereotypen«; Drews/Gerhard/Link, »Moderne Kollektivsymbolik«; Becker/Gerhard/Link, »Moderne Kollektivsymbolik«.

69 | Bono, »Science, Discourse, and Literature«, S. 76. Zur Metapher der Konfiguration Hänseler, *Metaphern unter dem Mikroskop*, S. 202-213.

férance herausgearbeitet hat, ist Wissenschaft durch fortwährende Verschiebungen gekennzeichnet; Bedeutungen und Wissen werden permanent aufgeschoben.[70]

Nun unterliegt aber auch die Definition der Metapher – deren Wert in den Worten Derridas »von Verschiebung, Übertragung« charakterisiert ist[71] – der *différance*. Die Differenz zwischen der Metapher und ihrem scheinbaren Gegenteil, dem Begriff, – auf der eine Definition der Metapher letztlich beruht – ist keinesfalls eindeutig, sondern wird immer wieder von Neuem gesetzt. Diese Einsicht ist nicht nur für das Verhältnis von Begriff und Metapher, von eigentlich und uneigentlich bedeutsam, sondern für Differenzen überhaupt, auch solche zwischen wissenschaftlichen Disziplinen.

Was bedeutet dies alles nun für meine Studie?[72] – Zunächst ist festzuhalten, dass sich die Blutgruppenforschung insofern von anderen medizinischen Disziplinen unterscheidet, als die Übertragungswege anders verlaufen; streng genommen ist von einer Rückübertragung zu sprechen. Während in der Bakteriologie, um ein hinsichtlich der Metaphorik gut erforschtes medizinisches Gebiet zu nennen, die politischen Begriffe »Kampf« und »Krieg« importiert und zu Metaphern wurden, so dass Hauptgegenstand und untergeordneter Gegenstand scheinbar fein säuberlich voneinander getrennt werden können,[73] findet bei der Blutgruppenforschung die Übertragung nicht nur in eine andere Richtung, sondern auch mehrfach statt[74]. Anfangs wurde »Blut« im Interdiskurs als *pars pro toto* für Vererbung und Verwandtschaft, später auch für »Rasse« benutzt – gleichsam berechtigterweise, weil in der Medizin das Blut als Vererbungssubstanz galt oder vermutet wurde. Erst mit der

70 | Rheinberger, *Experimentalsysteme und epistemische Dinge*, S. 112; Derrida, »Die différance«.

71 | Derrida, »Signatur, Ereignis, Kontext«, S. 292; zur Metapher vgl. auch ders., »Die weiße Mythologie«; ders., *Grammatologie*, S. 461-481; ders, »Der Entzug der Metapher«. Vgl. auch Wellberry, »Retrait/Re-entry«.

72 | Ich gehe mit Wahrig-Schmidt davon aus, dass man von einer wissenschaftshistorischen Metaphorologie »kein Set von Beobachtungs- oder Untersuchungsregeln erwarten kann, welches allen Zeiten und Gegenständen gleichermaßen gerecht wird« (*Der Staat als Mensch-Maschine*, S. 7; vgl. auch S. 8, S. 77). Ein theoretischer Apparat muss also immer am und aus dem Gegenstand selbst entwickelt werden, dabei können auch unterschiedliche Funktionsweisen von Metaphorik sichtbar werden (dazu Hänseler, *Metaphern unter dem Mikroskop*, S. 213).

73 | Zur Kriegsmetaphorik in der Bakteriologie: Gradmann, »Unsichtbare Feinde«; Sarasin, »Infizierte Körper, kontaminierte Sprachen«; ders., »Die Visualisierung des Feindes«; ders., ›*Anthrax*‹, S. 137-159; Hänseler, *Metaphern unter dem Mikroskop*; Berger, *Bakterien in Krieg und Frieden*; Otis, *Membranes*; Briese, *Angst in den Zeiten der Cholera*. Zur Metaphorik in der Immunologie, einem Zweig der Bakteriologie: Karush, »Metaphors in Immunology«; Löwy, »Unscharfe Begriffe«; Ohlhoff, »Das freundliche Selbst und der angreifende Feind«; Tauber, *The Immune Self*; Tauber/Chernyak, *Metchnikoff and the Origins of Immunology*; Martin, *Flexible Bodies*; Haraway, »The Biopolitics of Postmodern Bodies«. Weitere wissenschaftshistorische Arbeiten mit einem metapherntheoretisch geschärften Blick: Johach, *Krebszellen und Zellenstaat*; Brandt, *Metapher und Experiment*; Maasen et al. (Hg.), *Biology as Society*; Stepan, »Race and Gender«; Kay, *Das Buch des Lebens*; Keller, *Das Leben neu denken*.

74 | Vgl. für die »unaufhörliche Transformation«, in der sich »Metaphern in Begriffe beziehungsweise Begriffe in Metaphern verwandeln«, Koschorke et al., *Der fiktive Staat*, S. 57.

Entwertung dieser wissenschaftlichen Theorie im 19. Jahrhundert wurde »Blut« im interdiskursiven Gebrauch metaphorisiert. Oder anders formuliert: »Blut« figurierte im Interdiskurs nunmehr als Metapher für »Rasse« und Vererbungssubstanz. Metapherntheoretisch könnte man gar von einer »toten« Metapher sprechen, da »Blut« zum Synonym für »Rasse« wurde. Doch zeigt gerade dieses Beispiel sehr deutlich, dass die Metapher der toten Metapher in die Irre führt: Denn in der Medizin, und hier kommt die Rückübertragung ins Spiel, wurde das Blut als »Rasse« reaktiviert. Interdiskursive, metaphorische Bedeutungen des Blutes wurden in den Spezialdiskurs rückübertragen und damit entmetaphorisiert. Treffender als die Metapher der toten Metapher ist diejenige der »schlafenden«.[75]

Derridas Hinweis auf die sich ständig verschiebende Grenze zwischen begrifflicher und metaphorischer Sprache ist für das Verständnis dieser mehrfachen Übertragung hilfreich, weil damit die Grenze zwischen dem metaphorischen Reden über das Blut im populären Bereich und den angeblich begrifflichen medizinischen Aussagen nicht als undurchlässig und immobil gilt. Vielmehr vermischen sich der Begriff und die Metapher »Blut« ständig. Und gerade diese fließende Grenze zwischen Spezial- und Interdiskurs garantiert die Intelligibilität der Blutgruppenforschung und ihre gesellschaftliche Akzeptanz.[76]

Meine Lektüre der Blutgruppenforschung arbeitet deshalb die Spuren des Rassendiskurses, der von Vorstellungen der Reinheit und der Mischung durchdrungen war, und die auch interdiskursiv relevanten Präideen heraus, wie beispielsweise vom Blut als Vererbungs- und Verwandtschaftssubstanz oder Krankheitsträger, und zeigt ihre epistemische Funktion auf. Die gesamte Blutgruppenforschung jener Zeit war, so meine These, grundlegend durch die populäre Blutmetaphorik organisiert. Erst die Koppelung mit populären Blut-Bildern brachte die Blutgruppenforschung als Disziplin hervor, und jeder Bereich der Weimarer Blutgruppenforschung ist entscheidend durch die Metaphorik des Blutes konfiguriert, wenn auch in je spezifischer Form. So befasst sich die Seroanthropologie mit dem Auffinden von einst »reinem Blut« und deutet die auf dem Globus unterschiedlich verteilten Blutgruppen als Zeichen von erfolgten »Vermischungen« im Sinne der Zeugung. Die Bluttransfusion ist als Praktik der »Blutmischung« von der Sorge der Verunreinigung geprägt und strebt eine Reinhaltung des Blutes an. In der forensischen Anwendung wiederum geht es um die Herkunft und den Nachweis erfolgter »Blutmischungen«. Erst diese metaphorische Blut-Ordnung, bei der Reinheit und Mischung – im doppelten Sinne der Zeugung, aber auch der Verunreinigung[77] – zentral figurieren, kann erklären, weshalb die Blutgruppen als Rassenmerkmal und bei Vaterschaftsklagen in Deutschland so überaus erfolgreich waren und warum dies für die Bluttransfusion nicht gilt. Denn in den ersten beiden Bereichen ging es um den Nachweis von bereits erfolgten Blutmischungen, um die Dimension der Genealogie, während es sich bei der Transfusion um reale Mischungen und damit die Gefahr der Verunreinigung handelte. Die Blutgruppenforschung bewies metaphorische Aussagen des Interdis-

75 | Martin, »The Egg and the Sperm«, S. 114.

76 | Spezialdiskurse bewegen sich immer auf dem Grat zwischen Abschließung und Integration, ihr Wissen darf weder identisch mit dem Interdiskurs noch gänzlich davon abweichend sein (Link, »Literaturanalyse als Interdiskursanalyse«, S. 285).

77 | Ich gehe auf diese doppelte Codierung genauer in Kapitel 2 ein.

kurses, sie transformierte Präideen in wissenschaftliche Tatsachen und führte sie damit zurück ins wörtliche Register.

Im Untersuchungszeitraum blieb das metaphorische Gerüst stabil, weil sich die Bedeutung des Blutes nicht grundlegend änderte. Im Vordergrund dieser Studie steht also weniger der Wandel der Blutmetaphorik als vielmehr ihre epistemische Funktion – und ihre Folgen. Betrachtet man nämlich Metaphern nicht als Illustration oder Dekoration, sondern als performativ und begreift Sprache als Handlung, bedeutet dies, dass sich eine basale Metaphorik in Handlungen beziehungsweise in der Wissenschaft in Praktiken manifestiert.[78]

Bislang war nur von der Wirkung des Interdiskurses auf den Spezialdiskurs die Rede, doch betrachte ich auch die umgekehrte Richtung, nämlich inwiefern beziehungsweise ob die Blutgruppenforschung auch den Interdiskurs veränderte.

Neben dieser konkret auf die Metapher bezogenen Analyse ist meine Lektüre in zweifacher Hinsicht durch ein Verständnis von Wissenschaft als *différance* geprägt: Erstens geht es mir nicht nur darum, die Regelhaftigkeit von Diskursen aufzuzeigen – wobei auch dies ein zentrales Anliegen sein wird –, sondern auch die Aufschubprozesse der Wissenschaft im Blick zu behalten.[79] Zweitens lässt sich die Differenz zwischen Disziplinen ebenfalls als *différance* begreifen. In diesem Zusammenhang ist Thomas Gieryns Konzept des *boundary-work* von Bedeutung.[80] Denn die Blutgruppenforschung ist nicht nur inhaltlich hybrid, indem sie sich als eine Forschung über Reinheit und Mischung erweist, sondern auch disziplinär, weil sie sich, selbst Kind von Bakteriologie und Immunologie, in ganz unterschiedliche Disziplinen – Anthropologie, Chirurgie, Recht – ausbreitet und sich dort jeweils Anerkennung zu schaffen sucht.[81]

---

78 | Für die Performativität von Metaphern vgl. etwa Bono, »Why Metaphor?«, S. 227f. Der Begriff der Performativität kann auf John Austins Sprechakttheorie zurückgeführt werden. In der feministischen Theorie wurde er einflussreich von Judith Butler eingeführt (Butler, *Das Unbehagen der Geschlechter*; dies., *Körper von Gewicht*). Statt von Performativität ließe sich auch von »Handlungsanweisungen« sprechen, dazu in Rekurs auf Nieraad Wahrig-Schmidt, »Metaphern, Metaphern für Metaphern«, S. 30.

79 | Vgl. zu einer Diskurskonzeption, welche die Regelhaftigkeit, aber auch die Brüche fokussiert, Sarasin, »Subjekte, Diskurse, Körper«; ders., »Autobiographische Ver-Sprecher«; ders. »Diskurstheorie und Geschichtswissenschaft«; Hanke, »Diskursanalyse zwischen Regelmäßigkeiten und Ereignishaftem«, besonders S. 100.

80 | Gieryn, »Boundary-Work«; ders., *Cultural Boundaries of Science*.

81 | In diesem Sinne handelt es sich bei dieser Studie auch um eine »unnatural history of immunology«, wie sie Anderson/Jackson/Gutman Rosenkrantz schon 1994 forderten (»Toward an Unnatural History of Immunology«). – Folgende Arbeiten waren hinsichtlich der Geschichte der Bakteriologie und Immunologie, neben den in Fußnote 73 genannten metaphernorientierten Studien, für mein Projekt von Belang: Sarasin et al. (Hg.), *Bakteriologie und Moderne*; Foster, *A History of Medical Bacteriology and Immunology*; Bulloch, *The History of Bacteriology*; Latour, *The Pasteurization of France*; Porter, »From Pasteur to Penicillin«; Weindling, *Epidemics and Genocide*; Schlich, »Repräsentationen von Krankheitserregern«; Mazumdar (Hg.), *Immunology 1930-1980*; dies., »Immunology«; dies., *Species and Specificity*; Moulin, »Immunology Old and New«; dies., *Le dernier langage de la medicine*; Silverstein, »The Historical Origins of Modern Immunology«; Weindling, »The Immunological Tradition«; *Journal of the History of Biology* 3 (1994).

Quellen

Für eine metaphernorientierte Geschichte der Blutgruppenforschung ist eine Vielzahl von Quellengattungen unabdingbar – von fachwissenschaftlichen Artikeln über Handbücher bis hin zu populärwissenschaftlichen Darstellungen, Zeitungsartikeln und literarischen Verarbeitungen. Für den Spezialdiskurs der Blutgruppenforschung wurden medizinische Artikel analysiert. Diese wurden entweder in der auf die Blutgruppenforschung spezialisierten *Zeitschrift für Rassenphysiologie* oder – ungleich häufiger, gerade hinsichtlich der Transfusion – in den medizinischen Wochenschriften publiziert.[82] Für die Forensik sind zudem spezialisierte Zeitschriften wie etwa die *Deutsche Zeitschrift für die gesamte gerichtliche Medizin* von Belang. Daneben existieren einige zeitgenössische lehrbuchartige und einflussreiche Monographien über die Anwendung der Blutgruppen in der Transfusion und der Forensik.[83] Das erste umfassende Handbuch für die Blutgruppenforschung, das überwiegend positiv rezensierte *Handbuch der Blutgruppenkunde*, stellt ebenfalls eine zentrale Quelle für meine Arbeit dar: Es wurde 1932 publiziert und kompilierte das relevante Wissen am Ende meines Untersuchungszeitraums.[84] Die spezialdiskursive Aufnahme der Blutgruppen auf nichtmedizinischer, das heißt hauptsächlich juristischer Seite wurde anhand entsprechender Zeitschriften wie der *Juristischen Wochenschrift* eruiert. Für die anthropologische Rezeption war die Untersuchung der *Zeitschrift für Morphologie und Anthropologie* sowie des *Archivs für Rassen- und Gesellschaftsbiologie* lohnenswert.

Die Popularisierung der Blutgruppen wurde – ausgehend von der Fleck'schen Annahme, dass sich exoterischer und esoterischer Kreis nicht scharf voneinander trennen lassen und auch das populäre Wissen in den Spezialdiskurs zurückwirkt – anhand von Artikeln in populärwissenschaftlichen und allgemein interessierenden Zeitschriften wie beispielsweise der beliebten *Gartenlaube* analysiert.[85] Für die Diffusion und Rezeption der Blutgruppenforschung in völkischen und deutsch-jüdischen Kreisen wurden einige Zeitschriften – auf völkischer Seite *Stürmer, Völkischer Beobachter, Hammer* und auf deutsch-jüdischer die *Central-Verein-Zeitung, Der Morgen* und die *Jüdische Familienforschung* – systematisch untersucht.[86] Die Tageszeitungen *Vorwärts, Vossische Zeitung, Deutsche Allgemeine Zeitung, Kölnische Zeitung, Kreuz-Zei-*

82 | Darunter fallen die *Deutsche Medizinische Wochenschrift, Münchener Medizinische Wochenschrift, Medizinische Klinik*; untersucht wurden aber auch nichtwöchentlich erscheinende Zeitschriften wie *Forschungen und Fortschritte* und *Die Naturwissenschaft*.

83 | Lattes, *Die Individualität des Blutes*; Breitner, *Die Bluttransfusion*; Kubany, *Die Bluttransfusion*; Hirschfeld, *Die Bluttransfusion als Heilfaktor*; Schiff, *Die Technik der Blutgruppenuntersuchung*; ders., »Die Blutgruppen und ihre Anwendungsgebiete«.

84 | Steffan (Hg.), *Handbuch der Blutgruppenkunde*. Vgl. die überaus positive Rezension von Merkel, »Paul Steffan«; mit kritischen Untertönen, aber grundsätzlich positiv: Hirszfeld, »Handbuch der Blutgruppenkunde«.

85 | Fleck, *Entstehung und Entwicklung einer wissenschaftlichen Tatsache*, S. 146-164, besonders S. 150.

86 | Vgl. zur Geschichte des Central-Vereins Barkai, ›*Wehr Dich!*‹; zur deutsch-jüdischen Geschichte überblicksartig Barkai/Mendes-Flohr, *Aufbruch und Zerstörung*. Zum *Stürmer* vgl. Showalter, *Little Man, What Now?*; Froschauer, »Streicher und ›Der Stürmer‹«; zum völkischen Kontext insgesamt Puschner et al. (Hg.), *Handbuch zur ›Völkischen Bewegung‹*.

tung und *Germania* wurden für den Hussmann-Prozess ausgewertet.[87] Dabei und durch Stichproben in diesen auflagestarken Tageszeitungen bin ich auf weitere die Blutgruppen popularisierende Artikel gestoßen, die Auskunft darüber geben, was das informierte Publikum zu jenem Zeitpunkt über die Blutgruppen wissen konnte. Aufschlussreich ist in diesem Zusammenhang auch der 1930 in der *Berliner Illustrirten* erschienene Serienroman *Eine ganz andere Frau*, der das Thema der Transfusion in den Mittelpunkt stellte.[88]

Um interdiskursive Blut-Bilder zu eruieren, die in die Blutgruppenforschung zurückwirkten, wurden hauptsächlich literarische Quellen herangezogen, etwa der Weimarer Bestseller *Die Sünde wider das Blut* von Artur Dinter sowie der Roman *Vampir* des populären Autors Hanns Heinz Ewers. Nützlich war auch die Untersuchung solcher Texte, die »Blut« im Titel führten, so Richard Walther Darrés *Neuadel aus Blut und Boden* oder, aus dem gegenüberliegenden politischen Spektrum, Brunold Springers *Blutmischung als Grundgesetz des Lebens.*

Neben diesen gedruckten Quellen wurden für die Untersuchung der behördlichen und wissenschaftspolitischen Diskussionen um die Blutgruppenforschung und auch für die Charakterisierung des Verhältnisses zwischen Blutgruppenforschung und Anthropologie die Akten insbesondere des Reichsgesundheitsrates, des Preußischen Landesgesundheitsrates und der Notgemeinschaft der deutschen Wissenschaft durchgearbeitet. Der Nachlass von Otto Reche war für die Geschichte der *Deutschen Gesellschaft für Blutgruppenforschung*, aber auch für das Verständnis der wissenschaftlichen Netzwerke und der Protagonisten der Seroanthropologie unerlässlich. Ebenfalls unverzichtbar waren in diesem Zusammenhang der Nachlass von Felix Bernstein und die deutsche Übersetzung der ursprünglich auf polnisch verfassten Autobiographie Ludwik Hirszfelds.[89]

Hervorhebungen in den Quellen entsprechen, wenn in den Fussnoten nicht anders angegeben, dem Original; das scharfe S wurde in den Quellen stillschweigend standardisiert.

Aufbau der Arbeit

Die Studie gliedert sich in sieben Kapitel. Im folgenden zweiten Kapitel werden die wichtigsten historischen Verlaufslinien und Vorgeschichten herausgearbeitet, die für eine Kultur- und Wissenschaftsgeschichte der Blutgruppenforschung zu Beginn des 20. Jahrhunderts wesentlich sind. Neben den Konjunkturen des Blutes in der Geschichte wird dabei insbesondere die Metaphorik des »reinen« und »gemischten Blutes« fokussiert. Die historische Rekonstruktion dieser Metaphorik von der Antike bis in den Beginn des 20. Jahrhunderts macht einige Präideen sichtbar, die dann in der Blutgruppenforschung realisiert werden. Daran anschließend untersucht das dritte Kapitel die erste Phase der Blutgruppenforschung zwischen 1900 und 1918 und ihre in dieser Zeit zögerliche Verbreitung. Von besonderem Interesse sind dabei, gerade hinsichtlich der Metaphorik, einerseits die Ursachen der mangelnden

87 | Zur politischen Einordnung dieser Zeitungen Fischer, *Handbuch der politischen Presse.*

88 | Der Roman erschien auch in Buchform: Fröschel, *Eine ganz andere Frau.*

89 | Inzwischen ist eine englische Übersetzung der polnischen Autobiographie Hirszfelds erschienen: Balinska/Schneider (Hg.), *Ludwik Hirszfeld: The Story of One Life.*

Rezeption, andererseits auch die Gründe für den Durchbruch der Blutgruppenforschung mit dem Ersten Weltkrieg. Im vierten Kapitel analysiere ich unter der Prämisse, dass die Blutgruppenforschung in großer Abhängigkeit zu interdiskursiven Bildern des Blutes stand, den Weimarer Bestseller *Die Sünde wider das Blut* von Artur Dinter. Nur mit Rückgriff auf die in populären Diskursen kursierenden Bilder lässt sich, so meine These, die Blutgruppenforschung zwischen 1918 und 1933 verstehen.

Die drei Zweige der Weimarer Blutgruppenforschung werden anschließend gesondert betrachtet. Diese Trennung ist rein analytisch, waren die drei Forschungsfelder doch teilweise personell und inhaltlich miteinander verbunden, weshalb diese Bezüge in den Kapiteln jeweils kenntlich gemacht werden. In Kapitel fünf behandle ich die Seroanthropologie, die sich im Anschluss an eine Studie von Ludwik und Hanna Hirszfeld während des Ersten Weltkrieges herausbildete und in Deutschland auf besondere Resonanz stieß. Ich zeige, dass die Metapher von »reinem« beziehungsweise »gemischtem Blut« dieses Forschungsfeld grundlegend strukturierte – selbst wenn sich die wissenschaftlichen Erfolge nicht immer einstellten – und immer neue Forschungsbereiche generierte. Ausgehend von den im Forschungsstand noch umstrittenen Fragen wird einerseits das Verhältnis zwischen Wissenschaftlern völkischer Orientierung und solcher jüdischer Herkunft genauer betrachtet. Andererseits wird untersucht, welche Rolle den Anthropologen in diesem Feld zukam und, in engem Zusammenhang damit, welcher Status der Seroanthropologie zugesprochen wurde. All diese Fragen sind nicht zuletzt hinsichtlich der Metaphorizität der Blutgruppenforschung signifikant.

In Kapitel 6 behandle ich das Thema der Bluttransfusionen und zeige auf, wie sich die interdiskursive Gefahrenwahrnehmung in ein Forschungsfeld übertrug, in dem es um die konkrete »Mischung« von Blut ging. Nach einem kurzen Rückblick in die Geschichte der Transfusion werden die einzelnen Stationen der »Übertragung« des Blutes und die damit verbundenen »Gefahrenherde« in ihrer metaphorischen Dimension konkretisiert. Die Sorge um die »Reinheit des Blutes« schlug sich auch in der langsamen Institutionalisierung des Spendewesens nieder. Das Transfusionswesen, aber auch die Blutgruppenforschung insgesamt, können als Teil einer generellen »Renaissance des Blutes« gelesen werden, die sich seit 1900 anbahnte. Diese wird am Schluss des Kapitels skizziert.

Kapitel 7 behandelt die Blutgruppen vor Gericht. Ähnlich wie bei der Seroanthropologie ging es um den Nachweis von Verwandtschaftsverhältnissen und Herkunft. Im ersten, kürzeren Teil des Kapitels wird der Fall Karl Hussmann untersucht, bei dem die Blutgruppenuntersuchung massenmediale Aufmerksamkeit erlangte. Der zweite Teil des Kapitels widmet sich dem nur kurz unterbrochenen »Siegeszug« der Blutgruppen bei Vaterschaftsklagen.

Im Schlusswort werden die Ergebnisse zusammengefasst und ausblickartig die weitere Entwicklung der Blutgruppenforschung im Nationalsozialismus umrissen. Abschließend stellt sich die Frage, was von dieser langen Geschichte, die Rasse, Herkunft und Blut in ein Verwandtschaftsverhältnis stellt, in der Gegenwart bleibt.

2. Vorgeschichten

In der Geschichte des Blutes ist immer wieder von »reinem« oder »gemischtem« Blut die Rede. In diesem Kapitel werden die verwischten Spuren dieser Reden herausgearbeitet, wie sie für eine Kulturgeschichte der Blutgruppenforschung von Belang sind.[1] Als Vorgeschichten zeigen sie die Vielfältigkeit und historische Tiefe der heute auf den Nationalsozialismus verengten Geschichte der Metaphorik einer »Reinheit des Blutes« auf und verweisen auf das Reservoir an Präideen, das der Blutgruppenforschung um 1900 zur Verfügung stand. Neben der Metaphorik werden in diesem Kapitel die Konjunkturen des Blutes fokussiert, um die Blutgruppenforschung in einer umfassenderen Geschichte des Blutes zu situieren. Ich gehe zuerst auf die Humoralpathologie und das Christentum ein, wobei vor allem die Antike und das Mittelalter zur Sprache kommen. Dann behandle ich die das Blut betreffenden Wahrnehmungsverschiebungen, die sich um 1500, besonders aber im 19. Jahrhundert lokalisieren lassen. Abschließend skizziere ich die diskursive Konstellation, aus der die Blutgruppenforschung zu Beginn des 20. Jahrhunderts hervorgeht.

2.1 Harmonische Mischungen, Reinheit des Blutes und Metaphern der Zeugung

In der so genannten Humoralpathologie waren Vorstellungen einer »Reinheit« des Blutes wie auch dessen »Mischung« in unterschiedlichen Konfigurationen über zwei Jahrtausende präsent.[2] Elemente dieser Pathologie der Säfte finden sich bei den vorsokratischen Naturphilosophen ab dem 6. Jahrhundert vor Christus in der Qualitätenlehre, die Krankheit als eine aus dem Gleichgewicht geratene Mischung der vier Elementarqualitäten warm, feucht, kalt und trocken konzeptualisierte.[3] Als besonders einflussreich für diese Qualitätenlehre gilt Empedokles aus Agrigent (ca.

1 | Foucault, »Nietzsche, die Genealogie, die Historie«, S. 50.

2 | Zur Bedeutung des Blutes im Altertum generell vgl. Schipperges, »Blut in Altertum und Mittelalter«; Wintrobe, »Milestones«, S. 2-6. Zur Rolle des Blutes in der antiken Magie Gabriele, »Blut und Magie in der klassischen Antike«; Schrenk, »Blutkulte und Blutsymbolik«.

3 | Eckart, *Geschichte der Medizin*, S. 49f.; vgl. für eine kurz gefasste, präzise Einführung Harig/Kollesch, »Naturforschung und Naturphilosophie in der Antike«, S. 54-55, S. 64, S. 78.

492-432 v. Chr.), der als einer der ersten von einem vierteiligen Aufbau des Kosmos ausging. Das Blut spielte bei ihm eine herausragende Rolle, was für die weitere Entwicklung der antiken medizinischen Lehre entscheidend war und Empedokles zum Begründer des hämozentrischen Denkens machte.[4] Blut galt ihm und seinen Nachfolgern Hippokrates (460-375 v. Chr.) und Aristoteles (384-322 v. Chr.) – und über diese vermittelt auch der mittelalterlichen Heilkunde – als der »Urstoff des Lebens« und »Sitz der Seele«.[5] Hippokrates und dessen Nachfolger wiederum entwarfen, basierend auf Empedokles' Qualitätenlehre, zwischen dem 4. Jahrhundert vor und dem 1. Jahrhundert nach Christus im *Corpus Hippocraticum* eine Viersäftelehre,[6] die in der römischen Kaiserzeit im 2. Jahrhundert nach Christus von Galen (130-200), einem Leibarzt Marc Aurels, weiterentwickelt und in eine für die Antike »vollendete, abschließende Form« gebracht wurde.[7] Dieser humoralpathologischen Lehre lag die Vorstellung von vier verschiedenen Säften zu Grunde, die im Körper zirkulierten: Blut, Schleim, schwarze und gelbe Galle. In der Viersäftelehre war Blut gleichsam doppelt vorhanden: Einerseits als einer der vier Säfte, andererseits als Medium, in dem sich die vier Säfte – die schwarze und gelbe Galle, der Schleim und das gewissermaßen »reine Blut« – mischten.[8]

Wie auch in der vorsokratischen Qualitätenlehre war Gesundheit Zeichen einer harmonischen Mischung der Säfte – *eukrasie* –, wie die folgende Stelle aus dem *Corpus Hippocraticum* verdeutlicht: »Am gesundesten ist er [der Körper, M. Sp.], wenn diese Säfte im richtigen Verhältnis ihrer Kraft und ihrer Qualität zueinander stehen und am besten gemischt sind.«[9] Krankheit wiederum wurde als *dyskrasie*, als eine »schlechte Mischung der Körpersäfte«[10] und damit als gestörtes Gleichgewicht definiert.[11] Wenn es dem Körper selbst nicht gelungen war, »durch eine Art von ›Kochen‹ die schädlichen Stoffe unschädlich zu machen und über Schweiß, Urin, Kot oder Monatsblutung auszuscheiden«,[12] konnte der Arzt versuchen – nach ausführlicher Beobachtung und Befragung des Patienten beziehungsweise der Patientin –, mittels diätetischer Maßnahmen oder evakuierender Verfahren wie Schröpfen, Abführen, Erbrechen oder Aderlass eine harmonische

4 | Conticelli, »›Sanguis suavis‹«, S. 55-58. Als hämozentrisches Denken bezeichnet man das Denken, das Blut und Herz als Sitz des Bewusstseins annimmt im Unterschied zum enzephalozentrischen Denken, das den Kopf als Sitz des Bewusstseins betrachtet (S. 55).

5 | Conticelli, »›Sanguis suavis‹«, S. 57 und 55.

6 | Vgl. unter anderem Schipperges, *Geschichte der Medizin in Schlaglichtern*, S. 66, sowie Eckart, *Geschichte der Medizin*, S. 53.

7 | Eckart, *Geschichte der Medizin*, S. 71; Nutton, »Humoralism«, S. 285f. Vgl. zur Entwicklung der Säftelehre vom *Corpus Hippocraticum* bis in die Neuzeit auch den hervorragenden Artikel von Goltz, »Säfte, Säftelehre«.

8 | Rothschuh, »Von der Viersäftelehre zur Korpuskeltheorie des Blutes«, S. 31; Nutton, »Humoralism«, S. 283 und S. 287.

9 | »Von der Natur des Menschen«, zit.n. Schipperges, *Geschichte der Medizin in Schlaglichtern*, S. 67.

10 | Eckart, *Geschichte der Medizin*, S. 57.

11 | Schipperges, *Geschichte der Medizin in Schlaglichtern*, S. 69.

12 | Ebd., S. 67.

Mischung wiederherzustellen.[13] Der Aderlass galt seit Hippokrates als Mittel, das Blut zu »reinigen«. Später wurde er insbesondere von Galen empfohlen, und er galt deshalb während des Mittelalters und lange darüber hinaus als Allheilmittel.[14] In der traditionellen Humoralpathologie ist das Blut also nicht nur zweifach – als »reines Blut« und als Medium der Säftemischung – vorhanden, sondern auch doppelt codiert: Zum einen tritt »reines« Blut als Elementarsaft in Erscheinung, zum anderen kann die Mischung der vier Säfte im Blut unharmonisch, gestört und damit unrein sein. Auch die Mischung ist in der Humoralpathologie, im Unterschied zu späteren medizinischen Konzeptionen, doppelt aufgeladen und weder eindeutig negativ noch positiv konnotiert: Sie kann harmonisch sein und damit Gesundheit signalisieren oder sie ist unharmonisch und steht für Krankheit.[15]

Neben diesen Konzepten der Blutreinigung und einem phantasmatischen »reinen« Blut, das aber wie die anderen Säfte derart nur selten in Erscheinung tritt,[16] findet sich in der Humoralpathologie eine weitere Facette von »reinem Blut« in der Gleichsetzung der »Blutmischung« mit dem Zeugungsakt – wie sie bis heute in der Alltagssprache präsent ist.

Die Vorstellung, dass sich das Blut des Vaters und der Mutter im Embryo mischen, existierte nicht in allen humoralpathologischen Zeugungstheorien, wurde aber prominent von Aristoteles vertreten.[17] Dieser unterschied bei Lebewesen grundlegend zwischen blutführenden und blutlosen Tieren. Die Hierarchie der Lebewesen war von deren Wärme abhängig, Blut wiederum galt als Sitz der Lebenswärme. Im Unterschied zu Alkmaion von Kroton und später auch Platon (428/427-348/347 v. Chr.), die davon ausgingen, dass der Samen im Gehirn erzeugt werde, war Aristoteles der Meinung, der Samen entstehe in einem Prozess der Kochung aus dem Blut.[18] Die Konzeption wird in dieser von der Medizinhistorikerin Erna Lesky als »hämatogene Lehre« bezeichneten Tradition als Vermischung von »gekochtem

13 | Eckart, *Geschichte der Medizin*, S. 57. Im Mittelalter kamen zur Diagnostik insbesondere die Harn- und die Blutschau hinzu, vgl. zur Blutschau Riha, »Die mittelalterliche Blutschau«.

14 | Conticelli, »›Sanguis suavis‹«, S. 62.

15 | Vgl. zur Mischung in der Humoralpathologie auch Guldin, *Körpermetaphern*, S. 71-80.

16 | Sichtbar wurde das »reine« Blut etwa, wenn man zur Ader ließ und das Blut eine Weile in einem Gefäß stehen ließ: Oben schwamm, so die damalige Wahrnehmung, der Schleim, dann folgte die gelbe Galle, zuunterst die dunkelrote oder schwarze Flüssigkeit der schwarzen Galle, zwischen gelber und dunkler Flüssigkeit das »reine« hellrote Blut (Rothschuh, »Von der Viersäftelehre zur Korpuskeltheorie des Blutes«, S. 31f.; Wintrobe, »Milestones«, S. 3).

17 | Lesky, *Die Zeugungs- und Vererbungslehren der Antike*, insbesondere S. 1288 und S. 1344. Gemäß Lesky existierten in der Antike drei verschiedene Generationssysteme, erstens die so genannte »enkephalo-myelogene Samenlehre«, welche die Herkunft des Samens im Gehirn beziehungsweise Rückenmark lokalisierte, die dann im 5. Jahrhundert v. Chr. von der Pangenesislehre abgelöst wurde, die den Zeugungsstoff aus allen Körperteilen herleitete. Im 4. Jahrhundert v. Chr. wurde wiederum die Pangenesislehre von der von Aristoteles vertretenen hämatogenen Samentheorie in den Hintergrund gedrängt. Vgl. für einen knappen Überblick Harig/Kollesch, »Naturforschung und Naturphilosophie in der Antike«, S. 55-58, S. 64-66, S. 78.

18 | Jori, »Blut und Leben bei Aristoteles«, S. 20-22, S. 28f.

Blut« – Sperma – und Menstruationsblut – dem weiblichen Beitrag – imaginiert.[19] Menstruationsblut ist, weil ungekocht, weniger wert als der männliche Same; Frauen galten Aristoteles als prinzipiell »kälter« als Männer.[20] Das weibliche Blut ist nur der »Stoff«, aus dem das Kind entsteht, während der Mann mit seinem Sperma die »Form« liefert.[21] Diese deutliche Geschlechterhierarchisierung war über das Prinzip der Kochung, das in der hippokratischen Medizin für die Beurteilung von Krankheiten eine wesentliche Rolle spielte, an die Metapher der Reinheit gebunden, galt doch der Reinheitsgrad des Blutes als abhängig von der es erzeugenden Körperwärme.[22] Oder wie Aristoteles dies bezüglich der Überlegenheit des Menschen über das Tier konstatiert hatte: Das Blut des Menschen ist »reiner und in größerer Fülle vorhanden«.[23]

Die hämatogene Zeugungslehre blieb, nicht zuletzt weil Galen die aristotelische Vorstellung der Bildung des Samens aus dem Blut übernahm, bis zum Ende der Antike dominant.[24] Während des Mittelalters wurde sie von den Theologen in die Scholastik aufgenommen und bildete die Basis ihrer Zeugungstheorien.[25] Auch noch in der neuzeitlichen Medizin um 1800 galt der Samen zahlreichen Autoren als Produkt eines »Raffinierungsprozesses« aus dem männlichen Blut. Samen und Blut wurden häufig wenn nicht gar gleichgesetzt, so doch zumindest miteinander verglichen.[26] Die galenischen Verwandlungen der Säfte ineinander und die Bedeutung der Wärme zeigen überdies, dass humoralpathologische Annahmen trotz wichtiger

---

19 | Vgl. dazu Lesky, *Die Zeugungs- und Vererbungslehren*, insbes. Kapitel E, S. 1344-1417. Lange galt deshalb der optimale Zeitpunkt für die Konzeption die Zeit der Menstruation, dazu Fischer-Homberger, *Medizin vor Gericht*, S. 231.

20 | Vgl. Lesky, *Zeugungs- und Vererbungslehren*, S. 1357; Tuana, »The Weaker Seed«, S. 147f. Auf dieser Differenz der Wärme begründete Aristoteles alle weiteren Unterschiede zwischen Mann und Frau.

21 | Lesky, *Zeugungs- und Vererbungslehren*, S. 1349-1357; Jori, »Blut und Leben bei Aristoteles«, S. 31-33. Wie Thomas Laqueur, *Making Sex*, gezeigt hat, ist die auf Wärme beruhende Geschlechterdifferenz graduell und nicht absolut, wie sie in der Aufklärung mit neueren Geschlechtertheorien installiert wurde; vgl. spezifisch zum Blut bei Laqueur, *Making Sex*, S. 35-43. Zum Unterschied zwischen Form und Stoff Tuana, »The Weaker Seed«, S. 150f.

22 | Lesky, *Zeugungs- und Vererbungslehren*, S. 1354; Jori, »Blut und Leben bei Aristoteles«, S. 26 – mit der Hierarchisierung der Geschlechter geht folglich auch eine der Spezies einher.

23 | Aristoteles, zit.n. Conticelli, »›Sanguis suavis‹«, S. 60.

24 | Harig/Kollesch, »Naturforschung und Naturphilosophie in der Antike«, S. 78.

25 | Lesky, *Zeugungs- und Vererbungslehren*, S. 1344; vgl. auch Jacob, *Die Logik des Lebenden*, S. 28, S. 32-34; Kruse, »Zeugungslehre«, S. 1527. Vgl. zur Säftelehre während des Mittelalters insbesondere Goltz, »Säfte, Säftelehre«, Sp. 1121f.; Schipperges, »Blut in Altertum und Mittelalter«, S. 26-30; Bettin, »Der therapeutische Gebrauch von Blut«; Linke, *Blood and Nation*, Kapitel 3.

26 | Wernz, *Sexualität als Krankheit*, S. 101-107. Im Rahmen dieser Theorie entwickelte beispielsweise Christoph Hufeland seine Blutbalsam-Theorie, in der er den »Zeugungssaft« als Balsam für das eigene Blut bezeichnete, vgl. neben Wernz, ebd., auch Sarasin, *Reizbare Maschinen*, S. 68-71. Eine andere Perspektive, die ebenfalls auf die hämatogene Zeugungstheorie rekurrierte, entwickelte 1825 François Magendie, der über die »Möglichkeit, eine

Entdeckungen in der Renaissance, die mit Namen wie Andreas Vesal und William Harvey verbunden sind, keineswegs verschwanden. Gerade was die (menschliche) Zeugung anbelangte, blieb vieles bis ins 19. Jahrhundert verborgen.[27] So waren denn auch in der frühen Neuzeit und noch bis 1900 diverse konkurrierende Zeugungstheorien im Umlauf. Die Präformationstheorie etwa besagte, dass das Kind in Kleinstform bereits vor der Zeugung vorhanden sein müsse.[28] In diesem Kontext findet sich auch eine Variation der Blutmischung: Ein Teil des Spermas dringe, so die Präformationstheorie, ins Blut ein, mische sich dort mit diesem und bahne sich dann den Weg zum Eierstock. Erst nach der gesamten Befruchtung des Blutes erfolgte gemäß dieser Blutmischungstheorie die tatsächliche Befruchtung.[29]

Die Präformationsthese wurde zu Beginn des 19. Jahrhunderts durch die epigenetische Theorie abgelöst.[30] Der Status des Blutes bei der Zeugung blieb bis ins frühe 19. Jahrhundert ungeklärt, wurde doch darüber gemutmaßt, ob Säugetiere und Menschen aus Eiern stammten oder ob etwa, wie dies Albrecht von Haller formuliert hatte, ein Gerinnungsprozess der Menstrualflüssigkeit bei diesem Vorgang die alles entscheidende Rolle spielte. Erst die Entdeckung des Säugetiereis bei Hunden und bei Menschen im Jahr 1827 durch Karl Ernst von Baer brachte diesbezüglich Klarheit.[31]

Bis weit ins 19. Jahrhundert blieb auch die Frage der Vererbung umstritten. Als potentieller Träger von Eigenschaften spielte das Blut in Vererbungstheorien weiterhin eine Rolle, wie das Beispiel Francis Galtons zeigt. Galton nämlich konnte die von seinem Vetter Charles Darwin aufgestellte These der Pangenesis und die darin enthaltene Beschreibung von frei zirkulierenden *gemmulae* nur verstehen, indem er die Zirkulation derselben ins Blut verlegte. Darwin hatte allerdings das Wort »Blut« in seinen Ausführungen nicht verwendet und setzte sich infolgedessen in einem Brief an *Nature* gegen die Interpretation seines Vetters vehement zur Wehr.[32] Aufgrund seiner Fehlinterpretation hatte Galton mit Bluttransfusionsexperimenten an Kaninchen begonnen, wobei er Blut von Kaninchen der einen »Varietät« auf Kaninchen einer anderen »Varietät« transfundierte und aufgrund der Darwin'sche Hypothese »signs of mongrelism« erwartete.[33] Er erhoffte sich davon auch praktische Effekte bei der Züchtung von Tieren, die künftig mittels einer kleinen Blutinfusion erfolgen sollte. Allein: Galtons Bluttransfusionen führten zu keinem Ziel[34] und mit der »Wie-

Frau via Injektion von Sperma in die Blutbahn zu schwängern«, sinnierte (Arni, »Reproduktion und Genealogie«, S. 296).

27 | Willer, »›Eine sonderbare Generation‹«, S. 130.

28 | Vgl. vor allem Jacob, *Die Logik des Lebenden*, S. 64-65, S. 68-71, sowie Jahn, »Biologische Fragestellungen«, S. 255-259. Für eine feministische Perspektive Tuana, »The Weaker Seed«, S. 163-168.

29 | Jacob, *Die Logik des Lebenden*, S. 67.

30 | Vgl. dazu unter anderem Jahn, »Biologische Fragestellungen«, S. 259-270.

31 | Geus, »Zoologische Disziplinen«, S. 338.

32 | Robinson, *A Prelude to Genetics*, S. 20; vgl. auch Bulmer, »The Development of Francis Galton's Ideas«, S. 273f.

33 | Zu Galtons Zeit war die Blutvererbungsmetaphorik omnipräsent und Galton verwendete sie in seinem *Hereditary Genius* von 1869 mehrmals (Robinson, *A Prelude to Genetics*, S. 32).

34 | Galton, »Experiments in Pangenesis«, S. 395.

derentdeckung« der Mendel'schen Regeln im Jahr 1900 wurden auch die Ursachen dieses Scheiterns unmittelbar einsichtig.[35]

Für die Frage der Zeugung beziehungsweise Reproduktion[36] waren die Arbeiten von Oskar Hertwig richtungsweisend, der 1876 den Nachweis erbrachte, dass bei der Zeugung ein Spermium das Ei »penetriere«.[37] Diese Einsicht beruhte auf der Zelltheorie, die gleichzeitig auch den Niedergang der Humoralpathologie begründete. Bevor ich die Zellularpathologie und die Entwicklung um 1800 schildere, um den Bedeutungsverlust des Blutes in der Medizin aufzuzeigen, möchte ich auf eine zweite Tradition eingehen, die für die Wahrnehmung des Blutes und dessen imaginärer Reinheit ebenfalls von zentraler Bedeutung ist: das Christentum.

2.2 Das »reine Blut« des Erlösers[38]

Mit der Einführung des Christentums als römische Staatsreligion in der Spätantike und durch die Übernahme der christlichen Religion durch die Merowinger im Frühmittelalter fanden Blutsvorstellungen Eingang in die europäische Gedankenwelt, die den bislang angetroffenen Blutmetaphern nicht unähnlich waren.[39] Auch im Christentum begegnet, zurückgehend auf das Alte Testament, eine Gleichsetzung von Blut und Leben, beispielsweise in Wendungen wie im 3. Buch Moses, »[d]enn des Leibes Leben ist im Blut« (17, 11), oder wie im 5. Buch Moses im Zusammenhang mit den Speisegeboten, »denn das Blut ist das Leben« (12, 23). Die doppelte Codierung des Blutes als rein und unrein spielt hier gleichfalls eine zentrale Rolle. So gilt

35 | Vgl. Hoppe, »Das Aufkommen der Vererbungsforschung«, S. 414; Senglaub, »Neue Auseinandersetzungen«, S. 559f.; vgl. zu Mendel und dessen »Wiederentdeckung« Olby, *The Origins of Mendelism*, S. 89-137; Orel, *Gregor Mendel*, S. 92-209, S. 282-291; Jacob, *Die Logik des Lebenden*, S. 219-226, S. 236-240; Hoppe, »Das Aufkommen der Vererbungsforschung«, S. 391-396, S. 414-419; Rheinberger, »Carl Correns' Experimente mit *Pisum*, 1896-1899«; Bowler, *The Mendelian Revolution*.

36 | Der Begriff der Zeugung wurde ab dem 18. Jahrhundert durch denjenigen der Reproduktion ersetzt (Jacob, *Die Logik des Lebenden*, S. 25, S. 81f.; Arni, »Reproduktion und Genealogie«, S. 302).

37 | Vgl. vor allem Laqueur, *Making Sex*, S. 171-175; Jacob, *Die Logik des Lebenden*, S. 61, S. 64; Geus, »Zoologische Disziplinen«, S. 347 zu Hertwig. Zur geschlechterstereotypen Metaphorik, die bis heute die Beschreibung des Zusammentreffens zwischen dem als passiv konzeptualisierten weiblichen Ei und dem als aktiv geltenden männlichen Spermium strukturiert: Martin, »The Egg and the Sperm«.

38 | Für einen generellen Überblick über das Blut in den Religionen Braun, »Blut«, wie auch Schury, *Lebensflut*, S. 48-70. Braun hat sich in verschiedenen Aufsätzen mit der Symbolik des Blutes, insbesondere seiner antisemitischen Komponente, befasst: »Blut und Blutschande«, »Blutgemeinschaft oder Nervensystem«, »Blutschande«, »Und der Feind ist Fleisch geworden«, »Der Kollektivkörper und seine Säfte«, »Blut als Metapher«, »Blut und Tinte«, »Gender, Geschlecht und Geschichte«. Für die Zirkulation von »Blut« zwischen Judentum und Christentum Biale, *Blood and Belief*, sowie für christliche Konzeptionen des Blutes im Mittelalter Linke, *Blood and Nation*, Kapitel 4.

39 | Vgl. Starr, *Blut*, S. 23.

das weibliche Menstruationsblut als unrein;[40] Blut ist aber auch »die Entsühnung« (3. Buch Moses, 17, 11) und kann der Reinigung von Sünden dienen. Das Blut Christi knüpft in diesem Sinne an die alttestamentarische Tradition an.[41] Die Reinheit des Erlöserblutes wurde, darauf hat Christina von Braun hingewiesen, mit der Jungfräulichkeit seiner Geburt begründet.[42] Mit Gil Anidjar kann man von Jesus Christus als »the first ›pure blood‹ of western history« sprechen.[43] Das von ihm vergossene Blut galt als im weitesten Sinne reinigend und damit heilend. Der blutende Heiland, dessen Blut von Engeln in Kelchen aufgefangen wird, ist in der christlichen Ikonographie ein verbreitetes Motiv.[44] Solche Bilder rekurrieren direkt oder indirekt auf Jesaja 53,5: »Durch seine Wunden sind wir geheilt«, sowie auf den 1. Johannesbrief (1,7): »Das Blut Jesu Christi, seines Sohnes, macht uns rein von aller Sünde.« Das »reine Blut« Christi reinigt als Opfer dargebracht die Menschen von ihren Sünden.[45]

Diese Blutsymbolik gewann, wie Miri Rubin aufgezeigt hat, im Laufe des Mittelalters und insbesondere nach dem 4. Laterankonzil von 1215, auf dem die Lehre der Transsubstantation zum Dogma erhoben wurde, zunehmend an Bedeutung.[46] Das wurde in der Intensivierung der antijudaistischen Blutmetaphorik, wie sie sich etwa im Hostienschändungs- und Ritualmordvorwurf findet, und in den »Blutreinheitsstatuten« im Spanien des Inquisitionszeitalters sichtbar.[47] Der Vorwurf der Hostienschändung behauptete, Juden würden in einer Wiederholung der Kreuzigung Christi Nägel in Hostien bohren. Auf diese Kreuzigungen hin begannen, so will es die Legende, die Hostien zu bluten – Zeichen dafür, dass die Hostie eben den Leib Christi nicht einfach nur symbolisiert, sondern dieser tatsächlich *ist*.[48] Die Vorstellung wiederum, dass Juden christliches Knabenblut zur Herstellung ihrer Pessach-Mazzen benötigten, führte zum Ritualmordvorwurf, der später in antisemitischen Vampirlegenden fortlebte.[49] Christina von Braun führt den Umstand, dass »Blut« im Zentrum von antijudaistischen und später auch antisemitischen Stereo-

---

40 | Vgl. unter anderem 3. Moses, 15, 19-30.

41 | Vgl. auch Schury, *Lebensflut*, S. 54f. Vgl. generell zum Blut Christi Ammicht Quinn, »Blut Christi und christliches Blut«; Rubin, *Corpus Christi*; Bynum, *Wonderful Blood*.

42 | Braun, »Und der Feind ist Fleisch geworden«, S. 200.

43 | Anidjar, »Lines of Blood«, S. 123.

44 | Clifton, »›Ein Brunnen voll Blut‹«, S. 72. Vgl. generell zum Blut in der christlichen Ikonographie neben Clifton auch Rubin, »Blut«; Didi-Huberman, »Blut der Bilder«; Blümle, »Dünne rote Linie«; Elferen, »›Let Tears of Blood Run Down Your Cheeks‹«; Schauerte, »Walldürn«.

45 | Braun, »Und der Feind ist Fleisch geworden«, S. 200. Vgl. generell zum blutenden Heiland und dessen Ikonographie Clifton, »›Ein Brunnen voll Blut‹«.

46 | Rubin, »Blut«, S. 89; vgl. auch Braun, »Blut und Blutschande«, S. 81-85. Das Dogma der Transsubstantation besagt, dass Brot und Wein in Leib und Blut Christi verwandelt werden und nicht nur symbolisch dafür stehen.

47 | Rubin, »Blut«, S. 93-99; vgl. auch Braun, »Blut und Blutschande«, S. 82-89. Auf dem Laterankonzil wurde signifikanterweise nicht nur die Transsubstantationslehre zum Dogma erhoben, auch das Tragen eines gelben Flecks wurde für die Juden bindend (ebd., S. 85).

48 | Vgl. dazu Rubin, »Blut«, S. 94; Braun, »Blut und Blutschande«, S. 82f.; von der Heiden, »Blutiger Mord«, S. 57.

49 | Rubin, »Blut«, S. 96f.; von der Heiden, »Blutiger Mord«, sowie von der Heiden, *Der Jude als Medium*. Vgl. ausführlich zur Geschichte des Ritualmordes bis ins 20. Jahrhundert Dundes, *The Blood Libel Legend*; Erb (Hg.), *Die Legende vom Ritualmord*; Gross, *Ritualmordbe-*

typen steht, auf die unterschiedliche Codierung von Blut im Juden- und Christentum zurück. Blut wurde in beiden Religionen »zu einem konstitutiven Element der Gemeinschaft«.[50] Während sich aber die jüdische Glaubensgemeinschaft als Blutsgemeinschaft versteht und jedes einzelne Mitglied über die Beschneidung mit Gott verbunden ist, besteht für die christliche Glaubensgemeinschaft das wichtigste Blutsband im Selbstopfer Christi.[51] Und während in der jüdischen Religion der Verzehr von Blut untersagt ist und damit »dem jüdischen Gläubigen [...] seine *Differenz* zu Gott vor Augen geführt wird, so vollzieht sich im Christentum mit der Eucharistie die *Vereinigung* mit Gott« durch die Einverleibung von Fleisch und Blut, zumindest nach der Einführung der Transsubstantiationslehre im 13. Jahrhundert.[52]

Die Vorwürfe der Hostienschändung und des Ritualmordes entspringen einer antijudaistischen Tradition, in deren Zentrum der Gottesmordvorwurf steht und die Juden als Angehörige einer anderen *Religion* kennzeichnet.[53] Bei den spanischen Blutreinheitsstatuten, der *limpieza de sangre*, ist sich die Forschung hingegen bis heute nicht einig, inwiefern bereits rassische Vorstellungen im Spiel sind.[54] Die Blutreinheitsstatuten wurden im 15. Jahrhundert eingeführt und dienten dazu, Nichtchristen aus der christlichen Gemeinschaft auszuschließen, wobei, und dies ist der springende Punkt für das Argument des Proto-Rassismus, keine Konversion zum christlichen Glauben möglich war beziehungsweise auch eine erfolgte Konversion als nichtig erklärt wurde. Ausschlusskriterium war folglich die (jüdische oder maurische) Herkunft. Wie Gil Anidjar betont hat, war die *limpieza de sangre* keine neue Erfindung, sondern bediente sich der reichhaltigen christlichen Tradition und ihrer Blutreinheitsvorstellungen. Sie bildete selbst wiederum die Grundlage nachfolgender Ausgrenzungsmechanismen, wie sie zuerst vom Adel und dann von den modernen Nationalismen und Rassismen übernommen wurden.[55] Denn der spanische Adel spielte in der Verbreitung der mit den Blutreinheitsstatuten rechtlich verfestigten Gleichsetzung von Blut und Abstammung eine wesentliche Rolle.[56] Von

---

schuldigungen gegen Juden im Deutschen Kaiserreich; Nonn, *Eine Stadt sucht einen Mörder*; Smith, *Die Geschichte des Schlachters*.

50 | Braun, »Blut«, S. 170.

51 | Braun, »Blut und Blutschande«, S. 81.

52 | Braun, »Blut«, S. 170. Vgl. auch Anidjar, »Lines of Blood«, S. 120, S. 123, der betont, dass es sich bei der christlichen Gemeinschaft um eine »community of blood« handle.

53 | Von der Heiden, *Der Jude als Medium*, S. 73

54 | Vgl. Yerushalmi, »Assimilierung und rassischer Antisemitismus«; Poliakov spricht von einem »institutionalisierten »Rassismus«, der sich »zum ersten Mal in der europäischen Geschichte« artikuliert habe (*Der arische Mythos*, S. 29). Netanyahu bezeichnet die Blutreinheitsstatuten als »racial, not religious conceptions« (*The Origins of the Inquisition*, S. 1142). Hering Torres schlägt das Oxymoron »rassischer Antijudaismus« vor, da dieses »die argumentative Fusion der ›limpieza de sangre‹ von Theologie und aristotelischer Wissenschaft sowie die zwiespältige Oszillation zwischen Herkunft (linaje/raza) und religiöser Zugehörigkeit zum Ausdruck bringt« (*Rassismus in der Vormoderne*, S. 248). Vgl. auch Anidjar, »Lines of Blood«; zu den Blutreinheitsstatuten auch Poliakov, *Geschichte des Antisemitismus*, Bd. IV, S. 78-91, S. 148-173; zum Wortschatz des Antisemitismus im Spanischen des Inquisitionszeitalters Bossong, »Die Isotopie von Blut und Glaube«.

55 | Anidjar, »Lines of Blood«, S. 124; vgl. auch ders., »We Have Never Been Jewish«.

56 | Anidjar, »Lines of Blood«, S. 124.

der spanischen Aristokratie ausgehend verbreitete sich die Vorstellung eines aristokratischen blauen Blutes, dem »sangre azul«,[57] in weitere europäische Länder.[58] Damit lässt sich ein Wechsel vom Individuum, das »reines Blut« besitzt – Jesus Christus –, zu »reinblütigen« Kollektiven konstatieren, mit dem auch eine Verweltlichung religiöser Bilder einhergeht. Davon soll unter anderem auch der dritte Teil dieser Genealogie handeln.

2.3 Von der Humoral- zur Solidarpathologie, von der Symbolik des Blutes zur Analytik der Sexualität

Rund 300 Jahre nach dem Laterankonzil von 1215 wurde die Lehre der Transsubstantation von Martin Luther in Zweifel gezogen und in der daraus entstehenden protestantischen Bewegung eine Umwertung des Blutes eingeleitet.[59] Der Prozess der Säkularisierung, dieser »Entzauberung der Welt« (Max Weber), schlug sich aber nicht nur im Bereich der Religion als Reformation nieder, sondern manifestierte sich auch in den Wissenschaften.[60] Allerdings lässt sich um 1500 noch kein fundamentaler Bruch in der Wahrnehmung des Blutes ausmachen, da die Humoralpathologie und damit auch die Wahrnehmung des Körpers als flüssig die Grundlage der westlichen Medizin bis ins 19. Jahrhundert bildete.[61] So mehren sich zwar in der Renaissance die Kritiker der Humoralpathologie, doch führt dies keinesfalls zu deren Verschwinden. Theophrastus von Hohenheim beispielsweise, besser bekannt unter dem Namen Paracelsus, wandte sich gegen das sklavische Befolgen der Lehren von Hippokrates und Galen und plädierte für eine neue, erfahrungsbasierte Grundlegung der Medizin.[62] Von neuplatonischen und alchemistischen Überlegungen ausgehend vertrat er zudem die Meinung, dass das Blut nicht aus vier Elementen bestehe, sondern eine Einheit darstelle, und dass die Krankheit nicht im Blut, sondern in den Organen liege.[63] Andreas Vesals anatomische Studien lassen sich ebenfalls als Erschütterungen des humoralpathologischen Systems lesen, auch wenn sie von Vesal nicht darauf angelegt waren und vermutlich nicht als solche rezipiert wurden. Vesal hätte nämlich zeigen können, so Wolfgang Eckart, dass keine durchlässige Herzscheidewand existierte, wie sie Galen postuliert hatte, womit er das »ganze Gebäude der Humoralpathologie [...] bereits in der Mitte des 16. Jahrhunderts zum Einsturz [hätte] bringen können«.[64] Doch Vesal begnügte sich damit, sich »über das

57 | Vgl. dazu auch: Heisig, »›Blaues Blut‹ = Adel?«; Malinowski, »Vom blauen Blut zum reinen Blut«; Conze, »Blut«.

58 | Anidjar, »Lines of Blood«, S. 126; Kugler, »›Von der Auserwähltheit unseres Hauses Österreich‹«, S. 129.

59 | Vgl. dazu Rubin, »Blut«, S. 99; zum Status des Blutes in der protestantischen Lehre vgl. Clifton, »›Ein Brunnen voll Blut‹«, S. 76-80; Hiddemann, »Blutgenuss und Bilderfluten«.

60 | Weber, *Die protestantische Ethik*.

61 | Nutton, »Humoralism«, S. 281; zur Langlebigkeit humoralpathologischer Konzepte vgl. auch Sarasin, *Reizbare Maschinen*, S. 78f.

62 | Eckart, *Geschichte der Medizin*, S. 156. Vgl. generell zur Kritik auch Goltz, »Säfte, Säftelehre«, Sp. 1122-1124.

63 | Rothschuh, »Von der Viersäftelehre zur Korpuskeltheorie des Blutes«, S. 32.

64 | Eckart, *Geschichte der Medizin*, S. 143.

Werk des Allmächtigen zu wundern, laut dem durch für das menschliche Auge unsichtbare Öffnungen Blut von der rechten in die linke Herzkammer ausgeschwitzt wird«.[65]

Erst mit William Harveys folgenreicher Entdeckung des Blutkreislaufes (1628), die auf Tier- und Humanexperimenten beruhte, wurde deutlich, dass das Blut nicht, wie Galen behauptet hatte, in den Adern in beide Richtungen fließt und dass zwischen den Herzkammern keine Poren existieren.[66] Das Herz wurde als Pumpe konzeptualisiert,[67] womit gleichzeitig einer mechanistischen Sichtweise Vorschub geleistet wurde.[68] Wie Volker Hess eindrücklich nachgewiesen hat, schien zwar das »auf dem Experimentiertisch eröffnete Herz [...] mit jeder seiner Kontraktionen die alte galenische Physiologie auszutreiben – und mit dem Verebben des Blutstromes auch das Ende der alten Ökonomie der Säfte einzuläuten«.[69] Allerdings, so die Pointe Hess', verlieh paradoxerweise gerade »die experimentelle Darstellung [...] der Eigenbewegung des Blutes eine wissenschaftliche Realität«: »[A]uf dem Labortisch wird die mythische Kraft des Blutes auf eine plausible, zeitgemäße und unabweisbar wissenschaftliche Weise begründet.«[70] Harvey lehnte denn auch die Viersäftelehre nirgends ausdrücklich ab; das Blut blieb für ihn »Ursache des Lebens«[71] und Sitz der Seele, wobei er bedeutsamerweise auf Vergil und die Bibel rekurrierte.[72]

Die Kritik an der Humoralpathologie, die sich im Anschluss an Harvey entfaltete, führte nicht zum Verschwinden des Blutes. Vielmehr kann man für den Zeitraum zwischen dem 17. und 19. Jahrhundert zwar von einem Verblassen der *Vier*säftelehre, nicht aber der Säftelehre an und für sich sprechen. So zeigten die Forschungen Marcello Malpighis und Robert Boyles im 17. Jahrhundert, dass das Blut nicht aus vier Säften aufgebaut ist, wie bisher angenommen. Boyles Experimente können als »Anfang einer Physik und Chemie des Blutes« verstanden werden.[73] Der englische Arzt Thomas Sydenham konzentrierte sich in seinen Studien auf das Blut und vernachlässigte die anderen Säfte, worin sich eine für das 17. Jahrhundert generell gülti-

65 | Vesal, zit.n. Starr, *Blut*, S. 23.

66 | Miller, »Die Pumpe«, S. 104; Starr, *Blut*, S. 23.

67 | Wintrobe, *Hematology*, S. 9. Vgl. zur Metapher der Pumpe den aufschlussreichen Aufsatz von Miller, »Die Pumpe«; vgl. zu Harvey und dem Kreislauf auch Vogl, »Kreisläufe«.

68 | Starr, *Blut*, S. 23f., vgl. auch Jacob, *Die Logik des Lebenden*, S. 43.

69 | Hess, »Zirkulationen«, S. 292.

70 | Ebd., S. 293.

71 | Harvey, zit.n. Miller, »Blut«, S. 115.

72 | Vgl. Müller-Wille, »Konstellation, Serie, Formation«, S. 220; White, »William Harvey and the Primacy of the Blood«, S. 242; Guldin, *Körpermetaphern*, S. 83, S. 87f. In seiner Theorie der Generation stellte Harvey zudem einen pulsierenden Blutstropfen an den Beginn des selbständigen Lebens des Embryos. Im Gegensatz zu Aristoteles und den ihm folgenden galenischen Theoretikern ging Harvey aber nicht von einer Blutmischung bei der Zeugung aus, sondern betonte, dass das Blut im Embryo in keiner Verbindung mit der Mutter stehe (White, »William Harvey and the Primacy of the Blood«, S. 242; Laqueur, *Making Sex*, S. 142-48). – Zum Rekurs auf Vergil und die Bibel: White, »William Harvey and the Primacy of the Blood«, S. 252.

73 | Rothschuh, »Von der Viersäftelehre zur Korpuskeltheorie des Blutes«, S. 36-39, Zitat: S. 39; Goltz, »Säfte, Säftelehre«, Sp. 1123; Büttner, »Die physikalische und chemische Untersuchung von Blut im 17. und 18. Jahrhundert«.

ge Tendenz manifestierte, die Krankheiten allein im Blut zu orten. Grundlage dieser neu gefassten Humoralpathologie war der Vitalismus.[74] In den Worten Hufelands, Vertreter einer vitalistischen Position, war das Blut »Sitz alles Lebendigen«[75]. Davon zeugten nicht nur die im Anschluss an Harvey entstehende Praxis der Bluttransfusion, bei der Blut aus qualitativen, nicht quantitativen Gründen überführt wurde (vgl. dazu genauer Kapitel 6. 1), sondern auch die bis ins 19. Jahrhundert gebräuchlichen Blutreinigungspraktiken. 1833 wurden noch über 40 Millionen Blutegel nach Frankreich importiert,[76] und auch der Aderlass blieb bis weit ins 19. Jahrhundert ein gebräuchliches Therapeutikum.[77]

Erst der Aufstieg der Zellularpathologie zu Beginn des 19. Jahrhunderts und ihr Durchbruch in der Mitte desselben Jahrhunderts führte zum Niedergang der Säftelehre und dazu, dass Blut nicht mehr, wie Hufelands berühmter Patient Goethe seinen Mephisto sagen ließ, »ein ganz besondrer Saft« war.[78] Rudolf Virchow, mit dessen Name die endgültige Durchsetzung des zellularpathologischen Denkstils untrennbar verknüpft ist, hatte seine Zelltheorie nicht zuletzt als Widerlegung der so genannten »Krasen-« beziehungsweise »Blutmischungslehre« des Wiener Pathologen Carl von Rokitansky entwickelt.[79] Rokitanksy, obwohl Solidarpathologe, sah das Blut als »Sitz des Lebens« und vertrat mit seiner Lehre die Meinung, dass eine »Dominanz des Blutes bei der Krankheitsentstehung gegenüber den festen Teilen des Organismus« bestehe.[80] Von Eckart wird die Krasenlehre denn auch als der wohl »letzte wissenschaftliche Versuch einer Wiederbelebung säftepathologischer Vorstellungen« bezeichnet.[81]

Mit der Etablierung des zellularpathologischen Paradigmas verlagerte sich der Fokus endgültig von den Säften, den Flüssigkeiten, auf das Feste, Solide, Organische, wie das folgende Zitat Virchows verdeutlicht: »Setzt man die Krankheit in die Flüssigkeiten, die Säfte (humores) oder das Blut, so muss man auch das Leben in das Blut setzen. Sucht man sie in den festen Theilen, in den Nerven, den Muskeln

---

74 | Goltz, »Säfte, Säftelehre«, Sp. 1123; Wolf, *Zum Konzept der Blutreinigung*, S. 15f.; vgl. auch Nutton, »Humoralism«, S. 282. Vgl. für genauere Ausführungen zu Forschungen in diesem Zeitabschnitt Rothschuh, »Von der Viersäftelehre zur Korpuskeltheorie des Blutes«, S. 37-44 sowie Seidler, »Medizin und Hämatologie«.

75 | Hufeland, zit.n. Schury, *Lebensflut*, S. 17.

76 | Schury, *Lebensflut*, S. 36; laut Wintrobe, *Hematology*, S. 14, waren es allerdings »nur« 21 Millionen.

77 | Vgl. Carter, »On the Decline of Bloodletting«; Wolf, *Zum Konzept der Blutreinigung*; für das 18. Jahrhundert: Duden, *Geschichte unter der Haut*; vgl. zum Aderlass auch Kapitel 6. 3.

78 | Rothschuh, »Von der Viersäftelehre zur Korpuskeltheorie des Blutes«, S. 44; ausführlich zur »Zellentheorie des Blutes« der gleichnamige Aufsatz von Jacob. Goethes *Faust*, in dem Faust den teuflischen Pakt mit Blut unterschreiben muss, erschien 1806.

79 | Virchows die Zellularpathologie begründendes Werk *Die Cellularpathologie in ihrer Begründung auf physiologische und pathologische Gewebelehre* erschien 1858; zu Virchow vgl. unter vielen: Ackerknecht, *Rudolf Virchow*; David, *Rudolf Virchow*; Goschler, *Rudolf Virchow*; Schipperges, *Rudolf Virchow*; Vasold, *Rudolf Virchow*. Zu Rokitansky und Virchow vgl. auch Jacob, »Die Zellentheorie des Blutes«, S. 62-66; dazu und auch zur Metaphorik bei Virchow Johach, *Krebszellen und Zellenstaat*.

80 | Eckart, *Geschichte der Medizin*, S. 261 und S. 271.

81 | Ebd., S. 261.

oder den Geweben überhaupt, so muss man auch das Leben in diesen suchen.«[82] »Omnis cellula a cellula«, so Virchows griffige und berühmt gewordene Formel, verlegte die Krankheiten und das Leben in die Zellen.[83]

Wie bereits oben erwähnt, musste auf der Basis der Zellularpathologie auch die alte hämatogene Zeugungslehre endgültig *ad acta* gelegt werden: »Das Ei ist eine Zelle, aus welcher Blut und Nerven und alles übrige Zubehör des menschlichen Körpers hervorgehen können, welche aber selbst von Blut oder Nerven noch keine Spur enthält.«[84] Mit der Einführung der Zellularpathologie verlor also nicht nur die Humoralpathologie an Boden, sondern das Blut wurde, auch im Kontext der Vererbung, generell entwertet;[85] es war nicht mehr als Flüssigkeit interessant, vielmehr rückten seine festen Bestandteile in den Vordergrund. Auch therapeutisch trat das Blut in den Hintergrund, denn mit der Zellularpathologie wurde der Aderlass obsolet.[86] »Der Grundgedanke der Humoralpathologie«, so lässt sich der Vorgang mit dem Medizinhistoriker Karl Rothschuh zusammenfassen,

»dass sich im Blute die wesentlichen und primären Krankheitsvorgänge abspielen, in deren Gefolge erst die Organe erkranken und dass sich auch im Blute daher charakteristische Veränderungen auffinden lassen müssten, hat in der überblickten Epoche und in den anschließenden Jahren Position um Position verloren«[87].

Dieser Verlagerung in der Wahrnehmung des Blutes ist eine weitere, in eine ähnliche Richtung zielende Verschiebung an die Seite zu stellen. Michel Foucault hat sie als den *Übergang von der Symbolik des Blutes* zur *Analytik der Sexualität* bezeichnet, der bereits vor dem 19. Jahrhundert beginnt, sich während diesem aber entfaltet.[88] Ich zitiere Foucault hier und im Folgenden ausführlich, um seine Position genauer zu erläutern:

»Lange Zeit war das Blut ein wichtiges Element in den Mechanismen, Manifestationen und Ritualen der Macht. Für eine Gesellschaft, in der die Allianzsysteme, die politische Form der Souveränität, die Differenzierung in Stände und Ränge sowie der Wert der Abstammung vorherrschend sind, in der der Hunger, die Seuchen, die Gewaltsamkeiten den Tod in dauernde und unmittelbare Nähe rücken – in einer solchen Gesellschaft stellt das Blut eines der wesentlichen Werte dar. Sein Wert liegt in seiner instrumentellen Rolle (Blut vergießen können), in seinem Funktionieren innerhalb der Ordnung der Zeichen (ein bestimmtes Blut haben, vom selben Blut sein, bereitwillig sein Blut wagen) und auch in seiner Gefährdetheit

82 | Virchow, zit.n. Jacob, »Die Zellentheorie des Blutes«, S. 62.

83 | Ackerknecht, *Rudolf Virchow*, S. 69; zur Herkunft dieser Formel Schipperges, *Rudolf Virchow*, S. 58.

84 | Virchow, zit.n. Jacob, »Die Zellentheorie des Blutes«, S. 63.

85 | Vgl. dazu auch Arni, »Reproduktion und Genealogie«, S. 299. Ihr zufolge wird die Substanz für genealogische Verhältnisse wesentlich, als die Epigenese die Präformationsthese ablöste. Für das Konzept der Blutsverwandtschaft hält Arni fest, dass auch hier ein Umbruch vom Blut von der stofflichen zur metaphorischen Substanz stattfindet (ebd., Fußnote 11).

86 | Unter anderem Wolf, *Zum Konzept der Blutreinigung*, S. 61.

87 | Rothschuh, *Konzepte*, S. 223.

88 | Foucault, *Der Wille zum Wissen*, S. 176, S. 153. Vgl. zur Verknüpfung von Foucaults Konzept und einer Geschichte des Blutes Sarasin, »Feind im Blut«, S. 307f.

(es ist leicht zu vergießen, und droht zu versiegen, es vermischt sich nur allzu leicht und verdirbt im Nu). Gesellschaft des Blutes oder richtiger des ›Geblütes‹: im Ruhm des Krieges und in der Angst vor dem Hunger, im Triumph des Todes, in der Souveränität des Schwertes, der Scharfrichter und der Martern spricht die Macht *durch* das Blut hindurch, das eine *Realität mit Symbolfunktion* ist.«[89]

Laut Foucault beruht das Dispositiv der Allianz auf der Symbolik des Blutes, die vom Adel als »Verfahren zur Markierung und Wahrung seines Standesunterschiedes« benutzt wurde. Dieses Verfahren wird dann vom Bürgertum »übernommen und in andere Formen« – die »Analytik der Sexualität« – »übersetzt«:[90] »Das ›Blut‹ der Bourgeoisie war ihr Sex. [...] Aus der Sorge um den Stammbaum wurde die Besorgnis um die Vererbung.«[91]

Beide Dispositive, das der Allianz wie auch das der Sexualität, sind an eine je spezifische Macht gekoppelt. Die Macht des Allianzdispositivs umschreibt Foucault als Macht, »sterben zu *machen* oder leben zu *lassen*«[92]. Dieses »Recht des Schwertes« ist ein asymmetrisches Recht: »Es ist letztlich das Recht zu töten, das tatsächlich die Essenz dieses Rechts auf Leben und Tod in sich trägt: ab dem Moment, da der Souverän töten kann, übt er sein Recht über das Leben aus.«[93] Es wird nun im 19. Jahrhundert von einem neuen Recht nicht einfach ersetzt, sondern vielmehr ergänzt, und es installiert sich eine neue Macht, die Foucault Bio-Macht nennt. Sie besteht darin, »leben zu ›machen‹ und sterben zu ›lassen‹«[94] oder »in den Tod zu *stoßen*«[95]. Die Mechanismen der Macht im Sexualitätsdispositiv »zielen auf den Körper, auf das Leben und seine Expansion, auf die Erhaltung, Ertüchtigung, Ermächtigung oder Nutzbarmachung der ganzen Art«. Damit steht für Foucault das Blut »auf der Seite des Gesetzes, des Todes, der Überschreitung, des Symbolischen und der Souveränität [...], die Sexualität hingegen gehört zur Norm, zum Wissen, zum Leben, zum Sinn, zu den Disziplinen und Regulierungen«[96].

Man darf sich den Übergang zwischen den beiden Machtkonstellationen nicht als Bruch vorstellen; vielmehr lassen sich »Überlappungen, Wechselwirkungen und Echos« konstatieren. Eine Interferenz zwischen den beiden besteht für Foucault im Rassismus, der sich genau an dem Punkt formiert, wenn »die Thematik des Blutes beschworen wird, um den in den Sexualitätsdispositiven wirkenden Typ politischer Macht mit einer geschichtlichen Mächtigkeit zu unterlegen«. Als Beispiele nennt Foucault hier den Mythos von der »Reinheit des Blutes« und den Nationalsozialismus.[97] Im Rassismus als einer Überlagerung der Symbolik des Blutes und der Analytik der Sexualität kommt eine ganz spezifische Machtform zum Tragen, die

89 | Foucault, *Der Wille zum Wissen*, S. 175f.
90 | Ebd., S. 149.
91 | Ebd., S. 150.
92 | Ebd., S. 165.
93 | Foucault, *In Verteidigung der Gesellschaft*, S. 283.
94 | Ebd., S. 284.
95 | Foucault, *Der Wille zum Wissen*, S. 165.
96 | Ebd., S. 176.
97 | Ebd., S. 178.

ebenfalls eine Kreuzung zwischen der Bio-Macht und der »alten souveränen Macht über den Tod« darstellt.[98] In den Worten Foucaults ist der Rassismus

»eine Art und Weise, im Innern der Bevölkerung Gruppen gegeneinander auszuspielen und, kurz gesagt, eine Zäsur biologischen Typs in einen Bereich einzuführen, der sich eben als biologischer Bereich darstellt. Dies gestattet der Macht, die Bevölkerung als Rassenmischung zu behandeln [...]. Die erste Funktion des Rassismus liegt darin, zu fragmentieren und Zäsuren innerhalb des biologischen *Kontinuums*, an das sich die Bio-Macht wendet, vorzunehmen.«

Die zweite Funktion besteht in einem kriegerischen Typ in der Art »je mehr du sterben lässt, um so mehr wirst du eben deswegen leben«[99]. Anders formuliert: »[D]er Tod des Anderen, der Tod der bösen Rasse, der niederen (oder degenerierten oder anormalen) Rasse wird das Leben im allgemeinen gesünder machen; gesünder und reiner.«[100] Foucaults Rassismus-Definition ist also relativ weit und hat, wie Philipp Sarasin betont hat, den

»Vorteil, dass damit ein Phänomen in den Blick kommt, das an sich nicht evident ist: die Tatsache, dass nicht nur und nicht erst im Nationalsozialismus, sondern seit mindestens der zweiten Hälfte des 19. Jahrhunderts in Europa und in den USA die ›Degenerierten‹ oder ›Entarteten‹ in einer durchaus unscharfen und daher umso wirkungsvolleren Weise mit den ›niederen Rassen‹ – und diese wiederum mit ›der Frau‹ [...] – in Verbindung gebracht und ähnlichen selektorischen Diskursen und später auch Praxen ausgesetzt werden konnten«[101].

Die Degeneration wiederum war bei nicht wenigen Autoren, so etwa bei Arthur de Gobineau, ursprünglich mit der »Rassenmischung«, oft auch als »Blutmischung« bezeichnet, verbunden: »Ich meine also, dass das Wort degeneriert, auf ein Volk angewandt, bedeuten muss und bedeutet, dass dieses Volk nicht mehr den inneren Wert hat, den es ehedem besaß, weil es nicht mehr das nämliche Blut in seinen Adern hat, dessen Wert fortwährende Vermischungen allmählich eingeschränkt haben.«[102]

2.4 ZUSAMMENFASSUNG UND AUSBLICK

Blut verliert in einem über Jahrhunderte dauernden Prozess während des 19. Jahrhunderts in der Medizin seine uneingeschränkte Bedeutung und tritt mit der Etablierung der Zellularpathologie endgültig in den Hintergrund. Seine festen Bestandteile erfahren aufgrund des solidarpathologischen Dogmas vielfältige Erforschung:

98 | Foucault, *In Verteidigung der Gesellschaft*, S. 306. Vgl. auch Magiros, die den Rassismus als eine »Art Schnittstelle zwischen vormodernem und modernem Machtsystem« deutet (*Foucaults Beitrag zur Rassismustheorie*, S. 105).

99 | Foucault, *In Verteidigung der Gesellschaft*, S. 301.

100 | Ebd., S. 302.

101 | Sarasin, »Zweierlei Rassismus?«, S. 63. Vgl. neuerdings zum Rassismus bei Foucault Lemke, *Biopolitik zur Einführung*, S. 47-70.

102 | Gobineau, *Versuch über die Ungleichheit der Menschenracen*, Bd. I, S. 31f.

So werden die Erythrozyten mikroskopiert, gezählt, gemessen, eine »Zählkammer« für sie entwickelt, ihre Ladung und Lebensdauer bestimmt; Blutplättchen und Leukozyten widerfährt ein ähnliches Schicksal.[103] In seine einzelnen Bestandteile zerlegt und sichtbar gemacht, ist das Blut kein geheimnisvolles Ganzes mehr und seiner zauberhaften Kräfte beraubt; traditionelle Blut-Vorstellungen und -Praktiken werden von der Medizin in den Bereich der »Volksmedizin« verbannt.[104] Das 1891 vom evangelischen Theologen Hermann L. Strack kompilierte Buch über den *Blutaberglaube in der Menschheit* legt davon beredtes Zeugnis ab. Nicht nur erfährt das Buch bis 1892 vier Auflagen und erscheint 1900 in einer Neubearbeitung unter dem Titel *Das Blut im Glauben und Aberglauben der Menschheit,* die wiederum 1911 bereits in der achten Auflage publiziert wird.[105] In der Ausgabe von 1900 listet Strack auf rund 200 Seiten abergläubische Vorstellungen auf, die um das Blut kreisen. So soll in Wein gemischtes Blut, das dem oder der Geliebten zum Trank gereicht wird, Liebe evozieren oder erhalten – gleichsam als Wiederholung oder Vorwegnahme des Zeugungsaktes im Gewand der Blutmischung.[106] Durch das Trinken des Blutes einer Person oder eines Tieres werden, so eine weitere von Strack erwähnte Vorstellung, die entsprechenden Eigenschaften wie etwa Kraft und Stärke übertragen.[107] Damit wird traditionell humorales, aber auch christliches, Wissen, das Blut als Lebenskraft, Identität und Seele ausweist, in den Bereich des Irrationalen verschoben.[108]

Parallel zu dieser Verbannung des Blutes in den Aberglauben und einer zumindest scheinbar nüchternen Herangehensweise in der Medizin – Separieren, Messen, Wiegen, Zählen – wird das Allianzdispositiv mit seiner zentralen Symbolik des Blutes von einer Analytik der Sexualität abgelöst. Dabei verschwindet die Rede über das Blut nicht, sondern verbindet sich mit rassistischen Vorstellungen und wird in ein

---

103 | Vgl. unter anderem Rothschuh, *Entwicklungsgeschichte physiologischer Probleme in Tabellenform*, S. 9. Für eine erste Phase der Quantifizierung vgl. Wintrobe, »Milestones«, S. 14-19; generell zur Phase nach der Einführung der Zellularpathologie unter anderem Wintrobe, *Hematology*, S. 16-59.

104 | Vgl. zur Volksmedizin unter anderem Stolberg, »Probleme und Perspektiven einer Geschichte der ›Volksmedizin‹«; Loux, »Folk Medicine«; Wolff, »Volksmedizin, Volksarzneibücher«. Eine feststehende Vorstellung von »Volksmedizin« bildetet sich erst im 19. Jahrhundert heraus. Zuvor bestanden zwischen ärztlicher Berufsmedizin und »Volksmedizin« keine eklatanten Differenzen. Dies manifestierte sich auch im Aderlass, der von Medizinern wie »Pfuschern« praktiziert wurde (vgl. Stolberg, insbesondere S. 49, S. 51f., S. 53, S. 56 und S. 63).

105 | Strack, *Der Blutaberglaube in der Menschheit*; ders., *Das Blut im Glauben und Aberglauben der Menschheit.* Zu Strack vgl. Mell, »Strack«, sowie Barberi, »›Blut und Boden‹«, insbesondere S. 349-353. Strack war evangelischer Theologe und Orientalist, ab 1877 war er Professor an der Universität Berlin.

106 | Strack, *Das Blut im Glauben und Aberglauben der Menschheit*, S. 30f.

107 | Ebd., S. 28, S. 32f.

108 | Anlass der Schrift Stracks waren verschiedene Ritualmorde, gegen deren antisemitische Begründung Strack anschrieb, womit er gleichzeitig auch das Ansehen der christlichen Religion, das bei den Juden »schwer gelitten« habe, verbessern wollte (Strack, *Das Blut im Glauben und Aberglauben der Menschheit*, S. III, Zitat: S. X).

anderes Register verschoben.[109] Dass es sich lediglich um eine Verlagerung handelt, manifestiert sich etwa darin, dass das Blut noch immer mit Ideen des Kollektivs verknüpft ist und hier historisch gesehen eine Verschiebung zunächst vom christlichen Individuum auf das Kollektiv des blaublütigen Adels und mit dessen Niedergang dann zum »reinen Blut des Volkskörpers« stattfindet. Mit Christina von Braun lässt sich in diesem Zusammenhang auch von einer »Verweltlichung religiöser Bilder«[110] sprechen, bei der aus dem christlichen Keuschheits- und Erlösungsideal im 19. Jahrhundert »ein weltliches Sexualideal [wird], das ebenfalls die Reinheit des Blutes zum höchsten Gesetz erhob«[111]. Das Kollektiv wird in der christlichen Tradition durch das Opfer Christi und dessen vergossenes Blut zusammengehalten, während es säkularisiert zum »Volkskörper« wird, in dessen Adern gemeinsames Blut zirkuliert, das zumindest phantasmatisch rein gewesen ist.[112] Die Abwertung des Blutes, die das Sexualitätsdispositiv auf den ersten Blick vornimmt, ist auf den zweiten Blick lediglich als Umwertung zu deuten: Über die Hintertür des Rassismus tritt das Blut und die mit ihm verknüpften Traditionen, die ich hier skizziert habe, wieder in die Sprache der Wissenschaft ein. An dem Punkt also, an dem sich Sexualität und Rassismus kreuzen, tritt auch die Rede vom Blut wieder an die Oberfläche.

109 | Vgl. zu einer Kritik der Moderne als entzaubert Böhme, *Fetischismus und Kultur.* Böhme vertritt die These, »dass in der Moderne vormoderne Formen und Institutionen der Magie, des Mythos und des Kultus, der Religion und der Festlichkeit aufgelöst werden, ohne dass die darin gebundenen Energien und Bedürfnisse zugleich aufgehoben wären – sie werden vielmehr freigesetzt und flottieren durch alle Systemebenen der modernen Gesellschaften« (S. 22) – und damit natürlich auch in den Wissenschaften.

110 | Braun, »Gender, Geschlecht und Geschichte«, S. 37.

111 | Braun, »Und der Feind ist Fleisch geworden«, S. 201. Vgl. auch dies., »Blutschande«.

112 | Braun, »Blut und Blutschande«, S. 80f.; vgl. auch dies., »Der Kollektivkörper und seine Säfte«.

3. Differenzen im Blut: Medizinische Studien zwischen 1900 und 1918

1900 notierte der Bakteriologe Karl Landsteiner, der drei Jahrzehnte später für seine »Entdeckung« der Blutgruppen mit dem Nobelpreis geehrt werden sollte, in einer Fußnote, dass das Serum gesunder Menschen auf Blutkörperchen anderer Menschen agglutinierend, also verklumpend, wirke. Er fügte an:

»Es bleibt zu entscheiden, ob diese Erscheinung durch ursprüngliche individuelle Verschiedenheiten oder durch die erfolgte Einwirkung von Schädigungen etwa bakterieller Natur bedingt ist. Thatsächlich fand ich das erwähnte Verhalten bei Blut, das von Schwerkranken herrührte, besonders ausgeprägt.«[1]

Landsteiners Vermutung, dass die Agglutination wohl eher pathologischer denn individueller Natur sei, entsprach dem Erkenntnisstand der zeitgenössischen Medizin, welche die Agglutination aus bakteriologischer Perspektive generell als krankhaft bedingt erachtete. Herbert Durham, der 1896 die erste systematische Untersuchung über Verklumpung vorlegte, wies diese als Zeichen der Existenz von Bakterien und damit von Krankheit aus.[2] Im Anschluss an Durham, der auf das Potential der Agglutination als diagnostisches Mittel aufmerksam gemacht hatte, wurde sie beispielsweise bei Typhus zur Krankheitsbestimmung eingesetzt.[3] Dass nicht nur Bakterien und rote Blutkörperchen, sondern auch Serum und rote Blutkörperchen bisweilen verklumpten, war seit 1875 bekannt. Der deutsche Physiologe Leonard Landois hatte damals dieses Phänomen zwischen dem Serum bei Tieren der einen und roten Blutkörperchen einer anderen Art beobachtet. Die »Isoaggluti-

---

1 | Landsteiner, »Zur Kenntnis der antifermentativen, lytischen und agglutinierenden Wirkungen des Blutserums und der Lymphe«, S. 361. Zur Biographie Landsteiners vgl. Speiser/Smekal, *Karl Landsteiner*.

2 | Durham, »On a Special Action«. Auf Deutsch vgl. Gruber/Durham, »Eine neue Methode«; Gruber, »Ueber active und passive Immunität«. Zeichen von Agglutination finden sich bereits bei Charrin und Roger (1889) sowie Metchnikoff (1891) (vgl. Bulloch, *The History of Bacteriology*, S. 266, auch für die Entwicklung nach der Publikation Durhams). Für einen zeitgenössischen Überblick: Schiff, »Agglutination«, insbesondere S. 262-265.

3 | Durham, »On a Special Action«, S. 226; Bulloch, *The History of Bacteriology*, S. 267.

nation«, welche die Agglutination zwischen Serum und roten Blutkörperchen *derselben* Art bezeichnet, wurde erstmals vom britischen Mediziner Samuel G. Shattock 1899 konstatiert. Shattock erachtete die Agglutination, die zwischen dem Serum kranker Personen, die an Lungenentzündung oder Rheumatismus litten, und den roten Blutkörperchen Gesunder auftrat, als hochgradig pathologisch.[4] Neben Landsteiners Arbeit erschienen 1900 und 1901 weitere Artikel, die sich mit der menschlichen Agglutination beschäftigten und diese jeweils einem pathologischen Zustand zuordneten. So hielt der Wiener Julius Donath fest, dass das »Blut gesunder Individuen [...] in der Regel nicht agglutinirend« wirke.[5] In Pavia vermutete Maurizio Ascoli, dass die agglutinierenden Eigenschaften der Blutsera von kranken Individuen mit den »eventuellen in's Blutserum gelangten Produkten der jeweiligen Krankheitserreger im Zusammenhang stehen«[6]. Ebenfalls in Wien bestätigte Philipp Eisenberg Landsteiners Beobachtung, dass die Reaktion bei Kranken stärker ausgeprägt war als bei Gesunden.[7]

Als Landsteiner 1901 in der *Wiener klinischen Wochenschrift* verkündete, dass ihn weitere Experimente dazu bewogen hätten, die Agglutination nicht als pathologisch, sondern als eine Reaktion »normalen menschlichen Blutes« zu kategorisieren, nahm er also einen für die damalige Forschung ungewohnten Standpunkt ein. In seinem Institut hatte er das Blut »sechs anscheinend gesunder Männer« – darunter auch sein eigenes – sowie von »sechs anscheinend gesunden Puerperae« (Wöchnerinnen) und sechs Plazenten beziehungsweise das dazugehörige Nabelschnurblut untersucht. Er fand heraus, dass alle »Sera von gesunden Erwachsenen [...] die Reaction« ergaben, und teilte diese in der Folge in drei Gruppen ein: A, B und C.[8] Seine Beobachtung, so Landsteiner weitsichtig, hätte durchaus praktische Bedeutung: Einerseits sei mittels der Reaktion die Identifikation oder genauer, »die Erkennung der Nichtidentität von Blutproben, etwa zu forensischen Zwecken« möglich, andererseits würden durch die gefundenen Unterschiede »die wechselnden Folgen therapeutischer Menschenbluttransfusionen« erklärbar.[9]

Neben Landsteiners Untersuchung erschienen um 1900 zahlreiche weitere Studien, die sich ebenfalls mit Reaktionen und Differenzen im Blut beschäftigten. Neben dem Chemiker Emil Abderhalden, der bereits Ende des 19. Jahrhunderts über die verschiedenen Tierblutsorten publiziert hatte, und dem Anthropologen Hans Friedenthal, der 1900 im weitesten Sinne an Abderhalden anknüpfte, waren es hauptsächlich bakteriologisch geschulte Mediziner, die sich zu Wort meldeten.

4 | Shattocks Beobachtungen wurden 1899 im *British Medical Journal* im *Report* der *Pathological Society of London* referiert, S. 1091f. Die Publikation erfolgte 1900: Shattock, »Chromocyte Clumping«.

5 | Donath, »Zur Kenntnis der agglutinirenden Fähigkeiten des menschlichen Blutserums«, S. 498.

6 | Ascoli, »Isoagglutinine und Isolysine menschlicher Blutsera«, S. 1240.

7 | Eisenberg, »Ueber Isoagglutinine und Isolysine in menschlichen Seris«, S. 1021.

8 | Landsteiner, »Ueber Agglutinationserscheinungen normalen menschlichen Blutes«, S. 1133.

9 | Ebd., S. 1134.

Der Greifswalder Paul Uhlenhuth und die Berliner August Wassermann und Albert Schütze waren die prominentesten unter ihnen.[10]

Diese Blutforschungen, insbesondere diejenigen im Anschluss an Uhlenhuth, diversifizierten sich rasch, wobei Uhlenhuths Verfahren in der forensischen Medizin und bei phylogenetischen Fragestellungen angewendet und nicht zuletzt im breiteren wissenschaftlichen Umfeld rezipiert wurde. Im Gegensatz dazu stieß Landsteiners »Entdeckung« der Blutgruppen, die ja für die transfusorische und forensische Praxis beträchtliche Relevanz hätte entfalten können, in den Jahren vor dem Ersten Weltkrieg nur auf geringe Resonanz. Wie lässt sich das erklären?

Um die erste Phase der sich im Anschluss an Landsteiner entfaltenden Blutgruppenforschung (1900-1918) klarer zu konturieren und sie in einen breiteren (wissenschafts-)historischen Kontext zu stellen, lohnt es sich, etwas weiter auszuholen und die Frage zu stellen, weshalb es anfänglich in der Blutgruppenforschung, trotz ihres beträchtlichen praktischen Potentials, nicht zum *take off* kam. Zur Beantwortung dieser Frage skizziere ich in Kapitel 3. 1 die unter anderem von Uhlenhuth betriebene und zu Beginn ungleich erfolgreichere Forschungsrichtung, die sich zwar ebenfalls mit Differenzen im Blut, nicht aber mit Blutgruppen beschäftigte und damit eine direkte Konkurrenz zu Landsteiners Forschungen darstellte. Kapitel 3. 2 ordnet die um 1900 entstehenden Blut-Studien in die medizinischen Konjunkturen des Blutes ein und diskutiert, ob die Bakteriologie und die aus ihr entstandene Serologie – aus der Uhlenhuths und Landsteiners Entdeckungen hervorgingen – nicht die Auferstehung der Humoralpathologie bedeuteten und von einer Wiederkehr des Blutes um 1900, nach der Abwertung des Blutes durch die Zellularpathologie um 1850, gesprochen werden muss.[11] Um es gleich vorwegzunehmen: Auch wenn, wie Virchow angesichts der Serologie 1900 klagte, einige »Heißsporne [...] sogar die Zeit für gekommen erachte[n], die Wiederkehr der Humoral-Pathologie zu proclamiren«[12], veränderte sich durch die Serologie zwar der Status des Blutes, doch von seiner *Renaissance* kann zu diesem Zeitpunkt (noch) nicht gesprochen werden. Davon zeugt nicht zuletzt die Blutgruppenforschung, die vor 1914 nicht so recht an Dynamik gewann, was mit einer fundamental erhöhten Präsenz des Blutes aber sicherlich der Fall gewesen wäre. Auf die langsame Entwicklung der Blutgrup-

10 | Außerdem ist Wolfgang Weichardt, Herausgeber der *Ergebnisse der Hygiene, Bakteriologie, Immunitätsforschung und experimentellen Therapien*, zu nennen, der allerdings wenig rezipiert wurde. Seine Blut-Experimente entstanden im Kontext von Ermüdungsfragen (Rabinbach, *The Human Motor*, S. 142).

11 | Streng genommen entwickelte sich die Serologie aus der Immunitätsforschung, die wiederum als Zweig der Bakteriologie bezeichnet werden kann. Einführend und überblicksartig zur Geschichte von Bakteriologie, Immunologie und Serologie: Bulloch, *The History of Bacteriology*; Foster, *A History of Medical Bacteriology and Immunology*; Moulin, *Le dernier langage de la medicine*, besonders S. 137-140; dies., »Immunology Old and New«; Mazumdar, *Species and Specificity*; dies., »Immunology«; dies., (Hg.), *Immunology 1930-1980*; Anderson/Jackson/Gutmann, »Toward an Unnatural History of Immunology«; Porter, *The Greatest Benefit to Mankind*, S. 428-461; Silverstein, »The Historical Origins of Immunology«; ders., *A History of Immunology*; Tauber/Chernyak, *Metchnikoff and the Origins of Immunology*; Tauber, *The Immune Self*; Weindling, »The Immunological Tradition«; Sarasin et al. (Hg.), *Bakteriologie und Moderne*; Latour, *The Pasteurization of France*.

12 | Virchow, »Zum neuen Jahrhundert«, S. 23.

penforschung und die Hindernisse, die ihr im Weg standen, gehe ich in Kapitel 3. 3 ein. Erst mit dem Ersten Weltkrieg veränderte sich die historische Konstellation so grundlegend, dass die Blutgruppenforschung einen rasanten Aufstieg und nach dem Ersten Weltkrieg eine regelrechte »Blütezeit« erlebte (vgl. ebenfalls Kapitel 3. 3). Der historisch-kulturelle Kontext um 1918, und damit die Ausgangslage für die Blutgruppenforschung, wird Thema des vierten Kapitels sein.

3.1 Blutsverwandtschaften: Forensische und anthropologische Methoden

Gleich wie bei Landsteiner basierte die von Uhlenhuth am 7. Februar 1901 publizierte »Methode zur Unterscheidung der verschiedenen Blutarten« auf einer Beobachtung, die er bereits ein Jahr zuvor in einer anderen Publikation erwähnt hatte. In seinem 1900 erschienenen »Beitrag zum spezifischen Nachweis von Eiereiweiss auf biologischem Wege« berichtete Uhlenhuth über eine »Trübung« im »Serum eines mit Hühnerblut vorbehandelten Kaninchens«, als er dieses mit einer »Hühnerblutlösung« mischte.[13] Diese Beobachtung führte Uhlenhuth zu weiteren Untersuchungen, »um festzustellen, ob es nicht möglich sei, mit Hilfe dieser biologischen Methode das Blut der verschiedenen Thierarten zu differenziren«. Besonders wichtig erschien Uhlenhuth diese bis anhin ungelöste Aufgabe auch, weil es um die *»forensisch sehr wichtige Frage nach der Unterscheidung des Menschenblutes von anderen Blutarten«* ging.[14] Seine weiteren Experimente, die er unter anderem mit Blut von Rind, Pferd, Esel, Schwein, Hammel, Hund, Katze, Hirsch, Hase, Ratte, Maus, Kaninchen, Gans und auch Menschen durchführte, ergaben zweifelsfrei, dass nur bei der Mischung von Blut etwa des Rindes mit dem Serum eines mit Rinderblut »behandelten« Kaninchens eine »Trübung« auftrat, die »immer intensiver wird«, so dass »sich schließlich ein starker flockiger Bodensatz absetzt«. Ein Versuch mit Menschenblut, das einem Kaninchen zuvor eingespritzt worden war, ergab die gleiche eindeutige Reaktion, so dass Uhlenhuth stolz verkündete: *»Ich bin also mit Hilfe dieser Reaktion im Stande, auch das Menschenblut von den übrigen erwähnten Blutarten mit Sicherheit zu unterscheiden.«* Und nicht nur dies: Die Reaktion ließ sich auch dann noch erfolgreich nachweisen, wenn das Blut bereits angetrocknet war.[15]

Nur wenige Wochen später, am 25. April desselben Jahres, konnte Uhlenhuth in einem weiteren, die forensische Anwendung zusätzlich legitimierenden Artikel nachweisen, dass die Reaktion nicht nur bei getrocknetem, sondern auch bei gefaultem oder gefrorenem Blut eintrat. Wie der Greifswalder Hygieniker eingangs vermerkte, hatten inzwischen auch andere Wissenschaftler wie August Wassermann und Albert Schütze seine Methode bestätigt.[16] Zwischen den Zeilen klang hier der zwischen Wassermann und Schütze auf der einen, Uhlenhuth auf der anderen Seite

13 | Uhlenhuth, »Neuer Beitrag zum spezifischen Nachweis von Eiereiweiß auf biologischem Wege«, S. 735.

14 | Uhlenhuth, »Eine Methode zur Unterscheidung der verschiedenen Blutarten«, S. 82.

15 | Uhlenhuth, »Eine Methode zur Unterscheidung der verschiedenen Blutarten«, S. 83.

16 | Uhlenhuth, »Weitere Mitteilungen über meine Methode zum Nachweise von Menschenblut «, S. 260. Weitere Wissenschaftler wie etwa Richard Stern, »Ueber den Nachweis menschlichen Blutes durch ein ›Antiserum‹«, bestätigten das Verfahren ebenfalls.

entbrannte Prioritätsstreit an. Denn Wassermann hatte nur einen Tag nach der Publikation Uhlenhuths in der Berliner Physiologischen Gesellschaft ein Referat zum selben Thema gehalten.[17] Die Publikation erfolgte gemeinsam mit Schütze zehn Tage später, am 18. Februar 1901, in der *Berliner Klinischen Wochenschrift*. Die von den beiden Berliner Bakteriologen durchgeführten Ergebnisse glichen denen Uhlenhuths. Ein »starker wolkiger Niederschlag«, auch als »*Fällung*« bezeichnet, trete zu Tage, wenn »*das Serum der mit Menschenserum injicirten Kaninchen*« mit menschlichem Blut gemischt werde. Mit einer signifikanten Ausnahme, »welche das Blut des Affen bildet«. Daraus schlossen Wassermann und Schütze, »dass in der That die Eiweißkörper des Affen in ihrer Constitution denen des Menschen am nächsten stehen«.[18] Die Frage der Verwandtschaft, insbesondere die zwischen Mensch und Affe, hatte auch Uhlenhuth in seinem Artikel aufgeworfen.[19] Die doppelte, das heißt forensische und anthropologische Perspektive wurde zur ständigen Begleiterin dieses Phänomens, das zuerst als »Fällung«, »Niederschlag« oder »Trübung« beschrieben und im Anschluss an die Forschungen von Jules Bordet schließlich als Präzipitin-Reaktion bezeichnet wurde.[20]

In die forensische Medizin fand die Präzipitin-Reaktion rasch Eingang. In Zusammenarbeit mit Wassermann und Schütze, welche die Sera bereitstellten, belegten Fritz Strassmann und Ernst Ziemke von der Berliner Unterrichtsanstalt für Staatsarzneikunde an 14 verschiedenen Blutspuren den Erfolg des Verfahrens.[21] Weiter nördlich in Greifswald testete Uhlenhuth sein Verfahren mehrmals. Nach dieser äußerst kurzen Phase der praktischen Erprobung, die überall nur positive Resultate zeitigte, wurde das Verfahren in die gerichtsmedizinische Praxis aufgenommen und noch im selben Jahr erstmals im Fall Ludwig Tessnow angewendet. Dem Tischlergesellen Tessnow wurden zwei Doppelmorde an Kindern sowie die Tötung von Schafen zur Last gelegt. Die Kleidung Tessnows, laut diesem nicht durch Blut, sondern durch Tischlerbeize verschmutzt, und ein am Tatort des einen Doppelmordes vorgefundener blutiger Stein wurden vom Untersuchungsrichter an Uhlenhuth nach Greifswald gesandt. Nach Anwendung der als Uhlenhuth-Verfahren in die Medizingeschichte eingegangenen Methode stand zweifelsfrei fest, dass an der Kleidung Menschenblut und teils auch Schafblut nachweisbar waren, die rote Farbe des Steins wiederum auf Menschenblut zurückzuführen sei. Tessnow wurde aufgrund der Beweislage zum Tode verurteilt und 1904 enthauptet.[22] Nicht zuletzt angesichts dieses Falles empfahlen diverse Justizministerien das Uhlenhuth-Ver-

17 | Wassermann und Uhlenhuth hatten Ende der 1890er Jahre gemeinsam am Institut für Infektionskrankheiten in Berlin gearbeitet, bevor Uhlenhuth nach Greifswald gegangen war (Wirth/Strauch/Geserick, »Das Uhlenhuth-Verfahren«, S. 218f.).

18 | Wassermann/Schütze, »Ueber eine neue forensische Methode«, S. 189.

19 | Uhlenhuth, »Eine Methode zur Unterscheidung der verschiedenen Blutarten«, S. 83.

20 | Uhlenhuth ordnete in seinem ersten Aufsatz (»Eine Methode zur Unterscheidung«) das Phänomen der »Trübung« nicht weiter ein; erst in seinen »Weiteren Mittheilungen« wies er auf Bordet hin und sprach von der präzipitierenden Wirkung des Serums (S. 260). Wassermann/Schütze wiederum verknüpften ihre Forschungen von Anfang an mit Bordets Versuchen über Hämolysine und Präzipitine (»Ueber eine neue forensische Methode«, S. 188).

21 | Wirth/Strauch/Geserick, »Das Uhlenhuth-Verfahren«, S. 219; Ziemke, »Zur Unterscheidung von Menschen- und Thierblut mit Hilfe eines spezifischen Serums«.

22 | Wirth/Strauch/Geserick, »Das Uhlenhuth-Verfahren«, S. 219f.

fahren ausdrücklich in Verfügungen zur Anwendung: Preußen 1903, Württemberg 1904 und Baden 1905.[23]

Wie erwähnt wurde sowohl von Wassermann und Schütze als auch Uhlenhuth in ihren ersten Publikationen von 1901 deutlich gemacht, dass die Präzipitin-Reaktion auch für die Anthropologie und für phylogenetische Fragestellungen fruchtbar sein konnte. Sie waren in evolutionstheoretisch inspirierten Diskussionen um den Stammbaum des Menschen längst nicht die Einzigen, die sich für diese Fragestellung interessierten. Hans Friedenthal konnte bereits ein Jahr zuvor »Ueber einen experimentellen Nachweis von Blutsverwandtschaft« berichten.[24] Friedenthal, selbst Anthropologe, war zu seiner Studie durch drei ganz unterschiedliche medizinische Forschungsrichtungen angeregt worden. Zum einen durch Emil Abderhaldens Untersuchungen an Tieren von 1897/1898, die gezeigt hatten, dass die chemische Zusammensetzung des Blutes von Carnivoren und Wiederkäuern eklatante Differenzen aufwies, während das Blut benachbarter Arten ähnlich ist, so dass damit die »wahre ›Blutsverwandtschaft‹« eruiert werden könne.[25] Aufgrund diverser Schwierigkeiten eignete sich laut Friedenthal die von Abderhalden angewandte chemische Methode jedoch nicht dafür, »Blutsverwandtschaften« in der Ordnung der Tiere, aber auch zwischen Mensch und Tier nachzuweisen. Etwas ergiebiger, wenn auch noch nicht gänzlich passend, war für Friedenthal die Bluttransfusion im Anschluss an Landois von 1875. Dessen Forschungen hatten gezeigt, dass »Blutaustausch« nur zwischen »*Vertretern ganz nahe verwandter Species*« möglich sei.[26]

Noch bequemer als die direkte Zusammenschaltung zweier Organismen bei der Transfusion war für Friedenthal allerdings die bakteriologische Methode, deren Funktionieren ihm im Detail zwar unerklärlich blieb, prinzipiell aber auf der »Eigenschaft des Blutserums, die rothen Blutscheiben fremder Thierarten aufzulösen«, basierte.[27] Diese Eigenschaft war bei Wirbeltieren nachzuweisen,[28] so dass sich Friedenthal in der Folge daranmachte, die zoologische Einordnung von Fischen, Amphibien, Reptilien, Vögeln und Säugetieren vorzunehmen. Zuweilen griff er trotzdem auf den »Blutaustausch« zurück. So stellte er zwischen den nahe

23 | Geserick/Wirth/Strauch, »100 Jahre Forensische Serologie«, S. 200; vgl. auch Bachhiesl, »Blutspuren«, S. 13-15. Für andere Verfahren zur Unterscheidung zwischen Menschen- und Tierblut vor Uhlenhuth vgl. Geserick/Wirth/Strauch, »100 Jahre forensische Serologie«, S. 198; Golan, »Blood Will Out«; sowie zum Blut in der Kriminalwissenschaft vor 1900 Bachhiesl, »Blutspuren«, S. 12f.

24 | Friedenthal, »Ueber einen experimentellen Nachweis von Blutsverwandtschaft«; vgl. zu Friedenthal Lipphardt, *Biologie der Juden*, besonders S. 136-144.

25 | Auf diesen Schluss kam Abderhalden in der zweiten Publikation, in der ersten hatte er sich noch sehr viel vorsichtiger geäußert; Abderhalden, »Zur quantitativen Analyse des Blutes«; ders., »Zur quantitativen vergleichenden Analyse des Blutes«, Zitat: S. 115. 1909 publizierte Abderhalden eine weitere auf Blut basierende Methode, die als Abderhalden'sche Methode in die Geschichte eingegangen ist, vgl. dazu Kaasch, »Sensation, Irrtum, Betrug«; Lindenmann, »Emil Abderhaldens Abwehrenzyme«; Deichmann, *Flüchten, Mitmachen, Vergessen*, S. 357-372.

26 | Friedenthal, »Ueber einen experimentellen Nachweis«, S. 497; Hervorhebung im Original.

27 | Ebd., S. 498. Dieses Phänomen der Auflösung, dem Landois, aber auch Creite begegnet waren, bezeichnete man später im Anschluss an Bordet als Hämolyse.

28 | Ebd., S. 499.

verwandten Katzenarten *felis domestica* und *felis ozelot* eine direkte, in beide Richtungen verlaufende Transfusion her, so dass »nach wenigen Minuten eine völlige Vermischung beider Blutarten eingetreten ist«.[29] Wenn nun, so Friedenthal, »bei dieser denkbar gründlichsten Blutvermischung kein Blutfarbstoff im Harn ausgeschieden wird, ist man wohl sicher, dass die untersuchten Blutarten als physiologisch identisch anzusehen sind«. Anders verhielt es sich in der experimentellen Praxis mit weit auseinanderstehenden Tieren, bei denen die Transfusion zu sofortigem Tode führte.[30] Während also »innerhalb derselben Familie das Blut keine merkbaren Unterschiede« aufweise, so gelte »*getrennnte Familien, gesondertes Blut*«.[31]

An Primaten konnte Friedenthal zeigen, dass Menschenblut das Blut von ferner stehenden Affen zwar lösen konnte, dass aber zwischen den anthropomorphen Affen und den Menschen »die Blutarten als identisch angesehen werden können«. Dass unmittelbar nach der Diskussion des Verhältnisses von Affen und Menschen das zwischen »Negern« und »Weißen« zur Sprache kam, mag wenig erstaunen. Überraschend ist höchstens Friedenthals Überzeugung von der Gleichwertigkeit der »Blutarten« unter den Menschen. Diese zeige sich in der »unbeschränkte[n] Fruchtbarkeit der Mischlinge verschiedener Rassen« und in den zahlreichen erfolgreichen Bluttransfusionen »zwischen so entfernt stehenden Rassen wie dem Neger und den Weißen«.[32] Die Überlagerung von Transfusion und »Kreuzung«, und damit auch von realer und metaphorischer »Blutmischung«, verstärkte sich noch in den abschließenden Zeilen des Artikels. Friedenthal sinnierte dort über künstliche Befruchtung und überlegte, dass nur solche Tiere »sich fruchtbar kreuzen können, deren Blutarten sich nicht gegenseitig auflösen«. Ein im Berliner zoologischen Garten »lebender Mischling von Puma und schwarzem Panther« stütze diese Hypothese.[33]

Friedenthals Forschungen wie auch diejenigen Abderhaldens wurden in der deutschen bakteriologischen Community wenig rezipiert, fanden aber Eingang in das monumentale, 1904 erschienene Werk *Blood Immunity and Blood Relationship* des US-Amerikaners George Nuttall.[34] Nuttall, der unter anderem bei Carl Flügge am Hygiene-Institut in Göttingen gearbeitet hatte, stellte hier auf über 400 Seiten die Ergebnisse von 16.000 Präzipitin-Tests vor. Zwar behandelte er auch den forensischen Bereich, in erster Linie ging es ihm jedoch um Verwandtschaftsverhältnisse.[35] Nutall wies die »Blutsverwandtschaft« zwischen Menschen und Affen nach und belegte – so eines der zentralen Ergebnisse seiner Untersuchungen – die Verwandtschaft zwischen Organ-Utan und Mensch, die als noch näher eingeschätzt werden müsse als die zwischen Mensch und Neuwelt- oder Krallenaffen.[36]

29 | Ebd., S. 502. Bei der *felis domestica* handelt es sich um die Hauskatze, bei der *felis ozelot* vermutlich um die Pardelkatze.

30 | Ebd., S. 502.

31 | Ebd., S. 502f. und S. 503.

32 | Ebd., S. 505.

33 | Ebd., S. 508.

34 | Nuttall hatte sich in den Jahren zuvor unter anderem auch mit den bakteriziden Fähigkeiten des Blutes auseinandergesetzt (Bulloch, *The History of Bacteriology*, S. 257f.; Tauber/Chernyak, *Metchnikoff and the Origins of Immunlogy*, S. 149f., S. 154f.).

35 | Nuttall, *Blood Immunity and Blood Relationship*, S. 41 sowie besonders S. 381-404.

36 | Ebd., S. 165.

Uhlenhuth verfolgte Nuttalls Forschungsarbeit mit großem Interesse und versorgte diesen mit den neuesten Informationen über die gerichtsmedizinische Anwendung »seiner« Reaktion in Deutschland und anderen Staaten.[37] In einem Aufsatz von 1904, dem Jahr von Nuttalls Publikation, verwies er auf dessen Beitrag wie auch die eigenen Arbeiten. Nicht zuletzt ging es ihm in diesem Artikel – der im ersten Band des neu gegründeten *Archivs für Rassen- und Gesellschaftsbiologie (ARGB)* erschien – darum, die Serologie als für die Deszendenzlehre wesentliche Wissenschaft zu etablieren. Uhlenhuth postulierte, dass die phylogenetische Untersuchung von den drei Hilfswissenschaften Paläontologie, vergleichende Anatomie sowie Entwicklungsgeschichte profitiert habe, zu denen sich nun »an der Schwelle des 20. Jahrhunderts als jüngstes und hoffnungsreichstes Kind [...] die *biologische Blutserumforschung*« geselle.[38] Die Serologie fördere zwar keine anderen Ergebnisse zu Tage als die anderen Hilfswissenschaften – und schon Darwin hatte die Hypothese formuliert, dass die Affen der alten Welt dem Menschen näher stünden als die Affen der neuen Welt –, aber, so Uhlenhuth mit großer Genugtuung, eklatant und verblüffend sei doch, dass man mittels der Präzipitinmethode die Blutsverwandtschaft »*im Reagenzglas ad oculos demonstriren kann*«. Und er schloss triumphierend, Goethes Mephisto zitierend: »Blut ist ein ganz besonderer Saft.«[39] Dass Uhlenhuth Mephistos Aussage bewiesen habe, behauptete auch der Autor eines Zeitungsartikels, der zu Uhlenhuths 60. Geburtstag 1930 genau dies im Titel führte: »Er hat es praktisch erwiesen: Blut ist ein ganz besonderer Saft.«[40]

Die Überführung metaphorischer Aussagen über das Blut in wissenschaftliche Tatsachen findet sich aber nicht nur in den serologischen Forschungen, die über den Stammbaum des Menschen und der Tiere genauer Auskunft geben wollten, sondern auch in anderen Bereichen der Bakteriologie, wie beispielsweise der Nachweis des Syphiliserregers im Blut durch August Wassermann, Albert Neisser und Carl Bruck im Jahr 1906. Der so genannte »Wassermann-Test« aktualisierte – darauf machte ihr Fachkollege Ludwik Fleck rund 30 Jahre später aufmerksam – die alte Vorstellung des »verdorbenen Blutes« in wissenschaftlicher Form.[41] Kurz nach der Untersuchung des Syphiliserregers kam Bruck auf die Blutdifferenzen zwischen Affen zurück und fragte in einer Ausweitung des Problemhorizonts nach »Rassenunterschieden« im Blut.[42] Zur Beantwortung dieser Frage bediente sich Bruck aller-

37 | Vgl. ebd., S. 403.

38 | Uhlenhuth, »Ein neuer biologischer Beweis für die Blutsverwandtschaft zwischen Menschen- und Affengeschlecht«, S. 682.

39 | Ebd., S. 688. Vgl. im Übrigen das 1907 gehaltene Referat Uhlenhuths, *Der biologische Nachweis der verschiedenen Blutarten und die Blutsverwandtschaft unter den Tieren*. Auch Rudolf Steiner bemühte Goethes Mephisto und hielt 1906 einen viel beachteten Vortrag mit dem Titel *Blut ist ein ganz besonderer Saft*; darin ging er auch auf die Differenzen bzw. Gemeinsamkeiten zwischen Tier- und Menschenblut ein.

40 | Dr. P., »Er hat es praktisch erwiesen«, IEUL, RE XXII.

41 | Wassermann/Neisser/Bruck, »Eine serodiagnostische Reaktion bei Syphilis«; Fleck, *Entstehung und Entwicklung*, S. 11, S. 17-22, S. 35, ausführlich »Über die Wassermann-Reaktion und ihre Entdeckung«, Kapitel 3, S. 71-108.

42 | Cottebrune, »Vom Ideal der serologischen Rassendifferenzierung«, S. 51. Vgl. auch dies., »Blut und Rasse«, S. 109-113, zu Bruck und zur Präzipitinreaktion allgemein.

dings nicht der Präzipitin-Reaktion, sondern der aus ihr abgeleiteten Komplementbindungsmethode.[43]

Anlass seiner Untersuchungen war die deutsche Java-Expedition unter der Leitung Neissers.[44] Bruck erhoffte sich in einem Land, in dem »Vertreter dreier Rassen, der weißen, mongolischen und malayischen, neben und miteinander leben« Aufschluss darüber, ob »das Blut verschiedener Rassen [...] auf biologischem Wege durch die Komplementablenkung von einander zu differenzieren« sei. Offenbar stand weniger das Problem im Vordergrund, ob das Blut dieser verschiedenen »Rassen« tatsächlich unterschiedlich war – dies wurde als gegeben gesetzt –, sondern ob die Komplementbindung die richtige Methode darstellte. Ein Punkt schien Bruck in diesem Zusammenhang besonderer Berücksichtigung wert: »Sind vielleicht biologische Unterschiede der Blutseren einzelner *Individuen* derselben Art bzw. Unterart vorhanden?« Bruck konnte dies nach einigen Tests mit gutem Gewissen verneinen, da sich die Seren einer Art immer gleich verhielten und keine individuellen Differenzen zu Tage traten. Bedeutsamerweise dachte Bruck bei seiner Frage nicht an die Blutgruppen, sondern bezog sich auf Untersuchungen, die individuelle Eiweißunterschiede festgestellt hatten.[45] Die Untersuchung des Blutes der verschiedenen »Rassen« – Holländer repräsentierten die »weiße«, Chinesen die »mongolische«, Malayen die »malayische« – belegte dann wie erwartet Differenzen zwischen diesen, wobei sich zur »biologischen Differenzierung von Rassen nur solche Antisera eignen, die gegen höherstehende als die zu differenzierenden gerichtet sind«.[46] Konkret bedeutete dies, dass man »mit einem Holländerantiserum sowohl Chinesen als Malayen, mit einem Chinesenantiserum nur Malayen, mit einem Malayenantiserum keine der drei Rassen, vielleicht aber eine tieferstehende differenzieren« konnte.[47] Damit lasse sich die Natur, die die Eiweißdifferenzierung wie die Morphologie und Biologie der »Rassen« »stufenweise« angelegt habe, »in ihre geheimsten Werkstätten verfolgen«,[48] oder, wie dies der Rezensent des Artikels im *ARBG* formulierte: »Der Unterschied der einzelnen Rassen sei vielmehr darin zu suchen, dass

43 | Bruck, »Die biologische Differenzierung«, S. 794, betonte, dass durch die Präzipitinmethode »feinere Differenzierung der einzelnen Tierarten *innerhalb der Gattung* [...] vorderhand nicht möglich sei«, weshalb er zur »Komplementbindungsmethode« zurückgriff. Diese war von Neisser und Sachs sowie Wassermann und Bruck entwickelt worden. Ausgangspunkt stellte die Beobachtung dar, dass beim Zusammentreffen von Präzipitin und präzipitabler Substanz ein Komplement verankert werde, das nachgewiesen werden könne. Die Komplementbindungs-Reaktion war empfindlicher als die Präziptin-Rekation, denn bei Ersterer wurde die Bindung von Antigen und Antikörper nachgewiesen, während bei der Präzipitin-Reaktion lediglich das »physikalische, sichtbare Phänomen der Ausfällung« die Grundlage bildete (S. 795).

44 | Vgl. den ausführlichen Nekrolog Brucks, »Albert Neisser«. Zum Neisser-Syphilis-Skandal von 1899 und seiner antisemitischen Komponente, die nicht zuletzt um das Blut kreiste, vgl. unter anderem Elkeles, »Medizinische Menschenversuche«.

45 | Bruck, »Die biologische Differenzierung von Affenarten und menschlichen Rassen«, S. 794.

46 | Auf das »Araberserum«, das er ebenfalls verwendet hatte (ebd., S. 796), ging Bruck bei seiner Schlussfolgerung nicht mehr ein.

47 | Ebd., S. 796.

48 | Ebd., S. 797.

die morphologisch höher stehende Unterart auch in ihrem Eiweißbau eine reichere Gliederung erkennen lässt.«[49]

Die Untersuchung von zwei »Javanenseren« gab allerdings Rätsel auf, da diese sich bei der Analyse zwischen die Holländer und Chinesen stellten. Bruch überlegte, dass die Javaner möglicherweise »das alte Hindublut reiner erhalten« hätten und sie deshalb über die Chinesen und damit »näher der weißen Rasse gestellt werden« sollten.[50] Implizit schwang hier eine Gleichsetzung von Unreinheit, Mischung und »niederen Rassen« mit. Bruck konnte die Frage der Mischung jedoch nicht abschließend klären, sondern überließ sie der Anthropologie, die von der biologischen Methode profitieren könne.[51] Die Anregung Brucks wurde auch von Felix Plaut unterstrichen, der für die Anthropologie »ein ganz neues Forschungsgebiet« voraussah und eine »Zusammenarbeit von Serologen und Anthropologen« als absolut wünschenswert erachtete.[52]

Allein: So schnell sollte es so weit nicht kommen. Denn die Arbeit Brucks wurde zwar mehrfach zur Kenntnis genommen und diente auch Friedenthal in den 1910er Jahren als Inspirationsquelle.[53] Sie führte jedoch zu keiner systematischen Forschung, was der auf Verwandtschaft ausgerichteten Serologie – sei es bezüglich des menschlichen Stammbaums oder der »Rassendifferenzierung« – entsprach, die sich wenig planmäßig und durchdacht entwickelte. Die erwähnten Forschungsarbeiten erschienen verstreut in verschiedenen Publikationsorganen und waren von Wissenschaftlern aus den unterschiedlichsten Disziplinen verfasst. Zwischen den einzelnen Veröffentlichungen lagen außerdem teils einige Jahre.[54]

Auch wenn hier also nicht von einer systematischen Forschungsrichtung gesprochen werden kann, war dies der populärwissenschaftlichen Rezeption keinesfalls ab-, sondern möglicherweise eher zuträglich, wie beispielhaft drei Monographien dieses Genres zeigen. Max Seber zielte in seinem 1909 publizierten Buch *Moderne Blutforschung und Abstammungslehre* auf die Vermittlung bakteriologischer und immunologischer Erkenntnisse, die dem »Volk« leicht verständlich zugänglich gemacht werden sollten. Außerdem ging es ihm um die Verbreitung von Darwins Evolutionslehre.[55] Vom Rezensenten im *ARGB* wurde Sebers Schrift »allen, die sich über diese hochwichtige Materie zu informieren wünschen, dringend empfohlen«.[56] Nach einer generellen Einführung in die Geschichte der Bakteriologie und deren Heroen Pasteur und Koch ging Seber in einzelnen Kapiteln auf Friedenthals

49 | Plaut, »Bruck, C., Batavia«, S. 728.

50 | Bruck, »Die biologische Differenzierung«, S. 797. In diesem Zusammenhang ist bedeutsam, dass das »Hindublut« in der Hierarchie der »Rassen« höher steht als das »Chinesenblut«, wohl weil die Hindus als Indogermanen galten und damit als mit der »weißen Rasse« verwandt.

51 | Ebd., S. 797.

52 | Plaut, »Bruck, C., Batavia«, S. 728.

53 | Lipphardt, *Biologie der Juden*, S. 130.

54 | Zu diesem unscharf konturierten Forschungskonglomerat gehörte neben den erwähnten Forschern, die ihre Studien alle um 1900 begannen, auch Theodor Mollison, der 1912 in einer Monographie von seinen Affenexperimenten berichtete (Cottebrune, »Vom Ideal der serologischen Rassendifferenzierung«, S. 50f.).

55 | Seber, *Moderne Blutforschung*.

56 | Hase, »Seber, Max«.

Forschungen und dessen Motto »getrennte Familien, getrenntes Blut« ein, behandelte Brucks Rassenforschungen und die Präzipitin-Reaktion im Anschluss an Uhlenhuth und Nuttall. Die »biochemischen Verwandtschaftsexperimente« seien, so Seber, »einer der einleuchtendsten und sinnfälligsten Beweise für die Deszendenztheorie im allgemeinen und die tierische Abstammung des Menschen im besonderen«.[57] Die »Blutsverwandtschaft« zwischen Mensch und Affe könne als gesichert gelten.[58]

Dieser Meinung schloss sich auch Ferdinand Birkner in seiner Monographie *Die Rassen und Völker der Menschheit* von 1913 mit Nachdruck an. In einem separaten Kapitel über »›Blutsverwandtschaft‹ zwischen Mensch und Tier« leitete Birkner den Ausdruck »blutsverwandt« von der Tatsache ab, dass »das Blut von Eltern und Kindern chemisch ähnlich, wenn nicht gleich ist«.[59] Birkner referierte unter anderem die Forschungen von Uhlenhuth, Nuttall, Friedenthal und Bruck und schloss, dass mit dieser »*biologischen Blutdifferenzierung ein neues Hilfsmittel*« gefunden sei, das »*Ähnlichkeiten verschiedener Tiergruppen, sowie zwischen Mensch und Tier nachzuweisen*« im Stande sei. »Wir wissen, blutsverwandte Individuen reagieren bei der Blutuntersuchung in gleicher Weise«.[60] Auch in national orientierten Kreisen wurden die Blutforschungen zur Kenntnis genommen. So findet sich in Max Gerstenhauers vom *Deutschbund* – einer Vereinigung »kerndeutscher, hochgesinnter Männer und Frauen« – herausgegebenen *Rassenlehre und Rassenpflege* von 1913 ebenfalls ein Hinweis auf Uhlenhuth und Bruck, und darauf, dass man neuerdings ein »rein naturwissenschaftliches, biologisches Verfahren entdeckt« habe, »durch das man aus dem Blute den Abstand der einzelnen Menschenrasse von den niederen Arten, den nächstverwandten Tierarten (Affen) und auch von einander feststellen kann«.[61]

Die relativ breite Diffusion der Ergebnisse dieser Blutforschungen war nicht zuletzt dem Umstand geschuldet, dass sie unmittelbar einsichtig schienen, und zwar in doppeltem Sinne, wie dies bereits bei Uhlenhuth anklang: Einerseits, weil sie an herkömmliche Vorstellungen anknüpften, wie sie auch Goethes »Blut ist ein ganz besondrer Saft« transportierten, und andererseits, weil es ihnen gelang, diesen Umstand »*ad oculos*« zu demonstrieren. Gerade dies wurde aber zuweilen auch moniert.[62] Zu einem Rundumschlag holte 1914 Heinrich Glock im *Biologischen Centralblatt* aus. Ihm war es auch mittels eingehender Blut-Experimente nicht gelungen, Differenzen zwischen »Negerhuhn« und »Italienerhuhn« festzustellen, und er setzte deshalb zu einer Fundamentalkritik des Begriffs »Blutsverwandtschaft« an. Gemäß Glock wurde das Blut in Vererbungs- und Abstammungsfragen weit überschätzt, und Goethes »Ahnung«, dass Blut ein »ganz besondrer Saft« sei, sei falsch.[63] Richtig sei lediglich, dass es sich bei Blut um einen »recht komplizierten« Saft handle. Glock wandte sich explizit gegen die Auffassung der Zeugung als »Blutmischung« und verwies darauf, dass Mutter oder Vater dem Fötus kein Blut übertragen würden, sondern dass dieser sein Blut eigenständig entwickle. Durch den

57 | Seber, *Moderne Blutforschung*, S. 59.

58 | Ebd., S. 39.

59 | Birkner, *Die Rassen und Völker der Menschheit*, S. 279.

60 | Ebd., S. 280.

61 | Gerstenhauer, *Rassenlehre und Rassenpflege*, S. 21.

62 | Vgl. Lipphardt, *Biowissenschaftler mit jüdischem Hintergrund*, S. 195, Fußnote 906.

63 | Glock, »Rassenverwandtschaft und Eiweißdifferenzierung«, S. 412.

Aufstieg physiologischer Kenntnisse hatte Glock erleichtert mystische Ideen über das Blut bis 1900 zunehmend in den Hintergrund treten sehen, doch dann verhalf die neue Serologie »der Blutsverwandtschaft zu unerwarteter Auferstehung«: »Man experimentierte mit Blut und Serum und nannte die dabei gefundene Ähnlichkeit ›Blutsverwandtschaft‹.«[64] Das Blut aber sei in diesem Zusammenhang nebensächlich, handle es sich im Kern doch um Ähnlichkeiten im Körpereiweiß, das sich zwar auch im Blut finden lasse – aber eben nicht nur dort.[65]

Glocks Aufruf zum Verzicht auf »Worte dieser Kategorie«[66] war jedoch unnötig, denn die Forschungen zur »Blutsverwandtschaft« verliefen mit dem Ersten Weltkrieg im Sande und wurden auch in den Jahren der Weimarer Republik nicht wieder aufgenommen. So unerwartet sie »auferstanden« waren, so unerwartet verschwanden sie wieder, so könnte man mit Rekurs auf Glocks Metaphorik die Situation zumindest auf den ersten Blick beschreiben. Erst im Nationalsozialismus fanden sie ein neues Fortkommen, allerdings, wie Anne Cottebrune herausgearbeitet hat, in einem neuen Register: Handelte es sich im Kaiserreich um 1900 um eine phylogenetische Fragestellung, die ihre Antworten mittels Tierexperimenten zu erlangen suchte, ging es im Nationalsozialismus um eine »rassenhygienische [...] Auswertung der bei Menschen erprobten Präzipitin-Reaktion«.[67] Erklären lässt sich das zeitweilige Verschwinden der auf Verwandtschaft und damit auch »Rasse« ausgerichteten Präzipitin-Studien hauptsächlich mit dem Aufstieg der Blutgruppenforschung nach 1918, die hinsichtlich der Verknüpfung von Blut und »Rasse« scheinbar bessere Ergebnisse zeitigte als Brucks Forschungsarbeit.[68] Laut Cottebrune lag eine der Ursachen für das mangelnde Interesse an der Präzipitin-Reaktion in den 1920er Jahren in der »besondere[n] Schwierigkeit, eindeutige Differenzen in der Präzipitierbarkeit der Seren verschiedener Rassen zu ermitteln«[69]. Brucks Angaben galten teilweise als umstritten und konnten von anderen Forschern nicht bestätigt werden.[70] So schrieb beispielsweise Friedenthal mit explizitem Rekurs auf Bruck um 1910, dass bislang alle biologischen Methoden »zur Untersuchung der Verwandtschaftsbeziehungen der Menschenstämme« gescheitert seien.[71] Die Ursache sei »in der chemischen Einheitlichkeit des Menschengeschlechts und der allzu großen chemischen Ähnlichkeit des Blutes« zu suchen. Dies zeige sich ja auch darin, so Friedenthal in einem raschen Wechsel von der wörtlichen auf die metaphorische Ebene, dass die Kreuzung »der verschiedensten Menschenrassen« jeweils fruchtbare Bastarde ergebe.[72]

---

64 | Ebd., S. 413.

65 | Ebd., S. 413f.

66 | Ebd., S. 414.

67 | Cottebrune, »Vom Ideal der serologischen Rassendifferenzierung«, S. 53.

68 | Vgl. ähnlich ebd., S. 54.

69 | Ebd., S. 53.

70 | Ebd., S. 53, besonders Fußnote 37, S. 53f.

71 | Friedenthal, »Ueber einen neuen morphologischen Nachweis«, S. 110-111, zit.n. Lipphardt, *Biologie der Juden*, S. 130.

72 | Friedenthal, »Über die Behaarung der Menschenrassen«, S. 975, zit.n. Lipphardt, *Biologie der Juden*, S. 130. Vgl. dort auch für den in monistischen Organen publizierenden Mediziner Georg Hecht, der sehr wohl daran glaubte, dass mittels Blutuntersuchungen auch

Bevor ich näher auf die vor 1914 unbedeutende Rolle der Blutgruppenforschung eingehe, möchte ich die Serologie beleuchten, die denjenigen bakteriologischen Zweig darstellt, aus dem die Phänomene der »Trübung« und der »Verklumpung« hervorgingen. Zudem legen Glocks Aussagen ein »Revival« von humoralen Auffassungen nahe und werfen die Frage auf, ob Glocks Diagnose wissenschaftshistorisch belegt werden kann. Welche Rolle spielte die Bakteriologie beziehungsweise ihr Ableger, die Serologie, für die Bedeutung des Blutes?

3.2 Zellfreie Seren, schützendes Blut: Eine »Wiederkehr der Humoralpathologie«?[73]

Die Phänomene der »Verklumpung« und »Trübung« stellten zwei von drei Phänomenen dar, die sich im weitesten Sinne aus der Behring'schen »Entdeckung« der Diphtherie-Immunität und daraus folgend der Kenntnis der Antigen-Antikörper-Reaktion ableiteten.[74] 1890 hatte Emil von Behring gemeinsam mit Shibasaburo Kitasato, beide am hygienischen Institut Robert Kochs tätig, in der *Deutschen Medicinischen Wochenschrift* einen folgenreichen Aufsatz »Ueber das Zustandekommen der Diphtherie-Immunität und der Tetanus-Immunität bei Thieren« veröffentlicht. In dieser Publikation stellten sie Methoden der Prävention, aber auch der Heilung bereits erkrankter Tiere für die beiden im Titel genannten Infektionskrankheiten vor. Basis ihrer Argumentation war die Annahme, dass die Immunität »*auf der Fähigkeit der zellenfreien Blutflüssigkeit [beruhe], die toxischen Substanzen, welche die Tetanusbacillen produciren, unschädlich zu machen*«.[75] Die Immunität, so die beiden Bakteriologen, liege also im Blut, genauer im zellfreien Serum, das eine »antitoxische« Wirkung habe.[76] Die Blut- beziehungsweise Serumtransfusion könne deshalb therapeutisch zu Immunisierungszwecken eingesetzt werden.[77] Eine große Anzahl an Versuchsreihen an Kaninchen und Mäusen plausibilisierte ihre Aussagen. Behring und Kitasato mahnten am Schluss ihres Artikels, folgender Wendung »eingedenk zu bleiben«: »›Blut ist ein ganz besonderer Saft‹.«[78]

Rassenunterschiede festgestellt werden könnten und dass nur »böswillige Pessimisten« von einer »Blutsverwandtschaft der menschlichen Rasse« ausgingen.

73 | In diesem Kapitel geht es nicht um die Serologie insgesamt, sondern lediglich um die Rolle des Blutes, wie sie für die Frage der Immunität zentral war.

74 | Behrings »Entdeckung« von 1890, auf die ich im Folgenden eingehen werde, führte dazu, dass dem Serum größere Beachtung zuteil wurde und seine verschiedenen Reaktionsformen erforscht wurden. Zentral war dabei Bordet, der in den Jahren 1898/1899 verschiedene Experimente zum Verhalten der roten Blutkörperchen der einen Tierspezies mit dem Serum einer anderen unternahm und dabei auf die Reaktionsweisen der Agglutination, Hämolyse und Präzipitation stieß (Bulloch, *The History of Bacteriology*, S. 264-268). Es handelt sich in allen Fällen um eine Antigen-Antikörper-Reaktion, wie sie Behring 1890 beschrieben hatte.

75 | Behring/Kitasato, »Ueber das Zustandekommen der Diphtherie-Immunität«, S. 1113.

76 | Ebd., S. 1113f.; zum Begriff »antitoxisch« vgl. S. 1114, Fußnote 1.

77 | Ebd., S. 1113.

78 | Ebd., S. 1114.

Der Rekurs auf das Blut, genauer auf das zellfreie Serum, stand im Gegensatz zur dominanten zellularpathologischen Tradition und spielte in einem bereits tobenden Streit um die Frage der Immunität die zentrale Rolle. Grob gesagt herrschte im Anschluss an Elie Metchnikoff vom Pasteur Institut auf Seiten der französischen Bakteriologen die Meinung vor, dass die weißen Blutkörperchen, und damit die Zellen, die ausschlaggebende Rolle für die Immunität spielten. Die Leukozyten, so argumentierte Metchnikoff ab 1883, funktionierten als Phagozyten, welche die Bakterien jagten und dann auffraßen.[79] Die deutschen Bakteriologen wiederum betonten hauptsächlich den humoralen Aspekt der Immunität.[80] Hans Buchner beispielsweise erforschte die bakterienfeindliche Wirkung des Blutes,[81] eine Theorie, die Behring und Kitasato zwar verwarfen,[82] auch wenn ihre eigene Theorie gleichfalls humoral ausgerichtet war. Sie gingen davon aus, dass die Bakterien an sich wenig wichtig waren, sondern die von ihnen abgesonderten »Gifte« (Toxine) wesentlich waren, die vom (immunisierten) zellfreien Serum unschädlich gemacht werden konnten. Mit ihrer Publikation brachten sie Metchnikoffs Theorie der Phagozytose in schwerste Bedrängnis.[83] Behring und Kitasatos Schlusszitat war also auch als Spitze gegen die französische Bakteriologie gedacht.

Die Auseinandersetzung um zelluläre und humorale Immunität entlang nationaler Grenzen wird in der wissenschaftshistorischen Literatur als Echo des deutsch-französischen Krieges von 1870/1871 und eines nationalistisch aufgeladenen Klimas gedeutet.[84] Ob die Vorliebe für eine zelluläre Theorie auf französischer und für eine humorale auf deutscher Seite schlicht dem Zufall zuzuschreiben ist oder ob sich darin nationale Mentalitäten äußerten, muss hier offen bleiben.[85] Stattdessen geht

79 | Zu Metchnikoffs Phagozytose-Theorie und ihrer Rezeption vgl. ausführlich Tauber/Chernyak, *Metchnikoff and the Origins of Immunology*, S. 135-174, sowie Moulin, *Le dernier langage*, S. 49-73.

80 | 1886 wurde erstmals eine humorale Theorie gegenüber Metchnikoffs zellulärer Position postuliert. Metchnikoff war aber bereits zuvor angegriffen worden, so etwa vom Bakteriologen Paul Baumgarten (Tauber/Chernyak, *Metchnikoff and the Origins of Immunlogy*, S. 136, S. 142-148). Vgl. zur Auseinandersetzung zwischen humoraler und zellulärer Immunitätstheorie und ihren nationalistischen Untertönen generell Porter, *The Greatest Benefit to Mankind*, S. 445-448; Bulloch, *The History of Bacteriology*, S. 255-283. Ausführlich zur zellulären und humoralen Immunität Silverstein, »Cellular versus Humoral Immunity«.

81 | Bulloch, *History of Bacteriology*, S. 258f.; Tauber/Chernyak, *Metchnikoff and the Origins of Immunology*, S. 137; vgl. auch Buchner, »Ueber die nähere Natur der bakterientödtenden Substanz im Blutserum«. Nuttall forschte während seines Aufenthaltes in Deutschland ebenfalls in diesem Bereich.

82 | Behring/Kitasato, »Ueber das Zustandekommen der Diphtherie-Immunität«, S. 1113.

83 | Vgl. auch Silverstein, »Cellular versus Humoral Immunity«, S. 216; Tauber/Chernyak, *Metchnikoff and the Origins of Immunology*, S. 137, S. 153; Linton, *Emil von Behring*, S. 86-98.

84 | Vgl. Silverstein, »Cellular versus Humoral Immunity«, S. 211-213; Porter, *The Greatest Benefit to Mankind*, S. 445; Moulin, *Le dernier langage*, S. 69. Vgl. zudem den aufschlussreichen Aufsatz von Simon, »Emil Behring's Medical Culture«, der Behrings humorale Theorie in den Kontext der militärischen Kultur stellt.

85 | Braun (»Gender, Geschlecht und Geschichte«, S. 38) hat die These aufgestellt, dass sich Bilder einer Blutsgemeinschaft in Deutschland aufgrund der Zersplitterung des deut-

es im Folgenden um eine Antwort auf die für eine Kulturgeschichte des Blutes interessante Frage, ob man in Deutschland mit der Bakteriologie und ihrer humoralen Prägung durch die Serologie von einer Rückkehr des Blutes sprechen muss. Wie die Beispiele der Arbeiten Behrings, Kitasatos oder auch Buchers zeigen, wurden dem Blut ganz den alten humoralpatologischen, aber auch christlichen Vorstellungen folgend reinigende, heilende und schützende Eigenschaften zugeschrieben; es wurde umgehend wieder zu einem »ganz besondren Saft«.[86] Hatte die Zellularpathologie nur wenige Jahre nach ihrem fulminanten Durchbruch vermittels der Bakteriologie bereits wieder Konkurrenz durch das Blut erhalten?

Die zahlreichen Aussagen Virchows zum Verhältnis von Zellularpathologie und Bakteriologie lassen dies zumindest vermuten.[87] Virchow äußerte sich wiederholt und mit viel Elan zur Bakteriologie. Er beanstandete die große Aufmerksamkeit, die den Bakterien zukam, und bedauerte das Schicksal der »armen kleinen Zellen«, die wegen der glänzenden Erfolge der Bakteriologie immer weniger Beachtung fanden.[88] Allerdings handelte es sich bei den Bakterien zumindest noch um zelluläre Gebilde, während die in Deutschland gepflegte humorale Immunitätstheorie die Virchow'sche Zellularpathologie an einem empfindlichen Punkt traf. Virchow stellte sich denn auch auf die Seite Metchnikoffs und dessen Phagozyten-Lehre und kritisierte die humorale Sichtweise scharf:

> »Wo kann der Sitz dieser Immunität sein? Unsere heißblütigen Injectionisten sagen kühn: im Serum. Als ob das Serum im Blute der Stoff wäre, der endlos lange eine einmal gewonnene Eigenthümlichkeit zu bewahren im Stande wäre! Gerade die am meisten wandelbare Flüssigkeit sollte die Eigenschaft einer *persistenten* Substanz haben! Einige Heisssporne haben sogar die Zeit für gekommen erachtet, die Wiederkehr der Humoral-Pathologie zu proclamiren. Meiner Meinung nach mit Unrecht.«[89]

schen Reiches in Fürstentümer, Reiche und Konfessionen stärker als in anderen europäischen Staaten und gleichsam kompensatorisch entwickelten. Bemerkenswert ist in diesem Zusammenhang der Befund von Sarasin, dass das Blut in den deutschen Hygienetexten prominenter figurierte als in den entsprechenden französischen (Sarasin, *Reizbare Maschinen*, S. 106).

86 | Vgl. dazu auch den sprechenden Titel eines dreiteiligen Aufsatzes von Ehrlich/Morgenroth, »Die Schutzstoffe des Blutes«.

87 | Vgl. zum ambivalenten Verhältnis Virchows zur Bakteriologie, die er aber keinesfalls bekämpfte: Ackerknecht, *Rudolf Virchow*, S. 89-100; David, *Rudolf Virchow*, S. 122-143; Schipperges, *Rudolf Virchow*, S. 64-68; in der neuesten Biographie über Rudolf Virchow von Goschler wird diesem Aspekt nur ganz am Rande Rechnung getragen, vgl. etwa S. 168.

88 | Vgl. etwa Virchow, »Der Kampf der Zellen und der Bakterien«, S. 9, und dazu Sarasin, »Die Visualisierung des Feindes«. Vgl. zu »Zellen in Bewegung« Wahrig-Schmidt, »Das ›geistige Auge‹ des Beobachters« und zu roten Blutkörperchen in diesem Zeitraum dies./Hildebrandt, »Pathologische Erythrozytendeformation und renale Hämaturie«.

89 | Virchow, »Zum neuen Jahrhundert«, S. 23. Vgl. zur positiven Rezeption Metchnikoffs etwa Virchow, »Der Kampf der Zellen und der Bakterien«, S. 12; vgl. auch Ackerknecht, *Rudolf Virchow*, S. 97, sowie David, *Rudolf Virchow*, S. 140.

Virchows zynische Bemerkungen erschienen 1900, rund zehn Jahre nach der Publikation Behrings und Kitasatos. Ersterer hatte seitdem mit der Diphtherieheilserum-Therapie große Erfolge gefeiert und 1901 den Nobelpreis für seine Serumtherapie und insbesondere für deren Anwendung gegen die Diphtherie erhalten. Was aber sagte Behring, der von Virchow bestimmt zu den »Heißspornen« gezählt wurde, in Stockholm zur Serologie als Humoralpathologie?[90] Proklamierte er tatsächlich deren »Wiederkehr«?

Behring ging in seiner Nobelpreisrede ausführlich auf den Gegensatz zwischen Humoral- und Solidarpathologie ein und verbeugte sich rhetorisch vor Virchow:

»In the last century the solidistic pathologists won the upper hand and the form which Virchow has given to the solidistic pathology by the foundation of *cellular* pathology is now so firmly established that the old humoral pathology can probably be regarded as having been finally laid to rest.«

Allerdings, schränkte er sogleich ein, könne man die Solidar- und Zellular*therapie* nicht im gleichen Maße loben wie die Zellular*pathologie*.[91] Behring nahm also eine klare Zäsur zwischen Pathologie und Therapie vor, die sich letztlich auch auf sein eigenes Gebiet, die Serologie, auswirkte, in genau umgekehrter Form. Denn Behring benutzte zwar explizit humoralpathologisches Vokabular und sprach beispielsweise von der »Krasenlehre« sowie von *dyskrasie* und *eukrasie*, grenzte sich aber deutlich von der Humoralpathologie ab: Krankheiten entstünden nicht aus einer schlechten Mischung der Säfte, vielmehr sei die Ursache in den festen Bestandteilen des Organismus zu suchen. Man könne also nur von einer Solidar- bzw. Zellular*pathologie* sprechen, nie aber von Humoralpathologie.[92]

Behrings Verabschiedung der Humoral*pathologie*, aber auch sein Festhalten an ihrer Terminologie spiegelte eine generelle bakteriologische Ambivalenz: Das Blut wurde einerseits degradiert, gleichzeitig aber wurde ihm ein besonderer Status zugesprochen. Es galt den Bakteriologen, die sich als durch und durch modern verstanden, nicht mehr als Auslöser von Krankheit, sondern war, wie Philipp Sarasin überzeugend aufgezeigt hat, »zu einer bloßen Trägersubstanz abgesunken«.[93] Zugleich aber war es ein besonders gefährliches »Verbreitungsmittel von Infektionskeimen«,[94] denn die Bakterien vermehrten sich in ihm, so Robert Koch, »in der üppigsten Weise«[95]. Genau dort setzte denn auch die Heilserumtherapie Behrings

90 | Vgl. zum gespannten Verhältnis Virchows und Behrings Ackerknecht, *Rudolf Virchow*, S. 97f.; David, *Rudolf Virchow*, S. 135-138; Zeiss/Bieling, *Behring*, S. 118f., S. 133-144.

91 | Behring, »Serum Therapy in Therapeutics and Medical Science«, S. 8. Ähnlich hatte bereits Klebs 1878 moniert, dass die Zellularpathologie zu keiner Zellulartheraphie geführt habe (Ackerknecht, *Rudolf Virchow*, S. 95f.).

92 | Behring, »Serum Therapy in Therapeutics and Medical Science«, S. 9.

93 | Sarasin, »Feind im Blut«, S. 297. Vgl. zur Bakteriologie als moderner Wissenschaft den Sammelband von Sarasin et al. (Hg.), *Bakteriologie und Moderne*, sowie die darin enthaltene Einleitung: Sarasin et al., »Bakteriologie und Moderne«.

94 | Sarasin, »Feind im Blut«, S. 306.

95 | Koch zit.n. Sarasin, »Feind im Blut«, S. 303.

ein, die er als Humoral*therapie* charakterisierte und deren Erfolg er als unbestritten auswies.[96]

Die Humoralpathologie konnte für einen Serologen, so offenbaren die Ausführungen Behrings, selbst in der Nobelpreisrede ein Referenzpunkt sein, auch hinsichtlich des Vokabulars.[97] Genauso deutlich wurde aber auch, dass von einer Pathologie der Säfte beziehungsweise von einer Pathologie des Blutes – dem einzigen übrig gebliebenen Saft – nicht mehr die Rede sein konnte. Insofern lässt sich nicht uneingeschränkt von einer »Rückkehr« des Blutes in der Medizin sprechen, obwohl es auf therapeutischer Ebene eine Renaissance erlebte. Im Spannungsfeld von eindeutig zellulärer Pathologie und humoraler Therapie eroberte sich das Blut einen außerordentlichen Platz in Letzterer und landete damit ein zumindest halb geglücktes Comeback.

Man kann im frühen 20. Jahrhundert auch deswegen nur von einer partiellen Wiederkehr des Blutes sprechen, weil die Präzipitin-Forschung zwar ungemein breit, die Blutgruppenforschung hingegen nur wenig rezipiert wurde. Die erste Phase der noch jungen Blutgruppenforschung und die Hindernisse, die ihr im Weg standen, stehen im Fokus des nächsten Teils (3. 3). Zudem zeige ich, dass das Rassedenken, das der Blutgruppenforschung mit dem Ende des Ersten Weltkriegs zum Durchbruch verhalf, bereits in diesen frühen Texten angelegt war. Der rasante Aufstieg der Blutgruppenforschung am Ende des Krieges bildet den Abschluss des Kapitels.

3.3 Blutgruppen, 1901-1918: Von der Bedeutungslosigkeit zum Durchbruch

Eine sinnlose Differenz: Hindernisse bei der Blutgruppenrezeption

Während die Präzipitin-Reaktion binnen Kürze ihr bakteriologisches Kleid abgestreift hatte, hielt sich die pathologische Wahrnehmung der Agglutination hartnäckig.[98] Zwar wurde Landsteiners Einschätzung, dass die Agglutination eine »normale« Erscheinung menschlichen Blutes sei, von anderen Medizinern bestätigt, doch der pathologische Charakter der Agglutination blieb – wenn auch *ex negativo* – in ihren Publikationen präsent. So betonten Alfred von Decastello und Adriano Sturli, zwei Schüler Landsteiners, in ihrer Arbeit von 1902 mit großem Nachdruck, dass »*keine Beziehung zwischen dem Agglutinationstypus eines Blutes und krankhaften Zuständen*« bestünde.[99] Sie hatten die untersuchten Personen auch nach bereits überstandenen Infektionskrankheiten befragt.[100] Zudem waren sie auf »Ausnahmen«

96 | Behring, »Serum Therapy in Therapeutics and Medical Science«, S. 9. Vgl. beispielsweise Sauerbeck, »Die Krise in der Immunitätsforschung«, S. 23, der die Behring'sche Theorie als Humoralpathologie bezeichnet.

97 | Zur Nobelpreisrede Behrings und ihrer humoralen Ausrichtung vgl. auch Linton, *Emil von Behring*, S. 239-241.

98 | Hesch, »Die Entwicklung der Blutgruppenforschung 1901-1931«, S. 2. Vgl. für eine zeitgenössische Sicht Landsteiner, »Hämagglutination und Hämolyse«, S. 413.

99 | Decastello/Sturli, »Ueber die Isoagglutinine im Serum gesunder und kranker Menschen«, S. 1092.

100 | Ebd..

gestoßen, die sich anders als die von Landsteiner postulierten Gruppen verhielten.[101] Descastello und Sturli gingen überdies auf die Konstanz der Blutgruppen ein[102] und hoben hervor, dass der »Isoagglutination [...] keinerlei diagnostische Bedeutung« zukomme.[103]

Ähnlich argumentierte der US-amerikanische Mediziner William L. Moss in einem Artikel von 1910, in dem er insistierte, dass das Auftreten von Isoagglutininen »no diagnostic significance« besitze.[104] Moss betonte überdies – wohl in Unkenntnis des Aufsatzes von Decastello und Sturli –, dass nicht nur drei, sondern vier Blutgruppen existierten.[105] Am Schluss des Artikels wies er auf den 1906 in der abgelegenen tschechischen Zeitschrift *Klinicky Sbornik* erschienenen Aufsatz »Haematologische Studien bei Psychotikern« von Jan Jansky hin, der ihm erst nach seinen Experimenten bekannt geworden war, und räumte diesem bezüglich der Entdeckung dieser vierten Gruppe die Priorität ein.[106] Moss war nicht nur wie Jansky auf vier Gruppen gestoßen, er wählte auch wie dieser eine Nomenklatur auf der Basis römischer Zahlen. Allerdings waren die Nummerierungen nicht identisch: Die Gruppen I und IV waren bei Moss und Jansky vertauscht.[107]

Jenseits dieser Arbeiten, die Landsteiners Forschungen weiterführten, wurde die Entdeckung der Blutgruppen zu Beginn des 20. Jahrhunderts kaum wahrgenommen. Weder in der Transfusionsmedizin noch in der Forensik, den beiden Anwendungsbereichen, die Landsteiner in seinem Aufsatz von 1901 ausdrücklich angesprochen hatte, wurde auf die Blutgruppenforschungen breitenwirksam reagiert.[108] In der Medizingeschichte ist diese geringe Rezeption auf unterschiedliche Faktoren zurückgeführt worden. Louis K. Diamond beispielsweise machte den mangelnden Austausch zwischen Klinikern und Wissenschaftlern dafür verantwortlich.[109] Von Kim Pelis wurde die These formuliert, dass zum Zeitpunkt der Entdeckung der Blutgruppen nur selten Blut übertragen wurde. Viel häufiger und mit einigem Erfolg

101 | Ebd., S. 1092, S. 1095. Die von den beiden Forschern gefundene »Ausnahme« wird heute als Blutgruppe AB bezeichnet; Decastello und Sturli gaben den »Ausnahmen« keinen Namen.

102 | Ebd., S. 1094.

103 | Ebd., S. 1095.

104 | Moss, »Studies on Isoagglutinins and Isohemolysins«, S. 70. Auf Deutsch erschien Moss' Artikel 1910 in den *Folia Serologica*: Moss, »Studien über Isoagglutinine und Isohämolysine«.

105 | Moss, »Studies on Isoagglutinins and Isohemolysins«, S. 66. Moss bezieht sich zwar auf die Studie Landsteiners von 1901, nicht aber auf den Artikel von Decastello und Sturli.

106 | Moss hatte, wie so viele andere Blutgruppenforscher, eine Rezension darüber im *Jahresbericht für Neurologie und Psychiatrie* 2 (1907) gelesen (ebd., S. 70).

107 | Ebd., S. 70.

108 | Landsteiner, »Ueber Agglutinationserscheinungen«, S. 1134; auch Moss erwähnte den Wert für die Transfusion: Moss, »Studies on Isoagglutinins and Isohemolysins«, S. 70. Dass Landsteiner selbst sich nicht mehr weiter mit den Blutgruppen beschäftigte, wird von Mazumdar darauf zurückgeführt, dass Landsteiner erst in den 1920er Jahren eine Möglichkeit sah, Spezifität innerhalb einer Art mit der ihm wichtigen Vorstellung von nur graduellen Abstufungen zwischen den Arten zu versöhnen (*Species and Specificity*, S. 317).

109 | Diamond, »The Story of Our Blood Groups«, S. 693.

wurde es durch eine Kochsalzlösung ersetzt.[110] Die Nichtbeachtung in der Transfusionsmedizin lässt sich damit tatsächlich problemlos erklären. Als die Bluttransfusion in den Jahren nach 1900 allmählich an Bedeutung gewann, geschah dies in internistischen und chirurgischen Kreisen, die sich für eine bakteriologische Entdeckung nichtpathologischer Natur wenig interessierten. Betrachtet man die Literatur zwischen 1901 und 1914, dann zeigt sich, dass Chirurgen wie Internisten praktisch nichts über Blutgruppen wussten. Blut wurde meist ohne vorherige Überprüfung der Blutgruppen transfundiert, und häufig wurde dabei das Blut von »Blutsverwandten« verwendet. Wichtiger als die Erkenntnisse der Bakteriologie waren für die Bluttransfusion des frühen 20. Jahrhunderts diejenigen der Organtransplantation.[111] In der Gerichtsmedizin wiederum hatte sich, wie ich im ersten Kapitel gezeigt habe, die »Uhlenhuth'sche Präzipitin-Reaktion« etabliert. Landsteiner selbst hatte zwar 1903 gemeinsam mit dem Wiener Gerichtsarzt Max Richter ein Verfahren vorgestellt, das auch bei getrocknetem Blut die Feststellung der Blutgruppe ermöglichen sollte. Allerdings war die Agglutination bei eingetrockneten Blutspuren viel weniger kräftig als bei frischem Blut. Landsteiner und Richter mussten deshalb eingestehen, »dass die Erkennung der Nichtzugehörigkeit eines Blutes zu einem bestimmten Individuum bis jetzt nur in einzelnen Fällen möglich sein wird«[112]. Auch spätere Studien bewerteten den »Landsteiner-Richter-Versuch« als »mit Vorsicht zu beurteilen«.[113] Das Verfahren nach Uhlenhuth dagegen funktionierte bei getrocknetem Blut problemlos und verbreitete sich wie erwähnt in der Folge sehr rasch.[114]

Neben diesen Hindernissen, die einer Diffusion des Wissens um die Blutgruppen in andere Disziplinen entgegenstanden, sind weitere Ursachen auszumachen, die einerseits ebenfalls wissenschaftlicher, andererseits aber auch kultureller Natur waren. Alfred D. Farr interpretiert die geringe Kenntnis der Blutgruppen und ihre spärliche Anwendung als Folge der verschiedenen kursierenden Systeme der Blutgruppenbezeichnung. Diese operierten teils mit uneinheitlich verwendeten römischen Ziffern, teils mit Buchstaben, was ihre unkomplizierte und damit breite Anwendung erschwerte.[115] Zudem korrelierte, wie bereits erwähnt, die Landsteiner'sche Entdeckung nicht mit der zeitgenössischen medizinischen Wahrnehmung der Agglutination, in der, dem bakteriologischen Denkstil folgend, Agglutination

110 | Pelis, »Blood Clots«, S. 360; sie formuliert diese These für England, sie lässt sich allerdings problemlos auf Deutschland übertragen. Vgl. dazu und zum Folgenden ausführlich Kapitel 6. 1.

111 | Vgl. für diesen Zeitraum und den deutschsprachigen Raum Schlich, *Die Erfindung der Organtransplantation*; vgl. auch Schicktanz, »Fremdkörper«, sowie dies., »Aus der Geschichte lernen«.

112 | Landsteiner/Richter, »Ueber die Verwerthbarkeit«. Landsteiner hatte die Kooperation bereits 1901 in einer Fußnote angekündigt: Landsteiner, »Ueber Agglutinationserscheinungen«, S. 1134, Fußnote 10.

113 | Leers, zit.n. Wirth/Strauch/Geserick, »Der Landsteiner-Richter-Versuch«, S. 312.

114 | Geserick et al., »100 Jahre«, S. 200.

115 | Farr, »Blood Group Serology«. Vgl. dazu auch zeitgenössisch Verzár, »Die Unsicherheiten in der Nomenklatur der Blutgruppen«.

als pathologisch gedeutet wurde.[116] Der berühmte italienische Blutgruppenforscher Leone Lattes schrieb später treffend:

»Der Umstand, dass die Erscheinung zuerst bei Kranken gesehen worden war, trug dazu bei, die Untersuchungen in eine falsche Richtung zu lenken. Man suchte vor allem einen Zusammenhang mit Erkrankungen und wo möglich auch einen diagnostischen Wert der Isoagglutination zu erweisen.«[117]

Der in Deutschland prominente Blutgruppenforscher Fritz Schiff lobte Landsteiner dafür, »dass er trotz des bestehenden Vorurteils geprüft hat, in welcher Weise artgleiches Serum die roten Blutkörperchen beeinflusst«[118]. Andernorts hielt er fest: »Von einer Serumreaktion erwartete man etwas ganz anderes, nämlich Leistungen auf dem Gebiet der Serumtherapie oder der Serumdiagnose.«[119]

Landsteiners Entdeckung widersetzte sich nicht nur gängigen bakteriologischen Sichtweisen, sie war auch kulturell wenig anschlussfähig. Denn zum einen erwies sich Blut als kein gänzlich individueller Saft und stand damit der Metapher vom Blut als dem »Sitz der Seele« entgegen. Landsteiner selbst hatte ja in seiner berühmt gewordenen Fußnote von 1900 notiert, dass die Agglutination möglicherweise auf »individuelle Verschiedenheiten« zurückzuführen sei, was sich aber so nicht untermauern ließ. 1901 schrieb er deshalb, es sei »nicht zu leugnen, dass die Behauptung des Vorkommens von wenigen verschiedenen Agglutininen [...] recht merkwürdig klingt [...] und dass es befriedigender wäre, durch fortgesetzte Beobachtung eine andere Deutung zu finden«[120]. Dieses »rätselhafte Verhalten« der Blutgruppen, so Schiff in den 1920er Jahren, »trug wohl viel dazu bei, dass man lange Zeit die Blutgruppen als ein Kuriosum, ohne allgemeine biologische Bedeutung ansah«[121]. Zum anderen war die neu entdeckte Differenz im Blut auch an keine der populären Differenzen des Blutes gebunden. Vielmehr fragmentierten die Blutgruppen die »Rassen«, statt sie zu homogenisieren, sie durchschnitten Schichten und Familien und hielten sich auch nicht an die Geschlechterdifferenz. Dieses Problem wurde in den Quellen zwar nicht explizit verhandelt, doch zeigt sich beispielsweise bei Landsteiner, dass die Faktoren des Geschlechts, der Schicht und der Familie Eingang in die Forschungsanlage gefunden hatten: Landsteiners Untersuchungsobjekte waren

116 | Der Begriff »Denkstil« wurde von Fleck, *Entstehung und Entwicklung einer wissenschaftlichen Tatsache*, geprägt. Interessanterweise setzte sich auch Hirszfeld mit Flecks Ideen auseinander und begrüßte den Begriff »Denkstil«, vgl. dazu Fleck, *Denkstile und Tatsachen*, S. 364-365; vgl. auch Spörri, »Ludwik Hirszfelds Plädoyer für ›Symbiose‹«. Fleck und Hirszfeld kannten sich auch persönlich; 1946 habilitierte Fleck bei Hirszfeld. Vgl. den Briefwechsel zwischen Fleck und Hirszfeld sowie Hirszfelds Gutachten zu Flecks Habilitation Fleck, *Denkstile und Tatsachen*, S. 574-586, S. 619-627.

117 | Lattes, *Die Individualität des Blutes*, S. 8.

118 | Schiff, *Die Blutgruppen und ihre Anwendungsgebiete*, S. 6.

119 | Schiff, »Die Blutgruppen und ihre Anwendung vor Gericht«, S. 372. Selbst die Hirszfelds hielten in ihrer Studie von 1919 noch fest, dass die Gruppeneigenschaften nichts mit Krankheiten zu tun hätten (Hirschfeld/Hirschfeld, »Serological Differences«, S. 677).

120 | Landsteiner, »Ueber Agglutinationserscheinungen normalen menschlichen Blutes«, S. 1133.

121 | Schiff, »Die Blutgruppen und ihre Anwendung vor Gericht«, S. 371.

einerseits Blutproben von Männern, Frauen und Föten, andererseits handelte es sich bei den ausgewählten Männern, zu denen auch Landsteiner selbst zählte, in der Mehrzahl um Doktoren, die mit ihm am pathologisch-anatomischen Institut in Wien arbeiteten. Die Daten wurden wiederum geschlechtersegregiert präsentiert, führten aber nur die Inexistenz von geschlechtlichen Blutsunterschieden vor Augen.[122] Auch in den an Landsteiner anschließenden Arbeiten wie etwa von Decastello und Sturli, aber auch noch viel späteren Forschungen in den 1920er Jahren, ließ sich das Geschlecht der untersuchten Personen teils in den Tabellen ablesen, teils wurden die Resultate der Blutgruppenbestimmung auch gesondert nach Geschlecht abgedruckt. In den meisten Fällen ging dies implizit oder explizit mit einer Negation der serologischen Geschlechterdifferenz einher. Als Landsteiner 1930 der Nobelpreis verliehen wurde, schrieb die *Kölnische Zeitung*, seine Beobachtung, dass Menschenblut, »ganz besonders solches von Individuen gleicher Rasse«, nicht immer gleich sei, habe eine völlig neue Auffassung dargestellt.[123]

Die Blutgruppen standen unverbunden neben einem kulturellen Alltagswissen, das Differenzen im Blut auf der Ebene der Geschlechter, der Schicht und der »Rasse« festschrieb. Die von Landsteiner entdeckten Gruppen führten eine merkwürdige und gänzlich sinnlose Differenz ein. Während sich die Präzipitin-Reaktion im selben Zeitraum vergleichsweise schnell durchsetzte, weil sie sich umstandslos dem mächtigen Diskurs um den Stammbaum des Menschen anschließen konnte, konnten die Blutgruppen bildlich gesprochen nirgends »andocken«. Mit einer von den in Heidelberg arbeitenden Bakteriologen Emil von Dungern und Ludwik Hirszfeld durchgeführten Forschungsarbeit zur Vererbung der Blutgruppen, die 1910 an mehreren Stellen publiziert wurde, veränderte sich die Ausgangslage aber signifikant.[124]

Von Hunden, Querzahnmolchen und Menschen: Der Mendel'sche Vererbungsgang der Blutgruppen

Die Blutgruppen waren, der herkömmlichen Koppelung von Blut und Vererbung folgend, bereits 1903 von Josef Langer, 1907 von Ludvig Hektoen und 1908 von Reuben Ottenberg und Albert Epstein unter Vererbungsverdacht gestellt worden – alle vier hatten Fälle von Blutgruppengleichheit zwischen Eltern und Kindern aufgefun-

122 | Die Tabelle 1 behandelt das Blut der Ärzte, Tabelle 2 das Blut der Wöchnerinnen, Tabelle 3 das Blut der Wöchnerinnen sowie fötales Blut (Landsteiner, »Ueber Agglutinationserscheinungen«, S. 1133). Zur (residual vorhandenen) Geschlechterdifferenz in der Blutgruppenforschung vgl. Spörri, »Blood as a Marker of ›Race‹ and ›Gender‹«.

123 | O.A., »Die Blutgruppenforschung« (*Kölnische Zeitung*).

124 | Die ausführlichste Darstellung ihrer Untersuchungen findet sich in fortgesetzter Folge in der *Zeitschrift für Immunitätsforschung*: Dungern/Hirschfeld, »Ueber Nachweis und Vererbung biochemischer Strukturen I«, »Ueber Vererbung gruppenspezifischer Strukturen des Blutes«, »Ueber gruppenspezifische Strukturen des Blutes«. Für ein breiteres medizinisches Publikum: Dungern, »Ueber Nachweis und Vererbung biochemischer Strukturen und ihre forensische Bedeutung«, sowie Dungern/Hirschfeld, »Ueber eine Methode, das Blut verschiedener Menschen serologisch zu unterscheiden«. Vgl. dazu auch Mazumdar, *Species and Specificity*, S. 286. Dungern und Hirszfeld blieben bis zu Dungerns Tod freundschaftlich miteinander verbunden (Balinska/Schneider, »Introduction«, S. xxxiv).

den und deshalb über die Möglichkeit der Vererbung spekuliert.[125] Doch erst Dungern und Hirszfeld widmeten sich dieser Frage systematisch und postulierten einen Mendel'schen Vererbungsgang der Blutgruppen.[126] Über diesen Weg fand auch die Rede über Reinheit und Mischung wieder Eingang in die Blutgruppenforschung, die mit Landsteiners Kategorisierung der Agglutination (im Zusammenhang mit dem Mischen von Serum und roten Blutkörperchen) als normal und damit nicht als Zeichen einer bakteriellen Verunreinigung aus dem Raum geschafft worden war. Dungern und Hirszfeld strukturierten die scheinbare Regellosigkeit der Blutgruppen, indem sie die Ordnung der Vererbung einführten und mir ihr verbunden diejenige von Reinheit und Mischung sowie von »Rasse«.[127] Die Blutgruppen wurden mit Sinn aufgeladen und an andere wissenschaftliche, aber auch alltägliche Diskurse anschlussfähig.

Dungern und Hirszfeld folgten einer Studie Paul Ehrlichs und Julius Morgenroths und begannen den Vererbungsgang der Blutgruppen zu untersuchen. Anders als die Präzipitin-Forschungen, wo es um Differenzen zwischen den Arten ging, waren Ehrlich und Morgenroth, ähnlich wie Landsteiner ein paar Monate später, auf Differenzen des Blutes innerhalb einer bestimmten Art, in ihrem Fall derjenigen der Ziegen, gestoßen.[128] Da Dungern und Hirszfeld keine Ziegen zur Verfügung standen, nahmen sie Blut- und Paarungsexperimente an Hunden vor.[129] Sie glaubten, »die großen Rassenverschiedenheiten könnten auch hier in der Rassenspezifität der zugehörigen Antikörper ihren Ausdruck finden«[130]. Wie sie allerdings bald herausfanden, existierten innerhalb derselben Hunderasse durchaus verschiedene Blutgruppen, und diese Gruppen standen mit den anatomischen Merkmalen in keinem Zusammenhang – die »Rasseneigenschaften der Hunde gehen dieser biochemischen Gruppierung nicht parallel«[131]. Auch waren dieselben Gruppen über die verschiedenen »Rassen« hinweg vorzufinden.[132]

Das war ein überraschendes Resultat, das zwar mit Ehrlichs und Morgenroths Ergebnissen korrelierte, aber allen alltagsintuitiven Vorstellungen entgegenstand. Um Ordnung in das scheinbar unstrukturierte Datenmaterial zu bringen, begannen

---

125 | Hesch, »Die Entwicklung der Blutgruppenforschung«, S. 3; Schiff, *Die Blutgruppen und ihre Anwendungsgebiete*, S. 166; Lattes, *Die Individualität des Blutes*, S. 59ff.

126 | Vgl. zur Rezeption der Mendel'schen Regeln in der deutschen Wissenschaft nach ihrer »Wiederentdeckung« Hoppe, »Das Aufkommen der Vererbungsforschung«, S. 419. Ihr zufolge wurden die Ergebnisse Mendels in Botanik und Zoologie relativ rasch rezipiert, während insbesondere in der deutschen Vererbungslehre eine Verzögerung auftrat, die erst 1910 als abgeschlossen gelten kann. Vgl. Schulz, »Begründung und Entwicklung«, S. 537-541 zu den botanischen und zoologischen Arbeiten. Zu Mendel generell vgl. Fußnote 35, Kapitel 2.1.

127 | Vgl. dazu auch Domarus, der 1936 schreibt, dass »zunächst der Eindruck eines willkürlichen Zufallspieles, dem irgendeine Gesetzmäßigkeit fehlt« (»Blutgruppen, Blutübertragung und Blutersatzmittel«, S. 593), entstanden sei.

128 | Ehrlich/Morgenroth, »Ueber Haemolysine«; von Landsteiner wurde die Arbeit denn auch zustimmend zitiert: Landsteiner, »Ueber Agglutinationserscheinungen«, S. 1133.

129 | Hirszfeld, *Geschichte eines Lebens*, S. 12.

130 | Dungern/Hirschfeld, »Ueber Nachweis und Vererbung biochemischer Strukturen«, S. 533.

131 | Ebd., S. 545, ähnlich auf S. 537 und S. 543.

132 | Ebd., S. 537, S. 543, S. 546.

die beiden Heidelberger Forscher, den Vererbungsgang der Blutgruppen zu studieren, und zwar bei Menschen wie bei Hunden.[133] Die Untersuchungsobjekte wurden wie bei Landsteiner – dessen Studie Dungern im Laufe der Forschungsarbeit bei einem »Glas Wein« wieder in den Sinn gekommen war – am Institut rekrutiert.[134] Dungern und Hirszfeld gelang es, 72 Familien, insgesamt 348 Personen, durchzutesten, in drei Fällen konnten selbst die Großeltern in die Untersuchung mit einbezogen werden.[135] Die Auswahl der Familien erfolgte äußerst sorgfältig. Dungern und Hirszfeld erkundigten sich, wie Hirszfeld in seiner Autobiographie berichtet, »diskret ueber das Eheglueck der Professoren [...] aus Furcht, dass ihnen etwa ein Kuckucksei die Resultate trueben koennte«[136]. Ergebnis der umfassenden Untersuchungen war, dass bei Kindern niemals eine Blutgruppe auftrat, »die nicht bei den Eltern vertreten ist«[137]. Dungern und Hirszfeld postulierten in der Folge einen auf den Mendel'schen Regeln basierenden Vererbungsgang.[138]

In einer Veröffentlichung der Resultate in der *Münchener Medizinischen Wochenschrift* erklärte Dungern die Mendel'schen Regeln am Beispiel des Axolotls, einem Querzahnmolch, der je nach »Rasse« weiß oder schwarz war. Er hätte zur Veranschaulichung der Vererbungsregeln auch die berühmten Erbsenstudien des Augustinermönchs heranziehen können, doch ist seine Wahl symptomatisch:[139] Nach der Auflösung der »Rassen« mit der Inkongruenz von anatomischen und biochemischen Strukturen wurde hier implizit, aber hartnäckig und folgenreich erneut ein rassistischer Diskurs eingeführt, der zwischen Schwarz und Weiß unterschied. Bereits mit Mendel, so muss man anfügen, wurde die Vererbung einem Reinheitsdenken untergeordnet. Mendel domestizierte Reinheit und Mischung gewissermaßen und machte sie der Berechnung zugänglich, während zuvor, wie François Jacob dies in aller Kürze treffend bemerkte, der »hervorstechendste Charakterzug der Vererbung [...] ihre Komplexität« war – einige Hybride brachten reine Individuen hervor, andere Mischungen.[140] Reinheit spielte deshalb in Mendels Experimenten

133 | Der Vererbungsgang beim Menschen wurde ausführlich bei Dungern/Hirschfeld, »Ueber Vererbung gruppenspezifischer Strukturen des Blutes« behandelt.

134 | Hirszfeld, *Geschichte eines Lebens*, S. 12.

135 | Dungern/Hirschfeld, »Ueber Vererbung gruppenspezifischer Strukturen des Blutes«, S. 284, S. 292.

136 | Hirszfeld, *Geschichte eines Lebens*, S. 12.

137 | Dungern, »Ueber Nachweis und Vererbung biochemischer Strukturen und ihre forensische Bedeutung«, S. 295.

138 | Ebd., S. 295; Dungern/Hirschfeld, »Ueber Vererbung gruppenspezifischer Strukturen des Blutes«, insbesondere S. 287-292.

139 | Möglicherweise bezog sich Dungern hier auf die 1908 durchgeführten Experimente des Zoologen Valentin Haecker (Halle), der die Vererbung der Hautfarbe bei schwarzen Axolotl und Albino-Axolotl studiert hatte. Allerdings war die F2-Generation teilweise nicht rein weiß, sondern hatte gescheckte Köpfe. Falls Dungern tatsächlich indirekt auf diese Studie referierte, ging er über diesen widersprüchlichen Punkt hinweg und nutzte das Beispiel, um scharfe Kontraste hervorzuheben (Mazumdar, *Species and Specificity*, S. 287f.).

140 | Jacob, *Die Logik des Lebenden*, S. 220. Vgl. für einen Überblick zu Vererbungstheorien Orel, *Gregor Mendel*, S. 7-35.

eine so entscheidende Rolle, weil die Ausgangsentitäten von größter Reinheit sein mussten, um die Vererbung überhaupt statistisch erfassbar zu machen.[141]

Dungern stellte dieses Reinheitsdenken, das Mendel und dann auch seine »Wiederentdecker« an Pflanzen anwendeten, in einer für den Rassendiskurs leicht anschlussfähigen Form dar: Die Kreuzung der schwarzen und weißen Axolotl ergab in der ersten »Bastardgeneration«[142] dunkle Individuen, »äußerlich von den reinrassigen schwarzen Axolotl nicht zu unterscheiden«, in der zweiten Generation dann aber schwarze und weiße Individuen, und zwar in mathematisch genau vorhersehbarer Form, im Verhältnis 3:1. In der ersten Generation existierten also reinrassige Individuen, aber auch solche, die rezessiv noch die weiße Eigenschaft trugen: »schwarze[n] Bastarde«[143]. Auf die Blutgruppen übertragen, schloss Dungern, dass A wie B dominant, während »nicht A« und »nicht B« rezessiv seien.[144] Die Nachkommen von »A« und »nicht A« bezeichnete Dungern analog zu den reinrassigen Axolotl als »reines A«, die »Bastarde« wurden bei den Blutgruppen zu »unreine[m] A«.[145]

Hybridisierung, Mischung war hier wie anderswo mit Unreinheit konnotiert. Dieses rassistische Denken postulierte implizit »Ausgangsrassen«, die in Analogie zu den »Menschenrassen« – die zeitgleich Eugen Fischer am Beispiel der »Rehobother Bastards« erforschte und dabei an einem besonders sinnfälligen Beispiel die Mendel'schen Regeln bei Rassenmerkmalen nachzuweisen suchte –, »reinrassige« oder »hybride«, »unreine« Individuen hervorbrachten.[146] Die Kreuzung verschiedener Blutgruppen führte also zu »Mischung« und »Unreinheit«. Gleichzeitig er-

141 | Jacob, *Die Logik des Lebenden*, S. 220f., S. 237; vgl. auch Olby, *Origins of Mendelism*, S. 100.

142 | Dungern/Hirschfeld, »Ueber Vererbung gruppenspezifischer Strukturen des Blutes«, S. 289.

143 | Dungern, »Ueber Nachweis und Vererbung biochemischer Strukturen und ihre forensische Verwertung«, S. 295.

144 | Dungern und Hirszfeld gingen in ihrer Theorie davon aus, dass zwei Strukturen existierten, nämlich A und B. Daraus resultierten vier Kombinationen, wobei die Existenz der Struktur den beiden als dominant, das Fehlen als rezessiv galt: A und Nicht-B (Blutgruppe A), B und Nicht-A (Blutgruppe B), A und B (Blutgruppe AB), Nicht-A und Nicht-B (Blutgruppe O). Bei der Exemplifizierung durch die Axolotols parallelisierte Dungern die weißen und schwarzen Axolot mit A und B. – Laut Mazumdar war die Betonung auf dominant und rezessiv ein Spezifikum der ersten Jahre nach der »Wiederentdeckung« der Mendel'schen Regeln, insbesondere von Hugo de Vries und Carl Correns (Mazumdar, *Species and Specificity*, S. 286). 1924 wurde die Theorie von Dungern und Hirszfeld, die Mazumdar im weitesten Sinne als eine simple Theorie von Präsenz und Absenz ausweist, von Felix Bernstein mit der Hypothese dreier Allele (und nicht nur zweier) korrigiert, vgl. dazu Mazumdar, *Species and Specificity*, S. 288-299 und Kapitel 5. 2. Bernsteins Theorie gilt bis heute als korrekt.

145 | Dungern, »Ueber Nachweis und Vererbung biochemischer Strukturen und ihre forensische Verwertung«, S. 295; vgl. auch Dungern/Hirschfeld, »Ueber Vererbung gruppenspezifischer Strukturen des Blutes«, S. 289. Vgl. eine ähnliche Terminologie später bei Halber/Mydlarski, »Untersuchungen über die Blutgruppen in Polen«, S. 471.

146 | Vgl. dazu Fischer, *Die Rehobother Bastards*, sowie die ausgezeichnete Biographie über Fischer von Lösch, *Rasse als Konstrukt*, zu den Forschungen über die »Bastarde« S. 53-81. Fischer hatte seine Untersuchungen 1908 unternommen und die Resultate 1913 publiziert.

fuhren die Blutgruppen mit Dungern nun eine Assoziation mit »Rasse«. Diese Verknüpfung konnte im Übrigen nicht nur an die Tradition von Blut und Vererbung anschließen, sondern auch an die pathologische Wahrnehmung der Agglutination und der geläufigen Unterscheidung zwischen »eigenem« Serum und »fremden« roten Blutkörperchen.[147]

Dungern und Hirszfeld insistierten denn auch auf einer anthropologischen Verwendung ihrer »Entdeckung«: »Auch die Anthropologie wird die biochemischen Untersuchungen des Blutes aufnehmen müssen, um die Verwandtschaft der verschiedenen Menschenrassen untereinander weiter aufzuklären.«[148] Ihre Untersuchungen belegten, dass das vertraute, inzwischen aber illegitim gewordene Paar Blut und Vererbung tatsächlich in einem Zusammenhang stand; es kehrte aus der volkstümlichen Verbannung wieder in die Wissenschaft zurück. Die Blutgruppen waren überdies eine der ersten menschlichen Eigenschaften, die sich als mendelnd nachweisen ließen, was der Verbindung von Blut und Vererbung eine besondere Evidenz verlieh. Den Blutgruppen wurde größtes Forschungsinteresse zuteil und sie avancierten in den Worten Schneiders zum »first genetic marker«.[149]

Mit der Annahme der Vererbung ging die Annahme einer Konstanz der Gruppen über ein individuelles Leben hinweg einher. Neben der Anthropologie und Vererbungslehre empfahlen die Heidelberger ihr Verfahren der forensischen Medizin für die Vaterschaftserkennung.[150] In ihrem Beitrag in der *Münchener Medizinischen Wochenschrift* äußerten sie gar die Erwartung, die allerdings in einem gewissen Spannungsverhältnis zur Gruppentheorie stand, »dass es mit einiger Mühe gelingen wird, die Methode so auszuarbeiten, dass eine Wiedererkennung des Individuums durch die Eigenart seines Blutes ermöglicht wird«[151]. Diese Aussage sollte jedoch noch lange ein bloßes Traumgebilde bleiben, rekurrierte aber auf die Metapher vom Blut als Identität, die ja auch bei Landsteiner durchgeschimmert hatte. Dungern und Hirszfeld hatten mit ihren Studien neun Jahre nach Landsteiners Artikel nicht nur den Vererbungsgang belegt, sondern auch eine neue Nomenklatur eingeführt, A, B, AB, 0, die in der Folge neben den anderen bereits bestehenden zirkulierte und sich in den späten 1920er Jahren schließlich durchsetzte.[152]

Die Tatsache, dass erst nach dem Ersten Weltkrieg eine internationale Nomenklatur eingeführt wurde, ist ein weiteres Indiz dafür, dass Landsteiners »Entdeckung« nur wenig rezipiert wurde, obwohl dieser selbst die Tragweite seiner Studien erkannt und auch expliziert hatte. Wie ich gezeigt habe, wurde Landsteiners

147 | Vgl. dazu auch Kapitel 6. 2.

148 | Dungern/Hirschfeld, »Ueber eine Methode, das Blut verschiedener Menschen serologisch zu unterscheiden«, S. 742.

149 | Schneider, »Introduction«, S. 273.

150 | Dungern/Hirschfeld, »Ueber eine Methode, das Blut verschiedener Menschen serologisch zu unterscheiden«, S. 741; aber auch: Dungern/Hirschfeld, »Ueber Vererbung gruppenspezifischer Strukturen des Blutes«, S. 287, S. 292, sowie Dungern, »Ueber Nachweis und Vererbung biochemischer Strukturen und ihre forensische Bedeutung«, S. 295.

151 | Dungern/Hirschfeld, »Ueber eine Methode, das Blut verschiedener Menschen serologisch zu unterscheiden«, S. 741.

152 | Dungern/Hirschfeld, »Ueber gruppenspezifische Strukturen des Blutes«, S. 526. Die in Heidelberg häufigste Gruppe wurde dabei zur Gruppe A. Vgl. dazu und zur Durchsetzung Schneider, »Chance and Social Setting«, S. 548.

Erkenntnis zwar von einigen Wissenschaftlern – mehrheitlich von Bakteriologen – bestätigt und weiterverfolgt.[153] Die von Hirszfeld und Dungern im Anschluss an ihre Vererbungsstudie aufgeworfene Frage der Verwandtschaft und damit des Verhältnisses von Blutgruppen und »Rassen« blieb jedoch bis vor dem Ersten Weltkrieg unbeantwortet. Und im Gegensatz zu Uhlenhuths Verfahren erfuhr der Landsteiner-Richter-Versuch nur marginale Verbreitung. Auch in der zweiten von Landsteiner adressierten Disziplin, der Transfusionsmedizin, war das Interesse gering: Wenn in medizinischen Zeitschriften von Bluttransfusionen die Rede war, verknüpften sich damit nicht zwingend Überlegungen zu Blutgruppen.[154] Generell war in den Indices der Wochenschriften das Schlagwort »Blutgruppe« nicht oder nur selten verzeichnet, und selbst in einem eher bakteriologisch ausgerichteten Handbuch wie dem von Wilhelm Kolle und August von Wassermann wurde im Kapitel über Agglutination die von Landsteiner beobachtete Isoagglutination nur am Rande erwähnt.[155] Monographien zum Thema existierten keine, Popularisierungen, wie sie sich für die Präzipitin-Forschung im Anschluss an Uhlenhuth, Friedenthal und Nuttall finden, sind ebenfalls keine vorhanden.

Durchbruch: Ströme des Blutes und der Erste Weltkrieg

Zwischen 1900 und 1909 erschienen laut Michael Hesch, Kompilator der umfassendsten Blutgruppen-Bibliographie für den deutschen Sprachraum im Jahr 1932, rund 50 Publikationen im Bereich der Blutgruppenforschung, zwischen 1910 und 1917 weitere 130. Wie gering das Publikationsvolumen in diesem noch jungen Feld war, zeigt sich im Vergleich mit der Zeit nach dem Krieg: Zwischen 1918 und 1923 sind 430 Publikationen zu verzeichnen, und in den folgenden Jahren, 1924 bis 1931, verfünffachte sich der Output auf 2400 Veröffentlichungen. Spitzenjahre stellten laut Hesch die Jahre 1927, 1928 und 1929 dar.[156] Ein ähnliches Bild ergibt sich, wenn man das erste Standardwerk der Blutgruppenforschung betrachtet, die 1923 auf Italienisch erschienene Monographie von Leone Lattes, Professor an der Universität Modena. In der Originalversion sind 420 Titel verzeichnet, in der deutschen Übersetzung von 1925, bei der die Literaturliste ergänzt wurde, bereits 700.[157]

Diese rasante Zunahme von Veröffentlichungen lässt sich wissenschaftshistorisch auf zwei Entwicklungen während des Ersten Weltkrieges zurückführen, auf die in den folgenden Kapiteln detailliert eingegangen wird und die hier deshalb nur skizziert werden: die Bluttransfusionspraxis sowie eine Studie von Ludwik und Hanna Hirszfeld, welche die von Dungern und Hirszfeld eingeführte Assoziation zwischen Blutgruppen und »Rassen« in eine Korrelation überführte.

Bluttransfusionen wurden während des Ersten Weltkrieges vor allem auf Seiten der Alliierten durchgeführt. Die durch den Krieg verursachten »Blutverluste« führten auf alliierter Seite und teilweise auch bei deutschen Medizinern zu einer

153 | Für weitere Wissenschaftler, die neben den erwähnten Landsteiners Erkenntnis bestätigten, vgl. beispielsweise Lattes, *Die Individualität des Blutes*, S. 12, sowie Hesch, »Die Entwicklung der Blutgruppenforschung«, S. 2f.

154 | Vgl. dazu Kapitel 6. 1.

155 | Schiff, »Die Blutgruppen und ihre Anwendung vor Gericht«, S. 372.

156 | Hesch, »Die Entwicklung der Blutgruppenforschung«, S. 11.

157 | Lattes, *Die Individualität des Blutes*, S. III.

gesteigerten Aufmerksamkeit gegenüber der Transfusion und zur Erprobung unterschiedlichster Praktiken, mit denen man den beinahe sterbenden Soldaten wieder Leben zu transfundieren suchte.[158] Auch das Hirszfeld'sche Projekt profitierte von der spezifischen Konstellation des Krieges und seiner massenartigen Dimension.[159] Hirszfeld war mit seiner Frau, die ebenfalls Medizinerin war, im heutigen Thessaloniki stationiert, wo Soldaten unterschiedlichster »Rassen« eingekesselt waren. Dies ermöglichte Blutgruppentests auf breiter »rassischer« Basis. Die Hirszfelds nutzten diese Situation, um einen Zweig der Blutgruppenforschung zu initiieren, der als Seroanthropologie in die Medizingeschichte eingegangen ist und der nach dem Krieg eine Vielzahl an Studien über die globale Verteilung der Blutgruppen erlebte. Mit diesem zweifachen Startschuss, der nicht nur die strukturelle Gemeinsamkeit des Krieges, sondern, wie ich noch zeigen werde, auch eine symbolische Komponente gemein hatte, wurden die Blutgruppen in zweierlei Hinsicht zu einer sinnvollen Differenz: Richtig kombiniert konnten sie einerseits Leben retten, andererseits koppelte die Hirszfeld'sche Studie das Blut an eine Unterscheidung, die zu diesem Zeitpunkt als überaus sinnhaft galt. Erst mit dieser Verknüpfung wurde die Blutgruppenforschung zu einer Erfolgsgeschichte. Das lässt sich wiederum an den Publikationen ablesen.

Zwischen 1919 und 1939 wurden rund 1200 Artikel zur Seroanthropologie publiziert.[160] Dabei lassen sich für diesen Zeitraum deutliche Konjunkturen festhalten: Von weniger als 10 Aufsätzen im Jahr 1919 stieg die Zahl auf beinahe 20 in den Jahren 1922 und 1923 an, sprang dann 1924 auf fast 40 und auf annähernd 120 im Jahr 1927. Das Jahr 1928 stellte mit 120 Artikeln den absoluten Höhepunkt dar;[161] danach lässt sich ein Abfall der Publikationsdichte feststellen, der allerdings sanfter verläuft als der Anstieg.[162] Das Publikationsvolumen seroanthropologischer Arbeiten stimmt also mit dem oben skizzierten Verlauf in etwa überein, so dass der Aufstieg der Blutgruppenforschung nach dem Krieg mit Mazumdar als »result of the report that blood groups were a function of race« gelesen werden kann.[163] Dies trifft selbst dann zu,[164] wenn man berücksichtigt, dass die seroanthropologischen Arbeiten nur

158 | Vgl. Schneider, »Blood Transfusion in Peace and War«; Schlich, »›Welche Macht über Tod und Leben!‹«.

159 | Hirszfeld, *Les groupes sanguins*, S. 130.

160 | Vgl. Schneider, »The History of Research«, S. 278-280. Schneider basiert seine Ausführungen auf dem *Index Medicus*, den Bibliographien in den Arbeiten von Lattes, Snyder, Boyd und dem von Steffan herausgegebenen *Handbuch für Blutgruppenkunde*; die japanische Literatur wurde nicht berücksichtigt.

161 | Dieser *peak* ist vor allem den Publikationen deutscher und sowjetischer Autoren geschuldet (Schneider, »The History of Research«, S. 288f.).

162 | Diese Zahlen basieren auf einer Auswertung von rund 80 Prozent der 1200 Artikel (Schneider, »The History of Research«, S. 287). Vgl. auch Steffan, »Die Bedeutung der Blutgruppen«, S. 387, der festhält, dass Ende 1925 »etwa 50 verschiedene Einzeluntersuchungen« vorlagen, 1933 aber das Material »auf etwa das 20fache angeschwollen [sei], was die Zahl der Untersuchungsgruppen betrifft, und auf das 35fache hinsichtlich der Zahl der untersuchten Einzelmenschen«.

163 | Mazumdar, »Blood and Soil«, S. 188.

164 | Ebd., S. 188 geht auf diese Kritik explizit ein, weist aber auf die *Deutsche Gesellschaft für Blutgruppenforschung* und deren »Rasse-Ausrichtung« hin. Geisenhainer, ›*Ras-*

einen kleinen Teil der Blutgruppenforschung insgesamt ausmachten.[165] Allerdings beschäftigte sich die 1926 gegründete *Deutsche Gesellschaft für Blutgruppenforschung (DGB)* hauptsächlich mit dem Thema der »Rasse«, während Fragen der Transfusion und Vererbung nur eine Nebenrolle spielten.[166] Ein Zusammenhang zwischen dem Erfolg der Blutgruppenforschung im Allgemeinen und der Erfindung der Seroanthropologie kann also durchaus festgehalten werden.

Diese Verbindung traf insbesondere für Deutschland zu, da, wie Schneider herausgearbeitet hat, das seroanthropologische Interesse in den einzelnen Ländern stark variierte. Von den zwischen 1921 und 1930 publizierten Aufsätzen stammten fast 160 aus der Sowjetunion, rund 100 wurden von deutschen Medizinern publiziert, je rund 60 von japanischen und italienischen Wissenschaftlern, während aus Nordamerika knapp 40, aus Frankreich und Holland weniger als je 20 und aus England weniger als 10 Publikationen stammten.[167] Das in Deutschland ausgeprägt vorhandene Interesse manifestierte sich auch darin, dass viele der Zeitschriften, in denen gemäß Schneider am häufigsten zur Seroanthropologie publiziert wurde, aus Deutschland stammten: die *Zeitschrift für Rassenphysiologie*, die *Klinische Wochenschrift*, die *Münchener medizinische Wochenschrift*, die *Deutsche Zeitschrift für die gesamte gerichtliche Medizin* sowie die *Zeitschrift für Immunitätsforschung* rangieren alle unter den »Top 15« in der von Schneider aufgestellten Liste.[168] Im Übrigen wurden auch im *Ukrainischen Zentralblatt für Blutgruppenforschung*, das den vierten Platz belegt, deutsche Aufsätze von renommierten deutschen Blutgruppenforschern publiziert. Schneider folgert: »Thus, from the standpoint of research done and availability of findings published, Germany rightfully deserves to be regarded as the country in the forefront of developments in the field of blood group [distribution] studies in the 1920s and 30s.«[169] Die besondere Beachtung, die der rassisch ausgerichteten Blutgruppenforschung in Deutschland entgegengebracht wurde, lässt sich auch an der Gründung der bereits erwähnten *DGB* 1926 ablesen, die ab 1928 die *Zeitschrift für Rassenphysiologie* (*ZfR*) herausgab. In keinem anderen europäischen Staat existier-

se ist Schicksal, S. 127f., insbesondere S. 128, Fußnote 71 bezieht sich auf Mazumdar, behauptet aber, dass der Hirszfeld'sche Ansatz »nur von einer kleinen Gruppe bereitwillig aufgenommen« (S. 128) wurde. Wie ich zeigen werde, stimmt dies in dieser Ausschließlichkeit nicht.

165 | Rund 50 Prozent der Arbeiten nach 1920 waren dem Thema der Transfusion gewidmet, 15 Prozent befassten sich mit Krankheiten und Blutgruppen, 12 Prozent mit Rassen und Blutgruppen und 6 Prozent untersuchten die Blutgruppen-Vererbung (Mazumdar, »Blood and Soil«, S. 188). Mazumdars Angaben beziehen sich auf die ersten 500 bibliographischen Angaben der Bibliographie Heschs. Allerdings, so muss man anfügen, überlappen sich die Gebiete teilweise, so kommen in transfusionsmedizinischen Arbeiten auch seroanthropologische Ergebnisse zur Sprache und *vice versa*.

166 | Mazumdar, »Blood and Soil«, S. 188.

167 | Schneider, »The History of Research«, S. 288f. Vgl. zur unterschiedlichen Entwicklung der seroanthropologischen Forschung in England, den USA und Frankreich auch Schneider, »Blood Group Research«, zu England auch Mazumdar, »Blood and Soil«, S. 187: In der *British Eugenic's Society* etwa existierten keine Indexkarten für Blutgruppen.

168 | Schneider, »The History of Research«, S. 290.

169 | Ebd., S. 295.

te eine solche spezifisch auf die Blutgruppenforschung ausgerichtete Vereinigung oder eine derartige Zeitschrift.[170]

Der Erste Weltkrieg beschleunigte die Blutgruppenforschung, die sich dann in der Nachkriegszeit etablieren konnte. Dieser Vorgang verlief international mehr oder weniger parallel, wenn auch mit nationalen Variationen. Während die US-Amerikaner bereits vor dem Krieg mit Transfusionen experimentiert hatten und in diesem Bereich eine Vorreiterrolle einnahmen, war Deutschland hier schon während des Krieges, aber auch danach, international im Hintertreffen.[171] Umgekehrt aber war Deutschland in der Seroanthropologie und der Paternitätsserologie, die ab Mitte der 1920er Jahre aufkam, führend.[172] Ging es um Fragen der Genealogie, und damit um Fragen von »reinem« oder »gemischtem Blut«, war Deutschland tonangebend. Sobald es aber um das tatsächliche Mischen des Blutes ging, wie es in der Transfusionsmedizin praktiziert wurde, waren deutsche Mediziner nur zögerlich bei der Sache.

Der fulminante Durchbruch der Blutgruppenforschung mit und nach dem Ersten Weltkrieg und die deutsche Spielart dieser Forschung lassen sich jedoch nicht nur aus wissenschaftshistorischer Perspektive erklären. Die Blutgruppenforschung war in einem kulturellen Kontext angesiedelt, der dieser Forschung einen besonderen Sinn verlieh und zur Erklärung des rasanten Aufstiegs dieses Forschungsfeldes beiträgt. Gegen Ende des Ersten Weltkrieges und zu Beginn der Weimarer Republik, der ersten deutschen Demokratie, kreuzten sich ganz unterschiedliche Diskurse des Blutes, so dass diese Zeit des Übergangs von Blut-Strömen im mehrfachen Wortsinne gekennzeichnet ist: Das »Blutvergießen« für die Nation kam, so die historisch weitreichende Legende, mit einem blutigen »Dolchstoß« zu einem Ende, und das »blaue Blut« dankte ab. Blutige revolutionäre Ausschreitungen markierten den Beginn einer Demokratie, die ständische, geschlechtliche und religiöse Differenzen, die teils auch als Unterschiede des Blutes formuliert worden waren, delegitimierte.[173]

Dass mit der ersten deutschen Demokratie, welche Juden zumindest juristisch gleichstellte, keineswegs ein Abflauen von völkischem und antisemitischem Gedankengut einherging, haben verschiedene neuere historische Studien in aller Deutlichkeit gezeigt. Spätestens mit dem Ende des Ersten Weltkrieges, der Revolution und den ersten »Krisenjahren« der Weimarer Republik lässt sich eine Radikalisierung völkischen Denkens in verschiedenen sozialen Gruppen, wie etwa dem Adel

170 | Diese These findet sich auch bei Mazumdar, »Blood and Soil«, S. 188. – In der Sowjetunion dagegen erschien das *Ukrainische Zentralblatt für Blutgruppenforschung*, welches allerdings zweisprachig war, ukrainisch und deutsch. Vgl. dazu auch Schneider, »The History of Research«, S. 296f.

171 | Vgl. Kapitel 6.

172 | Vgl. Kapitel 5 und 7.2.

173 | Vgl. zu diesen verschiedenen Blut-Strömen unter anderem Theweleit, *Männerphantasien*, Bd. 1., insbesondere S. 242-244, S. 401-455; vgl. etwa S. 422, wo Theweleit die Republik als »Zustand des Vermischten par excellence« charakterisiert. Vgl. dazu Hauser-Schäublin, »Politik des Blutes«, die argumentiert, dass Blut in verschiedenen Gesellschaften als Marker von Differenz funktioniert, sei es Schicht, Geschlecht oder »Rasse«. In der Verfassung der Weimarer Republik nahmen Männer, Adlige und Christen keine rechtlich privilegierte Stellung mehr ein. Zur Dolchstoßlegende Sammet, ›*Dolchstoß*‹.

oder dem Bürgertum, festhalten.[174] Statt von einer idyllischen »deutsch-jüdischen Symbiose« in den »goldenen« 1920er Jahren zu sprechen, muss man für die noch junge Weimarer Republik von einer Radikalisierung des Antisemitismus sprechen. Antisemitische Gewalt tauchte in den Schlagzeilen der Tagespresse regelmäßig auf, auch in den so genannt »stabilen« Mitteljahren der Republik; antisemitische Positionen wurden salonfähig oder gar institutionalisiert.[175] Folgt man Foucaults These, dass das Blut im Sexualitätsdispositiv mit »Rasse« und deren imaginärer »Reinheit« verbunden wird, und der These Brauns, dass der antisemitische Diskurs voll von Bildern des Blutes ist, muss man von einer Zunahme und Intensivierung der Blutmetaphorik ausgehen. Zwar existierte der Blutreinheitsdiskurs zweifelsohne bereits vor 1914 beziehungsweise 1918, jedoch nicht in derart aggressiver Art und Verbreitungsweise.[176] Untersucht man stichprobenartig interdiskursives Quellenmaterial, ergibt sich eine deutliche Häufung der Blutmetaphorik um 1918, just zu jenem Zeitpunkt also, zu dem die Hirszfelds ihren Aufsatz zur Beziehung von Blutgruppen und »Rassen« publizierten und die deutsche Blutgruppenforschung insgesamt zum Take-off ansetzte.[177] Einer der zentralen Texte, der zu diesem Zeitpunkt erscheint

174 | Vgl. zum Adel Malinowski, *Vom König zum Führer*; zum Bürgertum Föllmer, *Die Verteidigung der bürgerlichen Nation*. Laut beiden Studien wirken der Erste Weltkrieg und die Revolution lediglich katalysatorisch (Malinowski, *Vom König zum Führer*, S. 597; Föllmer, *Die Verteidigung der bürgerlichen Nation*, S. 317f.). Bereits die so genannte »Judenzählung« im Heer 1916 sowie der 1918 erfolgte Grenzschluss gegen die als unrein geltenden »Ostjuden« können als Erstarken des Antisemitismus gedeutet werden, vgl. dazu unter vielen Pulzer, »Between Hope and Fear«; spezifisch zur »Judenzählung« Rosenthal, *›Die Ehre des jüdischen Soldaten‹*.

175 | Walter, *Antisemitische Kriminalität und Gewalt*; Hecht, *Deutsche Juden und Antisemitismus*; zur deutsch-jüdischen Symbiose unter anderem Benz, »Die Legende von der deutsch-jüdischen Symbiose«. Vgl. zum jüdischen Leben in der Weimarer Republik und anwachsenden Antisemitismus auch Benz/Paucker/Pulzer (Hg.), *Jüdisches Leben in der Weimarer Republik*; Hoffmann/Bergmann/Smith, (Hg.), *Exclusionary Violence*; Rahden, *Juden und andere Breslauer*; Gotzmann/Liedtke/Rahden, *Juden, Bürger, Deutsche*; Jochmann, »Die Ausbreitung des Antisemitismus«; Barkai, *Hoffnung und Untergang*; Barkai/Mendes-Flohr, *Aufbruch und Zerstörung*; Heid, »›Die Juden sind unser Unglück!‹«; Wildt, *Volksgemeinschaft als Selbstermächtigung*; Ahlheim, *›Deutsche, kauft nicht bei Juden!‹*; Ulmer, *Antisemitismus in Stuttgart*.

176 | Chamberlain etwa, der die Blutmischungsmetaphorik deutlich artikulierte, publizierte bekanntermaßen bereits vor dem Ersten Weltkrieg, eine breite Rezeption setzte aber erst nach dem Krieg ein (Tal, *Christians and Jews in Germany*, S. 302).

177 | Eine deutliche Häufung der Blutmetaphorik um 1918 zeigt einerseits die Durchsicht des Schlagwortregisters des *Deutschen Bücherverzeichnisses*: Zwischen 1911 und 1914 sind rund 35 Einträge für »populäre«, literarische Blut-Beiträge verzeichnet, zwischen 1915 und 1920 beinahe doppelt so viele (ca. 60). Zwischen 1921 und 1925 sinkt die Quote auf rund 44, ein Anstieg auf rund 55 Einträge findet zwischen 1931 und 1935 statt. Ein Eintrag je zu »Blutgruppen« und »Transfusionen« existiert erst ab 1921. Eine Durchsicht der *Bibliographie der deutschen Zeitschriftenliteratur*, die ab 1899 auch die medizinische Literatur enthält, erhärtet das Ergebnis weiter. Betrachtet man stichprobenartig jeweils den ersten Band der Jahrgänge 1899-1933 und multipliziert die dort aufgefundene Spaltenanzahl mit zwei (die Bibliographie erschien halbjährlich), erhält man folgendes Resultat: 1899 existie-

und virulente Vorstellungen in beängstigend dichter Form artikulierte, war Artur Dinters Bestseller *Die Sünde wider das Blut*. An diesem Roman kann der breitere historische Kontext, in den die Blutgruppenforschung eintritt und in dem ihr Aufstieg situiert werden muss, herausgearbeitet werden.

ren zwei Spalten zum Thema Blut, 1900 sind es sechs Spalten. Auf dem Niveau von ca. vier Spalten pro Jahr pendelt sich das Volumen bis 1920 ein, danach findet wiederum ein beträchtlicher Sprung auf ca. acht Spalten statt. Eine weitere Intensivierung findet sich 1924 (ca. 16 Spalten), wobei die Bibliographie generell an Volumen zunimmt; der Umfang von rund 16 Spalten bleibt sich bis 1933 in etwa gleich. Andererseits ergibt auch die Suche nach literarischen Erzeugnissen, bei denen die Metapher des Blutes Dreh- und Angelpunkt des Textes darstellt, um 1918 eine ausgeprägte Häufung, so in der Vampirliteratur, vgl. Ewers, *Vampir* (1920); Schwabe, »Der Vampir« (1920), Stein, »Der Vampyr« (1918); der Stummfilm *Nosferatu* von Friedrich Wilhelm Murnau erscheint 1921 (vgl. zu Ewers auch Kapitel 4.2).

4. Mischung, Infektion, Vererbung: Interdiskursive Konstellationen des Blutes

Artur Dinters Roman *Die Sünde wider das Blut* von 1917 fand in den Jahren nach dem Ersten Weltkrieg ein Millionenpublikum und gilt als einer der meistverkauften Romane der Weimarer Republik.[1] Adolf Hitler, Heinrich Himmler und Julius Streicher zählten zu seinen prominenten Lesern.[2] Als erster deutscher Roman stellte *Die Sünde wider das Blut* das Thema der »Rasse« in den Vordergrund[3] und spielte in der noch jungen Republik bei der Verbreitung von antisemitischem Gedankengut neben den *Protokollen der Weisen von Zion* eine wesentliche Rolle.[4] In der historiographischen Diskussion wird Dinters Bestseller als zentrale intellektuelle Quelle für das 1935 erlassene »Gesetz zum Schutz des deutschen Blutes und der deutschen

1 | Das Buch erschien 1917 in einer Auflage von 1000 Exemplaren, im Herbst 1921 lagen bereits 200.000 Exemplare vor. 1927 erschien eine überarbeitete Version, die Auflagenzahl von 235.000 wurde erreicht. Die letzte Auflage erschien 1934, damit waren 260.000 Exemplare gedruckt. Zum Vergleich: Thomas Manns *Zauberberg* (1924) erreichte 1930 eine Auflage von 125.000 Exemplaren, Erich Maria Remarques *Im Westen nichts Neues* (1928/1929) war 1930 in einer Million aufgelegt worden (Richards, *The German Bestseller*, S. 182, S. 55). Dinters Roman wurde in der Geschichts- und Literaturwissenschaft vielfach untersucht, am umfassendsten in der Dissertation von Morris, *German Nationalist Fiction*, S. 262-320 (zu den Auflagen: S. 293-295). Besonders hilfreich und präzise sind überdies Essner, *Die ›Nürnberger Gesetze‹*, S. 32-40; Geller, »Blood Sin«; Hartung, »Artur Dinter«; Kren/Morris, »Race and Spirituality«; Krobb, »Writing Racism«; Schmidt, »Im Westen eine ›Wissenschaft‹«; vgl. aber auch Angel, *Le personnage juif dans le roman allemand*; Fabréguet, »Artur Dinter«; Fischer, »Literarischer Antisemitismus im zwanzigsten Jahrhundert«; Ritchie, »Artur Dinters antisemitische Trilogie«; Schmidt, »Artur Dinter's ›Racial Novel‹«.

2 | Vgl. zu Hitler Hartung, »Artur Dinter«, S. 115, zu Himmler ders., »Artur Dinter«, S. 117f., zu Streicher Morris, *German Nationalist Fiction*, S. 396.

3 | Morris, *German Nationalist Fiction*, S. 396.

4 | Jochmann, »Die Ausbreitung des Antisemitismus«, S. 460, vgl. auch Morris, *German Nationalist Fiction*, S. 298f.; Morris schätzt Dinters Einfluss größer ein als den Chamberlains, Bartels oder gar Guenthers (S. 300); Essner, *Die ›Nürnberger Gesetze‹*, S. 32, schreibt der *Sünde wider das Blut* größere Wirkung zu als Hitlers *Mein Kampf*, der lediglich in völkischen Kreisen rezipiert wurde.

Ehre« angesehen.[5] Aufgrund seiner breiten und folgenreichen Rezeption ist *Die Sünde wider das Blut* für eine Analyse von damals virulenten Bedeutungen des Blutes besonders geeignet. Der Roman entstand zwar während des Krieges – nicht zuletzt aufgrund einer politischen Radikalisierung, die Dinter wie viele andere zu jener Zeit durchlief –, doch sein glänzender Erfolg verdankte sich nicht zuletzt der Tatsache, dass er sich umstandslos in das Setting nach dem Krieg einfügte und verschiedene diskursive Ströme des Blutes bündelte. Die Untersuchung des Romans dient dazu, die Metaphorik der Blutgruppenforschung von »reinem« und »gemischtem Blut« der Weimarer Republik zu kontextualisieren und dadurch intelligibel zu machen.

4.1 Artur Dinters ›Die Sünde wider das Blut‹

Der angebliche rassische Unterschied zwischen Deutschen und Juden wird in Artur Dinters Roman als eine Differenz des Blutes inszeniert.[6] Als »Sünde wider das Blut« werden sexuelle Verbindungen zwischen Deutschen und Juden diffamiert und anhand von vier Beispielen die für den »deutschen Volkskörper« fatalen Folgen dieser »interrassischen« Sexualität vorgeführt. Im Zentrum des Romans steht der promovierte Chemiker Hermann Kämpfer, der nicht nur durch seinen Namen, sondern auch durch seine bäuerliche Herkunft, seine blonden Haare und blauen Augen als Idealbild eines Deutschen gezeichnet wird.[7] Auf einer Reise verliebt er sich in Elisabeth Burghamer, Tochter einer Deutschen und eines Juden. Das einzige, wenn auch kaum sichtbare Zeichen, das Elisabeth von ihrem Vater geerbt hat, besteht in einer verdickten Unterlippe, die Elisabeth durch geschicktes Einziehen zu kaschieren sucht. Trotzdem ist Elisabeth ihrem jüdischen Erbe ausgeliefert.[8] Dieses Beispiel ist das erste des Romans, anhand dessen die grundlegende Rassendifferenz, die der Roman zwischen Deutschen und Juden postuliert, als Unterschiede des Blutes präsentiert werden. So beklagt sich Elisabeth darüber, dass es ihr nicht gelinge, ein eigenes Leben aufzubauen: »[E]s ist etwas in meinem Blute, das mich nicht aushalten oder zu folgerichtigen Entschlüssen kommen lässt.« Immer halte sie etwas ab, »das zu tun, wozu es mich eigentlich treibt«, eine »Art Halbheit oder Feigheit [...] es ist nichts Ganzes in mir«.[9]

»Blut« steht in diesem Zusammenhang nicht einfach für eine soziale Formung auf der Ebene des »Charakters«, sondern bezieht sich auf Elisabeths »deutsch-jüdische Blutmischung«, die in der rassistischen Logik ein »Halbblut« produziert. Elisabeths »Halbheit« und ihre innerliche Zerrissenheit aufgrund der stattgefundenen

5 | Vgl. unter anderem Essner, *Die ›Nürnberger Gesetze‹*, S. 32-40.

6 | Dinter war auf dem literarischen Parkett zwar kein gänzlicher Neuling, hatte er sich doch bereits zuvor als Theaterautor versucht, doch gelang ihm mit *Die Sünde wider das Blut* der große Durchbruch. Dieser Roman stellte den ersten Band einer Trilogie dar, die mit *Die Sünde wider den Geist* (1921) und *Die Sünde wider die Liebe* (1922) fortgesetzt wurde. Die beiden Folgeromane waren jedoch weit weniger erfolgreich als der erste Band (Schmidt, »Im Westen«, S. 96). Vgl. ausführlich zu Dinters Biographie Morris, *German Nationalist Fiction*, S. 197-444.

7 | Vgl. Ritchie, »Artur Dinters antisemitische Trilogie«, S. 184.

8 | Dinter, *Die Sünde wider das Blut*, S. 74.

9 | Ebd., S. 67.

»fluchwürdige[n] Blutmischung« werden im Laufe des Romans immer wieder als Blut-Differenzen ausgewiesen.[10] Dabei werden dem »jüdischen« und dem »deutschen Blut« unterschiedliche Qualitäten zugesprochen: Das »Germanenblut« gilt als »unverdorben«, während das »jüdische Blut« als »fremdes unreines dem dunkelsten Völkerchaos entsprungenes Blut« beschrieben wird.[11] Denn die »jüdische Urrasse« hat sich, wie Hermann später in einem Lexikon nachlesen wird – und was Tenor anthropologischer Forschungen jener Zeit war –,[12] mit »nordägyptischen und syrischhethitischen Bestandteilen ausgiebig« gemischt. Durch die später erfolgende »Vermischung mit den Amoritern« haben die Juden, so der fingierte Lexikoneintrag, einen »geringen Prozentsatz indogermanischen Blutes [...] aufgenommen, so dass die sich widerstrebendsten Rassenelemente in ihnen gebunden sind«. Erst danach seien sie zur »In- und Reinzucht ihrer Bastardrasse« übergegangen.[13] Damit ist die »Blutmischung« doppelt vorhanden: Einerseits gilt das »jüdische Blut« selbst als auf einer Mischung beruhend und damit als unrein, andererseits wird Elisabeth als »Mischung« aus »deutschem« und »jüdischem Blut« wahrgenommen.

Das als rein konstituierte »Germanenblut« und das »unreine jüdische Blut« erhalten im Text nicht nur unterschiedliche Konturen, sondern sie stehen sich in Elisabeths Körper feindlich gegenüber.[14] Durch die Heirat mit Hermann – und nicht mit dem Juden Werheim, mit dem sie schon verlobt war – erhofft sich Elisabeth, »die Schranken des väterlichen Blutes zu sprengen!« Zuerst scheint sich dieser Wunsch Elisabeths zu erfüllen: Im Beisammensein mit Hermann gibt sie sich der als deutsch codierten geistigen Welt hin, sie lernt das Nibelungenlied, Immanuel Kant und Theodor Storm kennen und schätzen und fängt mit Hermanns Unterstützung ein Studium an. Nach der Heirat und ihren ersten sexuellen Erfahrungen bricht sich aber das »chaotische Blut ihres Vaters« wieder Bahn, das »alle Dämme der Sitte und Sittlichkeit« zu sprengen droht. Hermann fühlt sich »geradezu abgestoßen von ihr«.[15] Die bald eintretende Schwangerschaft macht zwar zuerst scheinbar »innigeren Regungen Platz«, doch danach treten »die seltsamsten an Unnatürlichkeit und Widernatürlichkeit grenzenden Launen« auf, ein Verlangen nach frivolen Bildern, zweideutigen Liedern, ausgefallenen Speisen und Gerüchen.[16] Elisabeths lustvolle, unkontrollierte Seite – die dem »jüdischen Blut« zugeschrieben wird – bricht sich mit dem Ausleben der Sexualität und der Erwartung eines Kindes Bahn. Gleichzeitig flammt auch ihr Interesse für den zuvor verschmähten Baron von Werheim wieder auf: Der jüdische Anteil ihres Blutes scheint sich dem »Jüdischen« zuzuwenden – wie sich zuvor »der unverdorbene Rest ihres Blutes« bei der

10 | Ebd., S. 139.

11 | Ebd., S. 79. Zum »jüdischen Blut« vgl. Hart (Hg.), *Jewish Blood*.

12 | Vgl. zu den Topoi der Rassenmischung und Inzucht bezüglich der Juden Lipphardt, *Biologie der Juden*, S. 102-113, S. 135f., S. 152-160; Hödl, *Die Pathologisierung des jüdischen Körpers*, S. 239-241; Efron, *Defenders of the Race*, besonders Kapitel 2; Kiefer, *Das Problem einer ›jüdischen Rasse‹*.

13 | Dinter, *Die Sünde wider das Blut*, S. 185.

14 | Ebd., S. 139.

15 | Ebd., S. 171.

16 | Ebd., S. 174 und S. 174f.

ersten Begegnung mit Hermann geregt hatte; Hermann war »der Gatte, nach dem ihr Blut [...] schrie«.[17]

»Deutschem« und »jüdischem Blut« wohnen nicht nur unterschiedliche Qualitäten inne, sie befinden sich auch in einem Kampf, in dem sich – und dies stellt die zentrale Botschaft des Romans dar – das »jüdische Blut« als das stärkere erweist und durchzusetzen vermag: Der Sohn, den Elisabeth gebiert, ist ein »dunkelhäutiges, mit pechschwarzem, krausem Kopfhaar bedecktes, menschenunähnliches Etwas. [...] Eine plattgedrückte Nase gab dem Kopfe etwas Affenähnliches.«[18] Das Kind, so die Diagnose des Arztes, schlug deutlich dem Großvater nach. Das »jüdische Blut«, das sich in einer »Neger«- und Affenähnlichkeit[19] manifestierte, hatte gegen das »deutsche Blut« von Hermann und Elisabeth die Oberhand gewonnen. »Atavismus« – so lautete die schlichte Diagnose des Arztes.[20]

Längere Ausführungen, die Hermanns intensive wissenschaftliche Recherchen widerspiegeln, klärten die Leserin und den Leser des Romans darüber auf, dass Atavismus das Erscheinen von Eigenschaften früherer Generationen bedeute. Besonders auffällig sei dies bei der »Kreuzung« verschiedener Rassen: »Während die erste Generation aus Mischtypen beider Eltern besteht, schlagen bereits in der zweiten Generation einzelne Individuen zum Typus eines der Großeltern zurück.«[21] Dies treffe auch auf »deutsch-jüdische Mischlinge« zu, da die Juden, so Hermanns Recherchen, die der deutschen Rasse »körperlich und geistig entgegengesetzte Rasse« seien,[22] eine Opposition, die sich weder durch Taufe noch »Kreuzung« aufheben lasse. Vielmehr wiesen »die deutsch-jüdischen Mischlinge [...] die minderwertigen Eigenschaften ihrer Eltern und Voreltern« auf. Ein deutscher Mann, der eine jüdische Frau und eine deutsche Frau, die einen jüdischen Mann heirate, »häuft endlos seelisches und körperliches Leid auch auf die eigenen Kinder und Kindeskinder: Furchtbar rächt sich an ihnen die Sünde wider das Blut.«[23]

17 | Ebd., S. 79 und S. 138.

18 | Ebd., S. 181.

19 | Weitere Tieranalogisierungen auf S. 98 (Affe), S. 99 (Pudel) und S. 142 (Pudel und Natter). In zeitgenössischer Perspektive galten Juden mit Afrikanern als »blutsverwandt«, die Afrikaner wiederum standen den Affen evolutionär nahe, vgl. dazu unter anderem Gilman, »The Jewish Nose«.

20 | Dinter, *Die Sünde wider das Blut*, S. 181. Das Motiv des Atavismus taucht auch in einer Bildergeschichte im *Simplicissimus* von 1902/1903 auf, in der es um einen Professor der Naturwissenschaft geht, der eine Ähnlichkeit zwischen Menschen- und Affenblut feststellt und deshalb mit einer Äffin ein Kind zu zeugen sucht. Der aus dieser ungleichen Paarung entstandene Sohn gerät äußerlich und charakterlich ganz nach dem Vater, doch das von dem Sohn wiederum gezeugte Kind schlägt der äffischen Großmutter nach. Während die Mutter des »Kindes« wahnsinnig wird, nimmt sich der Vater das Leben, derweilen der Großvater »ein epochemachendes Werk über den Atavismus« schrieb (Heine, »Schreckliche Folgen der Vivisektion«, S. 125). Neben dem Umstand, dass diese Bildergeschichte die damals virulenten Blutforschungen karikiert, zeigt sich hier deutlich, dass Dinter lediglich mit bereits vorhandenen Versatzstücken spielt.

21 | Dinter, *Die Sünde wider das Blut*, S. 182.

22 | Ebd., S. 184.

23 | Ebd., S. 186.

Hermann erschien diese Rassenlehre »hart und lieblos«. Als ausgebildeten Naturwissenschaftler reizte ihn nach einiger Zeit die wissenschaftliche Frage, ob nicht doch die Erziehung und nicht das Blut den Charakter und Geist präge und die Rassenlehre bloße »Gelehrtenweisheit« sei.[24] Hermann versuchte Elisabeth deshalb zur Zeugung eines zweiten Kindes zu überreden:

»Es *muss* ja nicht unbedingt in einem zweiten Kinde das Blut deines Vaters wirksam werden! Die Wahrscheinlichkeit, dass es nach unserm deutschen Wesen arten werde, ist ja viel größer als die entgegengesetzte! Das Blut deiner Mutter und das Blut meiner Eltern steht gegen das Blut deines Vaters wie drei zu eins!«[25]

Elisabeth erinnert Hermann an seine Studien, die besagten, dass immer das »feindliche«, »unedle Blut« über das »edle« siege. Ihr erstes Kind habe ja gezeigt, dass ihr Blut bereits »vergiftet«[26] sei. Elisabeth gelingt es nicht, Hermann von seinem Plan abzubringen, und auch ihr Vorschlag, er solle mit einer anderen Frau ein Kind zeugen, wird von ihm ausgeschlagen. Elisabeth wird wieder schwanger, und anhand des zweiten Kindes von Elisabeth und Hermann exemplizifiert der Roman zum dritten Mal die »Sünde wider das Blut«. Damit gehorcht die Logik des Erzählens derjenigen eines naturwissenschaftlichen Experiments.[27]

Hermann will nicht an die Rassenlehre glauben, sondern vertraut der althergebrachten Theorie des Versehens.[28] Während Elisabeths erneuter Schwangerschaft umgibt er sie mit Beethoven'scher Musik, Gemälden und ausgewählter Lektüre, obwohl in ihr wiederum »die Dämonen ihres vom Vater ererbten Blutes« zum Leben erweckt worden sind.[29] Allein, auch das zweite Kind ist »ein schwarzer, diesmal aber bildschöner Judenknabe«[30]. Elisabeth stirbt beim Anblick ihres Kindes, das Neugeborene selbst kurz darauf.[31] Der »deutsche« musikalische, visuelle und intellektuelle Einfluss hatte offenbar auf das Aussehen des Jungen eine günstige Auswirkung, allerdings bleibt das »jüdische Blut« dominant, wie die Beschreibung als »Judenknabe« nahelegt.

Nicht genug damit, dass Hermann am Beispiel seiner Frau und seinen zwei Kindern die Resultate der »Sünde wider das Blut« erfährt – der Roman behauptet anhand eines weiteren Experiments, dass sich das »jüdische Prinzip« auch dann als dominant herausstellt, wenn es nur einmal gewirkt hat: Hermanns zweite Frau Johanna – obwohl wie Hermann blond und blauäugig[32] – gebiert ihm »ein Kind mit schwarzem Kraushaar, dunkler Haut und dunklen Augen, ein echtes Judenkind«[33]. Wie Johanna Hermann gesteht, hatte sie bereits vor zehn Jahren das Kind eines

24 | Ebd., S. 187 und S. 193.
25 | Ebd., S. 196.
26 | Ebd., S. 197.
27 | Schmidt, »Im Westen eine ›Wissenschaft‹«, S. 107.
28 | Vgl. dazu Fischer-Homberger, *Krankheit Frau*, S. 115-127.
29 | Dinter, *Die Sünde wider das Blut*, S. 200.
30 | Ebd., S. 204.
31 | Ebd., S. 204f.
32 | Ebd., S. 261.
33 | Ebd., S. 265f.

jüdischen Offiziers geboren. Des Rätsels Lösung ist wiederum wissenschaftlich fundiert: In der Tierzucht, so belehrt der Roman, wurde die Erfahrung gemacht,

»dass ein edelrassiges Weibchen zur edlen Nachzucht für immer untauglich wird, wenn es nur ein einziges Mal von einem Männchen minderwertiger Rasse befruchtet wird. Durch eine solche aus unedlem männlichen Blute erzeugte Mutterschaft wird der ganze Organismus des edelrassigen weiblichen Geschöpfes vergiftet und nach der unedlen Rasse hin verändert, so dass es nur noch imstande ist, unedle Nachkommen zur Welt zu bringen, selbst im Falle der Befruchtung durch ein edelrassiges Männchen.«

Dieses tierzüchterische »Gesetz« wird direkt auf die Zeugung beim Menschen übertragen, und der Erzähler warnt das Publikum: »Nun ermesse man den Schaden, der jahraus jahrein der deutschen Rasse durch die Judenjünglinge zugefügt wird, die alljährlich *tausende* und abertausende *deutscher* Mädchen verführen!«[34]

Die »Sünde wider das Blut«, die »deutsch-jüdische Blutmischung« wird hier als Vergiftung des weiblichen Organismus, der symbolisch für den »deutschen Volkskörpers« steht, inszeniert. Das »deutsche Blut« erhält eine weibliche, das jüdische eine männliche Konnotation.[35] An anderen Stellen greift Dinter auf die Metapher der »Infektion« zurück. So wird beispielsweise von der »Verseuchung des deutschen Volkes durch jüdisches Blut« gesprochen,[36] eine Metaphorik, die auf die schon länger bestehende Figur des »jüdischen Vergifters« rekurrierte, wie sie sich etwa im Spätmittelalter im Kontext der Pestzüge artikulierte, als Juden vorgeworfen wurde, sie hätten die Brunnen vergiftet. Während im Mittelalter Juden das Vergiften des Wassers und damit der Bevölkerung zugeschrieben wurde, zielten die modernen Phantasien, wie sie auch bei Dinter manifest wurden, auf die Verseuchung eines anderen flüssigen Stoffes, der direkt im »Volkskörper« zirkulierte – das Blut.[37]

Juden werden in dieser Perspektive zur Infektionsquelle, im weitesten Sinne zum Bazillus, der das »Blut« des deutschen »Volkskörpers« vergiftet und verseucht. Damit ergab sich eine Überlagerung der Metaphern »Vergiftung« und »Infektion«[38] – und gleichzeitig auch der Metaphern »Blutmischung« und »Vererbung«. Denn via »Blutmischung« wurden nicht nur charakterliche Eigenschaften, sondern eben

34 | Ebd., S. 266.

35 | Essner, *Die ›Nürnberger Gesetze‹*, S. 36.

36 | Dinter, *Die Sünde wider das Blut*, S. 275. Zweimal wird im Roman auch direkt auf Infektionskrankheiten Bezug genommen, nämlich die Syphilis (S. 69) und die Diphtherie (S. 194). Vgl. für den Aspekt der Syphilis im Roman den überaus interessanten Aufsatz von Geller, »Blood Sin«. Vgl. zur Syphilis als blutverseuchender Krankheit auch Fleck, *Entstehung und Entwicklung*, zur angeblich besonderen Resistenz von Juden gegenüber der Syphilis beispielsweise Gilman, *Franz Kafka*, und zur antisemitischen Diskussion um das Heilmittel Salvarsan Ehrke, *Antisemitismus in der Medizin*. Von den »jüdischen« Protagonisten wird auch selbst Bezug auf die Infektion genommen, vgl. Dinter, *Die Sünde wider das Blut*, S. 214, S. 219; in diesem Kontext taucht auch der Begriff des Impfens auf, vgl. zur antisemitischen Seite der Impfdiskussion Ehrke, *Antisemitismus in der Medizin*, S. 92f., sowie Hödl, *Die Pathologisierung des jüdischen Körpers*, S. 69.

37 | Vgl. auch Ehrke, *Antisemitismus in der Medizin*, S. 93, sowie Hödl, *Die Pathologisierung des jüdischen Körpers*, S. 62-69.

38 | Vgl. auch Erb/Bergmann, *Die Nachtseite der Judenemanzipation*, S. 213.

auch Infektionen übertragen. Blut war damit nicht nur Prinzip der Vererbung, sondern das Medium der Übertragung schlechthin; Infektion und Vererbung kreuzten sich in der »Blutmischung«.

In *Die Sünde wider das Blut* bedrohen Juden die Ökonomie des Blutes des »deutschen Volkskörpers« nicht nur, weil sie es potentiell »verseuchen«. Hermann scheint zu spüren, dass es sich bei seiner Liebe zu Elisabeth um eine tödliche Verbindung handelt: »Sollte er sich nicht ganz verbluten, so galt es jetzt rasch und unwiderruflich ein Ende zu machen.«[39] Auch wenn schließlich Elisabeth stirbt, ist es doch der »deutsche Volkskörper«, der an dieser Liebe leidet und verblutet. Der deutsche Volkskörper verblutet aber nicht nur wegen dieser »verhängnisvollen Mischungen«[40], sondern auch, weil jüdische Geschäftsmänner ihm in vampirhafter Manier Blut und Geld entziehen. Das Stereotyp des Juden als Vampir ist gleichfalls als säkularisierte Form einer mittelalterlichen antijudaistischen Anschuldigung zu verstehen, dem Gottesmordvorwurf, wie er sich in Ritualmord- und Hostienschändungsanschuldigungen manifestierte.[41] Der religiöse Vampir, der das christliche Blut trinkt, transformierte sich in einen »Vampir der Finanzgeschäfte«[42]. In diesem Sinne schreibt Dinter über Burghamer, den Vater Elisabeths:

»Er war das große mitleidlose Herz, das Menschenblut aufsaugte, um es in bares Geld zu verwandeln, mochte es nun aus den Adern von Weißen oder Schwarzen, Gelben oder Roten, Christen oder Heiden springen. Über die Leichen von Menschen und Familien, ja von ganzen Völkern schritt er lächelnd hinweg, wenn er Geld aus ihnen machen konnte.«[43]

Die Verzahnung und Austauschbarkeit von »Blut« und »Geld«, wie sie in dieser Passage deutlich wird, ist ein Topos, der bereits bei Thomas Hobbes' *Leviathan* auftaucht und auch William Harveys Entdeckung des Blutkreislaufs zugrunde liegt.[44] Sie tritt beim »jüdischen Vampir« besonders prägnant in Erscheinung und wird nicht zuletzt in Bram Stokers stilbildendem Roman *Dracula* formuliert: Eine Dracula mit einem Messer zugefügte Wunde lässt kein Blut, sondern »a bundle of banknotes and a stream of gold« fließen.[45]

---

39 | Dinter, *Die Sünde wider das Blut*, S. 145.

40 | Ebd., S. 178.

41 | Von der Heiden, *Der Jude als Medium*, S. 178. Die Rede von blutsaugenden Insekten wie Wanzen, Flöhen und Läusen kommt im Übrigen erst mit dem Ersten Weltkrieg auf, vgl. Jansen, ›*Schädlinge*‹, S. 78, S. 250. Zum Vorwurf des Ritualmords und der Hostienschändung vgl. auch Kapitel 2.

42 | Von Braun, »Und der Feind ist Fleisch geworden«, S. 173.

43 | Dinter, *Die Sünde wider das Blut*, S. 209, ähnlich S. 185. Das Vampirmotiv kann auch als Parasitismus gedeutet werden; wie der Parasit lebt der Vampir von einem anderen Wesen, vgl. zum Motiv des »jüdischen Parasiten« den exzellenten Aufsatz von Bein, »The Jewish Parasite«.

44 | Braun, »Blut als Metapher«, S. 17, vgl. dazu auch Heiden, *Der Jude als Medium*, S. 172f., sowie Vogl, »Kreisläufe«. Die imaginäre Ähnlichkeitsbeziehung zwischen Geld und Blut zeigt sich auch in Bezeichnungen wie »Geldrollenbildung« und »Blutbank«.

45 | Stoker, *Dracula*, S. 306. Vgl. zur antisemitischen Komponente unter anderem Halberstam, *Skins Shows*, besonders S. 91-101.

Die Gleichsetzung von Juden und Vampiren begegnet explizit noch einmal am Schluss des Romans in einer politischen Handlungsanweisung, die einer der Gründe dafür ist, dass Dinter in der historiographischen Diskussion als geistiger Urheber der Nürnberger Gesetze und zum Vordenker des Holocaust eingeordnet wird:[46]

»Wenn es dem deutschen Volke nicht gelingt, den jüdischen Vampyr, den es ahnungslos mit seinem Herzblute großsäugt, von sich abzuschütteln und unschädlich zu machen - und das ist schon durch gesetzliche Maßnahmen möglich - so wird es in absehbarer Zeit zugrunde gehen.«[47]

Dinters Roman brachte antisemitische Klischees zwar nicht besonders einfallsreich, aber in höchst verdichteter Weise und mit großem Erfolg in Umlauf. Ein wichtiger Aspekt des Buches ist außerdem, dass die Wissenschaft bei der Produktion der fundamentalen Differenz von »deutschem« und »jüdischem Blut« eine zentrale Rolle einnimmt. Indem sich der Roman einen wissenschaftlichen Anstrich verleiht – beispielsweise durch einen fünfzigseitigen Anmerkungsapparat[48] und langatmige vermeintlich wissenschaftliche Ausführungen im Romantext selbst[49] – erscheint die Differenz zwischen »deutschem« und »jüdischem Blut« als tatsächlich und nicht bloß metaphorisch existent. Zwei Beispiele: Hermann spricht bezüglich »Rasse« davon, dass »die Art unseres Empfindens und Denkens [...] in innigster Beziehung und Wechselwirkung zu der Art unseres Blutes und Nervenstoffes« stehe.[50] Und er erklärt Elisabeth in aller Ausführlichkeit die »Feindlichkeit der Elemente [...], aus denen ihr Blut gemischt war«[51]. Indem Hermann als Doktor der Chemie eingeführt wird, der noch dazu mit einer Arbeit über Eiweißchemie promoviert hatte, erhalten die Aussagen den Rang einer wissenschaftlichen Tatsache, und »Blut« wird als tatsächlicher Marker einer Rassendifferenz konstituiert. Die Metapher der »Blutmischung« wird durch die Bezugnahme auf wissenschaftliches Wissen in eine Sphäre der Wörtlichkeit überführt, so dass die Zeugung nicht nur im übertragenen Sinne als »Blutmischung« erscheint.

46 | Hartung, »Artur Dinter«, S. 121; vgl. auch Kren/Morris, »Race and Spirituality«, S. 246f.

47 | Dinter, *Die Sünde wider das Blut*, S. 278.

48 | Dinter, *Die Sünde wider das Blut*, S. 283-335; dazu Schmidt, »Im Westen eine ›Wissenschaft‹«, S. 101-105; Krobb, »Writing Racism«, S. 154f., S. 159. Außerdem findet sich eine siebenseitige »Schriftenkunde zur Einführung in die Judenfrage« (Dinter, *Die Sünde wider das Blut*, S. 336-342).

49 | So wird beispielsweise das »jüdische« Aussehen des ersten Kindes über mehrere Seiten hinweg wissenschaftlich hergeleitet (Dinter, *Die Sünde wider das Blut*, S. 182-187).

50 | Dinter, *Die Sünde wider das Blut*, S. 124.

51 | Ebd., S. 139.

4.2 REZEPTION UND RESONANZEN

Hans Reimann, ein populärer und zur Zeit der Weimarer Republik linksstehender Schriftsteller, publizierte mit *Die Dinte wider das Blut* unter dem Pseudonym Artur Sünder eine Parodie des Dinter'schen Romans und persiflierte insbesondere Dinters Changieren zwischen wissenschaftlicher und metaphorischer Sprache.[52] Wie Dinters Roman beginnt auch Reimanns Parodie mit einem Experiment: »Deutsches« und »jüdisches Blut« stehen sich in einem bakteriologischen Versuch des Reimann'schen Protagonisten Hermann Stänker in einer Kristallschale feindlich gegenüber. Während das »deutsche Blut« durch »arische Blutkörperchen« symbolisiert wird, stehen für das »jüdische Blut« nicht etwa »jüdische Blutkörperchen«, sondern vielmehr »jüdische Bakterien«, so genannte »Semitokokken«.[53] Reimann legte Dinters »kontagionistischen Antisemitismus«[54] und die implizit vorhandene Gleichsetzung von »jüdischem Blut« und »Bakterium« frei. Wie in Dinters Versuchsanordnung endet das feindliche Zusammentreffen von »Teutonenblut« und »halbmondförmig gekurvten Semitokokken«[55] in der Petrischale für das »deutsche Blut« fatal. Trotz zahlreicher Versuche, diesen für das »deutsche Blut« unerfreulichen Ausgang abzuwenden – Durchtränken der »arischen Blutkörperchen« mit »nationalem Bewusstsein« durch pulverisierte »Büsten und Statuetten der Dynastie Hohenzollern« oder das Pressen »eine[r] Serie israelitischer Keimzellen in Houston Stewart Chamberlains gesammelten Werken« –, blieb der »gewünschte Erfolg« aus.[56]

Neben Reimanns überaus erfolgreicher Parodie erschienen Rezensionen, die sich teils positiv, teils kritisch mit Dinters Roman auseinandersetzten.[57] Thomas

---

52 | Vgl. zu Reimanns politischem Umschwung in den frühen 1930er Jahren unter anderem Meyer, *Paul Steegemann Verlag*, S. 88-90; Zuckmayer, *Geheimreport*, S. 16, S. 85. In dem kurzen Text »Dinter in München« (1923) beschreibt Reimann, wie er Dinter erstmals gesehen hat. Neben Reimanns Parodie finden sich weitere literarische Reaktionen, so die 1921 im *Vorwärts* publizierte Kurzgeschichte »Die Großmutter« (Morris, *German Nationalist Fiction*, S. 308). Ebenfalls von linker Seite erschien ein Roman von Emil Felden, Mitglied der SPD sowie des »Vereins zur Abwehr des Antisemitismus«. Feldens *Die Sünde wider das Volk* war aber laut Morris nicht einmal in demokratischen Kreisen erfolgreich, nur der *Vorwärts* druckte eine glühende Rezension (*German Nationalist Fiction*, S. 314f.). Eine Rezension zu Felden von deutsch-jüdischer Seite: Elb, »Der Roman als Kampfmittel«. Vgl. auch Schmidt, »Im Westen eine ›Wissenschaft‹«, S. 135f. sowie S. 97f. zu den Parodien.

53 | Reimann, *Die Dinte wider das Blut*, S. 13 und S. 21. Vgl. zum Verhältnis »Blut« und »Tinte« den gleichnamigen Aufsatz Brauns.

54 | Diesen Begriff hat Essner, *Die ›Nürnberger Gesetze‹*, S. 32-40, geprägt; auf den genannten Seiten geht es ebenfalls um Dinter und Reimann.

55 | Die spezifische Form des Halbmonds ist einerseits als Orientalismus zu lesen, andererseits taucht hier wieder das Motiv der »Halbheit« auf; möglicherweise ist die Halbmondform auch eine Anspielung auf die angebliche Form der »jüdischen« Nase.

56 | Reimann, *Die Dinte wider das Blut*, S. 22 und S. 23.

57 | Vgl. für eine detaillierte Behandlung der Rezeption des Romans Morris, *German Nationalist Fiction*, S. 293-320. Grundsätzlich kritisiert wurde der Roman von liberaler Seite, so im *Berliner Tageblatt*, und erwartungsgemäß von linker Seite, so in *Vorwärts*, *Weltbühne* und *Tagebuch*. Von deutsch-jüdischer Seite wurde die Rezeption des Romans mit Aufmerksam-

Manns Ausspruch, dass er den Roman »nicht ohne Widerstand« gelesen habe, zirkulierte weit.[58] Die von Dinter postulierte Wissenschaftlichkeit wurde gerade in wissenschaftlichen Kreisen kritisch aufgenommen. So bezeichnete der Theologe Hermann Strack, Autor des Buches *Blut im Glauben und Aberglauben*, den Roman nicht nur als »Sünde gegen die Kunst« und »wider das Vaterland«, sondern auch als »Sünde gegen die Wissenschaft«.[59] Er kritisierte Dinters theologische Ausführungen und wies ihm diesbezüglich zahlreiche Fehler nach.[60] Auch naturwissenschaftlichen Kriterien hielt Dinters Roman nicht stand. Fritz Lenz, der 1923 den ersten deutschen Lehrstuhl für Rassenhygiene besetzen sollte, widmete dem Roman 1921 im *ARGB* eine ausführliche Rezension und bezichtigte Dinter eines »hysterische[n] Antisemitismus«, von dem er sich selbst klar distanzierte. Zwar konnte auch Lenz »die Vermischung stark verschiedener Rassen«, wie sie die »Germanen und Juden« darstellten, keineswegs gutheißen.[61] Nichtsdestotrotz kritisierte er die wissenschaftliche Fundierung des Buches aufs Schärfste:

»Dinter will über Tatsachen der Rassenbiologie aufklären. Er selber aber bedürfte dieser Aufklärung zu allererst. Es ist zwar ein verbreiteter Aberglaube unter Tierzüchtern, dass die Befruchtung eines Weibchens durch ein Männchen auf eine spätere Befruchtung desselben Weibchens durch ein anderes Männchen nachwirken könne; die zahlreichen Erfahrungen und Versuche der wissenschaftlichen Erblichkeitsforschung haben diese Vorstellung aber als völlig unhaltbar erwiesen.«[62]

Auch die von Dinter postulierte Dominanz des »jüdischen Typus« wurde von Lenz ins Reich der Fiktion verwiesen.[63]

Die von Lenz als Aberglauben gebrandmarkte Vorstellung der Imprägnation, auch Telegonie genannt, war jedoch nicht nur in tierzüchterischen, sondern auch in wissenschaftlichen Kreisen durchaus verbreitet,[64] und gerade diese von Dinter in

keit verfolgt, wenn auch die Einschätzung des Rezensenten Felix Goldmann *Im deutschen Reich*, dass der Roman nicht »viele Freunde« gewinnen werde, falsch war (»Schundliteratur«, S. 34). Von nationalistischer Seite und besonders der radikal-völkischen Presse wurde er positiv aufgenommen (Morris, *German Nationalist Fiction*, S. 300f.).

58 | Manns Aussage erschien, neben der anderer Gelehrter, in der *Dresdner Volkszeitung*, gegen die Dinter in der Folge Klage erhob (Hartung, »Artur Dinter«, S. 118f.; vgl. auch Morris, *German Nationalist Fiction*, S. 319f.); Manns Verdikt wurde später wieder abgedruckt, vgl. Mann, »Gegen Artur Dinters Buch«.

59 | Strack, »Artur Dinter«, S. 24, S. 29, S. 26. Zu Stracks Buch vgl. Kapitel 2.

60 | Ebd., S. 26-29. In deutsch-jüdischen Kreisen wurde Stracks Schrift positiv zur Kenntnis genommen: Alexander, »Zeitschau«, S. 377.

61 | Lenz, »Aus verwandten Gebieten«, S. 231.

62 | Ebd., S. 228.

63 | Ebd., S. 230. Die Kritik von Lenz wird vom »Berliner Einstein-Töter« Paul Weyland, der sich ebenfalls kritisch gegen Dinter und insbesondere den »Schein der Wissenschaftlichkeit« äußerte, positiv aufgenommen: Weyland, *Die Sünde wider den gesunden Menschenverstand*, S. 4f. Zu Weyland: Kleinert, »Paul Weyland, der Berliner Einstein-Töter«.

64 | Davon zeugt die Rezension der zweiten Auflage von Hermann Rohleders mehrbändigen *Monographien über die Zeugung beim Menschen* von 1924: Fetscher, »Rohleder«, S. 343, beklagt, dass dieser »recht kritiklos die in Laienkreisen verbreitete Ansicht [übernimmt],

Umlauf gesetzte Idee fand, in naturwissenschaftliche Sprache gekleidet, Eingang in die antisemitische Literatur.[65] Besonders ausgeprägt findet sie sich bei Julius Streicher, bis Ende 1928 enger Freund Dinters und Herausgeber des antisemitischen Hetzblattes *Der Stürmer*, das Dinters These der »Sünde wider das Blut« exzessive vertrat.[66] In einer 1934 gehaltenen Rede kleidete Streicher Dinters wissenschaftlich unterlegte Blutmischungsmetaphorik in die noch präziser scheinende Rede von Eiweiß und Blut:

»Artfremdes Eiweiss ist der Same eines Mannes von anderer Rasse [...], [der] bei der Begattung [...] von dem weiblichen Mutterboden aufgesaugt und so in das Blut über[geht]. [...] Ein einziger Beischlaf eines Juden bei einer arischen Frau genügt, um deren Blut für immer zu vergiften. *Sie hat mit dem »artfremden Eiweiss« auch die fremde Seele in sich aufgenommen.* Sie kann nie mehr, auch wenn sie einen arischen Mann heiratet, rein arische Kinder bekommen, sondern nur Bastarde, in deren Brust zwei Seelen wohnen und denen man körperlich die Mischrasse ansieht. Auch deren Kinder werden wieder Mischlinge sein, das heisst hässliche Menschen von unstetem Charakter und mit Neigung zu körperlichen Leiden. Man nennt diesen Vorgang ›Imprägnation‹.«[67]

---

dass die Kohabitation eines rassereinen Tieres mit einem nicht reinrassigen auch später reinrassige Paarungen verderben könne«.

65 | Vgl. dazu den Roman *Ursel Unbekannt* von Otto Hauser (1922). Dort wird der Erzähler gefragt, ob »wirklich der Verkehr einer arischen Frau mit einem Juden deren Blut für immer verderbe, so dass sie nicht mehr rein arische Kinder zur Welt bringen könne«. Der Erzähler gibt Dinter Recht und weist nochmals auf naturwissenschaftliche Ergebnisse hin: »Tatsächlich vermeiden die Züchter von Rassetieren aufs strengste, ein rassereines Weibchen jemals mit einem nicht rassereinen Männchen oder gar andersrassigen Männchen zu decken. Die Erfahrung muss bestehn, dass die Zucht dadurch für alle Zeiten verdorben sei. Jüngst wurde der Versuch mit einer Stute gemacht. Man deckte sie mit einem Quagga, und noch die Jungen des dritten Wurfes - der zweite und dritte stammte wieder von einem Pferdehengst - zeigten die Streifung im Fell. Man kann sich den Vorgang nicht anders erklären, als dass im Weibchen mit der Aufnahme des männlichen Samens eine Art chemischer Reaktion erfolge, die es für lange hinaus verwandle, wie eine mit Indigo gefärbte Flüssigkeit durch den Zusatz eines Tropfens Säure rot gefärbt wird. Daher erklärt es sich dann, warum die Kinder der zweiten Ehe bisweilen dem ersten Manne ähnlich sind« (S. 57f.).

66 | Morris, *German Nationalist Fiction*, S. 395f.

67 | Streicher, »Artfremdes Eiweiß«, S. 424. Die Verschiebung auf die Eiweißmetaphorik, die das Blut zu symbolisieren beginnt, findet sich auch im Roman *Patrouille gegen den Tod* (1939) von Rudolf Heinrich Daumann: »Unsere Verdauung hat in erster Linie den Zweck, das Fremdeiweiss zu entgiften. Spritzen Sie einmal Ihren Versuchskarnickeln Aalblut ein! Wie vom Blut getötet werden sie zusammensinken, und dabei wird es all Ihrem Verstande nicht gelingen, auch nur die geringste Spur eines Giftstoffes im Aalblut nachzuweisen. Fremdeiweiß ist giftig, und in unserm Kulturleben sind immer mehr Fremdeiweißstoffe auf unsere Tafel marschiert: aus dem Mittelmeer die Sardinen und die Thunfische, Krabben aus allen Ozeanen, Gefrierfleisch aus Australien und Argentinien, die Kartoffeln, die Sojabohne, Walöl aus den antarktischen Meeren« (S. 45f.). Für eine Analyse des Romans vgl. Gilman, »Plague in Germany«.

Streichers Modifikation der Dinter'schen Theorie der Imprägnation – bei Streicher muss es nicht zur Zeugung kommen, ein Sexualkontakt genügt bereits vollauf[68] – wurde 1935 vom Rassenpolitischen Amt der NSDAP ausdrücklich als »Irrlehre« bezeichnet. Denn wenn eine Arierin durch Geschlechtsverkehr mit einem Juden zur Jüdin werde, dann »müsste umgekehrt jede Jüdin, die Geschlechtsbeziehungen mit einem Arier hat, Arierin werden können. Die Judenfrage könnte dann allerdings eine sehr einfache Lösung finden, aber leider ist das nicht der Fall. [...] Der Rassengedanke des Nationalsozialismus basiert auf der Anerkennung der Tatsache, das [sic] die rassischen Merkmale eines Menschen durch die Vererbung bestimmt sind.«[69] Während das Rassenpolitische Amt auf der Trennung von Vererbung und Infektion bestand, wurde gerade diese Differenz bei Dinter und Streicher aufgehoben.[70] Nicht zuletzt deshalb zeigt Streichers Rede von 1934 in pointierter Form, womit die Metapher des Blutes in der Weimarer Republik beziehungsweise kurz nach deren Ende assoziiert wurde – Reinheit, Mischung, Infektion, Vererbung, Judentum, Wissenschaft – und wie folgenreich Dinters Verdichtungsleistung war.

Dass es sich in Dinters Roman um eine Synthese vorhandener antisemitischer Versatzstücke handelte – die symptomatischerweise während des Ersten Weltkrieges entstand und Folgen bis weit in den Nationalsozialismus hinein hatte – und keineswegs um einen originellen oder gar idiosynkratischen Beitrag, zeigen weitere Beispiele, die allesamt Variationen des immer gleichen Stoffes sind. So wurde etwa im Zusammenhang mit der »Schwarzen Schmach am Rhein«, die ab 1920 ins öffentliche Bewusstsein rückte,[71] afrikanischen Soldaten eine »zügellose [...] Bestialität«[72] zugeschrieben, die sich auch darin äußere, dass manche der weiblichen Opfer »mit Bisswunden«[73] aufgefunden wurden: »Die Schwarzen, besonders die Marokkaner beißen in ihrer Wut ihren Opfern die Schlagader am Halse an und saugen gierig von dem Blut.«[74] Auch hier ging das vampirische Aussaugen mit Infektion

68 | Essner, *Die ›Nürnberger Gesetze‹*, S. 39.

69 | Zit. nach Essner, *Die ›Nürnberger Gesetze‹*, S. 40.

70 | In diesem Sinne finden sich hier die beiden Formen des Antisemitismus, die Essner identifiziert hat, das kontagionistische Theorem, wie es unter anderem von Dinter vertreten wurde, und eine erbbiologische Richtung. Die »Nürnberger Gesetze« können als »labile[r] Kompromiss« zwischen den beiden Positionen betrachtet werden (Essner, *Die ›Nürnberger Gesetze‹*, S. 445).

71 | Koller, *›Von Wilden aller Rassen niedergemetzelt‹*, S. 207. Die Literatur zur »Schwarzen Schmach am Rhein« und ihren Folgen, den so genannten »Rheinlandbastarden« und deren Sterilisierung im Nationalsozialismus, ist in den letzten Jahren stark angewachsen, vgl. auch El-Tayeb, *Schwarze Deutsche*, S. 158-202; Grosse, »Kolonialismus und das Problem der ›Rassenmischung‹«; Martin, »Die Kampagne gegen die ›Schwarze Schmach‹«; Marks, »Black Watch on the Rhine«; Mass, »Von der ›schwarzen Schmach‹ zur ›deutschen Heimat‹«; dies., *Weiße Helden, schwarze Krieger*, S. 71-120; Lebzelter, »Die ›Schwarze Schmach‹«; Pommerin, *›Sterilisierung der Rheinlandbastarde‹*; Schüler, »The ›Horror on the Rhine‹«; Przyrembel, *›Rassenschande‹*, S. 48-56; Wigger, *Die ›Schwarze Schmach am Rhein‹*.

72 | Lang, *Die schwarze Schmach*, S. 8.

73 | Ebd., S. 8.

74 | Saar, zit.n. Koller, *›Von Wilden aller Rassen niedergemetzelt‹*, S. 239. In literarischen Verarbeitungen tauchte die Blutmetaphorik im Titel ebenfalls auf, vgl. den 1923 unter dem

einher, galten die kolonialen Soldaten doch auch als »schwarze Pest«[75] und insbesondere mit Geschlechtskrankheiten »verseucht«.[76] Von Infektion und Mischung konnte deshalb im selben Atemzug die Rede sein: Die »Rassenschändung«, wie sie am Rhein vermutet wurde, galt zugleich als »Mulattisierung und Syphilisierung des deutschen Volkes«[77] und hatte angeblich degenerative, atavistische Folgen.[78] Es erstaunt nicht, dass in Hitlers *Mein Kampf* das »internationale Judentum« als Drahtzieher hinter der französischen Stationierung schwarzer Soldaten im Rheinland gesehen wurde.[79] Auch die nach dem Ersten Weltkrieg einsetzenden Bestrebungen im deutschen Adel, der für die Symbolik des Blutes besonders disponiert war, in einer seltsamen Verkehrung antisemitischer Adelskritik Statuten zur adeligen Blutsreinheit zu errichten, lassen sich in dasselbe argumentative Muster einfügen.[80] Mit der 1920 für den gesamten deutschen Adel eingeführten Matrikel Edda – der Abkürzung für »Eisernes Buch deutschen Adels Deutscher Art« – wurde ein umfassendes »Blutsbekenntnis« gefordert, das mit Rekurs auf Dinter formuliert worden war:[81] In einer schriftlichen Erklärung musste bestätigt werden, dass unter den eigenen »32 Vorfahren von Vaters und Mutters Seite« wie auch der des Ehegatten allerhöchstens ein einziger semitisch oder farbig sei.[82] »Blutrein« bedeutete also hauptsächlich »judenrein«, und damit auch frei von Infektion, wie die Aussage, dass gewisse Familien »mit nichtarischem Blut infiziert« seien, zeigt.[83] Selbst ein scheinbares Gegenbei-

Pseudonym »Ajax« veröffentlichten Roman *Ruhr-Apachen: Der Roman von Frankreichs Blutschuld.*

75 | Vgl. unter vielen Beveridge, *Die Schwarze Schmach*, S. 29.

76 | Meist war bei den Infektionskrankheiten von der Syphilis die Rede, Lang nannte aber auch die Tuberkulose (*Die schwarze Schmach*, S. 12).

77 | Lang, *Die schwarze Schmach*, S. 11; eine ähnliche Argumentation findet sich in der *Ärztlichen Rundschau* von 1920 (Lebzelter, »Die ›Schwarze Schmach‹«, S. 50). Vgl. auch die Bemerkungen zur »Schwarzen Schmach« in Hans Günthers überaus populärer *Rassenkunde des deutschen Volkes* von 1922, wo die »Verseuchung des deutschen Blutes mit Geschlechtskrankheiten« ebenfalls »mit dem Blut der dunklen Rassenmischungen Afrikas und Asiens« ineinanderfällt (Günther, zit.n. Koller, ›*Von Wilden aller Rassen niedergemetzelt*‹, S. 246).

78 | So unter anderem Lang, *Die schwarze Schmach*, S. 8; vgl. auch Wigger, *Die ›Schwarze Schmach am Rhein‹*, S. 151.

79 | Koller, ›*Von Wilden aller Rassen niedergemetzelt*‹, S. 246-249; Lebzelter, »Die ›Schwarze Schmach‹«, S. 54f.

80 | Vgl. dazu überzeugend Malinowski, *Vom König zum Führer*, S. 336-357, sowie auf den Aspekt des Blutes kondensiert: ders., »Vom blauen zum reinen Blut«.

81 | Vgl. zur Edda, aber auch zur Einführung von Arierparagraphen in verschiedenen adeligen Organisationen wie der einflussreichen *Deutschen Adelsgenossenschaft* Malinowski, *Vom König zum Führer*, S. 336-350; zum Einfluss Dinters ders., *Vom König zum Führer*, S. 337f.

82 | Houwald, »Erwiderung auf den Aufsatz ›Adelsbuch und Rassenreinheit‹«, S. 98; vgl. dazu Malinowski, *Vom König zum Führer*, S. 344.

83 | Aretin, zit.n. Malinowski, *Vom König zum Führer*, S. 349. In der deutsch-jüdischen Zeitschrift *Im deutschen Reich* wurden die Edda, aber auch der von der Deutschen Adelsgenossenschaft eingeführte Arierparagraph kritisch und besorgt zur Kenntnis genommen (O.A., »Abstammungsschnüffelei«).

spiel dieser klar antisemitischen Codierung, die Blut im Fadenkreuz von verloren gegangener Reinheit sowie Mischung als Infektion situiert, wie der Roman *Vampir* des Bestsellerautors Hanns Heinz Ewers von 1920 war Teil dieses Diskurses, wenn auch in philosemitischer Perspektive, die letztlich aber auch nichts anderes als eine Spielart des Antisemitismus darstellt.[84]

Gemein war all diesen Aussagen um 1918, dass sie Blut im Spannungsfeld von Reinheit und Mischung verorteten und sich Blutmischung, Infektion und Vererbung überlagerten. Diese Konstellation war keineswegs neu. Bereits antike Autoren waren davon überzeugt, dass die Blutmischung Vererbung beinhaltete, und wie hartnäckig sich diese Vorstellung bis in die Neuzeit hielt, zeigte das Beispiel Galtons.[85] Mit den Untersuchungen von Dungern und Hirszfeld wurden die Blutgruppen dann zu einem Merkmal der Vererbung erhoben. Auch die Assoziation von Infektion und (Blut-)Mischung lässt sich bis in die Antike zurückverfolgen, wo Krankheiten und Blut eng aneinander gekoppelt waren und Blutreinigungen an der Tagesordnung standen. In modifizierter Form findet sich die Verbindung von Blut und Krankheit in der Serologie wieder. Zwar ist das Blut hier nicht mehr Krankheitsträger, sondern nur noch Überträger (von Infektionskrankheiten), es nimmt aber nach dem zellularpathologischen Exil zumindest epistemologisch wieder einen zentralen Platz ein. Die Bedeutung von »verseuchtem Blut« erfährt insofern eine moderne wissenschaftliche Wendung. Folgt man Owsei Temkins klassischer Studie zum Infektionsbegriff, zeigt sich eine Überlagerung von Vermischung und Infektion bereits im lateinischen *inficere*, dessen Stammbedeutung Temkin folgendermaßen beschreibt: »in etwas stecken oder eintauchen, wobei dieses Etwas eine Farbe sein kann; oder mit etwas mischen, insbesondere mit einem Gift; oder etwas beflecken, in dem Sinn, dass dieses Etwas besudelt, verdorben oder verunstaltet wird.«[86] Und er schließt: »So wollen wir uns also merken, dass eine Infektion grundsätzlich eine Verunreinigung ist.«[87] Und, so muss man anfügen, dass Vermischung grundsätzlich Verunreinigung ist und mit Infektion einhergeht.

Die Verschränkung von Vererbung und Infektion wiederum verläuft im Wesentlichen über das Moment der »Übertragung«. Dabei kann man zwischen horizontaler Übertragung, welche die Infektion umfasst, und vertikaler Übertragung, die sich

84 | Ewers' *Vampir* war der letzte Band einer erfolgreichen Trilogie (*Der Zauberlehrling oder die Teufelsjäger* (1909), *Alraune* (1911)); *Vampir* erreichte zwei Jahre nach Erscheinen eine Auflage von 77.000 (Ruthner, *Unheimliche Wiederkehr*, S. 53, Fußnote 9). Vgl. zu Ewers unter anderem Brandenburg, *Hanns Heinz Ewers*; Knobloch, *Hanns Heinz Ewers*; Kugel, *Der Unverbesserliche*; Ruthner, *Unheimliche Wiederkehr.* Zu Ewers philosemitischer Position: Ewers, »Why I Am a Philosemite«; zu Antisemitismus und Philosemitismus als »zwei Seiten derselben Medaille«: Heiden, *Der Jude als Medium*, S. 224. Ewers Roman wurde 1921 ebenfalls durch Reimann parodiert, der diesmal allerdings das Blut nicht besonders fokussierte: Reimann, *Ewers*. – Auch der Vampirfilmklassiker *Nosferatu* von Friedrich Wilhelm Murnau (1922) trägt, bei genauer Analyse, deutlich antisemitische Züge und stellt Blut ebenfalls in den Kontext der Infektion, vgl. Müller, »Der Vampir als Volksfeind«; Gelder, *Reading the Vampire*, S. 97; Spörri, »Jüdische Bakterien«; vgl. zur Codierung des Vampirs als des Anderen generell Halberstam, *Skin Shows*.

85 | Vgl. Kapitel 2.1.

86 | Temkin, »Eine historische Analyse des Infektionsbegriffs«, S. 45.

87 | Ebd., S. 46.

auf vererbbare Eigenschaften bezieht, unterscheiden.[88] Diese Differenzierung ist allerdings erst mit der bakteriologischen »Revolution« und der »Wiederentdeckung« Mendels überhaupt zu treffen.[89] Diverse Fallstudien zeigen jedoch, dass sich auch nach 1900 die Verknüpfung von horizontaler und vertikaler Übertragung hartnäckig hielt und Erbfaktoren in der Bakteriologie immer wieder auftauchten, wie umgekehrt etwa Infektionskrankheiten als Erbkrankheiten galten.[90] Strukturelle Gemeinsamkeiten lassen sich neben derjenigen der »Übertragung« mühelos eruieren: So spricht man um die Jahrhundertwende und auch danach mit großer Selbstverständlichkeit von »Keimen der Vererbung«, aber auch von »Infektionskeimen«.[91] Dass diese »Keime«, die entweder Krankheiten oder erbliche Merkmale übertragen, für das bloße Auge unsichtbar sind, stellt eine weitere Ähnlichkeit dar,[92] wie auch, dass sie in gewissen Fällen nach außen hin gar nicht erst sichtbar werden. In der Bakteriologie war man in den frühen 1890er Jahren darauf gestoßen, dass auch scheinbar gesunde Individuen bakteriell verseucht sein konnten und damit eine beträchtliche Ansteckungsgefahr darstellten.[93] Mary Mallon, als »Typhoid Mary« in die Geschichte eingegangen, ist wohl eines der bekanntesten Beispiele für diese so genannten »Träger« und »Trägerinnen«, die man heute als *super-spreader* bezeichnet.[94] Infektion konnte also auch ohne sichtbare Krankheitszeichen vor sich gehen, und ähnlich verhielt es sich mit der Vererbung von rezessiven Eigenschaften, die sich unsichtbar vererbten und plötzlich in Erscheinung treten konnten.[95] Die Unterscheidung in dominant und rezessiv barg per se das Potential der »Unreinheit«, wie das Beispiel von Dungern und Hirszfeld zeigte.

Die Konfiguration von Blut, Reinheit und Mischung, die Vererbung wie Infektion bedeuten kann und damit Vererbung und Infektion in eins fallen lässt, ist nach dem Ende des Ersten Weltkriegs wie sich zeigt nicht sonderlich neu, sie hat allerdings zu diesem historischen Zeitpunkt ihre spezifischen wissenschaftlichen Konnotationen. Außergewöhnlich war in diesem Geflecht jedoch der Faktor des »Jüdischen« und die antisemitische Komponente, die das Reden über das Blut strukturierten. Auch dies ist, so könnte man einwenden, nicht neuartig, drehten sich doch auch die antijudaistischen Stereotypen von Hostienschändung und Ritualmord ums Blut. Allerdings spielten Fragen der Infektion und der Vererbung im Spätmittelalter keine besondere Rolle, während sich nun eine Assoziation zwischen Blut, Mischung,

88 | Gaudillière/Löwy, »Introduction«, S. 1.

89 | Ebd., S. 2f.

90 | Vgl. die Beiträge im Sammelband von Gaudillière/Löwy, *Heredity and Infection*.

91 | Vgl. dazu den Hinweis bei Sarasin, »Feind im Blut«, S. 308.

92 | Stern, »Gebäude, Grenzen und Blut«, S. 414. Vgl. auch Latour, »Krieg und Frieden«, S. 151f., der auf die strukturelle Gemeinsamkeit von Pasteur und Freud verweist – beide kümmern sie sich um das Unsichtbare, sie sprechen »im Namen unsichtbarer verstoßener und furchtbarer Kräfte [...], denen man zuhören muss, wenn man nicht den Zusammenbruch der Zivilisation heraufbeschwören will« (S. 152). Ebenso geht es den Vererbungswissenschaftlern, die auf die Vererbungseinheiten keinen direkten Zugriff haben.

93 | Vgl. für eine genaue Analyse Berger, *Bakterien in Krieg und Frieden*, S. 156-163.

94 | Vgl. zur »Typhoid Mary« die einschlägigen Publikationen von Leavitt, *Typhoid Mary*; Mendelsohn, »›Typhoid Mary‹ Strikes Again«, sowie Hasian, »Macht, medizinisches Wissen und die rhetorische Erfindung der ›Typhoid Mary‹«.

95 | Vgl. dazu im weitesten Sinne Paul, »Genes and Contagious Disease«, S. 160.

Vererbung, Infektion und »Jude« einstellte. In allen genannten Fällen, und Dinter ist nur das sinnfälligste Beispiel, wurde die Infektion (qua Reproduktion) des weiblichen Körpers, der symbolisch für den »Volkskörper« einsteht, in letzter Instanz den Juden zugeschrieben. Die so genannte »Vermischung« wurde implizit zu einer »Verjudung«, was auch im Kontext des Verlusts der Kolonien nach dem Ersten Weltkrieg zu verstehen ist. Mit der Einbuße des »Platzes an der Sonne« richtete sich die Aufmerksamkeit für »Rassenmischlinge« nach innen. Dabei gerieten in der populären wie auch der wissenschaftlichen Literatur einerseits die »Rheinlandbastarde«, andererseits die »deutsch-jüdischen Mischlinge« und Mischehen in den Blick.[96] In diesem Kontext findet also eine Perspektivenverschiebung auf die »Rassenmischungen« von den Kolonien ins Innere Deutschlands statt, die auch deshalb so problemlos funktionieren konnte, weil die Juden als mit den Afrikanern verwandt galten und damit gewissermaßen die »Neger« zu Hause repräsentierten.[97] Diese Verlagerung der Aufmerksamkeit nach innen verlief parallel zur Verschiebung von den Blutforschungen im Anschluss an Uhlenhuth, die sich mit Fragen der Verwandtschaft zwischen Mensch und Affe beschäftigt hatten, zur Blutgruppenforschung mit ihrem spezifischen Rassenfokus in der Weimarer Republik.

Im Gegensatz zu den »Negern« waren Juden jedoch nicht durch ihre Hautfarbe und mehrheitlich auch nicht (mehr) durch ihre Kleidung oder Haartracht identifizierbar. Die jüdische Unsichtbarkeit legte neben der Diffamierung der Juden als Parasiten[98] ihre Analogisierung mit winzigen Bakterien nahe, die Juden zum Feind im Innern *par excellence* avancieren ließ.[99] Dass den Juden eine infektiöse Kraft innewohnte, zeigte sich bei Dinter im infektiösen Blut, das seine Unreinheit aus in grauer Vorzeit vorgefallenen »Vermischungen« mit anderen »Völkern« herleitete. Diese Unreinheit und Kontagiosität führten dazu, dass die deutsch-jüdische »Mischung« zu einer Infektion des »Volkskörpers« wurde, die Reproduktion zur Infektion. Die feindlichen Juden infizierten den »deutschen Volkskörper« aber nicht nur durch Reproduktion, sondern übertrugen die Infektionen gleichsam vampirhaft. Der Vampirbiss und Blutentzug war nicht nur ansteckend, sondern konnte tödliche Folgen haben, beispielsweise für die deutschen Frauen am Rhein, die von den afrikanischen Soldaten leblos zurückgelassen wurden. In diesem Blutverlust wiederholte sich das Trauma des während des Krieges vergossenen Blutes und der

96 | Vgl. Proctor, »From Anthropologie to Rassenkunde«, S. 139, S. 152; Lipphardt, *Biologie der Juden*, S. 152-160. Neben der Verlagerung des Fokus muss man in Rechnung stellen, dass einerseits ein assimiliertes Judentum durch die Emanzipationsbewegung erstarkt war, andererseits durch die rechtliche Gleichstellung auch die Heirat zwischen den beiden sozialen Gruppen erheblich erleichtert wurde. Das Thema der christlich-jüdischen Mischehe fand denn auch in jüdischen wie nichtjüdischen Publikationen nach 1918 ein gesteigertes Interesse. Vgl. zu den so genannten »Mischehen« im behandelten Zeitraum Meiring, *Die Christlich-Jüdische Mischehe* sowie van Rahden, *Juden und andere Breslauer*.

97 | Vgl. zu den (deutschen) kolonialen »Rassenmischungen« El-Tayeb, *Schwarze Deutsche*; Essner, »›Wo Rauch ist, da ist auch Feuer‹«; dies., »Zwischen Vernunft und Gefühl«; Grosse, *Kolonialismus, Eugenik und bürgerliche Gesellschaft*; Schulte-Althoff, »Rassenmischung im kolonialen System«. Zur angeblichen Verwandtschaft von Juden und »Negern« vgl. unter vielen Gilman, »The Jewish Nose«.

98 | Vgl. Bein, »The Jewish Parasite«.

99 | Vgl. dazu Heiden, »Der unsichtbare Feind«.

durch Versailles erlittenen Verluste; der Wunsch nach einem intakten »Volkskörper« war weit verbreitet. Die Weimarer Republik war jedoch von Anfang an als »Judenrepublik« verschrien, was die Erfüllung dieses Wunsches in eine weit entfernte Zukunft verschob.

Aus diesem dichten und verwickelten Geflecht von Diskursen über das Blut trat die Blutgruppenforschung heraus. Sie war ein Ableger der teils stark antisemitischen Reden über verunglückte Mischungen, von Kontaminationen bedrohten Blutbahnen und unreinen Nachkommen und formulierte diese Reden in neuer Weise. Die historisch überaus vielfältigen Codierungen des Blutes – Differenzen des Geschlechts, des Standes, der »Rasse« – wurden um 1918 von derjenigen der »Rasse« in den Hintergrund gedrängt.

5. Blutgruppen und »Rassen«

Der Erste Weltkrieg erwies sich für Ludwik Hirszfeld als wissenschaftlicher Glücksfall. Der Nachweis einer Verbindung zwischen Blutgruppen und »Rassen« wäre für ihn ohne die »tragédie de la grande guerre« kaum möglich gewesen, wie er später in seiner französischen Monographie über die Blutgruppen schrieb.[1] Mit Dungern hatte Hirszfeld in Heidelberg den Beweis für den Mendel'schen Vererbungsgang der Blutgruppen erbracht und in diesem Zusammenhang das anthropologische Potential der Blutgruppen hervorgehoben.[2] Zwar hatten die beiden Bakteriologen vermerkt, dass die Blutgruppenverteilung in Heidelberg und in Baltimore, wo William L. Moss seine Untersuchungen durchgeführt hatte, »fast vollkommen übereinstimmen«[3]. Außerdem hatten sie keineswegs eine völlige Kongruenz von Blutgruppen und »Rassen« vorgefunden, sondern festgestellt, dass eine »Hunderasse« verschiedene Blutgruppen aufwies.[4] Nichtsdestotrotz war Hirszfeld fest von einem Zusammenhang zwischen Blutgruppen und »Rassen« überzeugt, auch wenn die ersten von ihm erhobenen Daten diese Schlussfolgerung vorerst nicht nahelegten. Allerdings führten die Tatsache, dass es sich bei den Blutgruppen um ein Vererbungsmerkmal handelte, und vermutlich auch die Annahme, dass Blut und »Rasse« miteinander in einer sinnvollen Verbindung standen, bei Hirszfeld dazu, hartnäckig an der These der anthropologischen Bedeutung der Blutgruppen festzuhalten. Nach dem Ersten Weltkrieg sollte sich diese Beharrlichkeit wissenschaftlich auszahlen und Hirszfeld zum Begründer der Seroanthropologie, der rassisch ausgerichteten Blutgruppenforschung, machen.

Doch der Reihe nach: Hirszfeld, 1884 in Warschau geboren, hatte sein Medizinstudium 1902 in Würzburg begonnen und 1907 am Hygiene Institut in Berlin unter Ulrich Friedemann mit einer Dissertation über die Agglutination abgeschlossen.[5] Nach seiner Assistenzzeit bei Dungern in Heidelberg verließ er diesen 1911 schweren Herzens, um am Zürcher Hygiene Institut eine Assistentenstelle anzutreten,

1 | Hirszfeld, *Les groupes sanguins*, S. 130.

2 | Dungern/Hirschfeld, »Ueber eine Methode, das Blut verschiedener Menschen serologisch zu unterscheiden«, S. 742; vgl. Kapitel 3. 3.

3 | Dungern/Hirschfeld, »Ueber gruppenspezifische Strukturen des Blutes«, S. 526.

4 | Dungern/Hirschfeld, »Ueber Nachweis und Vererbung biochemischer Strukturen«.

5 | Jaworski, *Luwdik Hirszfeld*, S. 10-12.

die es ihm ermöglichte, innerhalb kurzer Zeit zu habilitieren.[6] In Zürich arbeitete er weiterhin im Bereich der Agglutination, aber auch über den damals in der Schweiz weit verbreiteten Kropf.[7] Mit der Arbeit »Über Anaphylaxie und Anaphylatoxin und ihre Beziehungen zu den Gerinnungsvorgängen« erwarb Hirszfeld die Dozentur.[8] In seiner Antrittsvorlesung sprach er über die »Vererbungsprobleme im Lichte der Immunitätsforschung« und wandte sich damit dem Thema zu, das ihn bereits mit Dungern beschäftigt hatte.[9]

Nach dem Ausbruch des Ersten Weltkrieges wurde das Auftreten einer Flecktyphusepidemie in Serbien bekannt, worauf sich Hirszfeld 1915 ins Zentrum der Epidemie nach Valjevo begab. Nach einem antiserbischen Aufstand kehrten Hirszfeld und seine Frau Hanna, die ihm nachgefolgt war, nach Zürich zurück, nur um bald darauf der Einladung der serbischen Regierung zur Bekämpfung von Infektionskrankheiten Folge zu leisten. In der nordgriechischen Hafenstadt Saloniki, dem heutigen Thessaloniki, wurde ihnen von der serbischen Regierung ein bakteriologisches Labor zur Verfügung gestellt.[10] Ab Oktober 1915 war Saloniki Stützpunkt der so genannten »Orient-Armee« der Entente. Von deutscher Seite wurde der Ort spöttisch »das größte Internierungslager der Welt« genannt, befanden sich dort doch französische und britische, später auch italienische, russische und serbische Soldaten.[11] Hirszfeld traf damit auf eine Konstellation, die es ihm ermöglichte, die von Dungern und ihm ins Auge gefasste Untersuchung der globalen biochemischen Verhältnisse in Angriff zu nehmen. Eine solche Erfassung hätte unter anderen Umständen »jahrelange Reisen und Studien erfordert«, wie Hirszfeld später in seiner Autobiographie vermerkte.[12] Der Erste Weltkrieg brachte Ludwik und Hanna Hirszfeld, eine ebenfalls ausgebildete Medizinerin, jedoch an einen »part of the globe where more than elsewhere various races and peoples are brought together«[13]. Das ermöglichte ihnen, die unterschiedlichsten »Rassen« auf ihre Blutgruppen hin zu untersuchen, und zwar in vergleichsweise kurzer Zeit, »im Laufe einiger Monate«[14]. Rund 8000 Soldaten wurden Blutproben entnommen und hinsichtlich ihrer Gruppenzugehörigkeit getestet.[15] Die Forschungsergebnisse wurden von den Hirszfelds 1919 in der renommierten englischen Zeitschrift *The Lancet* publiziert und begrün-

6 | Ebd., S. 11-16; Hirszfeld, *Geschichte eines Lebens*, S. 1-14, AfZ, IB, JUNA (die englische Übersetzung des ursprünglich polnischen Textes liegt inzwischen publiziert auf Englisch vor: Ludwik Hirszfeld, *The Story of One Life*); vgl. zur Biographie Hirszfelds auch Gilsohn, *Prof. Dr. Ludwig Hirszfeld.* Zurzeit arbeitet Katrin Steffen vom Nordostinstitut der Universität Hamburg vergleichend zu Hirszfeld.

7 | Jaworski, *Ludwik Hirszfeld*, S. 16; vgl. auch Gilsohn, *Prof. Dr. Ludwig Hirszfeld*, S. 22.

8 | Gilsohn, *Prof. Dr. Ludwig Hirszfeld*, S. 23.

9 | Hirszfeld, *Geschichte eines Lebens*, S. 18, AfZ, IB, JUNA.

10 | Jaworski, *Ludwik Hirszfeld*, S. 20f.

11 | Simkins, »Saloniki«, S. 810.

12 | Hirszfeld, *Geschichte eines Lebens*, S. 39, AfZ, IB, JUNA. Vgl. ähnlich: Hirszfeld, *Les groups sanguins*, S. 130; Hirschfeld/Hirschfeld, »Serological Differences«, S. 677.

13 | Hirschfeld/Hirschfeld, »Serological Differences«, S. 677. Zu Hanna Hirszfeld vgl. Knapp, »Hanna Hirszfeld«.

14 | Hirszfeld, *Geschichte eines Lebens*, S. 39, AfZ, IB, JUNA.

15 | Hirschfeld/Hirschfeld, »Serological Differences«, S. 677.

deten einen neuen Zweig innerhalb der Blutgruppenforschung, die so genannte »Seroanthropologie«.[16]

Ludwik Hirszfelds jüdische Herkunft und seine spätere vehemente Abgrenzung von jeglichem rassistischen Gedankengut verstellt meist den Blick für die rassistische Logik, die diesen Artikel strukturiert.[17] Eine detaillierte Lektüre verdeutlicht jedoch, dass in diesem »Gründungstext« nicht nur erstmals auf breiter empirischer Basis ein Zusammenhang zwischen »Rassen« und Blutgruppen kreiert wurde,[18] sondern dass dieser Zusammenhang auf einer Urszene von der »Reinheit« des Blutes gründete (5. 1). Diese Metaphorik war für die gesamte sich aus der Hirszfeld'schen Arbeit entwickelnde Seroanthropologie konstitutiv und fungierte als Orientierung und Handlungsanleitung. Dies zeigt eine Analyse der Formierungsphase dieses Feldes, die zwischen 1919 und 1925 angesiedelt werden kann (5. 2). 1926 wurde mit der Gründung der *Deutschen Gesellschaft für Blutgruppenforschung* (DGB) die Polarisierung des Forschungszweigs zwischen eher völkisch ausgerichteten Forschern um die DGB und Wissenschaftlern mit jüdischem Hintergrund und tendenziell sozialliberaler Orientierung institutionalisiert (5. 3). Beide Fraktionen strebten erfolglos die staatliche Förderung der Blutgruppenerhebungen an. Die Ursachen ihres Scheiterns werden in Kapitel 5. 4 verfolgt. Kapitel 5. 5 zeigt auf, dass die seroanthropologische Forschung in den Jahren zwischen 1926 und 1933 auch ohne staatliche Unterstützung eine ungeheure Produktivität entfaltete. Sie wurde von der Metaphorik der Reinheit des Blutes und seinen Mischungen vorangetrieben, wodurch sich auch neue Forschungsgebiete eröffneten. Nach der Darstellung des gesamten seroanthropologischen Forschungsfeldes soll abschließend systematisch der Frage nachgegangen werden, welche Rolle die Polarisierung der Forscher hinsichtlich der Diskussion um ein spezifisch »jüdisches Blut« spielte und wie die Blutgruppenforscher mit jüdischem Hintergrund im historischen Kontext zu situieren sind (5. 6).

5.1 Soldaten, Blutgruppen und »Rassen«

Ludwik und Hanna Hirszfeld an der Front

Der Aufsatz der Hirszfelds begann mit detaillierten Ausführungen zur Serologie und zur Technik der Blutgruppenbestimmung.[19] Nicht thematisiert wurden hingegen die zuweilen abenteuerlichen Arbeitsbedingungen an der Kriegsfront wie auch die mühselige Rekrutierung der »Untersuchungsobjekte«. Informationen

16 | Hirschfeld/Hirschfeld, »Serological Differences«. Vgl. zur weiblichen Autorschaft in der Seroanthropologie Schneider, »Blood Group Research«, S. 106f.

17 | Vgl. etwa Geisenhainer, ›*Rasse ist Schicksal*‹, S. 127f., die behauptet, dass für die Hirszfelds der »Aspekt der Korrelation von Blutgruppe und Rasse nicht von allzu großer Bedeutung war«. Diese Behauptung reproduziert Baader, »Blutgruppenforschung im Nationalsozialismus«, S. 334f.

18 | Vgl. dazu Schneider, »History of Research«.

19 | Auch erwähnten die Hirszfelds in diesem Zusammenhang, dass außer den Indern alle dieselbe Ernährung erhalten hätten und denselben Krankheiten ausgesetzt waren (»Serological Differences«, S. 677).

dazu finden sich erst in der unmittelbar nach dem Zweiten Weltkrieg verfassten Autobiographie Ludwik Hirszfelds:

»Eine jede Nation musste individuell behandelt werden. Bei Englaendern genuegte die Bemerkung, dass es sich um wissenschaftliche Zwecke handle. Unseren franzoesischen Freunden gegenueber erlaubten wir uns den Scherz, dass wir ihnen sagen wuerden mit wem sie ungestraft [...] suendigen duerften. Den Schwarzen sagten wir, dass die Pruefung mit einem eventuellen Urlaub im Zusammenhang stehe, und schnell streckten sich die schwarzen Haende entgegen.«[20]

In diesen autobiographischen Aufzeichnungen erscheint eine Charakterisierung der einzelnen »Nationen« – andernorts von den Hirszfelds auch als »Rassen« bezeichnet –, die stereotype Vorstellungen über die jeweiligen Nationalcharaktere zementierte: Die Engländer wurden als neutral und rational dargestellt, während die Senegalesen pauschal als »Negroes« bezeichnet und mit dem Stereotpy des »faulen Negers« belegt wurden. Bei den Franzosen wiederum ging es um »Sünde ohne Strafe« und damit um rassisch legitime Sexualität, so dass die Blutentnahme zu einem Mittel wurde, über rassisch legitime »Blutmischungen« Auskunft zu geben. Die bei der Schilderung der Blutentnahme vorhandene rassische Hierarchisierung schlug sich auch in der wissenschaftlichen Arbeit nieder, obwohl es auf den ersten Blick scheint, als hätten die Hirszfelds gegen ein banales Zusammenfallen von Blutgruppen und »Rassen« argumentiert. Ähnlich wie Dungern und Hirszfeld in ihrer Studie über die Blutgruppen bei Hunden betonten sie zuallererst, dass A und B in allen von ihnen untersuchten Rassen präsent seien, dass also nicht jeder Rasse nur eine Blutgruppe zugeordnet werden könne: »We wish to point out as the first important fact that we found the Groups [A and B] present in all races examined.«[21] Dieser Befund wurde dann aber relativiert, seien doch markante Unterschiede im Auftreten von A und B bei unterschiedlichen Rassen festzustellen, die einem regelmäßigen Muster folgten: Während die Blutgruppe A süd- und ostwärts stetig abnehme, verhalte sich Blutgruppe B gegenläufig dazu.[22] Diese Bewegung und die ungleiche Blutgruppenverteilung wurden mit einem Diagramm visualisiert, das in der Folge breit rezipiert und in ähnlicher Art und Weise auch in anderen Publikationen reproduziert wurde (vgl. Anhang, Abbildung 1).[23]

Das Diagramm war durch das binäre Schema der Blutgruppen A und B strukturiert.[24] Die Differenz zwischen den beiden Gruppen wurde farblich durch die Schraffierung von Blutgruppe A sowie die schwarze Darstellung von Blutgruppe B hergestellt. Sowohl die Zuordnung des Buchstabens A, dem ersten Buchstabens des Alphabets, als auch die farbliche Zuordnung waren kaum zufällig: Blutgruppe A wurde vorwiegend mit der weißen, europäischen »Rasse« in Verbindung gebracht,

20 | Hirszfeld, *Geschichte eines Lebens*, S. 39, AfZ, IB, JUNA.

21 | Hirschfeld/Hirschfeld, »Serological Differences«, S. 677.

22 | Ebd., S. 677.

23 | Vgl. z.B. Schiff, *Die Blutgruppen und ihre Anwendungsgebiete*, S. 221. Der Aufsatz der Hirszfelds wurde nach 1919 in praktisch allen seroanthropologischen Arbeiten zitiert, vgl. dazu Schneider, »The History of Research«.

24 | Hirschfeld/Hirschfeld, »Serological Differences«, S. 677. Die Blutgruppen 0 und AB spielten für die Hirszfelds aufgrund ihrer Konzeption der Vererbung nach Mendel keine Rolle.

während Blutgruppe B den dunkelhäutigen »Rassen« zugeschrieben wurde.[25] Bereits in der Nomenklatur und der visuellen Repräsentation wurden geographische Zuteilungen und damit einhergehende Stereotype sichtbar.

Die Tabelle organisierte sich nach der Häufigkeitsverteilung der Blutgruppe B. So konnten beispielsweise die Türken – die mit einem Indikator, der sich am Ansteigen der Blutgruppe A orientiert hätte, als *European type* klassifiziert worden wären – der Kategorie *intermediate type* zugeordnet werden.[26] Umgekehrt fielen die Italiener in die Kategorie des *European type*, auch wenn sie einen geringeren prozentualen Anteil an Blutgruppe A aufwiesen als die Türken. Die Berechnung des *biochemical race index*, sprachlich dem in der Anthropologie populären Schädelindex angelehnt, war ebenfalls willkürlich.[27] Der biochemische Rassenindex bezeichnete »das Verhältnis von absoluten A zu absoluten B«[28]. Dieser Berechnung zufolge strebten die »niederen Rassen« gegen 0, während die höheren Ziffern zwischen 2,5 und 4,5 dem *European type* zustanden.[29] Auffallend ist außerdem die Verortung der so genannten »jüdischen Rasse«: Die Juden waren im *intermediate type* angesiedelt, unmittelbar an der Grenze zum *Asio-African type*, worin sich die den Juden zugeschriebene frühere »Vermischung« mit den Afrikanern manifestierte.[30]

James Griesemer und Lisa Gannett haben darauf hingewiesen, dass die Unterschiede zwischen den *types* durch einen breiten Abstand zwischen ihnen visualisiert wurden.[31] Dass innerhalb eines *types* die Unterschiede bisweilen größer sein konnten als zwischen den *types*, kam in der Darstellung aber nicht zum Ausdruck.[32] Die Differenz zwischen dem biochemischen Rassenindex der dem *European type* zugeordneten Engländer und der Franzosen lag bei 1,3, der zwischen Griechen (*European type*) und Arabern (*intermediate type*) jedoch bei 1,0, der zwischen den »intermediären« Juden und »asiatisch-afrikanischen« Madagassen gar bei nur 0,21.

Neben diesen arbiträren Ordnungsanstrengungen kann man auch die Kategorisierung in verschiedene *national types*, die die Hirszfelds vornahmen, als heterogen bezeichnen, wie Gannett und Griesemer detailliert aufgezeigt haben.[33] Teilweise beruhte die nationale Zuordnung auf ethnischen Klassifizierungen, wie bei den Juden und Arabern, in anderen Fällen gab die Religion den Ausschlag für die nationale

25 | Zur Geschichte der Benennung der Blutgruppen vgl. Farr, »Blood Group Serology«.

26 | Vgl. auch Gannett/Griesemer, »The ABO Blood Groups«, S. 135.

27 | Biochemisch bedeutete, laut Dungern/Hirszfeld, »Ueber Vererbung«, S. 284: nicht anatomisch sichtbar. Der Schädelindex bezeichnete das Verhältnis zwischen maximaler Schädelbreite und -länge und wurde in der Rassenanthropologie häufig verwendet, auch wenn die Unterscheidung der »Rassen« in kurz- und langschädelig zum Scheitern verurteilt war und auch zu inneranthropologischer Kritik führte; vgl. Gould, *Der falsch vermessene Mensch*, S. 101-103, und Massin, »From Virchow to Fischer«.

28 | Hirszfeld, *Konstitutionsserologie und Blutgruppenforschung*, S. 89. »Absolut« wird in diesem Zusammenhang verwendet, weil die Gruppe »AB« als Gruppe, die A und B enthält, wahrgenommen wird, das heißt: (A + AB)/(B + AB).

29 | Auf diese hierarchische Verteilung verweist auch Schneider, »Chance and Social Setting«, S. 557.

30 | Vgl. zu diesem Stereotyp unter anderem Gilman, »The Jewish Nose«.

31 | Gannett/Griesemer, »The ABO Blood Groups«, S. 134.

32 | Ebd., S. 135.

33 | Vgl. auch ebd., S. 130.

Kategorisierung, wie bei den Türken, die von den »Mohammedean Macedonians« repräsentiert wurden.[34] Dies mag auch den Umstand erklären, dass die gesamte Grafik nach dem Ansteigen von Blutgruppe B und nicht A organisiert war. Blutgruppe B als Ordnungskriterium garantierte einen genuin europäischen Typus, der dem antiken griechischen und römischen Erbe Rechnung zollte und auf der Ausgrenzung des Islam beruhte. Kurzum: Die Graphik war so organisiert, dass als europäisch galt, was bereits als europäisch bekannt war. Das gleiche Muster lässt sich auch beim *intermediate type* und *Asio-African type* beobachten. Einzig die Inder waren trotz ihrer angeblichen indogermanischen Abstammung etwas überraschend als *Asio-African* kategorisiert. Insgesamt lässt sich jedoch mit Griesemer und Gannett festhalten, dass die Hirszfelds die Blutgruppendaten nicht benutzten, um bestehende Gruppen *a posteriori* festzulegen.[35]

Wie nun erklärten sich die Hirszfelds die unterschiedliche Verteilung von A und B? Eine mögliche Begründung sahen sie darin, dass A und B von Beginn an in derselben Verteilung bei den verschiedenen »Rassen« vorhanden gewesen seien, Blutgruppe A sich aber als »more suitable [...] in a temperate climate«, B »more suitable in a hot climate« erwiesen habe. Damit verwiesen die Hirszfelds auf ein evolutionstheoretisches Argument, das das Prinzip der Selektion betonte. Ihrer Ansicht nach war jedoch diese Hypothese unwahrscheinlich. Zum einen, so die Hirszfelds, wiesen in Sibirien lebende Russen und Madagassen denselben Anteil von B auf. Zum anderen hatten die Hirszfelds bei den von ihnen untersuchten Juden, die ursprünglich aus Spanien stammten und vor rund 400 Jahren nach Mazedonien ausgewandert waren, eine ganz andere Blutgruppenverteilung aufgefunden als bei den anderen balkanischen »Völkern«. Das Klima, so musste man schließen, konnte also für die Ausbildung und den Erhalt der Blutgruppen keine ausschlaggebende Rolle spielen. Auch ein einziger Ursprung der Menschheit wurde damit unwahrscheinlich, da die unterschiedliche Verteilung der Blutgruppen eben nicht über klimatische Verhältnisse erklärt werden konnte. Wahrscheinlicher schien dem Ehepaar Hirszfeld, dass ursprünglich zwei verschiedene Menschenrassen existiert hatten, nämlich die biochemischen »Urrassen« A und B. A, so die hypothetische Annahme, »arose in North or Central Europe and spread out thence southwards and eastwards«. Indien sei dagegen »the cradle of one part of humanity – namely of the biochemical race B«.[36]

Text und Diagramm zeigten nicht nur, dass die Blutgruppen A und B bei allen »Rassen« vorhanden seien. Sie generierten eine »Urszene« der Reinheit und versuchten, die Existenz zweier »Urrassen« evident zu machen, deren Bluteigenschaften unterschiedlich gewesen seien. Mit dieser Hypothese rekurrierten die Hirszfelds auf die Metaphern der »reinen Rasse« und des »reinen Blutes« und überführten beide in einen begrifflichen Rahmen, indem sie diese mit einer naturwissenschaftlichen Fundierung versahen.[37] Der Prämisse eines reinen Ursprungs folgend, deute-

34 | Ebd., S. 131.

35 | Ebd., S. 131.

36 | Hirschfeld/Hirschfeld, »Serological Differences«, S. 679.

37 | Vgl. Gannett/Griesemer, »The ABO Blood Groups«, die als eine der wenigen ebenfalls auf dieses Reinheitsszenario verweisen: »The Hirszfelds did indeed subscribe to the a priori assumption that groups once existed that were ›pure‹ or genetically homogeneous – an A ›race‹ and a B ›race‹. The story of human evolution became a narrative of originally ›pure‹

ten die Hirszfelds die ungleiche Blutgruppenverteilung als Resultat von Migrationen und »Rassenvermischungen«: »[T]he mutual infiltration of these races is the cause of the varying proportion of A and B.«[38] Der individuelle Zeugungsakt zwischen Angehörigen verschiedener »Rassen«, der metaphorisch als »Blutsvermischung« figurierte, übersetzte sich damit auf der Ebene der »Bevölkerung« in die »wissenschaftliche Tatsache« von Blutgruppenverteilungen. Diese zeigten gewissermaßen, dass bei den »Vermischungen« der Individuen das Blut *tatsächlich* tangiert wurde.[39] Der biochemische Rassenindex galt folglich als Zeichen von »Vermischungen«. Er wurde von Ludwik Hirszfeld in einer späteren Publikation auch als Indikator des »Mischungsgrades« einer »Rasse« bezeichnet.[40]

Hauptsächlich aber diente der biochemische Rassenindex zur Charakterisierung der einzelnen »Rassen«. Er baute auf einer Verhältniszahl auf, die einerseits den Standort einer »Rasse« in der Rassenhierarchie festlegte und andererseits die »Blutsverwandtschaft« mit anderen »Rassen« signalisierte. Nicht nur die Metaphern des »reinen« und des »gemischten Blutes« wurden begrifflich, auch »Blutsverwandtschaften« waren nun im wörtlichen Sinne nachweisbar. In diesem Sinne zeigte der biochemische Rassenindex einer Bevölkerung deren spezifische Bluteigenschaften an. Er stabilisierte die erfolgten Vermischungen und codierte sie gewissermaßen als »reines Blut« neu. »Reines Blut« war damit dem Diskurs der Blutgruppenforschung doppelt eingetragen: Einerseits in der Urszene der »Rassen«, andererseits im biochemischen Rassenindex einer Bevölkerung – der eine zweifache Funktion wahrnahm und Vermischung und Reinheit zugleich anzeigte.

Die Ergebnisse der Hirszfelds waren wenig originell und wiesen, wie sie selbst feststellten, eine »surprising accuracy to [the] geographical situation« auf.[41] Allerdings war es gerade der springende Punkt der Hirszfeld'schen Studie, dass zwar eine solche Überlappung existierte, Geographie und Blutgruppen aber nicht in eins fielen, wie es das Beispiel der Juden zeigte. Insofern ist William H. Schneiders These, dass der Zusammenhang zwischen Geographie und Blutgruppenverteilung das nachhaltigste Erbe der Hirszfeld'schen Entdeckung sei, nicht zuzustimmen.[42] Mit der Einführung von »Urrassen« wurden Geographie und Blutgruppen zwar anfänglich aneinandergekoppelt, danach aber wurde dieses Verhältnis aufgelöst, konnte doch mittels Wanderungen und »Vermischungen« eine Inkongruenz von Blutgruppen und geographischem Ort auftreten. Die Blutgruppen wurden zu einem Merkmal, das etwas über die Herkunft, die »Ausgangsrasse«, zu sagen vermochte.

---

races blending through migration to become the ›mixed‹ groups [...] of our time« (S. 153). Vgl. neuerdings auch Boaz, *In Search of ›Aryan Blood‹*, S. 32.

38 | Hirschfeld/Hirschfeld, »Serological Differences«, S. 679.

39 | Eine Vermengung von metaphorischer und wörtlicher Sprache findet sich überdies in der englischen Version, wenn die Hirszfelds von einer »large admixture of Slav blood« sprechen (Hirschfeld/Hirschfeld, »Serological Differences«, S. 677), in der französischen Version von »sang asiatique« und »sang perse« (Hirschfeld/Hirschfeld, »Essai d'application«, S. 524 und S. 531).

40 | Hirszfeld, *Konstitutionsserologie*, S. 89.

41 | Hirschfeld/Hirschfeld, »Serological Differences«, S. 678.

42 | Diese These wird von Schneider unter anderem vertreten in: »The History of Research«, S. 282.

In gewisser Weise wichen die Hirszfeld'schen Resultate aber auch vom anthropologischen Kenntnisstand ab. Die Serologie brachte neue und frische Perspektiven in die Anthropologie, deren Schädelindex in die Kritik geraten war.[43] So waren beispielsweise gemäß den Hirszfeld'schen Laboruntersuchungen die Inder, die gemeinhin als den Europäern am anthropologisch nächsten galten, von diesen am weitesten entfernt, wenn man die Blutgruppeneigenschaften betrachtete.[44] Überdies galt auch die Annahme eines »possible double origin of the human race« in der deutschen Anthropologie als ungewöhnlich.[45] Die serologischen Untersuchungen aber legten eine Polygenese nahe, was die Hirszfelds – wie bereits Bruck vor ihnen – unter anderem dazu bewog, für eine Zusammenarbeit zwischen Anthropologen und Serologen zu plädieren, und zwar auf internationaler Basis. Interessant ist in diesem Zusammenhang, dass die Hirszfelds zwar ausdrücklich nach Korrelationen zwischen anthropologischen und serologischen Merkmalen gesucht, jedoch keine gefunden hatten. Die serologische Methode stellte daher etwas Eigenständiges dar, das die Anthropologie bereichern und über »invisible relationships between different races« Auskunft geben konnte.[46] Die Blutgruppeneigenschaften waren ein Merkmal, das von den Serologen sichtbar gemacht werden konnte und, wie vor dem Ersten Weltkrieg die Forschungen im Anschluss an Uhlenhuth, Wassermann, Friedenthal und Nuttall, über »Blutsverwandtschaften« im Wortsinne Auskunft geben konnte. Bereits daraus dürfte deutlich werden, dass sich zwischen Serologie und Anthropologie in der Folge noch einige Gefechte abspielen würden, denn die Anthropologen überließen das Feld nicht kampflos den Serologen.

Widerstände und Resonanz: Die Publikation der Hirszfeld'schen Studie

Die Publikation der Resultate stellte sich als kompliziert heraus. Vom *British Medical Journal* wurde das Manuskript abgewiesen. Gemäss Ludwik Hirszfelds Kommentar in seiner Autobiographie »waren die Ergebnisse zu phantastisch, um von der Redaktion akzeptiert zu werden.« Er tröstete sich damit, dass auch Albert Einsteins Relativitätstheorie zuerst als nicht besonders wichtig eingestuft worden war.[47] *The Lancet* druckte schliesslich die Studie der Hirszfelds, die Redaktion mahnte aber »zur Vorsicht bei der Bewertung der Resultate«.[48] Eine ausführlichere Version der Forschungsarbeit erschien in der französischen *Revue d'Anthropologie*.[49] Die war-

43 | Massin, »From Virchow to Fischer«.

44 | Hirschfeld/Hirschfeld, »Serological Differences«, S. 678.

45 | Ebd., S. 679. Vgl. zum Status der Monogenese in Deutschland Massin, »From Virchow to Fischer«, S. 86-88. Mono- und Polygenismus hatten sich im 18. Jahrhundert entwickelt, wobei die polygenetische Perspektive bis zu Paul Broca weit weniger verbreitet war und sich auch gegen Darwins evolutionäres Denken nicht durchzusetzen vermochte (Mosse, *Die Geschichte des Rassismus in Europa*, S. 56f.; Miles, *Rassismus*, S. 45f.; Gould, *Der falsch vermessene Mensch*, S. 35-38). Vgl. auch Stocking, »The Persistence of Polygenist Thought«.

46 | Hirschfeld/Hirschfeld, »Serological Differences«, S. 677.

47 | Hirszfeld, *Geschichte eines Lebens*, S. 40, AfZ, IB, JUNA.

48 | Hirszfeld, »Probleme der Blutgruppenforschung«, S. 123.

49 | Hirschfeld/Hirschfeld, »Essai d'application«. Die französische Version wurde in der Folge in der englisch- und deutschsprachigen Forschung kaum rezipiert. Den wesentlichsten Unterschied zur englischen Publikation stellte die Länge dar; so wurden unter anderem die

nenden Worte des *Lancet* beeinflussten die Rezeption der Hirszfeld'schen Arbeit allerdings nicht, wurde sie doch nahezu kritiklos aufgenommen. Wie Hirszfeld in seiner Autobiographie nicht ohne Stolz vermerkte, konnte man sich »kaum eine Arbeit von weitergehender Konsequenz vorstellen. Sie hat einen Zweig der Anthropologie begruendet und wurde mit der Entdeckung von Retzius ueber die Unterschiede im Schaedelbau verglichen.«[50] Tatsächlich wurde die Forschung der Hirszfelds für die Seroanthropologie konstitutiv; in nahezu jeder seroanthropologisch ausgerichteten Untersuchung wurde sie ausdrücklich als Pionierarbeit zitiert, wenn nicht gar als direkte Inspirationsquelle genannt.[51]

Allerdings war die Arbeit der Hirszfelds in jener Zeit nicht die einzige, die Blutgruppen und »Rassen« zu korrelieren suchte.[52] Zwischen 1916 und 1921 wurden mindestens sieben ähnliche Artikel publiziert, von denen jedoch keiner so breit rezipiert wurde wie derjenige der Hirszfelds. Ihre Arbeit war zum einen in einer angesehenen Zeitschrift und in englischer Sprache erschienen, während andere Studien in international weniger zugänglichen Zeitschriften in Japan und China publiziert wurden.[53] Zum anderen waren die komparative Ausrichtung der Untersuchung wie auch die große Zahl der getesteten Personen für den Erfolg der Hirszfeld'schen Untersuchung entscheidend.[54] Die Hirszfelds hatten pro »Rasse« 500 bis 1000 Personen untersucht sowie die klassischen anthropologischen Kriterien beigezogen. Die anderen Studien konnten diesbezüglich nicht mithalten, doch weist ihre Existenz auf das erhöhte Interesse an Blutgruppenverteilungen hin und erklärt auch, weshalb der Hirszfeld'schen Studie eine breite Rezeption beschieden war.[55]

Hirszfelds eigener Vergleich mit dem schwedischen Anthropologen Anders Adolf Retzius wirft die Frage auf, ob Seroanthropologie und Anthropologie bezüglich ihrer Reichweite und Relevanz tatsächlich verglichen werden können. Hirszfeld zeichnete sich gewiss nicht durch Bescheidenheit aus – was sich schon im impliziten Vergleich mit Einstein manifestiert – und seine auf »Rassen« ausgerichtete Blutgruppenforschung hat in die traditionelle Medizingeschichte viel weniger Eingang gefunden als Retzius' Studien. Dennoch muss man ihm hier insofern zustimmen, als seine »Entdeckung« durchaus Furore machte, wie der zeitgenössischen Quellenlage zu entnehmen ist. Die wissenschaftshistorische Einschätzung der Seroanthropologie als wenig ernstzunehmenden Forschungszweig einiger pseudowissenschaftlicher Mediziner oder gar Spinner beruht auf einer verengten Perspektive,

---

serologischen und vererbungstheoretischen Grundlagen genauer erläutert sowie die Blutgruppen der einzelnen Nationalitäten und das Auftreten von Haarfarbe festgehalten (S. 521).

50 | Hirszfeld, *Geschichte eines Lebens*, S. 40, AfZ, IB, JUNA.

51 | Schneider, »The History of Research«, S. 285.

52 | Bereits Jansky (1907) und Moss (1910) wiesen auf eine unregelmäßige Blutgruppenverteilung hin, allerdings wurden diese Bemerkungen erst später für vergleichende Zwekke hinzugezogen, da sie zuvor bedeutungslos waren (Schneider, »The History of Research«, S. 283).

53 | Schneider, »The History of Research«, S. 283.

54 | Ebd., S. 284. Die Hirszfelds hatten 8000 Personen einer Analyse unterzogen, während es in der Studie von Culpepper/Abelson (1921) 5000 waren. In allen anderen Studien waren die Zahlen erheblich kleiner und rangierten zwischen 50 und 1122 Personen (ebd., S. 283).

55 | Ebd., S. 284-285.

die zum einen die Fülle der Quellen vernachlässigt, zum anderen die Kategorie der »Rasse« bei zahlreichen renommierten Medizinern jener Zeit ausblendet.[56]

5.2 DIE FORMIERUNG DES SEROANTHROPOLOGISCHEN FELDES (1919-1925)

Die »rassenbiologischen Untersuchungen« von Fritz Verzár und Oskar Weszeczky in Ungarn

Für die deutschsprachige seroanthropologische Forschung erwies sich hauptsächlich die 1921 in der *Biochemischen Zeitschrift* erschienene Untersuchung von Fritz Verzár und Oskar Weszeczky vom Institut für allgemeine Pathologie der ungarischen Universität Debreczen als wegweisend.[57] Verzár und Weszeczky schlossen explizit an die Resultate der Hirszfelds an und ihr Aufsatz stellte die erste deutschsprachige seroanthropologische Publikation dar.[58] Obwohl die Hirszfelds in ihrer Studie den Einfluss von Klima und Ernährung ausdrücklich negiert und die Geographie ebenfalls als unwesentlich ausgeschlossen hatten, war diese Frage für Verzár und Weszeczky noch nicht abschließend beantwortet. Denn die Verteilung der Blutgruppen der einzelnen »Völker« schien mit »ihrer geographischen Lage« zu korrelieren. Zur Klärung dieser Frage untersuchten sie die Blutgruppenverteilung bei drei verschiedenen »Rassen« – Ungarn, Deutschen und Zigeunern –, »die seit Jahrhunderten unter gleichen Lebensbedingungen eng nebeneinander« in Ungarn lebten.[59] Geographie, Klima und Ernährung als Einflussfaktoren sollten damit weitgehend ausgeschaltet werden.

Bei den Ungarn ermittelten Verzár und Weszeczky eine deutlich andere Gruppenverteilung als frühere Studien über Deutsche und Engländer. Diese Differenz manifestierte sich auch im von den Hirszfelds kreierten biochemischen Rassenin-

---

56 | Vgl. zu dieser Wahrnehmung beispielsweise Klee, *Deutsche Medizin im Dritten Reich*, S. 160; Geisenhainer, *›Rasse ist Schicksal‹*, S. 128; Baader, »Blutgruppenforschung im Nationalsozialismus«, S. 334. Geisenhainer und Baader sprechen nicht wie Klee von »Spinnern«, aber sie weisen die rassenorientierte Blutgruppenforschung als reines Werk der DGB und damit einer kleinen Gruppe aus.

57 | Verzár/Weszeczky, »Rassenbiologische Untersuchungen«. Für ein Referat der Resultate des Ehepaars Hirszfelds 1920 in der *MMW* vgl. Wagenseil, »Ddr. Ludwig und Hanka Hirschfeld«, S. 106, der deren Forschung sehr positiv beurteilt und sich »Heil für die Lösung des Rassenproblems« verspricht. Zu Verzár/Weszeczky vgl. auch Boaz, *In Search of ›Aryan Blood‹*, S. 42-47.

58 | Bereits in einem Aufsatz von 1920 hatte Weszeczky, noch in Unkenntnis der Hirszfeld'schen Studie, festgestellt, dass die Gruppenverteilung in Ungarn Differenzen zu derjenigen in Wien, Heidelberg und Amerika aufwies (Weszeczky, »Untersuchungen über die gruppenweise Hämagglutination beim Menschen«). Erst danach erfuhr er von der Arbeit der Hirszfelds (Verzár und Weszeczky, »Rassenbiologische Untersuchungen«, S. 34).

59 | Verzár/Weszeczky, »Rassenbiologische Untersuchungen«, S. 34. Die Ungarn stammten aus der Gegend von Debreczen, die Deutschen aus der Gegend von Budapest, die Zigeuner »aus einem etwa 150 km langen Distrikt zwischen den Komitaten Bihar und Heves«.

dex, den die beiden übernahmen.[60] Bei den untersuchten deutschen Schulkindern wiederum fanden Verzár und Weszeczky eine überraschende Übereinstimmung mit der Gruppenverteilung von Deutschen in Heidelberg vor.[61] Auch hier zeigte sich die Verwandtschaft im Rassenindex, der für die in Ungarn lebenden Deutschen 2,9, für ihre »Landsleute in Heidelberg« 2,8 betrug und auffallend anders als bei den Ungarn (1,6) ausfiel.[62]

Bei der Untersuchung der »Zigeuner« legten Verzár und Weszeczky besonderen Wert darauf, keine »Mischlinge« zu untersuchen. Dies war wichtig, um den Rassenindex der »Zigeuner« mit demjenigen der »blutverwandte[n]« Inder vergleichen zu können. Tatsächlich belief sich der Rassenindex bei diesen »reinen« Zigeunern auf 0,6, was die postulierte »indische Abstammung der Zigeuner« »auf das glänzendste« bestätigte, wiesen die Inder in der Untersuchung der Hirszfelds doch ebenfalls einen Index von 0,6 auf. Die Blutgruppenuntersuchung sei, so die beiden Wissenschaftler selbstbewusst, »zur Lösung ethnographischer Probleme geeignet und es lässt sich mit ihr die Rassenzugehörigkeit eines Volkes selbst nach 6-700 jähriger Absprengung von seiner Heimat noch feststellen«. Soziale und geographische Faktoren wie Klima, Ernährung und Lebensweise konnten damit als irrelevant verabschiedet werden. Die Blutgruppen erwiesen sich vielmehr als eine »charakteristische Rasseneigenschaft«,[63] die Blutgruppenverteilung innerhalb einer Bevölkerung, gewissermaßen ihre »Blutmischung«, wurde zu einem aussagekräftigen Indikator für deren »Rasse«. Wie auch in der Arbeit der Hirszfelds zeigte der biochemische Rassenindex Reinheit und Mischung zugleich an: Verzár und Weszeczky versuchten möglichst »reine« Bevölkerungsgruppen zu analysieren; »Mischlinge« wurden deshalb aus den Untersuchungsgruppen ausgesondert.[64] Gleichzeitig aber sollte der Rassenindex Auskunft über erfolgte Vermischungen geben und damit auch Verwandtschaften des Blutes sichtbar machen. Das Wörtlichwerden der Blutmetapher wurde im Text durch die Verwendung des Wortes »Blut« vorangetrieben. So schrieben die beiden Autoren beispielsweise, dass »nach der Türkenzeit hier Söldnerscharen kolonisiert [wurden], die recht gemischtes Blut mitgebracht haben dürften. Wir führen das an, um den Wert der Zahlen [der Blutgruppen, M. Sp.] zu beleuchten.«[65] »Gemischtes Blut« schlug sich direkt auf die Blutgruppenverteilung nieder.

Solche Aussagen waren nur innerhalb des von den Hirszfelds kreierten Referenzrahmens intelligibel, in dem zwei »Urrassen« – mit der »Wiege« der Eigenschaft A im Westen und Norden, diejenige der Eigenschaft B im Süden und Osten – angenommen wurden.[66] Das Phantasma des einst »reinen Blutes« war damit auch bei Verzár und Weszeczky vorhanden. Zudem stilisierten sie sich als Entdecker des Zusammenhangs von Blutgruppen und Rassen, hätten die Hirszfelds doch bloß die Übereinstimmung von Geographie und Blutgruppe postuliert.[67] Diese Aussage

60 | Ebd., S. 35.

61 | Ebd., S. 36.

62 | Ebd., S. 35 und 37.

63 | Ebd., S. 38.

64 | Ebd., S. 37.

65 | Ebd., S. 36.

66 | Ebd., S. 39; im Text sind die Buchstaben A und B vertauscht, es handelt sich dabei wohl um einen Fehler bei der Drucklegung.

67 | Ebd., S. 39.

war falsch: Die Hirszfelds gingen sehr wohl von »Rassen« als Grundkategorie ihrer Arbeit aus, und die mazedonischen Juden fungierten als Kronzeugen ihrer Hypothese.

Alles in allem aber erhärtete die Studie von Verzár und Weszeczky die Resultate der Hirszfelds und verschaffte ihnen wissenschaftliche Legitimation. Beide Arbeiten wurden zum Ausgangspunkt für die sich entfaltende deutschsprachige seroanthropologische Forschung. Es waren hauptsächlich die Elemente der »Urrasse« und damit gekoppelt die Frage nach Mono- und Polygenese, der Rassenindex und damit die Thematik von Reinheit und Vermischung, die in der nachfolgenden Forschung entweder *tel quel* oder leicht modifiziert übernommen oder aber kritisiert wurden. Allerdings waren, wie sich zeigen wird, auch die Kritiker nicht davor gefeit, gewisse Grundannahmen unhinterfragt zu übernehmen. Im nächsten Abschnitt sollen die auf Verzár und Weszeczky folgenden wesentlichen Arbeiten auf die oben erwähnten Elemente hin genauer untersucht werden.[68] Dabei wird gleichzeitig eine gewisse Zerklüftung des wissenschaftlichen Feldes sichtbar, die 1926 mit der Gründung der *Deutschen Gesellschaft für Blutgruppenforschung* eine Institutionalisierung erfahren sollte. Das Jahr 1926 stellt deshalb in der Geschichte der deutschen Seroanthropologie einen Wendepunkt dar, weshalb im Folgenden vorerst die Jahre bis 1925 behandelt werden.

Übereinstimmung, Kritik und Forderungen nach systematischen Erhebungen

Zwischen 1921, als die Studie von Verzár und Weszeczky erschien, und der Gründung der *Deutschen Gesellschaft für Blutgruppenforschung* (DGB) 1926, wurden nicht allzu viele Untersuchungen im Feld der Blutgruppenforschung publiziert. Allerdings meldeten sich einige Mediziner zu Wort, die auch in der weiteren Geschichte der deutschen Blutgruppenforschung eine entscheidende Rolle spielen sollten. So erschien 1923 im *Archiv für Rassen- und Gesellschaftsbiologie (ARGB)* der Aufsatz »Bedeutung der Bluntuntersuchung« von Marinestabsarzt Paul Steffan, damals Vorstand der bakteriologischen Abteilung der Ostseestation und 1926 Mitbegründer der DGB. Eine Fortsetzung dieser ersten Studie publizierte er 1925 im *Archiv für Schiffs- und Tropenhygiene.*[69]

Steffan ging im Anschluss an die Hirszfelds sowie Verzár und Weszeczky von einer »Wiege der Eigenschaft A in Nordwesteuropa« aus, während die Eigenschaft B wohl aus Indien stamme.[70] Wie seine Vorgängerin und seine Vorgänger folgerte er daraus, dass mittels der Blutgruppenforschung Wanderungsbewegungen und Rassenkreuzungen rekonstruiert werden könnten.[71] Neben dieser grundsätzlichen Übernahme suchte der Marinestabsarzt allerdings auch, der Forschung seinen eige-

68 | Ich fokussiere im Folgenden also hauptsächlich die strittigen Punkte und lasse zu diesem Zeitpunkt weniger wichtige Aspekte wie etwa das Verhältnis von Serologie und Anthropologie weg.

69 | Steffan, »Die Bedeutung der Blutuntersuchung«; Steffan, »Weitere Ergebnisse«, eine leicht modifizierte Version dieses letzten Aufsatzes erschien 1926 in den Mitteilungen der Anthropologischen Gesellschaft Wiens. Vgl. für eine Analyse ähnlicher Quellen Boaz, *In Search of ›Aryan Blood‹*, S. 47-69.

70 | Steffan, »Die Bedeutung der Blutuntersuchung«, S. 144.

71 | Ebd., S. 145f.

nen Stempel aufzudrücken. Er führte eine eigene Nomenklatur ein und sprach von einer »atlantischen« und »gondwanischen« Eigenschaft des Blutes.[72] Diese Nomenklatur sollte sich jedoch nicht durchsetzen und auch Steffan sprach in seiner Publikation nicht nur von »atlantische[m]« und »gondwanische[m] Blut«, sondern auch von »A-Blut« und »B-Blut«.[73]

Ein Jahr nach Steffans *ARGB*-Publikation, die auch einen Aufruf zur generellen Erforschung des Gebietes enthielt,[74] erschienen in der *Klinischen Wochenschrift (KW)* drei wichtige Beiträge zur Blutgruppenforschung. Der erste wurde vom Bakteriologen Fritz Schiff publiziert, der 1926 mit *Die Technik der Blutgruppenuntersuchung für Kliniker und Gerichtsärzte* ein deutsches Standardwerk für das noch junge Forschungsgebiet vorlegen sollte und gemeinhin als einer der prominentesten Blutgruppenforscher der Weimarer Zeit gilt. In seiner Publikation in der *KW* stellte Schiff seine mit Heinrich Ziegler erhobenen Resultate über die »Blutgruppenformel an der Berliner Bevölkerung« vor. Was der Titel nicht verriet, war, dass auch der Unterschied zwischen jüdischer und nichtjüdischer Bevölkerung bezüglich Blutgruppenverteilung erhoben worden war. Allerdings stellten die Autoren in dieser Hinsicht keinen Unterschied fest, sondern »völlige Übereinstimmung«.[75] Ein weiteres Forschungsteam, bestehend aus dem Kieler Hygieniker Franz Schütz und dem Würzburger Physiologen Edgar Wöhlisch, fokussierte nicht die Differenzen zwischen angeblichen »Rassen«, sondern diejenige zwischen Stadt und Land. Anders als Steffan, der auf dem Land relativ »reine Rassen« und in den Großstädten »Rassenmischungen« vermutete,[76] fanden Schütz und Wöhlisch diesbezüglich keine signifikanten Unterschiede, außer wenn die ländlichen Gegenden seit »Jahrhunderten nur als Auswanderungs-, nie als Einwanderungsgegenden« gedient hatten. In diesen Fällen konnten sie ein deutliches Überwiegen der Blutgruppe A verzeichnen. Neben diesen Stadt-Land-Unterschieden legten Schütz und Wöhlisch ihr Augenmerk auf die Kategorien Geschlecht und Schicht. Bezüglich Geschlecht stießen sie auf keine bemerkenswerten Resultate, hielten jedoch fest, dass Blutgruppe A bei Akademikern häufiger, bei Gefängnisinsassen seltener auftrat.[77] Auch wenn die Studien unterschiedliche Resultate generierten, befanden sie sich doch alle auf der Linie der Hirszfelds sowie Verzár und Weszeczky: Sie erachteten die Blutgruppenverteilung als signifikant und gingen davon aus, dass sie etwas über bereits erfolgte »Mischungen« und deren inhärente Hierarchien auszusagen vermochte.

Ein ebenfalls in der *KW* erschienener Aufsatz des Göttinger Mathematikers Felix Bernstein legte jedoch eine markante Verschiebung der Forschung nahe.[78] Bernstein postulierte nämlich aufgrund statistischer Berechnungen, dass die von Hirszfeld und Dungern aufgestellte Annahme »zweier unabhängig mendelnder

72 | Ebd., S. 144.

73 | Ebd., S. 149 und S. 143.

74 | Ebd., S. 150.

75 | Schiff/Ziegler, »Blutgruppenformel in der Berliner Bevölkerung«, S. 1078.

76 | Steffan, »Weitere Ergebnisse«, S. 369f.

77 | Schütz/Wöhlisch, »Bedeutung und Wesen von Hämagglutination und Blutgruppenbildung«, S. 1615.

78 | Bernstein, »Ergebnisse einer biostatistischen zusammenfassenden Betrachtung«; eine ausführlichere Version seiner Überlegungen: Bernstein, »Zusammenfassende Betrachtungen über die erblichen Blutstrukturen des Menschen«.

Genpaare« nicht haltbar sei, sondern »durch die Hypothese dreier multipler Allelomorphe A, B, R ersetzt werden« müsse.[79] Damit führte Bernstein die Blutgruppe o, die bei den Hirszfelds und ihren Nachfolgern weder für die Vererbung noch für die Berechnung des Rassenindex‹ eine Rolle gespielt hatte, in die Diskussion ein. Anders als die Hirszfelds ging Bernstein deshalb nicht von den zwei Urrassen A und B aus:

»Wir haben es zu tun mit der Mischung dreier Rassen, die wir als A-, B- und R-Rasse bezeichnen können (wobei die R-Rasse eine zusammenfassende Bezeichnung für die Restrassen ist). [...] Es ist die Auffassung notwendig, dass die A-Rasse und die B-Rasse Mutationen, und zwar anscheinend späte Mutationen der R-Rasse sind, welch letztere noch heute ziemlich rein durch die Indianer und Philippinos repräsentiert wird.«[80]

Die »reine« B-Rasse habe sich im »malaiischen Archipel« gebildet, während die A-Rasse »in Europa maximal« vorhanden sei.[81]

Bernsteins Arbeit widersprach Hirszfelds Studien in wesentlichen Punkten. Sie rückte die von den Hirszfelds postulierte Vererbung, aber auch ihre auf binärem Denken beruhende These von den zwei Urrassen, einem polygenetischen Ursprung der Menschheit und den von ihnen entwickelten Rassenindex in ein neues, zweifelhaftes Licht. Selbst Hirszfelds Mitarbeiterin Wanda Halber anerkannte mit ihrem Koverfasser in der *Zeitschrift für Immunitätsforschung* die Richtigkeit der Bernstein'schen Formel, auch wenn sie die von den Hirszfelds »aufgestellte Regel der kontinuierlichen Zunahme und Abnahme von B durchaus« bestätigen konnten.[82] Der Gruppe o wurde in der Folge in ihrer Untersuchung ein größeres Gewicht gegeben, obschon sie sich »kartographisch mit keinem bekannten anthropologischen Typus in Beziehung bringen« lasse.[83] Hirszfeld reagierte in einem Kommentar auf die Publikation seiner Mitarbeiterin. Er warnte vor einer vorschnellen Übernahme der Bernstein'schen Formel, denn diese gehe einerseits von der Unabhängigkeitsregel Mendels aus, die aber durch die Forschungen von Hanna Hirszfeld und Henryk Brokman zur Vererbung der Diphtherie über die Blutgruppen nicht habe bestätigt werden können. Andererseits nehme Bernstein dieselbe Fruchtbarkeit und Lebensaussicht für alle serologischen Gruppen an, was Hirszfelds eigene Forschungen zum Problem der heterospezifischen (blutgruppenfremden) Schwangerschaften widerlegten.[84] Hirszfeld schlug deshalb vor, »weitere Untersuchungen über die Vererbung isoagglutinabler Eigenschaften und deren Selektionswert« durchzuführen, bevor die Bernstein'sche Erbformel anerkannt werde.[85]

79 | Bernstein, »Ergebnisse einer biostatistischen zusammenfassenden Betrachtung«, S. 1495. Bernstein entwickelte diese These vor dem Hintergrund von Thomas Morgans Untersuchungen an den Augenfarben von Drosophila, die ebenfalls auf multiplen Allelen beruhten (Mazumdar, *Species and Specificity*, S. 295).

80 | Bernstein, »Zusammenfassende Betrachtungen«, S. 239.

81 | Bernstein, »Ergebnisse einer biostatistischen zusammenfassenden Betrachtung«, S. 1495.

82 | Halber/Mydlarski, »Untersuchungen über die Blutgruppen in Polen«, S. 480f.

83 | Ebd., S. 482.

84 | Vgl. dazu ausführlich Kapitel 5. 5.

85 | Hirszfeld, »Bemerkungen zur Erbformel der Blutgruppen«, S. 489.

Schon ein Jahr vor der Bernstein'schen Publikation hatte sich Hirszfeld mit Resultaten konfrontiert gesehen, die seine Zwei-Rassen-Theorie unterminierten. Autor der Untersuchung war Arthur F. Coca, ein amerikanischer Kollege Hirszfelds aus Heidelberg, der inzwischen in die USA zurückgekehrt war und von dort aus die Arbeit Hirszfelds verfolgte.[86] Die Studie war im renommierten US-amerikanischen, von Coca gegründeten *Journal of Immunology* erschienen und wurde bald auch im deutschsprachigen Raum rezipiert. Sie erbrachte den überraschenden Befund, dass unter den *American Indians* die Blutgruppe 0 eklatant dominierte – rund 78 Prozent aller untersuchten *American Indians* wiesen die Blutgruppe 0 auf, während circa 20 Prozent auf die Blutgruppe A, nur etwa 2 Prozent auf B und weniger als ein halbes Prozent auf AB entfielen.[87] Coca und und sein Koautor Olin Deibert erklärten sich dieses Resultat durch den Umstand, dass die *American Indians*, noch bevor die Blutgruppenbildung stattgefunden habe, vom Rest der Menschheit abgetrennt worden seien. Das Vorkommen von A und B führten sie auf die »admixture of white or negro blood« zurück, auch wenn die von ihnen untersuchten *American Indians* aus staatlicher Perspektive als »full-blooded Indians« zählten.[88]

Zwar waren die Aussagen von Coca und Deibert grundsätzlich auf der Linie Hirszfelds, und auch in ihrem Artikel fiel A mit »white blood« und B mit »negro blood« zusammen. Aber die Häufigkeit von 0 stellte für die Plausibilität der Hirszfeld'schen Theorie eine Schwierigkeit dar. Hirszfeld argumentierte in der Folge, dass sich die Menschheit bereits zu einem sehr frühen Zeitpunkt biochemisch differenziert habe – auch bei Tieren seien gruppenspezifische Strukturen aufgefunden worden. Die von Coca und Deibert postulierte frühe Abspaltung schien ihm deshalb wenig überzeugend:

»Falls der Gruppe 0 unter den dortigen Verhältnissen kein besonderer Selektionswert zukommt, müssen wir eher daran denken, dass es biochemisch nicht differenzierte Urrassen gab, von denen die Indianer stammen, und dass sie daher selbständige Ursprungsstätten besitzen.«[89]

Besonders scharf kritisiert wurde die Vorstellung zweier Urrassen mit unterschiedlichen Entstehungsorten von Fritz Schiff.[90] Auf der 10. Tagung der *Deutschen Vereinigung für Mikrobiologie* in Göttingen hielt Schiff zusammen mit Lucie Adelsberger ein Referat, in dem die beiden auch auf die Entstehung der Blutgruppen eingingen.[91]

86 | Vgl. Hirszfeld, *Geschichte eines Lebens*, S. 6, über Coca. Coca war Mitglied des *Department of Bacteriology and Immunonolgy* am Cornell University Medical College, sein Mitverfasser Olin Deibert arbeitete am New York Hospital. 1941 organisierte Coca ein Ausreisevisum für Hirszfeld, das aber offensichtlich zu spät eintraf (Balinska/Schneider, *Ludwik Hirszfeld*, Figure 10, o. S.).

87 | Coca/Deibert, »A Study of the Occurrence of the Blood Groups Among the American Indians«, S. 489.

88 | Ebd., S. 491.

89 | Hirszfeld, »Konstitutionslehre im Lichte serologischer Forschung«, S. 1184.

90 | Zu Schiff vgl. die Biographie von Okroi, *Der Blutgruppenforscher Fritz Schiff*.

91 | Vgl. zu Adelsberger Baader, »Lucie Adelsberger«; Hubenstorf, »›Aber es kommt mir doch so vor‹«, S. 401-405. Adelsberger arbeitete am Robert-Koch-Institut und wurde bereits vor dem Gesetz zur Wiederherstellung des Berufsbeamtentums vom 7. April 1933 aufgrund ihrer

Ihrer Meinung nach waren die Blutgruppenantigene Produkte von Mutationen.[92] Auch die scheinbare Konstanz der Blutgruppenformel sprach ihnen zufolge nicht gegen noch immer stattfindende Mutationen, da deren Effekte »durch das Auftreten entgegengesetzter Mutationen aufgehoben werden könnte«. Ihnen erschien es unberechtigt, »eine nur *einmalige* Entstehung von A und B dogmatisch vorauszusetzen, und auf Grund einer derartigen Annahme zwei ›Urrassen‹ zu konstruieren, wobei dann noch übersehen wird, dass es nicht angeht, eine ›Rasse‹ durch ein einziges Merkmal zu charakterisieren«.[93] Zudem sei die Annahme von Wanderungen zu hinterfragen, da sich die Blutgruppenformel auch wegen des Selektionswerts einer gruppenspezifischen Eigenschaft oder wegen Inzucht verschieben könne.[94] Schiff und Adelsberger postulierten keine getrennte Entstehung zweier Rassen mit je eigenen Blutgruppen, sondern spontane Mutationen; in diesem Sinne schrieben sie gegen die Urszene des »reinen Blutes« an.

Auch Leone Lattes, der Doyen der Blutgruppenforschung Italiens, dessen 1925 durch Schiff ins Deutsche übersetzte Monographie *Die Individualität des Blutes* rasch zum Standardwerk des Feldes avancierte, stellte sich gegen die von den Hirszfelds aufgestellte Zwei-Ursprungs-Theorie.[95] Er bezeichnete sie als »kühne Hypothese«, auch wenn er einen Zusammenhang zwischen Blutgruppen und »Rassen« als gegeben erachtete.[96] Selbst Steffan, einer der eifrigsten Verfechter der Seroanthropologie im deutschsprachigen Raum, verkündete, dass nicht zwingend von Polygenie die Rede sein müsse, sondern die Blutgruppen auch aufgrund klimatischer Gegebenheit entstanden sein könnten. Aufgrund der bei Schiff und Ziegler erhobenen Identität der Gruppenverteilung zwischen jüdischen und nichtjüdischen Berlinern brachten Schütz und Wöhlisch gar Umwelteinflüsse wieder ins Spiel.[97]

Alle genannten Autoren schrieben gegen die nicht mehr als aktuell geltende polygenetische Position an, um sich im Bereich des »Wahren« zu situieren.[98] Dies änderte jedoch nichts an der Tatsache, dass sie von »Rassen« ausgingen, die, wenn auch nicht an unterschiedlichen Orten entstanden, doch einst unterschiedliche Blutgruppen ausgebildet hatten. Steffan beschrieb diese Vorstellung sehr lebendig:

»Man hätte sich nur etwa vorzustellen, dass die primitive, bis dahin ziemlich einheitliche Menschheit durch Hindernisse gewaltiger Art, etwa durch die mindestens hunderttausend Jahre dauernde Vergletscherung weiter Gebiete zwischen Mittelasien und Mitteleuropa während der letzten Eiszeiten, wie durch einen gewaltigen Keil auseinandergeschoben wurde, dass sie während dieser ganzen Zeit in weiter räumlicher Trennung voneinander lebte und

jüdischen Herkunft entlassen. Im Mai 1943 wurde sie nach Auschwitz deportiert, das sie überlebte. Nach einem Aufenthalt in Amsterdam emigrierte Adelsberger in die USA, wo sie weiterhin zu Allergien arbeitete.

92 | Schiff/Adelsberger, »Ueber blutgruppenspezifische Antikörper und Antigene«, S. 178.

93 | Ebd., S. 179.

94 | Ebd., S. 179, Fußnote 1.

95 | Lattes, *Die Individualität des Blutes*; die italienische Ausgabe war 1923 erschienen.

96 | Ebd., S. 106 und S. 104. Lattes erwähnt auch Bernsteins drei Urrassen-Theorie, kommentiert diese aber nicht weiter (S. 106f.).

97 | Schütz/Wöhlisch, »Bedeutung und Wesen von Hämagglutination«, S. 1614.

98 | Foucault, »Die Ordnung des Diskurses«, S. 25.

dass sich bei dieser vorübergehend getrennten Weiterentwicklung der beiden Menschheitsgruppen die beiden Bluteigenschaften ausgebildet haben.«

Denn, so Steffan in leicht verzweifeltem Ton: »Einmal müssen sie ja entstanden sein...«[99]

Bernsteins Hypothese, dass die Ursache der Mutation in der »Reiskultur« läge, dass also »das Nahrungsmittel direkt oder [...] bei dem Gebrauch desselben Schädigungen direkter oder parasitärer Art und dadurch hervorgerufene Abwehrerscheinungen des Organismus die Mutation bewirkt haben«, wurde in der Literatur nicht diskutiert oder höchstens spöttisch vermerkt.[100] Die Fragen nach dem Ursprung der Blutgruppen und nach der Ursache für ihre Entstehung waren ungeklärt. Doch auch wenn die Gründe für die Mutation im Dunkeln blieben, war für Bernstein selbstverständlich, dass diese neue Einsicht auf den Rassenindex einen Einfluss haben musste: »Der Index A/B von Hirschfeld ist nicht haltbar und sein Gebrauch muss verlassen werden.«[101]

Bis zu Bernsteins Veröffentlichung war der Hirszfeld'sche Rassenindex meist unhinterfragt übernommen worden.[102] In manchen Publikationen fokussierten die Forscher zwar nicht so sehr den Index, sondern die Blutgruppenverteilung – meist diejenige von A und B –, die manchmal auch als »Blutgruppenformel« definiert wurde. Denn auch diese konnte angeblich etwas über Blutsverwandtschaften und die Position der untersuchten Bevölkerung innerhalb des gesamten Rassenspektrums aussagen. So kamen Halber und Mydlarski zum Schluss, dass die Polen aufgrund der Häufigkeit von A und B »eine Mittelstelle zwischen Westen und Osten einnehmen«[103]. Schiff und Ziegler betonten, dass »die Blutgruppenformel auch ein Indicator für Blutmischungen« sei. In ihrer Studie über Unterschiede zwischen der jüdischen und nichtjüdischen Bevölkerung Berlins hatten sie, anders als Verzár und Weszeczky, in Ungarn keine Differenzen der Blutgruppenverteilung vorgefunden. Sie schlossen daraus, dass die »Blutgruppenformel« eben kein »höchst empfindliches Mittel zum Nachweis von Unterschieden in der Herkunft einzelner Bevölkerungsgruppen« sei, sondern vielmehr über erfolgte »Blutmischungen« Auskunft geben könne.[104]

Die hier geäußerte Kritik an der Blutgruppenformel als Zeichen der Herkunft verschwand in der völlig konformen Sicht der Formel als Zeichen der Mischung. Ähnlich wurde in anderen Studien darauf hingewiesen, dass die Bevölkerung auf dem Land einen geringeren Gehalt an B aufwies und damit als weniger vermischt und reiner gelten könne.[105] Steffan betonte mehrmals, dass zuerst »*verhältnismä-*

99 | Steffan, »Die Bedeutung der Blutuntersuchung für die Bluttransfusion und die Rassenforschung«, S. 147.

100 | Bernstein, »Zusammenfassende Betrachtungen«, S. 240.

101 | Ebd., S. 239.

102 | Vgl. Verzár/Weszeczky, »Rassenbiologische Untersuchungen«; Steffan, »Die Bedeutung der Blutuntersuchung für die Bluttransfusion und die Rassenforschung«; ders., »Weitere Ergebnisse«; Klein/Osthoff, »Haemagglutinine, Rasse- und anthropologische Merkmale«.

103 | Halber/Mydlarski, »Untersuchungen über die Blutgruppen in Polen«, S. 480; ähnlich Klein/Osthoff, »Haemagglutinine, Rasse- und anthropologische Merkmale«, S. 373.

104 | Schiff/Ziegler, »Blutgruppenformel in der Berliner Bevölkerung«, S. 1078.

105 | Vgl. Schütz/Wöhlisch, »Bedeutung und Wesen«, S. 1615.

ßig reinste [...] Rassen«[106], die er in abgeschlossenen, alpinen Gegenden vermutete, untersucht werden sollten und erst dann die weniger wertvollen »Durchschnittsmischlinge, gar solche in Städten und Großstädten«[107]. In diesen Studien also wurde weniger ein Rassenindex berechnet als vielmehr die Häufigkeit von A und B, unter Vernachlässigung von o, untersucht.

Am Hirszfeld'schen Rassenindex wurde teils bereits vor Bernsteins Publikation auch von medizinischer Seite Kritik geübt. So stellte der in München forschende, aus China stammende Backiang Liang unter anderem die Bezeichnung »biochemischer Rassenindex« in Frage. Die untersuchten Gruppen stellten gemäß Liang keine »reine[n] Rassen« dar, sondern seien aus verschiedenen »Rassen« zusammengesetzt; der Begriff »Populationsindex« sei deshalb vorzuziehen.[108] Auch wenn Liang davon ausging, dass die Vermischung mit fremdem Blut Auswirkungen auf den »Populationsindex« haben würde, stimmte er nicht mit Hirszfeld sowie Verzár und Weszeczky überein, dass ein ähnlicher Populationsindex etwas über Blutsverwandtschaften aussagen würde. Die von ihm untersuchten Chinesen wären dann nämlich »mit den Semiten und daher auch mit den Juden eng blutsverwandt [...]. Aber von einer solchen engen Blutsverwandtschaft kann ja gar keine Rede sein.« Es wäre deshalb unvorsichtig, »allein aus der Ähnlichkeit des Hämagglutinationsindex zweier Völker auf ihre enge rassische Verwandtschaft zu schließen«.[109]

Eine ähnliche Kritik äußerte der Bakteriologe Walther Kruse auf dem bereits erwähnten Mikrobiologen-Kongress in Göttingen. Er monierte, dass der Hirszfeld'sche biochemische Rassenindex die »amerikanischen Rothäute [...] von ihren mongolischen Verwandten« trenne. Zudem bewegten sich die Europäer in einem allzu breiten Spektrum zwischen 4,5 und 1,2. Kruse schlug folglich einen Index b:a vor: »[D]ann stehen die Europäer an der Spitze mit 1,8-1,2 und alle übrigen folgen mit 1,2-0,8.«[110] Kruses neuer Rassenindex stieß in der abschließenden »Aussprache« auf wenig Zustimmung, seine Forderung nach weiteren Untersuchungen wurde hingegen positiv aufgenommen.[111] Schiff schlug in diesem Zusammenhang vor, bei einer solchen systematischen Blutgruppenerhebung zur Steigerung ihres anthropologischen Werts die bereits anthropologisch gut erforschten Gegenden einer serologischen Analyse zu unterziehen – wie umgekehrt auch »von unserer serologischen Aufnahme die Anregung zur anthropologischen Durchforschung bestimmter Gebiete ausgehen könnte«. Des Weiteren wies er darauf hin, dass aus anthropologischer Perspektive kein Anlass bestehe, »Bluteigenschaften, eben weil es sich um ›Blut‹ handelt, höher zu bewerten als andere Merkmale, die sich nach gleichen Gesetzen vererben«.[112]

---

106 | Steffan, »Die Bedeutung«, S. 150. In Anlehnung an Steffan: Klein/Osthoff, »Haemagglutinine, Rasse- und anthropologische Merkmale«, S. 374f.

107 | Steffan, »Weitere Ergebnisse«, S. 78.

108 | Liang, »Neue Untersuchungen«, S. 95. Neben der Kritik am Rassenindex war sich Liang auch unsicher, ob das Blut »mit solcher Schärfe in die 4 Gruppen« eingeteilt werden könne und »ob ein so einfacher Fall des Mendelns hier vorliegt« (S. 94).

109 | Ebd., S. 102.

110 | Kruse, »Rasse und Blutzusammensetzung«, S. 171.

111 | O.A., »Aussprache zu Vortrag 13 und 14«, S. 180-183.

112 | Ebd., S. 183.

In Schiffs Aussagen klingen mehrere Aspekte an, die für den seroanthropologischen Diskurs in der Folge wesentlich waren. Erstens war die Beziehung zwischen Anthropologie und Serologie konfliktreich: Die Serologie mischte sich mit ihren seroanthropologischen Untersuchungen in ein traditionell anthropologisches Gebiet ein. Dementsprechend gering war die Begeisterung der Anthropologen über die serologischen Vorstöße und Ideen – sie wurden als Konkurrenz und nicht als wertvolle Ergänzung betrachtet. Dies hatte auch damit zu tun, dass die Serologie gegenüber der Anthropologie ambivalent eingestellt war: Zum einen erklärten die Serologen ihre Ergebnisse mit Rekurs auf die Anthropologie, aber auch auf die Sprachgeschichte und Geschichtswissenschaft, das heißt, sie versuchten ihre Ergebnisse durch die bereits in diesem Bereich etablierten Disziplinen plausibel zu machen. Zum anderen aber war es ihnen ein Anliegen, mittels der Serologie neue Beziehungen aufzuspüren, die den Anthropologen bislang verborgen geblieben waren und die eine anthropologische »Durchforschung bestimmter Gebiete« anregen sollte, wie dies Schiff formulierte, so dass der jungen Disziplin überhaupt ein Existenzrecht zuteil wurde.

Zweitens führten die Serologen den Faktor »Blut« in die anthropologische Forschung ein. Schiff betonte nicht nur in diesem Kontext, dass »Blut« in der anthropologischen Forschung nicht privilegiert werden sollte. Er wandte sich dezidiert von einer Argumentation ab, welche die metaphernreiche Tradition des Blutes bemühte, sondern suchte es von jeglichen mythischen Eigenschaften zu befreien und nüchtern und sachlich, wie jeden anderen Stoff auch, zu behandeln. Trotzdem wurde in den folgenden Diskussionen gerade von anthropologischer Seite immer wieder kritisiert, dass dem Stoff »Blut« aufgrund seiner gesellschaftlichen Bedeutung zu viel Beachtung geschenkt werde. Bemerkenswerterweise fand sich dieser Graben aber auch innerhalb der seroanthropologischen Community. Die Tatsache, dass von Steffan wie auch von Schiff die Forderungen nach Blutgruppenuntersuchungen erhoben worden waren, ist in diesem Zusammenhang bedeutsam. Es handelte sich dabei keineswegs um die Forderung zweier Gleichgesinnter. Vielmehr waren die beiden unterschiedlichen Polen innerhalb der Blutgruppenforschung zuzurechnen, wobei sich die eher völkisch ausgerichtete Gruppe 1926 in der *Deutschen Gesellschaft für Blutgruppenforschung* zusammenschloss. Die anderen Wissenschaftler, die teils einen jüdischen Hintergrund aufwiesen und tendenziell dem liberalen Spektrum zugeordnet werden können, waren nur locker, ohne institutionalisierte Kooperation, miteinander verbunden. Schiffs mit Ziegler verfasster Beitrag über die Blutgruppenverteilung bei jüdischer und nichtjüdischer Bevölkerung ist in diesem Zusammenhang ein wichtiges Indiz. Während Schiff und Ziegler zwischen den beiden von ihnen untersuchten Gruppen keine signifikanten Unterschiede feststellen konnten, wies Steffan darauf hin, dass die beiden Wissenschaftler bei ihrer Erhebung Wassermannblutproben – und damit kontaminiertes Blut – verwendet hatten. Er delegitimierte damit die empirische Basis der Studie und indirekt auch das Resultat der Annäherung der beiden Blutgruppenformeln.[113] Steffans tadelnde Bemerkung erschien

113 | Steffan notierte diese Rüge in seiner Funktion als Schriftleiter der *ZRP* bei Grigorowa, »Die Isoagglutiation bei Kindern«, S. 156, Fußnote 1. Die Kritik der Verwendung von »Wassermannblut« findet sich bereits bei Klein/Osthoff, »Haemagglutinine, Rasse- und anthropologische Merkmale«, S. 375, die sich generell sehr kritisch gegenüber der Studie von Schiff und Ziegler äußern.

zwar erst 1931, doch wie das folgende Kapitel zeigen wird, war für die Polarisierung des Feldes der Faktor der jüdischen Herkunft von Anfang an entscheidend.

Jenseits dieser sich zwischen 1919 und 1925 entfaltenden Polarisierung lassen sich für diesen Zeitraum trotzdem zahlreiche gemeinsame Argumentationsmuster festhalten. Zum einen wurde Steffans bereits 1923 formulierte Aussage, dass »die Bluteigenschaft als Rassenmerkmal zu verwerten« sei, in weiten Kreisen positiv rezipiert. Die Blutgruppe 0, die bei den Hirszfelds wie auch bei Verzár und Weszeczky vernachlässigt worden war, wurde mit der Studie von Coca und Deibert wie auch Bernsteins neuen mathematischen Berechnungen stärker fokussiert. Bernsteins neue Erbformel wurde zwar nicht unmittelbar in der Blutgruppenforschung angewandt, seine Einsichten wurden aber zumindest zur Kenntnis genommen. Insgesamt ließen sich immer wieder kritische Stimmen vernehmen, die aber nichtsdestotrotz davon ausgingen, dass die Blutgruppen wenn nicht etwas über die Herkunft, so doch etwas über vorangegangene Vermischungen auszusagen vermochten. Die Metaphorik der Reinheit und Mischung blieb der Forschung eingeschrieben.

5.3 Polarisierung des Feldes: Die Deutsche Gesellschaft für Blutgruppenforschung und ihr »Kampf gegen das Judentum«

Eine kleine Geschichte der Deutschen Gesellschaft für Blutgruppenforschung

Im Sommer 1926 wurde im anthropologisch-ethnographischen Institut der Universität Wien die *Deutsche Gesellschaft für Blutgruppenforschung* (DGB) gegründet. Zum ersten Vorsitzenden wurde der Wiener Anthropologe Otto Reche, zum zweiten Vorsitzenden, zum Hauptgeschäftsführer und zum ersten Schriftführer wurde in Personalunion der Kieler Bakteriologe Paul Steffan gewählt.[114] Erklärtes Ziel der Gesellschaft war »eine genaue Aufnahme der Blutballungsverhältnisse bei den Bevölkerungen Oesterreichs, Deutschlands, des übrigen Europa und, wenn möglich, auch der anderen Erdteile nach einheitlichen Gesichtspunkten«. Diese Übersicht sollte in Zusammenarbeit mit anderen Disziplinen wie Anthropologie oder Geschichtswissenschaft erreicht werden.[115] Der für das erste Jahr entwickelte Arbeitsplan sah eine serologische und morphologische Untersuchung von »je 500 Schulkindern in den

114 | Protokoll über die konstituierende Hauptversammlung der *Deutschen Gesellschaft für Blutgruppenforschung* am 20. 7. 1926, IEUL, Re XXI. Zweiter Schriftführer wurde Alois Scholz, Kassenwart O. Schröder, zweiter Kassenwart Michael Hesch. Die bislang gründlichste Darstellung über die *Deutsche Gesellschaft für Blutgruppenforschung* findet sich in Geisenhainer, *›Rasse ist Schicksal‹*. Darauf basieren auch weitgehend die Ausführungen von Boaz, *In Search of ›Aryan Blood‹*, S. 71-88.

115 | Satzungen der Deutschen Gesellschaft für Blutgruppenforschung, IEUL, Re XXI. Neben Anthropologie und Geschichte wurden Ethnologie, Blutphysiologie und -pathologie, Vererbungswissenschaft, Familienforschung und polizeiliche Erkennungslehre genannt. Auch im wissenschaftlichen Beirat sollte sich diese Vielfalt von Disziplinen manifestieren, so sollten immer ein Anthropologe, ein Blutphysiologe oder Serologe sowie ein Geschichtsforscher oder Prähistoriker vertreten sein.

etwa 900 Arbeitsbezirken in Oesterreich und Deutschland« vor.[116] Um das generelle Ziel und den konkreten Jahresplan zu erreichen, wurde nicht zuletzt an die Mitglieder gedacht: Neben einem Jahresbeitrag sollten die Mitglieder »nach Möglichkeit tätige Mitarbeit« – gemeint war die Untersuchung eines Bezirkes – leisten.[117]

Noch im selben Jahr verbreitete die DGB Aufrufe in Zeitschriften wie etwa dem *Archiv für Rassen- und Gesellschaftsbiologie*, um die Erfassung und Charakterisierung der »rassische[n] Zusammensetzung der europäischen – und später auch anderer – Völker«[118] baldmöglichst zu erreichen, und plante zur Veröffentlichung der gewonnenen Resultate eine »Fachschrift der Gesellschaft«[119]. Diese erschien ab 1928 bis zu viermal jährlich unter dem Titel *Zeitschrift für Rassenphysiologie* (*ZRP*) unter der Schriftleitung Steffans im Verlag des rechts stehenden Julius Lehmann.[120] Auch wenn es der Name nicht zwingend vermuten lässt, widmete sich die *ZRP* insbesondere der Sammlung der erhobenen Blutgruppendaten.

Die DGB trug unverkennbar die Handschrift Steffans, der sich schon zuvor auf diesem Feld einen Namen gemacht hatte. Dass als Vorsitzender der Gesellschaft Reche amtierte, mag überraschen, da er sich bis dahin mit keinem für das Forschungsgebiet wesentlichen Beitrag hervorgetan hatte. Wie Reche retrospektiv schilderte, hatte er aber bereits vor dem Ersten Weltkrieg »die Erforschung des menschlichen Blutes unter anthropologisch-biologischen Gesichtspunkten wieder in Gang« bringen wollen. Nach dem Krieg machte er die Bekanntschaft mit dem serologisch versierten und anthropologisch interessierten Steffan. Gemeinsam entwickelten sie den Gedanken, »*alle* für diese Dinge interessierten Kreise in einer wissenschaftlichen Gesellschaft zu gemeinsamer Arbeit zu vereinen«. Reche versprach sich von der Blutgruppenforschung Einsichten, die seine eigene Disziplin, die Anthropologie, nicht (mehr) bieten konnte – »die bisherigen anatomischen Methoden« reichten zur Lösung wichtiger Fragen nicht aus.[121]

Reche hatte, bevor er sein Interesse der Anthropologie und Völkerkunde zuwandte, mit einer Arbeit in Zoologie promoviert.[122] Während seines Studiums der Zoologie bei Ernst Häckel in Jena und ab 1905 der Völkerkunde und Anthropologie bei Felix von Luschan in Berlin sowie durch die Lektüre der *Politisch-Anthropologischen Revue* kam Reche mit rassenhygienischem Gedankengut in Kontakt.[123] Seine ersten anthropologischen Aufsätze beschäftigten sich mit der Neuformulierung des Nasenindex.[124] 1908 nahm Reche an der Südsee-Expedition der *Hamburgischen Wissenschaftlichen Stiftung* teil und beschäftigte sich mit den so genannten »rassischen Verhältnissen« in Melanesien. Danach begann er am Hamburger Museum

116 | Protokoll über die konstituierende Hauptversammlung der *Deutschen Gesellschaft für Blutgruppenforschung* am 20. 7. 1926, IEUL, Re XXI.

117 | Satzungen der Deutschen Gesellschaft für Blutgruppenforschung, IEUL, Re XXI.

118 | »Die Deutsche Gesellschaft für Blutgruppenforschung erlässt folgenden Aufruf«, S. 447, vgl. auch Reche, »Blutgruppe und Rasse«; Steffan, »Die Blutgruppenforschung und ihre rassenkundliche Bedeutung«.

119 | Satzungen der Deutschen Gesellschaft für Blutgruppenforschung, IEUL, Re XXI.

120 | Vgl. zu Lehmann Stöckel, *Die ›rechte Nation‹ und ihr Verleger.*

121 | Reche, »Zum Geleit«, S. 2.

122 | Geisenhainer, *›Rasse ist Schicksal‹*, S. 28.

123 | Ebd., S. 39f., S. 95.

124 | Ebd., S. 58f.

für Völkerkunde zu arbeiten, was nur durch seinen Dienst als Leutnant im Ersten Weltkrieg unterbrochen wurde.[125] 1918 wurde Reche in Hamburg zum Professor ernannt, 1923 erhielt er einen Ruf an die Universität Wien.[126] Er besetzte dort ab 1924 den Lehrstuhl für Anthropologie und Ethnologie und stand dem anthropologischen Institut vor.[127] In diese Zeit fällt auch die Gründung der DGB. Mit dem Ruf nach Leipzig 1927, wo Reche das Ethnologisch-Anthropologische Institut beziehungsweise das Institut für Rassen- und Völkerkunde bis 1945 leitete, wurde auch der Sitz der DGB nach Leipzig verlegt.[128]

Reche wird von Robert Proctor als einer der »leading figures in German anthropology and racial theory in the Weimar and Nazi periods« bezeichnet.[129] Zu einem ganz anderen Schluss kommt Ernst Klee, der Reche »mehr völkisch denn wissenschaftlich« einschätzt.[130] Auch wenn diese Klassifizierung Reches damaliger wissenschaftlicher Reputation nicht gerecht wird, wie Katja Geisenhainers umfassende Biographie zeigt, ist seine völkische Ausrichtung unverkennbar. 1913 wurde Reche Mitglied beim Alldeutschen Verband, 1918 war er Mitbegründer der Völkisch-Sozialen Partei, die 1919 in der Deutschnationalen Volkspartei aufging. Bei der Gründung der Deutsch-Völkischen Freiheitsbewegung 1919 war Reche ebenfalls aktiv beteiligt.[131] Auch in Wien bewegte sich Reche in konservativen, völkischen und nationalistischen Kreisen.[132] Aus diesen Aktivitäten und Mitgliedschaften lässt sich unschwer ableiten, dass es sich bei Reche um einen ausgesprochenen Gegner der parlamentarischen Demokratie handelte, welcher der Weimarer Republik ablehnend gegenüberstand.[133] Nach der Aufhebung der Aufnahmesperre der NSDAP am 1. Mai 1933 trat Reche derselben bei und war einer der etwa 1000 Professoren, die am 11. November das »Bekenntnis der Professoren an den deutschen Universitäten und Hochschulen zu Adolf Hitler und dem nationalsozialistischen Staat« unterzeichneten.[134] Reches völkische Gesinnung manifestiert sich außerdem in seiner Herausgeberschaft der Zeitschrift *Volk und Rasse*, die wie die *ZRP* bei Julius Lehmann erschien.[135]

Doch nicht nur Reches politische Ausrichtung, sondern auch diejenige zahlreicher Mitglieder der *DGB* lassen auf die völkische Ausrichtung der Gesellschaft schließen.[136] So verzeichnete der Gründungsausschuss der DGB eugenisch und national ausgerichtete Lehrstuhlinhaber wie die Anthropologen Otto Schlaginhaufen, Theodor Mollison und Otto Aichel, den bereits 1923 der NSDAP beigetretenen Hygieniker Philalethes Kuhn sowie die für die Rassenhygiene in Deutschland zentralen

125 | Ebd., S. 94.

126 | Ebd., S. 102, S. 104; für diesen Lehrstuhl war bemerkenswerterweise auch Eugen Fischer im Gespräch, zum (gespannten) Verhältnis zwischen Fischer und Reche vgl. unten.

127 | Ebd., S. 106.

128 | Ebd., S. 169.

129 | Proctor, *Racial Hygiene*, S. 150.

130 | Klee, *Deutsche Medizin im Dritten Reich*, S. 160.

131 | Geisenhainer, *›Rasse ist Schicksal‹*, S. 95-97.

132 | Ebd., S. 115.

133 | Ebd., S. 97.

134 | Ebd., S. 179.

135 | Mazumdar, »Blood and Soil«, S. 199.

136 | Ebd., S. 188, S. 191f.

Figuren Erwin Baur und Eugen Fischer.[137] Bis auf den Schweizer Schlaginhaufen wurden alle genannten Mitglieder als »inländische Mitglieder« geführt, worunter deutsche wie auch österreichische Staatsbürger subsumiert wurden. Die Bezeichnung »deutsch« im Namen der DGB bezog sich also weder auf die Staatsangehörigkeit noch auf das zu erforschende Gebiet, sondern war, wie Katja Geisenhainer treffend bemerkte, »Hinweis auf die Gesinnung«.[138]

Die zahlreichen Namen arrivierter Wissenschaftler zeigen, dass es sich bei der DGB keineswegs um eine Gesellschaft von Sonderlingen, »spinnerte[n] Pseudogelehrte[n]«[139] oder einer nur kleinen, wenig bedeutsamen Gruppe handelte, wie bisweilen in der Wissenschaftsgeschichte angenommen wird.[140] Die meisten der in- und ausländischen Ehrenmitglieder waren Professoren oder Institutsvorsteher. Mehrheitlich handelte es sich um Anthropologen, es waren aber auch Hygieniker und Physiologen vertreten.[141] Der Großteil der ausländischen Ehrenmitglieder forschte auf dem Gebiet der Seroanthropologie, so der ungarische Pionier Fritz Verzár, der Athener Professor Kumaris, Werner Oswald Streng aus Finnland, der Herausgeber des *Ukrainischen Zentralblattes für Blutgruppenforschung* Rubaschkin und Boris Wischnewski, Leiter des Bureaus der anthropologischen Blutgruppenforschung in Leningrad. Umgekehrt waren nur wenige der »inländischen« Mitglieder selbst seroanthropologisch aktiv.[142] Dies lag unter anderem daran, dass einige der aktivsten »inländischen« Blutgruppenforscher nicht auf der Mitgliederliste der DGB figurierten, wie in der *Klinischen Wochenschrift* kritisch vermerkt wurde:

»Der von der Gesellschaft [für Blutgruppenforschung, M. Sp.] versandte Aufruf ist von zahlreichen Forschern des In- und Auslandes unterzeichnet, unter denen auffallenderweise die beiden genannten Namen [Landsteiner und Hirszfeld, M. Sp.] in gleicher Weise fehlen wie die anderer Gelehrter, die sich um das Gebiet der Blutgruppenforschung besondere Verdienste erworben haben, wie V. Dungern, Schiff, Bernstein, Lattes u.a.«

Die *Klinische Wochenschrift* ließ die Antwort der DGB, dass es »›technisch einfach unmöglich‹ gewesen sei, ›die rund 600 Leute, die über Blutgruppen gearbeitet haben, zum Eintritt in den Gründungsausschuss aufzufordern‹«, nicht gelten:

137 | »Die Deutsche Gesellschaft für Blutgruppenforschung erlässt folgenden Aufruf«, S. 448-450. Der Schweizer »Schädelvermesser« Schlaginhaufen und Reche hatten sich in Berlin kennengelernt, vgl. zur Biographie Schlaginhaufens Keller, *Der Schädelvermesser*. Zu Kuhn vgl. Weingart/Kroll/Bayertz, *Rasse, Blut und Gene*, S. 196; zu Fischer Lösch, *Rasse als Konstrukt*. Zur deutschen Eugenik immer noch klassisch Weingart/Kroll/Bayertz, *Rasse, Blut und Gene*.

138 | Geisenhainer, ›*Rasse ist Schicksal*‹, S. 131.

139 | Klee, *Deutsche Medizin im Dritten Reich*, S. 160.

140 | Geisenhainer, ›*Rasse ist Schicksal*‹, S. 128, geht davon aus, dass die Koppelung von Blutgruppen mit »Rassen« in Deutschland und Österreich nur »von einer kleinen Gruppe bereitwillig aufgenommen« wurde, nämlich der Gruppe um Reche und Steffan. Ähnlich auch Baader, »Blutgruppenforschung im Nationalsozialismus«.

141 | Reche, »Zum Geleit«, S. 2f.

142 | Mazumdar, »Blood and Soil«, S. 192.

»LANDSTEINER und HIRZSFELD sind die geistigen Väter der Methode und ihrer speziellen Anwendung, und die Sachlage ist so, als hätte man zu Lebzeiten Ehrlichs eine Gesellschaft zur Erforschung des Salvarsans gegründet und ihn um seine Mitarbeit zu bitten nicht für nötig gehalten. Im übrigen sind die Ziele der Gesellschaft nur zu begrüßen«.[143]

Was von der *Klinischen Wochenschrift* nicht expliziert wurde, war, dass es sich bei den genannten Wissenschaftlern, mit Ausnahme Dungerns,[144] um Forscher jüdischer Herkunft handelte.[145]

Die noch junge DGB bewegte sich in einem Feld, in dem Forscher mit jüdischem Hintergrund – Landsteiner, Hirszfeld, Schiff, Bernstein und Lattes – in der Frühphase wesentliche Beiträge geleistet hatten.[146] Paul Weindling hat deshalb von einer Aneignung des Forschungsfeldes durch rassistische Nationalisten gesprochen.[147] Die DGB selbst strich eine solche heroische Okkupation zumindest *ex post* mehrfach heraus. In einem Brief an die Deutsche Forschungsgemeinschaft vom November 1938 schrieb Reche, dass die *ZRP* nicht zuletzt deshalb gegründet worden sei, um »die damals fast ausschließlich in jüdischen Händen befindliche Blutgruppenforschung allmählich unter arische Führung zu bringen«[148]. Aber auch schon einige Jahre zuvor, als die *ZRP* einmal mehr vor dem finanziellen Ruin stand, betonte die DGB ihre Frontstellung gegen die Juden. Reche schrieb 1933 an Lehmann, dass es ein »Jammer« wäre, »wenn die von uns im scharfen *Kampf gegen das Judentum* gegründete Zeitschr.f. Rassenphysiologie ausgerechnet im *völkischen Staate* kläglich zugrunde ginge. Die Juden Schiff, Bernstein, Hirschfeld und Genossen würden jedenfalls eine reine Freude haben, die *ich* ihnen natürlich nicht gönne.«[149] Das Scheitern der *ZRP* würde, so wurde dies von Reche und Steffan jeweils als Schreckgespenst an die Wand gemalt, die Gründung einer neuen Zeitschrift zur Blutgruppenforschung zur Folge habe, und zwar von »internationalen jüdischen Kreise[n]«[150].

Dass dieser »Kampf« nicht nur ein rhetorisch-strategisches Mittel war, um das Überleben der Zeitschrift zu sichern, zeigt die Korrespondenz zwischen Reche und

---

143 | O.A., »Rassenbiologie«, S. 2288.

144 | Dieser nahm laut Reche, »Zum Geleit«, S. 5, den Ehrenvorsitz ein.

145 | Vgl. dazu auch Weindling, *Health, Race and German Politics*, S. 465, sowie Mazumdar, »Blood and Soil«, S. 192. Weindlings Aussage, dass möglicherweise auch Steffan jüdischer Herkunft gewesen sei, ist falsch. Auch Mazumdars Hinweis, dass Hanna Hirszfeld keine Jüdin gewesen sei, ist nicht richtig; sie stammte aus einer wohlhabenden jüdischen Familie (Balinska/Schneider, »Introduction«, S. xxi). Dass die *KW* sich des Ausschlusses von Wissenschaftlern mit jüdischer Herkunft wohl bewusst war, lässt sich aus dem Beispiel Ehrlichs schließen. Auch Ehrlich war ein Mediziner jüdischer Herkunft, der im Kontext der Salvarsan-Diskussion unter antisemitischen Attacken zu leiden hatte, vgl. Ehrke, *Antisemitismus in der Medizin*; neuerdings zu Ehrlich Hüntelmann, *Paul Ehrlich*.

146 | Für eine Erklärung der Konzentration jüdischer Mediziner in der Serologie vgl. Boaz, *In Search of ›Aryan Blood‹*, S. 34-38.

147 | Weindling, *Health, Race and German Politics*, S. 465.

148 | Reche an DFG, 19. 11. 1938, Re XXIII.

149 | Reche an Lehmann, 27. 9. 1933, IEUL, Re XXIII. Vgl. zur Geschichte der *ZRP* und ihrer Finanzierung Geisenhainer, *›Rasse ist Schicksal‹*, S. 169-175.

150 | Reche an den Reichsausschuss für Volksgesundheitsdienst, 7. 12. 1936, IEUL, Re XXIII.

Steffan, die nicht nur mit allgemeinen antisemitischen Äußerungen gespickt war, sondern zahlreiche Belege dafür enthält, dass sich die DGB in einem Kampf gegen die genannten »jüdischen« Wissenschaftler sah.[151] So besuchte Reche 1929 einen Vortrag Schiffs in Leipzig, um allfälliger »Hintenherumarbeit sofort entgegenwirken zu können«[152], und schrieb 1933 an Steffan, dass »von jüd. Seite systematisch« gegen ihn gearbeitet würde.[153] Die Namen jüdischer Wissenschaftler wie den Hirszfelds wollte Steffan im August 1933 nicht explizit in einer Arbeit haben.[154] Dass es sich weder bei Landsteiner, Hirszfeld, Schiff noch bei Bernstein um praktizierende Juden handelte, spielte in dieser antisemitischen Perspektive keine Rolle. Gegen diese Befunde spricht nicht, dass einer der eifrigsten Mitarbeiter der DGB, Siegmund Wellisch, ebenfalls jüdischer Herkunft war und Landsteiner zum Ehrenmitglied ernannt wurde.[155] Diese Fälle zeigen lediglich eine andere Spielart des Antisemitismus auf.

Karl Landsteiner und Siegmund Wellisch: Zwei »jüdische« Mitglieder der DGB

1928 erhielt Landsteiner in New York eine Anfrage Reches, der DGB beizutreten. Landsteiner hatte Wien bereits 1920 verlassen und arbeitete inzwischen in New York am Rockefeller Institute. In seiner höflichen Antwort willigte Landsteiner nicht sofort zum Beitritt ein, da für ihn »ein persönliches Moment in Betracht komme«, das Reche, wie er hoffe, verstehen werde:

> »Dr. Schiff, wohl einer der besten Kenner des Gegenstandes, ist seinerzeit, wie ich hörte, nicht eingetreten, da einige andere Serologen, besonders ich selbst, nicht zum Beitritte eingeladen wurden. Ich fühle nun, dass es Kollegen Schiff, den ich sehr schätze, unangenehm berühren könnte, wenn ich unabhängig von ihm vorgehen würde. Es scheint mir daher rathsam, dass ich mich mit Dr. Schiff ins Einvernehmen setze und trachte dass wir beide der Gesellschaft beitreten. Das setzt natürlich voraus, dass Sie einverstanden sind, doch glaube ich aus Ihrem Schreiben zu entnehmen [sic] dass Ihnen die möglichst vollständige Vereinigung der den Gegenstand bearbeitenden Fachgenossen erwünscht ist.«[156]

Reche sandte eine Abschrift dieses Briefes an Steffan mit dem empörten Kommentar: »Man sieht, die Gesellschaft Schiff und Konsorten hat gründlich gearbeitet!«[157] Wenig später teilte Landsteiner Reche mit, dass Schiff seiner Aufforderung zu einem Beitritt nicht Folge leiste und er selbst sich damit begnügen wolle, in die

151 | Vgl. zu Reches allgemeinem Verhältnis zu »Juden« Geisenhainer, *›Rasse ist Schicksal‹*, S. 188-195.

152 | Steffan an Reche, 3. 2. 1929, IEUL, Re XXII.

153 | Reche an Steffan, 28. 3. 1933, IEUL, Re XXIII.

154 | Steffan an Reche, 23. 8. 1933, IEUL, Re XXIII.

155 | Vgl. dazu erstmals Geisenhainer, *›Rasse ist Schicksal‹*, S. 133-136; vgl. auch Boaz, *In Search of ›Aryan Blood‹*, S. 131-137.

156 | Landsteiner an Reche, 11. 5. 1928, IEUL, Re XXI. Zur Mitgliedschaft Landsteiners bei der DGB erstmals ausführlich Geisenhainer, *›Rasse ist Schicksal‹*, S. 133-136.

157 | Reche an Steffan, 7. 6. 1928, IEUL, Re XXI.

Liste der ausländischen Mitglieder aufgenommen zu werden.[158] Reche ignorierte Landsteiners Wunsch und dankte ihm rund einen Monat später für seine »frdl. Bereitwilligkeit, der ›Deutschen Gesellschaft für Blutgruppenforschung‹ als ›Ehrenamtliches Ausländisches Mitglied‹« beitreten zu wollen. Dies ermöglichte der DGB, von Landsteiners Prestige zu profitieren.[159] Über Schiff äußerte sich Reche gegenüber Landsteiner negativ; dieser sei »nach wie vor gegen unsere Gesellschaft eingestellt«. Möglicherweise hätte es Schiff der DGB »übel genommen, dass er ›zu spät‹ zum Beitritt aufgefordert worden sei«. Reche erklärt Landsteiner dieses »Versehen« damit, dass man Schiff wegen seines großen Engagements in der Blutgruppenforschung nicht einfach schriftlich, sondern mündlich und persönlich zum Beitritt habe auffordern wollen. Steffan sei aber infolge eines Ortswechsels erst später als beabsichtigt dazu gekommen. Im Übrigen, so informierte Reche Landsteiner, trete Schiff nicht nur nicht bei, sondern versuche »[a]uch bei ausländischen Kollegen [...] Stimmung gegen uns zu machen [...], so z.B. bei Hirszfeld-Warschau, den er völlig einseitig und falsch orientierte«. Schiff könne somit nur als »Gegner unserer Gesellschaft« angesehen werden.[160]

In der übrigen Korrespondenz Reches zeigt sich jedoch, dass »das übliche Werbematerial (ohne Satzungen)« an Schiff erst nach dem im *ARGB* erschienenen Aufruf, am 21. Oktober 1926, gesandt worden war.[161] Reche und Steffan hatten sich also nie aktiv darum bemüht, Schiff als Mitglied zu gewinnen, sondern ihn als Forscher wie jeden anderen behandelt. Landsteiner war als Ehrenmitglied nicht nur wegen seines international ausgezeichneten Rufs interessanter als Schiff. Vermutlich spielte auch die Distanz des Rockefeller Institutes eine Rolle, so dass nicht zu befürchten war, dass Landsteiner sich in die Angelegenheiten der DGB mischen würde, wie dies bei Schiff aufgrund der geographischen Nähe der Fall war. Von Landsteiner schien keinerlei Bedrohung auszugehen, und er machte er sich sogar die Mühe, bei einem Besuch in Deutschland nicht nur Schiff, sondern auch Reche zu besuchen. Reche schilderte diesen Besuch ausführlich und aufgeregt in einem Brief an Steffan:

»Eine Neuigkeit, die Dich sehr interessieren wird: vor einigen Tagen hat mich Landsteiner-New York besucht! Er kam sogar in meine Wohnung! Er ist ein großer, schlanker, gut aussehender Mann mit einer tüchtigen Mensur-Narbe an der linken Backe; der Rassentyp ist nicht sehr auffällig. Er macht durchaus den Eindruck eines Mannes, der sich nur und ausschließlich für sein Fach interessiert, also daher wohl auch unseren Divergenzen mit der ›anderen‹ Gruppe objektiv gegenüberstehen könnte. Er kam übrigens aus Berlin, wo er Schiff aufgesucht hatte. Ich benutzte das, um ihm zu sagen, dass uns das Verhalten v. Schiff rätselhaft sei; er meinte, dieser fühle sich halt eben wohl nicht ganz gewürdigt. Ihn selbst würde so etwas nicht stören, denn die Wissenschaft müsse über persönlichen Empfindungen stehen. – Die Unterhaltung mit ihm war außerordentlich interessant; er hat einige sehr gute Ideen produziert, hat über

158 | Landsteiner an Reche, 22. 6. 1928, IEUL, Re XXI.

159 | In der *ZRP*, Bd. 1, Heft 2 (1928) wurde in den »Mitteilungen des Vorstandes« Landsteiners ehrenamtliche Mitgliedschaft bekannt gegeben, was zur »besonderen Freude« gereichte (Reche et al., »Mitteilungen des Vorstandes«, S. 65).

160 | Reche scheint Schiff noch aus seiner Studienzeit bei Luschan gekannt zu haben und schildert ihn als liebenswürdigen, umgänglichen Studenten und guten Kameraden (Reche an Landsteiner, 26. 7. 1928, IEUL, Re XXI).

161 | Reche an Steffan, 21. 10. 1926, IEUL, Re XXI.

seine Pläne ganz offen gesprochen (Versuche bes. an Affen). Ich war natürlich zurückhaltend, man konnte ja nicht wissen, ob er nicht zum Aushorchen gekommen war. Er fuhr von hier nach Wien und will seine Ferien in den Alpen (mit Frau und Buben) verbringen.«[162]

Landsteiner passte mit seiner Mensur-Narbe, seiner bürgerlichen Familienkonstellation und seinen Ferienplänen zwar in Reches Normalitätsvorstellungen, sein »Rassentyp« aber musste nichtsdestotrotz hervorgehoben werden. Landsteiners jüdische Herkunft war für Reche omnipräsent, was sich auch darin bemerkbar machte, dass Reche Landsteiner ein »Aushorchen« unterstellte – eine im antisemitischen Diskurs jüdisch geltende Praxis, die auf das Stereotyp des betrügerischen Juden rekurriert. Allerdings war es dann Reche, der Profit aus den im Gespräch mit Landsteiner gewonnenen Informationen schlug. Er wollte in seinem eigenen Publikationsorgan die erste Untersuchung über Affen publiziert sehen und wies den am Kaiser-Wilhelm-Institut für Anthropologie, menschliche Erbelehre und Eugenik tätigen Anthropologen Hans Weinert, der an einer Studie über »Blutgruppenuntersuchungen an Menschenaffen und ihre stammesgeschichtliche Bewertung« arbeitete, auf Landsteiners Forschungen hin.[163]

Die Verbindung mit Landsteiner wurde von der DGB auch in anderen Fällen genutzt: 1930, anlässlich der Verleihung des Nobelpreises an Landsteiner widmete die *ZRP* diesem eine Gratulationsseite mit dem symptomatischen Zusatz, dass die Ehrung nicht nur Landsteiner, sondern »zugleich auch der Blutgruppenforschung selbst« – und damit, so die Anspielung, auch der DGB – gelte.[164]

Die Abhängigkeit der DGB von Wissenschaftlern, die als jüdisch galten, und die Unverfrorenheit, mit der man mit diesen umging, zeigt sich auch im Verhältnis zu einem der eifrigsten Mitglieder der DGB, dem Wiener Sigmund Wellisch.[165] Wellisch war seit Januar 1928 in den Mitgliederlisten der DGB aufgeführt und veröffentlichte im selben Jahr in der ersten Nummer der *ZPR* eine Arbeit mit dem Titel »›Blutsverwandtschaft‹ der Völker und Rassen«.[166] Dieser Aufsatz war einer der ersten einer Reihe von Artikeln aus Wellischs Feder, die sich hauptsächlich mit Vererbungs- und Rassefragen auseinandersetzten und die vorwiegend in der *ZRP* erschienen. Wellisch war für die *ZRP* aber nicht nur wichtig, weil er regelmäßig Artikel beisteuerte, sondern auch, weil er Steffan immer wieder bei mathematischen Berechnungen half.[167] Reche bezeichnete ihn deshalb als »großartige Arbeitskraft«, auch wenn er im selben Atemzug anfügte: »Wenn man nur endlich erfahren könn-

162 | Reche an Steffan, 19. 7. 1929, IEUL, Re XXII.

163 | Reche an Weinert, 8. 12. 1930, IEUL, Re XXII; dazu auch Geisenhainer, ›*Rasse ist Schicksal*‹, S. 135. Die Publikation erschien 1931 in der *ZRP*: Weinert, »Blutgruppenuntersuchungen an Menschenaffen«.

164 | *ZRP*, Bd. III, Heft 3/4, o. S. Ähnlich Reche in einer Postkarte an Steffan, 1. 11. 1930, IEUL, Re XXII.

165 | Vgl. erstmals dazu ausführlich Geisenhainer, ›*Rasse ist Schicksal*‹, S. 197-201. Wellisch, 1864 in Wien geboren, arbeitete nach einem Studium an der Wiener Technischen Hochschule zuerst als Assistent für sphärische Astronomie und höhere Geodäsie und ab 1893 für das Wiener Stadtbauamt. 1922 ernannte man ihn zum Abteilungsvorstand des Wiener Magistrates (ebd., S. 197).

166 | Wellisch, »›Blutsverwandtschaft‹ der Völker und Rassen«.

167 | Vgl. dazu etwa in der Korrespondenz: Steffan an Reche, 11. 7. 1929, IEUL, Re XXII.

te, welcher Menschengruppe er angehört!«[168] Nur wenig später informierte Steffan Reche darüber, dass Wellisch, »nach dem Urteil von Lenz, das er [Lehmann, M.Sp.] anscheinend alle Augenblicke einholt, wissenschaftlich nicht volle Anerkennung genieße; deshalb rät er zur Vorsicht. Hast du schon irgendwo eine Ablehnung seiner Ansichten auf unserem Gebiet gehört?«[169]

Tatsächlich wurde Wellisch kurz darauf in eine Kontroverse verwickelt, die sich in der *ZRP* entfaltete. Zwei Göttinger Schüler Bernsteins, Siegfried Koller und Max Sommer, wandten sich in ihren Arbeiten explizit gegen Wellisch – »wir werden dann wohl also eine Polemik in die Zeitschrift aufnehmen müssen, bei der am Ende Wellisch nicht gut abschneiden wird«, wie Reche in einem Brief an Steffan seufzend bemerkte.[170] Auch wenn man gegenüber den Arbeiten Wellischs in Zukunft »recht erhebliche Vorsicht walten lassen« wollte, blieb Wellisch weiterhin treuer Mitarbeiter der *ZRP*.[171] Er war insbesondere eine geschätzte Arbeitskraft bei dem von Steffan in Angriff genommenen Projekt der statistischen Auswertung des gewonnenen Materials und dessen Visualisierung. Ohne Wellischs Hilfe wäre diese Aufgabe schlicht nicht machbar gewesen, und Steffan lobte Wellisch noch 1933 als »sehr zuverlässig«.[172] Außerdem war Steffan wegen immer wieder akuter Artikelknappheit auf Wellisch angewiesen, der auch in dem von Steffan edierten *Handbuch für Blutgruppenkunde* ein Kapitel über »Die Vererbung der gruppenbedingenden Eigenschaften des Blutes« verfasste.

Ein 1935 von Wellisch eingesandtes Manuskript schien jedoch Reche und Steffan »verdächtig«.[173] Bis dahin war Steffan davon ausgegangen, dass es sich bei Wellisch um einen »nichtjüdischen Mitarbeiter« handle, »zumal ja sein erbitterter Kampf gegen Bernstein zu dieser Annahme berechtigte«. Steffan schrieb Reche, dass die Behandlung Wellischs »je nach seiner Zugehörigkeit« verschieden sein müsse,[174] und dass er »natuerlich auch nicht gern zus. mit ihm genannt (Tabellen!)« sein wolle, »wenn da was wrong sein sollte!«[175] Im Herbst 1935 traf Reche auf einem Kongress in Berlin »zuverlässige Nationalsozialisten«, die darauf wetteten, dass »wenn einer in Wien Siegmund Wellisch hieße, [...] er garantiert jüdisch sei«.[176] Reche wies Steffan deshalb an, »ihm doch die Artikel zurückzuschicken, vielleicht den harmlosesten behalten, um den Mann nicht gar zu sehr vor den Kopf zu stoßen«[177]. Im

168 | Reche an Steffan, 20. 7. 1929, IEUL, Re XXII (der Beginn des Briefes ist auf den 19. 7. 1929 datiert).

169 | Steffan an Reche, 17. 10. 1929, IEUL, Re XXII.

170 | Reche an Steffan, 14. 11. 1929, IEUL, Re XXII.

171 | Reche an Steffan, 8. 2. 1930, IEUL, Re XXII.

172 | Steffan an Wellisch, 4. 11. 1933, IEUL, Re XXIII.

173 | Steffan an Reche, 22. 5. 1935, IEUL, Re XXIII.

174 | Steffan an Reche, 30. 5. 1935, IEUL, Re XXIII.

175 | Steffan an Reche, 30. 6. 1935, IEUL, Re XXIII. Das englische »wrong« dürfte bei Reche, dem eine Häufung von Fremdwörtern widerstrebte (Reche an Steffan, 23. 4. 1930, IEUL, Re XXII), nicht auf Wohlwollen gestoßen sein.

176 | Reche an Steffan, 30. 9. 1935, IEUL, Re XXIII.

177 | Reche an Steffan, 21. 10. 1935, IEUL, Re XXIII.

Dezember 1935 erfuhr Reche dann mit Sicherheit, dass Wellisch jüdischer Herkunft war, jedoch aus beruflichen Gründen zum Christentum übergetreten war.[178]

Reche sandte diese lange erwünschten Informationen an Steffan mit der Anweisung weiter, von Wellisch nur noch Artikel anzunehmen, »die in keiner Weise politisch bedenklich oder auch nur politisch auswertbar sind. Vor allem sind natürlich Arbeiten über jüdische Probleme gänzlich unmöglich.« Wellisch ganz »abzubauen«, wie dies Reche formulierte, sei »wohl vorläufig kaum möglich«.[179] Tatsächlich wurden in der *ZRP* weiterhin dessen Arbeiten abgedruckt, doch der Umgang mit Wellisch war von Vorsicht und Unbeholfenheit gekennzeichnet. So wurde die Arbeit »Serologische Rassenanalyse«, die Reche eigentlich suspekt war, letztlich abgedruckt, nachdem Wellisch einige von Reche verlangte Änderungen eingefügt hatte.[180] Reches Geduld schien aber zur Neige zu gehen; eine neuerliche von Wellisch eingesandte Arbeit gefiel ihm ganz und gar nicht. Wellisch verwandte darin Eickstedt'sche Rassenbezeichnungen, »die in Kreisen von Juden, Zentrumsleuten usw. sofort starke Anhängerschaft gewonnen haben, von denen wir uns aber loslösen müssen«. Im Übrigen sei die Arbeit mathematiklastig und, so Reche 1938, rund zwei Monate nach dem »Anschluss« Österreichs, »[e]ndlich und schließlich muss man sich doch einmal offiziell in Wien erkundigen, ob der Mann Jude ist oder nicht; jetzt kann mans ja!«[181] Diese Erkundigungen ergaben Wellischs jüdische »Rassenzugehörigkeit« zweifelsfrei. Reche wollte sich Wellisch gegenüber »so fair wie möglich benehmen, aber in irgendeiner Weise müssen wir doch zu einer Ablösung kommen, nur ist mir leider der rechte Weg noch nicht eingefallen«.[182] Das Schicksal ersparte Wellisch die wohl schmerzliche Einsicht, dass die Zeitschrift, für die er jahrelang mit großem Einsatz gearbeitet hatte, ihn seiner »Rassenzugehörigkeit« wegen verabschieden wollte. Wellisch starb am 1. Dezember 1938.[183]

Nach dem Zweiten Weltkrieg strich Reche den Glückwunschartikel für Landsteiner und Wellischs Mitarbeit positiv für sich heraus. In der *ZRP* habe er »wertvolle Arbeiten natürlich ohne Rücksicht auf die Volks- und Rassenzugehörigkeit der Verfasser aufgenommen«, so auch die »Auseinandersetzung über den Erbgang der Blutgruppen, der sich hauptsächlich zwischen den beiden jüdischen Mathematikern Bernstein (Göttingen) und Wellisch (Wien) abspielte«.[184] Dabei verschwieg Reche, dass die genannte Auseinandersetzung nicht unmittelbar zwischen Bernstein und

178 | Zur komplizierten Informationsbeschaffung vgl. Orel an Reche, 13. 11. 1935, IEUL, Re XXIII; Reche an Orel, 20. 12. 1935, IEUL, Re XXIII. Geisenhainer, ›*Rasse ist Schicksal*‹, S. 198, interpretiert die Aussagen Orels anders; ihrer Meinung nach ist es der Vater Wellischs, der zum Christentum übergetreten sei. Dagegen spricht aber unter anderem, dass die Heirat der Eltern Wellischs dann 1890 stattgefunden hätte, das Geburtsjahr von Wellisch aber mit 1864 angegeben ist.

179 | Reche an Steffan, 13. 12. 1935, IEUL, Re XXIII.

180 | 23. 10. 1936, Reche an Steffan, IEUL, Re XXIII; vgl. auch Reche an Steffan, 24. 6. 1937, IEUL, Re XXIII.

181 | Reche an Steffan, 30. 5. 1938, IEUL, Re XXIII.

182 | Reche an Steffan, 7. 9. 1938, IEUL, Re XXIII.

183 | Der letzte von ihm in der *ZRP* publizierte Aufsatz erschien im Heft 2/3 des Jahres 1938 (Wellisch, »Das vorhandene Untersuchungsmaterial im MN-System«).

184 | Reche an die Hamburger Hochschulbehörde am 28. 11. 1946, zit.n. Geisenhainer, ›*Rasse ist Schicksal*‹, S. 201.

Wellisch, sondern zwischen Wellisch und zwei Bernstein-Schülern stattfand, die beide nichtjüdisch waren. Einer der beiden, Siegfried Koller, trat 1933 der NSDAP bei, leitete 1940 die erbstatistische Abteilung am Institut des Nationalsozialisten Heinrich Wilhelm Kranz in Gießen, bis er 1941 als Professor ans rassenhygienisch ausgerichtete biostatistische Institut in Berlin wechselte.[185] Von Berlin aus war er zudem Mitglied einer »Arbeitsgemeinschaft für praktische Bevölkerungspolitik«.[186]

Der Umgang mit Landsteiner und Wellisch verdeutlicht, dass nicht von einer absoluten Spaltung der Blutgruppenforschung gesprochen werden kann, sondern dass die DGB durchaus mit Wissenschaftlern jüdischer Herkunft kooperierte, wenn es sich für sie lohnte.[187] Neben dieser gleichsam »subtilen« Form des Antisemitismus aber praktizierte die DGB eine Ausgrenzung »jüdischer« Wissenschaftler, die auf einer Linie mit der später im Nationalsozialismus gesetzlich verankerten Politik lag.[188]

Schiff, Hirszfeld, Bernstein, Landsteiner: Wissenschaft, Politik, Religion

Von völkischer Seite wurden Hirszfeld, Schiff, Bernstein und Landsteiner als Juden wahrgenommen, auch wenn dies nicht zwingend ihrer Selbstwahrnehmung entsprach. Wie Veronika Lipphardt gezeigt hat, wurden solche Fremdzuschreibungen von Biowissenschaftlern mit jüdischem Hintergrund durchaus registriert, und sie führten teilweise zur Bildung eigener sozialer Netzwerke.[189] Diese Beobachtung lässt sich für die Blutgruppenforscher mit jüdischem Hintergrund bestätigen, da einige der Wissenschaftler miteinander in brieflichem Kontakt standen. Ihre Korrespondenz zeigt, dass die Diskriminierung seitens der DGB wahrgenommen wurde und Mediziner jüdischer Herkunft die Arbeit der DGB mit Skepsis verfolgten. So schrieb Schiff am 20. Oktober 1926 in einem Brief an Bernstein, er sei

> »kürzlich zum Beitritt in eine im Juli gegründete ›Gesellschaft für Blutgruppenforschung‹ aufgefordert worden [...]. Ich fürchte, dass die Resultate bei einer Aufnahme durch die Vereinsmitglieder denen entsprechen werden, die bisher ein Teil von Steffans Mitarbeitern produziert hat«.[190]

---

185 | Weingart/Kroll/Bayertz, *Rasse, Blut und Gene*, S. 439 und S. 456-458.

186 | Lorenz, »Die Arbeiten Siegfried Kollers zur Rassenhygiene«, S. 227. Vgl. für weitere Informationen wie auch bibliographische Hinweise ebd. sowie die Stellungnahme von Koller, »Bemerkungen zur Ausarbeitung Lorenz« sowie ders., »Problemwandel«. Koller wurde als Folge des Publikwerdens seiner aktiven nationalsozialistischen Vergangenheit der Ehrenmitgliedstitel der *Internationalen Biometrischen Gesellschaft* aberkannt.

187 | Okroi, *Der Blutgruppenforscher Fritz Schiff*, S. 58f., spricht von einem »Dualismus« innerhalb der deutschen Seroanthropologie. Diese Bewertung scheint mir nicht ganz zutreffend, da, wie ich gezeigt habe, durchaus Überschneidungen bestanden. Ich ziehe deshalb den Begriff »Polarisierung« vor, zumal dabei auch die Prozesshaftigkeit des Vorgangs sichtbar wird. Wie das folgende Kapitel zeigt, wurden die so genannt »jüdischen« Forscher gewissermaßen von außen geeint.

188 | Okroi, *Der Blutgruppenforscher Fritz Schiff*, S. 66.

189 | Lipphardt, *Biologie der Juden*, S. 51.

190 | Schiff an Bernstein, 20. 10. 1926, NSG, Cod. Ms. F. Bernstein 1a, Bl. 22.

In einem Artikel in der *Klinischen Wochenschrift* im September desselben Jahres hatte Schiff diejenigen Untersuchungen, die auf Anregung von Steffan ausgeführt worden waren, mit einem Sternchen gekennzeichnet und die teilweise massiven Abweichungen in der Genformel mit einem Ausrufezeichen quittiert. Schiff befürchtete also unzuverlässige serologische Durchführungen durch die »Vereinsmitglieder«. Möglicherweise hatte Schiff auch Bedenken, dass sich die DGB lediglich auf ländliche Gegenden beschränken würde, was ihm zufolge keineswegs gerechtfertigt war.[191] Auch Hirszfeld äußerte seine Sorge in einem Brief an Bernstein:

»Wir müssen wirklich auf der Hut sein, um den wahren, internationalen und wissenschaftlichen Charakter bei der Forschung zu wahren. Es ist ein Zeichen eines gesunden Instinktes, dass man die lächerlichen Bestrebungen der deutschen Gesellschaft für Gruppenforschung nicht ernst genommen hat.«[192]

Von Schiff wie auch Hirszfeld wurde der in der DGB virulente Antisemitismus erkannt. Schiff schrieb 1926 in einem Brief an Steffan, dessen Durchschlag er Bernstein beilegte:

»Bei der Durchsicht des Aufrufs [der DGB, M.Sp.] habe ich nun mit Befremden gesehen, dass diejenigen Forscher, die hauptsächlich auf diesem Gebiet tätig sind, darunter gerade auch diejenigen, die grundlegende Arbeit geleistet haben, fehlen. Ich vermisse vor allem Landsteiner, von Dungern und Hirschfeld, ferner auch Kruse, Sachs, Schütz, Bernstein, Lattes und andere. Das Fehlen dieser Namen ist umso auffälliger als der Kreis der unterzeichnenden Personen sehr weit gezogen ist. Es ist mir zunächst nicht ersichtlich, welche Gesichtspunkte für die Auswahl maßgebend gewesen sind. Ich könnte mich zum Beitritt erst entschließen, wenn mir über diesen Punkt eine befriedigende Aufklärung geworden ist.«[193]

Auch wenn Schiff nicht nur Forscher mit jüdischem Hintergrund nannte, ist wohl anzunehmen, dass er, der selbst schon Opfer von antisemitischen Verunglimpfungen geworden war, letztlich antisemitische Ursachen bei der Mitgliederauswahl vermutete.[194] Hirszfeld sprach die antisemitische Motivation in seiner Autobiographie explizit an:

»Um den damaligen Geisteszustand zu charakterisieren, moechte ich die Gesellschaft fuer Blutgruppenforschung erwaehnen, die noch vor der Machtuebernahme in Wien gegruendet worden war. [...] Sie [Reche und Steffan, M.Sp.] arbeiteten ein nicht lebensfaehiges Projekt aus, um Laien zu den Blutgruppenstudien heranzuziehen, gruendeten eine eigene Zeitschrift und ernannten eine unwahrscheinlich große Anzahl von Ehrenmitgliedern. Nicht ernannt waren die besten Kenner der Blutgruppen, Bernstein, Sachs und Schiff, die Nichtarier waren. Von den auslaendischen Gelehrten wurden anfangs Landsteiner und ich nicht gewaehlt. Die bedeutendste Medizinische Zeitschrift ›Klinische Wochenschrift‹ legte gegen die Uebergehung Landsteiners und meiner Person oeffentlichen Protest ein. Vermutlich unter dem Druck

191 | Schiff, »Die Blutgruppenverteilung in der Berliner Bevölkerung«, S. 1161.
192 | Hirszfeld an Bernstein, 18. 11. 1927, NSG, Cod. Ms. F. Bernstein 1a, Bl. 14.
193 | Schiff an Steffan, 20. 10. 1926; NSG, Cod. Ms. F. Bernstein 1a, Bl. 24.
194 | Vgl. zur Diskriminierung Schiffs in Greifswald Okroi, *Der Blutgruppenforscher Fritz Schiff*, S. 32-37.

oeffentlicher Meinung erhielt ich spaeter die Ernennung zum Ehrenmitglied, die ich ablehnte mit der Begruendung, kein Vertrauen zu einer Gesellschaft besitzen zu koennen, die ihre eigenen Gelehrten ignorierte. Diese Gesellschaft gab spaeter ein Lehrbuch ueber die Blutgruppen mit deutlich tendenzioeser Faerbung heraus, und in ihrer Zeitschrift erschienen Artikel, die einer wissenschaftlichen Zeitschrift unwuerdig waren.«[195]

Während die politische Positionierung weiter Teile der Mitglieder der DGB als völkisch, nationalistisch oder zumindest als konservativ bezeichnet werden kann, bewegten sich die Wissenschaftler jüdischer Herkunft in einem tendenziell (sozial-) liberalen Umfeld. Schiff stammte aus einem bürgerlich-liberalen Elternhaus und wurde nach dem frühen Tod seines Vaters neben seiner Mutter von einem Vormund, dem jüdischen liberalen Sozialpolitiker Paul Nathan, erzogen.[196] Schiff selbst war nicht Mitglied einer Partei, soll aber der SPD nahe gestanden und diese gewählt haben.[197] Direkt in die Politik involviert war dagegen einer der Korrespondenzpartner Schiffs, der Göttinger Mathematiker Felix Bernstein. Bernstein wurde in eine politisch aktive Familie hineingeboren. Sein Großvater war der politische und naturwissenschaftliche Schriftsteller Aaron Bernstein, ein Onkel war der bekannte Sozialdemokrat Eduard Bernstein, ein früherer Freund Friedrich Engels'.[198] Gemeinsam mit Hjalmar Schacht, Walther Rathenau, Theodor Heuss und Max Weber war Felix Bernstein Mitbegründer der linksliberalen Deutschen Demokratischen Partei. Nach dem Krieg entwickelte er die »Deutsche Sparprämienanleihe« für das Finanzministerium und arbeitete als Reichskommissar für Anleihen für den unter Antirepublikanern verhassten und 1921 von einer rechtsradikalen Geheimorganisation ermordeten Finanzminister Matthias Erzberger.[199] Hirszfeld wiederum sympathisierte seit seiner Jugend mit der polnischen Unabhängigkeitsbewegung und dem Sozialismus.[200] Seine Autobiographie, die nach dem Zweiten Weltkrieg verfasst wurde, ist zweifellos antifaschistisch. Landsteiner hingegen pflegte sich zeitlebens aus der Politik herauszuhalten.[201] Sein Vater aber, Leopold Landsteiner, arbeitete eine Zeit lang als Redakteur bei einer Zeitung der großbürgerlichen liberalen Zentralistenpartei.[202]

Das Feld der rassisch orientierten Blutgruppenforschung in Deutschland war folglich polarisiert: Forscher völkischer Orientierung und nichtjüdischer Herkunft standen Wissenschaftlern jüdischer Herkunft mit tendenziell liberaler oder sozialdemokratischer Ausrichtung gegenüber. Diese Polarisierung mag vor dem Hintergrund der in Kapitel 4 skizzierten Bedeutungen des Blutes nicht überraschen, zeigte sich dort doch, dass beim Reden über das »Blut« der Faktor des Judentums eine entscheidende Rolle spielte. Insofern lässt sich die festgestellte Polarisierung des

195 | Hirszfeld, *Geschichte eines Lebens*, S. 72f., AfZ, IB, JUNA.

196 | Okroi, *Der Blutgruppenforscher Fritz Schiff*, S. 12-14.

197 | Ebd., S. 92.

198 | Frewer, *Das wissenschaftliche Werk*, S. 190; Mazumdar, »Two Models for Human Genetics«, S. 619.

199 | Schappacher, »Felix Bernstein«, S. 4; vgl. auch Frewer, *Das wissenschaftliche Werk*, S. 88 und S. 192.

200 | Balinska/Schneider, »Introduction«, S. xxi; Jaworski, *Ludwik Hirszfeld*, S. 9.

201 | Vgl. Glenn, »In the Blood?«, S. 145f.

202 | Speiser/Smekal, *Karl Landsteiner*, S. 11.

Feldes als Versuch beider Gruppen interpretieren, Deutungsmacht über die in dieser Hinsicht hochsymbolische Substanz »Blut« zu gewinnen. Denn die Polarisierung der Blutgruppenforschung schlug sich nicht nur auf formaler, sondern auch auf inhaltlicher Ebene nieder und manifestierte sich teilweise in den wissenschaftlichen Forschungen und Bemerkungen über die Blutgruppenverteilungen. Mathias Okroi spricht in diesem Zusammenhang davon, dass die Blutgruppenforschung um Steffan und Reche »fest in einem völkisch-nationalistischen Gedankengut verankert« war, während Schiff, Hirszfeld und Bernstein »sich auf rein deskriptive und wertfreie Beobachtungen beschränkten«.[203] Diese Aussage ist zweifelsohne so nicht haltbar, waren doch auch Schiff, Hirszfeld und Bernstein in einem sozialen und politischen Umfeld situiert, was nicht nur rein formal, sondern auch inhaltlich Auswirkungen zeitigte. Man sollte jedoch diese Differenzen nicht überstrapazieren. Ich komme auf die inhaltlichen Unterschiede in Kapitel 5.6 abschließend zu sprechen, doch sei so viel bereits vorausgeschickt: Blutgruppenforscher mit jüdischem Hintergrund teilten mit den völkischen nichtjüdischen Wissenschaftlern die Prämissen der Seroanthropologie. Sie gingen von der Existenz von »Rassen« mit ursprünglich »reinem Blut« aus – oder entwarfen dieses metaphorische Setting gleich selbst, wie die Hirszfelds. Diese Tatsache ist nicht weiter erklärungsbedürftig, da sich diese Wissenschaftler jüdischer Herkunft eben gerade nicht primär als Juden verstanden, sondern als Wissenschaftler. Der soziale und politische Hintergrund manifestierte sich inhaltlich also nicht grundlegend, sondern vielmehr in Variationen auf einer weniger fundamentalen Ebene.[204]

Die formalen Unterschiede bestanden durch die Organisation der völkischen nichtjüdischen Blutgruppenforscher in DGB und *ZRP* bereits auf institutioneller Ebene. Allerdings machen die Fälle von Landsteiner und Wellisch deutlich, dass die Grenzlinien nicht immer trennscharf verliefen. Überdies publizierte auch Bernstein, wenn auch nur ein einziges Mal, in der *ZRP*.[205] In den großen medizinischen Wochenschriften, aber auch in populärwissenschaftlichen Zeitschriften veröffentlichten die Wissenschaftler beider Lager ihre Arbeiten und im *Ukrainischen Zentralblatt für Blutgruppenforschung* publizierten sowohl Steffan als auch Schiff.[206]

203 | Okroi, *Der Blutgruppenforscher Fritz Schiff*, S. 58.

204 | Vgl. dazu Lipphardt, »Biowissenschaftliche ›Judenforschung‹ und Emigration«, S. 436.

205 | Bernstein, »Ueber die Ausgleichung der Blutgruppe- und Genzahlen«. Zu Bernstein und der DGB vgl. Geisenhainer, *›Rasse ist Schicksal‹*, S. 196f.

206 | Das *Ukrainische Zentralblatt für Blutgruppenforschung* (UZB) war das Organ der 1926 gegründeten Charkower Wissenschaftlichen Gesellschaft für Blutgruppenforschung und erschien erstmals 1927. Mit wenigen Ausnahmen wurden die Aufsätze auf Ukrainisch und Deutsch publiziert. Schiff referierte in regelmäßigen Abständen die deutsche Blutgruppenliteratur (vgl. etwa Schiff, »Referate, B. Deutsche Literatur«). Hirszfeld publizierte einen Nekrolog über Emil von Dungern (Hirszfeld, »Emil von Dungern«). Das *UZB* kooperierte aber auch mit der DGB (vgl. etwa Steffan, »Die Arbeitsweise der Deutschen Gesellschaft für Blutgruppenforschung«); zudem bestand für DGB-Mitglieder die Möglichkeit, das *UZB* günstig zu beziehen. Von dieser Möglichkeit wurde wohl kaum Gebrauch gemacht, zumindest wurde das *UZB* im deutschsprachigen Raum kaum rezipiert. Vermutlich aus diesem Grund konnten sich die beiden Fraktionen der deutschsprachigen Forschung so ungezwungen vereinen. Vgl. zum *UZB* Schneider, »The History of Research«, S. 296f.

Außerdem gab es Forscher, die sich weder der einen noch der anderen Gruppe zuordneten, und überdies waren beide Gruppen in sich keineswegs homogen. Unter den eher rechts ausgerichteten Wissenschaftlern lassen sich genauso wissenschaftliche Differenzen bezüglich der Blutgruppenforschung feststellen wie unter den Forschern jüdischer Herkunft, wie das obige Beispiel zwischen Hirszfeld und Schiff zeigt (Kap. 5.2). Die jüdische Herkunft spielte bei diesen Wissenschaftlern überdies eine höchst unterschiedliche Rolle: Schiff war »mosaischen Glaubens«, wovon etwa die Trauung von Schiff und Hildegard Caro in der Synagoge durch Leo Baeck zeugt.[207] Bernsteins Großeltern waren jüdisch, Bernstein selbst aber Protestant,[208] Hirszfeld hatte nach dem Ersten Weltkrieg den katholischen Glauben angenommen.[209] Landsteiner war ebenfalls zum Katholizismus konvertiert und hütete das Geheimnis seiner jüdischen Herkunft selbst in der eigenen Familie.[210]

Insgesamt verdeutlicht die Korrespondenz, dass Forscher jüdischer Herkunft freundschaftlich miteinander in Kontakt standen und die DGB als Bedrohung für das eigene wissenschaftliche Feld wahrnahmen. Dies hatte möglicherweise auch einen einigenden Effekt. Die Kategorie der »jüdischen Herkunft« wurde nicht von innen, sondern von außen hergestellt – ein Vorgang, der sich im Nationalsozialismus für die Deutschen jüdischer Herkunft verschärfen sollte. Vor dem Hintergrund dieser Auseinandersetzungen beider Gruppen um disziplinäre Deutungshoheit ist es nicht weiter erstaunlich, dass die von Steffan 1923 und Schiff 1924 formulierten Forderungen nach systematischen Untersuchungen in Anträge mündeten, die sich staatliche Unterstützung zu sichern suchten.

5.4 ANTRÄGE UND IHR SCHEITERN: DER SEROLOGISCHE SACHVERSTÄNDIGE UND DAS ANTHROPOLOGISCHE MONOPOL

Das seroanthropologische Feld wurde durch zwei konträre Gruppen besetzt – eine völkische, nichtjüdische Fraktion um Reche und Steffan, ab 1926 in der DGB institutionalisiert, und eine eher sozial-liberale Gruppe mit teilweise jüdischem Hintergrund um Schiff und Bernstein. Eine weitere Gruppe, die sich in das seroanthropologische Forschungsfeld einmischte, war eher genetisch beziehungsweise anthropologisch ausgerichtet und umfasste im weitesten Sinne die bei der Kaiser-Wilhelm-Gesellschaft in Berlin-Dahlem tätigen Wissenschaftler Eugen Fischer, Fritz Lenz, Carl Correns und Richard Goldschmidt.[211] Während in der DGB wie auch

207 | Okroi, *Der Blutgruppenforscher Fritz Schiff*, S. 71 und S. 29.

208 | Mazumdar, »Two Models for Human Genetics«, S. 638.

209 | Balinska/Schneider, »Introduction«, S. xxv.

210 | Landsteiners Sohn wusste nichts von der jüdischen Herkunft seines Vaters, und dieser suchte auch deshalb im April 1937 auf rechtlichem Weg die Publikation seiner Biographie in einer neuen Auflage von *Who's Who in American Jewry* zu verhindern (Glenn, »In the Blood«, S. 146 und S. 148).

211 | Fischer war Leiter des 1927 gegründeten Kaiser-Wilhelm-Instituts für Anthropologie, menschliche Erblehre und Eugenik (KWI-A), Lenz wurde 1933 Leiter der Abteilung für Eugenik am KWI-A. Correns war seit 1914 Direktor des Kaiser-Wilhelm-Instituts für Biologie in Berlin-Dahlem, die dort ansässige Abteilung für Vererbungslehre und Biologie der Tiere leitete Goldschmidt seit Gründung des Instituts. Baur, der 1928 die Leitung des KWI für Züchtungsfor-

unter den Wissenschaftlern jüdischer Herkunft die Serologen vorherrschten und bei den nichtserologischen geschulten Vertretern wie etwa Reche eine große Serologie-Gläubigkeit bestand, stand die Fraktion um Fischer der Serologie als anthropologischer Wissenschaft skeptisch gegenüber.

Wie ich in diesem Kapitel zeige, hatte die heterogene Besetzung des Forschungsfeldes entlang politischer und disziplinärer Grenzen weitreichende Folgen für die staatliche Unterstützung dieses Wissensbereiches. Sie führte letztlich dazu, dass die Anträge für eine seroanthropologische Erfassung der Bevölkerung, wie sie von der DGB und von Bernstein an staatliche Stellen gerichtet wurden, abgelehnt wurden. Das Scheitern dieser Projekte, insbesondere dasjenige der DGB, wurde in der Wissenschaftsgeschichte bislang als Indikator für das geringe Ansehen der Seroanthropologie gewertet. Im Folgenden mache ich jedoch deutlich, dass der Misserfolg der Anträge weniger mit dem Status der Seroanthropologie verknüpft war, sondern als Produkt der zerklüfteten wissenschaftlichen Landschaft angesehen werden muss. Erstens kämpften zwei serologisch ausgerichtete Gruppen mit durchaus unterschiedlichem politischen Hintergrund um die Deutungsmacht von »Blut«, was eine Bündelung der Kräfte verunmöglichte. Im Anschluss an Thomas Gieryn kann man hier von innerdisziplinärem *boundary-work* sprechen, bei dem sich zwei Gruppierungen gegenseitig als unwissenschaftlich brandmarkten und somit Deutungshoheit zu erlangen suchten.[212] Neben diesen innerdisziplinären Grenzziehungen ist zweitens mit den Vererbungswissenschaftlern um Fischer auch ein interdisziplinäres *boundary-work* zu beobachten. Fischer und seinen Kollegen ging es darum, das Monopol über anthropologische Erhebungen und die Kategorie der »Rasse« zu wahren. Beide Faktoren, die heterogene seroanthropologische Forschungslandschaft und die aggressive anthropologische Besitzstandswahrung, waren für das Scheitern der Anträge wesentlich. Implizit verweisen diese zwei Faktoren auch darauf, dass der DGB um Reche kein marginaler Status zukam,[213] sondern dass sie durchaus als einflussreich und bedrohlich wahrgenommen wurde. Anders lassen sich die Eingabe Bernsteins wie auch die Abwehr von anthropologisch-genetischer Seite in ihrer Vehemenz nur schwer erklären. Bei der Seroanthropologie handelte es sich folglich keineswegs um ein Randgebiet, sondern um ein aus politischen, aber auch disziplinären Gründen hart umkämpftes Feld. In diesen Auseinandersetzungen spielte zuweilen auch die Metaphorizität von Blut eine Rolle.[214]

---

schung in Müncheberg übernahm, gründete 1922 gemeinsam mit Correns und Goldschmidt die *Deutsche Gesellschaft für Vererbungswissenschaft* (Schmuhl, *Grenzüberschreitungen*, S. 34). Vgl. zu Goldschmidt Jaenicke, »Richard Goldschmidt«, zu Fischer Lösch, ›*Rasse als Konstrukt*‹, zum KWI-A Schmuhl, *Grenzüberschreitungen*.

212 | Gieryn, »Boundary-Work«; ders.; *Cultural Boundaries of Science*; ders., »Boundaries of Science«.

213 | Vgl. etwa Baader, »Blutgruppenforschung im Nationalsozialismus«, S. 341; Klee, *Deutsche Medizin im Dritten Reich*, S. 160f.

214 | Erstmals hat sich Weindling mit diesen Akten auseinandergesetzt: Weindling, *Health, Race and German Politics*, S. 466. Eher kurze Behandlung erfahren die im Folgenden diskutierten Sitzungen, teilweise unter Rekurs auf Weindling bei Okroi, *Der Blutgruppenforscher Fritz Schiff*, S. 65f.; Geisenhainer, ›*Rasse ist Schicksal*‹, S. 132 sowie S. 278-281; Mazumdar, »Two Models for Human Genetics«, S. 635-637; Boaz, *In Search of ›Aryan Blood*‹, S. 79-88. Die Sitzung des Ausschusses für Rassenhygiene wird bei Schmuhl, *Grenzüber-*

Der Antrag der *DGB* im Reichsgesundheitsrat

Ende Oktober 1926, rund drei Monate nach Gründung der DGB, sandte Reche in seiner Funktion als Erster Vorsitzender der Gesellschaft von Wien aus ein Gesuch um Unterstützung an das preußische Kultusministerium sowie an die Unterrichtsministerien aller anderen deutschen Bundesstaaten und Oesterreichs.[215] Ziel der DGB sei es, so Reche in seinem Schreiben, »das eigentliche Wesen« der Blutgruppen systematisch zu erforschen. Als erstes solle der Zusammenhang zwischen Blutgruppen und »Rassen« geklärt werden. Dazu seien umfangreiche statistische Erhebungen notwendig, wie sie in einigen Ländern schon durchgeführt oder begonnen worden seien. Allerdings seien all diese Untersuchungen lückenhaft, weshalb es die DGB als notwendig erachte, »einen größeren Hundertsatz der Bevölkerung zu untersuchen und zwar in gleichmäßiger Verteilung über ein großes Gebiet«. Geplant sei zunächst eine genaue statistische Aufnahme der Bevölkerungen Deutschlands und Österreichs. In Anlehnung an die ab 1876 von Rudolf Virchow durchgeführte anthropologische Erfassung der noch jungen deutschen »Nation« an Schulkindern schlug die DGB ebenfalls eine Schulkinderuntersuchung vor.[216] Der Rekurs auf Virchow manifestierte sich auch darin, dass die DGB nicht nur eine serologische Untersuchung vornehmen wollte – für die sie »nur 2 kleine Tropfen Blut aus der Fingerspitze oder dem Ohrläppchen« benötigte –, sondern dass auch die klassischen anthropologischen Merkmale wie Haar- und Augenfarbe sowie Kopf- und Gesichtsform aufgenommen werden sollten.[217] Die DGB erhoffte sich eine Unterstützung durch die Unterrichtsministerien, wie sie auch Virchow erhalten hatte.[218]

Diese Eingabe sollte, obwohl am 2. Dezember 1926 in einem kurzen Schreiben an Reche erstmals ablehnend darauf reagiert wurde, sowohl den Reichs- als auch den Landesgesundheitsrat bis ins Jahr 1928 beschäftigen.[219] Dies war unter anderem darauf zurückzuführen, dass die Staatsministerien einiger Länder Erkundigungen einholten, wie andernorts zu Reches Gesuch Stellung genommen worden war.[220] So

schreitungen, S. 114-123, erläutert, die Beratungen des Reichsgesundheitsrates und des Landesgesundheitsrates bei Saretzki, *Reichsgesundheitsrat und Preußischer Landesgesundheitsrat*, S. 332-334.

215 | Reche an das Ministerium für Kultus und Unterricht des Freistaates Preußen, 29. 10. 1926, GstA PK, I. HA Rep. 76 VIII B Nr. 2073, Bl. 354.

216 | Vgl. zu Virchows Schulkinderuntersuchung unter anderem Massin, »From Virchow to Fischer«; Geulen, »Blonde bevorzugt«; Zimmerman, *Anthropology and Antihumanism*, Kapitel 6; Goschler, *Rudolf Virchow*, S. 336-350.

217 | Erläuterungen zu den beschreibenden anthropologischen Angaben, GstA PK, I. HA Rep. 76 VIII B Nr. 2073, Bl. 358.

218 | DGB, 29. 10. 1926, GstA PK, I. HA Rep. 76 VIII B Nr. 2073, Bl. 355f.

219 | Das Ministerium für Volkswohlfahrt, in dessen Zuständigkeitsbereich das Schreiben letztendlich fiel, antwortete Reche am 2. Dezember 1926 ablehnend: Mittel zur Unterstützung stünden weder »in diesem noch im nächsten Rechnungsjahre zur Verfügung« (GstA PK, I. HA Rep. 76 VIII B Nr. 2073, Bl. 362; vgl. auch GstA PK, I. HA Rep. 76 VIII B, Nr. 2073, Bl. 361).

220 | Anhaltisches Staatsministerium an den Preußischen Minister für Wissenschaft, Kunst und Volksbildung, GstA PK, I. HA Rep. 76 VIII B Nr. 2074 (die Anfrage wurde dann an den Preußischen Minister für Volkswohlfahrt weitergeleitet).

fragte das Mecklenburg-Schwerinsche Ministerium für Unterricht beim Reichsministerium des Innern an, ob das gesammelte Material nicht »gleichmäßig zu gestalten« und »das dabei gewonnene Material in einer Zentralstelle zu sammeln« sei.[221] Am 22. Januar 1927 ging deshalb ein Schreiben des Reichsministeriums des Innern an alle Landesregierungen mit dem Inhalt, dass es zurzeit noch zu früh für eine allgemeine Untersuchung der deutschen Schulkinder sei, da aufgrund der fehlenden Methodik keine zuverlässigen Ergebnisse erwartet werden könnten. Die Frage nach einer systematischen Blutgruppenuntersuchung sollte aber vom zuständigen Ausschuss des Reichsgesundheitsrats diskutiert werden.[222]

Die Sonderberatung des Reichsgesundheitsrates fand am 11. März 1927 statt.[223] Unter Punkt 6 der Tagesordnung wurde die Frage nach der »Schaffung einer Reichsorganisation zum Zwecke einer einheitlichen Durchführung von systematischen Blutgruppenuntersuchungen« behandelt. Wie bei einem Ausschuss, der sich mit bakteriologischen und serologischen Geschäften befasste, nicht anders zu erwarten war, waren hauptsächlich Vertreter aus den genannten oder damit verwandten Disziplinen wie etwa der Hygiene vertreten. Auf der Teilnehmerliste fanden sich so bekannte Wissenschaftler wie Adolf Gottstein – Vorsteher der preußischen Medizinalverwaltung – und der am Robert-Koch-Institut tätige Bakteriologe Fred Neufeld; unter den Sachverständigen war unter anderen Schiff vertreten.[224] Anthropologen waren nicht anwesend. Die allgemeine Meinung gegenüber dem Antrag der DGB war kritisch: Die DGB hatte in ihrem Gesuch gefordert, auch Schul- und Bezirksärzte, also nichtspezialisierte Mediziner, in die seroanthropologischen Erhebungen miteinzubeziehen, wogegen sich mehrere Teilnehmer der Sitzung vehement aussprachen. Nur die Untersuchung durch erfahrene Mediziner könne »die Blutgruppenforschung vor Diskreditierung« bewahren. Schiff als ausgesprochener Gegner der DGB war der Ansicht, dass »Untersuchungen in größerem Umfange bei Schulkindern in der von der Deutschen Gesellschaft für Blutgruppenforschung angeregten Art [...] verfrüht« seien. Stattdessen wies er geschickt auf einen von der *Deutschen Gesellschaft für Hygiene* und der *Deutschen Mikrobiologischen Vereinigung* geplanten Sonderausschuss hin, was zur Folge hatte, dass auch der Reichsgesundheitsrat einen besonderen Ausschuss zur Vertiefung dieser und anderer dringender

221 | Reichsminister des Innern an die Landesregierungen, 22. 1. 1927, GstA PK, I. HA Rep. 76 VIII B Nr. 2073, Bl. 373f.

222 | Ebd.

223 | Die Sonderberatung war eigentlich für Februar vorgesehen gewesen, fand *de facto* aber erst im März statt. Vgl. zum Reichsgesundheitsrat Saretzki, *Reichsgesundheitsrat und Preußischer Landesgesundheitsrat*, sowie Hüntelmann, *Hygiene im Namen des Staates*. Der Reichsgesundheitsrat wurde 1900 als Beratungsgremium für die Seuchenbekämpfung und alle Bereiche der Medizinal- und Veterinärpolizei eingerichtet (Saretzki, *Reichsgesundheitsrat und Preußischer Landesgesundheitsrat*, S. 49). Grundsätzlich hatte der Reichsgesundheitsrat das Reichsgesundheitsamt (das wiederum dem Reichsministerium des Innern angegliedert war) bei der Erfüllung der ihm überwiesenen Aufgaben zu unterstützen. Die Mitglieder wurden vom Reichsrat auf fünf Jahre gewählt, es bestanden elf Ausschüsse (ebd., S. 49-51).

224 | Für die gesamte Teilnehmerliste, die rund 50 Personen umfasste, vgl. Niederschrift, GstA PK, I. HA Rep. 76 VIII B Nr. 2074, Bl. 235ff.

serologischer Fragen einsetzte.[225] Mitglieder dieses reichsgesundheitsrätlichen Sonderausschusses waren neben einigen ständigen Mitgliedern des Rates Walther Kruse, Heinrich Poll, Hans Sachs und Paul Uhlenhuth – mit Ausnahme des Anatomen Heinrich Poll serologische Sachverständige.[226]

Die Sitzung dieses Sachverständigenausschusses fand erst rund ein Jahr später, am 8. März 1928 statt.[227] Die anwesenden Experten waren sich einig, dass Massenuntersuchungen nur im Rahmen anthropologischer Erhebungen und nur von »erfahrenen serologischen Sachverständigen« durchgeführt werden sollten. Besondere Aufmerksamkeit empfahlen die Experten auf die Familienforschung zu richten. Zustimmung fand auch der Vorschlag Sachs', systematische Untersuchungen über die Blutgruppenzugehörigkeit von Mutter und Kind an den universitären Frauenkliniken vorzunehmen. Auch hier wurde die Hinzuziehung »serologischer Sachverständiger« gefordert.[228] Das kam *de facto* einer Verunmöglichung der seroanthropologischen Erfassung der Bevölkerung gleich, weil diese ihres großen Aufwandes wegen nur im Verbund mit nichtserologisch gebildeten Medizinern möglich war.

Dass der Antrag auch in diesem Ausschuss scheiterte, war aber nicht nur darauf zurückzuführen, dass sich die Experten in ihrem Ethos angegriffen fühlten und ihr professorales und institutionelles Monopol in Sachen Serologie zu wahren suchten. Auf der Ebene der Länder und auch bei der Notgemeinschaft waren weitere (negative) Entscheidungen bezüglich Blutgruppen und Massenerhebungen gefallen, die für den ablehnenden Bescheid ebenfalls eine Rolle spielten.[229] Darauf soll in den zwei folgenden Kapiteln genauer eingegangen werden.

---

225 | Ebd., Bl. 241.

226 | Ebd., Bl. 242; in diesem Ausschuss waren Czerny, Dieudonnée, Kolle, Kruse, Ostermann, Otto, Poll, Sachs, Scheurlen, Schiff, Schlossmann sowie Uhlenhuth vertreten. Der Ausschuss war befugt, weitere Sachverständige hinzuzuziehen.

227 | Eingeladen wurden neben den genannten Experten auch die Vererbungswissenschaftler Fischer, Baur und Goldschmidt (An den Herrn Präsidenten des Reichsgesundheitsamts, 21. 2. 1928, BArch R 1501, Nr. 126242, Bl. 82). Sie nahmen aber vermutlich nicht an der Sitzung teil. Der Unterausschuss trat nicht nur wegen des Antrages der DGB zusammen. Im Zentrum standen vor allem Fragen der Standardisierung – der Testsera, der Nomenklatur der Blutgruppen wie auch der eingesetzten Methoden.

228 | Abschrift der Sitzung vom 8. März 1928 (Präsident des Reichgesundheitsamts an den Herrn Reichsminister des Innern, 11. 5. 1928), GStA PK, I. HA Rep. 76 VIII B Nr. 2074, Bl. 136-137. Eine Kopie ging an den Preußischen Minister für Wissenschaft, Kunst und Volksbildung; dieser wiederum schrieb an den Reichsminister des Innern, dass das Projekt der DGB damit endgültig ad acta gelegt wurde (Der Preußische Minister für Wissenschaft, Kunst und Volksbildung an den Herrn Reichsminister des Innern, 19. 6. 1928, BArch, R 1051, 126242, Bl. 100).

229 | Zur Korrespondenz zwischen den Behörden vgl. unter anderem: Der Präsident des Landesgesundheitsrates an den Minister für Volkswohlfahrt, GStA PK, I. HA Rep. 76 VIII B Nr. 2074, Bl. 104; Der Präsident des Reichsgesundheitsamtes an den Herrn Reichsminister des Innern, 22. 2. 1928, BArch, R 1051, 126242, Bl. 84f.; zudem berichtete die Notgemeinschaft auch an Ministerialrat Taute, BArch, R1051, 126242, Bl. 47ff. Poll nahm im Übrigen auch an der Sitzung des Preußischen Landesgesundheitsrates teil.

Der Antrag der DGB im preußischen Landesgesundheitsrat

Ein paar Monate nach der Sitzung des Reichsgesundheitsrates, am 14. Mai 1927, tagte der Ausschuss für das Bevölkerungswesen und die Rassenhygiene des preußischen Landesgesundheitsrates und diskutierte den Antrag der DGB auf Blutgruppenuntersuchungen in Schulen.[230] Auslöser war das Schreiben der DGB an das Kultusministerium, den dieses an das Volkswohlfahrtministerium weitergeleitet hatte. Auch für das Justizministerium war die Blutgruppenfrage von Interesse, weil in gewissen Ländern wie etwa Württemberg die Blutgruppen zur Vaterschaftsfeststellung herangezogen wurden.[231] Außerdem wurde die preußische Regierung vom Reichsinnenministerium dazu angehalten, sich mit der Frage der Blutgruppenforschung zu beschäftigen.[232]

Der Ausschuss für das Bevölkerungswesen und die Rassenhygiene war 1920 gegründet und 1921 dem preußischen Landesgesundheitsrat angegliedert worden.[233] Die Gremiumsmitglieder waren mehrheitlich anthropologisch und genetisch geschult. Seit der Gründung gehörten dem Ausschuss neben drei Ministerialbeamten hauptsächlich Vererbungswissenschaftler wie Heinrich Poll oder Anthropologen wie Felix von Luschan an, 1921 stieß Alfred Grotjahn, Vertreter einer sozialistischen Spielart der Eugenik, dazu.[234] Bakteriologen oder Serologen waren keine vertreten. Aus rein disziplinären Gründen konnten Reche und Steffan, die nicht zur Sitzung eingeladen waren, also nur auf wenig Unterstützung hoffen.[235] Allerdings fungierte als externer Berichterstatter der Berliner Professor für Hygiene Franz Schütz, mit dem Steffan bekannt war.[236] Schütz' eigene Forschung bewegte sich mehr oder weniger auf der Linie der DGB, wobei Schütz grundsätzlich vorsichtigere Schlussfolgerungen zog als etwa Steffan.[237] Der DGB war Schütz nicht beigetreten. Ein weiterer direkter Kontakt bestand über Ostermann, einem der Vertreter der Verwaltung, der

230 | Preußischer Landesgesundheitsrat, »Ueber Blutgruppenuntersuchungen in den Schulen«.

231 | Ebd., S. 13.

232 | Ebd., S. 23.

233 | Schmuhl, *Grenzüberschreitungen*, S. 33.

234 | Darüber hinaus zählten die Vererbungswissenschaftler Erwin Baur, Agnes Bluhm, Carl Correns, Richard Goldschmidt, die Medizinalstatistiker Eugen Roesle, die Gynäkologen Ernst Bumm und Max Hirsch, der Anatom Hans Virchow, der Pathologe Max Westenhöfer, der Psychiater Karl Bonhoeffer und der Chemiker Emil von Abderhalden dazu (Schmuhl, *Grenzüberschreitungen*, S. 33f.).

235 | Als Grund dafür, dass kein Vorstandsmitglied der DGB an der Sitzung teilnahm, wurde der Sitz der Gesellschaft, das entlegene Wien, angegeben (Preußischer Landesgesundheitsrat, »Ueber Blutgruppenuntersuchungen in den Schulen«, S. 21).

236 | Schütz hatte Steffan bei dessen Projekt in Angeln unterstützt (Steffan, »Weitere Ergebnisse«, S. 371).

237 | Vgl. Schütz, »Untersuchungen über Blutgruppen beim Menschen«. 1924 schrieben Schütz und Wöhlisch, dass die »Frage, ob die Gruppenhäufigkeit tatsächlich ein *Rassenmerkmal* ist, nach dem bisher mitgeteilten Zahlenmaterial, auch nach dem in der Literatur niedergelegten, *nicht spruchreif*« sei; möglicherweise würden sich die Blutgruppen mit der Zeit als Resultat von Umwelteinflüssen herausstellen (Schütz/Wöhlisch, »Bedeutung und Wesen von Hämagglutination und Blutgruppenbildung beim Menschen«, S. 1615).

mit Reche korrespondiert hatte. Laut Ostermann gehörten der DGB »die namhaftesten Wissenschaftler an, nicht nur bei uns, sondern auch im Auslande«[238].

Die Lobby für die DGB war klein und die meisten Mitglieder des Gremiums, vor allem der zweite Berichterstatter Poll, äußerten sich dem Projekt gegenüber eher kritisch.[239] Wie sich in den *Veröffentlichungen aus dem Gebiet der Medizinalverwaltung* nachlesen lässt, wies Poll in einer kurzen Einführung auf Forschungen hin, die nachgewiesen hatten, dass die Blutgruppe B besonders bei Zugewanderten, bei »nicht autochthone[n] Bewohner[n]«, auftrete. Das große Interesse, das der Blutgruppenforschung gerade in Laienkreisen, die sich mit Anthropologie und Erdkunde beschäftigten, entgegengebracht wurde, basierte laut Poll

> »zum Teil ganz sicher auf dem faszinierenden Eindruck, den der Satz ›Blut ist ein ganz besonderer Saft‹ macht. Nicht nur weil in der Erbkunde und in der Anthropologie immer von ›Blutlinien‹ die Rede ist – was aber in einem ganz anderen Sinne gilt –, sondern weil man bei diesem besonderen Körpersaft an ganz besondere Eigenschaften denkt.«[240]

Für Poll als Anatomen stellten die Blutgruppen jedoch keinen privilegierten Zugang zur »rassischen Zusammensetzung unseres Volkes« dar.[241] Vielmehr plädierte er in Anlehnung an Virchow und zur Sicherung des eigenen Spezialgebietes für eine Erhebung, die neben der Blutgruppenuntersuchung unter anderem auch Haar- und Augenfarbe umfasste.[242] Diese sollten »*durch besonders geschulte Aerzte oder Lehrer*« erhoben werden.[243]

Schütz gestand zwar ein, dass die Blutgruppenforschung ein umstrittenes Gebiet innerhalb der Rassenforschung darstellte. Doch forderte gerade die Strittigkeit des Gebietes seiner Meinung nach weitere Untersuchungen.[244] Schütz erachtete den Antrag der DGB deshalb als »wärmstens zu unterstützen«, wenn er auch nur diejenigen Ärzte Untersuchungen an den Schulen vornehmen dürften, die »mit der Ausführung der Reaktion mit ihrer Bewertung, mit allen Fehlerquellen usw. genauestens vertraut sind«.[245] Schütz wollte alle Lehrer und ungeübten Ärzte von der Erhebung ausschließen, fürchtete er doch die kritischen Stimmen, die alle nach der Blutgruppenuntersuchung auftretenden Erkrankungen auf diese zurückführen würden.[246] Gerade diese Limitierung auf ausgebildete Sachverständige – die nicht nur von Schütz, sondern auch von anderen Teilnehmern gefordert wurde – versetzte dem Antrag der DGB aber den Todesstoß. Denn für die Durchführung von Massen-

238 | Preußischer Landesgesundheitsrat, »Ueber Blutgruppenuntersuchungen in den Schulen«, S. 16.

239 | Poll war Professor für Anatomie und hatte sich auf Vererbungsfragen, insbesondere im Rahmen der Zwillingsforschung, spezialisiert; vgl. zu Poll Braund/Sutton, »The Case of Heinrich Wilhelm Poll«.

240 | Preußischer Landesgesundheitsrat, »Ueber Blutgruppenuntersuchungen in den Schulen«, S. 6.

241 | Ebd., S. 8.

242 | Ebd., S. 9.

243 | Ebd., S. 10.

244 | Ebd., S. 11.

245 | Ebd., S. 12.

246 | Ebd., S. 23.

untersuchungen, wie sie die DGB vorsah, fehlten schlicht die nötigen Experten, wie Schütz, Grotjahn und Poll betonten.[247] Auch wurde von einigen der Anwesenden vermutet, dass in der Bevölkerung zuerst einmal für die Blutgruppenerhebung geworben werden müsse – im Sinne einer Propaganda, wie sie auch beim Impfen nötig gewesen sei.[248]

Empfohlen wurde deshalb, die Erhebungen auf kleinere Gebiete zu beschränken[249] und sie nur in spezifischen Institutionen durchzuführen, wie beispielsweise in der Heeresverwaltung, wo »sehr gut ausgewähltes Material aus allen Teilen unseres deutschen Vaterlandes«[250] vorzufinden sei, an Universitäten oder in Gefängnissen. Hier schien eine Untersuchung »ohne […] Beunruhigung« möglich,[251] auch wenn man, wie Schütz in unfreiwillig humoristischer Weise bemerkte, »ungeheure Schwierigkeiten zu überwinden hat, um überhaupt in ein Gefängnis hineinzukommen – ich meine, wenn man Blutuntersuchungen machen will«[252].

Allerdings waren nicht alle Teilnehmer der Meinung, dass die Blutgruppen tatsächlich neue Erkenntnisse zu Tage fördern würden. Der Pathologe Max Westenhöfer vermerkte kritisch, dass die Blutgruppenuntersuchungen nur zeigen würden, was schon bekannt sei,

»nämlich dass unser Volk eine verschieden zusammengesetzte und gemischte Gesellschaft ist […]. Ob wir dabei herausbekommen werden, woher die Mischungen der Blutgruppen stammen, wird mehr als fraglich sein, ganz abgesehen von der Frage, wie die einzelnen Gruppen entstanden sind.«[253]

Mehr erhofften sich einige der Anwesenden vom eugenischen Aspekt der Blutgruppenforschung. So plädierte der Königsberger Universitätsprofessor Scholtz für die Erhebung von anthropologischen Kriterien, weil er neue Erkenntnisse bezüglich des Zusammenhangs von Blutgruppen und konstitutionellen Merkmalen wie etwa der Schuppenflechte erwartete. Diese Erkenntnisse könnten dann auch, so Scholtz optimistisch, »bei der Wahl des Ehegatten« berücksichtigt werden.[254] Der Berliner Arzt Scheumann wiederum erwartete von den Erhebungen, »die Persönlichkeit der Schulkinder besser zu erkennen und infolgedessen auch einen merkbaren praktischen Wert für die Fürsorge«[255].

Insgesamt zeigen die Diskussionen im Landesgesundheitsrat, dass die Stimmung gegenüber der Blutgruppenforschung nicht grundsätzlich negativ war. Keiner der Teilnehmenden wollte Blutgruppenuntersuchungen an Schulen grundsätzlich

247 | Ebd., S. 18.
248 | Ebd., S. 21.
249 | Ebd., S. 13.
250 | Ebd., S. 25.
251 | Ebd., S. 20, vgl. ähnlich Oestreicher, ebd., S. 21.
252 | Ebd., S. 15.
253 | Ebd., S. 25f.
254 | Ebd., S. 18. Scholtz nahm an der Sitzung teil, weil er als Berichterstatter für einen weiteren Punkt auf der Tagesordnung eingeladen war (»Wie verhält sich der Eheberatungsarzt den Ratsuchenden gegenüber bezüglich überstandener Geschlechtskrankheiten?«).
255 | Ebd., S. 24. Scheumann war als Berichterstatter für den zweiten Punkt auf der Tagesordnung eingeladen (»Betrieb und Entwicklung der Eheberatungsstellen«).

verbieten oder verhindern. Allerdings setzte sich auch niemand für Untersuchungen im großen Stil ein, wie sie von der DGB gefordert wurden. Der Antrag Grotjahns wurde denn auch mit einer Mehrheit verabschiedet: »Der Landesgesundheitsrat kann zur Zeit [sic] der Regierung nicht empfehlen, Massenuntersuchungen in den Schulen zur Blutgruppenforschung ins Werk zu setzen.«[256] Insbesondere die Frage, ob ausschließlich serologische Experten oder auch andere Wissenschaftler und Mediziner die Erhebung durchführen sollten, spielte für die kritische Stimmung im Sonderausschuss eine wesentliche Rolle. Dem Antrag Grotjahns folgte deshalb ein Zusatzantrag Polls, der auf das Monopol der »Sachverständigen« pochte:

> »Aber der Landesgesundheitsrat wolle beschließen, dem Herrn Wohlfahrtsminister zu empfehlen, unter Hinweis auf die Wichtigkeit der Blutgruppenuntersuchung in Verbindung mit der Aufnahme anderer anthropologischer Merkmale den Antrag der Deutschen Gesellschaft für Blutgruppenforschung in engeren Kreisen, in Schulen durch Schulärzte, in Gefängnissen durch Gefängnisärzte usw. durch ausschließlich ärztliche Sachverständige eingehend zu fördern.«[257]

Das Projekt der DGB scheiterte hauptsächlich an der Oberhoheit der Bakteriologie. Selbst Experten wie Schütz, die dem Projekt grundsätzlich wohlwollend gegenüberstanden, stellten für die Umsetzung des Antrages ein Hindernis dar, weil sie auf bakteriologisch geschulten Experten bestanden – Lehrer waren damit, anders als bei Virchow, ausgeschlossen.[258] Zudem stand man auf nichtbakteriologischer Seite den Blutgruppen als Königsweg der anthropologischen Forschung mit großer Skepsis gegenüber. Gefordert wurde deshalb der Einbezug anthropologischer Kriterien. Blutgruppen stellten lediglich eine Ergänzung der anthropologischen Forschung dar, nicht aber ein eigenständiges Kriterium. Neben der Hegemonie des serologischen Sachverständigen wurde gleichzeitig das anthropologische Monopol erfolgreich zementiert.

Die Anträge der DGB und Bernsteins in der Notgemeinschaft

Neben dem negativen Bescheid des Landesgesundheitsrats erhielt die DGB eine weitere Absage, die letztlich, wie erwähnt, wohl auch den negativen Entscheid des Sachverständigenausschusses des Reichsgesundheitsrats beeinflusste. Auch in diesem Zusammenhang spielten die Auseinandersetzungen über die Rolle des serologischen Experten sowie der Anthropologie eine entscheidende Rolle.

Die Diskussion über Rassenforschung, Blutgruppenforschung und anthropologische Untersuchungen fand im Dezember 1927 in der Notgemeinschaft statt.[259] Anlass war die Zunahme von Anträgen aus diesen Gebieten, so dass eine Besprechung

256 | Ebd., S. 27.

257 | Ebd., S. 27f.

258 | Goschler, *Rudolf Virchow*, S. 339.

259 | Vgl. dazu den Bericht: BArch R 1015, Nr. 126242, Bl. 47ff.; zu dieser Sitzung auch Cottebrune, *Der planbare Mensch*, S. 64-66. Vgl. zur Notgemeinschaft Marsch, *Notgemeinschaft*; Zierold, *Forschungsförderung*; Flachowsky, *Von der Notgemeinschaft zum Reichsforschungsrat*.

mit externen Experten angebracht schien.[260] Betrachtet man die disziplinäre Herkunft der Sitzungsteilnehmer, sticht zum einen die klare Überzahl von Genetikern und Anthropologen ins Auge, wie etwa Walter Scheidt und Theodor Mollison.[261] Hans Sachs, der einzige Bakteriologe, der dem Gremium angehörte, nahm nicht an der Sitzung teil.[262] Zum anderen waren mit Erwin Baur, Carl Correns, Eugen Fischer und Richard Goldschmidt Wissenschaftler der Kaiser-Wilhelm-Gesellschaft vertreten, die sich für Vererbungsfragen interessierten, in Berlin-Dahlem tätig und teilweise nicht nur institutionell miteinander verbunden waren: Baur und Fischer waren seit der Studienzeit miteinander befreundet und hatten gemeinsam mit Lenz das eugenische Standardwerk *Menschliche Erblichkeitslehre und Rassenhygiene*, den »Baur-Fischer-Lenz«, verfasst.[263]

Diskutiert wurden zwei Anträge, einerseits derjenige der DGB, andererseits ein Vorschlag Bernsteins. Damit standen sich zwei Projekte gegenüber, die aus den zwei unterschiedlichen Lagern des seroanthropologischen Feldes stammten und Konkurrenzvorhaben darstellten. Während Reche an der Sitzung teilnahm, war Bernstein abwesend.

Bernstein hatte im November 1927 eine Schrift mit dem Titel »Vorschläge zur Organisation der Bestimmung der menschlichen Blutgruppen in Deutschland« bei der Notgemeinschaft eingereicht.[264] Als erstes Erfordernis nannte Bernstein »eine unbedingte Sicherung der Einheit und Zuverlässigkeit der Aufnahmetechnik«, welche »nur in die Hand erfahrener und gut geschulter Untersucher gelegt werden kann« und damit »bei den *Serologen* verbleibt«.[265] Anders als Reche, der die Verteilung der Blutgruppen fokussierte, ging es dem Mathematiker Bernstein um einen Überblick über die Verteilung der Gene in Deutschland. Ebenso wie die DGB forderte er Massenuntersuchungen an Schul- oder an so genannten »Impfkindern«. Insgesamt sollte eine Dreiviertelmillion Kinder untersucht werden, was sich auf Kosten von jährlich 75.000 RM belaufen würde. Bernstein war sich der Hindernisse be-

260 | Zu diesen sich mehrenden Anträgen gehörte wohl auch derjenige von Heinrich Zeiss, der Blutgruppenuntersuchungen in der Wolgadeutschen Republik anstrebte und eine Zusammenarbeit mit der DGB in Aussicht stellte (BArch, R 1015, 109521, Bl. 172-174).

261 | Vgl. zu Scheidt Gausemeier, *Walter Scheidt und die ›Bevölkerungsbiologie‹*. Mollison war Direktor des anthropologischen Instituts in München und ab 1933 Herausgeber des *ARGB*.

262 | Sachs wird zwar nicht als »am Erscheinen verhindert« aufgeführt, doch ist sein Name auf der Anwesenheitsliste durchgestrichen und erscheint auch nirgends im Protokoll.

263 | Vgl. dazu unter anderem Schmuhl, *Grenzüberschreitungen*, S. 42. Neben den genannten waren folgende Personen anwesend: Staatsminister Friedrich Schmidt-Ott, der Genetiker Hans Nachtsheim, der Chemiker Otto Hahn, Max Hartmann (Berlin-Dahlem), Reche, der Anatom Karl Saller, Karl Stuchtey von der Notgemeinschaft sowie die Ministerialräte Max Taute und Max Donnevert. Abwesend waren Lenz und der Anthropologe Thilenius.

264 | Bernstein schrieb bei der Übersendung seines Antrags an Taute, dass er ihm hiermit die »gewünschten Vorschläge« zusende; insofern ist die Aussage der Notgemeinschaft, dass die Anträge sich auf diesem Gebiet mehrten und eine »Fülle« von Anträgen bestand, etwas überraschend. Vgl. Notgemeinschaft (Schmidt-Ott) an Ministerialrat Taute, 3. 12. 1927, BArch R 1501, Nr. 126242, Bl. 23; Bernstein an Taute, 14. 11. 1927, BArch R 1501, Nr. 126242, Bl. 24; Vorschläge zur Organisation, BArch R 1501, Nr. 126242, Bl. 25-40.

265 | Bernstein, Vorschläge, BArch, R 1501, Nr. 126242, Bl. 25.

wusst, die im Zusammenhang mit Impfkindern aufzutauchen pflegten: Impfgegner gingen von einer erhöhten Infektionsgefahr aus, und die Zustimmung der Eltern war schwierig zu erlangen.[266] Trotzdem schwebte ihm ein Vorgehen vor, bei dem die impfenden Kreisärzte das Blut entnahmen und die Blutgruppenbestimmung dann in einem serologischen Institut vorgenommen würde.

Bernstein betonte, dass die Blutgruppen anders als die traditionellen anthropologischen Kriterien nicht zur Mutation neigten und sie vermutlich auch nicht der Selektion unterlagen. Außerdem diskreditierte er die traditionellen anthropologischen Kriterien mit dem Hinweis, dass diese Merkmale erst im Erwachsenenalter fixiert seien. Bernstein plädierte deshalb dafür, die kombinierte Untersuchung von Blutgruppen und anthropologischen Merkmalen nur bei Erwachsenen durchzuführen, beispielsweise bei Angehörigen des Heeres. Er schlug eine disziplinenübergreifende Kommission vor, die sich mit den im Bericht behandelten Themen detaillierter beschäftigen sollte, und nannte auch gleich die entsprechenden Wissenschaftler.[267] Signifikanterweise – und wenig überraschend – befanden sich Hirszfeld und Schiff auf der Liste, während Namen von führenden Mitgliedern der DGB fehlten. Einige der von Bernstein genannten Wissenschaftler – Baur, Fischer und Mollison – waren selbst an der Sitzung anwesend.

Dennoch stieß sein Vorschlag auf wenig positives Echo. Insbesondere Fischer wandte sich gegen Bernsteins Projekt und vertrat die Meinung, dass die bestehende Übersicht über die Blutgruppen vollkommen ausreiche. Bernsteins Plan, so Fischer, sei »verkehrt«; man »könne ebenso gut eine ›Nasenforschung‹ fordern«. Mathias Okroi hat das Scheitern von Bernsteins Projekt auf antisemitische Vorurteile zurückgeführt; man sei nicht bereit gewesen, »›den Juden‹ eine Forschung von ›nationaler Angelegenheit‹ zu überlassen«[268]. Allerdings stellte sich Fischer nicht nur gegen Bernstein, sondern auch gegen die Pläne Reches, in dessen Gesellschaft Fischer Mitglied war.[269] Der Misserfolg des Bernstein'schen Antrags war nicht nur antisemitisch, sondern sicherlich auch disziplinär begründet. Fischer plädierte nämlich dafür, »Augenfarbe, Haarfarbe, Körpermerkmale, aber auch krankhafte Zustände« bei »bodenständiger Bevölkerung« zu erfassen. Eine solche Untersuchung, bei der eventuell auch die Blutgruppen erhoben werden könnten, sei viel bedeutsamer als die Blutgruppenforschung. Einzig für serologische Untersuchungen im Grundlagenbereich konnte sich Fischer begeistern, wohl auch, weil sie in dieser Form für die eigene Disziplin keine Gefahr darstellten. Fischers Vorschlag wurde

266 | Vgl. unter anderem Waigand, *Antisemitismus auf Abruf*; Huerkamp, »The History of Smallpox Vaccination«.

267 | Für die Serologie und Hygiene Hahn, Hirszfeld, Kruse, Madsen, Sachs, Schiff, Uhlenhuth und Ziehmke; für die Statistik den Präsidenten des Reichsstatistischen Amtes Gottstein (Berlin), für die Impffrage Gins (RKI, Berlin), Lenz (Berlin, Wohlfahrtsministerium) und Gildemeister (Berlin, Reichsgesundheitsamt), für die Anthropologie und Vererbungsforschung Baur, Fischer, Mollison und Schlaginhaufen, für die Vor- und Frühgeschichte Schuchardt (Berlin) und Wahle (Heidelberg) (BArch R 1015, Nr. 126242, Bl. 39).

268 | Okroi, *Der Blutgruppenforscher Fritz Schiff*, S. 66.

269 | Laut Mitgliederliste wurde Fischer wie auch Baur, Kuhn und Mollison 1926 Mitglied der DGB (Mitgliederverzeichnis der Deutschen Gesellschaftf. Blutgruppenforschung, IEUL, Re XXI). Boaz, *In Search of ›Aryan Blood‹*, S. 85, misst dieser Mitgliedschaft zu grosse Bedeutung bei, weil sie die disziplinären Unterschiede zu wenig gewichtet.

von Ministerialrat Max Taute unterstützt. Taute und in einem weiteren Votum auch Otto Hahn führten gegen Blutgruppenuntersuchungen zudem die Schwierigkeiten bei der Beschaffung von Standardseren und den Mangel an serologischen Experten an. Außerdem bezeichnete Taute Bernsteins Vorschlag, die Erhebungen an Impfkindern durchzuführen, als »indiskutabel«.

Nachdem von verschiedenen Seiten Kritik geübt und stattdessen immer wieder anthropologische Untersuchungen gefordert worden waren, wurde Reche das Wort erteilt. Dieser nahm angesichts der herrschenden Stimmung einige der von der DGB gestellten Forderungen zurück und behauptete, dass es der DGB weder darum ginge, lediglich die Blutgruppen zu erheben, noch einzig Massenuntersuchungen durchzuführen. Doch bevor Reche zu weiteren Ausführungen kam, preschte Fischer vor und entwarf eine Untersuchung, bei der »Deutschland mit vielen ›Feldarbeitern‹ (Fieldworkers) überzogen werde«. Auch wenn Reche nochmals das Wort erteilt wurde und er kritisch darauf hinwies, »dass es wenige Menschen gebe, die anthropologisch arbeiten könnten«, setzte sich letztlich die anthropologisch-genetische Berliner Fraktion um Fischer durch.[270] Während die meisten der Teilnehmenden gegen den Einbezug der Blutgruppen im Allgemeinen wie auch die von Fischer geforderte anthropologische Erhebungen nichts einzuwenden hatten, äußerte sich Walter Scheidt dezidiert gegen eine Integration der Blutgruppen »in die rassenkundlichen Erhebungen. Das Material«, so Scheidt, »sei zu sehr gesiebt, da bei den vorliegenden Daten diejenigen fehlen, die die Blutentnahme verweigern«.[271]

Am Ende der Sitzung wurde festgehalten, dass die Blutgruppenforschung nicht »gesondert unterstützt werden« solle. Fischer wurde mit der Aufstellung eines Forschungsplanes beauftragt, den er im Februar 1928 in einer Sitzung der Notgemeinschaft präsentierte.[272] Die im Projekt zwingend erforderlichen Kriterien waren Kopf, Haar- und Augenfarbe sowie Nasenrücken. Die Blutgruppenzugehörigkeit stellte eine erwünschte, aber nicht »*unbedingt* erforderlich[e]« Angabe dar.[273] Finanziert wurde das groß angelegte und stetig wachsende Projekt von der Notgemeinschaft und der Rockefeller Foundation.[274] Reche wurde zu einem der sieben ausgewählten Leiter eines Forschungsteams ernannt.[275]

Wie die Akten zeigen, regte sich auf Seiten der anthropologisch und genetisch orientierten Wissenschaftler Widerstand gegen das Projekt einer bloßen Blutgruppenuntersuchung. Die Resultate wurden als entweder bereits bekannt oder aber

---

270 | Vgl. zum Verhältnis Blutgruppenforschung und Anthropologie auch Geisenhainer, ›*Rasse ist Schicksal*‹, S. 130, und Schneider, »History of Research«, S. 292.

271 | BArch, R 1051, 126242, Bl. 54.

272 | Weindling, *Health, Race and German Politics*, S. 466. Seine Eingabe wurde unter dem Titel »Anthropologische Erforschung der deutschen Bevölkerung« publiziert.

273 | Fischer, »Anthropologische Erforschung «, S. 6.

274 | Weindling, *Health, Race and German Politics*, S. 466-469; Geisenhainer, ›*Rasse ist Schicksal*‹, S. 280f.; Schmuhl, *Grenzüberschreitungen*, S. 118-123; Gausemeier, *Walter Scheidt*, S. 52-56; Lösch, *Rasse als Konstrukt*, S. 199-202; Cottebrune, *Der planbare Mensch*, S. 66-91. Der Buchreihe »Deutsche Rassenkunde«, in der die Resultate der Untersuchungen veröffentlicht wurden, war wenig Erfolg beschieden. Für die *Rockefeller Foundation* sollte die Unterstützung dieses Projekts später zum »embarassment« werden (Weindling, *Health, Race and German Politics*, S. 468).

275 | Vgl. genauer Geisenhainer, ›*Rasse ist Schicksal*‹, S. 281f.

als noch zu unsicher dargestellt, während die eigenen anthropologischen Untersuchungskriterien als sicher und zentral hervorgehoben wurden. Als Munition in diesem Hoheitsgefecht diente zum einen das Misstrauen gegenüber der Technik sowie der Mangel an professionellem serologischem Personal. Für die Anthropologen, die generell in der serologischen Technik nicht bewandert waren, stellten die Blutgruppenuntersuchungen eine reale Bedrohung dar. Das Technik-Argument wurde wiederum nicht nur von den Anthropologen eingebracht, sondern auch von Seiten der Serologen, die damit ihr eigenes Hoheitsgebiet zu behaupten suchten, gleichzeitig aber den Anthropologen ein wichtiges Gegenargument auf dem Silbertablett servierten. Der Mangel an erfahrenen Serologen stellte für Serologen wie Anthropologen, wenn auch aus gänzlich unterschiedlichen Gründen, ein Hindernis auf dem Weg zur Durchführung des Projekts dar.

Anthropologie und Seroanthropologie: Original und Supplement?

Dass sich Fischer in der Sitzung der Notgemeinschaft 1927 gegen Reche durchgesetzt hatte, war symptomatisch für die Beziehung zwischen der DGB und dem gesamten Kreis um Fischer. Bereits 1926 hatte Reche in einem Brief an den finnischen Blutgruppenforscher Oswald Streng Fischers Desinteresse festgehalten, da Fischer »das ›instinktive Gefühl‹ habe, die Blutgruppen hätten mit der ›Rasse‹ gar nichts zu tun«[276]. Wohl gerade deswegen bat Reche Fischer 1928 um Mitarbeit im Beirat der DGB. Fischer beantwortete Reches Anfrage nachlässig spät und schrieb, dass ihm Nichtaufnahme aufgrund seiner großen Arbeitsbelastung »fast lieber« wäre. Von Lehmann wiederum erhielt Fischer das Angebot, Mitherausgeber der *ZRP* zu werden. Fischer lehnte ab, was jedoch nicht gegen die Zeitschrift gerichtet sei, wie er in seinem Brief an Reche schrieb.[277] Lehmann gegenüber äußerte er sich jedoch anders, wie Reche später von Lehmann erfuhr:

»Gestern besuchte mich *Prof. Fischer.* Er verspricht sich von der Blutgruppenforschung sehr wenig. Er sagte [sic] es seien jetzt bei Tier-Rassen auch Blutuntersuchungen gemacht worden, die aber zu beweisen schienen, dass die Blutuntersuchung mit Rasse gar nichts zu tun hat. Nach seiner Ansicht dürfte in *etwa 2 Jahren alles erforscht sein was in Frage kommt und dann das Blatt überflüssig werden.*«[278]

Nicht nur Fischer informierte Lehmann von der geringen Bedeutung der Blutgruppenforschung. Als die *ZRP* bereits nach dem ersten Jahrgang in die roten Zahlen geriet – die Zahl der Abonnenten war zu gering, der Druck der Zeitschrift mit ihren Tabellen, Grafiken und Zeichnungen enorm kostspielig – und Lehmann sich deshalb über die Publikation der *ZRP* kritische Gedanken machte, lokalisierte Steffan die Gefahr bei Lenz. Dieser übe, so Steffan in einem Brief an Reche, auf Lehmann einen negativen Einfluss aus.[279] Fischer wiederum hatte innerhalb der Notgemeinschaft eine einflussreiche Stellung, so dass die DGB von dieser Seite keine finanzielle Unterstützung erwarten konnte. Die Ursache für die feindliche Stellung von Eu-

276 | Reche an Streng, 23. 11. 1926, IEUL, Re XXI.

277 | Fischer an Reche, 25. 4. 1928, IEUL, Re XXI.

278 | Lehmann an Reche, 14. 6. 1928, IEUL, Re XXI.

279 | Steffan an Reche, 17. 10. 1929, IEUL, Re XXII.

gen Fischer und Fritz Lenz gegenüber der Blutgruppenforschung wurde von Reche und Steffan in ihrer Korrespondenz verschiedentlich angesprochen.

»Unerklärlich [...] bleibt für mich, wie ein Herr wie Lehmann sich so ganz von Lenz konnte aus dem Bl.[ut]Gruppengleis werfen lassen, ohne zu merken oder mindestens zu argwöhnen, dass hier die Tatsache mitspricht, dass L.[enz] wie ja auch Fischer sich leider von vornherein in M[eine]m.E.[rachten] voreingenommener Weise gegen die Bl.[ut]gr.[uppen] festgelegt hatten und nun ohne Einbusse an wissenschaftlicher Achtung – wie sie wohl glauben – nicht mehr ihren Standpunkt ändern zu können glauben. Und weshalb haben sie sich damals festgelegt? Es ist doch sicher nicht weit daneben geraten, wenn man annimmt, dass es gekränkter Ehrgeiz ist, so eine Art davon jedenfalls, die man häufig in Gelehrtenkreisen antrifft, wo etwas nichts gilt und nichts gelten darf, was nicht dem eigenen Gedankenboden entsprungen ist. Da nun andere die Sache damals schon aufgegriffen und zu organisieren begonnen hatten, blieb anscheinend nur noch das Beiseitestehen übrig. Diesen meinen blutgruppenpsychologischen Herzenserguss bitte ebenfalls vertraulich!«[280]

Neben der Tatsache, dass nur der »eigene Gedankenboden« als wichtig erachtet wurde, nannten Reche und Steffan auch disziplinäre Unterschiede als Ursache für die mangelnde Unterstützung, handelte es sich doch bei den meisten der Anthropologen um Anatomen, wie Reche in einem Brief an Lehmann hervorhob, welche die Anthropologie auf ein »totes Nebengeleise« gebracht hätten.[281] Auch Steffan betonte, dass Fritz Lenz und auch Alfred Ploetz die Rassenphysiologie nicht »mögen, von der sie nichts verstehen!«[282]

Fischers Skepsis gegenüber den Blutgruppen manifestierte sich auch in der Vernachlässigung der Blutgruppenforschung an dem von ihm geleiteten Kaiser-Wilhelm-Institut für Anthropologie (KWI-A). Nur drei der am KWI-A tätigen Wissenschaftler befassten sich während der Weimarer Republik mit den Blutgruppen: Otmar von Verschuer, Hans Weinert und Max Berliner.[283] Während die Beziehung zwischen Fischer und Verschuer als nahezu symbiotisch gilt[284] und sich mit Verschuer eine zentrale Figur des KWI-A mit den Blutgruppen beschäftigte, handelte es sich bei Berliner und Weinert eher um Randfiguren. Mit Letzterem verband Fischer ein zwiespältiges Verhältnis.[285] Weinert vertrat nämlich jenen anthropologischen Zweig, den Fischer selbst nicht behandeln wollte, und amtierte als Kustos der Schädelsammlung des Instituts, die von Fischer als lästig wahrgenommen wurde.[286] Mit der Beschäftigung mit den Blutgruppen manövrierte sich Weinert weiter ins insti-

280 | Steffan an Reche, 23. 5. 1934, IEUL, Re XXIII; vgl. ähnlich: Steffan an Reche, 8. 5. 1934, IEUL, Re XXIII, Steffan an Reche, 4. 11. 1933, IEUL, Re XXIII; Steffan an Reche, 24. 12. 1933, IEUL, Re XXIII.

281 | Reche an Lehmann, 9. 5. 1933, IEUL, Re XXIII.

282 | Reche an Steffan, 17. 10. 1933, IEUL, Re XXIII.

283 | Vgl. dazu auch Schmuhl, *Grenzüberschreitungen*, S. 95-97.

284 | Schmuhl, *Grenzüberschreitungen*, S. 73.

285 | Vgl. zu Weinert und auch zu seinem eher marginalen Status am KWI-A Lösch, *Rasse als Konstrukt*, S. 194-198; Meyer, *›Jüdische Mischlinge‹*, S. 143-151, vgl. auch Schmuhl, *Grenzüberschreitungen*, S. 77f., S. 97, S. 113f., S. 220.

286 | Lösch, *Rasse als Konstrukt*, S. 194f. und S. 195f.

tutionelle Abseits. Möglicherweise war sein Interesse für Blutgruppen Berliner geschuldet, einem externen wissenschaftlichen Mitarbeiter des KWI-A.[287]

Während Weinert einen affirmativen Zugang zur Blutgruppenforschung hatte und auch mit Reche ausführlich und beinahe freundschaftlich korrespondierte,[288] war Berliners Einstellung durchwegs kritisch. Dies wird bereits in seiner Bewertung der Hirszfeld'schen Studie ersichtlich: »Es handelt sich bei der Isoagglutination um einen Vorgang, der, sei es nun durch das Verdienst, sei es durch die Schuld L. und H. Hirschfeld's, in den Ruf gekommen ist, ein gewisses Licht in das Dunkel der Entstehung der menschlichen Rassen zu bringen.«[289] Berliner beklagte hauptsächlich, dass die Blutgruppen sich nicht als Rassenmerkmal für das einzelne Individuum, sondern nur für das Kollektiv eigneten.[290] Seine Kritik an den Blutgruppen als Rassenmerkmal führte er in der Festschrift für Fischer fort. Der Budapester Anthropologe Ludwig von Méhely, dessen ungarischer Nationalismus sich mit dem deutschen Nationalismus der DGB nicht vertrug und der deshalb wütend aus dieser ausgetreten war, betonte dort ebenfalls, »dass der Blutindex bloß *ein* Merkmal des Rassenbildes ausmacht«[291].

Dass die Blutgruppen eine Eigenschaft wie jede andere darstellten, hatte ja auch Poll an der Sitzung des Ausschusses für das Bevölkerungswesen und die Rassenhygiene des preußischen Landesgesundheitsrates im Mai 1927 betont. Mit Rekurs auf Goethe – »Blut ist ein ganz besondrer Saft« – hatte Poll zu erklären versucht, weshalb die Blutgruppenforschung gerade in Laienkreisen auf ausgeprägte Resonanz stoße. Der Hinweis auf Goethe sollte wohl die fiktive, metaphorische Basis der Blutgruppenforschung offenlegen, eine anthropologische Abgrenzungsstrategie, wie sie ähnlich auch von Hans F. K. Günther und Walter Scheidt betrieben wurde.

In seiner Monographie *Rassenunterschiede des Blutes* von 1927 äußerte sich Scheidt kritisch und ausführlich zur Metaphorizität der Blutgruppenforschung, auch wenn er den Begriff »Metapher« nicht ausdrücklich verwendete:

»Nachdem die Möglichkeit einer rassenkundlichen Verwendung der Blutgruppenforschung einigermaßen wahrscheinlich gemacht worden war, hat man vielfach gemeint, die Blutgruppenzugehörigkeit müsse nun schlechthin ›das‹ Rassenkennzeichen werden oder sie müsse mindestens einen größeren Wert für die Rassenunterscheidung haben als andere Merkmale. Nur ganz wenige Autoren [...] haben sich gegen diese theoretisch ganz ungerechtfertigte und

287 | Schmuhl, *Grenzüberschreitungen*, S. 96f. Weinert beschäftigte sich aus stammesgeschichtlichem Interesse mit Blutgruppenuntersuchungen an Affen, vgl. unter anderem Weinert, »Blutgruppenuntersuchungen an Menschenaffen«; ders., »Blutgruppenuntersuchungen an Affen«. Vgl. zu Weinerts Untersuchungen nach 1933 Boaz, *In Search of ›Aryan Blood‹*, S. 192-195.

288 | Vgl. etwa Weinert an Reche, 13. 11. 1930; Reche an Weinert, 20. 11. 1930; Weinert an Reche, 1. 12. 1930; Reche an Weinert, 8. 12. 1930; Reche an Weinert, 15. 1. 1931 (alle Briefe IEUL, Re XXII).

289 | Berliner, »Blutgruppenzugehörigkeit und Rassenfragen«, S. 162.

290 | Ebd., S. 162f.

291 | Méhely, »Blut und Rasse«, S. 247. Zum Konflikt zwischen Méhely und Reche vgl. unter anderem Méhely an Reche, Budapest 26. 3. 1929; Reche an Lehmann, 2. 4. 1929; Reche an Méhely, 3. 4. 1929 (alle Briefe IEUL, Re XXI); vgl. auch Geisenhainer, *›Rasse ist Schicksal‹*, S. 131f., Fußnote 83.

übertriebene Erwartung ausgesprochen. Von anderer Seite wurde geltend gemacht, dass Unterschiede in der Beschaffenheit des arteigenen ›Eiweiß‹ notwendig eine besondere Bedeutung haben müssten. Dies deckt sich in einem gewissen Sinne mit der landläufigen Anschauung, Blut sei ›ein ganz besonderer Saft‹, und es hängt offenbar mit den von altersher üblichen Bezeichnungen der erblichen Zusammenhänge und der Vermischung verschiedener Erbstämme zusammen (›Blutlinien‹, ›Blutmischung‹, ›Reinblütigkeit‹, ›Vollblut‹, ›Halbblut‹, ›Blutsverwandschaft‹ usw.). Diesen - meist etwas romantischen - Vorstellungen verdankt die Blutgruppenforschung offenbar zum großen Teil auch ihre Beliebtheit und Aktualität. Gibt man sich in gewissen Kreisen doch immer noch und immer wieder der Hoffnung hin, es müsste durch irgendwelche Blutuntersuchungen möglich sein, ›die Rasse eines Menschen sicher festzustellen‹.«[292]

Auch Günther betonte in seiner populären *Rassenkunde des deutschen Volkes*, dass die »steigende Aufmerksamkeit« gegenüber der Blutgruppenforschung in Laienkreisen wohl auf die Hoffnung zurückzuführen sei, dass Blut als »ganz besonderer Saft« etwas über die »rassische Zugehörigkeit« verrate.[293] Die Blutuntersuchung sei »zwar ein wertvolles Forschungsmittel, doch keines, das anderen Forschungsmitteln überlegen ist«[294]. Indem Anthropologen wie Poll, Scheidt und Günther auf das Goethe-Zitat verwiesen, reihten sie sich in eine lange Tradition der Kritik an der Verwendung von Metaphern in den Naturwissenschaften ein.[295] Sie versuchten, die literarische und damit fiktionale Basis der Blutgruppenforschung offenzulegen und die gesamte Forschung zu diskreditieren.[296]

Scheidt kritisierte jedoch nicht nur die angebliche seroanthropologische Überbewertung des Blutes, sondern bezweifelte auch die Annahme der einmaligen Entstehung der Blutgruppen und stellte die Vorstellung von »reinen Rassen« in Frage.[297] Er ging vielmehr von einem Konzept der »örtlichen Siebung« aus, das nicht die Migration, sondern die Auslese als entscheidendes Erklärungsmodell für örtlich dominant vorhandene Merkmale heranzog.[298] Dementsprechend war für Scheidt offen, ob die unterschiedlichen Blutgruppenverteilungen Resultat der verschiedenen Ursprungsorte von A und B sei, oder ob aus einer einst gleichmäßigen Verbreitung der beiden Eigenschaften mittels Ausleseprozessen unterschiedliche Verteilungen entstanden waren.[299] Mit den Blutgruppen als Merkmal der Rassenunterscheidung

292 | Scheidt, *Rassenunterschiede des Blutes*, S. 16f.

293 | Günther, *Rassenkunde des deutschen Volkes* (1933), S. 182.

294 | Ebd.,S. 184.

295 | Günther war streng genommen kein Anthropologe, seine Publikationen aber waren stark anthropologisch ausgerichtet, vgl. zu Günther etwa Lutzhöft, *Der Nordische Gedanke in Deutschland*; Becker, *Sozialdarwinismus, Rassismus, Antisemitismus und Völkischer Gedanke*, S. 230-292.

296 | Vgl. auch die Rezension der Monographie von Lattes durch Fischer im *Archiv für Morphologie und Anthropologie*. Fischer schrieb dort, dass Lattes »mit Recht [...] vor zu hoher Einschätzung der Ergebnisse« warnte: »Noch wissen wir über die Konstanz der Reaktion und der Gruppen, über ihre wirkliche Bedeutung, Entstehung und andere Dinge nichts!« (Fischer, »Lattes, L.«, S. 191).

297 | Scheidt, *Rassenunterschiede des Blutes*, S. 61-63.

298 | Ebd., S. 64.

299 | Ebd., S. 65f.

war laut Scheidt möglicherweise wenig anzufangen, wenn ihm auch eine Weiterverfolgung der Frage nicht völlig aussichtslos erschien.[300]

Scheidt verstand seine Kritik an der seroanthropologischen Forschung vor allem als Warnung vor »übereilten Schlussfolgerungen und ungerechtfertigten Erwartungen«[301]. Dass sich das Verhältnis zwischen ihm und der Blutgruppenforschung in der Folge aber nicht entspannte, zeigen zwei Artikel von 1939, in denen er vom »Rätsel der Blutgruppen«[302] und den »Landsteinersche[n] Geheimstoffe[n]« sprach und die Serologie als »Geheimwissenschaft«[303] brandmarkte. Der Begriff der »Geheimwissenschaft« deutete auf den metaphorischen Gehalt der Blutgruppenforschung hin. Für die Anthropologen galten die Blutgruppen – und darin waren sie sich trotz anderer inhaltlicher Differenzen einig – keineswegs als privilegierte Rassenmerkmale.[304]

Dieser Meinung war grundsätzlich auch Schiff, der nicht müde wurde zu betonen, dass die Blutgruppen eine Eigenschaft wie jede andere darstellten und »Rassen« sich sowieso nicht nur aus einem einzigen Merkmal ableiten ließen.[305] Nichtsdestotrotz lag für ihn das Potential der Seroanthropologie darin, bislang unsichtbare »Blutsverwandtschaften« sichtbar zu machen: Gerade in der »Unabhängigkeit« der Blutgruppen, so Schiff, »von sonstigen ›Rassenmerkmalen‹ liegt der besondere Wert der Blutgruppen, der uns von ihnen *neue* Aufschlüsse erhoffen lässt«.[306] Auch Steffan vermerkte, dass

> »die Einführung der Blutgruppenkunde in die Anthropologie – obgleich ihr noch immer einige Forscher mit Zurückhaltung gegenüberstehen – wohl begründet ist und dass diese neue Methode in der kurzen Zeit, in der sie bisher angewandt wurde, nicht nur allenthalben die bisher gewonnenen anthropologischen Ergebnisse bestätigt hat, sondern dass sie auch schon zu höchst interessanten neuen Gesichtspunkten und Fragestellungen führte«[307].

Mit dieser Emphase auf die Sichtbarmachung des Unsichtbaren sowie auf die Spannung zwischen der Bestätigung von anthropologischen Kenntnissen und der Generierung neuen Wissens war auch das prekäre Verhältnis zwischen Seroanthropologie und Anthropologie angesprochen. Die Seroanthropologie sollte zwar genuin neue Erkenntnisse produzieren, die jedoch nicht zu sehr vom traditionellen anthropologischen Wissen über Verwandtschaften abweichen durften, da ansonsten die Glaubwürdigkeit der noch jungen Wissenschaft zur Disposition stand. So bewegte sich die Seroanthropologie auf einem schmalen Grat zwischen der Produktion neu-

---

300 | Ebd., S. 70f.

301 | Ebd., S. 71.

302 | Scheidt, »Das Rätsel der Blutgruppen«, vgl. die Replik von Werner Fischer, »Zum ›Rätsel‹ der Blutgruppen«.

303 | Scheidt, »Immer noch Rätsel der Blutgruppen«, S. 207.

304 | Vgl. zu den Differenzen innerhalb der anthropologischen Disziplin etwa Gausemeier, *Walter Scheidt*, S. 108f., sowie Schmuhl, »Rasse, Rassenforschung, Rassenpolitik«, S. 22-27.

305 | Schiff, »Die Blutgruppen und ihre Anwendung vor Gericht«, S. 391; ders., »Agglutination«, S. 324.

306 | Schiff, *Die Blutgruppen und ihre Anwendungsgebiete*, S. 240.

307 | Steffan, »Die Bedeutung der Blutgruppen«, S. 384.

er Erkenntnis und der Reproduktion bereits feststehender Tatsachen. Diese Eigenheit findet sich in den seroanthropologischen Texten auch in ihrem Rekurs auf die Besiedlungsgeschichte, um vorangegangene Mischungen zu eruieren und das erhobene »Blutbild« zu erklären.[308]

Die Seroanthropologie war insofern eine Wissenschaft, die stark auf anderen Wissenschaften beruhte und teils auch mit diesen kooperierte.[309] Sie produzierte kaum neue Erkenntnisse und beschränkte sich meist darauf, bereits bestehendes Wissen zu bestätigten. Damit war sie allerdings auch leicht angreifbar. Gerade von anthropologischer Seite wurde die Seroanthropologie bloß als Supplement anerkannt. Allein: Das Supplement verweist, wie Jacques Derrida gezeigt hat, immer darauf, dass das Original genauso wenig »originell« oder »originär« ist wie das Supplement und dass ein Mangel besteht.[310] Im Falle der Anthropologie deutet der scheinbar supplementäre Charakter der Seroanthropologie darauf hin, dass sich die Anthropologie in einer Krise befand; ihr gelang es nicht mehr, fixe Rassen festzustellen, und mit ihrem Schädelindex war sie bereits kläglich gescheitert.[311] Die Seroanthropologie kann als Reaktion auf die anthropologische Krise gedeutet werden, wobei sie mit ihrem serologischen Index und dem ihr eigenen Ursprungsdenken die klassischen anthropologischen Annahmen kopierte. Innerhalb der Anthropologie aber gingen einige Vertreter wie Scheidt dazu über, sich gänzlich vom Ursprungs- und Reinheitsdenken zu verabschieden, und wandten sich der Familienanthropologie beziehungsweise Bevölkerungsbiologie zu.[312] Aus diesem Grund konnten sie dem Projekt der Seroanthropologie nur wenig Wohlwollen entgegenbringen, musste diese Ausrichtung in ihrer Perspektive doch eine Sackgasse darstellen, aus der sie die Anthropologie gerade herausführen wollten.

Das Los der Seroanthropologie war es also, einerseits die eigenen Ergebnisse mittels der wissenschaftlichen Tatsachen anderer Disziplinen zu plausibilisieren, andererseits aber auch eigenständige Resultate zu generieren, da sie ansonsten in einen Rechtfertigungszwang geriet. Während sich die Anthropologie mit sichtbaren Eigenschaften befasste, kümmerte sich die Seroanthropologie um die unsichtbaren und damit auch scheinbar tiefer liegenden Eigenschaften, woraus sie eine beträchtliche Legitimität zog. Denn die Reise ins Innere des Körpers, die Untersuchung unsichtbarer Stoffe und Merkmale, entsprach zu diesem Zeitpunkt einem generellen Trend in Biologie und Medizin. Die Kategorien Rasse und Geschlecht wurden im Inneren verortet: Die aufstrebende Genetik beschäftigte sich mit den unsichtbaren Genen, während die populäre Endokrinologie ebenfalls auf der Suche nach unsichtbaren, im Körper zirkulierenden Substanzen war.[313] Gemein war all diesen Bestre-

308 | Vgl. etwa Schlossberger et al., »Blutgruppenuntersuchungen an Schulkindern im Niedgau«.

309 | Vgl. dazu Rinkel, »Das Blutgruppenbild der Bevölkerung am Niederrhein«, der mit dem Stadtarchivar zusammenarbeitete.

310 | Derrida, »Die Struktur, das Zeichen und das Spiel«, insbesondere S. 132-134; Derrida, *Grammatologie*, S. 244-282.

311 | Vgl. etwa Massin, »From Virchow to Fischer«.

312 | Vgl. Weingart/Kroll/Bayertz, *Rasse, Blut und Gene*, S. 360, zu Scheidt vgl. Gausemeier, *Walter Scheidt*.

313 | Vgl. zu Geschlecht und Genen Maienschein, »What Determines Sex?«; zu den Geschlechtshormonen Long Hall, »Biology, Sex Hormones, and Sexism in the 1920s«; Ouds-

bungen, im Innern des Körpers etwas zu finden, das die äußeren Manifestationen der Rasse oder des Geschlechts regulierte oder das etwas bestimmte, was wie die Blutgruppen selbst nach außen hin unsichtbar blieb.

Allerdings beließen es die seroanthropologischen Forscher nicht nur bei der Aufnahme der »unsichtbaren« Blutgruppen. Konnte man sich im anthropologischen Diskurs ohne weiteres behaupten, ohne die Blutgruppen zu erheben, wurden in einer Vielzahl von seroanthropologischen Studien auch die anthropologischen Merkmale erfasst. Insbesondere die DGB forderte ihre Mitglieder zur Aufnahme von Haar- und Augenfarbe sowie der Kopfform auf. Da die Untersuchung in den meisten Fällen nicht von anthropologischen Experten durchgeführt wurde, war einzig eine grobe Aufnahme vorgesehen – die Bezeichnungen für die Kopfformen waren nicht mit den anthropologischen identisch –, die über ganz basale Verknüpfungen zwischen den serologischen und den anthropologischen Eigenschaften Auskunft geben sollte.[314] Die Resultate waren in dieser Hinsicht jedoch nicht eindeutig: Einigen Wissenschaftlern gelang es zwar, einen Zusammenhang zwischen den beiden Kriterien festzumachen. Sie kamen zum Schluss, dass der serologische Typus A mit dem blonden, nordischen Typus zusammenfiel, während Typus B mit dem dunklen, östlichen Typus einherging.[315] Von anderen Wissenschaftlern konnte dieser Zusammenhang aber nicht bestätigt werden.[316]

Oluf Thomsen hielt 1932 in seinem Beitrag im *Handbuch der Blutgruppenkunde* fest, dass in »durchmischten Populationen« zwischen serologischen und anthropologischen Merkmalen keine Korrelation habe gefunden werden können, während in einheitlichen Populationen ein zumindest indirekter Zusammenhang zwischen Kopfform und Blutgruppe bestehe.[317] Schiff schloss 1933: »Sicher ist nur, dass eine Gleichsetzung der ›Blutrassen‹ mit irgendwelchen sonstigen ›Rassen‹ sich als unmöglich erwiesen hat.«[318] Diese Inkongruenz der Merkmale gab Anlass zu Mutmaßungen über den Entstehungszeitpunkt der beiden Anlagen – waren die anthropologischen Eigenschaften vor den serologischen entstanden, oder verhielt es sich genau umgekehrt? –, die jedoch nicht endgültig beantwortet werden konnten. Während den anthropologischen Merkmalen innerhalb der Seroanthropologie ein beträchtliches Gewicht zukam, stellten die Blutgruppen wiederum innerhalb der Anthropologie kein *must* dar. Vielmehr lässt sich festhalten, dass die Seroanthropologie zwar innerhalb der Anthropologie ein Forum erhielt, aber kein integraler Bestandteil wurde.

Die Monopolsicherung, das disziplinäre *boundary-work* der Anthropologie, führte zum Scheitern des Projektes der DGB und des Forschungsantrags Bernsteins. Beiden war es um die seroanthropologische Erfassung der deutschen Bevölkerung gegangen, um daraus wissenschaftliche Erkenntnisse über ihre Zusammensetzung und stattgefundene Wanderungen zu erlangen. Es waren aber nicht nur disziplinäre Grenzziehungen, zu der neben der anthropologischen Besitzstandswahrung auch

hoorn, *Beyond the Natural Body*; Stoff, *Ewige Jugend*; neuerdings Ratmoko, *Geschlecht aus dem Labor*; zur Homosexualität und zum unsichtbaren Trieb Weber, *Der Trieb zum Erzählen*.

314 | Steffan, »Die Bedeutung der Blutgruppen«, S. 393 und S. 394.

315 | Vgl. Klein, »Weitere Ergebnisse der Blutgruppenbestimmungen«.

316 | Vgl. etwa Kumaris, »Die Blutgruppen bei den Griechen«.

317 | Thomsen, »Die Beziehungen zwischen den Blutgruppen«, S. 240.

318 | Schiff, *Die Blutgruppen und ihre Anwendungsgebiete*, S. 240.

das serologische Monopol auf die Blutgruppenbestimmung trat, die hier eine Rolle spielten. Auch die Polarisierung des seroanthropologischen Feldes, ein innerdisziplinäres *boundary-work,* ließ die staatliche Unterstützung dieser Projekte scheitern. Nichtsdestotrotz verfolgten die Wissenschaftler um die völkisch orientierte DGB wie auch die eher liberal oder links ausgerichteten Wissenschaftler um Schiff und Bernstein diesen Forschungsstrang unbeirrt weiter.

5.5 Reproduktion, Aufschub, Verlagerung: Blutgruppen und »Rassen« zwischen 1926 und 1933

Trotz des Scheiterns der Anträge auf staatliche Unterstützung für die Erfassung der Blutgruppen wurden die Blutgruppen weiterhin in den verschiedensten Regionen Deutschlands wie auch außerhalb erhoben.[319] Darin manifestierte sich das Selbstverständnis einer Disziplin, die sich als ernstzunehmende Wissenschaft verstand. Das Etikett der Pseudowissenschaft erhielt die Seroanthropologie wie auch andere eugenisch ausgerichtete medizinische Zweige erst *ex post* und ist hauptsächlich darauf zurückzuführen, dass die seroanthropologische Forschung in der Wissenschaftsgeschichte mit der völkischen DGB gleichgesetzt wird.[320] Diese Einschätzung greift jedoch zu kurz, denn das wissenschaftliche Feld war zum einen vielfältiger, zum anderen bestanden trotz der Polarisierung der seroanthropologischen Community zwischen den beiden konkurrierenden Gruppen – einer völkisch ausgerichteten um die DGB und einer tendenziell sozialliberalen Fraktion – durchaus inhaltliche Konvergenzen, ohne die sich das Forschungsfeld gar nicht erst hätte konstituieren können.

Die Differenzierung des Feldes einerseits, dessen Reichweite und Bedeutung andererseits zeigt sich unter anderem in der Fülle von verschiedenartigen Zeitschriften, in denen Artikel zur Seroanthropologie publiziert wurden. Diese reichten von der spezifisch auf die Seroanthropologie ausgerichteten und von der DGB herausgegebenen *ZRP* über die Zeitschriften der »Stammdisziplin« der Blutgruppenforschung, der Immunitätsforschung, bis hin zu den allgemeinen medizinischen Wochenschriften.[321] Aber auch in eugenischen Veröffentlichungen wie dem *ARGB* oder anthropologischen Publikationsorganen wie der *Zeitschrift für Morphologie und Anthropologie* (*ZMA*) finden sich Aufsätze über Blutgruppenverteilungen, wenn auch aufgrund des anthropologischen Desinteresses und Eugen Fischers Kritik an der Blutgruppenforschung in eher geringer Anzahl.[322] Ab Ende der 1920er Jahre waren

319 | Vgl. ähnlich Boaz, *In Search of ›Aryan Blood‹*, S. 89.

320 | Vgl. etwa Klee, *Deutsche Medizin im Dritten Reich*, S. 160f.; Baader, »Blutgruppenforschung im Nationalsozialismus«, S. 341.

321 | Genauer dazu Schneider, »The History of Research«, S. 290.

322 | Das *ARGB* wurde vom Kreis um Fischer herausgegeben. Darin erschienen ein paar wenige Aufsätze zur Seroanthropologie, so etwa Steffans für die deutsche Blutgruppenforschung zentraler Aufsatz von 1923 (Steffan, »Die Bedeutung der Blutuntersuchung«) sowie der Aufruf der DGB von 1926. Vgl. daneben die Beiträge von Herwerden, »Über die Blutgruppenforschung in Holland«; dies., »Zwei Bemerkungen«; Kruse, »Ueber Blutzusammensetzung und Rasse«; Lasas, »Ueber die Blutgruppen der Letten, Litauer und Ostpreussen«; Leveringhaus, »Die Bedeutung der menschlichen Isohämagglutination«; die mathematisch

in populären Zeitschriften – von peripheren Publikationen wie der *Leipziger Populären Zeitschrift für Homöopathie* zu solchen mit großem Verbreitungsradius wie der *Gartenlaube* – überblicksartige Einführungen zur Blutgruppenforschung und ihrem Verhältnis zur »Rassenfrage« zu finden.[323] Auch in gerichts- oder transfusionsmedizinischen Artikeln zur Blutgruppenforschung wurden Daten zur Verteilung der Blutgruppen häufig vermerkt.[324] Darüber hinaus wurde die Seroanthropologie in den Monographien zur Blutgruppenforschung ausführlich behandelt.[325] Auch im *Handbuch der Blutgruppenkunde*, das 1932 unter der Federführung Steffans entstand, war der seroanthropologischen Forschung ein ganzes Kapitel gewidmet. Während im *Handbuch* und in der *ZRP* hauptsächlich Beiträge von DGB-nahen Wissenschaftlern publiziert wurden, finden sich in den Wochenschriften und anderen medizinischen Zeitschriften Artikel von Wissenschaftlern sämtlicher politischer Couleur – tendenziell überwogen hier die Beiträge von Nicht-DGB-Mitgliedern. In den populären Zeitschriften suchten beide Fraktionen ihr Publikum zu finden.

Wie ich in diesem Kapitel zeige, war die Entwicklung des seroanthropologischen Feldes nach 1926 durch Reproduktion, Aufschub und Verlagerung gekennzeichnet. So wurde das von den Hirszfelds initiierte Projekt einer globalen Erfassung der Blutgruppenverteilung in Deutschland, auch ohne die erwünschte staatliche Unterstützung, hauptsächlich von der DGB vorangetrieben. Eines ihrer Hauptanliegen stellte die Sammlung der erhobenen Blutgruppendaten dar. Die Ergebnisse dieser Forschungsarbeiten stellten die Reproduktion von bereits bestehendem Blutgruppenwissen dar. Gleichzeitig, und in einem paradoxen Spannungsverhältnis dazu, befand sich das Wissen in einem beständigen Aufschub, weil das Verhältnis von Blutgruppen und »Rassen« nicht schlüssig festgelegt werden konnte. Neu waren die Fülle an Visualisierungen sowie weitere Forschungsrichtungen, die über die Kategorie der »Rasse« und die Metaphorik von »reinem« beziehungsweise »gemischtem Blut« konfiguriert waren – die Blutgruppenpathologie und die Untersuchung

ausgerichteten Beiträge von Bernstein, »Über die Ermittlung und Prüfung«, und Koller/Sommer, »Bemerkungen zur Berechnung«, sowie der an Vaterschaftsfragen interessierte Aufsatz von Weber, »Das Blutprobeverfahren«. Zur *Zeitschrift für Morphologie und Anthropologie*, in der von allen anthropologischen Zeitschriften am meisten Beiträge zur Seroanthropologie erschienen, vgl. die Angaben unten. Im *Archiv für Anthropologie* war die Seroanthropologie kein Thema. Symptomatisch für diese Missachtung ist die Klage in einem dort publizierten Überblicksaufsatz, dass »das Verständnis der Rassen« durch die Serologie nicht klarer geworden sei, sondern sich die Schwierigkeiten vervielfacht hätten (Paulsen, »Über die neue Richtung in der Anthropologie«, S. 67). Vgl. für eine Diskursanalyse des *Archivs für Anthropologie* um 1900 Hanke, *Zwischen Auflösung und Fixierung*. Der *Anthropologische Anzeiger* wiederum widmete sich hauptsächlich Schädeln und anderen materiellen Äußerlichkeiten.

323 | Vgl. Sx., »Die vier Blutgruppen des Menschen«, und Reche, »Die Blutgruppen des Menschen«.

324 | Die *Deutsche Zeitschrift für die gesamte gerichtliche Medizin* liegt gemäß Schneiders Auszählung auf Platz 11 der internationalen Liste der Zeitschriften mit Artikeln zur Blutgruppenverteilung (Schneider, »The History of Research«, S. 290.

325 | Lattes, *Die Individualität des Blutes*, S. 97-107; Schiff, *Die Technik* (1926), S. 57-62; Schiff, *Die Technik* (1932), S. 81-90; Schiff, *Die Blutgruppen und ihre Anwendungsgebiete*, S. 219-239; Hirszfeld, *Konstitutionsserologie und Blutgruppenforschung*, S. 82-130; Breitner, *Die Bluttransfusion*, S. 48-55; Kubany, *Die Bluttransfusion*, S. 14.

heterospezifischer Schwangerschaften. Die Verlagerung des Fokus auf diese Forschungsgebiete war ein besonderes Kennzeichen der Jahre nach 1926. Zwar wurde bereits während der Formierungsphase der deutschen Seroanthropologie zwischen 1919 und 1925 in beide Richtungen geforscht, doch Kontur und Bedeutung gewannen sie erst ab Mitte der 1920er Jahre.

Beide Forschungsfelder wurden direkt von Hirszfeld angestoßen. Auf die Blutgruppenpathologie, die sich mit dem Verhältnis von Blutgruppen und Krankheiten beschäftigt, geht ein Großteil der Blutgruppenarbeiten der 1920er Jahre zurück.[326] Die Untersuchungen von heterospezifischer Schwangerschaft konzentrierten sich auf die Frage, welche Auswirkungen eine Gruppenungleichheit zwischen Mutter und Kind hatte. Neben diesen neuen Forschungsbereichen entstanden auf der Grundlagenebene neue Erkenntnisse. So wurden 1911 die Untergruppen A1 und A2 entdeckt, 1927 folgten die Gruppen M, N und P. Während sich bei A1 und A2 die Frage der »Rasse« nicht stellte, war sie bei M, N und P von Anfang an virulent.

Osten und Westen, Stadt und Land

Steffan hatte bereits in einer seiner ersten Publikationen behauptet, dass auf dem Land, in der so genannt bodenständigen Bevölkerung, »reine Rassen« anzutreffen seien.[327] Im Umkreis der DGB, aber auch von anderen Wissenschaftlern, wurde diese Hypothese weiter verfolgt und blieb in den meisten Fällen als unhinterfragte Ausgangslage bestehen. Steffan selbst rief in der ersten Ausgabe der *ZRP* wie bereits zuvor im *ARGB* zu »systematischen Untersuchungen – und zwar zunächst an möglichst ›reinrassiger‹ bodenständiger ländlicher Bevölkerung« auf.[328] Denn nur dort, so das implizite Argument, ließen sich »reine Rassen« finden und damit auch ein zur Charakterisierung der Bevölkerung aussagekräftiger Blutgruppenindex. Die »bodenständige Bevölkerung« sei, so wurde behauptet, am ehesten in Tälern anzutreffen, da sich dort das begehrenswerte Ackerland befinde. Aus diesem Grund empfahl die DGB, zuerst diese Regionen zu untersuchen. Erst danach sollte »nach Rasseresten in Moor-, Heide- und hochgelegenen Gebirgssiedlungen gefahndet werden« und »als letzte und schwierigste Aufgabe [sollte] die Feststellung des Schicksals der städtischen und großstädtischen Bevölkerung« in Angriff genommen werden. Zudem wurde angeregt, neben den Blutgruppen auch einige anthropologische Kriterien aufzunehmen.[329]

Um dem Gebot der Reinheit des Blutes Folge zu leisten, genügte es aber nicht, sich einfach auf die ländliche Bevölkerung zu beschränken. Wandte sich ein an Blutgruppenerhebungen interessiertes Mitglied an die DGB, wurde stets auf die Wichtigkeit der Erfassung des Geburtsorts der untersuchten Person wie auch der Eltern hingewiesen.[330] Allfällige Mobilität, die mit Blutsvermischung und damit Verunreinigung gleichgesetzt wurde, sollte damit ausgeschaltet oder zumindest erfasst

326 | Mazumdar, »Blood and Soil«.

327 | Steffan, »Weitere Ergebnisse« (1925). Ähnliche Quellen behandelt Boaz, *In Search of ›Aryan Blood‹*, S. 71-115.

328 | Steffan, »Die Arbeitsweise der Deutschen Gesellschaft für Blutgruppenforschung«, S. 8.

329 | Ebd., S. 9f.

330 | Reche an Fulda, 7. 5. 1929, IEUL, Re XXII.

werden. Das von der DGB für ihre Mitglieder für die Blutgruppenaufnahme entworfene Formular umfasste deshalb neben Angaben zur untersuchten Person – deren Geschlecht, Alter, Haar-, Iris- und Gesichtsfarbe, Kopfform, Wohn- und Geburtsort – auch Informationen zu deren Eltern, deren Geburtsort und Religion.[331] Auch Schiff von der Gegenfraktion betonte, dass bei Blutuntersuchungen zu anthropologischen Zwecken jeweils nicht nur der Name der Untersuchten, sondern auch deren Geschlecht, Alter und Herkunft aufgenommen werden sollten.[332] »Angaben über den Geburtsort auch der Eltern können nützliche Fingerzeige geben«, so Schiff, und auch die »Religion [ist] zu vermerken, da z.B. nicht nur zwischen Juden und Christen, sondern auch zwischen Katholiken und Protestanten nach Herkunft und Rassezusammensetzung Unterschiede vorhanden sein könnten«.[333]

In der *ZRP* wurde aufgrund des Dogmas der »reinen ländlichen Bevölkerung« in zahlreichen Beiträgen die »bodenständige Bevölkerung« untersucht. So berichtete der Kreisarzt Klein im ersten Heft der *ZRP* über seine Untersuchung der Blutgruppen in einigen Gemeinden in der Nähe von Koblenz. Dass dieser Beitrag als erster in der *ZRP* platziert wurde, war einerseits darauf zurückzuführen, dass sich Klein mit seiner 1925 gemeinsam mit Osthoff im *ARGB* publizierten Studie bereits einen Namen gemacht hatte. Andererseits traten in seinem Aufsatz wie bereits schon in seiner Forschungsarbeit von 1925 die Vorstellungen von »reinem Blut« auf »ländlichem Boden« prägnant hervor: Klein hatte Schulkinder in einigen Gemeinden untersucht, wobei er jeweils auch den Geburtsort der Eltern der Kinder berücksichtigt hatte und beobachtete, dass die Gruppe A besonders häufig vertreten war, wenn es sich um Kinder mit ländlichem Hintergrund handelte.[334] Wellisch kommentierte die von Klein erbrachten Ergebnisse in einem späteren Heft anhand des von ihm entworfenen Dreirassenindex und betonte den »hohe[n] Gehalt an A-Blut, der mehr als das Fünffache des B-Blutes beträgt« und sich auch »in dem überaus hohen Rassenindex« manifestiere. Die untersuchte Bevölkerung stelle sich »als ein blutartlich besonders rein ausgesprochener Typ der nordischen Rasse dar, den sie trotz langwieriger Kriege und häufigen Besitzerwechsel ihres Landes in großer Reinheit bewahrt hat«.[335] Das Beispiel verdeutlicht, dass ein hoher A-Blut-Gehalt und ein hoher Rassenindex mit »Rassenreinheit« gleichgesetzt wurden.

In einer späteren Ausgabe der *ZRP* präsentierte Klein Ergebnisse, die er bei der Untersuchung anderer Ortschaften derselben Region gewonnen hatte. Ähnlich wie zuvor rechnete Klein »mit einer alteingesessenen, durch fremdes Blut wenig vermischten Bevölkerung«. Das so genannte »fremde Blut« stand hier für die Blutgruppe B, und in der Tat konnte Klein nachweisen, dass der »Prozentsatz A zu B [...] zugunsten von A noch mehr verschoben« sei: Die »Bewohner der Höhenorte [sind] reiner an A-Blut als die Bewohner des Rheintales«.[336] Kleins Untersuchung stellte einen deutlichen Zusammenhang her zwischen der Vermischung mit »frem-

---

331 | Steffan, »Die Bedeutung der Blutgruppen für die menschliche Rassenkunde«, S. 390f.

332 | Vgl. zur residual vorhandenen Kategorie des Geschlechts Spörri, »Blood as a Marker of ›Race‹ and ›Gender‹«.

333 | Schiff, *Die Technik der Blutgruppenuntersuchung*, S. 58.

334 | Klein, »Ergebnis der Blutgruppenbestimmungen«, S. 12.

335 | Wellisch, »Ueber die Auswertung der Ergebnisse aus Blutgruppenbestimmungen«, S. 110f.

336 | Klein, »Weitere Ergebnisse«, S. 111 und S. 113.

dem Blut«, das mit einem Ansteigen von B einherging, und der »Reinheit« des Blutes, die sich in einem hohen Prozentsatz von A manifestierte. Darüber hinaus wies Klein bei dieser als wenig vermischt geltenden Bevölkerung einen Zusammenhang zwischen anthropologischen und serologischen Merkmalen nach: Der blonde Typus fiel mit Blutgruppe A, der brünette Typus mit Blutgruppe B zusammen. In seiner ersten Untersuchung hatte Klein keine solche Korrelation gefunden. Er führte dies auf die stärkere Vermischung der zuerst untersuchten Gruppe zurück, die eine Entkoppelung von anthropologischen und serologischen Charakteristika zur Folge gehabt habe.[337]

Ähnlich wie Klein untersuchte auch Paul Schridde vom Hygienischen Institut der Universität Heidelberg die altangesessene Bevölkerung in einigen Odenwalddörfern unter der Prämisse, dort auf unvermischte Bevölkerung zu stoßen. Diese These schien durch das seltene Auftreten von Gruppe B bestätigt.[338] Auch Max Rinkels Untersuchung von ländlicher Bevölkerung, die er als »alteingesessene Bevölkerung« bezeichnete, folgte der Struktur von als ländlich definiertem A-Blut und fremdem, dem Osten zugerechneten B-Blut. Rinkel versuchte ein möglichst »reines« Sample zu generieren: Der Stammbaum jedes auf dem Land gefundenen B- oder AB-Falles wurde weiter verfolgt, so dass diejenigen von der Untersuchung ausgeschlossen werden konnten, deren Vorfahren nicht zur so genannt »eingesessenen Bevölkerung« gehörten. Allerdings musste Rinkel zugeben, dass es sich in einzelnen B-Fällen um »alte bodenständige Familie« handelte, obwohl er grundsätzlich den »B-Bestandteil als fremde Beimischung« kategorisierte.[339] Parallel zur Abnahme von B sei eine Zunahme der *»für diesen Volksstamm charakteristischen anthropologischen Merkmale«* zu konstatieren, womit helle Augen und Haare sowie Langschädeligkeit gemeint waren.[340]

Eine solche Übereinstimmung zwischen Anthropologie und Blutgruppen festzustellen, gelang jedoch nicht allen Autoren. Dass aber die Blutgruppe B jeweils für Vermischung stand, zeigt sich auch im Beitrag von Fritz Sell, der die Geschichte des Harzgebietes referierte. Dabei wurde die Einfuhr von »fremde[m] Blut« nicht nur, wie in den bisher vorgestellten Beiträgen, auf historisch weiter zurückliegende Ereignisse des frühen Mittelalters beziehungsweise der frühen Neuzeit zurückgeführt. Auch die Industrialisierung und die neuen Verkehrsmöglichkeiten ließen laut Sell eine »starke Durchmischung in rassischer Beziehung« erwarten, die in einem hohen Prozentsatz von B resultierte.[341]

Einen interessanten, wenn auch für damalige Verhältnisse wohl bedenklichen Befund stellte Medizinalrat Schaede vor, Direktor des preußischen Medizinal-Untersuchungsamtes Gumbinnen. Schaede differenzierte die von ihm untersuchten Personen nach dem Familiennamen, so dass deutsche, litauische und polnische Namen geschieden wurden. Er kam zum Ergebnis, »dass gerade von den Ostvölkern deut-

337 | Klein, »Ergebnis der Blutgruppenbestimmungen«, S. 13f.

338 | Schridde, »Ueber die Blutgruppenzusammensetzung«, S. 63.

339 | Rinkel, »Das Blutgruppenbild der Bevölkerung am Niederrhein«, S. 7 und S. 9.

340 | Ebd., S. 10.

341 | Sell, »Die Blutgruppen und ihre Beziehungen zu Pigment und Kopfform«. Die anthropologischen Kriterien werden dargestellt, aber nicht weiter kommentiert. Zum Topos von »Vermischung«, Verkehr und Verstädterung in der Rassenhygiene vgl. Gerhard, *Nomadische Bewegungen*, S. 103.

sche Frauen bevorzugt werden«.[342] Schaede schloss dies vermutlich aus den niedrigen Werten der Indices der Männer mit litauischem und polnischem Namen, die er deshalb »als fremdstämmig« bezeichnete, und den hohen Index-Werten der Frauen mit litauischen und polnischen Namen, die er als Zeichen ihrer deutschen Abstammung interpretierte. Im Hintergrund hört man das Rauschen eines Diskurses, der eine scharfe Grenzen zwischen Deutschland und dem Osten zieht, polnische Menschen als klar »fremdstämmig« deklariert und gleichzeitig diesen »östlichen« Menschen eine Präferenz für deutsche Frauen unterstellt, womit latent eine Angst vor Vermischung und Unterwanderung zum Ausdruck kommt.[343]

Während in der *ZRP* hauptsächlich die »bodenständige« Bevölkerung ins Auge gefasst wurde, finden sich in den Beiträgen, die nicht direkt aus dem Umfeld der DGB stammten, häufig auch Untersuchungen zur städtischen Bevölkerung, eine Population, die gerade Steffan als besonders vermischt definierte, und die deshalb erst zuletzt untersucht werden sollte.[344] Auch wenn die Konzentration auf die Stadtbevölkerung vom Untersuchungsfokus in der *ZRP* abwich, wiesen die Prämissen wie auch die Resultate eine erhebliche Übereinstimmung mit denjenigen der *ZRP* auf. So gingen Otto Hoche und Paul Moritsch von der Chirurgischen Universitätsklinik Wien davon aus, dass der Hirszfeld'sche biochemische Rassenindex über »Reinheit oder Vermischung verschiedener biochemischer Rassen« Auskunft geben könne. Je näher der Wert bei eins liege, so ihre These, desto größer die »Vermischung«, je höher der Wert, »um so größere Rassenreinheit«.[345] Der von den beiden für die deutsche Bevölkerung Wiens eruierte Index lag mit 1,73 tiefer als der anderer deutscher Bevölkerungsgruppen, ein Zeichen ihrer »Vermischung« mit hauptsächlich östlichen »Rassenelementen«.[346]

Auch Ernst Wiechmann und Hermann Paal gingen in ihrer im selben Jahr publizierten einschlägigen Studie von der Hirszfeld'schen Hypothese zweier Urrassen aus.[347] Die Untersuchung der »Zusammensetzung des Blutes in der Kölner Bevölkerung«[348] zeige, dass Köln ein typisches Beispiel der deutschen Großstadtbevölkerung mit mitteleuropäischem Charakter sei, während sich in Berlin und Leipzig der »slawische Einschlag in der relativ starken Zunahme der Gruppe B bemerkbar« mache.[349] Damit wurde Blutgruppe B einmal mehr östlich konnotiert, während Blut-

342 | Schaede, »Blutgruppenuntersuchungen in Ostpreußen«, S. 153.

343 | Vgl. Wippermann, *Die Deutschen und der Osten*, sowie Koenen, *Der Russland-Komplex*.

344 | Vgl. Steffan, »Die Arbeitsweise der Deutschen Gesellschaft für Blutgruppenforschung«, S. 9f. Selbstverständlich wurden teilweise auch in Publikationen, die nicht in der *ZRP* erschienen, ländliche Bevölkerungen untersucht, vgl. etwa Loele/Krumbiegel, »Ueber Blutgruppenbestimmung«.

345 | Hoche/Moritsch, »Blutgruppe und Rasse im Rahmen der Wiener Bevölkerung«, S. 628.

346 | Ebd., S. 628f.

347 | Wiechmann/Paal, »Die Blutgruppenverteilung in der Bevölkerung der Eifel und Westfalens«, S. 2202; ihre Resultate publizierten sie im genannten Artikel sowie in einem weiteren mit dem Titel »Ueber die Blutgruppen der Kölner Bevölkerung«.

348 | Wiechmann/Paal, »Ueber die Blutgruppen der Kölner Bevölkerung«, S. 608.

349 | Wiechmann/Paal, »Die Blutgruppenverteilung in der Bevölkerung der Eifel und Westfalens«, S. 2202.

gruppe A das »nordeuropäische« Blut signifizierte.[350] Dass die Städte das »Einfallstor fremder Elemente«[351] darstellten, wie Reche dies einmal formulierte, zeigte sich auch in den Untersuchungen des Bakteriologen Max Gundel in Schleswig-Holstein. Der Anteil von Blutgruppe B sank, so Gundel, graduell von der Großstadt zu den ländlichen Gebieten, insbesondere dann, wenn auf dem Land nur die in landwirtschaftlichen Betrieben tätigen Personen und damit gewissermaßen die Reinform bodenständiger, ländlicher Betätigungsweise berücksichtigt wurde.[352]

Auch Franz Schütz vermutete in Gebieten mit ausgeprägtem Verkehr eine weniger reine Bevölkerung, was sich seiner Meinung nach unter anderem darin äußerte, dass A weniger häufig, im Gegenzug aber der »Einschlag östlichen Blutes« – Blutgruppe B – deutlich vorhanden sei.[353] Der Hygieniker Herbert Leveringhaus wiederum sonderte bei seiner Blutgruppenerhebung in Münster und Essen alle »jüdisch oder fremd klingenden Namen« aus, um die »Fehlerquelle« der »Vermischung mit anderen Völkern« auszuschalten.[354]

Neben bestimmten »Rassen« oder Bevölkerungsgruppen wurden teilweise auch spezifische soziale Gruppen oder, wie es der Marinestabsarzt Herman Gauch ausdrückte, eine bestimmte »seelisch-berufliche Schicht« untersucht.[355] Gauch, bereits seit 1922 Mitglied der NSDAP und später Kulturpolitischer Adjutant unter Himmler, hatte seine Erhebung an Soldaten der 1. Marine-Artillerie-Abteilung zu Kiel vorgenommen und publizierte seine Ergebnisse 1933 in der *ZRP*. Nachdem er einleitend einige rassistische Seitenhiebe gegen jüdische und mongolische Blutgruppenforscher ausgeteilt hatte, denen er unterstellte, dass sie mit ihren Untersuchungen ihre eigenen, negativ konnotierten Rasseneigenschaften zu verschleiern suchten, präsentierte er seine Ergebnisse. Sie zeigten

»eine auffallende Zugehörigkeit der nordischen Vertreter zu Gruppe A und 0. Es scheint, als ob die der nordisch-fälischen Rasse angehörenden Vertreter, wozu auch die Merkmale des goldblond-schlichten Haares zählen, mehr der Gruppe 0 und die schmal-nordischen mit mehr welligem Haar mehr der Gruppe A zugehören. Die Leute, die zur Gruppe B gehörten, zeigten alle nichtnordische Rassenmerkmale (Einschläge).«[356]

350 | Wiechmann/Paal, »Ueber die Blutgruppen der Kölner Bevölkerung«, S. 606. Zu diesem europäischen Aspekt habe ich erstmals ausführlicher in einem Aufsatz mit dem Titel »Das Blut in den Adern des *Homo Europaeus*« publiziert.

351 | Reche, »Blutgruppen und Rassen«, S. 2.

352 | Gundel, »Einige Beobachtungen bei der rassenbiologischen Durchforschung Schleswig-Holsteins«, S. 1186.

353 | Schütz, »Untersuchungen über Blutgruppen beim Menschen«, S. 348; vgl. zum Topos des Verkehrs als Grund der Vermischung unter vielen auch Loele/Krumbiegel, »Ueber Blutgruppenbestimmung in der Sächsischen Bevölkerung«, S. 890.

354 | Leveringhaus, »Die Bedeutung der menschlichen Isohämagglutination für Rassenbiologie und Klinik«, S. 5.

355 | Vgl. die »Soldatenuntersuchungen« von Reich mit dem gleichnamigen Titel in der *ZRP*.

356 | Gauch, »Beitrag zum Zusammenhang zwischen Blutgruppe und Rasse«, S. 117. Vgl. zu Gauch auch die Autobiographie seines Sohnes Siegfrid Gauch, *Vaterspuren*.

Schon 1929 hatte Gauch in der Zeitschrift für »Lebensertüchtigung« mit dem sinnigen Namen *Der Stärkere* die Blutgruppe B als »Degeneration« klassifiziert, während er die Gruppen 0 und A »gerade bei der hochwertigen Menschheit in der Überzahl [fand], die Gruppe B bei der weniger wertvollen, so besonders in Ostasien und bei den Negern«[357].

Gauchs populärwissenschaftliche Bemerkungen von 1929 sowie seine Untersuchungen aus dem Jahr 1933 bestätigten, was bereits einige seiner Vorgänger in der *ZRP*, aber auch in zahlreichen anderen Zeitschriften postuliert hatten: Die nordische Rasse und die Blutgruppe A gingen miteinander einher, während die Blutgruppe B als östlich oder – in der Gauch'schen Terminologie – als nichtnordisch, also abweichend, fremd und degeneriert galt.

Viele der in der *ZRP* publizierten Untersuchungen hatten die Blutgruppen entweder in Deutschland selbst – beziehungsweise in Ostpreußen, was trotz der Versailler Friedensverträge teils noch immer als »deutscher Boden« wahrgenommen wurde – oder Europa, inklusive der UdSSR, untersucht.[358] Im Gegensatz dazu erhoben US-amerikanische Forscher die Blutgruppen kaum innerhalb des eigenen Staates, sondern mehrheitlich außerhalb.[359] In der *ZRP* beschäftigte sich vor 1933 nur ein einziger Aufsatz mit einer außereuropäischen Gruppe.[360]

Das Fehlen von Studien über so genannte »Primitivrassen« wurde von Reche 1931 in einem Artikel der *ZRP* beklagt. Erstens seien einige dieser »Rassen« vom Untergang bedroht, zweitens erhoffte sich Reche von der »Blutgruppenverteilung bei diesen Urrassen wichtige Aufschlüsse über uralte Wanderungen und Zusammenhänge und Aufklärung über das rassische Werden höherstehender Völker«[361]. Die Blutgruppenerhebungen bei »primitiven Urrassen« zielten also wie die Untersuchung ländlicher Bevölkerung darauf ab, »reine Rassen« wenn nicht sogar *die* Urrasse aufzufinden. Ein besonderes Interesse zeigte Reche denn auch für die Erforschung von asiatischen »Primitivstämmen«, da diese vermutlich ursprünglich Träger des Faktors B gewesen waren.[362]

Einige wenige Arbeiten zur Blutgruppenverteilung bei exotisch geltenden Bevölkerungsgruppen wurden in der *ZMA* veröffentlicht. Die Zeitschrift hatte im Rahmen einer generellen, durch Fischer initiierten »Annäherung der deutschen Anthropologie an den vererbungstheoretischen Diskurs«[363] 1930 ihren Fokus auf

357 | Gauch, »Die menschlichen Blutgruppen«, S. 13.

358 | Vgl. zu Europa etwa Kumaris, »Blutgruppenverteilung bei den Griechen«; Petrow, »Zur Frage der Isoagglutination des Blutes bei den Tadjiken«; zu Ostpreußen: Schaede, »Blutgruppenuntersuchungen in Ostpreußen«.

359 | Schneider, »Blood Group Research«, S. 104.

360 | Wohlgemuth, »Bemerkungen zu den Blutagglutinationen bei den Betschuana-Bantus und Makossakaffern«.

361 | Reche, »Zur Blutgruppenuntersuchung der menschlichen Primitivrassen«, S. 88.

362 | Ebd., S. 89f. Reches Aufforderung war wenig erfolgreich; in der *ZPR* findet sich erst 1936 eine »Erforschung der Bambuti-Pygmäen und ihrer Blutgruppen«, verfasst von Martin Gusinde. Allerdings konnte Gusinde wenig zur Frage der Urrassen beitragen, da die Bambuti seiner Meinung nach eine »Sonderstellung im großen Völkergewimmel des dunklen Erdteiles einnehmen« (S. 20).

363 | Weingart et al., *Rasse, Blut und Gene*, S. 356.

vererbungsbiologische Fragestellungen gerichtet.[364] Damit wurden die Blutgruppen trotz Fischers Skepsis gegenüber der Blutgruppenforschung interessant. Neben einer Arbeit zur Blutgruppenverteilung in Holland wurde auch eine Studie zur Blutgruppenverteilung bei den auf der indonesischen Insel lebenden Buginesen und Makassaren veröffentlicht.[365] Diese durch den Kieler Anthropologen Wolfgang Lehmann durchgeführte Untersuchung ergab ihre genetische Ähnlichkeit.[366] Für die seroanthropologische Frage nach dem Ursprung von A und B war dieses Resultat wenig relevant. Darüber hinaus, und das machte die Studie wohl zur Publikation in der *ZMA* attraktiv, stellte dieser Befund das anthropologische Gedankengut nicht in Frage.

Etwas anders präsentierten sich die Resultate des Japaners Mutsumi Akune, der sich ausdrücklich mit Fragen des Ursprungs auseinandersetzte. Akune ging davon aus, dass das A-Gen nur einmal entstanden und älter als das B-Gen sei. Den Ursprung des A- wie auch des B-Gens lokalisierte er in Zentralasien beziehungsweise erklärte er mit Rekurs auf Bernstein Chinesisch-Turkestan als Ursprung des B-Gens.[367] Akunes Arbeit bestätigte folglich die Bernstein'sche These – eingereicht worden war seine Studie im Namen Schiffs. Wie gelangte Akunes Aufsatz, der sowohl in inhaltlicher wie personeller Hinsicht nicht auf der Linie von Fischers *ZMA* lag, dort zur Publikation?

Die Verbindung zwischen der Fischer-Fraktion und der Gruppierung mit jüdischem Hintergrund um Schiff bildete Verschuer, der seit Gründung des KWI-A als Abteilungsleiter amtierte.[368] Seit 1923 arbeitete Verschuer im Bereich der Zwillingsforschung, seit Beginn der 1930er Jahre untersuchte er mit Schiff die Blutgruppen von eineiigen und zweieiigen Zwillingen.[369] Die Kooperation zwischen dem völkisch orientierten Verschuer und dem sozial-liberalen Schiff mit jüdischem Familienhintergrund kann als Stellungnahme gegen die DGB gelesen werden.[370] Zwischen den beiden bestand allerdings keine freundschaftliche, sondern eine rein wissenschaftliche Beziehung.[371] Dies äußerte sich etwa darin, dass Verschuer Schiffs *Technik der Blutgruppenuntersuchung für Kliniker und Gerichtsärzte* in einer Rezension in der *ZMA* als beste Monographie für die Blutgruppentechnik lobte, nach 1933 aber die wissenschaftliche Kooperation mit Schiff abbrach.[372]

364 | Herausgeber, »An unsere Leser!«, o. S. Unter allen anthropologischen Zeitschriften erschienen in der *Zeitschrift für Morphologie und Anthropologie* vermutlich wegen der vererbungstheoretischen Ausrichtung am meisten seroanthropologischen Beiträge.

365 | Penning/van Herwerden/Boele-Nijland, »Blutgruppen-Untersuchung in der ›Over Veluwe‹«; eine Nachfolgestudie erschien 1935: Hers/van Herwerden/Boele-Nijland, »Blutgruppen-Untersuchungen in der ›Hoeksche Waard‹«; Lehmann, »Blutgruppenuntersuchungen«.

366 | Lehmann, »Blutgruppenuntersuchungen«, S. 126.

367 | Akune, »Zur serologischen Anthropologie der Japaner«, S. 375f.

368 | Schmuhl, *Grenzüberschreitungen*, S. 69.

369 | Ebd., S. 73; Schiff/Verschuer, »Serologische Untersuchungen«; dies., »Serologische Untersuchungen II«.

370 | Vgl. Schmuhl, *Grenzüberschreitungen*, S. 97, der diese klare Stellungnahme hauptsächlich auf Seiten von Verschuer ortet, doch war sie vermutlich auch bei Schiff vorhanden.

371 | Okroi, *Der Blutgruppenforscher Fritz Schiff*, S. 68.

372 | Verschuer, »Schiff, F.«, S. 413; Schmuhl, *Grenzüberschreitungen*, S. 229.

Reproduktion: Zusammenfassung und Ausblick

Zusammenfassend lässt sich festhalten, dass die insbesondere von anthropologischer Seite geäußerten Zweifel, die sich auf das Paradigma von Reinheit und Mischung bezogen, nichts an der grundsätzlichen Konzeption der Forschung veränderten. Vielmehr wurde die von den Hirszfelds in die Welt gesetzte Prämisse von der »Reinheit des Blutes« und den vorgefundenen Blutgruppenverteilungen als »Blutmischungen« unhinterfragt reproduziert und prägte den Großteil der Wissenschaftler, standen sie nun der DGB nah oder fern. Darüber hinaus hat sich gezeigt, dass diese seroanthropologische Forschung an den unterschiedlichsten Orten und von ganz verschiedenen Personen durchgeführt wurde, von privaten Landärzten bis hin zu arrivierten Wissenschaftlern an staatlichen Institutionen. Die Vermengung der Metaphorik von der Reinheit des Blutes mit der Blut-und-Boden-Metaphorik stellte die Basis dieser Forschungen dar:[373] Für die meisten Forscher galt, dass auf dem Land – und insbesondere bei der bäuerlichen Bevölkerung – »reine Rassen« anzutreffen waren. A wurde mit Ländlichkeit und dem Westen in Verbindung gebracht. Da die Arbeiten oft aus westlicher Perspektive vorgenommen wurden, wurde A mit Reinheit gleichgesetzt und jegliches Auftreten von B wurde als Vermischung und damit als Verunreinigung interpretiert. B war östlich codiert und trat als »fremdes Blut« in Erscheinung, das darüber Auskunft gab, ob Vermischungen erfolgt waren – was im Kontext dieser ländlich ausgerichteten Forschung auch immer bedeuten konnte, dass eine Verstädterung, das Signum der Moderne, stattgefunden hatte. B wurde tendenziell stigmatisiert, und wenn die anthropologischen Kriterien mit den serologischen zusammenfielen, wurde der dunkle Typus von B notiert, während A dem nordischen Typus entsprach. Die Codierung von A als ländlich und bodenständig und B als städtisch wurde auch dann aufrechterhalten, wenn überraschende Befunde auftraten: So wurde die Stadt Osnabrück als eher ländlich geprägte Stadt charakterisiert, weil bei der Untersuchung ein hoher A-Gehalt aufgetreten war.[374] Während die Einordnung der Resultate flexibel gehandhabt werden konnte, wurde die Interpretation des Verhältnisses zwischen A und B immer als Vermischungsgrad aufgefasst und die Daten jeweils auf Basis dieser Vermischungsmetaphorik interpretiert. Waren die generierten Zahlen so kontraintuitiv wie im Fall der Stadt Hannover, wo die Untersuchung ergab, »dass die Einwohnerschaft der Stadt Hannover bodenständiger ist als die Landbevölkerung«, mahnte der Autor abschließend zur Vorsicht: »Bei der Verwendung solcher Zahlen scheint es mir unerlässlich, ihres bloß rechnerischen Wertes sich bewusst zu bleiben.«[375] In einem anderen Fall wurde der hohe Index bei den »Negern« als Verwechslung der Zahlen für A und B erklärt.[376]

Wie in der Hirszfeld'schen Studie und den Arbeiten der Formierungsphase lässt sich ein Ineinanderfallen von Begriff und Metaphorik festhalten: »Blutmischungen« zwischen Personen zweier unterschiedlicher Blutgruppen, und damit eigentlich differenter »Rassen«, hatten eine Veränderung der Blutgruppenverteilung – auch »Blutbild« oder »Blutformel« einer Bevölkerung genannt – zur Folge, da entweder

373 | Vgl. zur Blut-und-Boden-Metaphorik insbesondere Eidenbenz, ›*Blut und Boden*‹, sowie Bramwell, »›Blut und Boden‹«, und Mazumdar, »Blood and Soil«.

374 | Steffan, »Die Beziehungen zwischen Blutgruppe, Pigment und Kopfform«, S. 57.

375 | Schmitt, »Ergebnisse«, S. 143 und S. 144.

376 | Leveringhaus, »Die Bedeutung der menschlichen Isohämagglutination«, S. 12.

ein Ansteigen von A oder B eintrat. Ausdrücke wie »kirgisisches Blut«, »spanisches Blut«, »nordisches Blut« oder »japanisches Blut«, die in anderen wissenschaftlichen Texten als metaphorische Rede gegolten hätten, wurden in Texten der Blutgruppen zu wörtlicher, nicht-metaphorischer, begrifflicher Rede. Gleichzeitig hatten sie möglicherweise den Effekt, dass in anderen Zusammenhängen die Metaphorizität dieser Rede gar nicht wahrgenommen wurde, da die Blutgruppenforschung ja genau diesen Umstand bewiesen hatte.

Diese Annahme liegt auch deswegen nahe, da das Wissen über Blutgruppen in zahlreichen Artikeln in populärwissenschaftlichen und populären Zeitschriften wie der *Gartenlaube* oder in der Tagespresse an ein breites Publikum vermittelt wurde. Der Zusammenhang zwischen Blutgruppen und »Rassen«, wenn nicht gar deren Identität, wurde in diesen Berichten jeweils deutlich festgehalten. Der Titel eines in der *Urania* erschienenen Aufsatzes – »Menschliche Blutrassen« – deutete das Blut als Basis von »Rassen«.[377] In der *Sudetendeutschen Familienforschung* wurde die Blutgruppenforschung als Beglaubigung der längst in der Alltagssprache virulenten Rede vom Blut dargestellt:

»Welche Rolle das Blut im Familienleben spielt, verrät schon der Sprachgebrauch, wenn er von blauem Blut, von vornehmem Geblüt, von Blutsverwandtschaft, Blutrache, Blutschande, Blutsbrüderschaft usw. spricht. [...] Die neueste Zeit hat nun den Glauben an die hohe Bedeutung des Blutes für unser Leben und für die Vererbung wissenschaftlich begründet und bisher ungeahnte Beziehungen zwischen dem Blute der Ahnen und Nachkommen aufgedeckt.«[378]

Auch Burghard Breitner, Experte für Transfusionsmedizin, konstatierte zwischen Blutgruppen und »Rassen« einen kausalen Zusammenhang, Reche sprach in einem Beitrag von den Blutgruppen als »*Rasseneigenschaften*«[379]. Breitner, Reche, aber auch zahlreiche andere Autoren, die die Blutgruppen popularisierten, wiesen darauf hin, dass die Blutgruppen in unterschiedlicher Häufung über den Globus verteilt seien. A sei im Westen, B im Osten vorherrschend und die Ursprungsstätten der Blutgruppen seien wohl auch dort zu lokalisieren.[380] In der Tagespresse wurden A und B ebenfalls als Gruppen mit je unterschiedlichen Entstehungszentren charakterisiert, die zeitgenössische Blutgruppenverteilung als Folge der »Vermischung« dargestellt und A als westlich, B als östlich konstituiert.[381]

377 | Fuld, »Menschliche Blutrassen«.

378 | Weyde, »Vom Blute«, S. 49.

379 | Breitner, »Die Sprache des Blutes«, S. 51; Reche, »Blutgruppen und Rassen«, S. 2.

380 | Steffan, »Die Blutgruppenforschung«, S. 86; Weyde, »Vom Blute«, S. 49; Breitner, »Die Sprache des Blutes«, S. 157; Reche, »Blutgruppen und Rassen«, S. 2; Reche, »Die Blutgruppen des Menschen«, S. 126; Sx., »Die vier Blutgruppen«, S. 211; Freitag, »Ergebnisse der Blutgruppenforschung«, S. 109; Wolf, »Die Blutgruppen«, S. 75; Gauch, »Die menschlichen Blutgruppen«, S. 12. Fuld betonte zwar, dass es sich bei der »Rasse« um eine Fiktion handle, ging aber trotzdem davon aus, dass zu Beginn der Menschheitsgeschichte einmal zwei verschiedene Gruppen an zwei verschiedenen Orten existiert hätten, die sich inzwischen vermischt hätten (»Menschliche Blutrassen«, S. 360).

381 | R. L., »Das Geheimnis der Blutgruppen«; Hartkopf, »Die Bedeutung der Blutgruppenbestimmung«.

Für die wissenschaftlichen Studien stellte das Begehren, reine Ursprünge zu finden, eine zentrale Antriebskraft dar. Allerdings wurde die Hoffnung auf »Reinheit« oft enttäuscht. So schrieb Steffan in seinem populärwissenschaftlichen Artikel in der Zeitschrift *Medizin und Film*: »Ganz reine Rassen gibt es also nicht mehr.«[382] Die unterschiedlichen Blutgruppenverteilungen innerhalb einer »Rasse« unterliefen die Einheit der »Rasse«. Doch mittels der Stabilisierung dieser »Mischungen« als das je eigene »Blutbild« einer Bevölkerungsgruppe konnte implizit vor weiteren »Mischungen« gewarnt werden. Der Rassenindex, sei er nun auf der Grundlage von Hirszfeld oder Wellisch, gab außerdem Auskunft darüber, wo eine bestimmte Bevölkerungsgruppe in der rassischen Hierarchie stand.

Grundsätzlich lässt sich im Vergleich der Beiträge aus den Jahren 1926 bis 1933 mit den Vorgänger-Studien aus den Jahren 1919 bis 1925 keine signifikante Veränderung festhalten. Vielmehr ist bedeutsam, dass trotz der Einführung der Bernstein'schen Drei-Rassen-Hypothese noch immer A und B im Vordergrund standen und die Blutgruppe 0 wenig bis keine Beachtung fand. In der Forschung wurde Bernsteins Hypothese und die Drei-Allele-Theorie zwar von zahlreichen Wissenschaftlern wie etwa Fritz Schiff, Oluf Thomsen, Werner Fischer und Laurence Snyder durch Nachberechnungen oder anhand eigenen Materials bestätigt und damit Hirszfelds Vererbungsregel widerlegt, doch fand diese wissenschaftliche Tatsache nur sehr langsam in die Forschung Eingang.[383] Diese zögerliche Rezeption hatte unterschiedliche Ursachen. Einerseits war Bernsteins Drei-Rassen-Hypothese nicht unmittelbar einsichtig; Reche schrieb noch Ende 1926 in einem Brief an Oswald Streng, dass die Blutgruppen zwar sicherlich ein Rassenmerkmal darstellten, wenn auch »das Wie und Warum [...] nach der Bernstein'schen Formel noch rätselhafter« als zuvor erscheine.[384] Andererseits hielt Hirszfeld selbst hartnäckig an seiner Behauptung fest und akzeptierte Bernsteins Theorie erst spät.[385]

Überdies befassten sich neben Bernstein weitere Wissenschaftler mit der Vererbung der Blutgruppen, und nicht alle teilten Bernsteins Theorie in sämtlichen Punkten oder gerieten aus anderen Gründen mit ihm in Konflikt. Wellisch etwa trug in der *ZRP* mit zwei von Bernsteins Schülern einen heftigen mathematischen Streit aus und unterstützte Bernsteins Hypothese erst nach einiger Zeit.[386] Die Priorität für die Drei-Allele-Theorie wurde Bernstein zudem von Tanemoto Furuhata, Professor für forensische Medizin am Kanazawa Medical College in Japan, streitig ge-

382 | Steffan, »Die Blutgruppenforschung«, S. 86.

383 | Vgl. Mazumdar, »Blood and Soil«, S. 204; dies., *Species and Specificity*, S. 299f.; dies., »Two Models for Human Genetics«, S. 624.

384 | Reche an Streng, 23. 11. 1926, IEUL, Re XXI.

385 | Wesentlich war in dieser Diskussion die scheinbare Existenz von 0-Kindern und AB-Müttern, was der Hirszfeld'schen Theorie Recht gegeben hätte (Mazumdar, *Species and Specificity*, S. 300). Hirszfeld publizierte noch 1927 einen solchen Fall; im Nachhinein vermutete man in all diesen Fällen eine Fehlbestimmung oder aber Illegitimität (ebd., S. 300); vgl. auch dies., »Two Models for Human Genetics«, S. 626.

386 | Mazumdar, »Two Models for Human Genetics«, S. 629f.; dies., *Species and Specificity*, S. 300. Vgl. etwa Koller/Sommer, »Zur Kritik der von S. Wellisch angewandten mathematischen Methoden«; Wellisch, »Stellungnahme«, sowie die Korrespondenz zwischen Reche und Steffan (Reche an Steffan, 14. 11. 1929, IEUL, Re XXII; Reche an Steffan, 8. 2. 1930, IEUL, Re XXII; Reche an Steffan, 22. 3. 1930, IEUL, Re XXII).

macht.[387] Der Göttinger Eugeniker Karl-Heinrich Bauer wiederum stellte einen von Bernstein differenten Vererbungsmechanismus vor, so dass unterschiedlichste Vererbungsmechanismen zirkulierten.[388] Für die mathematischen Laien aus Serologie und Anthropologie war teilweise nur schwer nachvollziehbar, welche Vererbungstheorie nun der Realität entsprach. So erschien es möglicherweise für einige Seroanthropologen am einfachsten und sichersten, sich weiterhin an Hirszfelds Theorie zu halten. Noch 1926 und 1927, rund zwei Jahre nach der Publikation Bernsteins, erschienen Artikel, die nur auf Hirszfeld Bezug nahmen.[389] Um 1928 aber hatten die meisten Blutgruppenforscher Bernsteins Drei-Allele-Vererbungsmechanismus akzeptiert.[390] Das führte jedoch nicht zwingend zu einer Neuinterpretation der Verhältnisse von A, B und 0. Die von den Hirszfelds kreierte dichotome Ordnung blieb oftmals aufrechterhalten: In ein und demselben Artikel wurde beispielsweise einerseits auf die Genzahlen Bezug genommen, wie sie sich mit Bernstein berechnen ließen, andererseits aber nur die Häufigkeit von A und B fokussiert und die Blutgruppe 0 weiterhin ausgeblendet.[391] Auch wenn der Bernstein'sche Rassenindex drei Urrassen postulierte, wurde der Blutgruppe 0 in diesen Untersuchungen mit wenigen Ausnahmen keine Bedeutung zugeschrieben – in diesem Zusammenhang lässt sich geradezu von einer Magie der Null sprechen.[392] Hartnäckig wurde an einer binären Ordnung festgehalten, die das Dritte konsequent ausblendete.[393]

Eine wesentliche Neuerung, die diese Phase von der vorherigen unterscheidet, stellte aber die Sammlung der Daten und die Herstellung von Tabellen dar, mittels derer sich die Zahlen vergleichen ließen, sowie die Produktion von in diesem Zusammenhang neuen Visualisierungsformen wie etwa Karten. Hierbei bildete immer Bernsteins Hypothese die Grundlage. Zwar waren bereits zuvor Daten gesammelt worden, doch nicht in dieser organisierten Art und Weise wie auch nicht in der durch die Fülle der vorhandenen Studien nun beinahe überbordenden Menge. Das Zusammentragen und die Zusammenfassung der Ergebnisse, die teilweise gänzlich unkommentiert erfolgte, ist charakteristisch für diese Phase und verweist darauf, dass die einzelnen Studien für sich als nur begrenzt wertvoll galten, da sie meist zu keinen bedeutsamen Aussagen führten. Erst die Gesamtheit der Untersuchun-

387 | Mazumdar, »Two Models for Human Genetics«, S. 627; vgl. auch dies., *Species and Specificity*, S. 299, sowie die Korrespondenz im Nachlass Bernsteins (NSG, Cod. Ms. F. Bernstein 1b).

388 | Mazumdar, »Two Models for Human Genetics«, S. 627.

389 | Vgl. u.a. Hoche/Moritsch, »Blutgruppe und Rasse«, S. 628; Schütz, »Untersuchungen über Blutgruppen beim Menschen«, S. 347, 348; Loele/Krumbiegel, »Ueber Blutgruppenbestimmung«, S. 890; Streng/Ryti, »Die Blutgruppenverteilung bei Gesunden und Kranken«, S. 13. Zum Teil wurde auch weder mit dem einen noch dem anderen Index gearbeitet, sondern der Fokus auf die Blutgruppenverteilung und die Werte der Blutgruppe B gelegt (Jurgelíunas/Ravensberg, »Die Verteilung der Blutgruppen beim litauischen Volk«, S. 40).

390 | Mazumdar, »Two Models for Human Genetics«, S. 629.

391 | Vgl. etwa Parin, »Die Blutgruppen bei den Ostfinnen«. Zuweilen wurden auch explizit die Hirszfeld'sche und die Bernstein'sche Theorie erwähnt und beide Indices abgedruckt, vgl. Schaede, »Blutgruppenuntersuchungen in Ostpreußen«.

392 | Diese Überlegung verdanke ich Philippe Weber, vgl. zur Null: Kaplan, *The Nothing That Is*, sowie Seife, *Zero*. Als Ausnahme vgl. unter anderem Gauch, »Beitrag zum Zusammenhang«.

393 | Vgl. zum Dritten unter anderem Serres, *Der Parasit*.

gen, so die Erwartung, konnte über die Herkunft der »Rassen« Auskunft geben; die ursprüngliche »Reinheit des Blutes« aufzufinden fungierte auch hier als zentraler Motor.

Visualisierungen: Verwandtschaften in Text und Bild

Bereits die Hirszfelds hatten in ihrem inaugurierenden Aufsatz von 1919 ihre Resultate graphisch dargestellt. Dabei hatten sie eine tabellarische Darstellung verwendet und außerdem ein Schema entwickelt, das den von ihnen entwickelten Rassenindex visualisierte und sich auf die Gruppen A und B konzentrierte.[394] In zahlreichen Publikationen wurde diese Darstellungsweise in derselben oder in leicht modifizierter Weise aufgenommen, wurde hier doch ein binäres Rassenschema präsentiert und die Metaphorik von »reinem Blut«, das diverse Mischungen erfahren hatte, einleuchtend visualisiert.[395] Mit der allmählichen Akzeptanz der Bernstein'schen Hypothese wie auch mit der immer größer werdenden Datenmenge – zwischen 1925 und 1930 vervielfachte sich das Material bezüglich der untersuchten Gruppen um das 20-fache – trat eine solche lediglich auf A und B beruhende Darstellungsweise jedoch in den Hintergrund und neue Formen der Visualisierung kamen in Umlauf.[396] Zwar wurden weiterhin Tabellen verwendet, die jedoch den Nachteil der Unübersichtlichkeit hatten, auch wenn sie sich nicht wie im *Handbuch für Blutgruppenkunde* über 40 Seiten erstreckten.[397] Steffan schrieb in diesem Zusammenhang:

> »Man braucht nicht visuell veranlagt zu sein, um zu verstehen, dass bildliche Darstellungen in ungleich eindrucksvollerer Weise die Ergebnisse grosser statistischer Erhebungen zu veranschaulichen vermögen als mit Zahlen gefüllte Tabellen. So ist es nicht zu verwundern, dass wir schon frühzeitig Versuchen begegnen, das für die Zwecke der Rassenkunde zusammengetragene zahlenmässige Blutgruppenmaterial bildlich zu veranschaulichen.«[398]

Zu diesen ›bildlichen Veranschaulichungen‹ zählten verschiedene kartographische Darstellungen, des weiteren Vierecke in den unterschiedlichsten Variationen sowie

---

394 | Hirschfeld/Hirschfeld, »Serological Differences«, S. 677, Table II und Table III, S. 678, Table IV und Table V.

395 | Bei Lattes, *Die Individualität des Blutes*, S. 101 und Breitner, *Die Bluttransfusion*, S. 53 findet sich ein ähnliches Schema; an Lattes' Schema orientiert sich wiederum Dölter, »Über den heutigen Stand der Blutgruppenforschung«, S. 1335. Schiff druckte neben zahlreichen anderen Darstellungen ein an den Hirszfelds orientiertes Schema ab (*Die Blutgruppen und ihre Anwendungsgebiete*, S. 221). In seiner *Technik der Blutgruppenuntersuchung* von 1932 verzichtet er aber auf die Hirszfeld'sche Darstellung und bedient sich anderer Visualisierungsstrategien (S. 86-89). Im 1932 erschienenen *Handbuch der Blutgruppenkunde* findet sich kein an den Hirszfelds orientiertes Schema. Vgl. zu Hirszfelds Schema ausführlich auch Kapitel 5. 1 sowie Abbildung 1.

396 | Steffan, »Die Bedeutung der Blutgruppen«, S. 387; 1925 lagen lediglich 50 Untersuchungen vor, bezüglich der untersuchten Personen vervielfachte sich das Material gar um das 35-Fache.

397 | Ebd., S. 396-433.

398 | Ebd., S. 434.

das populäre von Oswald Streng kreierte »Rassedreieck«, das von Wellisch und Steffan in der Folge weiterentwickelt wurde.

»Veranschaulichungen« sind, worauf nicht erst seit dem *iconic turn* hingewiesen wird, für die neuzeitliche Wissenschaft zentral.[399] Insbesondere die Sichtbarmachung des Unsichtbaren stellt ein Charakteristikum der Bilder in Wissenschaft und Technik dar.[400] Die Visualisierungsmenge verhält sich dabei umgekehrt proportional zur Sichtbarkeit der Phänomene, mit der sich eine bestimmte Wissenschaft beschäftigt. Wissenschaften, die sich mit Unsichtbarem beschäftigen, sind besonders von Visualisierungsverfahren geprägt.[401] Diese Bewegung ist auch für die Seroanthropologie konstitutiv, geht es in ihr doch darum, die unsichtbare Blutgruppenverteilung sichtbar zu machen und die aufgefundenen Verteilungen sinnvoll darzustellen.

Im Folgenden werden neben den Tabellen einige weitere Repräsentationsmodi der seroanthropologischen Forschung charakterisiert und gleichzeitig ihre Konjunkturen nachgezeichnet, wobei ich mich auf die »Grundformen« der seroanthropologischen Visualisierungen beschränke. Bei der Interpretation dieser Visualisierungen orientiere ich mich an einer Theorie von Bildlichkeit, die das Zusammenspiel von »Sichtbarem und Sagbarem«[402] berücksichtigt – im Anschluss an Karin Knorr Cetina könnte man auch von »Viskursen«[403] sprechen. In diesem Zusammenhang stellt sich die Frage nach dem Verhältnis der Bilder im Text und den Metaphern.[404] Bilder wie Metaphern wurden in der Wissenschaftsgeschichte lange primär als Illus-

399 | Bildtheoretische Betrachtungen finden sich bereits bei Fleck, *Entstehung und Entwicklung*, besonders S. 165-190; ders., »Schauen, sehen, wissen«. Der *iconic turn*, bisweilen auch als *pictorial turn* etikettiert, wird gemeinhin mit den Namen von Mitchell, »Der Pictorial Turn«, und Boehm, *Was ist ein Bild?*, verbunden. Vgl. zur Literatur in diesem ausufernden Gebiet ganz allgemein: Schulz, *Ordnungen der Bilder*; Maar/Burda (Hg.), *Iconic Turn*; Belting, *Bild-Anthropologie*; Kravagna (Hg.), *Privileg Blick*; und für die Wissenschaftsgeschichte: Heintz/Huber (Hg.), *Mit dem Auge denken*; Hessler (Hg.), *Konstruierte Sichtbarkeiten*; Mirzoeff (Hg.), *The Visual Culture Reader*; Mitchell, *Picture Theory*; Dommann/Meier (Hg.), *Wissenschaft, die Bilder schafft*; Jones/Galison (Hg.), *Picturing Science, Producing Art*; Lenoir (Hg.), *Inscribing Science*; Rheinberger/Hagner/Wahrig-Schmidt (Hg.), *Räume des Wissens*; Gugerli/Orland (Hg.), *Ganz normale Bilder*; Burri, *Doing Images*; Burri/Dumit, »Social Studies of Scientific Imaging and Visualization«.

400 | Vgl. unter anderem Hessler, »Die Konstruktion visueller Selbstverständlichkeiten«, S. 77f.

401 | Vgl. Mersch, »Naturwissenschaftliches Wissen und bildliche Logik«, S. 406.

402 | Vgl. dazu unter anderem Maasen et al., »Bild-Diskurs-Analyse«, S. 8, sie beziehen sich dabei direkt auf Foucault (S. 11).

403 | Knorr Cetina, »›Viskurse‹ der Physik«. Knorr Cetina definiert diese wie folgt: »Der Begriff des ›Viskurses‹ soll das Zusammenspiel von visuellen Darstellungen und ihre Einbettung in einen fortlaufenden kommunikativen Diskurs betonen« (S. 307).

404 | Vgl. für den Unterschied zwischen Diskursen und Bildern etwa Mersch, »Visuelle Argumente«, S. 96; er argumentiert, dass diskursive Verfahrensweisen »an der Hervorbringung und Überprüfung von *Wahrheitsansprüchen*« arbeiten, während Bildern »die Produktion von *Evidenz* zufällt«. Gemäß Rheinberger verweist das wissenschaftliche Bild auf andere Repräsentationen (ebd., S. 33), in diesem Zusammenhang könnte man argumentieren, dass zu diesen anderen Repräsentationen auch die Metapher zählt.

tration und damit in rein dekorativer Funktion wahrgenommen. Mit dem *linguistic turn* wurde Metaphern eine erkenntnistheoretische Rolle zugesprochen, und analog dazu erkannte man mit dem *iconic turn* bei Bildern dieselbe Funktion.[405] Seit der epistemische Charakter von Metapher und Bild wahrgenommen wird, werden beide als produktiv kategorisiert – sie bringen etwas hervor, rücken etwas ins Blickfeld –, gleichzeitig gerät damit aber auch immer etwas aus dem Fokus.[406] Mit der Frage der Epistemologie von Bild und Metapher geht auch die Problematik des Verhältnisses dieser beiden als epistemisch geltenden Elemente einher.

Tabellen

Tabellarische Darstellungen erfreuten sich nicht nur in der Blutgruppenforschung, sondern in der Medizin überhaupt großer Beliebtheit. In der Seroanthropologie gehörten sie seit der Untersuchung der Hirszfelds bis zum Ende des Untersuchungszeitraums zum Standardrepertoire.[407] Sie ermöglichten gleich wie in anderen medizinischen Zweigen die Sammlung der Daten und machten sie für eine weitere, auch visuelle Bearbeitung durch andere Forscher verfügbar.[408]

Die Tabellen erfassten die Blutgruppen, deren Häufigkeiten in absoluten Zahlen oder in Prozentzahlen – bisweilen wurden auch beide Zahlenwerte angegeben – aufgelistet wurde. Teilweise wurde auch nach Geschlecht und Alter differenziert. In einigen Fällen wurde eine weitere Spalte hinzugefügt, die die Genzahlen für p, q und r aufführte,[409] manchmal wurde der Rassenindex notiert. Während zu Beginn der Hirszfeld'sche Index dominierte, der auf der Zwei-Allele-Theorie beruhte, wurde später auch auf den Wellisch'schen Index rekurriert, der auf Bernsteins Drei-Allele-Hypothese basierte. Schiff notierte in seiner Monographie von 1933, dass der Hirzsfeld'sche Index es zwar erlaube, »in vielen Fällen das serologisch Wesentliche in einfachster Weise, nämlich mit einer einzigen Zahl, auszudrücken«. Der Nachteil sei allerdings, dass der Index nur den Phänotypus, nicht aber die Genhäufigkeiten berücksichtige.[410]

---

405 | Vgl. zum Verhältnis von Metaphern und Bildern einige Bemerkungen bei Huber/Heintz, »Der verführerische Blick«, S. 9, S. 34 und S. 35; vgl. auch Sarasin, »Die Visualisierung des Feindes«.

406 | Vgl. dazu beispielsweise Black, »Die Metapher«, sowie Heintz/Huber, »Der verführerische Blick«, S. 28.

407 | Hirschfeld/Hirschfeld, »Serological Differences«, S. 677, S. 678.

408 | Hanke, *Zwischen Auflösung und Fixierung*, S. 172f.

409 | Vgl. etwa Schiff, *Die Blutgruppen und ihre Anwendungsgebiete*, unter anderem S. 228; Schiff nutzte diese Darstellungsweise bereits 1926, als Bernsteins Theorie noch nicht breit anerkannt war: Schiff, »Die Blutgruppenverteilung in der Berliner Bevölkerung«, S. 1660 und S. 1661; zudem: Fürst, »Blutgruppenuntersuchungen in der Münchener Bevölkerung«, S. 146; Leveringhaus, »Die Bedeutung der menschlichen Isohämagglutination«, S. 9; Streng/Ryti, »Die Blutgruppenverteilung bei Gesunden und Kranken«, S. 17; Wiechmann/Paal, »Die Blutgruppenverteilung in der Bevölkerung der Eifel«, S. 2202.

410 | Schiff, *Die Blutgruppen und ihre Anwendungsgebiete*, S. 222. Der biochemische Index nach Hirszfeld, der die Gruppe 0 nicht berücksichtigte, berechnete sich folgendermaßen: (AB + A)/(AB + B). Der Wellisch'sche blutartliche Index, der sich auf die Gene bezog, beruhte grob auf folgender Berechnung: (r + p)/(r + q) (Wellisch, »Die Vererbung des Blutes«, S. 216).

In der *ZRP* rückte Hirszfelds Hypothese ab 1930 in den Hintergrund: Zum einen wurden die Bernstein'schen Genzahlen in Prozenten angegeben, zum anderen wurde der Rassenindex nach Wellisch und nach Hirszfeld berechnet.[411] Geordnet war die von Steffan und Wellisch kompilierte Tabelle nach dem so genannten »blutartlichen Index« von Wellisch. Das Umschwenken auf den Wellisch'schen Index hatte verschiedene Ursachen: Die Bernstein'sche Theorie war inzwischen akzeptiert, außerdem wollte man vermutlich Wellisch, den äußerst hilfreichen Mitarbeiter der *ZRP*, unterstützen. Der Wechsel fiel auch deshalb leicht, weil sich in den Worten Steffans mit dem »blutartlichen Index« die »›Reihenfolge‹ der Völker [...] nicht grundlegend« verschob,[412] die Rassenhierarchie folglich gewahrt blieb. In der aufgrund des Wellisch'schen Index geordneten Tabelle im von Steffan herausgegebenen *Handbuch der Blutgruppenkunde* überwogen »Deutsche« an der Spitze der Liste, gegen 0 strebende Populationen, hauptsächlich asiatische »Rassen«, befanden sich am Ende der Zusammenstellung. Die Tabelle erstreckte sich über 40 Seiten.[413]

Steffan gestand dem Index nach Wellisch gegenüber anderen Indices gewisse Vorteile zu, wenn er auch der Überzeugung war,

»dass überhaupt kein Index eine untersuchte Bevölkerung vollkommen einwandfrei zu kennzeichnen vermag; im Wechselspiel der *drei* Blutgene wird wohl niemals eine einzige Zahl deren gegenseitige Beziehungen zum Ausdruck bringen können, sondern der ›Ort‹ für die untersuchte Population kann stets nur durch alle drei Größen *p*, *q* und *r* geometrisch bestimmt werden«.[414]

Damit thematisierte Steffan den Nachteil der tabellarischen Darstellung, handelte es sich doch bei den Tabellen eher um Listen der Rassenhierarchie als um übersichtliche Repräsentationen. Die Daten wurden weder ordnend zusammengefasst noch interpretiert.[415] In der *ZRP* wurden Tabellen zuweilen auch unkommentiert abgedruckt, was Zeugnis von ihrem Sammelcharakter und ihrer Funktion als Nachschlagewerk ablegt. Der Nutzen der Tabellen war zwar unbestritten, wie Reche an Steffan schrieb, machten sie doch »den wesentlichsten Inhalt« der *ZRP* aus, sie waren aber auch »besonders teuer«.[416] Dieser finanzielle Aspekt stellte zwar auch bei nichttabellarischen Visualisierungsformen ein Problem dar, doch galten diese »als

411 | Steffan/Wellisch, »Die geographische Verteilung der Blutgruppen«, S. 114f.

412 | Steffan, »Die Blutgruppenforschung und ihre rassenkundliche Bedeutung«, S. 88.

413 | Steffan, »Die Bedeutung der Blutgruppen für die menschliche Rassenkunde«, Tabelle 1, S. 396-433. Darüber hinaus war im Anhang, als Beilage in einer gesonderten Schleife, eine weitere Tabelle zu finden, die nach einer neuen von Wellisch aufgestellten Formel geordnet war (ebd., S. 429; Steffan/Wellisch, »Tabelle 4«, o. S.). Auf Plakatgröße wurden dort die Hauptergebnisse zusammengefasst, und die Liste war nach anthropologischen und geographischen Gesichtspunkten strukturiert (Steffan, »Die Bedeutung der Blutgruppen für die menschliche Rassenkunde«, S. 429 und S. 432).

414 | Steffan, »Die Bedeutung der Blutgruppen für die menschliche Rassenkunde«, S. 395.

415 | Vgl. ähnlich für die tabellarische Darstellung in der Anthropologie: Hanke, *Zwischen Auflösung und Fixierung*, S. 176f., sowie Huber/Heintz, »Der verführerische Blick«, S. 13, die dieses Phänomen im Kontext der Teilchenphysik beobachten.

416 | Reche an Steffan, 28. 3. 1933, IEUL, Re XXIII; vgl. ähnlich auch Reche an Steffan, 12. 1. 1933, IEUL, Re XXIII.

Hilfsmittel zur Gewinnung eines übersichtlichen und raschen Einblicks« und als leichter verständlich als die umfangreichen Tabellen.[417] Sie garantierten die Erfassung der Forschungsresultate »mit einem einzigen Blick«.[418] Allerdings herrschte über die Art der Darstellung wenig Einigkeit, so dass mit einer Vielzahl von Visualisierungen experimentiert wurde.

Gepunktete Kurven, gedrungene Vierecke, schlanke Dreiecke

Im ersten Band der *ZRP* wurde damit begonnen, die erhobenen serologischen und anthropologischen Resultate mittels Kurven darzustellen (vgl. Anhang, Abbildung 2).[419] Auch wenn, wie Steffan eingestand, »die Untersucher nur in selteneren Fällen über genügende anthropologische Kenntnisse verfügen, um Messungen durchzuführen«, wurden doch »vier wichtige, leicht zu beurteilende anatomische Merkmale« aufgenommen: »Es ist so die Gewähr dafür geboten, dass *wenigstens überhaupt etwas* festgestellt wird«.[420] In den folgenden Ausgaben der *ZRP* wurde dann jeweils die Korrelation der Blutgruppen mit Haar- und Augenfarbe sowie der Kopfform mittels durchgängigen, gestrichelten, gepunkteten und gestrichelt-gepunkteten Linien visualisiert. Dadurch entstanden komplizierte Kurven, die unkommentiert abgedruckt wurden. Bereits 1932 wurde die »kurvenmäßige Darstellung« aufgegeben, »vor allem deswegen, weil diese Kurven doch nicht die erwünschte Übersichtlichkeit bieten«.[421] Implizit wurde damit auch ein Scheitern der Korrelation von serologischen mit anthropologischen Merkmalen eingestanden.

Eine weitaus übersichtlichere Methode, wenn auch ohne Berücksichtigung der anthropologischen Merkmale, stellte Wellisch in einem populärwissenschaftlichen Aufsatz in der Zeitschrift *Volk und Rasse* vor. In Anlehnung an die Visualisierung der Schädelindices erfand Wellisch ein Quadrat, dessen gleich lange Seiten mit den Prozentzahlen der Blutgruppen abgeglichen wurden, so dass Vierecke unterschiedlichster Form entstanden (vgl. Anhang, Abbildung 3).[422] Als »Urrassen« bezeichnete Wellisch für A die Nordarier, für B die Inder und für 0 die Indianer.[423] Wellisch hob »die schlanken Bilder der europäischen Rassen« und die »gedrungenen Figuren der Asiaten« hervor.[424] Ebenfalls von einer anthropologischen Methode inspiriert kreierte Wellisch eine weitere Visualisierungsform: Dabei wurden »die Prozentsätze der vier Blutgruppen auf vier in gleichen Abständen zueinander parallel gezeichneten Strecken als Ordinaten [aufgetragen] und die Endpunkte durch gerade Linien zu einer geschlossenen Figur« verbunden (vgl. Anhang, Abbildung 4). Weil Wellisch von den vier Blutgruppen ausging, handelte es sich bei den »geschlossenen Figuren« jeweils um ganz unterschiedliche Vierecke, die, so Wellisch, »die geometrische

417 | Wellisch, »Die Vererbung der gruppenbedingenden Eigenschaften des Blutes«, S. 223.

418 | Wellisch, »Graphische Darstellung der Blutgruppen verschiedener Voelker und Rassen«, S. 202.

419 | Vgl. auch Steffan, »Die Beziehungen zwischen Blutgruppe, Pigment und Kopfform«, S. 72.

420 | Steffan, »Die Beziehungen zwischen Blutgruppe, Pigment und Kopfform«, S. 72.

421 | Buchner/Steffan/Wellisch, »Die Blutgruppen und ihre Beziehungen«, S. 81.

422 | Wellisch, »Graphische Darstellung der Blutgruppen«, S. 203. Reche war Schriftleiter von *Volk und Rasse* und hatte Wellisch vermutlich zu dieser Publikation verholfen.

423 | Ebd., S. 204.

424 | Ebd., S. 206.

Ähnlichkeit oder Verschiedenheit und daher auch die Blutgruppenverwandtschaft« deutlich zum Ausdruck brachten.[425]

In Wellischs Aussagen und in seinen Visualisierungsstrategien manifestiert sich das Bemühen, eine Form zu generieren, die Blutsverwandtschaften abbildete, die in Wellischs Vorstellung bereits *ex ante* feststanden. Dabei waren laut Wellisch gewisse Formen anderen überlegen. Dass er aber die von ihm 1928 gelobte Visualisierung vier Jahre später durch eine andere ersetzte, zeigt, dass die Entwicklung der geeigneten Visualisierung für Wellisch noch nicht abgeschlossen war. Im *Handbuch* stellte er dieselbe Methode vor, die sich nun aber nicht mehr auf die Blutgruppen, sondern auf die Genzahlen p, q und r bezog, was eine Visualisierung in Dreiecksform zur Folge hatte (vgl. Anhang, Abbildung 5). Auch hier wies Wellisch auf die »mehr oder weniger schlanke Gestalt« der Dreiecke hin, wobei das »schlankste« Dreieck zu den Schweden gehörte, während die Inder durch eine »weniger schlanke Gestalt« auffielen. Eine weitere neue Möglichkeit stellte die Darstellung in konzentrischen Kreisen dar: Der innerste, schraffierte Kreis war der Blutgruppe A vorbehalten, der nächste, schwarze Ring stand für die Blutgruppe B, während die äußerste Kreisfläche in Weiß Blutgruppe o repräsentierte (vgl. Anhang, Abbildung 6).[426] Mit derselben stereotypen Farbzuordnung arbeitete eine quadratische Darstellung, die zudem die Blutgruppe AB berücksichtigte (vgl. Anhang, Abbildung 7).[427]

Diese von Wellisch vorgeschlagenen Visualisierungsformen setzten sich aber in der seroanthropologischen Community nicht flächendeckend durch, genauso wenig wie die Darstellung als Kuchendiagramm, wie sie beispielsweise Schiff in seiner Monographie von 1933 verwendete (vgl. Anhang, Abbildung 8). Schiff bemerkte selbst einschränkend: »Für die Vergleichung einer größeren Anzahl von Beobachtungsreihen kommt die Sektorendarstellung nicht in Betracht.« Sobald man mit einer größeren Datenmenge arbeite, sei das so genannte »Streng'sche Dreieck« vorzuziehen.[428] Diese Visualisierungstechnik, die vom finnischen Blutgruppenforscher Oswald Streng erfunden worden war, erfreute sich bei den Seroanthropologen großer Beliebtheit. Die von Wellisch erfundenen Visualisierungsformen waren zwar äußerst einprägsam und schrieben an einer Stigmatisierung von B fort, wurden aber der enormen Datenmenge nicht gerecht. Während Wellischs Visualisierungen nur mit wenigen Beispielen operierten, vereinigte die Streng'sche Karte alle Daten auf einer einzigen Karte.

Das Streng'sche Dreieck

Oswald Streng publizierte sein »Rassedreieck« erstmals 1926. Grundsätzlich basierte dieses Dreieck auf der Bernstein'schen Vererbungstheorie, das heißt, anders als die schematische Darstellung der Hirszfelds berücksichtigte Strengs Dreieck die Gene p, q und r.[429] Jeder »Rasse« wurde anhand der Genhäufigkeit der ihr eigene »Ort« innerhalb des Rassedreiecks zugewiesen. Strengs Darstellung wurde schnell positiv rezipiert, so lobte sie etwa Walther Kruse 1927 in einem Aufsatz im *ARGB*

425 | Ebd., S. 205.

426 | Wellisch, »Die Vererbung der gruppenbedingenden Eigenschaften des Blutes«, S. 223.

427 | Ebd., S. 224.

428 | Schiff, *Die Blutgruppen und ihre Anwendungsgebiete*, S. 222.

429 | Vgl. Mazumdar, »Blood and Soil«, S. 205; Streng/Ryti, *Die Blutgruppenverteilung bei Gesunden und Kranken*, S. 17.

als sehr anschaulich und baute seine gesamten Ausführungen auf der Streng'schen Visualisierung auf.[430] Auch im *ZRP*, dem von Steffan herausgegebenen *Handbuch*, aber auch von Schiff und Hirszfeld wurde das Dreieck zustimmend rezipiert und folglich reproduziert. Worin sind die Ursachen für diese allseits positive Aufnahme zu finden?

Streng war keinem der beiden »Lager« klar zuzuordnen, so dass sein Vorschlag unvoreingenommen aufgenommen werden konnte. Außerdem konnten mit seiner Methode im Gegensatz zu den oben genannten Vorschlägen die Daten auf einer Seite sichtbar gemacht werden und wurden in einer einsichtigen Darstellung präsentiert. So hob Hirszfeld hervor, dass

> »hier kein regelloser Wirrwarr, sondern etwas Übersichtliches entstanden ist. Man sieht bestimmte Unterschiede zwischen den Völkern Europas: die Skandinavier haben auf der Karte eine andere Stellung als die Deutschen, die Slawen weichen von den Germanen ab, die finnisch-ugrischen Völker heben sich von den germanischen und slawischen ab u. dgl. Man bemerkt auch, dass die asiatischen Völker, wie Indianer usw., sich auf einer anderen Stelle der Karte befinden. Ich betrachte daher die kartographische Darstellung nach *Streng* für einen methodologischen Fortschritt. Natürlich kann die Karte nicht unmittelbar zur Feststellung verwandtschaftlicher Beziehungen herangezogen werden, denn die gleiche serologische Zusammensetzung kann die Folge verschiedenartiger Kreuzungen sein.«[431]

Die Übersichtlichkeit bestand für Hirszfeld also darin, dass nicht nur die Binnendifferenzierung bei den europäischen »Völkern« deutlich zum Ausdruck kam, sondern auch die auf verschiedenen Kontinenten lebenden »Völker« »sich auf einer anderen Stelle der Karte befinden«. Auch Schiff notierte, dass man mit der Streng'schen Karte »im großen ganzen ein sinnvolles Bild [vor sich habe], indem sich geographisch und rassisch zusammengehörende Völker auch auf der Karte zusammenfinden«.[432] Die Überzeugungskraft der Karte lag darin, dass sie nichts Neues generierte, sondern altbewährtes Wissen wiedergab und Differenzen kreierte, wo sie gemeinhin als existent erachtet wurden. Hirszfelds Hinweis, dass die Karte keine Verwandtschaften abbilde, verweist jedoch auf ihre eigentliche Funktion und damit auf ihren metaphorischen Kern, der in einer kartographischen Visualisierung von »Blutsverwandtschaften« bestand. Die in der Blutgruppenforschung vorherrschenden Metaphern von »reinem Blut«, von »Blutmischungen« und daraus hervorgehenden »Blutsverwandtschaften« fanden ihr Äquivalent in der Karte Strengs, die diese Verwandten des Blutes punktgenau auftrug.

Strengs Darstellung sicherte darüber hinaus die Rassenhierarchie, waren doch Populationen mit einem überwiegenden Gen B weiter unten angesiedelt, während eine größere Häufigkeit von A und o einen Punkt im oberen Bereich ergab.[433] Schiff notierte deshalb anerkennend: »So beschränken sich, wie die Abbildung an einigen Beispielen zeigt, die Europäer auf das Gebiet links und oben, die Asiaten schließen sich nach unten an die Europäer an.«[434]

430 | Kruse, »Ueber Blutzusammensetzung und Rasse«.

431 | Hirszfeld, *Konstitutionsserologie*, S. 91.

432 | Schiff, *Die Blutgruppen und ihre Anwendungsgebiete*, S. 224.

433 | Vgl. dazu explizit Schiff, *Die Blutgruppen und ihre Anwendungsgebiete*, S. 222.

434 | Ebd., S. 224f.

Betrachtet man die Abbildung in Schiffs Monographie von 1933 und den dazugehörigen Kommentar, erhärtet sich die These von der kartographierten »Blutsverwandtschaft«: Zum einen interpretierte Schiff das Nebeneinander von »Volksgruppen« innerhalb desselben Feldes im Rassedreieck als Resultat von vorangegangenen »Vermischungen« des Blutes und damit indirekt als Verwandtschaften.[435] Zum anderen zeigten zwei Karten (vgl. Anhang, Abbildungen 9 und 10) der drei Blutgruppengene in Finnland und den dort gesprochenen Sprachen Finnisch und Schwedisch, dass die schwedisch sprechenden Finnen näher bei den Schweden lagen als die finnisch sprechenden Finnen: »Es kann kein Zweifel sein, dass diese Zwischenstellung, welche die Finnländer mit schwedischer Muttersprache serologisch einnehmen, auf eine Blutsverwandtschaft mit den Schweden zurückgeht.«[436]

Obwohl Strengs Visualisierungstechnik auf durchwegs positives Echo stieß, bauten Wellisch und Steffan sie weiter aus. Sie arbeiteten vor allem daran, die Resultate noch deutlicher darzustellen. Obwohl diese Verbesserungsbemühungen einerseits für die Streng'sche Repräsentationsstrategie sprechen, zeigen sie andererseits, dass die Seroanthropologie durch einen beständigen Aufschub charakterisiert war. Die seroanthropologische Forschung generierte immer neue Visualisierungen, die Verwandtschaften aufzeigen und stabilisieren sollten, die aber immer wieder scheiterten, weil sie ihren je spezifischen Nachteil hatten und teilweise nicht so übersichtlich wie erwünscht waren. Dies zeigen auch die Visualisierungen Steffans, auf die ich im Folgenden eingehe, sehr deutlich: Die von ihm entworfenen Karten stellten zwar für Steffan selbst eine Verbesserung dar, nicht aber für die anderen Diskursteilnehmer. Hirszfeld monierte in der Rezension des *Handbuchs*: »Zahlreiche Karten stellen den Versuch dar, das Material kartographisch darzustellen, und auch hier glaubt der Ref., dass einer einfacheren Darstellung, etwa nach Streng, der Vorzug zu geben wäre.«[437]

Steffans kartographische Bemühungen

Steffan arbeitete seit 1925 an kartographischen Darstellungen, in die Blutgruppen wie Isobaren eingetragen wurden.[438] Grundlage der Steffan'schen Darstellung war bis zur ersten Ausgabe der *ZRP* von 1928 der Hirszfeld'sche biochemische Rassenindex. In der *ZRP* dann nahm Steffan alle Ergebnisse der seroanthropologischen Forschung auf, unabhängig davon, von wem die Daten erhoben worden waren und auf welcher Menge die Resultate basierten. Damit wurde in Kauf genommen, dass die Karten »noch Fehler neben großen Lücken enthalten«[439]. Sie sollten aber, so Steffan, mit fortlaufender Forschungstätigkeit ergänzt und verbessert werden. Mit ihren Gleichungslinien, den schwarzen Indexziffern und den rot gedruckten Untersuchungsziffern erinnerte Steffans Visualisierung an eine Wetterkarte, wobei das Hochdruckgebiet mit dem Westen, das Tiefdruckgebiet mit dem Osten deckungsgleich war. Im zweiten Heft der *ZRP* wurden die erhobenen Daten aufgrund des Wellisch'schen »blutartlichen Rassenindex« dargestellt. In

435 | Ebd., S. 229.

436 | Ebd., S. 230.

437 | Hirszfeld, »Handbuch der Blutgruppenkunde«, S. 1965.

438 | Steffan, »Weitere Ergebnisse der Rassenforschung« (1925); zu ähnlichen Karten: Gannett/Griesemer, »The ABO Blood Groups«, S. 148-151.

439 | Steffan, »Bemerkungen zur Karte«, S. 61.

einem wesentlichen Punkt stimmten die beiden Karten überein: Das »*Atlantische Hochgebiet*« war noch immer in Skandinavien und Nordwestdeutschland anzusiedeln.[440] Auch im *Handbuch* verzichtete Steffan nicht auf diese kartographische Darstellung und ließ gleich drei Karten drucken: eine Ostasien-, eine Europa- und eine Deutschlandkarte. Signifikant ist in diesem Zusammenhang Steffans Feststellung, dass

> »die für ganz Innerasien typischen Blutgenverteilungsverhältnisse nahezu unverändert bis zur Oder fortbestehen. Hier erst steigt der A-Anteil in einem ersten Steilgefälle westwärts an [...]. Nach diesen Karten haben sich die asiatischen (›eurasiatisch‹-mongoloiden) Rassen nördlich vom Schwarzen Meer in breiter Front an die Ostsee, ins böhmische Kesselland, nach Ungarn sowie gegen die untere Donau hin vorgeschoben.«[441]

Neben dieser kartographischen Visualisierung, die die herannahende Bedrohung aus dem »Osten« sichtbar machte, präsentierte Steffan auch eine modifizierte Version von Strengs Rassedreieck, wobei dieses hauptsächlich die »Blutsverwandtschaften« deutlicher akzentuierte.[442] Während das erste »Rassendreieck« lediglich als Übersichtsdarstellung fungierte (vgl. Anhang, Abbildung 11), die die Orte der untersuchten Gruppen mit einzelnen Punkten anzeigte, fokussierte die zweite Abbildung den oberen Teil des Dreiecks, wo sich eine Ansammlung dieser »Punkte« fand (vgl. Anhang, Abbildung 12).[443] Anders als bei der vorherigen Visualisierung wurden hier den einzelnen Punkten die Namen der untersuchten Gruppen zugeordnet. Vor allem aber, und dies war der Clou, lag ein transparentes Papier über der Abbildung, das die Lektüre des Dreiecks vereinfachte: Einzelne größere Gruppen wie etwa »Amerikaner«, »Norweger, Schweden« oder »Neger« wurden durch kreisförmige Linien zusammengefasst.[444] Eine weitere Vereinfachung dieser Repräsentation fand sich einige Seite weiter hinten (vgl. Anhang, Abbildung 13). Dort waren keine Punkte mehr eingetragen, sondern lediglich die kreisförmigen Gebilde mit den dazugehörigen Bezeichnungen.[445] Die Kreise zur Markierung der Verwandtschaftsbeziehungen waren je nach Standort unterschiedlich eingefärbt. Neben einigen wenigen Abweichungen stimmten die mittels der Karte produzierten »Blutsverwandtschaften« mit den bereits von der Anthropologie eruierten weitgehend überein, wie Steffan zufrieden bemerkte.[446] Diese annähernde Übereinstimmung schien die Steffan'schen Karte zu legitimieren. Erhöhte Plausibilität erlangte sie zudem, weil sie die westlichen »Rassen« im Westen und die östlichen im Osten der Karte verortete.[447] Auch die Einfärbung war symptomatisch: Chinesen und andere asiatische »Rassen« waren gelb koloriert.

---

440 | Steffan, »Die Verteilung der Blutgruppen in Europa«, S. 83.

441 | Steffan, »Die Bedeutung der Blutgruppen«, S. 449f.

442 | Vgl. auch Mazumdar, »Blood and Soil«, S. 205.

443 | Steffan, »Die Bedeutung der Blutgruppen«, S. 438, Abbildung 58 und S. 439, Abbildung 59.

444 | Ebd., o. S., Abbildung 60.

445 | Ebd., o. S., Abbildung 61.

446 | Ebd., S. 448.

447 | Mazumdar, »Blood and Soil«, S. 207.

Mit den Vereinfachungen kam Steffan dem Ziel näher, einprägsame Bilder zu generieren, die die Resultate der zahllosen Erhebungen auf einen Blick ermöglichen sollten. Allerdings stellten auch diese Bilder nur einen Zwischenschritt zu einer anderen Karte Steffans dar, die weit einfacher zu lesen war und die von Pauline Mazumdar als »elegant and beautiful solution to the problem of communicating his results« bezeichnet worden ist.[448] 1942 publizierte er eine europäische Karte, welche die Blutgruppenverteilung nicht mehr kompliziert mit isobarenähnlichen Linien sichtbar machte, sondern auf der die Verteilung der Blutgruppengene dank der Kolorierung sofort ablesbar war.[449] Insbesondere erschienen auf dieser Karte die Elbe und die Oder-Neiße als klare Grenze zwischen A und B. Gerade dieses Resultat wurde Steffan, wie Mazumdar betont, zum Verhängnis: »Steffan had spent twenty years working on his serographic map of central Europe. [...] It seems likely that by the time it was complete, it was no longer politically expedient to point out a steep race gradient along the eastern borders.«[450] Die während des Nationalsozialismus boomende »Ostforschung« zeigte, dass die Gebiete des damaligen Polens eigentlich der indogermanischen »Rasse« gehörten, ein Resultat, das Steffans Karte widerlegte:[451]

»East of the Elbe, there were only islands of Germandom awash in a Slavic sea. It was not the kind of result that advocates of the *Wiedereindeutschung* of a culturally submerged Nordic population would want to see. The Ostforscher's [sic] claim that lands east of the Elbe had been under Nordic hegemony since the New Stone Age did not sit well with the existence of a steep gradient that emphasized a racial border.«[452]

Aufschub

Wie die Vielzahl an Visualisierungsversuchen zeigt, stellte die Produktion einer befriedigenden Abbildung für die seroanthropologische Forschung eine beträchtliche Schwierigkeit dar. Dies war einerseits der Polarisierung des Feldes geschuldet, die dazu führte, dass Steffans visuelle Repräsentationen etwa bei Hirszfeld auf kein positives Echo stießen. Andererseits hatten die generierten Darstellungen ihr je eigenes Manko. Während die Tabellen zwar minutiös die Zahlen verzeichneten, wurden sie der Forderung nach einer übersichtlichen, schnell zu erfassenden Darstellung in keiner Weise gerecht. Das von den Hirszfelds ursprünglich kreierte Schema geriet wiederum wegen der wachsenden Akzeptanz der Bernstein'schen Drei-Allele-Theorie außer Gebrauch. Andere Visualisierungstechniken, wie sie etwa Wellisch vorschlug, fanden nicht zuletzt deshalb keine Verbreitung, weil sie das Problem der Übersichtlichkeit ebenfalls nicht lösten. Einzig die von Streng entwickelte Karte schien diesem Bedürfnis entgegenzukommen. Dies war auch darauf zurückzuführen, dass sich Streng als finnischer Serologe etwas außerhalb des polarisierten Feldes bewegte. Zudem wahrte seine Art der Wissenspräsentation die Rassenhierarchien und die von der Anthropologie eruierten Verwandtschaftsverhältnisse. Gleichzeitig generierte die Karte noch ungeahnte und weiter zu ergründende Ver-

448 | Ebd., S. 218.
449 | Ebd., S. 208ff. zum theoretischen Hintergrund dieser Karte.
450 | Ebd., S. 218.
451 | Ebd., S. 197.
452 | Ebd., S. 218.

wandtschaftsverhältnisse; das seroanthropologische Dilemma von Reproduktion und Innovation zeigte sich auch hier.

Allerdings blieb auch Strengs Dreieck nicht die letzte Darstellungsoption. Wellisch und insbesondere Steffan bemühten sich um weitere Vereinfachungen, die die »Blutsverwandtschaften« noch stärker zu Tage treten lassen sollten. Dass dieses visuelle Projekt gerade aus der völkischen Ecke vorangetrieben wurde, erklärt Mazumdar damit, dass Karten in der völkischen Bewegung insgesamt eine wichtige Rolle spielten und sich nicht nur unter Blutgruppenforschern, sondern auch in der Ostforschung großer Beliebtheit erfreuten.[453]

Steffans Vereinfachungstendenzen weisen auf den Konstruktionscharakter von Bildern im Allgemeinen hin, denn nicht nur die seroanthropologischen Visualisierungen sind das Ergebnis von Veränderungen, Filterungen, Glättungen und Bereinigungen.[454] Der Prozess des Hervorhebens und Verschwindenlassens ist aber auch für Metaphern von Belang. Die Bilder galten dann als »wahr«, wenn sie bereits vorhandenes Rassenwissen bestätigten oder sich zumindest nicht allzu weit davon entfernten. Die Metaphorik des »reinen Blutes«, das vielfältige Mischungen erfahren hatte, die sich in je spezifischen Verwandtschaften des Blutes manifestierte, leitete die Visualisierung an. Insofern ist der epistemische Charakter der Bilder in der Seroanthropologie weniger ausgeprägt, als er für andere Wissenschaften in verschiedenen Studien überzeugend nachgewiesen worden ist.[455] Ein kleiner epistemischer Rest lässt sich lediglich in den teils verblüffenden Verwandtschaftsbeziehungen orten, die von den Bildern präsentiert wurden und die quer zum anthropologischen Wissen standen.

Das Verhältnis zwischen Bild und Text in der Seroanthropologie kann als Relation der gegenseitigen Erhellung und Legitimierung verstanden werden: Diese Bilder waren nur in ihrem Kontext verständlich, auch wenn die Vereinfachungen Steffans auf ein Verschwinden des Textes hinzielten.[456] Während die Texte zum Verständnis der Karten beizutragen und diese zu vereindeutigen suchten,[457] dienten die Karten umgekehrt dazu, die Prämissen der seroanthropologischen Forschung zu veranschaulichen und komprimiert zur Verfügung zu stellen. Strukturell gesehen hat sich die Seroanthropologie als eine Wissenschaft der Blutsverwandtschaften und -mischungen erwiesen, die dieses Wissen in Text und Bild hervorbrachte. Was die seroanthropologischen Visualisierungen und Texte von anthropologischen unterschied, war wohl weniger ihr Inhalt als der

453 | Vgl. dazu auch Mazumdar, »Blood and Soil«, S. 199.

454 | Vgl. dazu etwa Huber/Heintz, »Der verführerische Blick«, S. 23.

455 | Vgl. etwa Geimer (Hg.), *Ordnungen der Sichtbarkeit*.

456 | Dass die Bilder einen Text benötigten, um verstanden zu werden, und dass sie als nicht besonders leicht zu lesen galten, zeigt ein Blick in den populärwissenschaftlichen Diskurs. Dort spielten Bilder eine nur marginale Rolle, weil ausgeklügelte Lektüreanleitungen nötig waren, um diese Bilder und komplexen Karten verständlich zu machen. Als Ausnahme für einen populärwissenschaftlichen Beitrag mit Karte vgl. Steffan, »Die Blutgruppenforschung und ihre rassenkundliche Bedeutung«.

457 | Ich gehe davon aus, dass der Text die Bilder zu stabilisieren sucht, wie umgekehrt auch das Bild den Text stabilisiert und ihm Evidenz verleiht oder, mit Mersch gesprochen, die Evidenz des Bildes dem Text zum Wahrheitsanspruch verhilft (Mersch, »Visuelle Argumente«, S. 96).

Umstand, dass in der Seroanthropologie tatsächlich Verwandtschaften des *Blutes* abgebildet wurden, während dies in der Anthropologie nur metaphorisch der Fall sein konnte. Die Seroanthropologie stellte insofern nicht nur ein Supplement in Derridas Sinne dar, weil sie auf einen Mangel der Anthropologie verwies, sondern auch, weil man in Anschluss an Derrida das Supplement als Metapher betrachten kann:[458] Das Supplement der Anthropologie, die Seroanthropologie, war zutiefst metaphorisch geprägt.

Man kann die Seroanthropologie aber nicht nur in dieser Hinsicht als Wissenschaft des Supplements charakterisieren. Die obigen Ausführungen haben gezeigt, dass sich das Forschungsfeld bezüglich der Visualisierungen in beständigem Aufschub befand und keine Fixierung stattfand. Jede neue Visualisierung ergänzte die vorangehenden und wies damit auf einen Mangel hin. Diese supplementäre Bewegung der seroanthropologischen Forschung kann als *différance* bezeichnet werden, als eine Bewegung, die Differenzen produziert und gleichzeitig eine endgültige Festschreibung aufschiebt.[459]

Die Instabilität der Visualisierungen findet ihr Analogon in den Texten, in denen die Vorläufigkeit des Wissens betont wurde. Hirszfeld schrieb 1928, er zweifle nicht daran, »dass die Serologie uns ein Instrument gegeben hat, welches an der Lösung der tiefsten Probleme der Menschwerdung mit anderen Wissenschaftszweigen mitarbeiten kann, das bisherige Material ist aber noch für eine Synthese zu unvollständig und heterogen«[460]. Auch Steffan konnte 1932 in seinem Vorwort zum *Handbuch* noch keine gesicherten Erkenntnisse in greifbarer Nähe versprechen.[461] Zwar schien die Blutgruppe B gemäß Steffan »so einfach und unkompliziert zu sein, dass es gerechtfertigt scheint, sie schon jetzt mit bestimmten Rassen in Verbindung zu bringen«. Die Blutgruppe A jedoch sei hinsichtlich ihrer Rassenzugehörigkeit »alles andere als einheitlich«, die Gruppe 0 wurde von Steffan gar als »rätselhaft« bezeichnet und auch die Verwandtschaftsverhältnisse seien noch nicht gänzlich geklärt.[462]

Im Anschluss an Hans-Jörg Rheinbergers Lektüre von Derrida könnte man einwenden, dass Wissenschaft grundsätzlich von *différance* geprägt ist und dies keine Eigenheit der Seroanthropologie darstellt. Allerdings war diese unabgeschlossene Bewegung im Falle der Seroanthropologie aus verschiedenen Gründen besonders ausgeprägt, so dass sie sich deutlich von der Transfusions- und Gerichtsmedizin unterschied, wo das Blutgruppenwissen eine zentrale Rolle spielte. Erstens lag die

458 | Vgl. Derrida, »Signatur, Ereignis, Kontext«, S. 292; vgl. zur Metapher und zum Supplement auch Sarasin, »Infizierte Körper«, S. 207.

459 | Vgl. Derrida, »Die différance«, sowie zu dieser für die Wissenschaft generell konstitutiven Bewegung Rheinberger, *Experimentalsysteme*, insbesondere S. 82-87, der sich auf Derrida bezieht. Vgl. zu einer von Derrida und Rheinberger inspirierten Lektüre der Anthropologie Hanke, *Zwischen Auflösung und Fixierung*.

460 | Hirszfeld, *Konstitutionsserologie*, S. 130.

461 | Steffan, »Vorwort«, S. V.

462 | Ebd., S. VI. Diese noch ungeklärte Lage stellte auch den Grund für die Ausrichtung des Handbuches dar: Anfänglich hatte der Julius Lehmann Verlag eine Monographie über den Zusammenhang von Blutgruppen und Rassen gewünscht, die Steffan aufgrund der vagen Erkenntnisse aber nicht zu leisten im Stande war. Deshalb sei ein Handbuch für die gesamte Blutgruppenforschung entstanden (ebd., S. Vf.).

Anwendung des seroanthropologischen Wissens in weiter Ferne, im Gegensatz zu den eben genannten Bereichen. Zwar war Steffan 1932 äußerst optimistisch, dass die seroanthropologischen Erkenntnisse »logische Schlüsse auf die Zukunft zulassen und damit Handhabe für die Bevölkerungspolitik bieten«[463]. Hirszfeld, obwohl selbst eugenischen Maßnahmen nicht per se abgeneigt, kommentierte diese Aussage trocken: »Ich kann keine Wege erkennen, die von der Gruppenforschung zu einer Bevölkerungspolitik führen könnten.«[464]

Der Umsetzung seroanthropologischen Wissens stand vor allem der von der Anthropologie häufig lamentierte Faktor im Weg, dass die Kenntnis der Blutgruppe eines Menschen noch nichts über dessen »Rasse« aussagen konnte. Die Seroanthropologie operierte, anders als die Transfusionsmedizin und die Gerichtsmedizin, auf der Ebene des Kollektivs und nicht des Individuums, was direkte Interventionen erschwerte. Während in der Transfusions- und Gerichtsmedizin das Wissen ab einem bestimmten Zeitpunkt via Konsens stabilisiert werden musste, um auf die Ebene der Praxis wechseln zu können, begünstigte erstens die mangelnde Anwendung des seroanthropologischen Wissens das »Gleiten« des Forschungsfeldes.[465] Zweitens war die Vorläufigkeit der Ergebnisse nicht zuletzt der Differenz geschuldet, die sich zwischen Seroanthropologie und Anthropologie auftat. Der »kleine epistemische Rest«, der die Differenz zwischen seroanthropologischer und anthropologischer Wissenschaft anzeigte, war gleichzeitig ein Motor dieses Forschungsfeldes und führte zu immer neuen Studien, die »Urrassen« und »Blutsverwandtschaften« festzulegen suchten. Drittens stellten die paradoxen Ergebnisse der Forschung selbst sowie des Weiteren die politische und disziplinäre Heterogenität des Feldes weitere Antriebskräfte dar und rückten eine disziplinäre Stabilisierung in weite Ferne. Einig war man sich, wie die Aussagen Hirszfelds und Steffans zeigen, einzig darüber, dass noch keine sicheren Schlüsse gezogen werden konnten, was aber gleichzeitig das Forschungsvorhaben von allen Seiten in Gang hielt.

Trotz dieser Bewegung des Aufschubs war das metaphorische Grundgerüst des Forschungsfeldes durchaus stabil, weshalb ich auch den Visualisierungen keine erhöhte epistemische Bedeutung zumessen möchte. Die metaphorische Struktur der Wissenschaft wurde durch die Visualisierungen nicht tangiert. Im Zentrum standen vielmehr wie bereits zu Beginn Fragen des Ursprungs und damit des »reinen Blutes« und der »Blutsverwandtschaft«. Die erhobenen Daten wurden jeweils in dieses metaphorische Raster eingepasst, dieses selbst nicht modifiziert und auch nicht aufgrund der erhobenen Daten fallen gelassen. Selbst Bernsteins Drei-Rassen-Theorie wurde möglichst integriert, auch wenn die Blutgruppe 0 noch immer »rätselhaft« schien und zuweilen als störendes Drittes ausgeblendet wurde.

463 | Steffan, »Die Bedeutung der Blutgruppen für die menschliche Rassenkunde«, S. 452.

464 | Hirszfeld, »Handbuch der Blutgruppenkunde«, S. 1965.

465 | Vgl. auch Barthes, »Semiologie und Medizin«, S. 217f.; der einzige Einhalt, den man dem Zeichen gebieten kann, kommt aus der Praxis und nicht aus dem semiologischen System selbst.

Pathologische Blutgruppen im Kampf ums Überleben

Die Verknüpfung von Blutgruppen und Krankheiten war nicht zuletzt aufgrund der humoralpathologischen Tradition bereits in der ersten Phase der Blutgruppenforschung vorhanden. In einigen der ersten Studien zu den Blutgruppen wurde das Phänomen der Agglutination als pathologisch eingestuft.[466] Dass diese Assoziation zwischen Blutgruppen und Krankheiten nicht so einfach gelöst werden konnte, sondern gleichsam »resistent« war, zeigt sich in der intensiven Forschungstätigkeit zu Blutgruppen und Krankheiten in den 1920er Jahren und dem »enthusiastische[n] Eifer, mit dem einschlägige Untersuchungen überall aufgenommen« wurden.[467]

Während zu Beginn des 20. Jahrhunderts die Agglutination – das Zeichen der Blutgruppe – als Krankheit interpretiert wurde, galten in den Untersuchungen der 1920er Jahre gewisse Blutgruppen als besonders anfällig gegenüber bestimmten Krankheiten. Krebserkrankungen, die zu Beginn des 20. Jahrhunderts als Ursache der Agglutination gegolten hatten, wurden nach Ende des Ersten Weltkriegs als eine der ersten Krankheiten hinsichtlich ihrer Koppelung mit der Blutgruppe erforscht.[468] Der Bakteriologe Alexander stellte 1921 im *British Journal of Experimental Pathology* eine Verbindung zwischen Blutgruppen und bösartigen Krankheiten wie Krebs fest.[469] Noch im selben Jahr wurden seine Ergebnisse in einem Beitrag der US-amerikanischen Mediziner J. Arthur Buchanan und Edith T. Higley in derselben Zeitschrift kritisiert; Buchanan und Higley konnten keinen Zusammenhang zwischen Blutgruppen und malignen Tumoren feststellen.[470] 1923 wurde in einer niederländischen Zeitschrift ebenfalls zum Verhältnis von Blutgruppen und Krebs publiziert.[471]

Diese zu Beginn der 1920er Jahre zunächst vereinzelt im Ausland erscheinenden Studien verstanden sich als vorläufig und wurden ab Mitte der 1920er Jahre von einer großen Anzahl an weiteren Untersuchungen ergänzt, die in Deutschland hauptsächlich in den medizinischen Wochenschriften erschienen. Der frappante Anstieg von Untersuchungen in diesem Bereich war einerseits der generellen Entwicklung der Blutgruppenforschung geschuldet, stand andererseits aber auch im Zusammenhang mit der »Krise der Medizin« der 1920er Jahre. Diese Krise, ihrerseits eingebettet in die »Krisenjahre der Klassischen Moderne« der Weimarer Republik, manifestierte sich hauptsächlich in einer Kritik an der bestehenden Medizin und ihrem kausal-mechanistischen und analytischen Denken. Sie ging mit einem Aufschwung von holistischen Vorstellungen und in diesem Rahmen der Lehre von der Konstitution einher und führte innerhalb der Bakteriologie zu einer Hinwen-

466 | Vgl. Kapitel 3.3. Diese Verknüpfung und die später folgenden Arbeiten werden auch in den zeitgenössischen medizinischen Publikationen teils in Zusammenhang gebracht, vgl. Hirszfeld, *Konstitutionsserologie*, S. 160.

467 | Thomsen, »Die Beziehungen zwischen den Blutgruppen«, S. 239.

468 | Hirszfeld, *Konstitutionsserologie*, S. 160.

469 | Alexander, »An Inquiry into the Distribution«.

470 | Buchanan/Higley, »The Relationship of Blood Groups to Disease«. Zur Kritik, der sich Hirszfeld aber nicht anschloss vgl. ders., *Konstitutionsserologie*, S. 160f.; vgl. auch Schneider, »Blood Group Research«, S. 93.

471 | Hesch, »Die Entwicklung der Blutgruppenforschung«, S. 9; er bezieht sich dabei auf eine Studie von Wassing und van Raamsdonk.

dung zu konstitutionellen Fragestellungen, wovon etwa Hirszfelds Monographie *Konstitutionsserologie und Blutgruppenforschung* zeugt.[472]

Kaum eine Krankheit blieb in ihrem Verhältnis zu den Blutgruppen unerforscht: von Diphtherie, Syphilis, Tuberkulose und Impfmalaria über bösartige Krankheiten, Zahnkrankheiten und Hämophilie bis hin zu Nerven- und Geisteskrankheiten.[473] Die Resultate waren vielfältig und widersprüchlich und wiesen letztlich keine Korrelationen zwischen Blutgruppen und Krankheiten nach. Im Folgenden wird das Forschungsfeld anhand dreier Krankheitskomplexe exemplarisch umrissen: Die Diphtherie stieß die Diskussion um den Zusammenhang von Blutgruppen und Krankheiten an; Syphilis sowie Geistes- und Nervenkrankheiten wurden in der darauf folgenden medizinischen Forschung am gründlichsten hinsichtlich ihrer potentiellen Koppelung mit den Blutgruppen untersucht.

Disposition zur Diphtherie?

Die deutschsprachige Diskussion über den Zusammenhang von Blutgruppen und Krankheiten wurde durch einen Artikel von Ludwik und Hanna Hirszfeld sowie Henryk Brokman über die »Vererbung der Disposition bei Infektionskrankheiten, speziell bei Diphtherie« ausgelöst.[474] Das Autorenteam ging von der Feststellung aus, dass sich bestimmte Merkmale, so auch biochemische Strukturen wie die Blutgruppen oder die Antikörper, möglicherweise abhängig vererbten.[475] Ihre ersten Untersuchungen zeigten, dass »*von den biochemischen Urrassen A und B keine die konstitutionelle Disposition oder Unempfindlichkeit als ein ihr innewohnendes, charakteristisches Erbgut mitgebracht hat*«. Allerdings verlaufe die Vererbung der Empfindlichkeit in Korrelation mit der Blutgruppe. Die Hirszfelds und Brokman sahen damit den Streit »um die konstitutionell bedingte oder erworbene Immunität bei Diphtherie [als] *im konstitutionellen Sinne* entschieden« an. Eine bedeutende Feststellung,

472 | Hirszfeld schreibt in seiner Monographie explizit, dass der Fokus auf Krankheiten in der Blutgruppenforschung mit dem »Aufschwung der modernen Konstitutionslehre« zusammenhänge (Hirszfeld, *Konstitutionsserologie*, S. 160). Vgl. zu Hirszfelds Konstitutionsvorstellungen genauer Keating, »Holistic Bacteriology«, sowie für eine Einbettung von Hirszfelds Studien in diesem Bereich Balinska/Schneider, »Introduction«, S. xxvii und S. xxviiif. Zur »Krise der Medizin« vgl. Klasen, *Die Diskussion über eine ›Krise‹ der Medizin*; Timmermann, *Weimar Medical Culture*; Lawrence/Weisz (Hg.), *Greater than the Parts*; Harrington, *Reenchanted Science*; besonders zur »Krise« innerhalb der Bakteriologie unter anderem Berger, *Bakterien in Krieg und Frieden*, sowie zur Krise der Weimarer Republik Peukert, *Die Weimarer Republik*, und Föllmer/Graf (Hg.), *Die ›Krise‹ der Weimarer Republik*.

473 | Für einen relativ ausführlichen Überblick vgl. Thomsen, »Die Beziehungen zwischen den Blutgruppen und anderen erblich bedingten Eigenschaften«, S. 241-250; vgl. auch Hirszfeld, *Konstitutionsserologie*, S. 160-175.

474 | Hirszfeld/Hirszfeld/Brokman, »Untersuchungen«. Der Artikel wurde in zahlreichen Aufsätzen wie auch in Lattes' Standardwerk *Die Individualität des Blutes*, S. 39f., rezipiert.

475 | Hirszfeld/Hirszfeld/Brokman, »Untersuchungen«, S. 1308. Die Diphtherie bot sich deshalb an, weil dort mit der so genannten »Schick'schen Probe« »die individuelle Disposition« eines Menschen bezüglich Diphtherie festgestellt werden könne (ebd.). Béla Schick hatte 1913 diesen später nach ihm benannten Diphtherie-Immunitäts-Test entwickelt; vgl. einführend zu Schick Krogmann, *Béla Schick*, sowie zur Diskussion um das von Schick entdeckte Menotoxin in den 1920er Jahren Spörri, »Giftiges Blut«, sowie Kapitel 6. 3.

waren doch möglicherweise auch andere Infektionskrankheiten konstitutionell präfiguriert.[476]

Ihre Ergebnisse wurden von Bernstein aufgrund des kleinen Samples skeptisch aufgenommen.[477] Werner Dölter aus Heidelberg wiederum rezipierte die Forschung durchwegs positiv und sah in diesen Untersuchungen den »Schlüssel zum Verständnis der Beziehungen zwischen konstitutionell bedingter Immunität, Rasse und Blutgruppe«[478]. Schiff hob die Studie der Hirszfelds und Brokman positiv hervor, wenn er auch die statistische Basis zu klein fand, um endgültige Schlüsse zu ziehen.[479] Ganz allgemein hielt Schiff den meisten Studien in diesem Gebiet technische Fehler und eine Überbewertung von Abweichungen vor.[480]

Brachte die Untersuchung der Hirszfelds und Brokmans zwar den Stein der konstitutionellen Blutgruppenforschung ins Rollen, so ging Ludwik Hirszfeld in seiner Monographie *Konstitutionsserologie* von 1928 nicht mehr auf eine mögliche konstitutionelle Grundlage der Diphtherie-Immunität ein, sondern bemerkte im Kapitel zur »Gruppenforschung in der Pathologie« lapidar: »Die bisherigen Ergebnisse sprechen jedenfalls gegen einen direkten Zusammenhang zwischen der Disposition für [...] Diphtherie und der Gruppenzugehörigkeit.«[481]

Syphilis: Erhöhte Heilungschancen?

Mit der Syphilis stand eine weitere Infektionskrankheit im Zentrum des Interesses der pathologisch orientierten Blutgruppenforschung. Zwar waren Schütz und Wöhlisch 1924 bezüglich der Wassermann-Reaktion, die dem Syphilis-Nachweis diente, und ihrem Verhältnis zu den Blutgruppen zu keinem signifikanten Ergebnis gelangt.[482] Rose Amsel und Wanda Halber von Hirszfelds Institut für Serumforschung in Warschau zeigten in ihrer 1925 publizierten Studie, dass die Wassermann-Reaktion bei behandelten Fällen bei der Blutgruppe 0 häufiger negativ war als bei den anderen Gruppen.[483] Wiechmann und Paals Studie von 1926 erhärtete die Vorstellung einer bestimmten Syphilis-Disposition: Im Vergleich mit der regulären Kölner Bevölkerung war die Gruppe 0 häufiger negativ, während die Gruppe AB die *»größte Anzahl positiver Reaktionen aufweist«*[484]. Allerdings betonten Wiechmann und Paal wie schon vor ihnen Amsel und Halber, dass weitere Studien nötig seien, um ihre Befunde schlüssig zu beweisen.[485] Untersuchungen von Leveringhaus, Schmitt und Gundel konnten Wiechmann und Paals Ergebnisse hingegen nicht stützen.[486]

476 | Hirszfeld/Hirszfeld/Brokman, »Untersuchungen«, S. 1309.

477 | Bernstein, »Ergebnisse einer biostatistischen zusammenfassenden Betrachtung«, S. 1496. Vgl. für die internationale Rezeption: Keating, »Holistic Bacteriology«, S. 287-289.

478 | Dölter, »Über den heutigen Stand der Blutgruppenforschung«, S. 1336.

479 | Schiff, »Die Blutgruppen und ihre Anwendung vor Gericht«, S. 391, Fußnote 3.

480 | Ebd., S. 391.

481 | Hirszfeld, *Konstitutionsserologie*, S. 163, zur Vererbung der Diphtherie-Immunität: S. 184-194.

482 | Schütz/Wöhlisch, »Bedeutung und Wesen«, S. 1615.

483 | Amsel/Halber, »Ueber das Ergebnis«.

484 | Wiechmann/Paal, »Ueber die Blutgruppen der Kölner Bevölkerung«, S. 608.

485 | Ebd., S. 608; Amsel/Halber, »Ueber das Ergebnis«, S. 98.

486 | Leveringhaus, »Die Bedeutung«, S. 15; Gundel, »Bestehen Zusammenhänge«, S. 1704; vgl. auch Schmitt, »Ergebnisse von 3585 Blutgruppenbestimmungen«.

Gundel aber war im Rahmen seiner Analysen auf den unterschiedlichen »Erfolg der Syphilistherapie bei Angehörigen verschiedener Blutgruppen« gestoßen: Blutgruppen A und 0 seien leichter von der Lues heilbar als die Gruppen AB und B, womit möglicherweise auch »das häufigere Vorkommen spätsyphilitischer Erkrankungen bei den Gruppen AB und B« erklärt werden könne.[487] Der vermeintlich wissenschaftlich fundierte Glaube, dass die Syphilistherapie bei den Blutgruppen unterschiedliche Ergebnisse zeitige, fand sich auch bei Hirszfelds Mitarbeiter Adam Straszynski, der auf Hirszfelds Anregung hin Untersuchungen zur Wassermann-Reaktion vorgenommen hatte.[488]

Im Anschluss an diese Studien bemerkte Eugenjusz Wilczkowski 1927 eine »besondere Disposition zur progressiven Paralyse« bei Individuen der Gruppe AB.[489] Diese Behauptung konnten Walter Loele und sein Mitarbeiter Krumbiegel aufgrund ihrer im selben Jahr publizierten Studie zwar nicht stützen, doch verwarfen sie seine Resultate nicht grundsätzlich und forderten weitere Untersuchungen.[490] Ebenfalls 1927 erschien eine Arbeit der finnischen Mediziner Oswald Streng und Elsa Ryti, die bei Syphilis zwar »ein kleines Überwiegen der 0-Gruppe auf Kosten der A-Gruppe« vorfanden, was gemäß den beiden Wissenschaftlern auch ein rein zufälliges Resultat sein konnte.[491] 1933 schloss Schiff aufgrund der vorhandenen Studien, dass trotz »der imponierenden Gesamtzahlen« die Befunde keinerlei definitive Folgerungen zuließen. Auch die Behauptung, dass die Gruppe 0 auf luetische Behandlung am besten reagiere, sei noch nicht überzeugend nachgewiesen worden.[492]

Schwerverbrecher, Psychotiker und andere »Minderwertige«

Einer der am eifrigsten publizierenden Mediziner zur Pathologie der Blutgruppen war der bereits erwähnte Max Gundel, Doktor der Medizin und Philosophie und Assistent am Hygienischen Institut der Universität Kiel, der 1940 zum Gesundheitsführer des Reichsgaues Wien wurde.[493] In seiner ersten Studie konzentrierte sich Gundel auf die Luesreaktion und das Auftreten von Geistes- und Nervenkrankheiten bei Strafgefangenen. Seine Untersuchungen ergaben unter anderem eine Häufung von Gruppe B in den Universitäts-Nervenkliniken, was auf eine »relativ leichte Verletzbarkeit des Nervensystems« von B schließen lasse.[494] In der Folge untersuchte Gundel Insassen von Strafanstalten, weil er annahm, dass hier ähnliche Verhältnisse wie bei Nervenkranken vorliegen mussten. Und tatsächlich: Auch hier dominier-

487 | Gundel, »Bestehen Zusammenhänge«, S. 1703.

488 | Straszynski, »Über das Ergebnis der Wassermannschen Reaktion«; Hirszfeld, *Konstitutionsserologie*, S. 164.

489 | Wilczkowski, »Blutgruppenuntersuchungen«, S. 168.

490 | Loele/Krumbiegel, »Ueber Blutgruppenbestimmung«, S. 891.

491 | Streng/Ryti, *Die Blutgruppenverteilung*, S. 14 und S. 15.

492 | Schiff, *Die Blutgruppen*, S. 46.

493 | Gundel, »Bestehen Zusammenhänge«, S. 1703, sowie Hubenstorf, »›Aber es kommt mir doch so vor‹«, S. 413. Zu Blutgruppen und Pathologie vgl. auch Boaz, *In Search of ›Aryan Blood‹*, S. 58-62, S. 106-115.

494 | Gundel, »Einige Beobachtungen«, S. 1186.

te Blutgruppe B, hauptsächlich bei Schwer- und rückfälligen Verbrechern.[495] Diese Ergebnisse wurden vom Kieler Gerichtsmediziner Kurt Böhmer durchwegs bestätigt.[496] Zwar forderte Böhmer weitere Untersuchungen, doch sollten die Ergebnisse zutreffen, »bekämen wir in der Blutgruppe ein weiteres Hilfsmittel an die Hand, um den Unverbesserlichen im Strafvollzug von den Besserungsfähigen zu trennen«[497]. Damit stand das praktische Potential der Blutgruppenforschung im Raum.

Gundels und Böhmers Forschungen blieben nicht unwidersprochen. So kritisierte Kruse nicht nur die geringe Größe von Gundels Sample, seine eigenen Forschungen stellten dessen Resultate auch in Frage.[498] Gundel versuchte daraufhin, seine Ergebnisse durch die Erhöhung der getesteten Personen auf über 3000 zu erhärten und fand eine Häufung der Blutgruppe B bei den »als ›minderwertig‹ zu bezeichnenden Personen« wie Psychopathen, Hysterikern und Alkoholikern wie auch bei brünetten Individuen.[499] Die Stigmatisierung der Blutgruppe B findet sich auch bei Warnowsky, einem Mitarbeiter der Poliklinik München. Dieser stieß zwar bei den Gruppen A und 0 häufiger auf chronischen Alkoholismus als bei anderen Gruppen, während er unter der Gruppe AB relativ »viele Debile, Imbezille und Idioten« vorfand. Blutgruppe B aber war unter manisch-depressiven, paranoiden und querulenten Persönlichkeiten vorherrschend. Neben der Untersuchung des psychischen Zustandes hatte Warnowsky auch den Stuhlgang sowie körperliche »Missbildungen« untersucht:

»Auch die Dauer der Defäkation zeigt bei den Gruppen Unterschiede. So beansprucht dieselbe durchschnittlich bei A nur bis zu wenigen Minuten, hingegen bei B oft lange Zeit (20-40 Minuten) [...]. Hypogenitalismus, Pseudohermaphroditismus, Viraginität, Effeminatio, Hottentottenschürze, sowie Homosexualität, Lesbos, Platonismus«

waren gemäß Warnowsky typisch für Blutgruppe 0, während Sadismus und Masochismus nur bei Gruppe B festgestellt werden konnten.[500]

Wie das Beispiel Warnowskys verdeutlicht, wurde die Blutgruppe zu einem bedeutsamen Merkmal, das den Menschen bis ins intimste Detail prägte. Warnowsky

495 | Gundel, »Rassenbiologische Untersuchungen an Strafgefangenen«, S. 2166. Auf ein ähnliches Ergebnis waren Schütz und Wöhlisch bereits 1924 gestoßen: Während Blutgruppe A bei Akademikern häufig auftrat, war es bei Gefängnisinsassen Blutgruppe B (Schütz/Wöhlisch, »Bedeutung und Wesen«, S. 1615). Im weitesten Sinne wurde hier die vormoderne Idee des »blauen Blutes« wieder belebt. So fand Gundel einen auffällig hohen Prozentsatz an B auch bei »nervenkranken« Arbeitern und Landwirten (Gundel, »Rassenbiologische Untersuchungen an der Schleswig-Holsteinischen Bevölkerung«, S. 62).

496 | Böhmer, »Blutgruppen und Verbrechen«; ders., »Blutgruppen und Kriminalistik«; vgl. ähnlich auch Palmieri, »Die Verteilung der Blutgruppen unter den geisteskranken Verbrechern«.

497 | Böhmer, »Blutgruppen und Kriminalistik«, S. 142.

498 | Kruse, »Ueber Blutzusammensetzung und Rasse«, S. 29; kritisch auch Foerster, »Blutgruppen und Verbrecher«; Schmidt, »Blutgruppenbestimmungen an Strafgefangenen«; Hennemann, »Über Blutgruppenbestimmungen«.

499 | Gundel, »Rassenbiologische Untersuchungen an der Schleswig-Holsteinischen Bevölkerung«, S. 67 und S. 75.

500 | Warnowsky, »Ueber Beziehung der Blutgruppen zu Krankheiten«, S. 1759.

ging deshalb auch davon aus, dass sich die Blutgruppe nicht nur psychisch, sondern auch äußerlich manifestierte. In rund 80 Prozent der Fälle gelinge es ihm, die Zugehörigkeit zu einer Blutgruppe an äußeren und psychischen Merkmalen zu erkennen:

»Dass es sich hierbei um bestimmte blutrasseneigene und erkennbare Merkmale handeln muss, beweist folgendes Beispiel: Ein von mir in diese Materie eingeführter Kubankosake (Offizier) konnte mir am nächsten Tage 9 von 10 seiner Kameraden richtig bestimmen, wie die serologische Untersuchung bestätigte. Eine gleiche Fähigkeit wiesen auch einige Kollegen auf.«[501]

Weitere Stigmatisierungsprozesse von B, die bisweilen auch auf AB übergriffen,[502] finden sich im Kontext der Diskussion um die Lebensaussichten der verschiedenen Blutgruppen. Hirszfeld postulierte 1928 für die Blutgruppe B »eine geringere Lebensaussicht«, wenn er auch eingestand, dass zur Erhärtung dieser These weitere Analysen erforderlich waren.[503] Thomsen widersprach Hirszfeld, indem er die Unterschiede in der Blutgruppenverteilung als wahrscheinlich zufällig bezeichnete und den Gruppen eine gleich große »Lebenskraft« zuschrieb.[504] Thomsens Gewährsmann war der Mathematiker Siegfried Koller, der in der *ZRP* 1931 die Hirszfeld'sche Interpretation der Statistiken als »logisch nicht einwandfrei« bezeichnet hatte.[505] Auch Schiff kam 1933 mit Rekurs auf Koller zum Schluss, dass keine »größere Hinfälligkeit der B-Menschen« bestehe.[506]

Nicht nur auf der Ebene der Logik operierte Sachs, der die in der Forschung vorhandene Stigmatisierung direkt anprangerte. In einem Überblicksreferat notierte er, dass seine Mitarbeiter zuerst wie Gundel auf eine Häufung von B und AB bei

501 | Ebd. Dass die später in derselben Wochenschrift publizierte Kritik an Warnowskys Artikel nicht seine Vorstellung einer umfassenden Prägung durch die Blutgruppe betraf, sondern eine Frage der Forensik, ist Indiz dafür, dass solche Ideen weit zirkulierten, auch wenn sie nicht immer in solch ausdrücklicher Form zur Sprache kamen. Vgl. zur Kritik Merkel, »Ueber Beziehung der Blutgruppen zu Krankheiten«, und darauf Warnowskys »Erwiderung«. Ein weiteres Indiz: Zur Überprüfung der These von Gundel sowie Schütz und Wöhlisch, dass unter Gefängnisinsassen Gruppe B, unter Akademikern Gruppe A dominiere, wurde von einem Kritiker zwar weiteres Material gefordert, doch die These als solche als »theoretisch sehr wohl verständlich und außerordentlich eindrucksvoll« klassifiziert (Dölter, »Über den heutigen Stand«, S. 1336).

502 | Vgl. etwa Streng/Ryti, *Die Blutgruppenverteilung*, die während ihrer Arbeit den Eindruck gewannen, »als wären die Leute der AB-Gruppe überhaupt etwas weniger resistent gegenüber Krankheiten«. Die beiden stuften dies als »Minderwertigkeit« ein, gaben aber zu, dass, »[u]m Sicheres behaupten zu können, [...] größere Zahlenreihen aus einem homogeneren Material als dem unsrigen notwendig seien (S. 15f.). Vgl. zur Gruppe AB Thomsen, der die AB-Gruppe als »eine vielleicht labilere (stärker beeinflussbare) ›Bastardgruppe‹ (sowohl A wie B)« charakterisiert (»Die Beziehungen zwischen den Blutgruppen«, S. 241).

503 | Hirszfeld, *Konstitutionsserologie*, S. 172.

504 | Thomsen, » Die Beziehungen zwischen den Blutgruppen«, S. 233.

505 | Koller, »Statistische Untersuchungen«, S. 122.

506 | Schiff, *Die Blutgruppen und ihre Anwendungsgebiete*, S. 227.

Psychosen gestoßen seien. Nach Überprüfung an umfangreicherem Material aber ließ sich

»diese Stigmatisierung nicht aufrecht erhalten, und ich möchte glauben, dass man in Bezug auf endgültige Schlussfolgerungen in der hier gekennzeichneten Richtung außerordentlich vorsichtig sein muss, bevor nicht ein an Masse erdrückendes Untersuchungsmaterial vorliegt«[507].

Im Kampf ums Überleben

Gegen Ende der Weimarer Republik war man sich weitgehend darüber einig, dass zwischen Blutgruppen und Krankheiten kein Zusammenhang existierte. Thomsen schrieb nach Durchsicht der Literatur im *Handbuch der Blutgruppenkunde*, dass zwar eine Fülle von Untersuchungen vorliege, doch die meisten Studien statistisch unzulänglich seien. Diejenigen Forscher aber, die über eine befriedigende empirische Basis verfügten, konnten in der Regel keine Korrelation zwischen Blutgruppen und Krankheiten nachweisen.[508] Thomsen betonte deshalb, dass eine *»Koppelung zwischen Blutgruppengenen und anderen Genen nicht nachgewiesen ist«*[509]. Mit dem Argument des unzulänglichen statistischen Materials konnten in diesem Bereich der Blutgruppenforschung alle positiven Aussagen zu Blutgruppen und pathologischen Erscheinungen negiert werden.[510]

Bereits zu Beginn der 1930er Jahre war hinlänglich klar, dass dieses Forschungsgebiet, das mit großem Elan gestartet war und von dem man sich einiges über Vererbung und Konstitution zu erfahren versprochen hatte, grandios gescheitert war.[511] Wie bei der Suche nach dem Zusammenhang von »Rassen« und Blutgruppen wurde die Forschung durch die Vermutung angetrieben, es gäbe bisher unbekannte Verbindungen, die nur dechiffriert werden müssten. Auch bestand die Hoffnung, Zusammenhänge zwischen Blutgruppen, Krankheiten und »Rassen« aufzudecken. Dass eine Stigmatisierung von B, zuweilen auch AB, diese Forschungsarbeiten durchzog, ist symptomatisch, da wohl genau eine solche Übereinstimmung von Blutgruppen, »Rassen« und Krankheiten implizit von einigen Forschern als plausibel erachtet wurde. Das Reden über Krankheiten und konstitutionelle Anlagen war indirekt auch immer in ein Reden über die »Rassen« eingebettet und bezog sich auf die Frage, welche der Blutgruppen wohl am gesündesten, Krankheiten gegenüber am resistentesten oder auch am leichtesten heilbar sei.

Dies zeigt sich besonders deutlich in den populärwissenschaftlichen Artikeln, die insgesamt einen Zusammenhang zwischen Blutgruppen und Krankheiten, namentlich den Nervenkrankheiten, meist als gegeben erachteten oder zumindest nicht in Bausch und Bogen verwarfen, wie dies im »esoterischen« Kreis geschah.[512]

507 | Sachs, »Blutgruppenforschung«, S. 7.

508 | Thomsen, »Die Beziehungen zwischen den Blutgruppen«, S. 239f.

509 | Ebd., S. 260.

510 | Vgl. auch Koller, »Statistische Untersuchungen«, S. 122.

511 | Vgl. auch den Überblicksaufsatz von Hirszfeld, dem die Frage nach Blutgruppen und Krankheiten nicht einmal mehr ein eigenes Kapitel wert war (Hirszfeld, »Hauptprobleme der Blutgruppenforschung«, S. 56).

512 | Vgl. neben den unten direkt zitierten Artikeln auch Weyde, »Vom Blute«, der insbesondere auf die Diphtherie und damit auf die Forschungen der Hirszfelds und Brokmans eingeht

So schrieb etwa Burghard Breitner in einem populär gehaltenen Artikel von 1930, dass zwar noch keine gänzlich »verlässliche[n] Befunde« vorlägen, Immunität und damit auch Vitalität aber konstitutionell bedingt seien und die »Sprache für diese schicksalhafte Gebundenheit [...] das Blut [sei], das uns seine Gruppe nennt«.[513] Ähnlich argumentierte Hans F. Quinz, der in einer Zeitschrift für populäre Heilwissenschaft erklärte, dass die Verknüpfung von Blutgruppen und Krankheiten zwar »noch nicht mit Sicherheit« bewiesen, das Blutserum aber »konstitutionell bestimmt sei«.[514] Breitner wie Quinz bemerkten, dass Gruppenzugehörigkeit und Lebensaussichten gekoppelt seien, und Breitner betonte ausdrücklich, dass für die Gruppe B »*eine geringere Lebensaussicht*« bestehe.[515] Auch die Folgen einer rassendifferenten Immunität und damit der Selektionswert der Gruppenzugehörigkeit tauchten bei beiden auf.[516] Ähnlich fasste es der Berichterstatter in der illustrierten Zeitschrift *Der Naturforscher* zusammen: Es bestehe eine »spezifische Krankheitsempfindlichkeit bestimmter Rassen gegenüber bestimmten Krankheiten«; die »Zusammenhänge zwischen Sterblichkeit und Blutgruppen [...] gilt es aufzudecken«.[517]

Hinter diesen Aussagen stand letztlich die Darwin'sche Formel des *survival of the fittest* – welche Blutgruppe war besonders überlebensfähig?[518] Damit fand eine Neucodierung der Blutgruppen statt, die auch die Blutgruppen im rassischen Zusammenhang betraf. Im Gegensatz zur Suche nach dem Zusammenhang von Blutgruppen und »Rassen« war aber die pathologische Blutgruppenforschung bereits zu Beginn der 1930er Jahre am Ende.[519] Während bei der rassisch orientierten Blutgruppenforschung wie bei der Konstitutionsserologie die *différance* ein konstitutives Element dieser Wissenschaft war, die zu immer neuen, auch widersprüchlichen Resultaten und einem »Gleiten« des Forschungsfeldes führte, so fand bei der Konstitutionsserologie relativ schnell eine Schließung statt, die das Feld, zumindest aus esoterischer Perspektive, als unergiebig charakterisierte. Warum blieb dieses Schicksal der Seroanthropologie so lange erspart? Offensichtlich erwies sich die seroanthropologische Koppelung von Blut und »Rasse« als weitaus dauerhafter, was nicht zuletzt einem Blut-Dispositiv geschuldet war, das Blut eher mit »Rassen« als mit Krankheiten verband.

(S. 50), sowie Gauch, »Die menschlichen Blutgruppen«, der sich auf die Nervenkrankheiten konzentriert und betont, dass »Menschen mit schweren innersekretorischen Störungen besonders des Hirnanhangs« meist der Gruppe B angehörten (S. 14). Vgl. zum Begriff »esoterisch« Fleck, *Entstehung und Entwicklung*, S. 138: »Um jedes Denkgebilde, sei es ein Glaubensdogma, eine wissenschaftliche Idee, ein künstlerischer Gedanke, bildet sich ein kleiner esoterischer und ein größerer exoterischer Kreis der Denkkollektivteilnehmer.«

513 | Breitner, »Die Sprache des Blutes«, S. 165.

514 | Quinz, »Blutgruppen und Vererbung«, S. 234.

515 | Breitner, »Die Sprache des Blutes«, S. 165; Quinz, »Blutgruppen und Vererbung«, S. 234.

516 | Breitner, »Die Sprache des Blutes«, S. 166; Quinz, »Blutgruppen und Vererbung«, S. 234.

517 | Freitag, »Ergebnisse der Blutgruppenforschung«, S. 111f.

518 | Thomsen zitiert eine Studie von Bay-Schmidt, der die Gruppe A bei den Eskimos als weniger resistent gegenüber Infektionskrankheiten interpretierte und deshalb auch deren Verdrängung voraussagte (Thomsen, »Die Beziehungen zwischen den Blutgruppen«, S. 243).

519 | Schiff, *Die Blutgruppen und ihre Anwendungsgebiete*, S. 44.

Magere Neugeborene, sterile Ehen: Die Frage der heterospezifischen Schwangerschaft

Hirszfeld verlieh der Blutgruppenforschung der 1920er Jahre nicht nur für die Frage des Zusammenhangs von Blutgruppen und Krankheitsbildern einen wichtigen Anstoß.[520] 1925 publizierte er in der *Klinischen Wochenschrift* gemeinsam mit seinem Warschauer Kollegen Zborowski einen Aufsatz über gruppenungleiche Schwangerschaften – bei diesen weisen Mutter und Fötus nicht dieselbe Blutgruppe auf. Der Beitrag stellte die erste breitenwirksame Veröffentlichung über die gruppenungleiche, heterospezifische Schwangerschaft im deutschen Sprachraum dar; ein zweiter Aufsatz der beiden folgte ein Jahr darauf.[521] Wie auch bei der Frage nach dem Zusammenhang von Krankheiten und Blutgruppen schwangen bei der Untersuchung der heterospezifischen Schwangerschaft eugenische Untertöne mit. Im Zentrum stand zwar das Verhältnis der Blutgruppen von Mutter und Kind, in dem darin enthaltenen Vererbungsproblem verbarg sich aber die Frage nach der serologischen Verschiedenheit von Mutter und Vater und damit letztlich die Frage nach der »Rasse«. Die Metaphorik vom Mischen des Blutes war in diesem Bereich strukturell angelegt, handelte es sich doch um den Vorgang der Zeugung. Und im Anschluss an die Rede von der »Feindlichkeit« der Blutgruppen lag für gewisse Blutgruppenkombinationen zwischen Mutter und Vater eine Abstoßung bei der als »Blutmischung« figurierenden Zeugung nahe. Diese Verschiebungen zwischen wörtlicher und metaphorischer Sprache traten in den Texten zum Thema in verschiedenen Variationen auf.

Hirszfeld und Zborowski gingen davon aus, dass eine heterospezifische Schwangerschaft »besonderen Gefahren ausgesetzt« sei.[522] Diese manifestierten sich ihrer Meinung nach etwa in den unterschiedlichen Durchschnittsgewichten von Neugeborenen[523] – bei der Kombination der Blutgruppen 0 und A waren die »homospezifischen Kinder« meist deutlich schwerer als die heterospezifischen Kinder. Unter dem Vorbehalt der kleinen Datenmenge von nur 720 untersuchten Kindern präsentierten Hirszfeld und Zborowski ein überraschendes Resultat für die so genannten »B-Mütter« und »B-Kinder«: B-Mütter schienen »für alle Kinder gleich gute Entwickelungsbedingungen [zu] liefern«, während B-Kinder »sich auch in gruppenfremden Müttern gut zurechtfinden«.[524] Erstaunlich war der Befund deshalb, weil Gruppe 0 als Universalspender galt und deshalb keine Probleme zwischen 0 und irgendeiner anderen Gruppe zu vermuten gewesen wären. A und B wiederum galten gemeinhin als einander »feindliche Blutgruppen«, und ein daraus resultierendes geringeres Gewicht bei Kindern dieser Blutgruppen wäre logisch erschienen.

520 | Nicht zuletzt die Forschungen zur Heterospezifität trugen zu Hirszfelds Nobelpreisnomination 1950 bei (Balinska/Schneider, »Introduction«, S. xxvii).

521 | Hirszfeld/Zborowski, »Gruppenspezifische Beziehungen«; dies., »Über die Grundlagen«.

522 | Hirszfeld/Zborowski, »Über die Grundlagen«, S. 741.

523 | Anders als andere Autoren klassifizierten Hirszfeld und Zborowski Eklampsie wie auch Schwangerschaftstoxikose nicht als Resultate von Heterospezifität (vgl. dazu unter anderem Hirszfeld, *Konstitutionsserologie*, S. 148 und S. 152); vgl. dazu auch Thomsen, »Die Beziehungen zwischen den Blutgruppen«, S. 234.

524 | Hirszfeld/Zborowski, »Über die Grundlagen«, S. 741.

Neben dem Gewicht der Neugeborenen untersuchten Hirszfeld und Zborowski auch die Sterilität als extremste Manifestation der »durch die Heterospezifität bedingten Störungen«[525]. Ein Zusammenhang zwischen Sterilität und heterospezifischer Schwangerschaft war ihrer Meinung nach dann bewiesen, wenn Kinder häufiger die mütterliche als die väterliche Blutgruppe aufwiesen, da sich gruppenfremde Kinder – Kinder mit väterlicher Blutgruppe – weniger häufig entwickelten als solche mit mütterlicher Gruppe. Tatsächlich fanden Hirszfeld und Zborowski, dass bei Ehen zwischen o und A »*die Gruppe A der Mutter häufiger auf das Kind übertragen wird, als die Blutgruppe des Vaters*«.[526] Über die Kombination der Blutgruppe B ließ sich aufgrund des geringen Zahlenmaterials wenig aussagen. »Höchst merkwürdig« aber schienen den beiden Medizinern »die Ergebnisse der Ehen o auf AB«: Die Kinder waren nie der Gruppe AB zugehörig, wenn der Vater Blutgruppe AB und die Mutter o aufwiesen – während im umgekehrten Fall (Vater o, Mutter AB) zuweilen auch die Kinder der Blutgruppe AB angehörten. Es entstehe der Eindruck, »dass die *Austragung der AB-Früchte in Müttern o erschwert, ja vielleicht nicht ohne pathologische Störungen überhaupt verlaufen kann.*« Hirszfeld und Zborowski folgerten, dass »die Unfruchtbarkeit der Ehen auf serologischer Unverträglichkeit beruhen« könne. Auffällig schien den beiden, dass gewisse Gruppenkombinationen »häufiger kinderreich« seien als andere – wobei aufgrund des von ihnen untersuchten kleinen Zahlenmaterials auch der »Zufall« als mögliche Ursache in Frage kam.[527]

1928 betonte Hirszfeld, die »Möglichkeit, dass bei großen serologischen Differenzen die Befruchtung oder die Entwicklung der Frucht gefährdet« sei, da sie zur Unfruchtbarkeit mancher Ehen führen könnte.[528] Die Schlussfolgerung, die sich vor dem Hintergrund der ungleichen Blutgruppenverteilung bei den verschiedenen »Rassen« ergab, lag nahe:

»Bei manchen Rassenmischungen steigt selbstverständlich die Anzahl heterospezifischer Schwangerschaften an, die oben erwähnten ungünstigen Momente hätten dann eine große, nicht nur individuelle, sondern soziale Bedeutung, da manche konstitutionelle, anthropologische oder physiologische Merkmale, die mit den isoagglutinablen evtl. gemeinsam vererbt werden, bei Rassenmischungen beeinflusst und dem Untergang geweiht sein könnten.«

Der Konjunktiv zeigt an, dass Hirszfeld diese Thesen als noch nicht erhärtet ansah, sondern dass auch das Problem der Heterospezifität »noch vertieft werden« musste.[529]

Mit dem Eingeständnis, dass gründliche Untersuchungen noch ausständen, nahm Hirszfeld seinen Kritikern den Wind aus den Segeln.[530] Victor Ohnesorge aus der Leipziger Frauen-Universitätsklinik hatte bereits 1925 in direkter Referenz auf Hirszfeld und Zborowski bemerkt, dass in seinen eigenen Studien die »Inkongru-

525 | Ebd., S. 742; vgl. auch ihren im Jahr zuvor publizierten Aufsatz »Gruppenspezifische Beziehungen«, S. 1157.

526 | Hirszfeld/Zborowski, »Über die Grundlagen«, S. 742.

527 | Ebd., S. 743.

528 | Hirszfeld, *Konstitutionsserologie*, S. 152.

529 | Ebd., S. 153.

530 | Neben den im Folgenden genannten vgl. auch Haselhorst, »Blutgruppenuntersuchungen bei Mutter und Kind«, der sich ebenfalls kritisch äussert.

enz zwischen dem mütterlichen und kindlichen Blut [...] anscheinend ohne Einfluss auf die Entwicklung der Frucht« sei.[531] Während im Sample Ohnesorges das Gewicht der heterospezifischen Kinder gar über dem der homospezifischen lag, fand Theo Koller bei Kindern aus homo- und heterospezifischen Schwangerschaften ein ähnliches Geburtsgewicht vor.[532] Siegfried Koller von Bernsteins Institut betonte 1931 in der *ZRP*, wohl als Widerlegung der Blutmischungsmetaphorik, dass der mütterliche und fötale Blutkreislauf selbständig seien, dass »also kein mütterliches Blut unmittelbar in den kindlichen Kreislauf eintritt und Gruppenreaktionen hervorruft; ebenso umgekehrt«[533]. Kollers mathematische Berechnungen konnten Hirszfelds These von der »Bevorzugung der mütterlichen Blutgruppe« nicht bestätigen, die »Hypothese der systematischen Entwicklungsstörung des Kindes bei gruppenfremder Schwangerschaft« wurde von ihm »vollständig« widerlegt.[534] Diese Meinung teilte Thomsen in seinem einschlägigen Artikel im *Handbuch der Blutgruppenkunde*.[535] Die Frage nach der Sterilität von gewissen Verbindungen beziehungsweise nach deren Auswirkungen auf den Fötus wurde von ihm ebenfalls vernichtend abgetan: »*Es gibt also alles in allem keinen Anhaltspunkt dafür, dass die Blutgruppe der Mutter für Entwicklung und Gesundheitszustand der Frucht irgendeine Rolle spielt.*«[536] Dass Hirszfelds Untersuchungen aber überhaupt rezipiert und in weiteren Settings überprüft – wenn auch meist widerlegt – wurden, ist Indikator dafür, dass »Gruppenfremdheit« als Erklärungsmuster für gewisse Phänomene, die während beziehungsweise nach der Schwangerschaft bei Mutter und Kind auftraten, zumindest denkbar erschien.

Weitaus weniger kritisch wurde die Frage nach der Heterospezifität in weniger spezialisierten Publikationen behandelt, so einerseits in den frühen Überblickstexten zum Thema,[537] andererseits in eher populärwissenschaftlichen Beiträgen, in denen auch die eugenische Dimension erhöhte Aufmerksamkeit erfuhr. Hier bestätigt sich Flecks Beobachtung, dass in der Populärwissenschaft Details unwichtig werden und streitende Meinungen wegfallen, die ja gerade als Signum von Wissenschaftlichkeit gelten.[538]

In populärwissenschaftlichen Artikeln wie beispielsweise in der *Urania*, aber auch in der *Vossischen Zeitung* wurde die in der Wissenschaft diskutierte Frage erwähnt, dass bestimmte Kombinationen von Blutgruppen Schwangerschaftsbeschwerden oder gar »eine sehr geringe Fruchtbarkeit der Ehe« nach sich ziehen könnten, wenn nicht sogar von »Unfruchtbarkeit« und »Fehlgeburten« die Rede war.[539] Auch Reche schrieb 1929 in der *Gartenlaube*, dass bei »starken Unterschie-

531 | Ohnesorge, »Über Blutgruppenbestimmungen bei Müttern und Neugeborenen«, S. 2888. Zu dieser Kritik vgl. Hirszfeld, *Konstitutionsserologie*, S. 150.

532 | Koller, »Untersuchungen«, S. 271.

533 | Koller, »Statistische Untersuchungen«, S. 125.

534 | Ebd., S. 178 und S. 179.

535 | Thomsen, » Die Beziehungen zwischen den Blutgruppen«, S. 237.

536 | Ebd., S. 238.

537 | Breitner, *Die Bluttransfusion*, S. 57-59; identisch im populären Beitrag »Die Sprache des Blutes«, S. 162; für eine weitere unkritische Rezeption: Schiff, »Agglutination«, S. 325.

538 | Fleck, *Entstehung und Entwicklung*, S. 149.

539 | Fuld, »Menschliche Blutrassen«, S. 360, vgl. auch Freitag, »Ergebnisse der Blutgruppenforschung«, S. 111, sowie R. L., »Das Geheimnis der Blutgruppen«; Hartkopf, »Die Bedeutung der Blutgruppenbestimmung«.

den in den Blutgruppen der Eltern Störungen im Verlauf der Schwangerschaft« eintreten könnten, »die eine sehr frühzeitige Abstoßung der noch völlig unreifen Frucht zur Folge haben können«. Gruppenfremde Schwangerschaften seien deshalb gefahrenreicher als gruppengleiche. Eine gründlichere Erforschung, so Reches eugenische und in die Zukunft orientierte Vermutung, würde zur Prüfung der Blutgruppenkombination vor der Ehe führen.[540] Gauch blies 1929 in der »Zeitschrift für Lebensertüchtigung« *Der Stärkere* in dasselbe Horn: »[D]ie Gattenwahl [sollte] auch die Blutgruppen berücksichtigen, zum eigenen und der Kinder Wohl: die Blutgruppe des Mannes soll nicht derjenigen der Frau feindlich sein.«[541]

In der Wochenschrift *Volksheil* sprach Quinz im Beitrag »Blutgruppen und Vererbung« von der »Sterilität« gewisser Ehen:

»Es gibt Frauen, die von einem bestimmten Mann kein Kind bekommen können, obwohl kein Hindernis vorliegt. Das ist deshalb der Fall, weil die Frau mit einer ihr fremden Blutgruppe *befruchtet* wird. Ähnlich sucht man die spontanen Fehlgeburten [...] als Kinder der feindlichen Blutgruppen zu erklären.«[542]

Auch Gauch bezeichnete die Blutgruppen als »feindliche« und benutzte damit eine zentrale Metaphorik der Blutgruppenforschung, die das Problem von gruppenfremden Schwangerschaften überhaupt erst hervorbrachte:[543] Wenn gewisse Blutgruppen »unverträglich« oder gar einander »feindlich« waren, dann musste sich dieser Umstand auch bei der Zeugung, der »Blutmischung«, bemerkbar machen. Während in den wissenschaftlichen Texten dieses Problem weitaus komplexer diskutiert wurde – zirkulierten dort doch Begriffe wie »Placentadurchlässigkeit« oder »serologische Symbiose«[544] –, fand die metaphorologische Basis des Problems und die ständigen Verschiebungen zwischen wörtlicher und metaphorischer Sprache in populärwissenschaftlichen Texten ihren unverstellten Ausdruck. Das zeigt Gauchs Beitrag, in dem von einer »Befruchtung« durch die fremde Blutgruppe die Rede ist.

Auch in streng medizinisch ausgerichteten Zeitschriften bewegte die Frage nach der Sterilität von Ehepartnern mit unterschiedlichen Blutgruppen die Gemüter. 1929 lautete die »Frage 97« im »Fragekasten« der *Münchener Medizinischen Wochenschrift*:

»Ist bereits etwas über Beziehungen zwischen Blutgruppenzugehörigkeit und Fruchtbarkeit bekannt? Ist sie bei Angehörigen der gleichen Blutgruppe verschieden gegenüber der Paarung von Angehörigen verschiedener Blutgruppen? Welche verschiedenen Blutgruppen geben gepaart die meisten, welche die wenigsten Nachkommen?«[545]

Ähnlich klang die Frage von Dr. W. aus H. in der *Medizinischen Welt*, der in der Sprache der Metaphorik der Blutmischung – wenn auch im Zusammenhang mit der

540 | Reche, »Die Blutgruppen des Menschen«, S. 126.

541 | Gauch, »Die menschlichen Blutgruppen«, S. 14; ähnlich auch von Behr-Pinnow, *Menschheitsdämmerung*, S. 46.

542 | Quinz, »Blutgruppen und Vererbung«, S. 234, meine Hervorhebung.

543 | Gauch, »Die menschlichen Blutgruppen«, S. 14.

544 | Hirszfeld/Zborowski, »Gruppenspezifische Beziehungen«, S. 1153.

545 | O.A., »Frage 97«, S. 1198. Beantwortet wurde die Frage von Merkel aus München, der die Zuverlässigkeit der Forschungsergebnisse in Frage stellte (»Frage 97: Antwort«, S. 1198).

Bluttransfusion – behauptete, dass analog zur »Blutübertragung«, wo sich gewisse Ehepartner ausschlössen, diese unterschiedliche serologische Basis auch »auf die Eibefruchtung« hemmend wirke.

»Liegen hierüber Beobachtungen vor? Sind bei Konsultationen wegen Sterilität, nach Ausschluss aller übrigen ätiologischen Momente, Untersuchungen auf Blutgruppenzugehörigkeit vorgenommen worden? Wie stellt sich die Eugenik zu dieser Frage? Bei serologischer Gleichwertigkeit beider Partner sind doch vermutlich die vollwertigsten Früchte zu erwarten. Im entgegengesetzten Falle wäre da nicht an eine Disharmonie in der Anlage, ja an einen gewissen Grad von Bastardisierung zu denken? Liegen Beobachtungen vor über Minderwertigkeit in somatischer und psychischer Hinsicht bei Nachkommenschaft aus Ehen serologischer Verschiedenheit, insbsondere treten degenerative Merkmale wie Taubstummheit, Pigmentdegeneration der Netzhaut, Optikusatrophie nach Leber, Idiotie, Hämophilie usw. in gehäufterem Maße auf?«[546]

Dr. W. stellte seine Fragen in offensichtlicher Unkenntnis der Literatur, und man könnte auch seine Annahme der »Bastardisierung« als obskur verurteilen, wäre sie nicht direkt aus der metaphorologischen Ordnung ableitbar. Sie konzipierte die Blutübertragung als »Blutmischung«, und für eine erfolgreiche Transfusion musste die rassisch codierte »Feindlichkeit« der Blutgruppen berücksichtigt werden. Die Zeugung als »Blutmischung« konnte dann im Falle verschiedener Blutgruppen analog dazu als »Bastardisierung« bezeichnet werden.

Auch wenn der Traum von der Aufnahme der Blutgruppen in die Eheberatung von Reche und anderen Autoren durchaus geträumt wurde, musste Reche 1934 in einem Brief an einen gewissen Dr. Walter Winkelmann betrübt feststellen, dass die Kenntnisse über den »Wert der Blutgruppenforschung für die Eheberatung [...] inzwischen noch nicht weiter fortgeschritten« seien. Zwar hätten einige Untersuchungen eine Koppelung von Temperament und Blutgruppe angedeutet, »sodass es mindestens in manchen Fällen nicht ratsam wäre, wenn Blutgruppe A einen Partner der Blutgruppe B heiratet«, doch seien die Ergebnisse noch immer unsicher.[547]

Reche war auch für Fragen von offizieller Seite Ansprechperson, wie ein Antwortschreiben an den Reichsausschuss für Volksgesundheit von 1935 zeigt. Dort war im September 1933 eine an Hitler gerichtete Schrift unter dem Titel »Blutgruppen weisen neue Wege« von Hugo Seidel eingegangen.[548] Seidel, Mitglied der SA, hatte ein umfassendes System der Blutgruppen in ihrer Korrelation mit den vier Temperamenten, dem Körperbau, Gesichtsumriss und anderen Kriterien wie etwa dem Geburtsdatum entwickelt. Würde sich seine Theorie als richtig erweisen, so Seidel hoffnungsfroh, wären die praktischen Folgen zahlreich: So könnten Transfusionen dann statt auf der Basis langwieriger Vortests aufgrund des Geburtsdatums effizient organisiert werden. Doch nicht nur in der medizinische Anwendung versprach Seidel Hitler glänzende Resultate – auch im privaten, aber doch staatstragenden Bereich der Ehe war der Einbezug der Blutgruppen nützlich. Laut Seidel waren Ehen zwischen Personen mit Blutgruppen, die als gegenseitige Blutspender in Frage ka-

546 | W., »Wirkt Blutgruppenverschiedenheit von Ehepartnern hemmend auf die Fortpflanzung?«, S. 902.

547 | Reche an Winkelmann, 12. 9. 1934, IEUL, Re IX.5.

548 | Seidel, *Blutgruppen weisen neue Wege*, BArch, R 1501, Nr. 126246, Bl. 63-74.

men, ausnehmend harmonisch.[549] Die Blutgruppen konnten auch die Zusammenstellung des Heeres erleichtern: Blutgruppen A und teilweise auch AB waren für militärische Aufgaben vorzüglich geeignet, nicht aber Blutgruppe B – »Soldaten, Draufgänger sind sie nicht«. Seidels erklärtes Ziel war es, seinem »Vaterlande« zu dienen, die Berufs- und Gattenwahl zu vereinfachen und auf eine solide biologische Basis zu stellen, die allerdings, wie er selbst eingestand, noch »eingehende[r] systematischer Prüfung« bedurfte.

Ob die handschriftliche Bemerkung »unbedingt!« neben Seidels Aussage, dass seine Thesen möglicherweise irrig seien, vor oder nach Reches Begutachtung der Schrift hinzugefügt wurde, sei dahingestellt. Reche jedenfalls schrieb:

»Wenn der Verfasser meint, dass Ehen zwischen A und B-Angehörigen ungünstig sind, so wird das im Durchschnitt zwar zutreffen, aber nicht aus den vom Verfasser angenommenen Gründen, sondern weil ursprünglich eben A und B sehr fremdartigen Menschen-Arten angehört haben. Alle weiteren Schlussfolgerungen des Verfassers sind meiner Meinung nach reichlich phantastisch und ohne praktischen Wert.«[550]

Reches Kategorisierung der Seidel'schen Überlegungen als »phantastisch« ist vor dem Hintergrund der zeitgenössischen medizinischen Fachliteratur nachvollziehbar. Dass Seidel etwa die Gruppe AB als Universalspender bezeichnete, während dieser Status ansonsten unumstritten der Gruppe 0 zugeschrieben wurde, zeugt von geringer wissenschaftlicher Sorgfalt. Grundsätzlich aber war sein Vorschlag nichts anderes als die Kombination verschiedener im Blutgruppendiskurs zirkulierender Elemente, die von ihm zu einer eigenen Theorie zusammengefügt wurden. Diese »hypertrophe« Form des Diskurses konnte von Reche zwar als »phantastisch« gebrandmarkt werden, doch entsprang sie – wie bereits Dr. W.s Anfrage in der *Medizinischen Welt* – direkt der metaphorologischen Ordnung. Die im Diskurs negative Konnotation von B manifestierte sich bei Seidel in der Charakterisierung der Personen der Blutgruppe B als für das Militär ungeeignet. Die Vorstellung, dass die Blutgruppen für die Eheschließung aus eugenischen Gründen in Rechnung gestellt werden sollten, fand sich bei Seidel im Themenkomplex der »harmonischen Ehen« wieder. Die Koppelung mit der Temperamentenlehre sowie mit konstitutionellen Faktoren ist zwar in dieser ausgeprägten Art und Weise nicht in der Blutgruppenforschung vorhanden, doch stellten konstitutionelle Kategorien einen wesentlichen Teil dieses Forschungsfeldes dar, wenn letztlich auch die Koppelung von Blutgruppen und Konstitution als gescheitert angesehen werden musste. Damit ist Seidels Versuch nichts anderes als ein überzeichnetes Spiegelbild des wissenschaftlichen Diskurses, das von Reche selbstverständlich nicht gutgeheißen werden konnte. Lediglich die für die Eheschließung relevante Frage der Blutgruppen wurde von Reche als richtig erachtet, wenn auch aus ganz anderen Gründen als den von Seidel vorgebrachten.

---

549 | In Abweichung zur Vorstellung, dass 0 Universalspender sei, postulierte Seidel diesen Status für AB.

550 | Reche an den Reichsausschuss für Volksgesundheit, 1. 2. 1935, IEUL, Re XXIII. Vgl. auch das Gutachten von Schlossberger (Präsident des Reichsgesundheitsamts an den Reichsminister des Innern, 12. 10. 1933), BArch, R. 1501, Nr. 126246, Bl. 100.

M, N, P: Landsteiner und der Nobelpreis von 1930

Landsteiner hatte sich seit der Entdeckung der Blutgruppen 1900/1901 nur in wenigen Publikationen mit diesem Themenbereich beschäftigt und setzte sich erst seit Mitte der 1920er Jahre, mit Aufnahme seiner Forschungstätigkeit am Rockefeller Institute, wieder mit den Blutgruppen auseinander. Diese Vernachlässigung der Blutgruppenforschung und das wieder aufflammende Interesse Landsteiners verlief parallel zum generellen medizinischen Desinteresse an den Blutgruppen in der ersten Dekade des 20. Jahrhunderts und dem Aufstieg der Blutgruppenforschung nach dem Ersten Weltkrieg.[551] Gleichzeitig mit der erhöhten Aufmerksamkeit für die Blutgruppen- und »Rassen«-Korrelation tat sich auch Landsteiner mit Arbeiten hervor, die der Kategorie der »Rasse« eine besondere Bedeutung zumaßen, ein Umstand, der bislang in der wissenschaftshistorischen Beschäftigung mit der Blutgruppenforschung kaum Erwähnung gefunden hat.[552] Diese Missachtung ist zum einen auf Landsteiners jüdische Herkunft zurückzuführen, die gleich wie bei anderen Blutgruppenforschern mit jüdischem Hintergrund die Sicht auf rassische Strukturen in seiner wissenschaftlichen Arbeit versperrt, zum anderen ist sie der Marginalisierung der Seroanthropologie in der Wissenschaftsgeschichte zuzuschreiben.[553] Im Folgenden werden deshalb erstens Landsteiners »Rasse«-Forschungen im Bereich der Blutgruppenforschung analysiert, zweitens skizziere ich die Rezeption dieser Arbeiten im deutschsprachigen Raum und komme zum Schluss auf die Kategorie der »Rasse« in Landsteiners Nobelpreisrede zu sprechen.

M, N, P

Die Frage nach den »Rassen« schien für Landsteiner wichtig zu sein: In einer Mitteilung von 1925 in der renommierten Zeitschrift *Science* wies Landsteiner auf Experimente hin, bei denen er gemeinsam mit C. Philip Miller jr. »white and American negro bloods« verglichen hätte, ohne aber Unterschiede feststellen zu können.[554] Auch sein gemeinsam mit Philip Levine gestartetes Projekt, Unterschiede in der Blutgruppenverteilung bei Afro-Amerikanern aufgrund ihrer Hautfarbe – »very dark, dark, medium, and light skinned« – festzustellen, trug keine wissenschaftlichen Früchte.[555] Erfolgreicher war Landsteiner in der Koppelung des von ihm 1927 gemeinsam mit Levine entdeckten Blutgruppensystems M, N und P mit den »Rassen«. Nach der Erforschung der Vererbungsregeln von M und N gingen die beiden Rockefeller-Wissenschaftler daran, M, N und P mit den »Rassen« zu korrelieren.[556] Bezüglich des Faktors M stellten sie bei der weißen und schwarzen Bevölkerung eine

551 | Vgl. auch Mazumdar, *Species and Specificity*, S. 317, insbesondere Fußnote 19.

552 | Vgl. etwa Speiser/Smekal, *Karl Landsteiner*, S. 115, denen Landsteiners anthropologisches Interesse nur einen Satz wert ist. Etwas ausführlicher und kritischer Boaz, *In Search of ›Aryan Blood‹*, S. 134f.

553 | Vgl. etwa Schneider, »Blood Group Research«, S. 105, der bestreitet, dass sich Landsteiner für eine »rassische Komponente« interessierte, wohl aufgrund seines jüdischen Hintergrunds.

554 | Landsteiner/Miller, »Serological Observations«, S. 492.

555 | Mazumdar, *Species and Specificity*, S. 321.

556 | Landsteiner/Levine, »On the Inheritance of Agglutinogens of Human Blood«.

Ähnlichkeit zwischen M und der Blutgruppe B fest.[557] Für die untersuchten »American Indians« ließ sich im Gegensatz zur weißen und schwarzen Bevölkerung eine geringe Prozentzahl für M– konstatieren, dagegen war N bei den »Indians« häufig negativ, während die weiße und schwarze Bevölkerung häufig N+ aufwies.[558] P wiederum zeigte anders als bei der weißen bei der schwarzen Bevölkerung meist eine starke Reaktion. Die Autoren meinten, dass die untersuchten Agglutinogene »distinct racial variations« zeigten und dass das neu entdeckte Blutgruppensystem rassisch determiniert war.[559] In einer weiteren Publikation gingen Landsteiner und Levine auf die unterschiedliche Reaktionsstärke des »Extra Agglutinin 1« ein, das bei der schwarzen Bevölkerung stärker reagiere als bei der weißen.[560]

Für Reche stellte diese klare Rassenkoppelung der neu entdeckten Untergruppen vermutlich eine Erleichterung dar. Nach einem Vortrag Schiffs Ende des Jahres 1928 hatte er besorgt an Steffan geschrieben:

»Nur noch eine interessante allerdings etwas düstre Mitteilung von Sch.: er habe bei seinen systematischen Untersuchungen außer den eigentlichen Blutgruppenunterschieden noch die Unterschiede M, N, O und P gefunden; es sei aber schwierig, diese Reagenzien festzustellen. Zu näheren Mitteilungen ließ er sich nicht herbei!«[561]

Einige Monate später publizierte Schiff seine ersten Resultate in Sachen M und N, die in Kooperation mit Landsteiner und Levine entstanden waren, in der *Klinischen Wochenschrift*.[562] In Analogie zu den üblichen seroanthropologischen Arbeiten verglich Schiff die Häufigkeit von M und N in New York und Berlin, fand allerdings keine nennenswerten Differenzen vor. In Anlehnung an die Arbeit der Hirszfelds waren gemäß Schiff weitere Studien für die Unterschiede von M und N innerhalb der »weißen Rasse« erforderlich.[563] In seiner Monographie *Die Blutgruppen und ihre Anwendungsgebiete* von 1933 fasste Schiff die Resultate knapp zusammen:

»Innerhalb der weißen Rasse haben sich auffallende Unterschiede in der Häufigkeit von M und N nicht ergeben, auch die einzigen für Neger und Japaner vorliegenden Untersuchungen zeigen keine nennenswerte Abweichungen. Dagegen haben Landsteiner und Levine bei *Indianern* ein sehr starkes Überwiegen des Gens für M festgestellt [...]. Es ist nicht ausgeschlossen, dass hier eine Parallele zu dem Verhalten der Eigenschaften A und B besteht, dass also die reinen Indianer in bezug [sic] auf MN serologisch einheitlich waren, und dass das Gen N erst durch spätere Zuwanderung eingeführt wurde. Untersuchungen an ›reinen‹ Indianern der verschiedenen Gegenden werden hier die Aufklärung bringen. Ebenso müssen auch für

557 | Landsteiner/Levine, »On the Racial Distribution«, S. 126.

558 | Ebd., S. 128f.

559 | Ebd., S. 130.

560 | Landsteiner/Levine, »On the Inheritance and Racial Distribution«, S. 90.

561 | Reche an Steffan, 8. 12. 1928, IEUL, Re XXI.

562 | Schiff, »Zur Serologie der Berliner Bevölkerung«, S. 449. Landsteiner hatte ihm zum Vergleich Blutkörperchen und Immunserum zur Verfügung gestellt, Levine bestätigte Schiffs Bestimmungen persönlich bei einem Besuch in Berlin.

563 | Schiff, »Zur Serologie der Berliner Bevölkerung«, S. 450.

die Beurteilung der Verhältnisse in der alten Welt neue Beobachtungen abgewartet werden. Das gleiche gilt auch für den neuen Faktor P, der bei Negern häufiger angetroffen wurde.«[564]

Schiffs Darstellung fiel so knapp aus, weil seine eigenen Arbeiten sowie diejenigen von Landsteiner und Levine von anderen Arbeiten bestätigt worden waren.[565] Reche notierte beruhigt in einem populärwissenschaftlichen Aufsatz von 1930, dass »Rassengegensätze zu bestehen« schienen, die Verteilung der neu entdeckten Blutgruppenfaktoren sei »bei den bisher untersuchten Weißen [...] jedenfalls anders als bei Negern und noch wieder anders als bei Indianern«.[566]

Ausführlicher als der Rasseaspekt, wenn auch in direktem Zusammenhang mit diesem, wurde in der wissenschaftlichen Literatur die Frage der Vererbung diskutiert.[567] Dies war deshalb von Bedeutung, weil man von den Faktoren M und N eine genauere Klärung hinsichtlich des Vaterschaftsnachweises erwartete. War es bislang möglich gewesen, jeden sechsten oder siebten verklagten Mann als Vater auszuschließen, hoffte man mit der zusätzlichen Untersuchung der Faktoren M und N diese Zahl auf möglicherweise drei zu reduzieren.[568] Für die Rassenforschung wiederum war die Frage des Vererbungsganges insofern relevant, als hier Ursprungserzählungen ins Spiel kamen. In einem die Blutgruppenforschung der Jahre 1927 bis 1933 umfassenden Überblicksartikel sprach Hirszfeld, der sich inzwischen zu Bernsteins Vererbungstheorie hatte bekehren lassen, von den »drei biochemischen Urrassen« A, B und o, während für die Eigenschaften M und N keine o-Gruppe habe festgestellt werden können und damit »nur zwei Urrassen« bestünden.[569] Damit wurde die Urszene des »reinen Blutes« auf die Faktoren M und N übertragen. Konsequenterweise galt Hirszfeld das Blut MN in Analogie zu AB als »stets unrein«.[570]

Die Metaphorik von einer ursprünglichen Reinheit des Blutes fand auch bei der Nobelpreisverleihung an Landsteiner 1930 Eingang: Zum einen fasste Gunnar Hedrén, Chairman des Nobelpreiskomitees für Physiologie und Medizin in seiner »Presentation Speech« die Forschungen der Hirszfelds und ihrer Nachfolger wie etwa Verzár und Weseczky zusammen. Landsteiners Entdeckung habe, so Hedrén, neue Forschungsfelder geöffnet

»for research on the determination of the racial purity of a people. Blood group determinations have shown that if an alien race is present within a population this race retains its specific blood group characteristics, even if it has lived away from its main and original homeland for centuries«.[571]

---

564 | Schiff, *Die Blutgruppen und ihre Anwendungsgebiete*, S. 239f.; vgl. zur innerwissenschaftlichen Popularisierung auch Schiff, »Über die vererbbaren Bluteigenschaften M und N und andere neuere serologischen Typen«.

565 | Vgl. auch Hirszfeld, »Hauptprobleme«, S. 110f.

566 | Reche, »Blutgruppen und Rassen«, S. 3; in anderen populärwissenschaftlichen Publikationen werden M, N und P selten erwähnt (vgl. Breitner, »Die Sprache des Blutes«, S. 164).

567 | Schiff, »Die Vererbungsweise der Faktoren M und N von Landsteiner und Levine«; Wellisch, »Über die agglutinablen Faktoren M und N«; Hirszfeld, »Hauptprobleme«, S. 103-113.

568 | Schiff, »Die Vererbungsweise der Faktoren M und N«, S. 180.

569 | Hirszfeld, »Hauptprobleme der Blutgruppenforschung«, S. 106.

570 | Ebd., S. 107.

571 | Hedrén, »Physiology or Medicine 1930«, S. 231.

Zum anderen ging auch Landsteiner in seiner Rede auf die Studie der Hirszfelds und ihr Resultat der ungleichen Verteilung von A und B ein, wobei A für die europäischen, B für die asiatischen »Rassen« kennzeichnend sei. Landsteiner wies zudem auf die Ergebnisse seiner amerikanischen Kollegen Coca und Deibert hin, die zeigten, dass die *American Indians*, »when racially pure«, überwiegend zur Gruppe o gehörten. Träten trotzdem A und B auf, dann sei dies der »Rassenvermischung« (»mixing of races«) geschuldet.[572] Selbst Landsteiner griff also in seiner Nobelpreisrede auf die Metaphern des »gemischten« und des »reinen Blutes« zurück, um die Ergebnisse der Seroanthropologie zu plausibilisieren.

Über den Zusammenhang zwischen Serologie und Anthropologie äußerte er sich zwar bedacht, folgerte aber trotzdem, dass die Untersuchung der Blutgruppen im Zusammenhang mit anderen anthropologischen Merkmalen Schlüsse bezüglich Verwandtschaften und dem Ursprung der menschlichen Rassen zuließen und deshalb für die anthropologische Forschung von Bedeutung seien.[573]

Landsteiners wenn auch vorsichtige Schlussfolgerung ist ein guter Gradmesser für die Stimmung innerhalb der deutschsprachigen seroanthropologischen Forschung um 1930. Steffan wie auch Schiff hoben in ihren Beiträgen in den folgenden Jahren ähnlich das Potential der Blutgruppenforschung für die Anthropologie hervor, ohne schon Ergebnisse präsentieren zu können. Darüber hinaus ist Landsteiners Nobelpreisrede auch für die Blutgruppenforschung allgemein symptomatisch: Sie veranschaulicht erstens, dass die seroanthropologische Forschung innerhalb der gesamten Blutgruppenforschung in jener Zeit zentral und durchaus anerkannt war und nicht von Randfiguren betrieben wurde. Hedrén wie auch Landsteiner äußerten sich in ihren Reden ausführlich zum Rasseaspekt. Bei Hedrén umfassten die Ausführungen zur »Rasse« in Verbindung mit Fragen der Vererbung insgesamt rund ein Drittel der gesamten Rede. Landsteiner wiederum widmete der von den Hirszfelds angestoßenen Forschung in seinem Vortrag relativ gesehen nicht ganz so viel Zeit wie der Bluttransfusion, die er von allen Bereichen am eingehendsten diskutierte. Er ging jedoch auf die seroanthropologische Forschung an einem rhetorisch zentralen Ort, ziemlich zu Beginn seiner Ausführungen, ein. Zweitens zeigt sich in den Reden Hedréns wie auch Landsteiners, dass die Metaphorik der Reinheit des Blutes für dieses Forschungsfeld prägend war. Ohne die Vorstellung einer »Reinheit« der Rassen und auch des Blutes waren die differenten Blutgruppenverteilungen nutzlos. Die von den Hirszfelds in die Welt gesetzte Urszene von »reinem Blut« hielt sich hartnäckig und wurde auch trotz neuer Erkenntnisse nicht in Frage gestellt.

572 | Landsteiner, »On Individual Differences«, S. 239; Landsteiner ging zwar in einem späteren Teil seiner Rede auch auf die Faktoren M und N ein, bettete diese aber nicht in einen rassenanthropologischen Kontext ein (S. 241f.). Zur Verleihung des Nobelpreises an Landsteiner vgl. Speiser/Smekal, *Karl Landsteiner*, S. 72-81.

573 | Landsteiner, »On Individual Differences«, S. 239f. Für eine Rezeption der Verleihung des Nobelpreises an Landsteiner in Deutschland vgl. den Beitrag von Schiff in der *DMW*, »Karl Landsteiner«, sowie Merkel in der *MMW*, »Prof. Dr. Karl Landsteiner«, sowie in den Tageszeitungen etwa o.A., »Medizinischer Nobelpreis für Landsteiner«; R. W., »Karl Landsteiner erhält den Nobelpreis für Medizin«; o.A., »Die Blutgruppenforschung«.

5.6 »Jüdisches Blut«

In der Argumentation der Hirszfelds von 1919 fungierten die Juden als Kronzeugen für die These, dass die unterschiedlichen Blutgruppenverteilungen »rassisch« und nicht geographisch oder klimatisch begründet waren. Die von den Hirszfelds untersuchten mazedonischen Juden stammten aus Spanien, wiesen aber eine ganz andere Blutgruppenverteilung auf als die anderen untersuchten Bewohner des Balkans.[574] Die Juden stellten somit das Kernelement für die Konstitution der Blutgruppenforschung als Rassenforschung dar. In den vorangehenden Kapiteln zu den Ergebnissen der seroanthropologischen Forschung habe ich die Kategorie des »Jüdischen« allerdings nicht weiter diskutiert, weil die Blutgruppenverteilung bei den Juden längst nicht in allen wissenschaftlichen Texten thematisiert wird. In diesem abschließenden Kapitel soll es nun aber darum gehen, die Rolle der Polarisierung des Forschungsfeldes in Wissenschaftler jüdischer und nichtjüdischer Herkunft in der Diskussion um eine spezifisch jüdische Blutgruppenverteilung systematisch zu untersuchen. Ich zeichne im Folgenden zuerst diese Diskussion von der medizinischen Literatur bis in die politische Presse nach. Danach werden die wissenschaftlichen Positionen der Blutgruppenforscher mit jüdischem Hintergrund in ihrem historischen Kontext situiert.

Die Blutgruppen bei den Juden[575]

Dreh- und Angelpunkt der Diskussion um die Blutgruppenverteilung bei den Juden war die Frage, inwiefern diese mit dem so genannten »Wirtsvolk« übereinstimmte oder davon abwich – eine Diskussion, wie sie in der Anthropologie für eine große Anzahl vermeintlich erblicher Rassenmerkmale geführt wurde.[576] Zentral für diese

574 | Hirschfeld/Hirschfeld, »Serological Differences«, S. 679.

575 | In diesem Kapitel geht es nur um die Blutgruppenforschung (vgl. erstmals dazu meinen Ausatz »Jüdisches Blut«), eine ähnliche Zielsetzung verfolgt Boaz, *In Search of ›Aryan Blood‹*, S. 117-148. Boaz geht in ihren Ausführungen überdies auf die endokrinologisch orientierten Blutforschungen des russischen Wissenschaftlers Manoiloff ein (S. 124-126), die ich hier aber ausklammere. Manoiloff ging im Anschluss an ein von ihm im Blut lokalisiertes Geschlechtshormon (vgl. Manoiloff, »Weitere Erfahrungen«) auch von einem Rassehormon aus. Dieses suchte er experimentell mit »jüdischem« und »nichtjüdischem« Blut nachzuweisen (ders., »Eine chemische Reaktion«). Zur positiven Rezeption der so genannten »Manoiloff'schen Reaktion« im populären Bereich vgl. Springer, *Blutmischung als Grundgesetz des Lebens*, S. 58; Gauch, »Die menschlichen Blutgruppen«, S. 11. Kritisch dazu Scheidt, *Rassenunterschiede des Blutes*, S. 17. 1934 wurde Reche vom Aufklärungsamt für Bevölkerungspolitik und Rassenpflege um eine wissenschaftliche Beurteilung der Manoiloff'schen Methode angefragt. Reche meinte, dass wegen der »Vermischung« des jüdischen Blutes keine eindeutige Blut-Reaktion entstehen könne (Reche an das Aufklärungsamt für Bevölkerungspolitik und Rassenpflege, 26. 6. 1934, IEUL, Re IX.1).

576 | Vgl. zur generellen Diskussion um die Anthropologie der »Juden« Kiefer, *Das Problem einer ›jüdischen Rasse‹*; Hödl, *Die Pathologisierung*; Efron, *Medicine and the German Jews*; Lilienthal, »Die jüdischen ›Rassenmerkmale‹«; an dieser Diskussion waren auch Wissenschaftler jüdischer Herkunft beteiligt, vgl. neben den eben genannten Studien hauptsächlich Efron, *Defenders of the Race*; Hart, »Racial Science, Social Science«, sowie die Dissertation

Diskussion wurde, neben den Ergebnissen der Hirszfelds, ein Aufsatz von Schiff und seinem Mitarbeiter Ziegler, der 1924 in der *Klinischen Wochenschrift* unter dem Titel »Blutgruppenformel in der Berliner Bevölkerung« erschien. Schiff und Ziegler zeigten, dass sich die Blutgruppenverteilung bei den Berliner Juden und Nichtjuden nicht wesentlich unterschied, die deutsch-jüdische Blutgruppenverteilung aber erheblich von derjenigen abwich, die die Hirszfelds bei den mazedonischen und rumänischen Juden bestimmt hatten. »Unterschiede des Blutes« – Schiff und Ziegler setzen diese Formulierung selbst in Anführungszeichen – ließen sich zwischen Juden und Nichtjuden nicht nachweisen. Da die »Blutgruppenformel [...] ein Indicator für Blutmischungen« sei, deuteten sie die Ähnlichkeit des Rassenindex als Zeichen dafür, dass sich die Juden mit den Nichtjuden vermischt hätten und sich demnach nicht nur in somatischer Hinsicht den Nichtjuden »beträchtlich« angenähert hätten.[577] Schiff und Ziegler gingen nicht von einer für die Juden spezifischen »Blutgruppenformel« aus, sondern wiesen mit ihrer Untersuchung vielmehr darauf hin, dass sich die Juden gleichsam bis aufs Blut assimiliert hatten.

Auf Schiffs und Zieglers Studie wurde mehrfach zustimmend Bezug genommen. So schrieb Walther Kruse 1927, dass sich die Juden »in ihrer Blutzusammensetzung [...] der ihrer Wirtsvölker genähert« hatten.[578] Kruse hatte vermutlich auch die 1925 erschienene Arbeit von Hirszfelds Mitarbeiterin Wanda Halber und Jan Mydlarski gelesen, die ebenfalls eine annähernde Übereinstimmung der Blutgruppenverteilung zwischen jüdischen und nichtjüdischen Polen ermittelt hatten.[579] Auch Hirszfeld bemerkte in seinem für die Blutgruppenforschung klassischen Werk von 1928, dass die Juden sich wohl »ihren Wirtsvölkern genähert« hätten.[580] Und Schiff erklärte die Heterogenität der jüdischen Blutgruppenverteilung in seinem Standardwerk von 1933 durch die »viel größere[...] Länge der Zeit, die seit dem Verlassen der Heimat vergangen ist, und den vielfachen Vermischungen, die aus historischen und anthropologischen Gründen anzunehmen sind«.[581] Durch Forscher jüdischer Herkunft – beziehungsweise im Fall von Kruse und Schütz einflussreichen Wissenschaftlern, die der DGB nicht angehörten – wurde die »Annäherung« der jüdischen Blutgruppenverteilung an die ihrer »Wirtsvölker« meist durch vorangegangene Vermischungen erklärt.

Im Gegensatz dazu hielt man auf völkischer Seite größtenteils an einer für die Juden spezifischen Blutgruppenformel fest und stand der These der Vermischung eher skeptisch gegenüber.[582] So wies Steffan 1925 darauf hin, dass die Juden durch ihr »stark ausgeprägtes völkisches Bewusstsein in der Diaspora sich im großen und

von Lipphardt, *Biologie der Juden*. Zum »jüdischen Blut« in historischer Perspektive vgl. Hart (Hg.), *Jewish Blood*.

577 | Schiff/Ziegler, »Blutgruppenformel in der Berliner Bevölkerung«, S. 1078.

578 | Kruse, »Ueber Blutzusammensetzung und Rasse«, S. 29; vgl. auch Schütz, »Untersuchungen über Blutgruppen beim Menschen«, S. 348.

579 | Halber/Mydlarski, »Untersuchungen über die Blutgruppen in Polen«, S. 481.

580 | Hirszfeld, *Konstitutionsserologie*, S. 106.

581 | Schiff, *Die Blutgruppen und ihre Anwendungsgebiete*, S. 229.

582 | Eine ähnliche Feststellung, wenn auch nicht empirisch fundiert, findet sich bei Schneider, »A, B, AB und 0«, S. 262.

ganzen rein« erhalten hätten.[583] Dies manifestiere sich in der Blutgruppenverteilung bei den mazedonischen und rumänischen Juden, welche derjenigen Arabiens – »also eines der Urheimat benachbarten Landes« – ähnlich sei.[584] Auch in der *ZRP* wurde die Meinung vertreten, dass Juden eine spezifische Blutgruppenverteilung aufwiesen. Implizit bedeutete dies, dass Juden ein anderes Blut hatten. Gegenteilige Studien wurden als falsch verunglimpft. So wies Steffan in seiner Funktion als Schriftleiter darauf hin, dass Schiff und Ziegler bei ihrer Erhebung Wassermannblutproben benutzt hätten, und delegitimierte damit die empirische Basis der Studie.[585] Den jüdischen Wissenschaftlern wurde vorgeworfen, Interessenpolitik auf dem Rücken wissenschaftlicher Wahrheit betrieben zu haben. Beispielsweise wurde Steffan dafür gelobt, dass er »den hohen Wert der Blutgruppen für die Rassenkunde erkannte und die Blutgruppenforschung wieder belebte, nachdem das Judentum mit der Verschweigung und Verschleierung seiner Rasseneigenschaften begonnen hatte«[586]. Ganz ähnlich schrieb Reche in einem privaten Brief an Günther:

»Die Feststellung z.B., dass die jüdischen Bevölkerungen im Gehalt an B sich auffällig asiatischen Verhältnissen nähern, war der jüdischen Blutgruppenforschung stets peinlich, schon weil das Judentum zum Erfolg die Tarnung braucht und das Erkanntwerden als fremdrassiges Element stets zu verhindern gesucht hat. Es ist uns z.B. ein Fall bekannt geworden, in dem für eine Fälschung des Blutgruppenbefundes an einer jüdischen Bevölkerung von jüdischer Seite einem Forscher Geld angeboten wurde!«[587]

Nicht nur privat, auch in einem Interview vertrat Reche die These, dass »bei Juden der aus Asien stammende Blutfaktor ›B‹ verhältnismäßig häufiger ist als beim Europäer«[588].

Die Annahme einer Differenz der Blutgruppenverteilung zwischen Juden und Nichtjuden fand weite Verbreitung. Im ersten Band der *ZRP* wurde beispielsweise ein Aufsatz von Wellisch publiziert, dessen Spuren sich bis in den populären Bereich verfolgen lassen. Wellisch wies eine grundlegende Differenz der Blutgruppenverteilung bei aschkenasischen und sephardischen Juden nach. Außerdem gelang es ihm, die spezifische Rassenmischung, aus welcher die beiden »Judentypen« hervorgegangen seien, zu ermitteln: Die Ostjuden hätten »in nicht unbedeutender Menge mongolides Blut aufgenommen«, während die Südjuden »mehr mittelländisches oder negrides Blut [...] empfangen« hätten.[589] Diese Behauptung Wellischs wurde vom populärsten deutschen Rassenkundler der Weimarer und der NS-Zeit Hans F.

583 | Steffan, »Weitere Ergebnisse der Rassenforschung mittels serologischer Methoden«, S. 388f.

584 | Ebd., S. 389.

585 | Diese Anmerkung der Schriftleitung findet sich bei Grigorowa, »Die Isoagglutination bei Kindern«, S. 156, Fußnote 1.

586 | Gauch, »Beitrag zum Zusammenhang zwischen Blutgruppe und Rasse«, S. 116.

587 | Reche an Günther, 17. 10. 1934, IEUL, Re XXIII.

588 | Köhn-Behrens, *Was ist Rasse?*, S. 101.

589 | Wellisch, »Serologische Untersuchungen über das Rassentum der Juden«, S. 207.

K. Günther aufgenommen[590] und fand über ihn Eingang in Theodor Fritschs *Handbuch der Judenfrage.*

Fritschs *Antisemiten Catechismus,* 1887 erstmals veröffentlicht, wurde ab 1907 unter dem Titel *Handbuch der Judenfrage* publiziert und erlebte bis 1944 49 Auflagen.[591] Das Kapitel »Rassenkunde des jüdischen Volkes« in der Ausgabe von 1931 referierte die Thesen aus Günthers gleichnamigem Werk von 1930. Bezüglich der »Blutgruppenfrage« wurde erwähnt,

> »dass die Ergebnisse der Blutgruppenforschung einwandfrei das nahe Verhältnis der Ostjuden mit der vorderasiatischen und der Südjuden mit der orientalischen Rasse erkennen lassen. Nach Wellisch [...] haben die Ostjuden 50 % vorderasiatisches und 22 % orientalisches Blut, die Südjuden 10 % vorderasiatisches und 72 % orientalisches Blut.«[592]

Was bei Wellisch in einer Tabelle als »Rassenzusammensetzungen der Juden in Prozenten« erschien, wurde bei Fritsch in Prozente des Blutes übertragen, so dass der Eindruck entstand, dass die Rassenverhältnisse sich tatsächlich im »Blut« niederschlugen. Darüber hinaus wurde durch Fritschs Ausführungen deutlich, dass Ost- wie Südjuden eine spezifische »Blutmischung« eigen sei, wobei der von Wellisch nachgewiesene »arische« Anteil bei Fritsch bezeichnenderweise nicht erwähnt wurde.[593]

Aber nicht nur in Fritschs einflussreichem *Handbuch,* auch in völkischen Zeitschriften wurde auf die Blutgruppenforschung rekurriert. Der Blutgruppenforschung kam in der völkischen Bewegung zwar kein zentraler Stellenwert zu.[594] Aber gerade in völkischen Kreisen wurde die Entwicklung der Blutgruppenforschung hinsichtlich der Eigenheit »jüdischen Blutes« besonders Mitte der 1920er Jahre sehr wohl verfolgt.[595] Der *Stürmer* beispielsweise unterrichtete im August 1926 unter dem Titel »Judenblut« seine Leserinnen und Leser über die »Blutforschungen und deren Ergebnisse«.[596] Diese wissenschaftlichen Forschungen hätten ergeben, dass das »Blut des Juden« »von dem aller nichtjüdischen Rassen grundverschieden« sei. Allerdings sei, so unterstellte der *Stürmer,* die Blutgruppenforschung immer wieder von jüdischer Seite behindert und inzwischen sogar »von *höherer Stelle* aus zum Stillstand gebracht« worden – ein Rekurs auf das antisemitische Stereotyp der Weimarer »Judenrepublik«. Vermutlich auf die Gründung der DGB Bezug nehmend,

590 | Vgl. das Kapitel »Die Blutgruppen im jüdischen Volke« bei Günther, *Rassenkunde des jüdischen Volkes,* S. 267-269, die Präsentation der Wellisch'schen Resultate befindet sich auf S. 268f.

591 | Bönisch, »›Hammer‹-Bewegung«, S. 348.

592 | Fritsch (Hg.), *Handbuch der Judenfrage,* S. 25.

593 | Wellisch, »Serologische Untersuchungen über das Rassentum der Juden«, S. 207; Günther sprach von einem »nordischen« Einschlag (*Rassenkunde des jüdischen Volkes,* S. 269).

594 | So auch Mazumdar, »Blood and Soil«; Geisenhainer, ›*Rasse ist Schicksal*‹, S. 136.

595 | Damit unterschieden sich völkische Kreise beispielsweise von adeligen, für die das Blut ebenfalls eine hochsymbolische Substanz darstellte. Im *Deutschen Adelsblatt* aber lassen sich für den Zeitraum zwischen 1928 und 1933 keine Artikel zu den Blutgruppen nachweisen. .

596 | O.A., »Judenblut«, o. S.

berichtete der *Stürmer* von Medizinern, die »auf privatem Wege« die Blutforschungen fortsetzten. »Interessant« wäre es nun, genaueres darüber zu erfahren, »wie sich das *Affenblut*, das *Negerblut*, das *Mongolenblut* und das *germanische Blut* prozentual auf den Saft verteilt, mit dem die Adern des Juden gefüllt sind«.[597] Bereits drei Monate später gab der *Stürmer* bekannt, dass der Jude wie vermutet keine »besondere Rasse [...] wie etwa der *Germane*, der *Mongole* oder der *Neger*« sei, sondern »*ein Mischling dieser drei Rassen*«. Blutsproben hätten überdies bewiesen, dass »die Adern des Juden teilweise auch *Tierblut* und *Affenblut* enthalten müssen«.[598]

Etwa zur selben Zeit wurden auch die Leserinnen und Leser im von Fritsch herausgegebenen *Hammer* vom promovierten Biologen Willibald Hentschel über die Blutgruppen aufgeklärt.[599] Hentschel berichtete überaus positiv von der Blutgruppenforschung und zog in seinen Artikeln oft Steffan als Gewährsmann heran.[600] Das »jüdische Blut« spielte in seinen Ausführungen eine geringe Rolle. Als er auf die Untersuchung von Schiff und Ziegler zu sprechen kam, hob er allerdings nicht die beinahe vollständige Übereinstimmung der Blutgruppenverhältnisse unter Juden und Nichtjuden hervor, sondern betonte den minimal bestehenden Unterschied und unterstellte implizit eine Differenz des Blutes.[601] Hentschel ging außerdem ausführlich auf das Wesen der Blutgruppen ein: Es sei wichtig, vor einer Transfusion abzuklären, ob sich das Blut von Spender und Empfänger »ohne Nebenerscheinungen vermischen« lassen, ob sie also »verträglich sind oder sich bekämpfen«.[602]

Das Thema der Bluttransfusion wurde in der völkischen Presse wiederholt für die »tatsächliche Unvereinbarkeit zwischen germanischem und jüdischem Blut« zitiert.[603] Dabei wurde in den meisten Fällen die Geschichte einer »Patientin germanischen Ursprungs« erzählt, der das Blut einer »reinrassigen Jüdin« übertragen worden war, was schwere Nebenerscheinungen nach sich gezogen hatte. Nicht nur für den *Hammer* stellte dies den Beweis für eine »tatsächliche *Unvereinbarkeit* zwischen germanischem und jüdischem Blut« dar. Zudem sei die Patientin »in Unkenntnis der Blutsgesetze *jüdisch infiziert* und samt etwaigen Nachkommen auf Generatio-

---

597 | Alle Zitate: ebd., o.S.

598 | O.A., »Das gelöste Rätsel«, o. S.

599 | Puschner, *Die völkische Bewegung im wilhelminischen Kaiserreich*, S. 188. In die Geschichte der völkischen Bewegung ist Hentschel hauptsächlich durch seine Mittgart-Utopie, ein Projekt rassischer Hochzüchtung, eingegangen. Vgl. z.B. Linse, »Völkisch-rassische Siedlungen der Lebensreform«, zu Mittgart: S. 401-403.

600 | Vgl. unter anderem Hentschel, »Eine neue Rassenkunde«, sowie »Menschwerdung und Rasse III«.

601 | Hentschel, »Menschwerdung und Rasse III«, S. 90f.

602 | Ebd., S. 89.

603 | O.A., »Befremdliches bei Blutübertragung«, S. 215. Vgl. auch o.A., »Der Blutsbeweis«; o.A., »Judenblut«. Auch von Günther wurde dieser Bluttransfusionsfall zitiert und damit die »Unverträglichkeit« von »deutschem« und »jüdischem Blut« und die »Blutsfremdheit« des Letzteren illustriert (*Rassenkunde des deutschen Volkes*, S. 407-409). Vgl. für eine literarische Verarbeitung von Judenblut und Transfusion: Panizza, »Der operierte Jud‹«. Diese Kurzgeschichte erschien erstmals 1893, wurde 1923 von Hanns Heinz Ewers wieder herausgegeben und fand 1927 in das Beiblatt des *Völkischen Beobachters*, den *Münchener Beobachter*, Eingang. Dazu auch Boaz, *The Search for ›Aryan Blood‹*, S. 10-12, S. 16f., S. 20-24.

nen hinaus germanisch *entrasst* worden«.[604] Dieses Echo auf Dinters Roman mit seiner Blut-Infektions-Metaphorik war keineswegs zufällig, wurde die Transfusionsgeschichte doch mit direktem Rekurs auf Dinters Bestseller erzählt.[605] In diesem Sinne wurde ein Blutspendeaufruf in der deutschen Kleinstadt Fürth vom *Stürmer* dahingehend kommentiert, dass die »Uebertragung solchen [jüdischen] Blutes in die Körper der Nichtjuden [...] wie eine Vergiftung wirken« würde – ungeachtet der Tatsache, dass zuerst eine Blutgruppenbestimmung erfolgte.[606]

Die Blutgruppenforschung wurde auf völkischer Seite positiv rezipiert und im Anschluss an diese Studien eine tatsächliche Andersartigkeit »jüdischen Blutes« postuliert. In deutsch-jüdischen Publikationsorganen nichtzionistischer Ausrichtung wurde hingegen vehement gegen die Fiktion eines »jüdisches Blutes« angeschrieben und die antisemitische Instrumentalisierung der Forschung kritisiert. In der unter deutschen Juden weit verbreiteten *C.V.-Zeitung*, dem wöchentlichen Publikationsorgan des Central-Vereins deutscher Staatsbürger jüdischen Glaubens, schrieb der Psychologe Kurt Lewin 1925, dass offensichtlich »den antisemitischen ›Rassenforschern‹ nicht bekannt« sei, dass die Blutgruppen auf individueller Ebene gar nichts über die Rassezugehörigkeit aussagten und es unmöglich sei, »allein auf diesem Wege sicher einen Juden von einem Germanen zu unterscheiden!«.[607] Generell stellte sich für Lewin die Frage, ob die Blutgruppen, wie die so genannten »Rassen« generell, nicht doch durch das Klima und andere äußere Faktoren beeinflusst würden.[608] Darauf wiesen für ihn auch die Blutgruppenerhebungen unter den Juden hin, da diese je nach Wohnort unterschiedlich ausgefallen seien. Lewin stufte die Blutgruppenforschung hinsichtlich ihrer Rassenausrichtung in seinem Beitrag von 1928 als »[v]öllig bedeutungslos« ein.[609] Auch der liberale Politiker Paul Nathan, der den jungen Fritz Schiff nach dem Tod dessen Vater erzogen hatte,[610] wies in der *C.V.-Zeitung* darauf hin, dass die »Blutgruppen [...] die bisherige Einteilung der Menschheit« völlig auseinanderreißen würden, und schätzte sie höchs-

604 | Alle Zitate o.A., »Rassenverschlechterung«, S. 246. Das Bluttransfusionsbeispiel bezog sich auf einen Aufsatz in der *Münchener Medizinischen Wochenschrift*. Dort war von verschiedenen Bluttransfusionen berichtet worden, wobei die eine von schweren Nebenerscheinungen begleitet worden war. Von der Autorin wurde in einer Fußnote angemerkt, dass »in diesem einen Fall das Blut einer reinrassigen Jüdin auf eine Pat. germanischen Ursprungs übertragen wurde« (Lindemann, »Ueber Blutüberpflanzungen in der Geburtshilfe und Gynäkologie«, S. 286, Fussnote).

605 | O.A., »Rassenverschlechterung«, S. 246.

606 | O.A., »Die Blutfrage am schwarzen Brett«, o. S.

607 | Lewin, »Blutreaktion und Rasse«, S. 674. Die *C.V.-Zeitung* (bis 1922 monatlich unter dem Namen *Im deutschen Reich* publiziert) war unter den deutsch-jüdischen Presseorganen die auflagenstärkste (Hecht, *Deutsche Juden*, S. 17f.); vgl. zur Geschichte des C.V. unter anderem die Studie von Avraham Barkai, *›Wehr Dich!‹*. Lewin war ab 1921 Privatdozent am Psychologischen Institut der Friedrich-Wilhelms-Universität Berlin, ab 1927 außerordentlicher Professor für Philosophie und Psychologie; 1933 gelang es ihm, in die USA zu emigrieren (Cornell University, Ithaca, N. Y.). Vgl. auch Lewin, »›...einen Ort zu finden, an dem man aufrecht leben kann‹«.

608 | Lewin, »Blutreaktion«, S. 674.

609 | Lewin, »Neues von der Blutgruppenforschung«, S. 592.

610 | Okroi, *Der Blutgruppenforscher Fritz Schiff*, S. 14.

tens als »Wegweiser in die fernste Vergangenheit« ein. Nathan monierte wie Lewin die Aneignung der Blutgruppenforschung von völkischer Seite: »Ich, der ich Laie auf diesem Gebiete bin, werde gewiss nicht der Tradition der Antisemiten folgen und *Möglichkeiten*, die meine *politischen* Anschauungen zu unterstützen geeignet sind, unmittelbar als wissenschaftliche *Tatsachen* ausgeben.« Um den eigenen Ausführungen einen wissenschaftlichen Anstrich zu geben, verwies Nathan in einer Fußnote unter anderem auf eine Monographie Schiffs sowie die Untersuchung von Schiff und Ziegler.[611]

Auf die Untersuchung von Schiff und Ziegler wurde in der deutsch-jüdischen Presse wiederholt zustimmend Bezug genommen. So hielten die Anthropologen Franz Weidenreich und Hans Friedenthal in ihren populären Aufsätzen in deutsch-jüdischen Publikationsorganen fest, dass die Blutgruppenverteilung der Juden sich denen ihrer »Wirtsvölker« annähere[612] und folglich keine »Fremdblütigkeit«[613] festgestellt werden könne. Schiff selbst popularisierte seine Forschung in der Zeitschrift *Jüdische Familienforschung* unter dem Titel »Die sogenannten Blutgruppen des Menschen und ihr Vorkommen bei den Juden«. Er berichtete über die Blutgruppenverteilung bei den Juden, dass »die einzelnen jüdischen Gruppen im allgemeinen ihren Platz in nächster Nähe der nicht-jüdischen Bewohner des gleichen Landes haben«[614]. Allerdings war Schiff bei der Interpretation dieses Resultates vorsichtig: »Man wird z.B nicht sagen dürfen, dass die völlige physische Assimilation der Juden in Deutschland und Polen nunmehr durch das Verhalten des Blutes bewiesen sei.« Im Widerspruch dazu plädierte er jedoch dafür, von den »*Verschiedenheiten* des Blutes zwischen den untersuchten jüdischen Gruppen mit Interesse Kenntnis [zu] nehmen, und sie als eine ›Annäherung‹ an das jeweilige ›Wirtsvolk‹ an[zu]sehen«.[615] Diese »Annäherung« deutet Schiff der Logik folgend als Zeichen stattgefundener Vermischungen.[616]

Man kann also zusammenfassen, dass in der völkischen Presse die politische Aneignung des Forschungsfeldes willkommen geheißen wurde und eine tatsächliche Differenz zwischen »deutschem« und »jüdischem Blut« als wissenschaftlich erwiesen angesehen wurde. Im Gegensatz dazu zog man auf deutsch-jüdischer Seite insbesondere die Wissenschaftlichkeit der Studien in Zweifel. »Blutgruppe« und »Rasse« hätten nichts miteinander gemein, so der einhellige Tenor, und von einem spezifisch »jüdischen Blut« könne keinesfalls gesprochen werden. Offensichtlich war man sich unter assimilierten deutschen Juden des gefährlichen Potentials der Blutgruppenforschung und ihrer Ergebnisse hinsichtlich des »jüdischen Blutes« bewusst und beobachtete diese Entwicklungen besonders aufmerksam.

---

611 | Nathan, »Wissenschaft und Demagogie«, S. 337.

612 | Weidenreich, »Das Problem der jüdischen Rasse«; Friedenthal, »Westasiaten und Europäer in anthropologischer Beziehung«.

613 | Weidenreich, »Das Problem«, S. 92.

614 | Schiff, »Die sogenannten Blutgruppen des Menschen und ihr Vorkommen bei den Juden«, S. 179.

615 | Ebd., S. 180.

616 | Schiffs Artikel in der *Jüdischen Familienforschung* wurde ausführlich in der *C.V.-Zeitung* referiert (o.A., »Von den Blutmerkmalen der Juden«; der Eintrag zu »Blutgruppen« im *Jüdischen Lexikon* stützt sich ebenfalls auf diese Publikation Schiffs (A. S., »Blutgruppen«).

Allerdings wurde auch in der Vorstellung einer »Annäherung«, wie sie in der deutsch-jüdischen Presse wie auch von Forschern jüdischer Herkunft postuliert wurde, eine vorgängige Differenz in der Blutgruppenverteilung zwischen Juden und ihren »Wirtsvölkern« angenommen und die »Annäherung« als Folge von stattgefundenen »Vermischungen« erklärt. Die Metapher eines ursprünglich »reinen Blutes« und die Interpretation der existenten Blutgruppenverteilungen als Folge vorangegangener Wanderungen und »Mischungen« stellte die Grundlage aller wissenschaftlicher Überlegungen jüdischer wie nichtjüdischer Blutgruppenforscher dar.

Blutgruppenforscher jüdischer Herkunft

Die inhaltlichen Konvergenzen zwischen den beiden das seroanthropologische Feld polarisierenden Gruppen gilt es einerseits besonders hervorzuheben, andererseits aber auch zu relativieren. Die Übereinstimmung zwischen Blutgruppenforschern jüdischer und nichtjüdischer Herkunft müssen wissenschaftshistoriographisch betont werden, weil Wissenschaftler mit jüdischen Hintergrund in der Geschichte der Blutgruppenforschung bislang meist von jeglichem Rassedenken frei gesprochen wurden und jede Form von Rassismus der DGB zugeschrieben wurde.[617] Diese einseitige Zuweisung des Rassismus-Vorwurfs wird durch Aussagen Hirszfelds gestützt, die in der wissenschaftshistorischen Literatur oft zitiert werden.[618] Die Blutgruppenforschung habe, so Hirszfeld in seiner Autobiographie, »einer schlechten Sache gedient [...]: man verwendete sie in Deutschland für rassistische Zwecke«[619]. Er kritisierte auch die DGB stark und bezeichnete die in der *ZRP* erschienenen Aufsätze als »einer wissenschaftlichen Zeitschrift unwürdig«. Hirszfeld behauptete, dass er sich verpflichtet gefühlt habe,

> »gegen einen solchen Missbrauch der Wissenschaft aufzutreten. Ich wurde aufgefordert, das Handbuch für Gruppenforschung, herausgegeben von Stephan [sic], zu besprechen. Ich schloss meine Besprechungen mit Worten, in welchen ich den Zusammenhang zwischen Blutgruppen und Volkspolitik scharf verwarf.«[620]

Wie in den vorangehenden Kapiteln deutlich wurde, war Hirszfeld selbst nicht nur Initiator der seroanthropologischen Forschung, sondern trug mit Arbeiten zur Konstitutionsserologie oder zur Heterospezifität auch wesentlich zum Ausbau dieser Forschung bei. Die von ihm angestoßenen Forschungsrichtungen waren eugenisch aufgeladen, sie waren in die Zukunft gerichtet und durchbrachen damit die von Hirszfeld etablierte Trennlinie zwischen Grundlagen- und Anwendungswissen, wie er sie für die missbräuchliche Anwendung des Vaterschaftsnachweises konstruierte. In seiner Monographie schrieb er in den Schlussbemerkungen, dass für die

617 | So bezeichnet beispielsweise Orkoi Schiff, Hirszfeld und Bernstein als objektive, nüchterne Wissenschaftler, während die DGB als voreingenommen beschrieben wird (Okroi, *Der Blutgruppenforscher Fritz Schiff*, S. 58).

618 | Vgl. Polsky, »Blood, Race, and National Identity«, S. 175; Geisenhainer, ›*Rasse ist Schicksal*‹, S. 127; Baader, »Blutgruppenforschung im Nationalsozialismus«, S. 334f.

619 | Hirszfeld, *Geschichte eines Lebens*, S. 13, vgl. ähnlich auch S. 12 bezogen auf die Blutgruppenforschung generell.

620 | Ebd., S. 73; vgl. die Rezension Hirszfeld, »Handbuch der Blutgruppenkunde«.

Konstitutionsserologie folgende Themen bedeutsam werden sollten: »die Lebensaussichten der Früchte bei Rassenmischungen, die näheren Gesetzmäßigkeiten der Vererbung immunologischer Eigenschaften, die Möglichkeit der Herauszüchtung immuner Rassen«[621]. Besonders im Kontext der Heterospezifität behauptete Hirszfeld ausdrücklich, dass mit »Rassenmischungen« möglicherweise »manche konstitutionelle, anthropologische oder physiologische Merkmale [...] dem Untergang geweiht sein könnten«.[622]

Auch Landsteiner, Schiff und Bernstein widmeten sich in ihren Blutgruppenarbeiten der Kategorie »Rasse«. Schiff und Bernstein beschäftigten sich zudem auch außerhalb der Blutgruppenforschung mit diesem Thema: Schiff veröffentlichte 1915 im *Archiv für Anthropologie* den Beitrag »Anthropologische Untersuchungen an jüdischen Kindern in Jerusalem«.[623] Bernstein wiederum publizierte während der 1920er Jahre einige Arbeiten zum Drehsinn des Haarwirbels bei den unterschiedlichen »Rassen« sowie zu deren Singstimme.[624] Die Beschäftigung mit der für den Nationalsozialismus so eminent wichtigen »Rassenfrage« und auch die Tatsache, dass sich wohl Schiff wie Bernstein als Deutsche sahen, änderte nichts daran, dass ihnen ab 1935 aufgrund ihres »jüdischen Blutes« die Wissenschaft verschlossen blieb. Schiff emigrierte 1936 in die USA, Bernstein kehrte 1933 von einer Vortragsreise in den USA nicht nach Deutschland zurück.[625] Der Österreicher Landsteiner war glücklicherweise bereits seit 1923 in New York am Rockefeller Institute und stellte für die Emigration Schiffs eine unerlässliche Hilfe dar.[626] Hirszfeld, der seit dem Ende des Ersten Weltkrieges in Warschau arbeitete, wurde 1941 im Warschauer Ghetto interniert. Dort versuchte er, in wissenschaftlichen Vorträgen den Mut seines Publikums »zu heben«.[627] Unter anderem führte er die von Blutgruppenforschern jüdischer Herkunft eruierte Tatsache aus, dass die Blutgruppenverteilungen

621 | Hirszfeld, *Konstitutionsserologie*, S. 209.

622 | Ebd., S. 153. Der Frage der »Rassenmischung« stand Hirszfeld insgesamt unentschlossen, sicherlich aber nicht durchwegs positiv gegenüber, wie das folgende Zitat aus der Autobiographie zeigt, wo er von einem Kongress berichtete: »Ein Teil der Beratungen war dem Problem der Rassenkreuzung gewidmet. Die Mehrzahl der Anthropologen war gegen die Kreuzung der weißen mit der farbigen Rasse; die Mischlinge sollten weniger wertvoll sein. [...] Ich muss bekennen, dass diese Frage fuer mich nicht klar ist. Wenn die Tradition eines Volkes sich gegen die Kreuzung ausspricht, dann durchbrechen diese Tradition entweder starke oder unabhaengige Geister oder Menschen ohne Hemmungen, wie Alkoholiker und dergleichen. Da der zweiten Kategorie mehr Menschen angehoeren als der ersten, so ist es nicht verwunderlich, wenn man unter den Mischlingen weniger wertvolle Typen vorfindet« (Hirszfeld, *Geschichte eines Lebens*, S. 79).

623 | Vgl. Hanke, *Zwischen Auflösung und Fixierung*, S. 131-140; zu Schiffs Interesse an anthropologischen Fragen vgl. auch Okroi, *Der Blutgruppenforscher Fritz Schiff*, S. 17.

624 | Vgl. Frewer, *Das wissenschaftliche Werk Felix Bernsteins*, S. 149-159.

625 | Okroi, *Der Blutgruppenforscher Fritz Schiff*, S. 107, S. 117; zu Bernstein: Frewer, *Das wissenschaftliche Werk Felix Bernsteins*, S. 195.

626 | Mazumdar, *Species and Specificity*, S. 307; Okroi, *Der Blutgruppenforscher Fritz Schiff*, S. 107.

627 | Hirszfeld, *Geschichte eines Lebens*, S. 173. Vgl. die Ausführungen von Balinska/Schneider zu Hirszfelds Zwangsaufenthalt im Warschauer Ghetto (»Introduction«, S. xxix-xxxv).

zwischen den Juden und ihren »Wirtsvoelkern« nahezu identisch seien.[628] Gerade diese Geschichte wurde von einem anonymen Gutachter der deutschen Version der Hirszfeld'schen Autobiographie als »bedenklich« eingestuft: »Dass man sich, wozu die medizinische Herkunft vielleicht verleitete, mit den ›Blutgruppen‹ der Juden auseinandersetzt, ist sicher fuer jeden, der in der Abwehr des Antisemitismus seinen Mann gestanden hat, grotesk.«[629] Diese Einschätzung ist jedoch in diesem Zusammenhang ebenso irreführend wie die Annahme, die Forscher jüdischer Herkunft hätten sich aufgrund ihrer Herkunft dem damals vorherrschenden Rassendiskurs entziehen können oder müssen. Hilfreicher ist es, die Forscher jüdischer Herkunft als marginalisierte Deutsche zu begreifen, für die der »Königsweg der Integration«[630] über ein naturwissenschaftliches oder medizinisches Studium verlief. Shulamit Volkov hat die Wissenschaft als »fast ›natürliche‹ Stätte für Juden im fortgeschrittenen Stadium ihrer Assimilation« bezeichnet.[631] Die von den Wissenschaftlern jüdischer Herkunft konstatierte »Annäherung« der Blutgruppenverteilung zwischen jüdischer Bevölkerung und »Wirtsvolk« spiegelt den Prozess wider, in den die Wissenschaftler selbst verwickelt waren, und kann auch als Selbstbeschreibung und Integrationsbemühung gelesen werden.

Zum Gelingen der Integration war es unausweichlich, sich »im Wahren«[632] der gewählten Disziplin zu positionieren, was auch bedeutete, deren Schlüsselbegriffe zu übernehmen. Die Differenzen zwischen Forschern jüdischer und nichtjüdischer Herkunft waren zwar vorhanden, doch kann man Lipphardts Resultate über die Biowissenschaftler mit jüdischem und nichtjüdischem Hintergrund nur bestätigen: Diese Unterschiede waren nicht auf einer grundlegenden Ebene angesiedelt, weil eine solche einer erfolgreichen Assimilation im Weg gestanden hätte. Stattdessen lagen sie im Bereich von subtilen, wenn auch bedeutungsreichen Variationen und Abweichungen vom völkischen Mainstream der Forschung[633] – wie bei der Diagnose der Blutgruppenverteilung bei den Juden oder dem Fokus auf Stadt beziehungsweise Land.[634]

Die von Blutgruppenforschern mit jüdischem Hintergrund festgestellte »Annäherung« mag aber nicht nur deshalb überraschen, weil sie in der Blutgruppenformel zwischen Juden und Nichtjuden eine vorgängige Differenz postulierte, sondern außerdem eine Vermischung zwischen Nichtjuden und Juden konstatierte– der Alptraum jedes Antisemiten. Damit wurde das Bild des jüdischen »Blutsaugers«, »Vampirs« oder »Parasiten« evoziert, der sich das Blut des »deutschen Volkskör-

628 | Hirszfeld, *Geschichte eines Lebens*, S. 178.

629 | O.A., »Gutachten«, AfZ, IB JUNA-Archiv 1613, S. 2f.

630 | Lipphardt, *Biologie der Juden*, S. 50.

631 | Volkov, »Juden als wissenschaftliche ›Mandarine‹ im Kaiserreich und in der Weimarer Republik«, S. 2f. Vgl. für zionistische Wissenschaftler und deren Umgang mit dem dominanten Diskurs unter anderem Hödl, *Die Pathologisierung*, S. 275-314; Efron, *Defenders*, S. 123-180, sowie Hart, »Racial Science«.

632 | Foucault, *Die Ordnung des Diskurses*, S. 25.

633 | Lipphardt, »Biowissenschaftliche ›Judenforschung‹«, S. 436.

634 | Auch bezüglich der Definition von Europa lässt sich eine Differenz zwischen Blutgruppenforschern jüdischer und nichtjüdischer Herkunft feststellen, vgl. Spörri, »Das Blut in den Adern des Homo Europaeus«, S.93f..

pers« einverleibte und ihn aussaugte.[635] Indem Forscher jüdischer Herkunft an einem Diskurs über Blut(gruppen) und »Rassen« partizipierten – was einerseits als Weg der Integration, andererseits aber auch als Kampf um Deutungsmacht über die hochsymbolische Substanz »Blut« verstanden werden kann – und mit der Metapher der »Annäherung« gegen ein vermeintlich »jüdisches Blut« anschrieben, rekurrierten sie auf eine Metaphorik, die sich in ihr Gegenteil verkehren konnte und unbeabsichtigte Konnotationen und Effekte hervorrief. Insbesondere dann, wenn gleichzeitig der Begriff des »Wirtsvolkes« fiel, der die »Juden« in Parasiten transformierte.[636]

Von den Wissenschaftlern mit jüdischem Hintergrund wurde die metaphorische Prägung der Blutgruppenforschung durchaus wahrgenommen, wenn auch nicht in ihren Konsequenzen. Vielmehr stellten sie sich in eine lange Tradition der Metaphernkritik, die Metaphern als unwissenschaftlich betrachtete. Schiff wurde nicht müde zu betonen, dass die Blutgruppen keine »besonders ausgezeichnete Stellung beanspruchen« könnten, nur »weil es sich um ›Blut‹ handelt«.[637] Damit inszenierte er sich als nüchterner Wissenschaftler, der mit »Blutmystik« nichts zu schaffen hatte.[638] Allerdings war seine Behauptung ambivalent, dass die Blutgruppen nicht des Blutes, sondern ihres methodischen Vorteils wegen – sie seien »scharf definiert und nach der Art ihrer Vererbung wohlbekannt« – eine »ausgezeichnete Stellung« einnahmen. Ein Privileg fiel ihnen folglich gleichfalls zu. Insofern schrieb Schiff ganz ungewollt an einer Blutmystik weiter. Sein Einsatz für die Integration der Blutgruppen in die forensische Medizin und für ihre Anwendung beim Vaterschaftsnachweis gab genau denjenigen Stereotypen Nahrung, die er bekämpft haben wollte. Auf die geringe Kontrolle, die Autoren über ihre Texte haben, hat vor Roland Barthes und Michel Foucault bereits Ludwik Fleck hingewiesen.[639] Er vermerkte 1935 mit Nachdruck, dass Worte bei jedem Individuum andere Assoziationen wecken, so dass »der Empfänger den Gedanken nie vollkommen in dieser Weise [versteht], wie ihn der Sender verstanden haben wollte«[640]. Der interkollektive Denkverkehr habe Bedeutungsverschiebungen zur Folge, die jenseits des Zugriffs des vermeintlichen Autors liegen.[641] Die Rezeption eines Textes kann nicht gesteuert werden. So zeitigten die Forschungsbeiträge der Blutgruppenforscher mit jüdischem Hintergrund rassistische und antisemitische Folgen, die von ihnen selbst so nicht beabsichtigt worden waren.

---

635 | Die Metapher des »jüdischen Vampirs« findet sich beispielsweise auch bei Dinter, *Die Sünde wider das Blut*, S. 278. Vgl. generell zur Tradition des »blutsaugenden« Juden Bein, »The Jewish Parasite«.

636 | Hirszfeld, *Konstitutionsserologie*, S. 106. Vgl. zum schwierigen Verhältnis zwischen Symbiose und Parasitismus Bein, »The Jewish Parasite«; zu Hirszfelds Verwendung der Symbiose-Metapher: Spörri, »Ludwik Hirszfelds Plädoyer für ›Symbiose‹« und in diesem Zusammenhang Hirszfelds Auseinandersetzung mit Flecks Begriffs des Denkstils Fleck, *Denkstile und Tatsachen*, S. 365-368.

637 | Schiff, »Die Blutgruppen und ihre Anwendung vor Gericht«, S. 391.

638 | Schiff, »Abstammungsproben in alter Zeit«, S. 1143.

639 | Foucault, »Was ist ein Autor?«; Barthes, »Der Tod des Autors«.

640 | Fleck, *Entstehung und Entwicklung*, S. 58.

641 | Ebd., S. 143.

6. »Übertragungen« des Blutes

Angeblich hatte eine Erzählung Ovids den Engländer Francis Potter zu seinen ersten Bluttransfusionen inspiriert. Dies notierte zumindest ein Gast Potters nach einem Besuch im Jahr 1649: »[H]e then told me his notion of curing diseases etc. by Transfusion of bloud [sic] out of one man into another, and that the hint came into his head reflecting on Ovid's story of Medea and Jason.«[1] Genau genommen berichtet Ovids Erzählung aus den *Metamorphosen* zwar nicht von einer Bluttransfusion, sie wird aber in der Medizingeschichte oft als erste Geschichte einer, wenn auch fiktiven, Blutübertragung bemüht.[2] Auf die Bitte Jasons um Verjüngung seines hoch betagten Vaters Aeson schneidet Medea Aeson die Kehle auf und »lässt das alte Blut entweichen«. Danach füllt sie Aesons Körper mit einem »Saft«, den sie aus Wurzeln, Samen, Blüten, Steinen, Sand, Raureif, aus Teilen von Vampireule, Werwolf, Schildkrötenschlange, Hirsch und Krähe gebraut hat. Diese Mischung – und nicht etwa tierisches oder menschliches Blut – verwandelt den Greis Aeson in einen jugendlichen, faltenlosen Mann mit dunklem Haar.[3]

Mit Potters Übertragung des literarischen Motivs in die Wissenschaft fand, wie meine bisherigen Ausführungen gezeigt haben, nicht zum ersten und auch nicht zum letzten Mal in der Geschichte des Blutes ein Austausch zwischen den Feldern Literatur und Wissenschaft statt; diesmal wurde eine fiktionale Erzählung in eine wissenschaftliche Tatsache verwandelt. Damit wurde eine metaphorische Operation vollzogen: Das Uneigentliche, Fiktionale wurde ins Eigentliche, Wörtliche übertragen. Mithin stellt sich die Bluttransfusion selbst als metaphorische Technologie dar, denn mit ihr wird Blut vom einen in einen anderen Körper übertragen und das Blut wird dadurch »fremd«.

1 | Aubrey, Bodleian Library, Aubrey MS. 6,f. 63v., zit.n. Webster, »The Origins of Blood Transfusion«, S. 389. Die Bluttransfusion ist deshalb auch mit der Bezeichnung »Cura Medeana« in die Geschichte der Medizin eingegangen (vgl. unter anderem Oehlecker, *Die Bluttransfusion*, S. 1).

2 | Oehlecker ist einer der wenigen, der anmerkt, dass es sich in Ovids Erzählung nicht um eine Transfusion handelt (*Die Bluttransfusion*, S. 1).

3 | Ovid, *Metamorphosen*, Siebtes Buch, S. 264-293. Das Motiv der Verjüngung blieb der »Transfusion« weiterhin eingeschrieben, vgl. etwa Pelis, »Blood Transfusion«, S. 94; zur Verjüngung Stoff, *Ewige Jugend*.

In diesem Kapitel geht es um diese »Übertragungen« des Blutes, wie die Bluttransfusionen zu Beginn des 20. Jahrhunderts meist bezeichnet wurden. Zuerst wird die Geschichte der Bluttransfusion vom 17. Jahrhundert bis zum Ende des Ersten Weltkrieges skizziert – die »Entdeckung« der Blutgruppen 1901 stellte keine Zäsur in der Geschichte der Bluttransfusion dar (6. 1). Im zweiten, umfangreicheren Kapitel, behandle ich dann die Geschichte der Bluttransfusion in der Weimarer Republik, die als Technik der »Blutmischung« von den interdiskursiven Bedeutungen dieser Bezeichnung grundlegend strukturiert war (6. 2). [Die Blutspende wurde häufig als Aderlass bezeichnet. Abschließend wird deshalb das Verhältnis von Transfusion und Aderlass im Kontext der »Krise der Medizin« und einer generellen »Renaissance des Blutes« in den Weimarer Jahren thematisiert (6.3).]

6.1 Hunde, Kochsalz, Kühlboxen: Zur Geschichte der Transfusion bis zum Ende des Ersten Weltkrieges

Die Geschichte der Transfusion lässt sich bis Ende des Ersten Weltkriegs in verschiedene Phasen einteilen. Wie die Referenz auf Ovid bereits erahnen ließ, lässt sich der Beginn der ersten Phase, die durch fiktive Bluttransfusionen geprägt ist, in der Antike lokalisieren. Die Frühe Neuzeit gilt als Anfang der zweiten Phase, die durch die Entdeckung des Blutkreislaufs durch William Harvey geprägt war und in der die Medizin versuchte, die antiken literarischen Phantasien in Tatsachen umzusetzen. Der eingangs erwähnte Francis Potter ist jedoch nicht als Pionier in die Geschichte der Bluttransfusion eingegangen.[4] Denn ob Potters Transfusionen erfolgreich waren, bleibt aufgrund der Quellenlage unklar.[5] Gemeinhin lässt die Historiographie der Transfusion diese zweite Phase deshalb nicht mit Potter, sondern mit Richard Lower beginnen, dem Potter auch im zeitgenössischen Prioritätsstreit unterlag.[6] Im Vordergrund stand in diesem Zeitabschnitt nicht der quantitative Aspekt, das heißt der Ersatz von mangelndem Blut, sondern die Qualität des Blutes.[7] Grundlage dieses Denkens war das humoralpathologische Dogma und der herrschende Vitalismus.[8] In beiden medizinischen Strömungen wurde das Blut als Sitz der Seele konzeptualisiert, so dass die Transfusion von Blut einer Übertragung von Eigenschaften gleichkam.[9] Dies manifestierte sich auch in den Fragen, die Lower von *Royal Society*-Mitglied Robert Boyle gestellt wurden. Lower hatte 1665 erfolgreich eine Transfusion zwischen Hunden vorgenommen, 1666 folgte eine weitere. Dabei wurde einem Hund relativ viel Blut entzogen, dem Lower dann das Blut eines anderen Hundes transfundierte und zusehen konnte, wie jener gleichsam wieder zum Leben erwachte. Boyles Interesse richtete sich auf die dabei stattfindenden Eigenschaftsübertragungen, und er fragte Lower, ob ein »scharfer« Hund durch das Blut eines ängstlichen Hundes zahm würde, ob ein Hund durch die Transfusion von Blut eines Hundes, der nicht apportieren könne, selbst die Fähigkeit zu apportieren wieder verliere und ob das Fell des Empfängers die

4 | Vgl. etwa Starr, *Blut*, S. 24.

5 | Vgl. dazu Webster, »The Origins of Blood Transfusion«, besonders S. 392.

6 | Ebd., S. 390 und S. 392.

7 | Vgl. etwa Rothschuh, »Von der Viersäftelehre zur Korpuskeltheorie des Blutes«, S. 40.

8 | Starr, *Blut*, S. 20.

9 | Vgl. auch Pelis, »Blood Clots«, S. 334.

Farbe des Spenders annähme.[10] Lower konnte die Fragen Boyles nicht bejahen. Aufgrund weiterer Experimente kam er zum Schluss, dass der Nutzen der Transfusionen darin lag zu zeigen, »dass ein Tier mit dem Blut eines anderen leben kann«[11].

Nur ein Jahr später wurde erstmals eine Bluttransfusion von einem Tier auf einen Menschen vorgenommen und zwar von dem in Paris praktizierenden Jean Baptiste Denis, einem Leibarzt von Louis XIV.[12] Denis zufolge konnten »Brust- oder Rippenfellentzündungen, Blattern, Aussatz, Krebse, Geschwüre, Wundrosen, Verrücktheit, Altersschwachsinn und andere Krankheiten, die eine Folge der Verderbtheit des Blutes sind«, mittels Transfusionen geheilt werden. Tierblut war seiner Meinung nach besser zu transfusorischen Zwecken geeignet als Menschenblut, denn dieses sei durch »Ausschweifungen und unmäßiges Essen und Trinken« verderbt und trage die Signaturen von »Traurigkeit, Neid, Zorn, Melancholie, Sorge«.[13] Bei der ersten Transfusion von Tier zu Mensch benutzte Denis das Blut eines Lammes – ein Tier, das in der christlichen Tradition für Sanftmut und Friedfertigkeit steht.[14] Denis' Versuch war von Erfolg gekrönt. Der Mann, der zuvor »körperlich so schwerfällig und benommen [war], dass man nichts mit ihm anfangen konnte«, führte danach alles was man ihm auftrug »mit großer Geschicklichkeit aus«.[15] Nach Denis' Experimenten, die die Engländer bald als Konkurrenz wahrnahmen und die zu einem regelrechten Prioritätenstreit führten,[16] wurden Tier-zu-Mensch-Transfusionen auch in England durchgeführt, außerdem in Deutschland, Holland und Italien.[17] Der Gedanke, dass mit der Transfusion Eigenschaften übertragen werden konnten, blieb dabei zentral. Ein deutscher Arzt glaubte beispielsweise, einen Hypochonder mit der Transfusion von Blut eines fröhlichen Menschen heilen und Ehestreitigkeiten durch Blutaustausch zwischen Ehemann und -frau schlichten zu können.[18]

Allerdings warf der Aspekt der Eigenschaftsübertragung auch Fragen auf: Warum, so wunderten sich einige Kritiker Denis', wurde bei der Kalbsbluttransfusion nur die Sanftmütigkeit des Kalbes, nicht aber auch dessen Einfältigkeit übertragen?[19] Nach einem spektakulären Fall, der von Denis betreut worden war und bei dem der Patient verstarb, wurde 1668 in Frankreich die Transfusionspraxis dahingehend eingeschränkt, dass zuerst bei der medizinischen Fakultät – die gegenüber der Transfusion kritisch eingestellt war – eine Erlaubnis eingeholt werden musste. Daraufhin

10 | Starr, *Blut*, S. 25.

11 | Zit. nach Starr, *Blut*, S. 26.

12 | Rothschuh, »Von der Viersäftelehre«, S. 40; Starr, *Blut*, S. 20; vgl. zu Lower und Denis auch Diamond, »A History of Blood Transfusion«, S. 662-665.

13 | Zit. nach Starr, *Blut*, S. 27.

14 | Starr, *Blut*, S. 27.

15 | Zit. nach Starr, *Blut*, S. 27.

16 | Starr, *Blut*, S. 22, S. 28; Diamond, »A History of Blood Transfusion«, S. 662-666; Ryser, »Blut und Bluttransfusion«, S. 2928.

17 | Starr, *Blut*, S. 28f.; vgl. auch Bauer, »Von der Blutübertragung zur Hämotherapie«, S. 415.

18 | Vgl. dazu Starr, *Blut*, S. 29; Ryser, »Blut und Blutübertragung«, S. 2929; Bauer, »Von der Blutübertragung zur Hämotherapie«, S. 415. Bedeutsamerweise ist zu diesem Zeitpunkt im Gegensatz zum 20. Jahrhundert die Übertragung von Eigenschaften noch positiv konnotiert, vgl. dazu Schicktanz, »Fremdkörper«, S. 191.

19 | Starr, *Blut*, S. 29.

wurden Transfusionen nur noch selten durchgeführt und zwei Jahre später vom französischen Parlament ganz verboten. England folgte dieser Bestimmung. Auch von päpstlicher Seite wurden Transfusionen in beinahe ganz Europa untersagt.[20]

Rund 150 Jahre später, zu Beginn des 19. Jahrhunderts, führte der Londoner Physiologe und Geburtshelfer James Blundell die Bluttransfusion wieder ein. Er nahm erstmals mit Erfolg Mensch-zu-Mensch-Transfusionen vor und läutete damit die dritte Phase in der Geschichte der Bluttransfusion ein.[21] Blundell hatte 1818 eine Frau beobachtet, die an einer uterinen Blutung starb, deren Leben aber vermutlich mit einer Bluttransfusion hätte gerettet werden können.[22] Er begann mit Tieren zu experimentieren und führte noch im selben Jahr eine Transfusion an einem Menschen durch.[23] 1824 konnte Blundell bereits von mehreren erfolgreichen Transfusionen berichten.[24] Er ging, wie die Wissenschaftshistorikerin Kim Pelis gezeigt hat, von einer humoralen Theorie aus, die Blut als »vital humour« betrachtete.[25] Seine Theorie fiel zeitlich mit dem Erscheinen der für das Vampirgenre stilbildenden Erzählung »The Vampyre« von John Polidori zusammen.[26] In beiden Fällen ging es um scheinbar Tote, die mittels Blut wieder zum Leben erweckt werden sollten beziehungsweise deren Leben im Reich zwischen Leben und Tod spielten.[27]

Für Blundell war Blut allerdings nicht nur vital, sondern auch nutritiv; keinesfalls aber ging es wie heute darum, verlorene Flüssigkeit zu ersetzen.[28] Im Gegensatz zum 17. Jahrhundert wiederum stand nun nicht mehr die Übertragung von Eigenschaften, sondern die lebensspendende Qualität des Blutes im Zentrum; Blut schien das Leben selbst zu sein.[29] Allerdings blieb dies nicht während des gesamten 19. Jahrhunderts so. Um die Jahrhundertmitte rückte der vitalistische Aspekt in den Hintergrund und der nutritive Faktor wurde zentraler; damit fand eine biologische Ausrichtung der Transfusionsvorstellungen statt.[30] Überdies wurde auch das Thema der Blutgerinnung zentral, das bei Blundell möglicherweise seiner Geschicklichkeit oder der geringen transfundierten Blutmengen wegen kein Thema gewesen war.[31] Dies manifestierte sich unter anderem in neuen Gerätschaften. Simulierten Blundells Instrumente eine »immediate transfusion«, waren die neuen Apparaturen des

20 | Ebd., S. 30-32; Diamond, »A History of Blood Transfusion«, S. 664.

21 | Rothschuh, »Von der Viersäftelehre«, S. 57. Die erste, historisch aber nicht gesicherte Mensch-zu-Mensch-Transfusion wird gemeinhin im Jahr 1492 lokalisiert, als Papst Innozenz III. das Blut von drei Jünglingen übertragen wurde, was ihn jedoch vor dem Tod auch nicht mehr zu retten vermochte (Diamond, »A History of Blood Transfusion«, S. 660; Bogdanov, *The Struggle for Viability*, S. 153).

22 | Pelis, »Blood Clots«, S. 334.

23 | Ebd., S. 334f.

24 | Ebd., S. 335.

25 | Ebd., S. 336.

26 | Vgl. zur Entstehungsgeschichte von Polidoris »The Vampyre« beispielsweise Frayling, *Vampyres*, S. 6-18.

27 | Pelis, »Transfusion, mit Zähnen«, S. 190.

28 | Pelis, »Blood Clots«, S. 337f.

29 | Ebd., S. 339; vgl. auch Diamond, »A History of Blood Transfusion«, S. 665f.

30 | Pelis, »Blood Clots«, S. 332, vgl. auch S. 345.

31 | Ebd., S. 340; Schulz, »Zwischen Parabiose, Reizen und Organtransplantationen«, S. 293.

Briten James Hobson Aveling und des Schweizers Joseph Roussel nicht mehr auf die Erhaltung der Vitalität des Blutes ausgerichtet, sondern vielmehr auf die Verhinderung der Blutgerinnung.[32] Diese Bedeutungseinbuße des Blutes muss im Zusammenhang mit dem Verschwinden der humoralen Sichtweise und dem Aufstieg der Zellularpathologie gesehen werden.[33]

Es wurde allerdings nicht nur debattiert, ob Aveling oder Roussel die bessere Apparatur hatte, wobei beide mit unverändertem Blut arbeiteten. Einige Mediziner setzten sich zudem für die Transfusion von defibriniertem Blut ein, um der Gerinnung Herr zu werden. Unklar blieb allerdings, ob defibriniertes Blut überhaupt noch nutritive Eigenschaften besaß.[34]

Gegen Ende des 19. Jahrhunderts fand eine weitere Veränderung statt, die zugleich den Beginn der vierten Phase in der Geschichte der Bluttransfusion markiert: Um die Gerinnungsgefahr zu bannen, wurde Blut immer häufiger durch Kochsalzinfusionen ersetzt. Gleichzeitig fand damit eine Verschiebung der Transfusion aus der Geburtshilfe in die Physiologie statt.[35] Die Medikalisierung des Blutes wurde damit, so Pelis, abgeschlossen;[36] mit dem Medizinhistoriker Stefan Schulz lässt sich in diesem Zusammenhang auch von einer »Entzauberung des Blutes« sprechen.[37]

Die zunehmende Verwendung von Kochsalzinfusionen stand hauptsächlich im Zusammenhang mit Experimenten des Engländers William John Little, die dieser bei Cholerafällen durchgeführt hatte. Kochsalzinfusionen zeitigten als Blutersatz bei Cholera durchaus Erfolge, so das Ergebnis Littles. Im Anschluss fügten einige Ärzte dem Blut bei der Transfusion eine Kochsalzlösung bei, um die Gerinnung zu verhindern.[38] Dabei wurde deutlich, dass nicht allein die Eigenschaften des Blutes, sondern schon die Zufuhr von Flüssigkeit lebensrettend war. Dieser *quantitative turn* ließ die qualitativen Eigenschaften von Blut endgültig in den Hintergrund rücken und setzte sich in England spätestens ab den 1890er Jahren mittelfristig, nämlich bis zum Ersten Weltkrieg, durch.[39] Entscheidend trugen dazu die im *British Medical Journal* publizierten Vorlesungen des Cambridger Physiologen William Hunter bei.[40] Gemäß Hunters Experimenten besaß Blut keine nährenden Eigenschaften, so dass anstelle von Blut auch Kochsalzinfusion benutzt werden konnte – mit dem immensen Vorteil, dass dieses nicht gerann.[41] Blut verlor seinen Status als privilegierte Flüssigkeit, die Leben spendete oder gar Eigenschaften übertrug, und wurde statt-

32 | Pelis, »Blood Clots«, S. 336. Gleichzeitig war auch der Aspekt der Natürlichkeit der Apparatur von zentraler Bedeutung, ebd., S. 344-347.

33 | Vgl. dazu ausführlich Kapitel 2.3.

34 | Pelis, »Blood Clots«, S. 348.

35 | Ebd., S. 350f. Neben der Kochsalzinfusion wurde ab Mitte des 19. Jahrhunderts auch mit Milch als Blutersatz experimentiert, vor dem Hintergrund der humoralen Theorie, dass Milch eine andere Form des Blutes darstellte, vgl. Diamond, »A History of Blood Transfusion«, S. 668.

36 | Pelis, »Blood Clots«, S. 359. Pelis meint damit den Übergang von kulturellen Konzeptionen zu quantitativen Definitionen des Blutes, die zu seiner Ersetzung führten.

37 | Schulz, »Zwischen Parabiose, Reizen und Organtransplantationen«, S. 294.

38 | Pelis, »Blood Clots«, S. 352. Vgl. zur Cholera auch Elkeles, »Moralische Erwägungen bei der Wiedereinführung der Bluttransfusion im 19. Jahrhundert«.

39 | Pelis, »Blood Clots«, S. 353 sowie S. 355f.

40 | Ebd., S. 356.

41 | Ebd., S. 357.

dessen zu einer Substanz, die nunmehr quantitativ vermessen und erhoben werden konnte.[42] Allerdings ersetzte diese quantitative Sichtweise traditionelle Annahmen, wie sie etwa Blundells Experimente geleitet hatten, nicht gänzlich, insbesondere nicht im populären Bereich, wovon Bram Stokers *Dracula* beredtes Zeugnis ablegt.[43]

Während sich für Deutschland für diesen Zeitraum eine ähnliche Entwicklung nachzeichnen lässt,[44] verlief die »Wiederentdeckung« der Bluttransfusion – und damit die fünfte Phase – in England und Deutschland unterschiedlich. In England waren die Schockforschungen des US-Amerikaners George Crile ausschlaggebend,[45] die für die Entwicklung in Deutschland einen nur untergeordneten Faktor darstellten.[46] Vielmehr wurde die Bluttransfusion in Deutschland in chirurgischen Denkkollektiven im Rahmen der Organtransplantation wiederentdeckt. Im Denkkollektiv der Internisten spielte die Reiztheorie August Biers von 1901, vermittelt über Paul Morawitz, eine wesentliche Rolle. Durch die Reiztheorie sei, so der Medizinhistoriker Stefan Schulz, das Blut nicht mehr als passives Produkt des Knochenmarks interpretiert, sondern »wieder stärker in seiner funktionellen Eigenständigkeit wahrgenommen« worden.[47] Im Gegensatz zu den Internisten, die der Einfachheit halber defibriniertes Blut übertrugen, transfundierten die Chirurgen mit ihren avancierteren Methoden »unverändertes« Blut.[48] Die Reiztheorie wurde allerdings von den Chirurgen ebenfalls rezipiert, und dies weitgehend kritiklos, glaubten sie doch, dass »der für die Blutbildung förderliche Reiz durch ganzes, unverändertes Blut stärker sein müsse als bei defibriniertem Blut«[49]. Dem Blut wurde damit beinahe der Status eines Organs zugesprochen, was sich auch darin zeigt, dass von der Transfusion zuweilen auch als »Ueberpflanzung« gesprochen wurde.[50]

Die Publikationsdichte zur Bluttransfusion war in den Jahren zwischen 1905 und 1908 in den medizinischen Wochenschriften *MMW* und *DMW* mit höchstens einer Publikation pro Jahr gering. Die Situation änderte sich ab 1909, wenn auch bis 1914 jährlich nicht mehr als 10 Artikel zum Thema erschienen.[51] Auf die Entdeckung

---

42 | Ebd., S. 358.

43 | Ebd., S. 359; generell für die weitere Entwicklung in England Pelis, »Blood Standards and Failed Fluids«.

44 | Vgl. Schulz, »Vom Paraffin zum Bernstein«, S. 224. Zu den Transfusionen im 19. Jahrhundert im deutschsprachigen Raum Elkeles, »Moralische Erwägungen bei der Wiedereinführung der Bluttransfusion im 19. Jahrhundert«.

45 | Vgl. Pelis, »Blood Clots«, S. 360. Crile führte im Übrigen keine Blutgruppenbestimmung durch (Diamond, »A History of Blood Transfusion«, S. 669-671).

46 | Schulz, »Zwischen Parabiose, Reizen und Organtransplantationen«, S. 310.

47 | Schulz, »Vom Paraffin zum Bernstein«, S. 226.

48 | Schulz, »Zwischen Parabiose, Reizen und Organtransplantationen«, S. 302, S. 307. Zur Geschichte der Transplantation vgl. Schlich, *Die Erfindung der Organtransplantation*; Schicktanz, »Aus der Geschichte lernen?«; dies., »Fremdkörper«; zur Transplantation nach 1945 vgl. unter anderem Obrecht, »Das abstoßende Selbst«; zur Metaphorik in der Transplantationsmedizin vgl. Krüger-Fürhoff, »Vernetzte Körper«.

49 | Schulz, »Zwischen Parabiose, Reizen und Organtransplantationen«, S. 308.

50 | Ebd., S. 306, S. 309; für die »Überpflanzung« vgl. beispielsweise Wederhake, »Ueberpflanzung (Transfusion) von Blut«.

51 | Schulz, »Zwischen Parabiose, Reizen und Organtransplantationen«, S. 295 sowie Abbildung 1 (im Bildanhang, o. S.).

der Blutgruppen durch den Bakteriologen Karl Landsteiner gingen die meisten Beiträge, die von Internisten und Chirurgen stammten, nicht ein.[52] Stattdessen war die Transfusion von verwandtschaftlichem Blut vor dem Ersten Weltkrieg üblich. So transfundierte Heinrich Flörcken, einer der Pioniere in der frühen Phase der deutschen Transfusionsmedizin, 1912 von einem »kräftige[n] Bruder« auf den Patienten, ohne zuvor die Blutgruppe bestimmt zu haben. Das Blut wurde lediglich auf Blutdruck, Hämoglobingehalt und Blutkörperchen untersucht.[53] Zum einen lässt sich diese Praxis auf die Metaphorik der Blutsverwandtschaft zurückführen, zum anderen waren wohl auch praktische Gründe ausschlaggebend, wie ein Kollege Flörckens, der Chirurge Gerhard Hotz, bereits 1910 notierte:

> »[W]ir wählen als Spender einen jungen, kräftigen, gesunden Menschen, am liebsten eines der Geschwister, ein erwachsenes Kind. Einmal ließ sich der Ehemann dazu gewinnen. In dieser Hinsicht sind wir nie Schwierigkeiten begegnet. In der Regel erscheint den Angehörigen die Notwendigkeit und Zweckmäßigkeit des Verfahrens sehr einleuchtend.«[54]

Insgesamt kann man das Bluttransfusionswesen vor 1914 als »wenig beachtete Liebhaberei einiger weniger Spezialisten, [...] in einem Experimentalstadium« bezeichnen, in dem die Blutgruppen kaum eine Rolle spielten.[55]

Mit dem Ausbruch des Ersten Weltkriegs lässt sich ein gesteigertes Interesse an der Transfusion in den Wochenschriften ablesen.[56] In der Medizingeschichte ist man sich über die Bedeutung des Ersten Weltkriegs für die Geschichte der Bluttransfusion, einig, aber die genauen Zusammenhänge zwischen Krieg und Transfusionspraxis werden unterschiedlich interpretiert. So geht Thomas Schlich davon aus, dass die Ärzte durch den Krieg gezwungen waren, »Dinge zu versuchen, die im Zivilleben so nicht möglich und nicht erwünscht gewesen wären«[57]: »Die kriegsbedingte Sondersituation führte in der Folge dazu, dass die Bluttransfusion neben der Hauptindikation des akuten Blutverlustes auch andere Anwendungsfelder erfuhr«, beispielsweise bei Blutgerinnungsstörungen, bei Schwächezuständen und Vergiftungen.[58] Gemäß William Schneider hatte der Erste Weltkrieg eine lediglich perfektionierende Wirkung und führte zu keinerlei Innovationen.[59] Vielmehr seien

52 | Ebd., S. 289f.; Pelis, »Blood Clots«, S. 360; Leupold, *Transfusionsmedizin an der Universität Leipzig*, S. 14; vgl. als Quellenbeispiel etwa Morawitz, »Transfusion und Aderlass«.

53 | Flörcken, »Weitere Beiträge zur direkten Bluttransfusion«, S. 2663f.; zu Flörcken Schulz, »Zwischen Parabiose, Reizen und Organtransplantationen«, S. 299f.

54 | Hotz, »Ueber Bluttransfusion beim Menschen«, S. 604.

55 | Wiebecke et al., »Zur Geschichte der Transfusionsmedizin«, S. 15.

56 | Schlich, »›Welche Macht über Tod und Leben!‹«, S. 116f. Schlichs Untersuchung der Wochenschriften ist symptomatisch; meines Wissens liegen keine Akten zur Bluttransfusion im Ersten Weltkrieg vor. Diesbezügliche Recherchen im Bundesarchiv und Geheimen Staatsarchiv verliefen zumindest ergebnislos.

57 | Schlich, »›Welche Macht über Tod und Leben!‹«, S. 120.

58 | Ebd., S. 123.

59 | Schneider, »Blood Transfusion in Peace and War«, S. 126. Schneider und Schlich kommen teilweise zu unterschiedlichen Ergebnissen, was unter anderem auf einer differenten Quellenbasis beruht und darauf, dass Schneider von Schlichs Aufsatz, der nur ein Jahr vor seinem auf Deutsch publiziert worden war, keine Kenntnis hat.

die »Innovationen« – die Entdeckung der Blutgruppen durch Landsteiner 1900/1901 und die von Alexis Carrel und George Crile eingeführten neuen chirurgischen Techniken – bereits vor dem Krieg erfolgt.[60] Einig sind sich die beiden Medizinhistoriker aber darin, dass sich die Praxis sowie die Verbreitung der Transfusion bei Deutschen und US-Amerikanern grundlegend unterschied. Und zwar bereits vor, im und nach dem Ersten Weltkrieg.[61]

In den USA wurde die Bluttransfusion im Anschluss an Carrell und Crile gebräuchlich.[62] Dagegen war das Interesse im späten wilhelminischen Deutschland eher gering, wie insgesamt die Bluttransfusion in Europa weniger stark verbreitet war als in den USA.[63] Dies sollte sich mit dem Ersten Weltkrieg zumindest bei den alliierten Mächten ändern. Eine Schlüsselrolle bei der Durchsetzung der Bluttransfusion auf dem europäischen Kontinent nahmen kanadische Mediziner ein, die sich ihr Wissen über Transfusion und Schock in den USA angeeignet hatten und bei den britischen Einheiten gleichsam eine »conversion to blood« einleiteten.[64] Die Kanadier insistierten darauf, Blut und nicht Kochsalzlösungen zu transfundieren.[65] Darüber hinaus wurde mit der so genannten »Zitratblutmethode« experimentiert, bei der dem Blut zur Gerinnungsverhinderung Natriumzitrat zugesetzt wurde.[66] Diese Technik war in den USA 1915 von Richard Weil und Richard Lewisohn eingeführt worden.[67] Mit dem Kriegseintritt der USA 1917 intensivierten sich die kanadischen Bluttransfusionsbemühungen.[68] Die Natriumzitratmethode wurde zwar auch auf alliierter Seite nicht flächendeckend eingesetzt, stellte aber die bevorzugte Methode

60 | Ebd., S. 115. Die Carrel/Crile-Technik ermöglichte Transfusion ohne Gerinnung (ebd., S. 109). Das Interesse Criles an einer Transfusionstechnik steht im Zusammenhang mit seiner Entdeckung, dass die Kochsalzinfusion bei Schock wenig nützte.

61 | Vgl. Schlich, »›Welche Macht über Tod und Leben!‹«, insbesondere S. 114f., S. 118, S. 124-128; Schneider, »Blood Transfusion in Peace and War«, insbesondere S. 113, S. 125. Starr, *Blut*, geht ohne Angabe von Gründen nicht auf den Ersten Weltkrieg ein.

62 | Schlich, »Welche Macht über Tod und Leben!‹«, S. 114f.

63 | Schneider, »Blood Transfusion in Peace and War«, S. 113f. In Frankreich wurden zwar die neuen US-amerikanischen Techniken rezipiert, doch konnte Frankreich mit dem US-amerikanischen Tempo nicht mithalten. In Frankreich waren Kochsalzinfusionen beliebt.

64 | Gemeinhin wird den US-amerikanischen Ärzten dieses Verdienst zugeschrieben, Pelis kann aber überzeugend die zentrale Rolle der kanadischen Ärzte Lawrence Bruce Robertson und Edward Archibald nachweisen (Pelis, »Taking Credit«, Zitat: S. 240; vgl. auch Pelis, »Edward Archibald's Notes«).

65 | Vgl. Pelis, »Taking Credit«, S. 258f.; dies., »Edward Archibald's Notes«, S. 213.

66 | Vgl. Pelis, »Taking Credit«, S. 260; dies., »Edward Archibald's Notes«, S. 213; Wiebecke et al., »Zur Geschichte der Transfusionsmedizin«, S. 16f.; Schlich, »›Welche Macht über Tod und Leben!‹«, S. 119; Schneider, »Blood Transfusion in Peace and War«, S. 116-120.

67 | Neben Weil und Lewisohn waren auch Albert Hustin (Belgien) und Luis d'Agote (Argentinien) bereits 1914 auf Natriumzitrat als gerinnungshemmendes Mittel gestoßen, vgl. Wiebecke et al., »Zur Geschichte der Transfusionsmedizin«, S. 16; Diamond, »A History of Blood Transfusion«, S. 671, S. 677-678; Starr, *Blut*, S. 70-72.

68 | Pelis, »Taking Credit«, S. 266-274; Schneider, »Blood Transfusion in Peace and War«, S. 115; vgl. auch Schlich, »›Welche Macht über Tod und Leben!‹«, S. 114 und S. 118.

der amerikanischen und der britischen dritten Armee dar.[69] Der US-amerikanische Arzt Oswald Hope Robertson machte mit zitriertem Blut, das er in eisgekühlten Boxen möglichst nahe an die Front brachte, von sich reden.[70] Im März 1918 wurde auf einer alliierten Chirurgen-Konferenz die Zitratblutmethode neben der Transfusion von frischem Blut als Methode der Wahl empfohlen.[71] Die Kenntnis der Blutgruppen war auf alliierter Seite gering und ein Blutgruppentest gehörte nicht zum Standardrepertoire. Die potentielle Rettung eines Todeskandidaten war wichtiger als der in gewissen Fällen lebensnotwendige Blutgruppentest.[72]

Im deutschen Heer verbreitete sich die Transfusion trotz des Krieges nur wenig, obwohl die amerikanische Literatur durchaus zur Kenntnis genommen werden konnte und Deutsch-Amerikaner die Transfusion propagierten.[73] Ähnlich wie auf alliierter Seite war Wissen über die Blutgruppen kaum vorhanden. So wurde im *Handbuch für Ärztliche Erfahrungen*, das die medizinischen Erfahrungen während des Krieges sammelte, bemerkt, dass sich das Blut »nur unter gewissen, z.T. noch keineswegs völlig bekannten Voraussetzungen mit dem anderen« vertrage.[74] Deshalb sollte »*verwandtschaftliches Blut vor fremdem Blut* den Vorzug« genießen.[75] Eine Durchsicht der Indices der medizinischen Wochenschriften zeigt, dass nur ein Eintrag zu »Bluttransfusion« existiert, keiner aber zu »Blutgruppe«. Selbst wenn die Existenz der Blutgruppen einem Mediziner bekannt war, wie beispielsweise dem landsturmpflichtigen Chirurgen Wederhake, der, wenn es die Zeit erlaubte, jeweils auf Agglutination und Hämolyse prüfte, wurde in Notfällen »sogar Blut von Spendern« verwendet, »welches mit dem Blut des Empfängers agglutinierte«. Und da Wederhake jeweils keinen »Schaden« festgestellt hatte, konnte er sich »des Ein-

69 | Vgl. Pelis, »Taking Credit«, S. 271; dies., »Edward Archibald's Notes«, S. 213; Schlich, »›Welche Macht über Tod und Leben!‹«, S. 119; Schneider, »Blood Transfusion in Peace and War«, S. 116-120; Wiebecke et al., »Zur Geschichte der Transfusionsmedizin«, S. 17.

70 | Pelis, »Edward Archibald's Notes«, S. 213.

71 | Vgl. Schlich, »›Welche Macht über Tod und Leben!‹«, S. 124; Schneider, »Blood Transfusion in Peace and War«, S. 119f.

72 | Schneider, »Blood Transfusion in Peace and War«, S. 121-124; Schlich, »›Welche Macht über Tod und Leben!‹«, S. 120f.

73 | Schlich behauptet zwar, dass sich die Bluttransfusion auf deutscher Seite erstens aufgrund der während des Krieges erliegenden internationalen medizinischen Kommunikation und zweitens wegen der Inexistenz kanadischer oder amerikanischer Einheiten auf deutscher Seite nicht durchgesetzt hatte (»›Welche Macht über Tod und Leben!‹«, S. 125f.). Das erste Argument lässt sich aufgrund der Quellen widerlegen, vgl. zur Rezeption der amerikanischen Literatur etwa Goldmann, »Technik der Blutübertragung«, S. 1283. Das zweite kann man mit Schlichs eigenem Hinweis entkräften, dass die Transfusion durch Deutsch-Amerikaner propagiert wurde (»›Welche Macht über Tod und Leben‹«, S. 118).

74 | Heinemann-Grüder, »Blutung, Blutstillung, Blutersatz«, S. 79. Vgl. auch Klinger, der behauptete, dass man das Blut einem »beliebig wählbaren Spender« entnehmen könne (»Ist die Transfusion artgleichen Blutes gefährlich?«, S. 616; ähnlich: Coenen, »Die lebensrettende Wirkung der vitalen Bluttransfusion«, kritisch: Kuczynski, »Ueber einen Todesfall nach Bluttransfusion«).

75 | Heinemann-Grüder, »Blut, Blutstillung, Blutersatz«, S. 78.

drucks nicht erwehren, dass die Agglutinationsprobe nicht von wesentlicher Bedeutung für die Ueberpflanzung des Blutes ist«.[76]

Wichtiger als die moderne Agglutinationsprobe waren traditionelle Annahmen über das Blut.[77] So sollte das Blut einerseits von gesunden Spendern stammen, andererseits benutzte Wederhake das Blut von »fast Gleichalterigen mit guter Körperkonstitution«[78]. Überdies wurde »niemals Blut von weiblichen Personen für männliche und umgekehrt verwandt«, obwohl Wederhake manchmal von den Krankenschwestern regelrecht bestürmt wurde, weil sie »in edlem Wettstreit für einen Schwerverwundeten ihr Blut spenden wollten«.[79] Auch wenn, so Wederhake, gemäß wissenschaftlichen Untersuchungen die Agglutination zwischen Blut von männlichem Empfänger und weiblichem Spender selten sei, schlug er diese Angebote aus. Einerseits war dies wohl der Vorstellung von unterschiedlichem männlichem und weiblichem Blut geschuldet. Andererseits war Wederhake auf die Arbeitskraft seiner Schwestern dringend angewiesen.[80] Er wahrte aber nicht nur die Geschlechtergrenzen, sondern transfundierte auch »nur das Blut gleicher Rasse«[81]. Die traditionsreiche Metaphorik des Blutes setzte sich, wie das Beispiel Wederhakes zeigt, gegen die Blutgruppen durch und überlagerte die Vierteilung des Blutes.

Manche Ärzte berichteten beinahe euphorisch von den transfusorischen Erfolgen. Sie beobachteten, ganz in der Tradition Blundells, staunend das Wiedererwachen der Toten – im übertragenen Sinne aber auch das der Technik der Bluttransfusion. So schrieb Stabsarzt Wilhelm Wolf aus Leipzig, der mit seiner Schilderung seine Kollegen zu einem häufigeren Einsatz der Transfusion ermutigen wollte: »Sämtliche transfundierte Patienten waren vor der Operation völlig pulslos, kalt und aufs äußerste geschwächt, so dass sie der erfahrene Arzt verloren geben musste.«[82] Mit der Transfusion dann wurden die Patienten »ruhiger, die Teilnahmslosigkeit wich, die blassen Lippen wurden röter, der Puls wurde wieder fühlbar. Es gibt kaum ein schöneres Gefühl für den Arzt als dieses Wiederaufflackern des fast erloschenen Lebenslichtes beobachten zu können.«[83] Die alte Metapher, die das Blut dem Leben gleichsetzt, wurde im Kriegskontext aktualisiert; im *Handbuch der Ärztlichen Erfahrungen* wurde ausdrücklich von Blut als dem »Träger des Lebens« gesprochen und die Goethe'sche Wendung »Blut ist ein ganz besonderer Saft« als Beweis dieser

---

76 | Wederhake, »Ueberpflanzung (Transfusion) von Blut«, S. 1471.

77 | Vgl. beispielsweise auch Schrumpf, »Die wiederholte Transfusion«, S. 533.

78 | Wederhake, »Ueberpflanzung (Transfusion) von Blut«, S. 1471. Vgl. für das Paradigma der Ähnlichkeit, genauer der Blutsverwandtschaft, auch Kirschner, der von einer Transfusion von 1916 berichtete, bei der Blut von der Schwester auf den Bruder übertragen worden war (o.A., *Sitzungsbericht der 48. Tagung*, S. 70).

79 | Wederhake, »Ueberpflanzung (Transfusion) von Blut«, S. 1472f.

80 | Ebd., S. 1473.

81 | Ebd., S. 1472.

82 | Wolf, »Zur Technik der Bluteinflößung«, S. 288; vgl. auch Schlich, »›Welche Macht über Tod und Leben!‹«, S. 119.

83 | Wolf, »Zur Technik der Bluteinflößung«, S. 289; vgl. zum Topos des Wunders auch Coenen, »Die lebensrettende Wirkung«, S. 3. Dieser Topos hielt sich auch nach dem Krieg, vgl. Kubany, *Die Bluttransfusion*, S. 93; Schiff, *Die Blutgruppen und ihre Anwendungsgebiete*, S. 57. Schiffs Ansicht nach war die »Verjüngung« auch ein zentrales Motiv der mythischen Transfusionen.

Aussage herangezogen.[84] Auch Wolf war überzeugt, dass Blut nicht durch eine andere Substanz wie etwa eine Kochsalzlösung ersetzt werden könne.[85] Damit befand er sich allerdings in der Minderheit. Denn die Kochsalzinfusion wurde, glaubt man den Quellen, ungleich häufiger als die Bluttransfusion durchgeführt.[86] Und nicht alle Ärzte teilten Wolfs Enthusiasmus, sondern mahnten zur Vorsicht.[87]

Kam die Transfusion zur Anwendung, standen den deutschen Medizinern verschiedene Methoden zur Verfügung: die direkte und indirekte, das heißt von Apparaten unterstützte, Transfusion von defibriniertem oder mit Zitrat versetztem Blut.[88] Die Breite der praktizierten Methoden spiegelt die geringe Standardisierung und damit auch das fehlende Wissen über die Blutgruppen und die Transfusion. Diese Uneinheitlichkeit prägte auch die Spendermobilisierung: Zwar war es während des Krieges vergleichsweise einfach, Spender zu gewinnen, doch reichte das Spektrum von Soldaten über Ärzte zu Krankenschwestern.[89] Erst mit dem Ende des Krieges begann sich die Transfusionsmedizin international wie auch in Deutschland zu etablieren. Allerdings verlief dieser Prozess national äußerst unterschiedlich, wie ich im nächsten Kapitel zeigen werde.

Zusammenfassend lässt sich festhalten, dass sich die Geschichte der Bluttransfusion bis zum Ersten Weltkrieg in fünf Phasen einteilen lässt, wobei jeweils unterschiedliche Aspekte des Blutes akzentuiert wurden. In der ersten wie auch in der zweiten Phase stand das Blut als Eigenschaftsträger im Fokus, wobei die Transfusion in der ersten Phase ausschließlich literarisch verhandelt und erst in der zweiten Phase medizinisch umgesetzt wurde. Nach Tierexperimenten wurden Transfusionen auch an Menschen durchgeführt, wobei das Blut als Eigenschaftsträger hauptsächlich zur Heilung von Krankheiten eingesetzt wurde. In der dritten Phase wiederum wurde unter der Vorherrschaft der Geburtshilfe die Vorstellung des Blutes als lebenspendendes Medium in den Vordergrund geschoben, während in der vierten Phase eine »Entzauberung« des Blutes und ein Wechsel vom qualitativen ins quantitative Register stattfand und Blut durch Kochsalzlösungen ersetzt wurde. Zu Beginn des 20. Jahrhunderts, mit dem die fünfte Phase einsetzte, wurde die Bluttransfusion in den USA und England vor dem Hintergrund der Crile'schen Schockforschungen,

84 | Heinemann-Grüder, »Blutung, Blutstillung, Blutersatz«, S. 76.

85 | Wolf, »Zur Technik der Bluteinflößung«, S. 288.

86 | Heinemann-Grüder, »Blutung, Blutstillung, Blutersatz«, S. 76; Herhold, »Die Bluttransfusion im Kriege«, S. 288.

87 | Vgl. Kuczynski, »Ueber einen Todesfall nach Bluttransfusion«, S. 487.

88 | Schlich, »›Welche Macht über Tod und Leben!‹«, S. 125. Vgl. für einen Überblick über die Transfusion während des Krieges, den Schlich für seinen Überblick nicht herangezogen hat, Heinemann-Grüder, »Blutung, Blutstillung, Blutersatz«. – Zum Teil wurden diese verschiedenen Methoden auch vom selben Arzt ausgeführt, vgl. beispielsweise Wederhake, »Ueberpflanzung (Transfusion) von Blut«. Die Zitratmethode wurde etwa ausgeführt oder zumindest propagiert von Wolf, »Zur Technik der Bluteinflößung«, S. 288; Klinger, »Ist die Transfusion artgleichen Blutes gefährlich?«; Zimmermann, »Ueber Bluttransfusion und Reinfusion«; Weck, »Zur Transfusionsbehandlung«; Zeller, »Spielen die Blutplättchen bei den Todesfällen nach der indirekten Blutübertragung eine Rolle?«, S. 1590.

89 | Schlich, »›Welche Macht über Tod und Leben!‹«, S. 121f.; vgl. auch Heinemann-Grüder, »Blutung, Blutstillung, Blutersatz«, S. 80; Wederhake, »Ueberpflanzung (Transfusion) von Blut«, S. 1473.

in Deutschland im Kontext der Organtransplantation sowie der Bier'schen Reiztheorie, wieder eingeführt. Dem Blut wurde wieder ein aktiverer Status zugeschrieben, und es befand sich in einer Mittelstellung zwischen quantitativer und qualitativer Sichtweise. Das Wissen über die Blutgruppen spielte eine untergeordnete Rolle. Mit dem Ersten Weltkrieg beziehungsweise dessen Ende beginnt eine neue, sechste Phase. Die Situation veränderte sich grundlegend und die Transfusionsmedizin begann sich international zu etablieren, wobei eklatante nationale Unterschiede zu verzeichnen sind. Die deutsche Transfusionsmedizin schlug international gesehen einen »Sonderweg« ein.

6.2 Gefährliche Mischungen: Zur Geschichte der Bluttransfusion zwischen 1918 und 1933

Nach 1918 wurden in der medizinischen Literatur die verschiedenen Praktiken sowie die unterschiedliche Verbreitung der Transfusion zwischen Deutschen und US-Amerikanern während des Ersten Weltkrieges diskutiert. So wurde vermerkt, dass die Transfusion im »Bereiche der Ententearmeen [...] Bürgerrecht« erlangt habe, während sie »bei den Mittelmächten [...] erst nach dem Kriege auf breiterer Grundlage zur Anwendung« gekommen sei.[90] Wie der bekannte Hämatologe Hans Hirschfeld feststellte, waren es insbesondere die Amerikaner, die »hinter dem Schlachtfelde viel damit arbeiteten und sogar größere Blutvorräte in geeigneter Weise konserviert mit sich führten. (Zitrat-Dextroseblut soll sich 4 Wochen lang halten und wurde in 10-Literflaschen transportiert.)«[91]

Diese Differenz zwischen den deutschen und US-amerikanischen Transfusionspraktiken hinsichtlich der Anzahl der vorgenommenen Transfusionen, aber auch der Qualität des zu transfundierenden Blutes, wurde retrospektiv häufig hervorgehoben. Allerdings war sie während des Krieges weniger stark ausgeprägt, als im Nachhinein jeweils behauptet wurde. Auch unter den Alliierten war die Zitratblutmethode nicht flächendeckend verbreitet gewesen, und auf deutscher Seite war sie manchmal ebenfalls eingesetzt worden.[92] Insofern wurde eine Tradition erfunden, die den nach dem Krieg prononcierten Unterschied erklärte. In der Weimarer Republik wurden Transfusionen nicht nur seltener als bei den alliierten Staaten durchgeführt, auch methodisch wählte Deutschland ein anderes Verfahren. In den USA wurde mit Zitrat versetztes Blut zum Standard;[93] im Gegensatz dazu galt in Deutschland bis in den Zweiten Weltkrieg hinein die so genannte »Vollblut-Trans-

90 | Kubany, *Die Bluttransfusion*, S. 1; ähnlich: Höst, »Zur Technik der Bluttransfusion«, S. 1303.

91 | Hirschfeld, *Die Bluttransfusion als Heilfaktor*, S. 6; vgl. auch Herhold, »Die Bluttransfusion im Kriege«, S. 288; Heinemann-Grüder, »Blutung, Blutstillung, Blutersatz«, S. 78; Götting, »Die Behandlung der perniziösen Anämie«, S. 1641. Zu Hirschfeld vgl. Voswinckel, »Von der ersten hämatologischen Fachgesellschaft«.

92 | Vgl. Pelis, »Edward Archibald's Notes«, S. 213; Schneider, »Blood Transfusion in Peace and War«, S. 116-120. Auf deutscher Seite wurde die Zitratmethode jedoch ebenfalls ausgeführt (vgl. Kapitel 6. 1), was im Nachhinein gerne vergessen wurde.

93 | Schlich, »›Welche Macht über Tod und Leben!‹«, S. 127; Schneider, »Blood Transfusion Between the Wars«, S. 192; Starr, *Blut*, S. 97.

fusion«, bei der Blut »rein«, »unverändert« und »lebendig« transfundiert wurde, als Methode der Wahl und zu ihrer Anwendung wurden komplizierte Apparaturen entwickelt. Der damit einhergehenden Gerinnungsgefahr und der schlechten Konservierbarkeit von »Vollblut« standen die immer ausgeklügelteren amerikanischen Konservierungsverfahren entgegen. Das hatte Konsequenzen für das Spendewesen, das in den USA, aber auch in England, relativ rasch ausgebaut wurde, während es in Deutschland vor dem Zweiten Weltkrieg noch in den Kinderschuhen steckte.

Zusammenfassend lässt sich festhalten, dass Deutschland den während des Ersten Weltkriegs deutlich werdenden Rückstand in Sachen Bluttransfusion auch in der Zwischenkriegszeit nicht aufholte und Praktiken benutzte, die im internationalen Vergleich als überholt galten. Dieser Befund ist überraschend, handelte es sich doch, wie Wiebecke et al. konstatieren, um das »gleiche Deutschland, wohlgemerkt, das sich um dieselbe Zeit auf naturwissenschaftlichem Gebiet außerordentlich erfolgreich zeigte und hier zwischen 1919 und 1939 sechzehn Mal mit dem Nobelpreis bedacht wurde. Hinzu kamen noch drei Nobelpreise für Medizin.«[94] Wie kam es zu diesem deutschen »Sonderweg« in der Transfusionsmedizin?

In der medizinhistorischen Forschung werden unterschiedliche Faktoren herangezogen, um dieses Phänomen zu erklären. Schlich geht vom fehlenden wissenschaftlichen Austausch auf internationaler Ebene aus, um die Unterschiede während des Krieges, aber auch »unmittelbar danach« zu begründen.[95] Wiebecke et al. wiederum mutmaßen, dass mit dem Beck'schen Apparat, einem »nahezu genial konzipierte[n] Übertragungsgerät«, die »Vollblut«-Transfusion ungemein vereinfacht worden sei und deshalb an dieser im internationalen Kontext wenig verbreiteten Praktik festgehalten wurde.[96] Die Ursache für die Entwicklung solcher Geräte sieht Schulz in der Bier'schen Reiztheorie, die der Idee des Blutes als Organ Vorschub leistete. Der Einfluss Biers auf die Wahrnehmung des Blutes stellt für Schulz deshalb einen der Gründe für die spezifisch deutsche Entwicklung dar.[97] Bier prägte zudem die Diskussion um die ab Mitte der 1920er Jahre schwelende »Krise der Medizin«, in der Schulz eine weitere Ursache für die Persistenz des Vollblutdogmas ausmacht.[98] Die »Krise der Medizin« lässt sich, kurz gesagt, als Krise der Schulmedizin interpretieren, der mechanistisches und monokausales Denken vorgeworfen wurde, während sich die Kritiker, teils mit ausdrücklichem Rekurs auf die Humoralpathologie, für eine ganzheitliche Sichtweise einsetzten.[99] Dass das Blut dabei möglichst »unverändert« bleiben sollte, war aus dieser Perspektive nur folgerichtig.

Die von Schlich, Wiebecke et al. sowie Schulz genannten Faktoren – wissenschaftlicher Austausch, Praktiken, Theorien sowie die »Krise der Medizin« – sind zweifellos für die differente Entwicklung von Belang. Sie werfen die Frage auf, wes-

94 | Wiebecke et al., »Zur Geschichte der Transfusionsmedizin«, S. 17.

95 | Schlich, »›Welche Macht über Tod und Leben!‹«, S. 125. Schlichs Gewährsmann ist hier der Norweger Höst, »Zur Technik der Bluttransfusion«, S. 1303.

96 | Wiebecke et al., »Zur Geschichte der Transfusionsmedizin«, S. 19.

97 | Schulz, »Zwischen Parabiose, Reizen und Organtransplantationen«, S. 308, sowie ders., »Vom Paraffin zum Bernstein«, S. 226.

98 | Schulz, »Vom Paraffin zum Bernstein«, S. 236-238.

99 | Vgl. zur »Krise der Medizin« und holistischen Strömungen in der damaligen Medizin unter anderem Klasen, *Die Diskussion über eine ›Krise‹ der Medizin*; Timmermann, *Weimar Medical Culture*; Lawrence/Weisz, *Greater than the Parts*; Harrington, *Reenchanted Science*.

halb es der deutschen Transfusionsmedizin nach dem Ende des Ersten Weltkrieges, als der internationale Austausch wieder möglich war, nicht gelang, sich in die internationale Diskussion einzuschalten, zumal dies auf anderen naturwissenschaftlichen und medizinischen Gebieten sehr wohl funktionierte. Aus einer nichtteleologischen Perspektive, die davon absieht, dass sich die US-amerikanische Variante letztlich durchsetzte, drängt sich die Frage auf, welche Gründe für die deutsche Transfusionsmedizin für den von ihr eingeschlagenen Weg sprachen.[100] Dabei sind neben den genannten wissenschaftsimmanenten Faktoren auch kulturelle Aspekte in Rechnung zu stellen, die bislang in der medizinhistorischen Forschung wenig beachtet wurden. Schulz kategorisiert zwar die »Krise der Medizin« als kulturelles Phänomen, geht aber nur auf ihre innermedizinische Relevanz ein und lässt andere zeitgenössische Diskurse, in denen die Ambivalenzen der Moderne ebenfalls verhandelt wurden, außer Acht.[101] Wiebecke et al. weisen im Zusammenhang mit den chirurgischen Vorbehalten gegenüber der Bluttransfusion darauf hin, dass der Bluttransfusion das »Omen der Gefährlichkeit und Unberechenbarkeit« anhaftete.[102] Unklar bleibt jedoch, weshalb der Diskurs über die Bluttransfusion im Wesentlichen ein Diskurs der Gefahr war und mit welchen anderen kulturellen Strömungen er in Resonanz stand.

Die Rede über die Reinheit des Blutes und seine fatalen Mischungen war in Deutschland nach dem Ersten Weltkrieg dominant und verlor auch während der Weimarer Jahre nicht an Virulenz.[103] Diese interdiskursive Konstellation manifestierte sich, so meine These, auch in der Bluttransfusionsmedizin, die es, wie sie selbst zu sagen pflegte, mit dem »Mischen von Blut« zu tun hatte, und der damit, im Transfer vom Inter- in den Spezialdiskurs, besondere Gefahren eingeschrieben waren. Die interdiskursiven »Blutmischungen«, die sich hauptsächlich auf »Rassenvermischungen« bezogen, verschränkten sich mit den transfusorischen Blutmischungen im Spezialdiskurs. Besonders deutlich wird dies, wenn man die Rückübertragung in den Interdiskurs betrachtet. So erzählte der 1930 in der *Berliner Illustrirten* publizierte, äußerst populäre Serienroman *Eine ganz andere Frau* von den fatalen Folgen einer Bluttransfusion.[104] Die Empfängerin verliebt sich darin in ihren Blutspender. Die Transfusion als Praktik der »Blutmischung« war, so suggerierte der Roman, der »Blutmischung« verstanden als Zeugungs- und Geschlechtsakt gleichzusetzen. Diese sexuelle Unterlegung der Transfusion war kein Einzelfall und zeigt,

100 | Aus Gründen der Symmetrie müsste auch der »sonderbare Weg« der US-Amerikaner genauer auf seine sozialen und kulturellen Resonanzen hin untersucht werden.

101 | Schulz, »Vom Paraffin zum Bernstein«, S. 236-238; vgl. für eine Einbettung der »Krise der Medizin« in den historischen Kontext der Weimarer Republik insgesamt beispielsweise Timmermann, *Weimar Medical Culture*, S. 11-16. Vgl. zur Krisenhaftigkeit der Weimarer Republik besonders Peukert, *Die Weimarer Republik*, sowie Föllmer/Graf (Hg.), *Die ›Krise‹ der Weimarer Republik*.

102 | Wiebecke et al., »Zur Geschichte der Transfusionsmedizin«, S. 17. Vgl. neben den noch zu diskutierenden Aspekten auch den Umstand, dass zahlreiche Artikel zum Thema Gefahren und Todesfälle erschienen, unter den vielen zufällig herausgegriffen: Wildegans, »Die Todesfälle nach Bluttransfusionen«; Klaften, »Die Todesfälle nach Bluttransfusionen«; Meyer/Unger, »Fehler und Gefahren«.

103 | Vgl. dazu ausführlich Kapitel 4.

104 | Fröschel, *Eine ganz andere Frau*.

dass man die Transfusion als »Blutmischung« mit all ihren Konnotationen ernst nehmen muss.[105] Die Weimarer Transfusionsmediziner suchten sich zwar vehement von einer solchen metaphorischen Dimension abzugrenzen und kritisierten auch *Eine ganz andere Frau* aufs Schärfste.[106] Allerdings zeigt eine genaue Lektüre der transfusionsmedizinischen Texte, dass die Metaphorik des Blutes als Leben, als Zeichen von Mischung – und damit Verwandtschaft – und Reinheit zählebig war und die Praxis der Bluttransfusion in den Weimarer Jahren weitgehend strukturierte. Die Erfindung der Seroanthropologie gegen Ende des Krieges und ihre weite Verbreitung in Deutschland in den 1920er Jahren arbeiteten einer solchen Perspektive außerdem zu.[107] In den folgenden Abschnitten wird der Bluttransfusionsdiskurs als Gefahrendiskurs analysiert, wobei die damals wahrgenommenen Gefahrenherde mit besonderem Blick auf ihre Metaphorik untersucht werden. Ich folge den einzelnen Stationen einer Transfusion, die durch jeweils unterschiedliche Gefahren bedroht schienen. Zuallererst war das Problem der Agglutination zu lösen, womit ich mich im folgenden Unterkapitel beschäftige. Danach wende ich mich den Vorkehrungen zu, die gegen potentielle Infektionen – Malaria, Syphilis, Tuberkulose – getroffen wurden. Weiter stellte sich das Risiko des »veränderten«, meist mit Zitrat versetzten Blutes ein, das die Erfindung zahlreicher Apparate nach sich zog, welche die Tücken der Transfusion »veränderten« Blutes zu umgehen halfen und die Überleitung von »reinem« Blut zumindest scheinbar gewährleisteten. Diese Gefahrenperzeption blieb, wie ich zeige, nicht ohne Auswirkungen auf das in Deutschland im internationalen Vergleich wenig ausgebildete Spendewesen. Die Blutspende wurde oft in der Sprache des Aderlasses gefasst. Abschließend gehe ich deshalb in einem separaten Kapitel auf das Verhältnis von Bluttransfusion und Aderlass im Kontext der »Krise der Medizin« und einer generellen »Renaissance des Blutes« in den Weimarer Jahren ein (6.3).

Unverträgliche Blutgruppen, verklumptes Blut

Am Anfang der Geschichte der Blutgruppenforschung stand die »Agglutination«, die »Verklumpung«. Landsteiner hatte bei seinen Experimenten festgestellt, dass das »Serum gesunder Menschen« auf Blutkörperchen anderer Menschen agglutinierend, also zusammenballend, wirke. Zuerst hatte er diese Reaktion – aufgrund

105 | Diese Aufladung findet sich bereits in Stokers *Dracula* von 1897 bei der Beschreibung der Transfusionen, welche die Protagonistin Lucy von verschiedenen Männern erhält (S. 128). In einer zeitgleich mit Fröschels Roman *Eine ganz andere Frau* erschienenen Kurzgeschichte ähnelt die Transfusion ebenfalls dem Geschlechtsverkehr (Lütge, »Das zweite Leben«, besonders S. 178); vgl. dazu auch Spörri, »Mischungen des Blutes und Unordnung der Geschlechter«. Eine ähnliche Konstellation findet sich auch im Roman der Bestseller-Autorin Ahern, *Thanks for the Memories*, aus dem Jahr 2008.

106 | Vgl. dazu die Diskussion in der *Medizinischen Welt*: Osterweil, »Erotische Bindung nach Bluttransfusion«; Kahn, »Etwaige schädliche Einflüsse«; Oehlecker, »Etwaige schädliche Einflüsse«; Poll, »Etwaige schädliche Einflüsse«; Dillner, »Erotische Bindung«. Vgl. dazu die Erwiderung Fröschels, »Erotische Bindung nach Bluttransfusion«, sowie Fröschel, »Ein ganz unliterarisches Vorwort«. Die *Berliner Illustrirte* veröffentlichte im Übrigen auf Druck der Mediziner einen richtigstellenden Artikel über die Transfusion: Hahn, »Bluttransfusion«.

107 | Vgl. zu den Entwicklungen der Seroanthropologie ausführlich Kapitel 5.

seiner bakteriologischen Sichtweise – als möglicherweise pathologisch eingestuft.[108] Weitere Studien Landsteiners und anderer Forscher zeigten jedoch, dass es sich hierbei um eine »normale« Eigenschaft des Blutes handelte.[109] Doch auch nachdem die Existenz von Blutgruppen generell anerkannt war und die Agglutination zwischen roten Blutkörperchen der einen Gruppe und dem Serum einer anderen als gleichsam »normale« Gruppenreaktion hätte gedeutet werden können, blieb die Wahrnehmung dieses Phänomens von einer bakteriologischen Perspektive geprägt. So schrieb der Serologe Paul Steffan 1923:

»Daraus, dass ein Serum fremde rote Blutzellen zur Agglutination veranlasst, ergibt sich der Schluss, dass dieses Serum mit gegen jene Zellen gerichteten Immunstoffen ausgestattet ist. Immunstoffe werden aber stets nur gegen schädliche Eindringlinge - seien dies nun Parasiten oder seien es einverleibte Gifte [...] - gebildet. Wenn ein Serum nun gewisse Zellen agglutiniert, andere aber völlig unbeeinflusst lässt, so berechtigt uns dieses Verhalten des Serums zu dem weiteren Schluss, dass es die Zellen mancher Menschen als fremd, diejenigen anderer wieder als arteigen empfindet. [...] Die Zusammenballung der Zellen muss als aktive Abwehrbewegung gegenüber dem feindlichen Serum beurteilt werden.«[110]

Die »pathologische« Perspektive, die das »fremde Blut«[111] als Bakterium – oder in der populären Wissenschaft als »Bazillen«[112], »Fremdkörper«[113] oder »giftig«[114] – konzeptualisierte, blieb dem Gegenstand weiterhin eingeschrieben. Die Agglutination wurde als Zeichen einer Auseinandersetzung zwischen Eigen und Fremd wahrgenommen. Auch Franz Schütz schrieb noch 1926, dass »ja gerade die Bildung der Agglutinationshäufchen das einander Fremde anzeigt«[115]. Die bakteriologische Perspektive überdauerte, weil sich Blut als Marker von Identität und »Rasse« für eine solche Wahrnehmung besonders eignete und die seroanthropologische Forschung sich darum bemühte, den Blutgruppen Rasseeigenschaften zuzuschreiben.

Die transfusionsmedizinische Literatur konvergierte mit interdiskursiven Annahmen wie beispielsweise in Artur Dinters *Die Sünde wider das Blut*, in denen bei »interrassischen« »Blutmischungen« – als Metapher für den Geschlechtsverkehr im

108 | Landsteiner, »Zur Kenntnis der antifermentativen, lytischen und agglutinierenden Wirkungen«, S. 361, Fußnote 1; vgl. ausführlicher Kapitel 3. 1 und 3.3.1.

109 | Landsteiner, »Ueber Agglutinationserscheinungen«; Decastello/Sturli, »Ueber die Isoagglutinine im Serum gesunder und kranker Menschen«.

110 | Steffan, »Die Bedeutung der Blutuntersuchung«, S. 139.

111 | Vgl. zu dieser Bezeichnung beispielsweise Coenen, »Die lebensrettende Wirkung«, S. 5; Hempel, »Ueber die Bedingungen der Entstehung der Bluttransfusionsschädigungen«, S. 2047, S. 2048; Breitner, *Die Bluttransfusion*, S. 76.

112 | O.A., »Unsere Meinung« (*Deutsche Allgemeine Zeitung*, 24. 10. 1928).

113 | Hahn, »Bluttransfusion«, S. 559; ähnlich Haberland, »Die Blutüberleitung«.

114 | Wolf, »Blutgruppenforschung« (im Frühjahr 1928 erschienen in der *Deutschen Allgemeinen Zeitung*; BArch R1501, 126242, S. 93); ähnlich auch Poll in der *Vossischen Zeitung* »Biologie als Grundwissenschaft«; dieselbe Wendung benutzte Poll auch im Preußischen Landesgesundheitsrat (Preußischer Landesgesundheitsrat, »Ueber Blutgruppenuntersuchungen in den Schulen«, S. 281 und S. 282).

115 | Schütz, »Untersuchungen über die Blutgruppen beim Menschen«, S. 347.

weiteren oder den Zeugungsakt im engeren Sinne[116] – ebenfalls das »fremde Blut« als »Bakterium« wahrgenommen wurde, das den »Volkskörper« verseuchte und mithin fatale Folgen zeitigen konnte.[117]

Bedeutsamerweise wurde auch in medizinischen Texten das Zusammenbringen von »Blutkörperchen eines Menschen mit dem Blutserum einer zweiten Person« jeweils als »Vermischung«[118] oder auch simpel als »Mischung«[119] bezeichnet. Das Resultat derselben konnte entweder eine »gleichmäßige Mischung« oder aber die Verklumpung sein.[120] Diese war ihrerseits Ergebnis von »einander feindlichen Blutgruppen«,[121] die ein »häufig sich vernichtendes Verhalten«[122] an den Tag legten. Im Körper, auf dem Glasplättchen oder im Reagenzglas manifestierte sich gewissermaßen das globale Rassegeschehen, bei dem sich die »Rassen« feindlich gegenüberstanden und im Kampf zu vernichten suchten.[123] Während die Metapher der »Feindlichkeit« aus einem populärwissenschaftlichen Artikel stammt – und in der Populärkultur beispielsweise im erwähnten Serienroman *Eine ganz andere Frau* als »Blutfeindschaft« zirkulierte –, war die Vernichtungsmetapher Bestandteil eines wissenschaftlichen Handbuchartikels.[124]

Hauptsächlich war aber in den medizinischen Texten von »Unverträglichkeit« oder »Verträglichkeit« die Rede, wobei beide Begriffe die zitierten Semantiken transportierten. Nur Fritz Schiff setzte die beiden Wörter in Anführungszeichen und kennzeichnete sie damit als aus der Alltagssprache geborgte Begriffe – als Metaphern.[125] Die »Unverträglichkeit« konnte fatale Folgen zeitigen, daraus machten die Quellen keinen Hehl. Kam es aufgrund einer falschen oder unterlassenen Blutgruppenbestimmung zu einer »Unverträglichkeit«, waren im besten Fall nur

116 | Bedeutsamerweise wurde die Verbindung von Spender und Empfänger in der Transfusionsliteratur auch als »innige Vereinigung« bezeichnet, vgl. unter anderem Oehlecker, »Bluttransfusion von Vene zu Vene«, S. 18.

117 | Vgl. dazu Kapitel 4 und die Parodie auf Dinter von Reimann, wo von arischen roten Blutkörperchen und jüdischen »Semitokokken« die Rede ist.

118 | Schiff, »Ueber den praktischen Wert der Blutgruppenbestimmung«, S. 5; vgl. auch Scheidt, *Rassenunterschiede des Blutes*, S. 5.

119 | Wildegans, »Die Todesfälle nach Bluttransfusionen«, S. 2031; vgl. auch Schiff, »Blutgruppenlehre und Bluttransfusion«, S. 199, der den Landsteiner'schen Grundversuch als »Mischungsversuch« bezeichnet.

120 | Reche, »Die Blutgruppen des Menschen«, S. 125; von einer »gleichmäßigen Verteilung« spricht Schiff, *Die Blutgruppen und ihre Anwendungsgebiete*, S. 2; ähnlich Wolf, »Die Blutgruppen«, S. 73.

121 | Reche, »Blutgruppen und Rasse«, S. 2; vgl. ganz ähnlich Gauch, »Die menschlichen Blutgruppen«, S. 12f.; die Wendung der »einander feindlichen Blutgruppen« findet sich auch in der *Vossischen Zeitung* (R. L., »Das Geheimnis der Blutgruppen«).

122 | Raestrup, »Die Blutgruppenkunde in der gerichtlichen Medizin«, S. 331.

123 | Für die Kampfmetaphorik in einem populären Artikel Hahn, »Bluttransfusion«, S. 559, oder auch R. L., »Das Geheimnis der Blutgruppen«.

124 | Fröschel, *Eine ganz andere Frau*, S. 202.

125 | Schiff, »Ueber den praktischen Wert der Blutgruppenbestimmung«, S. 5 und S. 6. Auch in populärwissenschaftlichen Artikeln wurde bisweilen von »Verträglichkeit« und »Unverträglichkeit« gesprochen, vgl. Quinz, »Blutgruppen und Vererbung«, S. 234; Breitner, »Die Sprache des Blutes«, S. 155.

Krankheitssymptome – meist als »Störungen«[126] oder »Schädigungen«[127] bezeichnet – wie etwa schwindender Puls, Schüttelfrost, Atemnot, Erbrechen, hohes Fieber, Delirien[128] festzustellen, im Ernstfall aber trat der Tod ein.[129] Insofern widmete sich eine Vielzahl der Publikationen den Todesfällen, die bei Bluttransfusionen auftraten, von denen die meisten durch »Irrtümer bei der Anstellung der Blutprobe« verursacht worden waren.[130]

Gewissermaßen in der Rückübertragung zeigten die tödlich verlaufenden Bluttransfusionen ganz wörtlich, dass nicht nur die Transfusion als »Blutmischung« fatal enden konnte, sondern dass auch die Reproduktion zwischen den »Rassen« verhindert werden musste. Denn auch diese führte letztlich zu Untergang und Tod, insbesondere der »arischen Rasse«, wie Dinters Roman paradigmatisch zeigte. Die Resonanzen zwischen der »Feindlichkeit« der Blutgruppen und der vermeintlichen Opposition der »Rassen« prägten die populärwissenschaftlichen Texte und Zeitungsartikel, in denen über das Wesen der Blutgruppen und Transfusionen berichtet wurde. Hier war häufig von »rassisch« differenten Blutgruppenverteilungen die Rede, wobei Blutgruppe A als europäische, Blutgruppe B als asiatische Blutgruppe dargestellt wurde. Auch den Transfusionsmedizinern waren diese seroanthropologischen Annahmen bekannt, wenn sie auch selbst nur selten als deren Popularisierer auftraten.[131] In den Standardwerken der Blutgruppenforschung wie etwa Fritz Schiffs *Die Blutgruppen und ihre Anwendungsgebiete* oder Leone Lattes *Die Individualität des Blutes* war den Ergebnissen der Seroanthropologie jeweils ein Kapitel gewidmet.[132] Vor diesem Hintergrund gewann die Unverträglichkeits-Metaphorik weiter an Plausibilität, die sie angesichts der interdiskursiven Blut-Logik ohnehin schon besaß.

Die »Unverträglichkeit« und damit im schlimmsten Fall der Tod war eine der Gefahren, die bei einer bevorstehenden Bluttransfusion drohte und die deshalb abgewehrt werden musste. Dazu wurden verschiedene Vorsichtsmaßnahmen ent-

126 | Breitner, *Die Bluttransfusion*, S. 4.

127 | Vgl. unter vielen: Lattes, *Die Individualität des Blutes*, S. 121; Breitner, *Die Bluttransfusion*, S. 7; als Beispiel für einen Artikel: Hempel, »Ueber die Bedingungen der Entstehung der Bluttransfusionsschädigungen«. Zum Begriff des Schädlings, der in den 1920er Jahren popularisiert wurde, Jansen, ›*Schädlinge*‹, S. 374.

128 | Vgl. Lattes, *Die Individualität des Blutes*, S. 121; Schiff, *Die Blutgruppen und ihre Anwendungsgebiete*, S. 94; Kubany, *Die Bluttransfusion*, S. 83f.

129 | Vgl. zum Todesfall unter anderem Lattes, *Die Individualität des Blutes*, S. 116-122; Schiff, *Die Blutgruppen und ihre Anwendungsgebiete*, S. 93-105; Breitner, *Die Bluttransfusion*, S. 74-78; Bürkle, »Die praktische Bedeutung der Blutgruppenforschung«, S. 319. Auch in populärwissenschaftlichen Quellen wird dies vermerkt: Fuld, »Menschliche Blutrassen«, S. 359; im Transfusions-Roman *Eine ganz andere Frau* wird behauptet, dass eine falsche Blutgruppenkombination zu einem »glatten Exitus« führe (Fröschel, *Eine ganz andere Frau*, S. 30).

130 | Wildegans, »Die Todesfälle nach Bluttransfusionen«, S. 2031; vgl. auch Bürkle, »Die praktische Bedeutung der Blutgruppenforschung«, S. 320; Schneider, »Über Todesfälle durch Bluttransfusion und deren Vermeidung«; Schiff, *Die Blutgruppen und ihre Anwendungsgebiete*, S. 90f.; Breitner, *Die Bluttransfusion*, S. 78.

131 | Als Ausnahme vgl. Breitner, »Die Sprache des Blutes«.

132 | Lattes, *Die Individualität des Blutes*, S. 97-107; Schiff, *Die Blutgruppen und ihre Anwendungsgebiete*, S. 219-240.

wickelt, wovon die erste die genaue Bestimmung der Blutgruppen darstellte. Im Ersten Weltkrieg noch kein fester Bestandteil der Transfusion, galt sie ab Mitte der 1920er Jahren auch unter Nichtserologen als unerlässlich. Zur Anwendung kamen dabei hauptsächlich die Reagenzglas- und die Objektträgermethode.[133] Verfechter der Reagenzglasmethode war Schiff, der sie in seinem mehrfach aufgelegten Standardwerk *Die Technik der Blutgruppenuntersuchung* empfahl.[134] Die Mehrzahl der Wissenschaftler favorisierte jedoch die Objektträgermethode, auch Moss'sche Probe genannt.[135] Fehlbestimmungen konnten allerdings bei beiden Methoden unterlaufen und wurden in der medizinischen Literatur zur Prävention weiterer Irrtümer jeweils ausführlich kommentiert.[136] Um absolut sicher zu gehen, empfahlen die Ärzte in Deutschland deshalb die Bestimmung der Blutgruppe durch zwei verschiedene Wissenschaftler.[137]

Darüber hinaus wurden zusätzliche Vorsichtsmaßnahmen eingeführt.[138] Am weitesten verbreitet war die von Franz Oehlecker erfundene »biologische Vorprobe«, die auch von anderen Medizinern empfohlen wurde.[139] Dabei wurde die ansonsten auf einem Objektträger oder im Reagenzglas erfolgte »Mischung« im Körper selbst vorgenommen: Dem Bluttransfusionsempfänger wurden circa zehn Kubikzentimeter Blut zugeführt und die Transfusion wurde nur dann vorgenommen, wenn nach zwei bis drei Minuten keine Unverträglichkeitssymptome – Aussetzen des Pulses, Stöhnen des Patienten, Brechneigungen – aufgetreten waren.[140] Oehlecker hatte dieses Verfahren im Krieg, noch ohne Kenntnis der Blutgruppen, entwickelt,

133 | Schött, »Die Technik der Blutgruppenbestimmung«, S. 479-498; Hirschfeld, *Die Bluttransfusion als Heilfaktor*, S. 9; Lattes, *Die Individualität des Blutes*, S. 10f.

134 | Vgl. etwa Schiff, *Die Technik der Blutgruppenuntersuchung* (1926), S. 17-20, er nennt hier auch die Objektträgermethode, die er allerdings nur »in Ausnahmefällen, z.B. wenn die äußeren Hilfsmittel zur Reagensglasmethode fehlen«, verwendete (S. 20). Auch in der dritten Auflage dieser Publikation von 1932 blieb Schiff diesem Grundsatz treu (S. 22-25).

135 | Breitner, *Die Bluttransfusion*, S. 5f.; Heeres-Sanitätsinspektion des Reichswehrministeriums (Hg.), *Veröffentlichungen aus dem Gebiete des Heeres-Sanitätswesens*, S. 12; Wildegans, *Die Bluttransfusion in Theorie und Praxis*, S. 29-32.

136 | Vgl. beispielsweise Bürkle, »Die praktische Bedeutung der Blutgruppenforschung«, S. 270f.; Schött, »Die Technik der Blutgruppenbestimmung«, S. 511-520; Schiff, *Die Technik der Blutgruppenuntersuchung* (1932), S. 25-32.

137 | Für die doppelte Bestimmung Grünewald, »Vorschläge«, S. 616. Für andere als die biologische Probe nach Oehlecker: Bürkle, »Die praktische Bedeutung der Blutgruppenforschung«, S. 272-274; Schiff, *Die Technik der Blutgruppenuntersuchung*, S. 34, S. 36-38; Kubany, *Die Bluttransfusion*, S. 20-26; Schött, »Die Technik der Blutgruppenbestimmung«, S. 525.

138 | Für eine Übersicht vgl. Wildegans, *Die Bluttransfusion in Theorie und Praxis*, S. 35-40.

139 | Hirschfeld, *Die Bluttransfusion als Heilfaktor*, S. 12; Bürkle, »Die praktische Bedeutung der Blutgruppenforschung«, S. 274; Schiff, *Die Technik der Blutgruppenuntersuchung* (1932), S. 32, empfiehlt im Anschluss an Oehlecker, »den Patienten in den ersten Minuten der Transfusion besonders sorgfältig zu beobachten«, so dass diese ersten Minuten einer »biologischen Vorprobe« gleichkommen. Die biologische Probe wird auch in *Meyers Lexikon* eingangs erwähnt, S. 1704 (Artikel »Transfusion«). Für einen Überblick über die verschiedenen Vorproben vgl. Teich, *Der Prozess von der Entdeckung*, S. 41-50.

140 | Vgl. Oehlecker, »Technische Einzelheiten«, S. 414.

1921 veröffentlicht und bis 1924 seine Spender mittels dieser »biologischen Probe« ausgewählt.[141] Aber auch nachdem Oehlecker die »serologische Probe«, die Blutgruppenbestimmung außerhalb des Körpers, für die Spenderwahl anerkannt hatte, plädierte er für die Beibehaltung der »biologischen Probe« als letzte »Sicherheitsmaßnahme«.[142] Einige Ärzte führten gar nur die Oehlecker'sche Vorprobe durch und verzichteten gänzlich auf die serologische Probe.[143]

Eine weitere Strategie zur Prävention von »Schädigungen« oder Todesfällen stellte die Verwendung von gruppengleichem Blut dar. Einige Beispiele aus der medizinischen Praxis hatten nämlich gezeigt, dass das »Universalblut 0« seinen Namen zu Unrecht trug, da so genannte »gefährliche Universalspender« existierten, deren Blutserum »ganz ungewöhnlich reich an Isoantikörpern« war, was zu »Schädigungen« des Empfängers geführt hatte.[144] Einige Wissenschaftler rieten deshalb ganz vom Ausdruck »Universalspender« ab.[145] Einem gruppengleichen Spender war vor dem Universalspender immer der Vorzug zu geben; er stellte den idealen Spender dar.[146] Die Vorstellung, dass nur gruppengleiches Blut übertragen werden sollte, dass also eine Blut*identität* zwischen Spender/in und Empfänger/in bestehen musste, fand auch in populärwissenschaftliche Zeitschriften und die großen Tageszeitungen wie die *Germania* oder die *Kölnische Zeitung* Eingang.[147] Für die Spendepraxis bedeutete dies, dass Spender aller Gruppen jederzeit zur Verfügung stehen mussten. Gruppe A und 0 galten als wenig problematisch; sie wurden zwar am häufigsten gebraucht, waren aber auch »am leichtesten verfügbar«. Die selteneren Gruppen B und AB waren hingegen schwieriger zu beschaffen.[148] Damit reprodu-

141 | Oehlecker, »Technische Einzelheiten«, S. 414; Oehlecker, »Weitere Erfahrungen«, S. 2347.

142 | Oehlecker, *Die Bluttransfusion*, S. 34. Vgl. auch o.A., »57. Tagung der Deutschen Gesellschaft für Chirurgie«, wo die Vorprobe wiederum Thema war und von Beck die These vertreten wurde, dass »die ganze Transfusion als biologische Probe betrachtet werden muss« (S. 1357).

143 | Vgl. Lichterfeld, »Zur Technik der Bluttransfusion«, S. 915.

144 | Schiff, *Die Blutgruppen und ihre Anwendungsgebiete*, S. 68, S. 105-107. Vgl. auch die Hinweise bei Lattes, *Die Individualität des Blutes*, S. 129f.; Kubany, *Die Bluttransfusion*, S. 84f.; Schiff, *Technik* (1932), S. 33f.; Wildegans, *Die Bluttransfusion in Theorie und Praxis*, S. 41. Vgl. auch Heeres-Sanitätsinspektion des Reichswehrministeriums (Hg.), *Veröffentlichungen aus dem Gebiete des Heeres-Sanitätswesen*, S. 9; Unger, »Über Blutspenderorganisationen«, S. 205; Wichels/Lampe, »Theoretisches und Praktisches zur Bluttransfusion«; »Thomsen, »Hämolyse nach Transfusion von Universalspenderblut«.

145 | Vgl. dazu Oehlecker, *Die Bluttransfusion*, S. 53; insgesamt zum »Universalspender« S. 53-59.

146 | Bürkle, »Die praktische Bedeutung der Blutgruppenforschung«, S. 275; Schiff, *Die Blutgruppen und ihre Anwendungsgebiete*, S. 70; Wildegans, *Die Bluttransfusion in Theorie und Praxis*, S. 41.

147 | Vgl. Fuld, »Menschliche Blutrassen«, S. 359; Weyde, »Vom Blute«, S. 50; Freitag, »Ergebnisse der Blutgruppenforschung«, S. 110; Fleischmann, »Blut ist ein ganz besonderer Saft«; Hartkopf, »Die Bedeutung der Blutgruppenbestimmung«. Irritierenderweise nannte Hartkopf als Universalspender Angehörige der Gruppe AB – dies zeigt, dass sich das Wissen über Blutgruppen noch nicht stabilisiert hatte.

148 | Schiff, *Die Blutgruppen und ihre Anwendungsgebiete*, S. 72.

zierte sich im transfusionsmedizinischen Alltag die negative Codierung von B, wie sie die seroanthropologische Forschung festgeschrieben hatte.

Eine Blutgruppenbestimmung und die Überprüfung der »Verträglichkeit« zwischen Spender/in und Empfänger/in war aber nicht nur bei der ersten Transfusion angebracht, sondern auch bei jeder weiteren. Es hatte sich nämlich gezeigt, dass Transfusionsempfänger zuweilen »als Folge der Transfusion neue, nicht in das Gruppenschema passende Antikörper« bildeten.[149] Vor einer erneuten Transfusion sollte deshalb die serologische Probe nochmals durchgeführt werden.[150] Teils wurde auch noch einmal die Oehlecker'sche Probe vorgenommen.[151]

Mit der Bestimmung der Blutgruppen, der mehrmaligen Nachprüfung und dem Ausschluss von potentiell gefährlichen Blutspendern waren die Gefahren bei der Transfusion keineswegs gebannt. Denn mit dem Mischen des Blutes ging eine weiteres Risiko einher – das der Infektion. Auch dieser Risikowahrnehmung war wie der Rede von der »Unverträglichkeit« und der »Feindlichkeit« der Blutgruppen ein kulturelles Raster eingeschrieben. Die zunehmende Einschränkung des potentiellen Spenderkreises lässt sich bei der Infektion gleich wie bei der Unverträglichkeit beobachten.

Übertragung von Syphilis, Malaria, Tuberkulose

In der medizinischen Literatur wurde anstelle von »Transfusionen« häufig von »Übertragungen« gesprochen. Als »Übertragungen« werden gemeinhin auch metaphorische Redeweisen bezeichnet, und somit kann – wiederum im übertragenen Sinne – die Transfusion selbst als metaphorische Technologie verstanden werden.[152] Wie die Metapher überschreitet die Transfusion Grenzen und nimmt Vermischungen vor. Zudem stellt sich bei einer Übertragung immer auch ein zuvor nicht genau kalkulierbarer (Bedeutungs-)Überschuss ein. Die Übertragung ist immer auch Übertretung und deshalb gefahrenreich und unkontrollierbar. Generell ist Blut an die Dichotomie von innen und außen gekoppelt, und Blutvergießen wird mit dem Tod gleichgesetzt. Mit der Transfusion hingegen entsteht eine hybride Situation, in der das Blut zwar aus dem Körper austritt, aber als lebenspendendes Medium wieder in einen anderen Körper eintritt.[153] Die Übertragung offenbart die Durchlässigkeit von Grenzen und resultiert in einer Mischung, deren Eigenschaft die Untrennbarkeit und die unmögliche Rückführbarkeit in einen »Urzustand« darstellt. Besonders gefürchtet war neben der falschen Blutgruppenkombination die Übertragung von Infektionen. Damit zeigt sich im transfusionsmedizinischen Diskurs eine Überlagerung von Blut, Mischung und Infektion, wie ich sie für populäre Diskur-

149 | Ebd., S. 69, S. 107-110; Breitner, *Die Bluttransfusion*, S. 34; Kubany, *Die Bluttransfusion*, S. 19. Oehlecker, *Die Bluttransfusion*, S. 59-61, teilt diese Auffassung allerdings nicht. Für einen Überblick: Bürkle, »Die praktische Bedeutung der Blutgruppenforschung«, S. 276f.

150 | Vgl. z.B. Lattes, *Die Individualität des Blutes*, S. 145f.; Schiff, *Die Technik* (1932), S. 35; Unger, »Über Blutspenderorganisationen«, S. 205; Laqua und Liebig, »Die Bluttransfusion«, S. 140.

151 | Unger, »Über Blutspenderorganisationen«, S. 205.

152 | Vgl. etwa Porath, »Über Trug und Übertrag«.

153 | Vgl. dazu auch Weingart, *Ansteckende Wörter*, S. 108.

se nachgewiesen habe.[154] Dort war die Verseuchung des »Volkskörpers« und damit sein potentieller Untergang jeweils an eine vorangehende Mischung des Blutes gekoppelt. Infektion und Mischung fielen gleichsam in eins, Mischung wurde gleichbedeutend mit Unreinheit und Verunreinigung. Analog zum »Volkskörper« war der individuelle Körper bei der transfusorischen »Blutmischung« von möglichen Infektionen bedroht und in der Transfusionsmedizin wurde viel Zeit darauf verwendet, die omnipräsente Gefahr der Ansteckung auszuschließen, die an verschiedenen Schnittstellen lauerte.

Einerseits waren Spender und Empfänger von Infektionen bedroht, die bei der Transfusion selbst entstehen konnten. So hielt Burghard Breitner fest: »Dass die Wunden aufs peinlichste versorgt werden müssen, dass zum Schluss der Transfusion vor allem zuerst der gesunde Spender genäht wird, dass bei der Ausführung der Transfusion die Asepsis streng gehandhabt werden muss usw., versteht sich von selbst.«[155] Breitner zitierte hier, wenn auch unausgewiesen, Oehlecker, der zudem betont hatte, dass auch »die Schwester, die zureicht und das Spritzenspülen zu besorgen hat, [...] durchaus in der Asepsis firm sein« müsse.[156] Andererseits konnten bereits bestehende Infektionen zwischen Spendern und Empfängern übertragen werden, und zwar in beide Richtungen. War der Empfänger krank, so wurde zum Schutz des Spenders die Variante der direkten Transfusion, die nur über eine Gefäßnaht verlief, vermieden.[157] Umgekehrt musste auch der Empfänger vor Infektionen des Spenders geschützt werden, was besonderer Vorsichtsmaßnahmen und Voruntersuchungen bedurfte.

Innerhalb dieser Diskussion von Infektionsübertragungen vom Spender auf den Empfänger nahm ein von Oehlecker 1920 berichteter Fall eine zentrale Rolle ein.[158] Oehlecker hatte einer stark anämischen Frau das Blut ihres Sohnes transfundiert, der einige Jahre in den Tropen verbracht hatte, aber niemals krank gewesen war. Trotzdem stellte sich nach der Transfusion bei der Mutter Malaria ein. Während man in ihrem Blut Malariaparasiten fand, konnten beim Sohn, bei dem aufgrund der Infektion seiner Mutter die erste Blutuntersuchung auf Malariaparasiten nach der Transfusion stattfand, keine Zeichen von Malaria gefunden werden. Oehlecker war aber der festen Überzeugung, dass die Krankheit durch die Bluttransfusion übertragen worden sei. Er verstand diesen Fall denn auch als

> »Warnung [...] und zwar gerade jetzt, wo ein großer Teil unserer Landsleute im Weltkriege in Gegenden gestanden hat, wo die Malaria heimisch ist. Unser Fall lehrt, dass jeder, der in einer Malariagegend war – mag er nun Chininprophylaxe getrieben haben oder nicht –, als Blutspender vor Ablauf mehrer Jahre nicht geeignet ist, selbst wenn er niemals Erscheinungen von Wechselfieber gehabt hat.«[159]

154 | Vgl. dazu ausführlich Kapitel 4.

155 | Breitner, *Die Bluttransfusion*, S. 16.

156 | Oehlecker, »Technische Einzelheiten«, S. 414.

157 | Vgl. Wolf, »Zur Technik der Bluteinflößung«, S. 289; Schöne, »Bluttransfusion«, S. 2863. Für eine alternative Methode: Unger, »Zur Technik der Bluttransfusion«, S. 1838.

158 | Oehlecker, »Uebertragung latenter Malaria«, S. 1025f.

159 | Ebd., S. 1025.

Menschen aus Malariagegenden galten damit als latent verseucht und waren nicht als Blutspender zugelassen, um bei Transfusionen eine Krankheitsübertragung ausschließen zu können.[160]

Auf den von Oehlecker vorgebrachten Fall wurde in der Transfusionsliteratur häufig verwiesen.[161] Breitner wiederholte Oehleckers Ratschlag, »Leute, die in den letzten Jahren in Malariagegenden waren, nicht als Spender zu verwenden«[162]. Es entstand Einigkeit darüber, dass der Spender auf Malaria hin geprüft werden müsse.[163] In einem Atemzug mit der Malaria wurden Tuberkulose und Syphilis genannt, zwei Infektionskrankheiten, die in den Jahren nach dem Krieg als so genannte »Volkskrankheiten« den »Volkskörper« bedrohten.[164] Beide Krankheiten galten einerseits als in der Unterschicht besonders häufig verbreitet, andererseits waren sie jüdisch codiert.[165]

Die Untersuchung auf die Infektionskrankheiten Malaria, Tuberkulose und Syphilis war unbedingter Imperativ der noch jungen Transfusionsmedizin, auch wenn damit implizit gewisse Personen oder soziale Gruppen von der Spende ausgeschlossen wurden und sich der Spenderkreis verkleinerte. Zur Infektionsprävention war »eine eingehende Untersuchung des Spenders vor der Operation notwendig«, was eine körperliche Untersuchung, aber auch die Analyse des Blutes mittels des Wassermanntests beinhaltete.[166] Dieser stellte bei jedem möglichen Spender ein *Must* dar und war, wie auch eine »Inspektion des ganzen Körpers« selbst bei regelmäßi-

160 | Ebd., S. 1026.

161 | Vgl. Hempel, »Erfahrungen mit Bluttransfusionen«, S. 317; Wildegans, »Todesfälle nach Bluttransfusionen«, S. 2033; vgl. Bonhoff, »Erfolge und Erfahrungen mit der direkten Bluttransfusion nach Oehlecker«, S. 671.

162 | Breitner, *Die Bluttransfusion*, S. 33.

163 | Vgl. Wildegans, »Die Bluttransfusion im Dienste der Chirurgie«, S. 2082.

164 | Ebd., S. 2082; Bonhoff, »Erfolge und Erfahrungen mit der direkten Bluttransfusion nach Oehlecker«, S. 671; Hempel, »Erfahrungen mit Bluttransfusionen«, S. 317; Haselhorst, »Die Bluttransfusion«, S. 1160; Wildegans, »Über die Bluttransfusion«, S. 85; ders., »Todesfälle nach Bluttransfusionen«, S. 2033; Breitner, *Die Bluttransfusion*, S. 33; Bürkle, »Die praktische Bedeutung der Blutgruppenforschung«, S. 275; Kubany, *Die Bluttransfusion*, S. 15; Oehlecker, *Die Bluttransfusion*, S. 66; o.A., »Uebertragung der Lues durch Bluttransfusion«; Schiff, »Übertragung von Syphilis durch Bluttransfusion«; Meyer/Unger, »Fehler und Gefahren bei der Bluttransfusion«, S. 591. Syphilis und Malaria werden auch in *Meyers Lexikon* genannt, S. 1704. Vgl. für einen Überblick Salkind, »Über die Vorbeugung der Syphilisübertragung bei der Bluttransfusion«; Wildegans, *Die Bluttransfusion in Theorie und Praxis*, S. 43-45.

165 | Vgl. generell Weindling, *Health, Race and German Politics*, S. 357-360 zu Geschlechtskrankheit und Tuberkulose, zur Tuberkulose als »Proletarierkrankheit«: Hähner-Rombach, »Von der Aufklärung zur Abgrenzung«, vgl. zum Wandel der Tuberkulose generell Sontag, *Krankheit als Metapher*. Vgl. zur Syphilis und den Geschlechtskrankheiten für diesen Zeitraum und ihren Codierungen: Sauerteig, *Krankheit, Sexualität und Gesellschaft*. Vgl. zur angeblichen Tuberkulose-Immunität der Juden: Lipphardt, *Biologie der Juden*, S. 133 und S. 146-148; vgl. für Tuberkulose, Syphilis und Judentum Gilman, *Franz Kafka*, besonders Kapitel 3 und 4, zur Tuberkulose als (un)typisch jüdischer Krankheit auch Efron, *Medicine and the German Jews*, S. 126-13. Vgl. zeitgenössisch dazu Schiff, »Person und Infekt«, S. 661-664.

166 | Hirschfeld, *Die Bluttransfusion als Heilfaktor*, S. 12.

gen Spendern zu wiederholen.[167] In so genannten »Blutspende-Pässen«, die teilweise ab den 1930er Jahren verwendet wurden, findet sich eine separate Spalte für das Resultat der Wassermann-Reaktion.[168] In den USA hingegen wurde nur in rund der Hälfte der Krankenhäuser, in denen Bluttransfusionen vorgenommen wurden, ein Wassermann-Test vor der Transfusion durchgeführt.[169]

Die Etablierung eines Spendewesens rückte die Gefahr der Infektion in ein noch grelleres Licht. Denn mit der Professionalisierung des Transfusionswesens, ihrem häufigeren Einsatz und der wachsenden Zahl von Spendern, musste auch die Gefahr der Infektion bestmöglich eingedämmt werden. Die bereits erwähnte Nachkontrolle, die meist vierteljährlich stattfand und deren Resultate im Spendepass vermerkt wurden, stellte dabei nur eine der Sicherheitsmaßnahmen dar.[170] Daneben mussten regelmäßige Spenderinnen und Spender einen Vertrag unterzeichnen, in dem sie nicht nur versicherten, nie an Syphilis, Tuberkulose oder Malaria erkrankt zu sein, sondern sich auch dazu verpflichteten, eigene Krankheiten und Krankheitsrisiken zu melden:

»[V]on eigenen Erkrankungen und von bestehendem Verdacht auf solche, insbesondere, wenn es sich um Infektionskrankheiten, Tuberkulose oder Geschlechtskrankheiten handelt, ferner von ansteckenden Erkrankungen in meiner Wohnung und meiner näheren Umgebung werde ich mindestens bei jeder Untersuchung und vor jeder Blutentnahme unaufgefordert Mitteilung machen«.[171]

Diese vertragliche Regelung wies die Haftung bei einer etwaigen »Verschandelung« des Blutes dem Spender und nicht dem Krankenhaus zu. Sie zeigt überdies die Omnipräsenz der Infektion und die Gefahr, dass sich auch ein gesunder Spender jederzeit eine Infektionskrankheit zuziehen konnte und damit »den Empfänger seines kranken Blutes […] infizieren würde«[172]. Schiff bemerkte lakonisch, dass selbst die Wassermann-Reaktion, wenn auch unerlässlich, »kein sicheres Kriterium« darstelle.[173] Der Vertrag füllte in dieser Hinsicht eine Lücke, die aufgrund versagender wissenschaftlicher Techniken und der nicht möglichen lückenlosen Überwachung entstand. Gleichzeitig war er Zeichen der Hilflosigkeit der Ärzte und verwies auf die allseits lauernde Gefahr der Infektion.

---

167 | Vgl. etwa Oehlecker, *Die Bluttransfusion*, S. 66; Schiff, *Die Technik* (1932), S. 46.

168 | Schiff, *Die Technik der Blutgruppenuntersuchung*, S. 45; vgl. auch Grünewald, »Vorschläge zur Einführung«, S. 617; Schött, »Die Technik der Blutgruppenbestimmung«, S. 488.

169 | Schneider, »Blood Transfusion Between the Wars«, S. 206.

170 | Grünewald, »Einrichtung und Betriebserfahrungen«, S. 122; Seggel, »Der Leipziger Blutspendernachweis«, S. 916; Stopke, »Blutspenderbeschaffung«, S. 312.

171 | Stopke, »Blutspenderbeschaffung«, S. 313; in Frankfurt ganz ähnlich: Grünewald, »Einrichtung und Betriebserfahrungen«, S. 124; vgl. für Leipzig: Seggel, »Der Leipziger Blutspendernachweis«, S. 915.

172 | Stopke, »Blutspenderbeschaffung«, S. 314; ähnlich Grünewald, »Einrichtung und Betriebserfahrungen«, S. 126.

173 | Schiff, »Die Übertragung von Syphilis durch Bluttransfusion«, S. 592, vgl. auch o.A., »Übertragung von Syphilis durch Bluttransfusion«, S. 1468.

Vollblut vs. Zitratblut

Niemand habe seine Transfusionsmethode, dessen Apparatur sich durch eine bestechende Einfachheit auszeichne und zudem äußerst kostengünstig sei, zur Kenntnis genommen, klagte 1933 der deutsche Mediziner Richard Lewisohn im *Zentralblatt für Chirurgie*.[174] Lewisohn, der zu Beginn des 20. Jahrhunderts in die USA emigriert war und am New Yorker Mount Sinai Hospital arbeitete, ist in die Geschichte der Bluttransfusion als einer der Erfinder der Zitratblutmethode eingegangen, die er 1915 in einer deutschen Zeitschrift vorgestellt hatte.[175] Sie verhinderte die Blutgerinnung mittels der Beigabe einer kleinen Dosis Natriumzitrat. Die fehlende Rezeption seines Verfahrens war für Lewisohn »bedauerlich« und nicht nachvollziehbar, da in Deutschland trotz der Existenz seiner einfachen Methode viele »komplizierte Apparate« ersonnen worden seien.[176] Insofern versuchte sein Artikel, »eine Lanze für die Zitrattransfusion zu brechen, die in Deutschland stiefmütterlich behandelt zu werden scheint«[177].

Den Widerstand gegen das von ihm vertretene Zitratblutverfahren ortete Lewisohn in der falschen Behauptung, »dass das Natriumzitrat rote und weiße Blutkörperchen, wie auch die Blutplättchen zerstöre«[178]. Zwar stellten sich nach der Überführung von Zitratblut zuweilen Schüttelfröste ein, wie Lewisohn unumwunden zugab. Diese hätten aber keinen »schädlichen Einfluss« auf die Patienten, führten aber offenbar dazu, »dass mancher Kollege aus diesem Grunde von der Benutzung dieser Methode abgehalten wurde und lieber eine der viel komplizierteren anderen Methoden anwandte«[179]. Laut Lewisohn war für die Schüttelfröste, die er im Übrigen auch bei komplizierteren Techniken auftreten sah, nicht das Zitrat, sondern die mangelnden Krankenhaushygiene verantwortlich. Seit der Reorganisation des Mount Sinai Hospitals und dem Aufbau einer neuen Abteilung, die sich nur noch um die Reinigung und Sterilisation von Apparaten kümmerte, hätten die Schüttelfröste massiv abgenommen.[180]

Lewisohns Klage traf einen Hauptnerv des Transfusionsdiskurses der späten 1920er und frühen 1930er Jahre. Die Zitratmethode war während des Weltkrieges unter den Alliierten und insbesondere unter den US-Amerikanern weiter verbreitet als auf deutscher Seite.[181] Waren in Deutschland die Stimmen zwischen 1914 und 1918 noch unentschieden, setzte sich die so genannte »Vollblutmethode« in den 1920er Jahren in Deutschland endgültig durch. Alle Transfusionsmediziner von Rang und Namen propagierten diese Transfusionstechnik, bei der dem Blut weder etwas zugefügt noch mechanisch eine Änderung herbeigeführt wurde. Über das gesamte

174 | Lewisohn, »Über Zitratbluttransfusion«, S. 1338f.

175 | Natriumzitrat als Blutgerinnungsmittel entdeckten zeitgleich mit Lewisohn Albert Hustin (Belgien), Luis d'Agote (Argentinien), Richard Weil (New York), vgl. Wiebecke et al., »Zur Geschichte der Transfusionsmedizin«, S. 16; Diamond, »A History of Blood Transfusion«, S. 671, S. 677-678; Starr, *Blut*, S. 70-72.

176 | Lewisohn, »Über Zitratbluttransfusion«, S. 1338.

177 | Ebd., S. 1344.

178 | Ebd., S. 1340.

179 | Ebd., S. 1341.

180 | Ebd., S. 1342.

181 | Vgl. dazu ausführlich Kapitel 6. 1.

politische Spektrum hinweg, vom sozialliberalen Ernst Unger[182] bis hin zum nationalistischen Burghard Breitner[183], wurde der Transfusion von »unverändertem Blut« das Wort geredet.[184] Weshalb setzte sich diese komplizierte Methode durch? Wie ich weiter oben ausführlich dargelegt habe, spielten nicht nur innerwissenschaftliche Gründe eine Rolle. Vielmehr wurde diese Entwicklung auch durch kulturelle Aspekte begünstigt, die dazu führten, dass Oehlecker 1940 festhielt, das Verfahren der Überleitung von »Vollblut« sei »durchaus deutsch«.[185] Um diese kulturellen Einflussfaktoren herauszuarbeiten, erkläre ich im Folgenden, wie sich »Vollblut-« und »Zitratblutmethode« voneinander unterschieden und welche Vor- und Nachteile den beiden zugeschrieben wurden. Danach gehe ich auf den Zusammenhang dieser Aussagen mit dem antiamerikanischen Diskurs der Weimarer Zeit ein. Meine These ist, dass ein wesentlicher Grund für die Anwendung der Vollblutmethode die Kategorisierung der Zitratblutmethode als amerikanisch war. Der Unterschied zwischen der von den Amerikanern praktizierten Zitratblutmethode und der von den Deutschen favorisierten Vollblutmethode ließ sich umstandslos einem Antiamerikanismus anschließen, bei dem grob gesagt eine Dichotomie zwischen künstlichem Amerika und natürlichem Deutschland hergestellt wurde. Damit wurde gleichzeitig der Blutreinheitsdiskurs neu aufgeladen; der Antiamerikanismus gab den metaphorischen Vibrationen von Blut eine neue Orientierung. Abschließend werde ich die Konsequenzen diskutieren, die die »deutsche« Entscheidung für die Überleitung von »unverändertem« Blut auf die Entwicklung der Apparaturen hatte.

Reines deutsches Blut, vermischtes amerikanisches Blut

Meistens wurde die so genannte »Vollblutmethode« in der deutschen Transfusionsmedizin als Transfusion von »unverändertem« Blut bezeichnet. Aber je nach Autor wurden auch Bezeichnungen wie »reines«, »frisches« oder »lebendes« Blut verwendet:[186] Der Budapester Chirurg Endre Kubany sprach von »Vollblut«, der Berliner Hämatologe Hans Hirschfeld von »Frischblut«, während der Kieler Chirurg Alfred Beck den Terminus »frisches« Blut benutzte.[187] Die Metapher des »reinen«

---

182 | Vgl. zu Unger Winkler, »Ernst Unger«, sowie auch ders., *Ernst Unger*. Unger stammte aus einem jüdischen Elternhaus und heiratete eine Katholikin, mit der er die gemeinsamen Kinder protestantisch erzog (Winkler, »Ernst Unger«, S. 269-271). Zur politischen Ausrichtung vgl. genauer Winkler, »Ernst Unger«, S. 274 sowie ders., *Ernst Unger*, S. 27.

183 | Vgl. zur Biographie Breitners Höbelt (Hg.), *Festschrift für Burghard Breitner*, darin besonders das Kapitel über Breitners politische Orientierung: Höbelt, »Burghard Breitner«; vgl. auch den biographischen Eintrag bei Killian, *Meister der Chirurgie*, S. 279f.

184 | Vgl. beispielsweise Unger, »Ueber Blutspenderorganisationen«, S. 206; Oehlecker, »Direkte Bluttransfusion von Vene zu Vene«, S. 896; Breitner, *Die Bluttransfusion*, S. 3. Neben diesen unter anderem Kubany, *Die Bluttransfusion*, S. 63; Bürkle, »Die praktische Bedeutung der Blutgruppenforschung«, S. 280; Bonhoff, »Erfolge und Erfahrungen«; Eiselsberg, »Ist die Bluttransfusion im Spitalbetrieb unentbehrlich?«, S. 30; Beck, »Ueber Bluttransfusion«; Höst, »Zur Technik der Bluttransfusion«, S. 1303; Neubauer/Lampert, »Ein neuer Bluttransfusionsapparat«.

185 | Oehlecker, *Die Bluttransfusion*, S. 7.

186 | Coenen, »Die lebensrettende Wirkung der vitalen Bluttransfusion«, S. 1.

187 | Vgl. Kubany, *Die Bluttransfusion*; Hirschfeld, *Die Bluttransfusion*; Beck, »Ueber Bluttransfusion«. Zu Hirschfeld vgl. Voswinckel, »Von der ersten hämatologischen Gesellschaft«.

Blutes tauchte – möglicherweise ihrer Offensichtlichkeit wegen – nicht bei allen Medizinern auf, findet sich aber in drei zentralen Texten für die Bluttransfusion der Weimarer Republik. So schrieb Curt Heinemann-Grüder 1922 im *Handbuch der Ärztlichen Erfahrungen* von der »Transfusion reinen Blutes«[188]. Laqua und Liebig betonten in einem breit rezipierten Aufsatz von 1925, ein Nachteil der indirekten Methode bestehe darin, »dass nicht reines, sondern mit Verdünnungsflüssigkeit (NaCl oder Na-Citratlösung) vermischtes Blut transfundiert« werde.[189] Und gemäß den Ausführungen des Münchner Chirurgen Heinrich Bürkle de la Camp im *Handbuch der Blutgruppenkunde* von 1932 »sprechen sich doch sehr viele Ärzte vorwiegend auf Grund ihrer klinischen Erfahrungen für die *Verwendung reinen, nicht veränderten Blutes aus*«[190].

Die noch wenig stabilisierte Sprache deutet darauf hin, dass sich das Forschungsfeld erst entwickelte.[191] Die verwendeten Metaphern zielen außerdem alle in eine ähnliche Richtung: Es wurde ein »Urzustand« des Blutes beschworen, ein natürlicher, unveränderter Zustand, der Leben, Reinheit und Gesundheit verhieß und vor Mischungen und Verunreinigungen mit Giften bewahrt werden musste. Dieser »Reinheit« war auch eine rassische Komponente eingeschrieben: Unter »Vollblut« verstand man laut *Meyers Lexikon* von 1930 »jede nachweislich seit langer Zeit rein, d.h. ohne Beimischung fremden Blutes, gezüchtete Tierart oder -rasse«; der Begriff treffe »auch beim Menschen« zu.[192] Diese rassische Codierung wird vor allem bei der Bezeichnung »Halbblut« deutlich, die mehr noch als das »Vollblut« auf den Menschen verweist und als Synonym für »Mischling« nicht nur der populären Romane Karl Mays wegen bekannt war.[193]

Der Einsatz der Vollbluttransfusion war nicht zuletzt im Anschluss an Bier einer biologischen Sichtweise geschuldet, die das transfundierte Blut nicht nur als reines Substitut, sondern als Organ mit besonderen Eigenschaften sah.[194] Auch wenn die Transfusionsmediziner gerne davon sprachen, dass sie in ein Zeitalter der Quantität eingetreten seien und sich weit weg von den von ihnen als »phantastisch« gebrandmarkten frühneuzeitlichen Bluttransfusionen mit ihren Eigenschaftsübertragungen wähnten, zeigt sich hier deutlich, dass Blut keinesfalls als passiv, sondern weiterhin als aktiv konzeptualisiert wurde.[195] Sie präferierten die Transfusion von »unverändertem«, »reinem« Blut, denn nur mit dieser Methode, so die einhellige Meinung unter deutschen Transfusionsmedizinern, »gelangen die sauerstoffführenden roten Blutkörperchen, die Leukozyten, die Blutplättchen, die Hormone, die Fermente und sonstigen Serumbestandteile sowie die Antikörper möglichst wenig verändert und unbeschädigt, ohne Zusatz von fremden Chemikalien, in den Organismus«[196]. Damit ließen sich »viel bessere Heilresultate aufweisen«[197].

188 | Heinemann-Grüder, »Blutung, Blutstillung, Blutersatz«, S. 80.
189 | Laqua/Liebig, »Die Bluttransfusion«, S. 128.
190 | Bürkle, »Die praktische Bedeutung der Blutgruppenforschung«, S. 301.
191 | Vgl. Hänseler, *Metaphern unter dem Mikroskop*, S. 35-66.
192 | O.A., »Vollblut«, Sp. 851.
193 | O.A., »Halbblut«, Sp. 942.
194 | Schulz, »Zwischen Parabiose, Reizen und Organtransplantation«, S. 307f.
195 | Vgl. etwa Breitner, *Die Bluttransfusion*, S. 83.
196 | Kubany, *Die Bluttransfusion*, S. 48.
197 | Ebd., S. 52.

Neben der »Verunreinigung« des Blutes durch den Zitratzusatz – auf den ich gleich eingehen werde und der im Zentrum der Diskussion stand – existierten zwei weitere Möglichkeiten, das Blut an der Gerinnung zu hindern, die in der deutschen Transfusionsmedizin ebenfalls kritisiert wurden: die Versetzung des Blutes mit Hirudin und die Defibrination. Ersteres wurde bereits zu Beginn der Weimarer Republik als wenig erfolgversprechend und gefährlich angesehen.[198] 1924, auf der 48. Tagung der *Deutschen Gesellschaft für Chirurgie* galt Hirudin unbestritten als »toxisch«.[199] Aber auch die mechanische Methode der Defibrination könne »als verlassen gelten«[200]. Noch während des Ersten Weltkriegs war die Defibrination häufig und mit großem Erfolg durchgeführt worden, nicht zuletzt aufgrund der Annahme, dass das im Blut enthaltene Fibrin giftig sei.[201] Nach dem Krieg geriet die Defibrination aber nicht nur in Deutschland in Misskredit und galt nun ihrerseits als toxisch.[202] Zuweilen wurde die »Giftwirkung des defibrinierten Blutes« mit derjenigen von artfremdem Blut parallelisiert, sie konnte durchaus tödliche Folgen haben.[203]

Während dem Blut bei der Defibrination ein Stoff – das Fibrin – entzogen wurde, wurde ihm bei der Natriumzitratmethode eine Substanz hinzugefügt. Und auch die Zitratmethode galt unter deutschen Ärzten, wie Lewisohn treffend bemerkt hatte, als »schädigend«. Diese Beobachtung machte auch der in Norwegen praktizierende Mediziner Höst, der sich wie Lewisohn für die Zitratmethode einsetzte und 1922 bemerkte, dass in Deutschland wahrscheinlich »die Vorstellung [herrsche], dass die Transfusionen mit Zitratblut mit Gefahr verbunden sei« und dass Zitratblut generell als »minderwertig« gelte.[204] Von den deutschen Transfusionsmedizinern wurde neben den durch das Zitrat induzierten Veränderungen des Blutes , wie der schon genannte Schüttelfrost, negativ ins Feld geführt.[205] Insgesamt galt die Zitratblutmethode als »schädigend«, das Natriumzitrat als ein »körperfremdes Element«,[206] das mit Zitrat versetzte Blut als »vermischt«,[207] als »Blutgemisch«[208] oder auch »tot«[209]. Auch die Toxizität des Natriumzitrats wurde wiederholt hervorgehoben.

198 | Zeller, »Spielen die Blutplättchen bei den Todesfällen nach der indirekten Blutübertragung eine Rolle?«, S. 1590; Cohn, »Kritisches Sammelreferat über Bluttransfusionen«, S. 883.

199 | Küttner, »Die Bluttransfusion«, S. 367.

200 | Ebd., S. 366.

201 | Gegenteilig dazu: Wederhake, »Ueberpflanzung (Transfusion) von Blut«, S. 1473, der mit defibriniertem Blut sehr gute Erfahrungen gemacht hatte und seine Methode uneingeschränkt zur Nachahmung empfahl.

202 | Lattes, *Die Individualität des Blutes*, S. 109 und S. 113. Vgl. auch Kubany, *Die Bluttransfusion*, S. 50f. Gemäß Diamond, »A History of Blood Transfusion«, S. 672 war die Defibrination in den USA noch bis in die 1920er Jahre in Gebrauch.

203 | Freund, »Ueber Giftwirkungen des defibrinierten Blutes«, S. 976f.; vgl. auch Zimmermann, »Bluttransfusion und Reinfusion«, S. 1262; Wildegans, *Die Bluttransfusion in Theorie und Praxis*, S. 65f.

204 | Höst, »Zur Technik der Bluttransfusion«, S. 1303.

205 | Hirschfeld, *Die Bluttransfusion als Heilfaktor*, S. 29.

206 | Breitner, *Die Bluttransfusion*, S. 75.

207 | Laqua/Liebig, »Die Bluttransfusion«, S. 128.

208 | Stockhausen, »Eine einfache Methode«, S. 2189.

209 | Coenen, »Die lebensrettende Wirkung«, S. 1.

Selbst wenn Kapazitäten auf dem Gebiet wie beispielsweise Unger betonten, dass das zugefügte Zitrat in dieser Menge nicht toxisch sei, favorisierten sie dennoch ohne nähere Begründung eine Methode, bei der »unverändertes« Blut zugeführt wurde. Die Zitratmethode sei nur in Notfällen einzusetzen.[210] Während sich also auf amerikanischer Seite eine Art *pharmakon*-Gedanke findet, wo eine Substanz nicht per se als giftig gilt, sondern deren Wirkung als von der Dosis abhängig angesehen wird, wurden auf deutscher Seite absolute Grenzen gezogen und das Natriumzitrat als an sich giftig verdammt.[211]

In medizinischen Texten, seien es nun Monographien oder Artikel, wurde die Zitratblutmethode jeweils explizit mit den USA assoziiert. So wurde auf deutscher Seite mehrmals festgestellt, dass die Zitratblutmethode vor allem in den USA verwendet werde,[212] während in Deutschland »sowohl die Zitratblutmethode als die Verwendung von defibriniertem Blut [...] ganz in den Hintergrund getreten [sind] gegenüber der Transfusion von unverändertem Blut mit Hilfe geeigneter Apparate«[213]. Die Überleitung von »unverändertem Blut« weise »viel bessere Heilresultate« auf.[214] Drastisch schilderte Oehlecker das Zitratverfahren als »zweifellos eine schwere mechanische und chemische Schädigung des feinen Blutgewebes« und setzte es mit einer »Vergewaltigung« gleich, unter der Blutplasma sowie rote und weiße Blutkörperchen zu leiden hatten.[215] Den US-Medizinern wurde ein gewalttätiges Verhalten und Verfahren mit schädigender Wirkung angelastet.

Wie Schulz festgehalten hat, lässt sich die Skepsis gegenüber einer Mechanisierung der Medizin in einen generellen Diskurs über die »Krise der Medizin« einfügen. Die Koppelung mit dem Signifikanten Amerika zeigt darüber hinaus, dass es sich hier nicht nur um eine innerwissenschaftliche Diskussion handelte, zumal keiner der Transfusionsmediziner sich im Rahmen der »Krise der Medizin« exponierte, sondern eine Anbindung an einen antiamerikanischen Diskurs stattfand, der Deutschland und USA in scharfer Opposition konstruierte.[216] Die »Krise der Medizin« kann wie der antiamerikanische Diskurs als Reflex auf die »Herausforde-

---

210 | Unger, »Indikationen und Technik der Bluttransfusion«, S. 150; vgl. für dieses Paradox auch Winkler, *Ernst Unger*, S. 88. Dasselbe Phänomen lässt sich auch bei Clairmont und Müller aus Zürich beobachten (»Die Bluttransfusion in ihrer heutigen Ausführung«, S. 919) und bei Wildegans, *Die Bluttransfusion in Theorie und Praxis*, S. 67 und S. 99. Andere Mediziner nannten zwar die Nachteile der Zitratblutmethode wie beispielsweise Lattes, der Natriumzitrat als »körperfremd« bezeichnete und ihm bei hoher Konzentration »schwere toxische Erscheinungen« zuschrieb; bei geringerer Konzentration aber sei keine »schädliche Wirkung« beobachtet worden (*Die Individualität des Blutes*, S. 114).

211 | Zum *pharmakon* vgl. Derrida, »Platons Pharmazie«.

212 | Vgl. Kubany, *Die Bluttransfusion*, S. 52; Götting, »Die Behandlung der perniziösen Anämie«, S. 1641f.; Breitner, *Die Bluttransfusion*, S. 3; Oehlecker, *Die Bluttransfusion*, S. 7; Scholten, »Unsere Bluttransfusionen«, S. 315.

213 | Breitner, *Die Bluttransfusion*. S. 85.

214 | Kubany, *Die Bluttransfusion*, S. 52.

215 | Oehlecker, »Direkte Bluttransfusion«, S. 896.

216 | Vgl. zu Antiamerikanismus und Amerikanisierung für die Weimarer Republik unter anderem Diner, *Verkehrte Welten*, S. 63-88; Klautke, *Unbegrenzte Möglichkeiten*, S. 110-345; Saldern, »Überfremdungsängste«; Peukert, *Die Weimarer Republik*, S. 178-190; Schwaabe, *Antiamerikanismus*, S. 62-90.

rungen durch die Moderne« gelesen werden.[217] Antiamerikanische politische Positionen wurden von rechts bis nach links vertreten und »ein gemäßigter kultureller Antiamerikanismus hatte einen relativ großen Verbreitungsgrad«, wie Adelheid von Saldern in ihrem einschlägigen Aufsatz zum Antiamerikanismus der 1920er Jahre herausgearbeitet hat.[218] Analog dazu lässt sich, wie bereits erwähnt, auch bei den Vollblutdogmavertretern das gesamte politische Spektrum vorfinden: Vom sozialliberalen Unger bin hin zum ausdrücklich national orientierten Breitner. Die Charakterisierung von »Zitratblut« als verändert, schädigend und »tot« lief parallel zu Aussagen über Amerika, die dessen Künstlichkeit und Mechanisierung hervorhoben. Der Erfolgsautor Adolf Halfeld hielt die Gefühlswelt der Amerikaner für aller Natürlichkeit entleert und tot,[219] andere beschrieben die Amerikaner als seelenlos[220] – analog dazu wurde auch der Schulmedizin »Seelenlosigkeit«[221] vorgeworfen.

Die Zitratblutmethode konnte aber nicht nur aufgrund ihres vermeintlich »künstlichen« und »toten« Charakters als amerikanisch gebrandmarkt werden. Mittels der Zitratversetzung wurde die Bluttransfusion zu einer Behandlung für die Massen – und gerade die amerikanische Massengesellschaft wurde scharf kritisiert.[222] Noch dazu wurde in den USA bei Transfusionen ein *blood for sale*-Prinzip geübt, was sich nahtlos an den Vorwurf eines extensiven Kapitalismus reihte.[223] In der Kapitalismuskritik verschmolzen zuweilen antiamerikanische und antisemitische Haltungen, galten die USA doch als »Judenstaat«. Die amerikanische Weltherrschaft wurde damit unversehens und verschwörerisch zu einer Maske für die Weltherrschaft des Judentums.[224] Dass sich die USA zudem mit ihrem »Negerjazz«[225] und der »Herr-

217 | Peukert, *Die Weimarer Republik*, S. 179. Vgl. für eine gesamthistorische Einbettung dieser »Krise der Medizin« beispielsweise Timmermann, *Weimar Medical Culture*, S. 13-20.

218 | Saldern, »Überfremdungsängste«, S. 215. Vgl. die Konvergenz linker und rechter Amerikabilder: Diner, *Verkehrte Welten*, S. 87.

219 | Diner, *Verkehrte Welten*, S. 85.

220 | Klautke, *Unbegrenzte Möglichkeiten*, S. 273; Saldern, »Überfremdungsängste«, S. 236.

221 | Vgl. etwa Bumke, »Eine Krisis der Medizin«, S. 20.

222 | Vgl. unter vielen Saldern, »Überfremdungsängste«, S. 215; Diner, *Verkehrte Welten*, S. 80, sowie prägnant Klautke, *Unbegrenzte Möglichkeiten*, S. 287. Ausführlicher zur »amerikanischen Massenkultur in Europa« Klautke, *Unbegrenzte Möglichkeiten*, S. 237-268.

223 | Vgl. Klautke, *Unbegrenzte Möglichkeiten*, S. 287; Diner, *Verkehrte Welten*, S. 87.

224 | Vgl. dazu Diner, *Verkehrte Welten*, S. 71f., S. 83f.; Klautke, *Unbegrenzte Möglichkeiten*, S. 168-170.

225 | Vgl. zum Komplex Moderne – Degeneration – Vermischung und den »Rassen« Diner, *Verkehrte Welten*, S. 84; zum Jazz und dem damit angeblich einhergehenden Ordnungsverlust Saldern, »Überfremdungsängste«, S. 217-221. Abgesehen davon wurden »Juden« und »Neger« diskursiv oftmals parallelisiert, vgl. ebenfalls Saldern, »Überfremdungsängste«, S. 218; Klautke, *Unbegrenzte Möglichkeiten*, S. 259. Zum Jazz vgl. auch Klautke, *Unbegrenzte Möglichkeiten*, S. 256-263.

schaft der Frau«[226] fern von jedem Ideal der Reinheit befanden, passte gut in das antisemitische Stereotyp des Juden als »vermischt« und damit »unrein«.[227]

Wenn sich auch in den deutschen transfusionsmedizinischen Texten keine expliziten Stellen finden lassen, in denen die Zitratblutmethode als »jüdisch« gekennzeichnet wurde, schwangen diese Untertöne wie von selbst mit, gerade auch, wenn die deutsche Technik als »Vollblutmethode« bezeichnet wurde. Mit der Codierung der Zitratblutmethode als amerikanisch wurde das bereits bestehende semantische Feld von Natur, Leben, Frische, Fülle und Reinheit weiter verstärkt, die Aufladung verschärft und stabilisiert. Offenbar waren Amerikanisierung und Bluttransfusion, Amerika und Künstlichkeit untrennbar miteinander verquickt.[228] Von den »unreinen« US-amerikanischen Praktiken, die das Blut schädigten – wie auch die USA unter Woodrow Wilson mit dem Versailler »Schandfriede« Deutschland Schaden zufügten –, suchte sich die deutsche Bluttransfusionsmedizin abzugrenzen.[229]

Neben den vielen negativen Äußerungen über die Zitratblutmethode wurde jedoch auch auf ihre Vorteile verwiesen. Abgesehen von der Verringerung der Gerinnungsgefahr und der Möglichkeit der Blutkonservierung, wurde insbesondere hervorgehoben, dass sich Spender und Empfänger nicht im selben Raum befinden mussten:[230]

»Spender und Empfänger müssen nun nicht mehr nebeneinander gelagert werden, sie müssen einander gar nicht sehen oder kennen. Auch bleibt der Spender von dem unangenehmen Gedanken frei, dass sein Kreislauf mit dem Blute des Empfängers in Verbindung kommen

226 | Die »Herrschaft der Frau« stellt laut Klautke ein Kernelement des Amerikanismus dar (*Unbegrenzte Möglichkeiten*, S. 287), vgl. auch Diner, *Verkehrte Welten*, S. 81. Ausführlicher unter anderem Klautke, *Unbegrenzte Möglichkeiten*, S. 300-307; Saldern, »Überfremdungsängste«, S. 221-227.

227 | Danben trug bereits die Masse-Metaphorik den Kern der Vermischung über den Zwang zum Internationalismus in sich, vgl. Saldern, Überfremdungsängste«, S. 235; »international« wiederum war ein weiteres Wort, das klar mit dem »Juden« gekoppelt war, so etwa in Henry Ford, *Der internationale Jude* (vgl. Klautke, *Unbegrenzte Möglichkeiten*, S. 168). Auch die Codierung der Masse als weiblich passte hervorragend in stereotype Denkmuster, vgl. Klautke, *Unbegrenzte Möglichkeiten*, S. 306.

228 | Vgl. dazu auch Stoff, *Ewige Jugend*, besonders S. 11-23, S. 287-301.

229 | Die Koppelung von »Transfusion« und »Amerika« findet sich auch in der Populärkultur, vgl. dazu Luitpold, dessen »Ballade vom Blut« im englischsprachigen Ausland spielt. Zeitgleich zum Erscheinen des Transfusionsromans Fröschels erschien in der *Berliner Illustrirten Zeitung* eine Seite, die ebenso wie der Roman Fröschels mit »Eine ganz andere Frau...« betitelt war und deren Untertitel »Wie man in Hollywood die deutschen Filmkünstlerinnen verändert« lautete. Dargestellt waren vier in Deutschland erfolgreiche Schauspielerinnen, darunter Marlene Dietrich, die in Hollywood Karriere machten. Die Schauspielerinnen waren im Vorher-Nachher-Stil abgebildet: einmal in einem deutschen, einmal in einem Hollywood-Film: »Es ist merkwürdig, wie stark sich unsere Filmstars verändern, wenn sie nach Hollywood kommen. Man macht dort etwas anderes aus ihnen.« Auch hier war es Amerika, das die Veränderung in Frauen herbeiführte und ganz andere Frauen aus ihnen machte (O.A. »Eine ganz andere Frau...«, S. 437).

230 | Höst, »Zur Technik der Bluttransfusion«, S. 1303; vgl. auch Hirschfeld, *Die Bluttransfusion als Heilfaktor*, S. 28.

könnte. So kann das Zitratblut auch bei Sepsis verwendet werden. Es ist sogar technisch durchführbar, das Blut an einen ganz anderen Ort zu transportieren und dort nach neuerlicher Erwärmung zu infundieren.«[231]

Die Zitratblutmethode ermöglichte eine physische Distanz, die gleichzeitig Professionalität und Nüchternheit verhieß.

Die in Deutschland hauptsächlich benutzten Methoden – auf die ich später noch genauer eingehen werde – hatten denn auch in der Mehrzahl den Nachteil, dass Spender und Empfänger relativ nahe beieinander gelagert werden mussten, was sich gemäß Breitner psychisch nachteilig auf den Spender auswirken konnte:

»Wir haben es bei den zahlreichen Bluttransfusionen einigemale erlebt, dass die enge Lage an der kalten Extremität des moribunden Patienten beim Spender heftigen Widerwillen erregte, der durch das Aufregende der Umgebung noch gesteigert wurde. Es soll auch nicht unerwähnt sein, dass sich unter den vielen freiwilligen Spendern und Spenderinnen einige fanden, die wohl zur Abgabe von Blut in großer Menge bereit waren, jedoch grundsätzlich die Aneinanderlagerung mit dem Kranken ablehnten.«[232]

Die Methode nach Percy, neben der Oehlecker'schen Methode eine der beliebtesten im Untersuchungszeitraum, erlaubte zwar eine räumliche Trennung, bei der der Kreislauf des Spenders und des Empfängers »nicht einmal in der Phantasie des Spenders in Berührung« kam.[233] Sie unterband aber die Fiktion der Natürlichkeit. Dieser Aspekt war nicht unerheblich, war es doch gerade der Apparat nach Beck, der in der zweiten Hälfte der Weimarer Jahre besonders populär wurde und ein »kontinuierliches Strömen des Blutes vom Spender zum Empfänger« gewährleisten sollte.[234]

Ein weiterer Nachteil der in Deutschland praktizierten Verfahren war, dass ihre Durchführung ziemlich kompliziert war. Lewisohns Werbezug für die Zitratmethode bestand nicht zuletzt darin, das eigene Verfahren als besonders einfach anzupreisen, was von den deutschen Transfusionsmedizinern durchaus eingestanden wurde. So notierte beispielsweise Hans Hirschfeld, dass man die Zitratmethode »auch ohne Schwierigkeiten während Operationen, die infolge großer Blutverluste eine schnelle Transfusion erfordern, anwenden kann«, während für die Überleitung von »Frischblut« komplizierte Apparaturen erforderlich waren.[235] Nichtsdestotrotz waren Hirschfeld wie auch manche seiner Kollegen aufgrund der angeblich negativen Nebenwirkungen von Zitratblut absolute Verfechter der Vollblutmethode.[236] Nur unter Ärzten, die an der Peripherie des deutschsprachigen medizinischen Universums standen, fanden sich Anhänger der Zitratblutmethode, die wie Lewisohn deren einfache Handhabung betonten oder die Möglichkeit der räumlichen Separie-

231 | Kubany, *Die Bluttransfusion*, S. 52.

232 | Breitner, *Die Bluttransfusion*, S. 25f.

233 | Vgl. unter anderem Kubany, *Die Bluttransfusion*, S. 47.

234 | Beck, »Die Bluttransfusion in ihrer heutigen Ausführung«, S. 1782.

235 | Hirschfeld, *Die Bluttransfusion als Heilfaktor*, S. 28.

236 | Ebd., S. 29; Laqua und Liebig, »Die Bluttransfusion«, S. 130.

rung als vorteilhaft herausstrichen.[237] Doch fanden diese Stimmen wenig Widerhall und insbesondere keinen Eingang in die einflussreichen Transfusionsmonographien, die von Chirurgen wie Breitner, Bürkle de la Camp, Kubany und Oehlecker, Serologen wie Schiff und Hämatologen wie Hirschfeld verfasst wurden.

Zitratblutanhänger fanden sich im Gegensatz dazu mit überproportionaler Häufigkeit unter Medizinern aus den Fachrichtungen Gynäkologie und Geburtshilfe, Pädiatrie oder innere Medizin.[238] Das lässt sich im Falle der Pädiatrie durch die Patienten erklären, da bei Säuglingen und kleineren Kindern die direkte Methode »zu große technische Schwierigkeiten« machte.[239] Die Internisten wiederum hatten bereits vor dem Krieg hauptsächlich auf defibriniertes und damit »verändertes« Blut gesetzt.[240] In der Gynäkologie wiederum trat bei Geburten oftmals ein plötzlicher Blutmangel ein, der keine Zeit für komplizierte Verfahren ließ, sondern eine schnelle Methode notwendig machte.[241] Anders in der Chirurgie: Hier waren die Operationen in den meisten Fällen geplant und eine Transfusion konnte als Vorbereitung, auch im Sinne einer Prophylaxe oder postoperativ stattfinden.[242] Die Chirurgen grenzten sich insofern durch ihre komplizierteren Methoden von den

237 | Zu den randständigen Verfechtern der Zitratblutmethode gehörten unter anderem Höst aus Kristiania, Norwegen (»Zur Technik der Bluttransfusion«); Kemper, aus der Inneren Abteilung des Evangelischen Krankenhauses Mühlheim/Ruhr (»Eine einfache Bluttransfusionsapparatur ohne Spezialapparatur«); Viktor Stockhausen, Leitender Arzt des Städtischen Krankenhauses Rheydt (»Eine einfache Methode«); auch am Landkrankenhaus Rinteln a.W. wurde die Zitratblutmethode mindestens bis 1924 durchgeführt (Lichterfeld, »Zur Technik der Bluttransfusion«).

238 | Vgl. neben den oben genannten Behne/Lieber aus der Frauenklinik und dem Hygienischen Institut der Universität Freiburg i.Br. (»Die durch Isoagglutinine und Isolysine bedingten Gefahren«); Scholten von der Universitäts-Frauenklinik in München (»Unsere Bluttransfusionen«); Opitz von der Universitäts-Kinderklinik in Breslau (»Wirkungsweise und Anwendung der Bluttransfusionen bei Kindern«), der das Blut auch als Substitut und nicht als Reiz verstand (S. 1248); von Lukacs aus der Kinderklinik der Königlich-Ungarische Franz-Josef-Universität Szeged, Ungarn (»Ein einfaches Bluttransfusions-, Infusions- und Tropfgerät«); Lichtwitz berichtet über Zitrattransfusionen in der Inneren Klinik in Hamburg-Altona (»Zur Frage der Bluttransfusion«).

239 | Hirschfeld, *Die Bluttransfusion*, S. 24; vgl. zur Pädiatrie und Bluttransfusionen im Allgemeinen: Unger, »Indikationen und Technik der Bluttransfusion«, S. 120-122; Kubany, *Die Bluttransfusion*, S. 73-78; Bürkle, »Die praktische Bedeutung der Blutgruppenforschung«, S. 317f.

240 | Vgl. Schulz, »Zwischen Parabiose, Reizen und Organtransplantationen«, S. 304; vgl. auch Schrumpf, »Die wiederholte Transfusion«.

241 | Vgl. dazu besonders Behne/Lieber, »Die durch Isoagglutinine und Isolysine bedingten Gefahren«, S. 293f.; Haselhorst, »Die Bluttransfusion in der Gynäkologie und Geburtshilfe«, S. 1160; Seitz, »Ueber Bluttransfusion in der Frauenheilkunde«, S. 1232; Bürkle, »Die praktische Bedeutung der Blutgruppenforschung«, S. 315f.; Zimmermann, »Bluttransfusion und Reinfusion«, S. 1263.

242 | Vgl. etwa Unger, »Indikationen und Technik der Bluttransfusion«, S. 114, S. 115f.; Breitner, *Die Bluttransfusion*, S. 36; Bürkle de la Camp, »Die praktische Bedeutung«, S. 305, S. 306. Für eine stark personenorientierte Geschichte der Chirurgie im deutschsprachigen Raum vgl. Killian, *Meister der Chirurgie*.

Gynäkologen und anderen, tendenziell eher peripheren Medizinern ab. Sie verhinderten damit die weitere Verbreitung der Bluttransfusion, wie der Essener Chirurg Clemens hellsichtig bemerkte: »Soll aber die Bluttransfusion von einem weiteren Ärztekreis leicht ausgeübt werden können, so muss die Methode ohne größere Apparatur möglichst einfach, aseptisch, handlich und billig sein.«[243] Einfachheit aber war zumindest aus chirurgischer Perspektive kein zwingendes Erfordernis, da die Transfusion als chirurgische Praktik definiert wurde.

Nicht nur die Transfusionsmethode, auch der Blick auf das Blut war disziplinär geprägt: Internisten und Gynäkologen sahen es hauptsächlich als Ersatz an,[244] während für das chirurgische Verständnis von Blut die Organtransplantation, später dann auch die Bier'sche Reiztheorie einflussreich waren. Für die Serologen wiederum wurde das Blut maßgeblich durch seine Eigenschaft als Infektionsträger, aber auch Infektionsabwehrträger charakterisiert, so dass das qualitative, nicht aber das quantitative Element im Vordergrund stand. Diese Konzeption des Blutes passte hervorragend in die fluktuierenden Diskurse, die Blut mit Leben gleichsetzten und seine Reinheit betonten.

Das Festhalten am Dogma der »Frischbluttransfusion« und damit auch die Selbstkonstitution der Chirurgie als technisch anspruchsvolle Disziplin ließ die Nachteile der »Vollblut-Methode« – von der Gerinnung über die Intimität zwischen Spender und Empfänger bis zur Komplexität der technischen Apparaturen – in den Hintergrund treten. Das hatte zur Folge, dass an einer Transfusionsmethode festgehalten wurde, die Spender/in und Empfänger/in körperlich oder apparativ miteinander verband. Während heute die Bluttransfusion in einem anonymisierten Rahmen verläuft und sich Spender/in und Empfänger/in nur in Ausnahmefällen bekannt sind, basierte die Transfusion in der Weimarer Republik auf der unmittelbaren Anwesenheit der beiden beteiligten Personen, so dass die »Blutmischung« zuweilen auch als »innige Vereinigung« bezeichnet wurde.[245] In den medizinischen Publikationen wurde diese Überlagerung von wörtlicher und metaphorischer »Blutmischung« auch visuell sichtbar. In den Abbildungen in Breitners Monographie traten Empfänger und Spender in körperlichen Kontakt, die Hände berührten den (nackten) Oberkörper des anderen. Während die Köpfe bei den gleichgeschlechtlichen Paaren jeweils abgewendet sind, sind sie bei der Transfusion zwischen Mann und Frau einander zugewandt (Anhang, Abbildung 14).[246]

Durch dieses Setting wurde ein Volkskörper *en miniature* kreiert, in dem die Gefahr der Infektion und auch des Ausblutens des einen Körpers auf Kosten des anderen bestand. Die Nähe von Spender und Empfängerin wurde, wie erwähnt, mehrfach beklagt; dennoch war man bereit, diese Intimität in Kauf zu nehmen, um »Vollblut« zu transfundieren. Diese Transfusionssituation stellte eine vormoderne Form von Nähe her und stand im Gegensatz zur modernen, als amerikanisch geltenden

243 | Clemens, »Ein Verfahren zur direkten messbaren Bluttransfusion«, S. 2772; vgl. auch ders., »Eine neue Blutagglutinationsprobe«; Lomnitz, »Zur Technik der Bluttransfusion«, S. 1962. Vgl. dazu auch Diamond, »A History of Blood Transfusion«, S. 677. Clemens arbeitete allerdings in eher marginaler Position am Elisabeth-Krankenhaus in Essen.

244 | Vgl. Schulz, »Zwischen Parabiose, Reizen und Organtransplantationen«, S. 304 und S. 307; aber auch Bürkle, »Die praktische Bedeutung der Blutgruppenforschung«, S. 315f.

245 | Vgl. etwa Oehlecker, »Bluttransfusion von Vene zu Vene«, S. 18.

246 | Breitner, *Die Bluttransfusion*, S. 12, Abbildung 9 und Abbildung 10.

Massengesellschaft und ihren vermeintlichen Gefahren. Bei der Transfusion von »unverändertem Blut« sollte dieses möglichst gar nicht aus dem Körper austreten. In den Jahren nach dem Krieg wurde deshalb häufig das Verfahren der »Gefäßnaht« angewendet, bei dem die Spenderarterie und Empfängervene miteinander verbunden wurden. Dieses Verfahren stellte, so Heinrich Lampert und Otto Neubauer, »in vollkommenster Weise« die Möglichkeit dar, »völlig unverändertes Blut« zu übertragen, denn nur in diesem Falle »bleibt das Blut tatsächlich dauernd im Kontakt mit normaler Intima«.[247] Allerdings geriet diese Methode nicht zuletzt wegen des großen Infektionsrisikos ins Hintertreffen.

Zur Infektionsprävention ging man dazu über, zwischen Empfänger und Spender einen Apparat zu schalten, der die Messung der transfundierten Blutmenge und die räumliche Separierung von Spender und Empfänger ermöglichte. Obwohl korrekterweise diese Art der Transfusion als »indirekt« gelten musste, weil das Blut vermittels einer Apparatur in den Körper des Empfängers gelangte, bezeichnete man sie häufig als »direkt« und meinte damit die Transfusion von »unverändertem Blut«.[248] Die Überlagerung von »direkt« mit »unverändert« und »indirekt« mit »verändert« ist symptomatisch, weil die direkte Überleitung in gewissem Sinne als besonders »rein« galt, während jeglicher Zusatz, sei es durch eine Substanz oder durch einen Apparat, als »unrein« konnotiert wurde. Die im nächsten Abschnitt vorgestellten Apparate verpflichteten sich deshalb wie einige ihrer Vorgänger aus dem 19. Jahrhundert teilweise einer Technik, die das Blut als strömendes Medium inszenierte, so dass sie als »natürlich« etikettiert werden konnten.[249] Unmittelbarkeit implizierte jedoch Intimität und ein gewisses Infektionsrisiko. Die Apparate sollten diesen Gefahrenbereich ausschalten. Wie Schulz betont hat, standen der in Deutschland dominanten nichtmechanistischen Sichtweise auf das Blut massive technische Probleme entgegen, wovon sich die Konstrukteure aber keineswegs entmutigen ließen.[250] Die Reinheitsmetaphorik entfaltete in diesem Kontext eine ungeheure Produktivität.

Transfusionsapparaturen und die imaginäre Herstellung von Reinheit

In der Frühphase der Weimarer Zeit stießen in der Transfusionscommunity hauptsächlich die Apparate von Nelson Mortimer Percy und Franz Oehlecker auf Beifall, wobei Oehleckers Gefolgschaft diejenige Percys übertraf.[251] Was das Problem der räumlichen Trennung anbelangte, war das Oehlecker'sche Verfahren der 1915 entwickelten Methode des US-amerikanischen Chirurgen Percy unterlegen. Zwar trennte Oehlecker Spender und Empfänger durch einen Zweiweghahn mit auswechselbarer Glasspritze, doch weil das gesamte räumliche Arrangement nach der Vene des

247 | Neubauer/Lampert, »Ein neuer Bluttransfusionsapparat«, S. 583.

248 | Breitner, *Die Bluttransfusion*, S. 10f.

249 | Vgl. für das 19. Jahrhundert Pelis, »Blood Clots«, S. 344-347.

250 | Schulz, »Vom Paraffin zum Bernstein«, S. 237.

251 | Zur Popularität der Oehlecker'schen Methode: Laqua/Liebig, »Die Bluttransfusion«, S. 129f.; Breitner, *Die Bluttransfusion*, S. 11; Hirschfeld, *Die Bluttransfusion als Heilfaktor*, S. 30; Wildegans, *Die Bluttransfusion in Theorie und Praxis*, S. 74. Zur Verbreitung der Percy-Methode: Kubany, *Die Bluttransfusion*, S. 38; Vertreter der Percy-Methode waren Wildegans, »Die Bluttransfusion im Dienste der Chirurgie«, S. 2081; Clairmont/Müller, »Die Bluttransfusion in ihrer heutigen Ausführung«, S. 918; Seitz, »Über Bluttransfusion in der Frauenheilkunde«; Stahl, »Zur Technik der Bluttransfusion«, S. 1955.

Spenders ausgerichtet war, lagen Spender und Empfänger trotzdem dicht nebeneinander (vgl. Anhang, Abbildung 15).[252] Bei der Percy-Methode war die Separierung von Spender und Empfänger möglich, da das Spenderblut zuerst in einer Transfusionsröhre gesammelt wurde. Zur Gerinnungsverhinderung wurde die Röhre mit Paraffin sterilisiert und vor der Transfusion eine kleine Menge Paraffin »in den Glaszylinder eingefüllt, die beim Füllen auf dem Blut schwamm. [...] das Blut war nun auch gegen die im Gerät befindliche Luft abgeschirmt« (vgl. Anhang, Abbildung 16 und 17). Die mögliche räumliche Trennung, wie auch die leichte Handhabung wurden in der medizinischen Literatur als Pluspunkte Percys Methode verbucht.[253]

Die Vorbereitung einer Transfusion nach Percy erforderte allerdings nicht zuletzt wegen der Paraffinierung Sorgfalt und Zeit. Dagegen benötigte die Oehlecker'sche Methode nur wenige Vorkehrungen, so dass sich das Verfahren auch für Transfusionen außerhalb der Klinik eignete.[254] Sie erforderte aber »große Sorgfalt, geübte Assistenz und eine gute chirurgische Technik«[255]. Das Freipräparieren der Venen und die bereits genannte Intimität von Spender und Empfänger stellten weitere Nachteile dar.[256] Insbesondere die Infektionsübertragung vom Empfänger auf den Spender war mit Oehlecker schwierig zu verhindern, dem Stettiner Arzt Georg Schöne aber gelungen. Statt nur einer Spritze setzte er 23 ein: »So erschreckend das klingt, so praktisch hat sich diese Übung bei uns erwiesen. Übertragungen auf den Spender sind damit ein für allemal ausgeschlossen.«[257] Oehlecker selbst betonte zwar, dass mit seiner Methode »ein Zurückfluten des Blutes von der Empfängerseite« ausgeschlossen sei, die enge Verbindung von Spender und Empfänger veranlasste offenbar aber weiterhin zu Skepsis.[258]

In den folgenden Jahren wurden weitere Apparaturen entwickelt, die entweder Neuerfindungen oder Modifikationen der bereits bestehenden Apparate waren. Ziel blieb es, »unverändertes Blut« zu übertragen, Infektion und Gerinnung zu verhindern und größtmögliche Naturnähe zu simulieren. Gleichzeitig sollte die Komplexität der vorhandenen Apparate verringert werden.[259] Der Apparat des Kieler Chirurgen Beck stellte im weitesten Sinne eine Weiterentwicklung des Oehlecker'schen Verfahrens dar (vgl. Anhang, Abbildung 18). Auch hier wurden Spender und Empfänger miteinander verschaltet. Allerdings hatte Becks Apparat den Vorteil, dass die Kanülen perkutan eingeführt werden konnten und weder eine besondere Schulung noch eine zweite assistierende Person vonnöten waren.[260] Diese vergleichsweise einfache Handhabung der so genannten »Beck'schen Mühle« war laut Wiebecke et

252 | Breitner, *Die Bluttransfusion*, S. 11.

253 | Ebd., S. 24f.

254 | Ebd.

255 | Kubany, *Die Bluttransfusion*, S. 48.

256 | Ebd., S. 47.

257 | Schöne, »Bluttransfusion«, S. 2854.

258 | Oehlecker, »Aussprache«, S. 2864.

259 | Schneider, »Blood Transfusion Between the Wars«, S. 192; Wiebecke et al., »Zur Geschichte der Transfusionsmedizin«, S. 19f.; vgl. dazu auch Unger, »Indikationen und Technik der Bluttransfusion«, S. 130.

260 | Wiebecke et al., »Zur Geschichte der Transfusionsmedizin«, S. 19; vgl. zum Nachteil des Hilfspersonals, auch im Kontext der »Krise der Medizin«, Schulz, »Vom Paraffin zum Bernstein«, S. 238.

al. einer der Gründe, dass an der »Vollbluttransfusion« festgehalten wurde.[261] Als weiterer Vorteil der Beck'schen Apparatur wurde ins Feld geführt, dass »ein ununterbrochenes Strömen vom Spender zum Empfänger gewährleistet« sei und dass sich »das Blut nur etwa eine Sekunde außerhalb der Gefäßbahn« befinde.[262] Negativ wurde ihr angelastet, dass »nur durch häufiges Durchspülen mit Kochsalzlösung« die Gerinnung verhütet werden könne.[263] Laut Beck war jedoch ein Durchspülen nur bei einer Transfusionsunterbrechung nötig, da im Normalfall die Gerinnung »durch ein *kontinuierliches* Strömen des Blutes« verhindert werde.[264]

Der 1929/1930 erfundene Apparat von Neubauer und Lampert von der II. Medizinischen Klinik in München stellte wiederum eine Verbesserung der Percy-Methode dar (vgl. Anhang, Abbildung 19). Diese war bereits zuvor im deutschsprachigen Raum weiter entwickelt worden,[265] ohne dass das Problem der Paraffinierung der Röhren gelöst werden konnte. Hier setzten Neubauer und Lampert mit ihrem Apparat an. In ihren Augen dauerte einerseits die stündliche Paraffinierung zu lange, andererseits bestand immer die Gefahr, »dass sich einmal Paraffinteilchen ablösen und eine Embolie verursachen könnten«[266]. Außerdem stand die Paraffinierung in direktem Kontrast zu ihrer Forderung nach Übertragung unveränderten Blutes. Neubauer und Lampert suchten deshalb nach einer dem Paraffin ähnlichen Substanz, die ebenfalls die Gerinnung verhindern, gleichzeitig aber auch hart und dauerhaft sein sollte und sich nicht nur zur Auskleidung, sondern auch zur Herstellung einer Apparatur eignete. Transparenz, Sterilisierbarkeit und Preis spielten ebenfalls eine Rolle.[267] Auf ihrer Suche stießen sie auf den Bernstein, der aber für die Produktion größerer Apparate zu kostspielig gewesen wäre. Ihre Wahl fiel deshalb auf den künstlichen Bernstein, das Kunstharz Athrombit, aus dem Becher und Röhren gefertigt wurden.[268] Das Blut wurde zuerst mit einer Hohlnadel in den Athrombit-Becher geleitet, aus diesem in die Röhre gegossen, von wo aus es mittels einer weiteren Nadel in die Empfängervene gelangte. Dies erlaubte die Trennung von Spender und Empfänger und minimierte das Infektionsrisiko.[269]

Neubauer und Lampert priesen ihr Verfahren als »einfachste, primitivste Art der Blutübertragung« an, das »von jedem Arzt ohne besondere Erlernung der Technik ausgeführt werden« könne. Trotzdem stellte es keineswegs den Endpunkt der Apparateentwicklung dar.[270] Kritiker monierten, dass das Blut zu sehr bewegt werde: »einmal beim Auffangen und dann beim Umschütten in den Zylinder«. Angesichts der »leichten Lädierbarkeit der Blutplättchen« sei deshalb »mit gewissen Transfu-

261 | Wiebecke et al., »Zur Geschichte der Transfusionsmedizin«, S. 19.

262 | Bürkle, »Die praktische Bedeutung«, S. 294 und S. 296.

263 | Clairmont/Müller, »Die Bluttransfusion in ihrer heutigen Ausführung«, S. 918. Vgl. kritisch zur Durchspülung insgesamt Stahl, »Zur Technik der Bluttransfusion«, S. 1955.

264 | Beck, »Die Bluttransfusion in ihrer heutigen Ausführung«, S. 1782.

265 | Schulz, »Vom Paraffin zum Bernstein«, S. 229-231.

266 | Neubauer/Lampert, »Ein neuer Bluttransfusionsapparat«, S. 583; vgl. auch Schulz, »Vom Paraffin zum Bernstein«, S. 231. Zum Problem des Paraffins auch Stahl, »Zur Technik der Bluttransfusion«, S. 1955.

267 | Neubauer/Lampert, »Ein neuer Bluttransfusionsapparat«, S. 583.

268 | Ebd., S. 584; Schulz, »Vom Paraffin zum Bernstein«, S. 230-236.

269 | Neubauer/Lampert, »Ein neuer Bluttransfusionsapparat«, S. 586.

270 | Lampert, »Die Methode der Wahl«, S. 250.

sionserscheinungen« zu rechnen.[271] Auch das Ideal der Naturnähe erreichte die Neubauer-Lampert-Konstruktion zwar besser als die Methode nach Percy, doch nur imaginär – schließlich wurden Kunstharze als Material eingesetzt.[272]

Eine Modifikation von Neubauers und Lamperts Methode stellte der 1931 von Bürkle de la Camp vorgestellte Apparat dar (vgl. Anhang, Abbildung 20). Er versuchte den Nachteil der »mechanische[n] Beeinflussung und Veränderung des Blutes« zu überwinden. Außerdem waren Teile seiner Apparatur aus echtem Bernstein gefertigt.[273] Allerdings setzte Bürkle de la Camp wieder Paraffinöl zur Abdichtung des Blutes gegen Luft ein, womit sich das Problem der »Verunreinigung« und der Embolie erneut stellte.[274]

Neben Bürkle de la Camp modifizierten weitere Mediziner die Neubauer-Lampert-Konstruktion.[275] Diese Apparate verbreiteten sich »im deutschsprachigen Raum besonders stark und konnte sich bis in den Zweiten Weltkrieg hinein neben anderen Techniken der Bluttransfusion behaupten«[276]. Allerdings setzten sie sich nicht flächendeckend durch, da die Verfahren nach Beck, Percy und Oehlecker weiterhin praktiziert wurden. Keiner der genannten Apparate konnte in der Weimarer Zeit Alleinherrschaft beanspruchen.[277] Zudem wurden diese vier »Hauptapparaturen« beständig verändert[278] und gänzlich neue Apparate vorgestellt, von denen man sich angesichts der komplizierten Bedienung bestehender Konstruktionen Erleichterung erhoffte. Diese Vielzahl von Apparaten manifestiert nicht nur die Hoffnung auf eine leichtere Handhabung und die für die Wissenschaft konstitutive Bewegung der *différance*; vielmehr macht sie auch die ungeheure Produktivität der Reinheitsmetaphorik und ihr inhärentes Scheitern sichtbar. Denn die Übertragung von »unverändertem« Blut, das selbstverständlich auch möglichst infektionsfrei sein sollte, stellte das unhinterfragte Dogma der chirurgisch ausgebildeten Transfusionsmediziner dar. Mit den geschilderten Apparaten war dies zumindest imaginär durchführbar. Sie ermöglichten die Transfusion von »reinem« Blut in den individuellen Körper, der immer auch den »Volkskörper« meinte.

Die komplexen Apparaturen, welche die Reinheitsmetaphorik hervorbrachte, standen im krassen Gegensatz zur Einfachheit der Zitratmethode. Nicht nur die Transfusion als solche gestaltete sich simpler, die Konservierung von Blut rückte in greifbare Nähe. Dies prägte auch das Blutspendewesen grundlegend, da der Fokus auf die »Vollbluttransfusion« den Ausbau des Spendewesens verhinderte.

---

271 | O.A., »XL. Tagung der Vereinigung nordwestdeutscher Chirurgen«, S. 251.

272 | Wildegans schrieb 1933, neuerdings würden auch Apparate aus »natürlichem Bernstein hergestellt, der haltbarer ist« (*Die Bluttransfusion in Theorie und Praxis*, S. 81).

273 | Bürkle, »Vereinfachte Bluttransfusionsröhre«, S. 855; vgl. auch ders., »Die praktische Bedeutung«, S. 290ff.

274 | Bürkle, »Vereinfachte Bluttransfusionsröhre«, S. 856.

275 | Schulz, »Vom Paraffin zum Bernstein«, S. 234-236.

276 | Ebd., S. 221.

277 | Dies zeigt der Überblick zu den Apparaten für die direkte Transfusion von Wildegans, der in seiner Monographie von 1933 erschien (*Die Bluttransfusion in Theorie und Praxis*, S. 68-86).

278 | Teils handelte es sich dabei auch um Kombinationen der bereits bestehenden Apparate, vgl. dazu Unger, »Indikationen und Technik der Bluttransfusion«, S. 160.

Die zögerliche »Amerikanisierung« des Blutspendewesens

Vom Ende des Ersten Weltkriegs bis Mitte der 1920er Jahre befand sich das Blutspendewesen europaweit in einem ähnlichen Zustand wie vor 1914 und während des Krieges. Blutspender wurden auf freiwilliger Basis und relativ unsystematisch rekrutiert. Erst ab Mitte der 1920er Jahre sollte sich dies, zumindest bei den vormaligen Entente-Mächten und ihren Alliierten, verändern.[279] In London, New York und Paris wurden zwischen 1926 und 1929 die größten Blutspendeorganisationen der Zwischenkriegszeit aufgebaut, die für das Blutspendewesen in anderen Städten Vorbildcharakter hatten.[280] Mit der Einführung des organisierten Spendewesens ging ein Anstieg an Transfusionen einher.[281] In London wurden 1931 etwa 2000, 1936 rund 4000 Transfusionen durchgeführt. In New York waren es 1931 circa 4000 Transfusionen, 1936 etwa 5000. In Paris wiederum verzeichnete man 1931 2000 Transfusionen, 1936 bereits mehr als 6000.[282] In Berlin wurden noch 1936 nur etwa 2000 Transfusionen durchgeführt.[283]

In den USA, England und Frankreich wurde das Spendewesen ab Mitte der 1920er Jahre nicht nur zügig vorangetrieben, sondern in New York waren auch renommierte Blutgruppenforscher wie Karl Landsteiner, Arthur Coca, Lester Unger und Reuben Ottenberg als treibende Kräfte an diesem Ausbau beteiligt. In Deutschland wurde die Blutspendeorganisation aufgrund der beschriebenen Gefahrenwahrnehmung hingegen nur zögerlich aufgebaut. Außerdem hatten die daran beteiligten Wissenschaftler sich in der Blutgruppenforschung zuvor nicht zwingend einen Namen gemacht.[284]

Ein erster Schritt zur Professionalisierung der deutschen Spendeorganisation war die Abkehr von »Blutsverwandten« als Blutspender, die in Teilen der medizinischen Literatur als besonders geeignete Spender angesehen wurden. Dieser Gedanke beruhte auf der Vorstellung, dass »Blutsverwandte« im wörtlichen Sinne Verwandte des Blutes seien. Allerdings hielt sich die Transfusion von blutsverwandtschaftlichem Blut selbst nach der Institutionalisierung des Spendewesens in Deutschland. Bevor ich im Folgenden auf die konkrete Organisation des Spendewesens eingehe, werde ich deshalb die Metapher der »Blutsverwandtschaft« im Transfusionswesen verfolgen und daran anschließend die Argumente für eine moderate »Amerikanisierung« des Transfusionswesens thematisieren.

Die Vorzüge von blutsverwandtschaftlichem Blut und das Gesetz der Ähnlichkeit zwischen Spender und Empfänger

Die Transfusion von blutsverwandtschaftlichem Blut war vor dem Ersten Weltkrieg die Regel. Auch während des Krieges wurde möglichst »ähnliches« Blut übertragen, und mit Ähnlichkeit war in den allermeisten Fällen nicht die Blutgruppe gemeint, sondern eine des Geschlechts, des Alters oder der »Rasse«. Nach dem Krieg setzte

279 | Schneider, »Blood Transfusion Between the Wars«, S. 195.

280 | Ebd., S. 198.

281 | Ebd., S. 198f.

282 | Ebd., S. 198, Diagramm.

283 | Ebd., S. 207.

284 | Vgl. zu New York Starr, *Blut*, S. 82; Schneider, »Blood Transfusion Between the Wars«, S. 201.

sich die Kenntnis der Blutgruppen in nichtbakteriologischen Kreisen nur langsam durch; die Metaphern der Blutsverwandtschaft und der »Rasse« überlagerten das Wissen um die vier Blutgruppen. So notierte 1919 Gabriele Lindemann, die in Geburtshilfe und Gynäkologie Transfusionen ohne vorherige Blutgruppenbestimmung durchführte, zur Erklärung einer kompliziert verlaufenen Transfusion in einer Fußnote: »Vielleicht ist es von Interesse, dass in diesem Fall das Blut einer reinrassigen Jüdin auf eine Pat. germanischen Ursprungs übertragen wurde.«[285] Der Gynäkologe Albert Döderlein schrieb 1920,

> »dass der hochorganisierte menschliche Körper zu empfindlich gegen auch arteigene Blutarten ist, die alle mehr oder weniger giftig auf ihn einwirken. Nur ganz nahe Blutsverwandte können hier als Blutspender in Betracht kommen oder vielleicht der Mann, wenn im Eheleben zwischen ihm und seiner Frau, namentlich durch Nachkommenschaft, eine innige Stoffverwandtschaft eingetreten ist.«[286]

Über den Akt der Zeugung, die »Blutmischung«, konnte also auch zwischen Ehepartnern Blutsverwandtschaft entstehen. Auch wenn sich einige Stimmen vehement gegen die Transfusion ohne serologische Probe aussprachen, stellte die Überprüfung der Blutgruppen in der Frühphase der Weimarer Republik noch nicht die Norm dar und setzte sich erst Mitte der 1920er durch.[287]

Doch selbst diejenigen Ärzte, welche die Blutgruppenbestimmung als zwingend erforderlich ansahen, hielten blutsverwandtschaftliches oder »ähnliches« Blut – bezüglich des Geschlechts oder der »Rasse« – als besser verträglich.[288] Beispielsweise war Robert Zimmermann, Oberarzt an der Universitäts-Frauenklinik in Jena, davon überzeugt, dass »mit der Nähe der Blutesverwandtschaft die Verträglichkeit zunimmt«[289]. Auch in einflussreicheren Texten der noch jungen Transfusionsmedizin wurde diese Meinung bisweilen geäußert. So schrieb Kubany in seiner 1928 erschienenen Monographie über die Transfusion, »dass man den Spender zunächst unter den *Blutsverwandten* suchen soll. [...] Eine Reaktion nach der Infusion von Verwandtenblut ist [...] nie so heftig, wie bei der Verwendung des Blutes von Nichtverwandten.«[290] Laqua und Liebig behaupteten in ihrem grundlegenden Beitrag zur Bluttransfusion, dass zwar das blutsverwandtschaftliche Blut keineswegs »frei von Agglutinations- und Hämolyseerscheinungen« sei, doch »selbst wenn zwischen Blutsverwandten Reaktionen eintreten sollten, [sind] deren Erscheinungen nicht so stark wie bei Verwendung des Blutes fremder Spender«.[291] War kein blutsver-

---

285 | Lindemann, »Ueber Blutüberpflanzung in der Geburtshilfe und Gynäkologie«, S. 286, Fußnote (ohne Nummer).

286 | Döderlein, »Ueber Eigenblutinfusion«, S. 449. Im Standardwerk der Chirurgie von 1922 notierte Braun, »Allgemeine Operationslehre«, S. 155, dass zuweilen empfohlen werde, Blutsverwandte zu verwenden und vor der Transfusion keine Blutuntersuchung vorzunehmen – diese Fragen aber, so Braun, »harren noch ihrer Lösung«.

287 | Vgl. Behne/Lieber, »Die durch Isoagglutinine und Isolysine bedingten Gefahren«, S. 311; Schiff, »Agglutination«, S. 324.

288 | Vgl. etwa Wildegans, *Die Bluttransfusion in Theorie und Praxis*, S. 46.

289 | Zimmermann, »Bluttransfusion und Reinfusion«, S. 1263.

290 | Kubany, *Die Bluttransfusion*, S. 15.

291 | Laqua/Liebig, »Die Bluttransfusion«, S. 137.

wandter Spender anwesend, dann sei auf einen Spender zurückzugreifen, bei dem »Konstitution und allgemeine Körpereigenschaften« dem Empfänger ähnelten.[292] Die Ansicht, dass Blut im Zusammenhang mit Verwandtschaft stehe und im Zeichen der Genealogie nur innerhalb derselben »Rasse« transfundiert werden sollte, vertrat der Transfusionspionier Flörcken schon vor dem Ersten Weltkrieg. Er ging davon aus, dass Blut an die populären Differenzen von Rasse, Geschlecht, Schicht und Alter gebunden sei und Grenzüberschreitungen zu vermeiden seien. Flörcken blieb seiner Meinung treu und forderte 1924 auf der Tagung der *Deutschen Gesellschaft für Chirurgie*, »dass man Spender und Empfänger nicht zu different im Alter wählen soll. Sehr junge Spender vertragen sich nach meinen Erfahrungen nicht mit alten Empfängern.«[293] Ähnlich argumentierte Ludwig Seitz, Direktor der Universitäts-Frauenklinik in Frankfurt a.M., noch 1927. Für ihn standen die Kriterien Verwandtschaft und Alter im Vordergrund: Das transfundierte Blut solle »meist von einem Angehörigen, Mann oder Verwandten, möglichst gleichen Alters entnommen« werden.[294] Dieses Ensemble aus Vorstellungen verdichtete sich in einem Beitrag eines gewissen Dr. Robert aus Hannover in der *Deutschen medizinischen Wochenschrift*:

»Was die Person des Blutspenders bzw. -spenderin i.[m] V.[erhältnis] zur Blutempfängerperson betrifft, so dürfte die ideale Forderung sein: gleichgeschlechtlich, -altrig und -rassig sowie genealogisch und sozial möglichst nah verwandt unter Voraussetzung eines absolut gesunden somatischen Zustands derselben (Syphilis? Tuberkulose? Malaria? Idiopathien im Blut und Lymphsystem? Endokrine Störungen oder Schäden?). Je weniger man dieser idealen Forderung gerecht werden kann, um so nötiger wird eine Blutgruppenbestimmung, je näher die ›Affinität‹ zwischen Spender- und Empfängerperson, um so eher wird man unter Umständen ohne jene auskommen müssen oder können; das dürfte die Autotransfusion beweisen, welche ja am besten vertragen wird.«[295]

Zur geforderten »Affinität« wurde bisweilen sogar das Kriterium der Körpergröße gezählt. War der Spender größer als der Empfänger, war bei Letzterem mit Zirkulationsstörungen zu rechnen.[296] Um »möglichst gleichartige[...] Typen von Blut mischen zu können« musste das Blut also von einer möglichst ähnlichen Person stammen, wie in der *Kölnischen Zeitung* zu lesen war.[297] Die Ähnlichkeit der Personen versprach, so die Logik dieser auf der Blut als Seele basierenden Metaphorik, die höchste Übereinstimmung ihres Blutes. Jegliche Unterschiede sollten getilgt, und ein Höchstmaß an Reinheit der »Rasse«, des Geschlechts und anderer Merkmale erreicht werden.

Einige Ärzte griffen auf das Blut von Verwandten zurück, obwohl sie darin keinen besonderen Vorteil sahen: »Wir bevorzugen das Blut gleichgeschlechtlicher Blutsverwandter, worin aber, wie ausdrücklich hervorgehoben werden soll, kein

292 | Ebd., S. 138.

293 | O.A., *Sitzungsbericht der 48. Tagung*, S. 80.

294 | Seitz, »Ueber Bluttransfusion in der Frauenheilkunde«, S. 1233.

295 | Robert, »Zur derzeitigen Technik der Bluttransfusion und deren Vereinfachung«, S. 2122.

296 | Cohn, »Kritisches Sammelreferat über Bluttransfusionen«, S. 883.

297 | Hartkopf, »Die Bedeutung der Blutgruppenbestimmung«.

Schutz gegen Transfusionsschäden liegt. Ob solches Blut gegenüber einem fremden überhaupt Vorteile hat erscheint zweifelhaft.«[298] Andere wiederum nutzten Blutsverwandte nur in Notfällen oder aus rein finanziellen Gründen als Spender.[299] Da in Berlin das Krankenhaus die Transfusionskosten zu tragen hatte, empfahl Unger noch 1933 »möglichst Verwandte des Empfängers zur unentgeltlichen Hergabe von Blut« aufzufordern.[300] Auch rein praktische Gründe konnten eine Rolle spielen, da Blutsverwandte meist bereitwillig ihr Blut zur Verfügung stellten.[301] All diese unterschiedlichen Argumente – von der Verträglichkeit des blutsverwandtschaftlichen Blutes zu praktischen Aspekten der Finanzierung und Beschaffung – arbeiteten der Vorstellung zu, dass Verwandte tatsächlich blutsverwandt seien und auch die Kategorien des Geschlechts, der »Rasse«, des Alters, wenn nicht gar der Körpergröße eine entscheidende Rolle bei der Transfusion spielten.[302] In der interdiskursiven Sphäre erhärteten sich diese Annahmen. In völkischen Zeitschriften wurde beispielsweise die oben erwähnte, von schweren Zwischenfällen geprägte Transfusion von »Blut einer reinrassigen Jüdin auf eine Patientin germanischen Ursprungs« als »einwandfreier medizinischer Beweis für die Unverträglichkeit deutschen und jüdischen Blutes« aufgenommen.[303] In dem bereits angeführten populären Serienroman *Eine ganz andere Frau* entfachte die Transfusion vom Blut eines Mannes auf eine Frau nicht nur erotisches Begehren, sondern hatte auch die Übertragung von Eigenschaften, die selbstredend geschlechtlich codiert waren, zur Folge.[304] Und selbst in *Meyers Lexikon* von 1929 verstand man unter Transfusion die »Überleitung von frischem, gesundem Blut, namentlich von Blutsverwandten«[305].

Dieser enzyklopädische Eintrag zeigt deutlich, dass die medizinischen Einwände, die der Transfusion von blutsverwandtschaftlichem beziehungsweise »ähnlichem« Blut schon seit Beginn der 1920er Jahre entgegengebracht wurden, keine Früchte getragen hatten. So bezweifelte Georg Schöne, Hauptredner auf der ersten Tagung der *Deutschen Gesellschaft für Chirurgie* nach dem Krieg den Nutzen von Blutsverwandtentransfusionen.[306] Lattes widmete der hartnäckigen Praxis der Blutsverwandtschaft in seinem Standardwerk zur Bluttransfusion ein separates Unterkapitel

298 | Lichtwitz, »Zur Frage der Bluttransfusion«, S. 1039.

299 | Behne/Lieber, »Die durch Isoagglutinine und Isolysine«, S. 317; Küttner, »Die Bluttransfusion«, S. 372; vgl. auch Göbell/Poggemann, »Ein Beitrag zur direkten Bluttransfusion«.

300 | Unger, »Über Blutspenderorganisationen«, S. 205.

301 | Breitner, *Die Bluttransfusion*, S. 25; vgl. auch Balhorn, »Über Bluttransfusion«, S. 291; Hempel, »Erfahrungen mit Bluttransfusionen nach Oehlecker am chirurgischen Material«, S. 353.

302 | Vgl. auch Leupold, *Transfusionsmedizin an der Universität Leipzig*, S. 16, der festhält, dass an der Leipziger Chirurgischen Universitätsklinik bei perniziöser Anämie meist das Blut von Verwandten transfundiert wurde. Vgl. auch Hartkopf, »Die Bedeutung der Blutgruppenbestimmung«.

303 | O.A., »Der Blutsbeweis«, S. 2; o.A., »Rassenverschlechterung durch Juden«, S. 246. Vgl. dazu auch das Kapitel 5. 6.

304 | Fröschel, *Eine ganz andere Frau*; vgl. zu diesem »gender trouble« Spörri, »Mischungen des Blutes und Unordnung der Geschlechter«.

305 | O.A., »Transfusion«.

306 | Stettiner, »44. Versammlung der Deutschen Gesellschaft für Chirurgie«, S. 524; vgl. 1921 auch Balhorn, »Über Bluttransfusion«, S. 291.

mit dem Titel »Transfusion unter Blutsverwandten« und hielt fest, es handle sich um eine »trügerische[...] Annahme«, dass die Transfusion unter Blutsverwandten unproblematisch sei.[307] Auch in anderen zentralen Texten und Monographien der Transfusionsmedizin wurde die Vorstellung einer unproblematischen Transfusion zwischen Blutsverwandten kritisiert und darauf hingewiesen, dass darüber hinaus die Faktoren des Alters, des Geschlechts oder der »Rasse« irrelevant seien.[308] Zwar sei es einfacher, so Bürkle de la Camp im *Handbuch für Blutgruppenkunde* von 1932 »in Verwandtenkreisen des Empfängers [...] einen geeigneten Spender zu finden, aber das Blut von Blutsverwandten ist zur Bluttransfusion nicht geeigneter als das eines durch die Vorprobe bestimmten richtigen Spenders«.[309]

Überblickt man die Aussagen zur Übertragung von blutsverwandtschaftlichem Blut, muss festgehalten werden, dass sich sowohl renommierte wie auch weniger bekannte Mediziner für diese Praxis aussprachen und dies nicht etwa in abgelegenen Publikationen, sondern auch in den viel gelesenen Wochenschriften. Die Idee der Blutsverwandtschaft war stärker als die nach dem Krieg verbreitete medizinische Einsicht, dass bei den Menschen vier Blutgruppen existierten, die sich nach den Mendel'schen Regeln vererbten, und dass infolgedessen die Blutgruppen innerhalb einer Familie durchaus heterogen sein konnten. Allerdings verschwand das Dogma der Blutsverwandtschaft allmählich; gegen Ende der 1920er Jahre taucht der Ratschlag, blutsverwandtschaftliches Blut zu verwenden, nur noch selten auf.

Betrachtet man, wer die Transfusion von blutsverwandtschaftlichem Blut und wer die Transfusion von blutgruppenspezifischem Blut vertrat, fällt auf, dass sich hier eine ähnliche disziplinäre Verteilung abzeichnet wie zwischen den Anhängern der Vollbluttransfusion und der Zitratbluttransfusion. Die Zitratverfechter waren vor allem unter Gynäkologen, Internisten und wenig einflussreichen Chirurgen zu finden, während die renommierten Chirurgen und Serologen sich für die Transfusion von »unverändertem Blut« einsetzten. Chirurgen und Serologen wehrten sich auch gegen die Transfusion von blutsverwandtschaftlichem Blut, während vor allem die Gynäkologen auf die Verwendung von blutsverwandtschaftlichem Blut setzten. Der Grund für diese Verteilung war abermals, dass in der Gynäkologie und Geburtshilfe häufiger Notfälle auftraten, so dass das Blut schnell zur Verfügung stehen musste. Außerdem waren in einer gynäkologischen Klinik meist Verwandte zugegen, die ver-

307 | Lattes, *Die Individualität des Blutes*, S. 123.

308 | Breitner, *Die Bluttransfusion*, S. 33 und S. 82; vgl. auch Bonhoff, »Erfolge und Erfahrungen mit der direkten Bluttransfusion nach Oehlecker«, S. 671; Bürkle de la Camp, »Die praktische Bedeutung der Blutgruppenforschung«, S. 275; Verzár, »Die Unsicherheiten in der Nomenklatur der Blutgruppen«, S. 347; Oehlecker, »Technische Einzelheiten«, S. 415. Vgl. auch Oehlecker, »Weitere Erfahrungen«, S. 2348. Diese Meinung äußerte er auch an der 48. Tagung der *Deutschen Gesellschaft für Chirurgie* (o.A., *Sitzungsbericht der 48. Tagung*, S. 73). Vgl. aber auch Weck, »Zur Transfusionsbehandlung«, S. 1260; Hempel, »Erfahrungen mit Bluttransfusionen nach Oehlecker am chirurgischen Material«, S. 353; Bonhoff, »Erfolge und Erfahrungen mit der direkten Bluttransfusion nach Oehlecker«, S. 671; Clairmont/Müller, »Die Bluttransfusion in ihrer heutigen Ausführung«; Beck, »Zur Technik und Bedeutung der Vorproben«, S. 402.

309 | Bürkle de la Camp, »Die praktische Bedeutung der Blutgruppenforschung«, S. 275; ähnlich: Schiff, *Die Blutgruppen und ihre Anwendungsgebiete*, S. 71; Breitner, *Die Bluttransfusion*, S. 68; Weck, »Zur Transfusionsbehandlung«, S. 1260.

mutlich bereitwillig Blut spendeten, um ihre Angehörige zu retten.[310] In der Chirurgie hingegen stand, wie bereits erwähnt, zumeist mehr Zeit zur Verfügung.[311] Zudem profilierten sich die Chirurgen durch die Anwendung der Vollbluttransfusion wie auch mit der vorgängigen Blutgruppenbestimmung als avancierte, mit komplizierten Methoden vertraute Wissenschaftler; sie erfüllten das disziplinäre Selbstbild des technisch brillanten Chirurgen und festigten somit ihre professionelle Identität.[312]

Es mag auf den ersten Blick erstaunen, dass die Chirurgen, deren »Vollblut«-Argumente mit einem virulenten antiamerikanischen Diskurs gekoppelt waren, sich in diesem Bereich nicht auch einer Rede von Blut anschlossen, die auf den alten Differenzen von Geschlecht und »Rasse« beharrte. Zudem waren es ausgerechnet jene Chirurgen, die sich gegen die »amerikanische« Zitratblutmethode einsetzten, die gleichzeitig, gerade weil das Konzept von der Blutsverwandtschaft nicht »aufging«, sich für eine Professionalisierung des Spendewesens einsetzten und damit ausdrücklich für eine Amerikanisierung desselben. Breitner forderte für große Krankenhäuser eine »Amerikanisierung des Systems«, da er darin »die beste Lösung der Frage« ortete.[313] Während also in der Zitratdiskussion eine deutliche Abwehrbewegung gegenüber den USA dominierte, war man der Amerikanisierung des Spendewesens gegenüber weniger kritisch eingestellt, wenn auch Breitner die Amerikanisierung als »an sich gewiss nicht ideale Lösung der Spenderfrage« bezeichnete.[314] Denn die US-amerikanische Organisation des Blutspendewesens löse das Problem in »unsentimentaler wirtschaftlicher Form«.[315]

Diese Ambivalenz ist, wie verschiedene historische Studien gezeigt haben, für den Amerikanisierungsdiskurs insgesamt charakteristisch – eine allumfassende Ablehnung »Amerikas«, der Chiffre für Modernität, lässt sich in keinem kulturellen Bereich ausmachen.[316] Auch Kritiker Amerikas waren für gewisse Aspekte des Landes der unbegrenzten Möglichkeiten durchaus empfänglich, vor allem dann, wenn die übernommenen Ideen und Praktiken »eingedeutscht« wurden.[317] Christian Schwaabe spricht in seiner Studie zum Antiamerikanismus deshalb unter Amerikakritikern von einer »partielle[n] Aneignung« amerikanischer Praktiken und Verfahren, insbesondere im Feld der Technologie und Ökonomie, die allerdings mit einer »schroffen Ablehnung aller kulturellen Amerikanisierung« einherging.[318] Dieser Befund bestätigt sich beim Spendewesen, wo die »Amerikanisierung« Professionalisierung bedeuten sollte, wenn auch in moderatem Ausmaß. Gefragt war nicht die Transfusion auf Massenbasis und auch nicht das *blood for sale*-Prinzip.[319] Vielmehr

310 | Vgl. Haselhorst, »Die Bluttransfusion in der Gynäkologie und Geburtshilfe«, S. 1160; Seitz, »Ueber Bluttransfusion in der Frauenheilkunde«; Behne/Lieber, »Die durch Isoagglutinine bedingten Gefahren«, S. 293f.

311 | Vgl. Unger, »Indikationen und Technik der Bluttransfusion«, S. 114, S. 115f.; Breitner, *Die Bluttransfusion*, S. 36; Bürkle de la Camp, »Die praktische Bedeutung«, S. 305, S. 306.

312 | Vgl. zur Chirurgie etwa Tröhler, »Surgery (modern)«, besonders S. 992-998.

313 | Breitner, *Die Bluttransfusion*, S. 33.

314 | Breitner, »Die Bedeutung der Blutgruppen«, S. 851.

315 | Breitner, *Die Bluttransfusion*, S. 32.

316 | Schwaabe, *Antiamerikanismus*, S. 79.

317 | Ebd., S. 79; Saldern, »Überfremdungsängste«, S. 232-240.

318 | Schwaabe, *Antiamerikanismus*, S. 79.

319 | Schiff, *Die Technik* (1932), S. 47.

ging es in Deutschland um eine maßvolle Amerikanisierung. Die Transfusion sollte keinesfalls, so warnte Ernst Unger, einer der Pioniere des Spendewesens, noch 1933, zu einer Modetherapie werden, hafteten ihr doch »zu viel Gefahren an«[320].

Die Befürworter einer moderaten Amerikanisierung des Spendewesens beklagten die nur langsam voranschreitende Institutionalisierung der Blutspende. Sie waren jedoch an dieser Verzögerung ihrer Bestrebungen indirekt beteiligt, da sie auf komplizierten Apparaturen und einer Methode insistierten, die auf spezifischen Reinheitsvorstellungen beruhte. Mit den von ihnen propagierten Apparaturen war innerhalb kurzer Zeit kein Spendesystem aufzubauen und auch die Frage der Konservierung, welche in den USA für das Spendesystem unerlässlich war, musste aufgrund der spezifischen Reinheitsvorstellungen ausgeklammert bleiben. Besonders deutlich wird dies am Beispiel Oehleckers, der sich zwar immer für eine Professionalisierung des Spendewesens aussprach, sich aber auch noch 1940 negativ über konserviertes Blut äußerte.[321] Überdies standen die disziplinären Differenzen zwischen Gynäkologen und Chirurgen einem zügigen Aufbau der institutionalisierten Blutspende im Weg. Ohne vereinte Kräfte war ein professionelles Spendesystem schwer zu etablieren. Aber was verstand man in den zeitgenössischen Debatten überhaupt unter einer »Amerikanisierung« des Spendesystems? Vor welche Probleme sahen sich ihre Befürworter gestellt, wie gingen sie vor und wie entwickelte sich das Spendewesen schließlich?

Die moderate »Amerikanisierung« des Spendewesens in Berlin, Frankfurt a.M. und Leipzig

Das langsame Verschwinden des Dogmas der Blutsverwandtschaft ging oft mit der Suche nach möglichen Spendern inner- und außerhalb des Krankenhauses, unter Ärzten, Krankenschwestern, Patientinnen und Patienten oder den Studenten und Studentinnen der Chirurgen, einher.[322] Schiff warnte jedoch davor, das »Heilpersonal« wiederholt zur Transfusion heranzuziehen, »weil der einzelne sonst zu häufig beansprucht wird«[323]. Wenn Transfusionen in einem Krankenhaus regelmäßig durchgeführt würden, empfehle sich die Ausweitung des Spenderkreises. Schiff riet zum Anlegen von Spenderlisten unter Berücksichtigung der Häufigkeit der Blutgruppen.[324]

Diese Ausweitung des Personenkreises auf Spender, die nicht Blutsverwandte, Krankenhauspersonal oder Patientinnen und Patienten waren, verlief in Deutschland langsam. Die ersten großen Blutspendeorganisationen, die so genannten »Blutspendernachweise«, wurden erst 1933 in Frankfurt, Berlin und Leipzig gegründet beziehungsweise nahmen dann ihren Betrieb auf. In allen drei Fällen war jeweils ein Krankenhaus damit beauftragt, »eine größere Anzahl von Spendern zu unter-

320 | Unger, »Ueber Blutspenderorganisationen«, S. 206. Diese Warnung Ungers drang in der *Vossischen Zeitung* über die medizinische Sphäre hinaus in die mediale Öffentlichkeit (Li., »Die Suche nach der Vaterschaft«.

321 | Oehlecker, *Die Bluttransfusion*, S. 65, S. 102; Wiebecke et al., »Zur Geschichte der Transfusionsmedizin«, S. 23.

322 | Vgl. beispielsweise o.A., »Sitzungsbericht der 48. Tagung«, S. 74f.; Breitner, *Die Bluttransfusion*, S. 33.

323 | Schiff, *Die Blutgruppen und ihre Anwendungsgebiete*, S. 74.

324 | Ebd., S. 72.

suchen, zu überwachen und auf Anforderung sofort bereitzustellen«[325]. Obwohl sie das gleiche Anliegen teilten, lagen den Blutspendernachweisen in den drei Städten unterschiedliche Voraussetzungen zugrunde. Die beteiligten Mediziner stammten aus unterschiedlichen Disziplinen und die Organisation des Blutspendernachweises variierte von Stadt zu Stadt. Darin spiegelt sich die disziplinäre Vielfalt des Bluttransfusionsfeldes und die fehlende Vereinheitlichung. Die Forderung von Wilhelm Grünewald aus der chirurgischen Universitätsklinik in Frankfurt a.M. nach einer »Einführung eines einheitlichen Blutspender-Ausweises« war deshalb symptomatisch.[326]

Die unterschiedliche Entwicklung in den drei Städten wird in der Folge kurz skizziert; dabei werde ich auch auf die Gemeinsamkeiten der Spendernachweise, was die Vorsichtsmaßnahmen Spendern und Empfängern gegenüber anbelangt, eingehen.[327]

In Frankfurt a.M. wurde der Blutspendernachweis durch den Bier-Schüler und Direktor der Chirurgischen Universitätsklinik Viktor Schmieden initiiert.[328] Mit der Leitung betraute er seine Assistenzärzte Wilhelm Grünewald und Herbert Junghanns.[329] Am 1. Januar 1933 nahm der städtische Spendernachweis den Betrieb auf.[330] In Berlin ging die Entwicklung des Nachweises, der am Rudolf-Virchow-Krankenhaus stationiert war, auf politische Akteure zurück: 1932 forderte der Berliner Oberbürgermeister Heinrich Sahm den Ausbau des Spendewesens. Die Vorarbeiten wurden deshalb in enger Zusammenarbeit mit den politischen Behörden, dem Direktor des Hauptgesundheitsamtes, dem Hygieniker und Bakteriologen Wilhelm Hoffmann sowie dessen Mitarbeiter Rudolf Unger, den bakteriologisch ausgebildeten Medizinern Fritz Schiff und Ulrich Friedemann sowie dem Chirurgen Ernst Unger geleistet.[331] Der Spendernachweis war für alle 24 städtischen Krankenhäuser,

325 | Unger, »Über Blutspenderorganisationen«, S. 205; vgl. auch Grünewald, »Einrichtung und Betriebserfahrungen«, S. 121.

326 | Grünewald, »Vorschläge zur Einführung eines einheitlichen Blutspender-Ausweises«, vgl. dazu die Kritik von Puntigam, »Ein weiterer Vorschlag«, sowie die Replik Grünewalds, »Bemerkungen zu vorstehender Veröffentlichung«.

327 | Die Praxis ist medizinhistorisch kaum bearbeitet, vgl. überblicksartig Wiebecke et al., *Zur Geschichte der Transfusionsmedizin*, S. 22f., als Fallstudie: Leupold, *Transfusionsmedizin an der Universität Leipzig*. Ein Grund für die fehlende Bearbeitung liegt einerseits in den wenigen publizierten Quellen und im teils vernichteten Archivmaterial. So wurde 1945 in Leipzig die gesamte Blutspenderkartothek mit allem Aktenmaterial vernichtet (Leupold, *Transfusionsmedizin an der Universität Leipzig*, S. 33). Eine Anfrage im Fritz-Schiff-Krankenhaus war ebenfalls negativ.

328 | Zu Schmieden vgl. Killian, *Meister der Chirurgie*, S. 407f.

329 | Wiebecke et al., »Zur Geschichte der Transfusionsmedizin«, S. 22. In seinem autobiographischen Bericht geht Junghanns nicht auf den Aufbau des Spendernachweises ein (Junghanns, »Aus meinem Leben«). Vgl. die biographischen Einträge bei Killian, *Meister der Chirurgie*, S. 407f. (Schmieden) sowie S. 409f. (Junghanns).

330 | Grünewald, »Einrichtung und Betriebserfahrungen«, S. 121.

331 | Unger, »Über Blutspenderorganisationen«; Winkler, *Ernst Unger*, S. 93; Hasse, »Blutspenderzentrale – Blutspenderdienst«, S. 77. Vor dem Aufbau des Spendernachweises existierten bereits Spendertruppen an den städtischen Häusern Charlottenburg, Moabit, Neukölln, Urban und dem Rudolf-Virchow-Krankenhaus, doch keine behördlich eingerichtete und überwachte Organisation (Winkler, *Ernst Unger*, S. 93).

für acht Siechenhäuser sowie vier Heil- und Pflegeanstalten zuständig.[332] In den Zeitungen wurde über diese neue Blutspende-Organisation berichtet.[333]

In Leipzig erfolgte der Aufbau des Spendewesens ebenfalls in enger Zusammenarbeit mit den Behörden, wenn auch die Initiative von medizinischer Seite gekommen war. Im Dezember 1933 erfolgte ein Aufruf des Stadtrates und im März 1934 nahm der Leipziger Blutspendernachweis seine Arbeit auf.[334] Rund zwei Jahre später waren 15 Krankenhäuser an den Leipziger Spendernachweis angeschlossen.[335] Treibende Kraft waren hier nicht wie in Frankfurt und Berlin die Chirurgen, sondern der namhafte Hämatologe und Internist Paul Morawitz sowie dessen Assistent Karl Adolf Seggel,[336] der den Blutspendernachweis mit dem Leipziger Gesundheitsamt aufbaute.[337]

Die unterschiedliche disziplinäre Beteiligung am Aufbau der Blutspendernachweise wirkte sich auch auf die Praxis aus. So kam in Leipzig unter dem Internisten Morawitz nur noch die Zitratbluttransfusion zum Einsatz,[338] während die Chirurgen in Frankfurt und Berlin weiterhin auf die direkten Methoden mit unverändertem Blut setzten.[339] Andere Unterschiede betrafen die Menge des entnommen Blutes – in Berlin bis zu 800 Milliliter Blut,[340] in Leipzig nur 400 Milliliter[341] – sowie die Abstände zwischen den einzelnen Spenden.[342] Auch die Entschädigung wurde unterschiedlich gehandhabt: Während in Berlin 350 Kubikzentimeter mit zehn Reichsmark vergütet wurden, waren es in Leipzig pro 100 Kubikzentimeter fünf Reichsmark.[343] In Frankfurt wiederum wurden unabhängig von der Blutmenge 20 Reichsmark bezahlt.[344] Mit der Ausweitung des Spenderkreises ging also eine Ökonomisierung der Blutspende einher. Gerade deswegen setzten einige Ärzte, wie bereits angedeutet, weiterhin auf verwandtschaftliches Blut.[345]

Ungers erster Leitsatz war es, »[b]erufsmäßige Spender nur an[zu]fordern, wenn Angehörige nicht zur Verfügung stehen«, weil die Blutspende in Berlin auf Kosten

332 | Stopke, »Blutspenderbeschaffung«, S. 311.

333 | Li., »Die Suche nach der Vaterschaft«; Ohlendorf, »Ein neuer Beruf«.

334 | Seggel, »Der Leipziger Blutspendernachweis«, S. 915.

335 | Leupold, *Transfusionsmedizin an der Universität Leipzig*, S. 26.

336 | Wiebecke et al., »Zur Geschichte der Transfusionsmedizin«, S. 22; Leupold, *Transfusionsmedizin an der Universität Leipzig*, S. 26; zu Morawitz vgl. Leupold, *Transfusionsmedizin an der Universität Leipzig*, S. 11f., sowie Boulton, »A Hundred Years of Cascading«.

337 | Leupold, *Transfusionsmedizin an der Universität Leipzig*, S. 21.

338 | Ebd., S. 18; Morawitz hatte bereits 1925 die Transfusion von Zitratblut durchgeführt und den angeblichen Reiz der Transfusion als gering veranschlagt; er stand damit ganz in der internistischen Tradition (SD, »Die Bluttransfusion«, S. 30f.).

339 | Unger, »Indikationen und Technik der Bluttransfusion«, S. 160; Ebd., »Über Blutspenderorganisationen«, S. 206; Grünewald, »Einrichtung und Betriebserfahrungen«, S. 124 und S. 126.

340 | Unger, »Über Blutspenderorganisationen«, S. 205; Stopke, »Blutspenderbeschaffung für die Berliner städtischen Krankenanstalten«, S. 314.

341 | Seggel, »Der Leipziger Blutspendernachweis«, S. 915.

342 | Leupold, *Transfusionsmedizin an der Universität Leipzig*, S. 28f.

343 | Ebd., S. 25; Unger, »Über Blutspenderorganisationen«, S. 205.

344 | Grünewald, »Einrichtung und Betriebserfahrungen«, S. 124.

345 | Vgl. etwa Lobenhoffer, »Wer ist zur Tragung der Kosten einer Bluttransfusion verpflichtet?«, S. 823.

des Krankenhauses und nicht der Krankenkasse oder des Patienten, der Patientin ging.[346] Zwar widersprach »eine derartige geschäftliche Regelung« dem »allgemeinen Empfinden«, so Schiff 1926, womit er vermutlich auch auf das als kapitalistisch geltende US-amerikanische System anspielte.[347] Doch anders als während des Ersten Weltkrieges, in dem es aufgrund der »Opferfreudigkeit jedes einzelnen unseres Volkes«[348] nicht schwierig gewesen war, Blutspender zu finden, war die Bereitschaft zur Blutspende in den Weimarer Jahren nicht besonders ausgeprägt, wie die Ärzte immer wieder monierten.[349] Angesichts der inter- und spezialdiskursiv kursierenden Bilder über die Gefahren der Transfusion mag dies nicht überraschen. Der Aufbau des Spendewesens auf der Basis von Freiwilligkeit war deshalb kaum möglich. Deutschland wählte deswegen einen »Mittelweg zwischen dem amerikanischen und dem Londoner System [...]: die Verwendung gelegentlicher Spender gegen eine mäßige Entschädigung«[350].

Die moderate Amerikanisierung bedeutete also auch, dass Blut und Geld nicht direkt austauschbar waren, sondern der Symbolwert von Blut intakt blieb. Tatsächlich konnte von »Berufsspendern« wie in den USA nicht die Rede sein, auch wenn ein in der *Kreuz-Zeitung* erschienener Artikel mit dem Titel »Ein neuer Beruf: Blutspender« genau dies suggerierte. Aus dem Beitrag wurde aber deutlich, dass es sich nur um einen Nebenverdienst handelte – und dass dieser neue Beruf »unter den vielen neuen Berufen, die die Nachkriegszeit geschaffen hat« zwar nicht sehr einträglich, vielleicht aber »der edelste« sei.[351] Teilweise forderten die Blutspender allerdings mit Rekurs auf die amerikanischen Verhältnisse horrende Summen. Ein Arzt berichtete von einer Spenderin, die eine Rechnung von 2 Reichsmark pro Gramm Blut gesandt habe – »zum Glück *nach* einer Transfusion von 1000 ccm!«[352]. Die Forderungen seitens der Blutspender/innen müssen im Kontext der Weltwirtschaftskrise und der in Deutschland daraus resultierenden massiven Arbeitslosigkeit und Armut gesehen werden. Weniger als »edle« – oder modern ausgedrückt altruistische – Motive spielten für die Spender handfeste finanzielle Interessen eine Rolle.[353] In vielen Fällen waren die Blutspender/innen arbeitslos und wollten nicht »auf diese häufig allerletzte Erwerbsquelle, die der Erhaltung [des] Lebens dient«, verzich-

346 | Unger, »Über Blutspenderorganisationen«, S. 205, vgl. auch Stopke, »Blutspenderbeschaffung«, S. 311.

347 | Schiff, *Die Technik* (1926), S. 36.

348 | Heinemann-Grüder, »Blutung, Blutstillung, Blutersatz«, S. 80.

349 | Vgl. Grünewald, »Einrichtung und Betriebserfahrungen«, S. 126; Seggel, »Der Leipziger Blutspendernachweis«, S. 915.

350 | Schiff, *Die Technik* (1932), S. 47.

351 | Ohlendorf, »Ein neuer Beruf«. Vgl. zur Einstufung als Nebenverdienst auch Stopke, »Blutspenderbeschaffung«, S. 311.

352 | Lobenhoffer, »Wer ist zur Tragung der Kosten einer Bluttransfusion verpflichtet?«, S. 823.

353 | Zum Altruismus bei der Blutspende die klassische Studie von Titmuss, *The Gift Relationship*; kritisch Healy, »Embedded Altruism«; Valentine, »Citizenship, Identity, Blood Donation«.

ten.[354] Sie nahmen deshalb auch einige Unannehmlichkeiten in Kauf. Das zeigen die Auswahlprozeduren, aber auch die Blutspenderichtlinien aller drei Städte.

Gesucht wurden die Spender in Frankfurt und Leipzig über einen Aufruf in einer Tageszeitung, wobei in Leipzig nur Männer im Alter von 21 bis 50 Jahren angesprochen wurden.[355] Seggel wollte »der Frau« zwar nicht »grundsätzlich ihre Eignung als Spender« absprechen, doch sprächen ein »physiologisch niederiger Hb.-Gehalt, Blutverlust bei der Menstruation, evtl. auch Ungeeignetheit des Blutes während des Menstruationstermines usw.« gegen die Aufnahme von Frauen in den Spenderkreis. Die Bewerbung sollte schriftlich, »mit Angabe von Adresse, Alter und Beruf« erfolgen.[356] In Berlin durften ebenfalls nur volljährige Personen bis 50 spenden, wobei eine Erhöhung auf 60 Jahre erwogen wurde.[357] Zwar waren Frauen in Berlin von der Spende nicht von vornherein ausgeschlossen, doch spielte das Geschlecht bei der Transfusion trotzdem eine Rolle: Bei der Vermittlung wurde nicht nur eine übereinstimmende Blutgruppe gesucht, sondern auch das Geschlecht angegeben.[358]

Mit den genannten Einschränkungen wurde die Vorstellung des Blutes als Teil der Identität, der über Geschlecht, Alter und möglicherweise auch Schicht Auskunft geben konnte, gefestigt; in Leipzig wurde darüber hinaus die Metapher des »unreinen weiblichen Blutes« aktualisiert. Obwohl die Initiatoren der Spendernachweise sich als besonders modern gerierten, sich in Publikationen gegen die Transfusion von verwandtschaftlichem Blut stellten und lediglich die Blutgruppe als ausschlaggebendes Kriterium gelten lassen wollten, fanden die alten Kategorien wieder Eingang in die Transfusionspraxis. Und der Auswahlprozess, von einem der Ärzte auch als »rücksichtslose Auslese« bezeichnet, hatte damit erst begonnen.[359] In Frankfurt wurden von 100 Bewerbern letztlich nur 30 als Spender zugelassen; in Leipzig 72 von 200, womit eine ähnlich rigorose Selektion stattgefunden hatte.[360] Wer wurde von der Blutspende ausgeschlossen beziehungsweise wer konnte als geeigneter Blutspender gelten?

Das Auswahlverfahren wie auch die späteren regelmäßigen Untersuchungen der Spender und Spenderinnen waren maßgeblich von der Angst vor Infektion geprägt. Die Überprüfung auf Syphilis, Malaria und Tuberkulose war schon vor der Etablierung eines Spendewesens durchgeführt worden, wurde nun aber auch in Richtlinien festgeschrieben. Mit der Einrichtung eines Spendernachweises wurden die Ärzte mit einem weiten Kreis an Personen konfrontiert, aus denen sie eine Auswahl treffen mussten, so dass einige zusätzliche Ausschlusskriterien zum Zug kamen. Krankheiten aller Art stellten ein Hindernis für die Spende dar. Stopke hielt für Berlin fest, dass neben Tuberkulösen, Geschlechts- und Malariakranken auch Asthmatiker, Herzleidende, Trinker, Rauschgiftsüchtige, Geisteskranke, Schwachsinnige, Kriminelle »und sonst unzuverlässige Personen [...] aus ärztlichen und

354 | Grünewald, »Einrichtung und Betriebserfahrungen«, S. 127; vgl. für Wien: Eiselsberg, »Ist die Bluttransfusion im Spitalbetrieb unentbehrlich?«, S. 29.

355 | Seggel, »Der Leipziger Blutspendernachweis«, S. 915.

356 | Zit. nach Leupold, *Transfusionsmedizin an der Universität Leipzig*, S. 22.

357 | Stopke, »Blutspenderbeschaffung«, S. 312.

358 | Ebd., S. 313.

359 | Grünewald, »Einrichtung und Betriebserfahrung«, S. 121.

360 | Für Frankfurt: Grünewald, »Einrichtung und Betriebserfahrung«, S. 122; für Leipzig: Seggel, »Der Leipziger Blutspendernachweis«, S. 915.

auch aus psychologischen Gründen zurück[zu]weisen« seien.[361] Auch in Leipzig wurde ausdrücklich Wert darauf gelegt, dass sich keine Trinker und Rauschmittelsüchtige unter den Spendern befanden.[362] Neben einem anamnestischen Gespräch sollte eine eingehende körperliche Untersuchung diese Krankheiten zu Tage fördern und damit die »Reinheit des Blutes« garantiert werden.[363] Denn nicht nur die klassischen »Volkskrankheiten« Syphilis und Tuberkulose galten als infektiös und damit verunreinigend, auch der Alkohol war damals als »Rassengift«[364] verschrien, und das Rauschgift trug den kontaminierenden Charakter bereits im Namen.

Zudem wurde im Auswahlverfahren die Venenbeschaffenheit untersucht und eine hämatologische Untersuchung durchgeführt, die den Hämoglobin-Wert sowie die Anzahl von Erythrozyten und Leukozyten erfasste.[365] Nur wenn der Bewerber »vollwertiges Blut«[366] liefern konnte und Venen hatte, die für die Blutentnahme geeignet waren, wurde er als Spender zugelassen. Das Verhältnis zwischen Spender und Spendernachweis wurde mit einem Vertrag besiegelt, der die zahlreichen Pflichten des Spenders auflistete wie etwa die sofortige mündliche oder schriftliche Benachrichtigung des Spendernachweises im Falle von »Erkrankungen, die die Verwendung meines Blutes zu Transfusionszwecken ausschließen«[367]. Dass der Spender versichern musste, dass er »nie an Syphilis, Schanker oder Cancroid, Malaria, Asthma, Tuberkulose oder Herzkrankheiten gelitten habe« und »weder Trinker noch rauschgiftsüchtig« sei, versteht sich in dieser Logik von selbst.[368]

Der Vertrag war Ausdruck des prekären Verhältnisses zwischen Spendernachweis und Spender und bereits erfolgten oder imaginierten Übertretungen von Spenderseite. So hielt Punkt 11 der Frankfurter Bestimmungen fest, dass es dem Blutspender verboten sei, »Kranke, denen er Blut gespendet hat, oder deren Angehörige, mit nachträglichen Geldforderungen u.a. zu belästigen«[369]. Im Vertrag wurde festgehalten, dass der Spendernachweis nicht gegenüber Spender und Empfänger haftete. Darüber hinaus sollten »Schäden nach Möglichkeit überhaupt« vermieden werden. Mit einer beinahe lückenlosen Erfassung des Spenders suchte der Spendernachweis eine höchstmögliche Sicherheit zu garantieren, wie zahlreiche ergänzende Vertragsdokumente erkennen lassen, die gewissermaßen als Supplemente dieser nie erreichbaren Sicherheit fungieren.[370] Der so genannte »Spenderpass« spielte dabei eine zentrale Rolle. Er enthielt eine Bescheinigung über die Zulassung, die Personalien, ein Lichtbild, die Unterschrift, Angaben über besondere Körpermerkmale

361 | Stopke, »Blutspenderbeschaffung«, S. 312.

362 | Seggel, »Der Leipziger Blutspendernachweis«, S. 915.

363 | Grünewald, »Einrichtung und Betriebserfahrungen«, S. 121.

364 | Alfred Ploetz, zit.n. Stoff, *Ewige Jugend*, S. 340.

365 | Grünewald, »Einrichtung und Betriebserfahrungen«, S. 121; Seggel, »Der Leipziger Blutspendernachweis«, S. 915; Unger, »Über Blutspenderorganisationen«, S. 205; Leupold, *Transfusionsmedizin an der Universität Leipzig*, S. 23.

366 | Schiff, *Die Blutgruppen und ihre Anwendungsgebiete*, S. 72.

367 | Stopke, »Blutspenderbeschaffung«, S. 313; ähnlich auch in Frankfurt und Leipzig, vgl. Grünewald, »Einrichtung und Betriebserfahrungen«, S. 124, und Seggel, »Der Leipziger Blutspendernachweis«, S. 915.

368 | Sopke, »Blutspenderbeschaffung«, S. 313.

369 | Grünewald, »Einrichtung und Betriebserfahrungen«, S. 124.

370 | Stopke, »Blutspenderbeschaffung«, S. 314.

sowie die Blutgruppe. Der Pass stellte nicht nur die Identität des Spenders fest und diente der Missbrauchsprävention,[371] sondern garantierte auch die Gesundheit des Spenders. Dieser hatte sich regelmäßigen, meist vierteljährlichen Untersuchungen zu unterziehen, deren Resultate im Pass vermerkt wurden und im Krankheitsfall auch zu einem vorübergehenden oder endgültigen Ausschluss führen konnten.[372] Die Spendetätigkeit selbst wurde ebenfalls im Pass vermerkt. Damit sollte zu häufiges Spenden vermieden werden, was nicht nur den Gesundheitszustand des Spenders, sondern auch den des Empfängers negativ tangieren konnte.

Die generierten Daten wurden sowohl auf dem Spenderpass notiert als auch in einer Kartothek des Spendernachweises archiviert, die Personalien, Telefonnummer, Blutgruppe, Nachuntersuchungen und Blutentnahmen der Spenderinnen und Spender festhielt.[373] Die Kärtchen wiesen je nach Blutgruppe eine andere Farbe auf: In Frankfurt war Gruppe 0 grün, Gruppe A rot, Gruppe B grau, Gruppe AB gelb gekennzeichnet.[374] Diese farbliche Zuordnung verrät die bereits mehrfach diskutierte Hierarchisierung der Blutgruppen und bezeugt die Angst vor einer potentiell falschen Mischung. Die Transfusion von gruppengleichem Blut war in allen drei Spendernachweisen unhinterfragtes Dogma.[375] In Berlin wurde zusätzlich vor jeder Transfusion eine erneute Blutgruppenbestimmung und die Überprüfung »des Freiseins von Infektionskrankheiten« gefordert.[376]

Infektionskrankheiten stellten wie erwähnt von Beginn an ein wichtiges Ausschlusskriterium dar, während Alkoholismus und Rauschgiftsucht erst seit der Einführung des Spendernachweises in den Fokus rückten, ebenso wie das Kriterium der Zuverlässigkeit.[377] In Frankfurt wurden zuerst diejenigen ausgewählt, »die uns den besten und zuverlässigsten Eindruck machten«. Allerdings mussten auch danach noch »10 % wegen positiver Seroreaktion ausscheiden«.[378] Der äußerliche Schein der Zuverlässigkeit war selbst offenbar nicht zuverlässig genug. Gerade aber die Zuverlässigkeit stellte eine wichtige Grundlage des Spendewesens dar. Einerseits mussten Spender wann immer angefordert zur Stelle sein, andererseits durften sie neu erworbene Krankheiten nicht verschweigen. Eine Objektivierung der Charaktereigenschaft »Zuverlässigkeit« versprachen Leumundsermittlungen und das Einfordern des Strafregisterauszugs, wovon Seggel aus Leipzig 1935 begeistert berichtete: »Das Ergebnis dieser Ermittlungen hat eine wohltätige Reinigung des Spenderstam-

371 | Vgl. dazu etwa Grünewald, »Vorschläge zur Einführung eines einheitlichen Blutspender-Ausweises«, S. 617.

372 | Grünewald, »Einrichtung und Betriebserfahrung«, S. 122; Seggel, »Der Leipziger Blutspendernachweis«, S. 916; Stopke, »Blutspenderbeschaffung«, S. 312.

373 | Stopke, »Blutspenderbeschaffung«, S. 312.

374 | Grünewald, »Einrichtung und Betriebserfahrungen«, S. 122.

375 | Unger, »Über Blutspenderorganisationen«, S. 205; Stopke, »Blutspenderbeschaffung«, S. 313; Grünewald, »Einrichtung und Betriebserfahrungen«, S. 122 und S. 126f.; Grünewald, »Vorschläge zur Einführung eines einheitlichen Blutspender-Ausweises«, S. 616.

376 | Stopke, »Blutspenderbeschaffung«, S. 314; vgl. auch Unger, »Über Blutspenderorganisationen«, S. 205; diese Vorsichtsmaßnahmen werden von Grünewald und Seggel als zu kompliziert kritisiert.

377 | Grünewald, »Einrichtung und Betriebserfahrungen«, S. 122, vgl. auch Seggel, »Der Leipziger Blutspendernachweis«, S. 915.

378 | Grünewald, »Einrichtung und Betriebserfahrungen«, S. 121.

mes von unerwünschten Elementen zur Folge gehabt; wir können dieses Vorgehen allen ähnlichen Organisationen nur empfehlen!« Und er fügte an:

»Selbstverständlich kommen als Blutspender nur Personen von rein arischer Abstammung in Frage; zum größten Teil sind unsere Spender ja sowieso entweder Angehörige der SA, des Arbeitsdienstes und der PO oder sonst Parteiangehörige, auch sind eine ganze Anzahl Studenten unter ihnen. Bei allen diesen ist ja schon an anderen Stellen der Abstammungsnachweis erbracht worden; wir haben deshalb von einer generellen Regelung dieser Frage Abstand nehmen können.«[379]

Seggels Charakterisierung der idealen Blutspender stammt aus dem Jahr 1935 und zeigt die Dimensionen auf, die das Blutspendewesen nach der nationalsozialistischen Machtübernahme erfahren sollte. Die Blutspender des »Dritten Reiches« spendeten im nationalsozialistischen Wortsinne »reines Blut«. Doch bereits die Bestimmungen zuvor zeigen auf, dass längst nicht alle Bürger und Bürgerinnen als Blutspender zugelassen wurden, sondern ihr Blut bestimmten Kriterien genügen musste. Wie Kylie Valentine zeigt, stellt die Blutspende in der Gegenwart zwar eine gesellschaftliche Praktik dar, doch ist sie gleichzeitig von verschiedenen Ausschlussmechanismen geprägt.[380] Diese Überlegungen lassen sich mühelos auf die letzten Jahre der Weimarer Republik übertragen. Werden heute HIV-Träger/innen und zeitweise damit gekoppelt so genannte »Risikogruppen« wie etwa homosexuelle Männer ausgeschlossen, waren es damals unter anderem Syphilis-, Malaria- und Tuberkulose-Kranke. Der Ausschluss von der Blutspende markiert das jeweils Andere, dessen »Blut« als zu wenig gesund oder potentiell kontaminiert betrachtet wird. Im Blut manifestieren sich »intimate practices«,[381] aber auch krankhafte Eigenschaften, die Geschlecht oder »Rasse« umfassen können. Darüber hinaus garantiert erst die Ausschaltung unzuverlässiger Individuen einen gleichsam »reinen Spenderstamm«, um Seggels Terminologie aufzunehmen. Bei Seggel wird die nationalsozialistische Konzeption des idealen Staatsbürgers beispielhaft sichtbar bzw. die Tatsache, dass Staatsbürgerschaft immer auf Ausschluss beruht und in Analogie dazu auch der Blutspender als idealer Staatsbürger konstituiert wird.

Auf die weitere Entwicklung des Transfusionswesens möchte ich skizzenartig im Schlusswort eingehen. So viel sei aber schon vorweggenommen: Auch wenn schon im März 1933 die *Kreuz-Zeitung* bemerkte, dass im Zusammenhang mit der häufigen Rede von Krieg und Kriegsgefahr »bereits mehrfach auch die außerordentliche Bedeutung eines wohlorganisierten Spenderdienstes für die Verwundetenfürsorge« zur Sprache gekommen sei,[382] wurden in dieser Hinsicht keine entscheidende Schritte unternommen.[383] Das heterogene deutsche Blutspendewesen holte auch im Nationalsozialismus seinen »Rückstand« gegenüber den meisten anderen westlichen Staaten nicht auf. Peter Voswinckels These, dass im Nationalsozialismus

379 | Seggel, »Der Leipziger Blutspendernachweis«, S. 915.

380 | Valentine, »Citizenship, Identity, Blood Donation«.

381 | Ebd., S. 116.

382 | Ohlendorf, »Ein neuer Beruf«.

383 | Vgl. dazu die Sitzung des wissenschaftlichen Senats für das Heeressanitätswesen (Heeres-Sanitätsinspektion des Reichswehrministeriums [Hg.], *Veröffentlichungen aus dem Gebiete des Heeres-Sanitätswesens*).

zahlreiche renommierte Wissenschaftler wie Hans Hirschfeld aus dem medizinischen Betrieb ausgeschlossen wurden und danach entweder flohen oder aber verschleppt wurden und Deutschland dadurch den Anschluss an das internationale Transfusionswesen verlor, muss deshalb revidiert werden.[384] Wie meine Ausführungen zeigten, wurde eine Angleichung an internationale Entwicklungen der Transfusionsmedizin nach dem Ersten Weltkrieg gar nicht gesucht. An dieser spezifischen Entwicklung während der Weimarer Republik waren auch Ärzte mit jüdischem Hintergrund wie Hirschfeld oder Unger beteiligt.[385] Die deutsche Transfusionsmedizin geriet nicht erst mit dem Nationalsozialismus international ins Hintertreffen.

6.3 Bluttransfusion und Aderlass: Zur »Renaissance« des Blutes in der Weimarer Republik

Der prominente Chirurg August Bier wandte eine auf den ersten Blick etwas ungewöhnliche Methode zur Gewinnung von Transfusionsblut an:

»Um Menschenblut zu beschaffen, fragten wir in den Krankensälen: Wer will zur Ader gelassen werden? Da meldeten sich immer Leute. Einer antwortete: ›Gott sei Dank, dass es noch Ärzte gibt, die zur Ader lassen.‹ Der Aderlass ist auch heute noch volkstümlich, und in großen Krankenhäusern findet man oft Leute, die gern die Gelegenheit wahrnehmen, ihn sich ausführen zu lassen.«[386]

»Blutspende« und »Aderlass« waren auch in zahlreichen anderen medizinischen, populärwissenschaftlichen und literarischen Texten miteinander verschränkt.[387] In medizinischen Texten wurde »Blutspende« wiederholt als »Aderlass«[388] bezeichnet und einige Autoren beschäftigen sich mit Artikeln zur Transfusion und zum Aderlass[389] oder machten darauf aufmerksam, dass es sich beim Aderlass um »das

384 | Dazu Leupold, *Transfusionsmedizin an der Universität Leipzig*, S. 31; vgl. indirekt auch Wiebecke et al., »Zur Geschichte der Transfusionsmedizin«, S. 23. Zur Vertreibung jüdischer Ärzte und Ärztinnen vgl. neuerdings den Forschungsstand bei Jütte et al., *Medizin und Nationalsozialismus*, S. 83-93.

385 | Als einzige Ausnahme unter den Wissenschaftler mit jüdischem Hintergrund lässt sich hier Schiff nennen, der sich für »Reserven ungeronnenen Blutes« stark machte (Schiff, *Die Technik* [1926], S. 36, sowie *Die Technik* [1932], S. 47f.).

386 | *Sitzungsbericht der 48. Tagung*, S. 74f. Ganz ähnlich arbeitete auch Wilhelm Lobenhoffer, Direktor des Allgemeinen Krankenhauses in Bamberg, vgl. Lobenhoffer, »Wer ist zur Tragung der Kosten einer Bluttransfusion verpflichtet?«, S. 823; auch Unger, »Über Blutspenderorganisationen«, S. 205, weist auf diese Praxis hin, wie auch Stopke, »Blutspenderbeschaffung«, S. 311.

387 | Vgl. etwa Bergmann, »Das Blut als Lebensretter«, sowie Fröschel, *Eine ganz andere Frau*, S. 64f.

388 | Vgl. Wederhake, »Ueberpflanzung«, S. 1473; Stockhausen, »Eine einfache Methode«, S. 2189; Kollert, »Indikationen des Aderlasses«, S. 429.

389 | Vgl. beispielsweise 1910 Morawitz, »Transfusion und Aderlass«; Stahl, »Der Aderlass« und »Zur Technik der Bluttransfusion«; Bürger, »Über Verwandtenbluttransfusion«, und »Physiologische Grundlagen«.

gegenteilige Verfahren« der Transfusion handelte.[390] Die Verbindung zwischen der Bluttransfusion und der humoralen Praktik des Aderlasses scheint in ihrer Verquickung von Tradition und Moderne überraschend, ist aber auf eine spezifische Ordnung des Blutes zurückzuführen, wie dieses Kapitel abschließend zeigen soll.

Die deutsche Präferenz für die Vollbluttransfusion kann unter anderem als Resultat einer »Krise der Medizin« gelesen werden,[391] in deren Kontext eine Hinwendung zu humoralpathologischen Praktiken – so auch die Formierung einer »Aderlassbewegung« – beobachtet werden kann. Insofern lässt sich die Blutgruppenforschung in einen größeren medizinischen und kulturellen Zusammenhang einordnen, in dem eine regelrechte »Renaissance des Blutes« beobachtet werden kann.

Blut-Ordnungen

Ab Mitte der 1920er Jahre kulminierte die Kritik gegenüber der Schulmedizin in einer Diskussion um die »Krise der Medizin«. Skepsis gegenüber der bestehenden Medizin und ihrem kausal-mechanistisch-analytischen Denken lässt sich zwar bis ins 19. Jahrhundert zurückverfolgen, doch erst in den Weimarer Jahren wurde die Diskussion in dieser Breite und Schärfe geführt.[392] Einer der wichtigsten Exponenten in dieser Debatte war der Wiener Gynäkologe Bernhard Aschner.[393] Er meldete sich 1922 mit einem Aufsatz über die »praktische Bedeutung der Lehre vom Habitus und die Renaissance der Humoralpathologie als therapeutische Konsequenz der Konstitutionslehre« zu Wort.[394] In den folgenden Jahren publizierte Aschner mehrere Aufsätze und Monographien, in denen er sich für eine Konstitutionstherapie und eine damit einhergehende ganzheitliche Erfassung des Menschen einsetzte.[395] Während einige Diskussionsteilnehmer die Bakteriologie und deren Vernachlässigung konstitutioneller Faktoren kritisierten,[396] wandte sich Aschner hauptsächlich gegen die im Anschluss an Rudolf Virchow ausgebildete »Solidar-, Lokal-, Organ-

390 | Aschner, »Die Heilwirkungen des Aderlasses«, S. 574.

391 | Schulz, »Vom Paraffin zum Bernstein«, S. 236-238.

392 | Klasen, *Die Diskussion über eine ›Krise‹ der Medizin*, S. 3, S. 17.

393 | Aschner hatte dieses Schlagwort durch seine gleichnamige Publikation von 1928 auch geprägt: Aschner, *Die Krise der Medizin*. Als weitere wichtige Exponenten galten Hans Much, Erwin Liek, Georg Honigmann, August Bier und Ferdinand Sauerbruch. Vgl. zu dieser »Krise der Medizin« und holistischen Strömungen in der damaligen Medizin unter anderem Klasen, *Die Diskussion über eine ›Krise‹ der Medizin*; Timmermann, *Weimar Medical Culture*; Lawrence/Weisz (Hg.), *Greater than the Parts*; Harrington, *Reenchanted Science*. Zu Aschner vgl. Brunk-Loch, *Bernhard Aschner*.

394 | Aschner, »Die praktische Bedeutung der Lehre vom Habitus und die Renaissance der Humoralpathologie als therapeutische Konsequenz der Konstitutionslehre«.

395 | Hier seien aus der Fülle der Publikationen Aschners lediglich die Monographien aus dem untersuchten Zeitraum genannt: Aschner, *Die Konstitution der Frau und ihre Beziehungen zur Geburtshilfe und Gynäkologie*; ders., *Die Krise der Medizin*; ders., *Klinik und Behandlung der Menstruationsstörungen*. Für die gesamte Bibliographie vgl. Brunk-Loch, *Bernhard Aschner*, S. 119-132.

396 | Vgl. dazu Mendelsohn, »Von der ›Ausrottung‹ zum Gleichgewicht«; ders., »Medicine and the Making of Bodily Inequality in Twentieth-Century Europe«; Berger, *Bakterien in Krieg und Frieden*.

und Zellularpathologie«. Er betonte, dass es sich bei diesem offiziellen System der Medizin um ein junges, erst etwa 100-jähriges Gebilde handle. Davor wurde,

»weit über 3000 Jahre lang [...] bei allen zivilisierten und unzivilisierten Völkern des Ostens und Westens *eine Medizin* gelehrt und vielfach mit großen praktischen Erfolgen ausgeübt, die der heutigen Medizin in vielen Punkten diametral entgegengesetzt ist: die *Humoralpathologie* oder Säftelehre«.[397]

In diesem humoralpathologischen System standen nicht »die erkrankten Organe und Zellen« im Vordergrund, sondern »*das Blut und die übrigen Körpersäfte*«, welche »*als die hauptsächlichsten Träger des Lebens und der Krankheiten*« betrachtet würden.[398] Aschner unterstrich die Heilerfolge der alten Medizin und warf der modernen Medizin therapeutischen Nihilismus und Pessimismus vor.[399] Obwohl er zellularpathologische Errungenschaften weiterhin berücksichtigt wissen wollte und für eine »*kritische* Wiederaufnahme der Säftelehre«[400] als »*Ausweg*« aus der »Krise der Medizin« warb, sprach er doch in klassisch humoralpathologischer Manier von »Dyskrasien« und betrachtete Krankheiten als Folgen »*des erkrankten Blutes und der gestörten Säftemischung*«.[401] Gemäß Aschner war das Blut »wesentlich für viele Grundeigenschaften des Individuums und für die Intensität der Lebensvorgänge«[402]. Die Heilung musste deshalb konsequenterweise, und ganz unmetaphorisch, auf der Ebene des Blutes ansetzen. Aschner forderte der humoralpathologischen Logik folgend eine »*Beeinflussung des Gesamtorganismus* auf dem Wege des Blutes«, die auf »blutreinigenden« Praktiken basierte: Aderlass, Blutegel und Schröpfköpfe standen an erster Stelle.[403]

Diese »blutreinigenden« Methoden waren mit dem Aufstieg der Zellularpathologie ab Mitte des 19. Jahrhunderts in den Hintergrund getreten. Wurde die großzügige Anwendung des Aderlasses des frühen 19. Jahrhunderts als »Vampirismus« beklagt,[404] verschwand er im Laufe der zweiten Hälfte des 19. Jahrhunderts aus der schulmedizinischen Praxis.[405] Ob das nach dem Ersten Weltkrieg wieder aufflam-

397 | Aschner, *Die Krise der Medizin*, S. 11.
398 | Ebd., S. 13.
399 | Ebd., S. 18 und S. 23.
400 | Ebd., S. 5, meine Hervorhebung.
401 | Ebd., S. 6 und S. 25.
402 | Ebd., S. 38.
403 | Ebd., S. 14 und S. 44.
404 | Vgl. etwa Morawitz, »Transfusion und Aderlass«, S. 297; Theilhaber, »Einige Indikationen der Aderlassbehandlung«, S. 40; Hess, »Kritisches Sammelreferat über den Aderlass«, S. 965; Bürger, »Physiologische Grundlagen«, S. 1241.
405 | Vgl. zum Aderlass und seiner Dominanz bis Mitte des 19. Jahrhunderts Lesky, »Vom Aderlass zur Schluckimpfung«, S. 137; generell zum Aderlass Starr, *Blut*, S. 34-50, und S. 48f. zum Verschwinden des Aderlasses. Vgl. auch Codell Carter, »On the Decline of Blood-Letting«; Kuriyama, »Interpreting the History of Bloodletting«; Fischer, *Über den Aderlass im 19. Jahrhundert*; Maibaum, *Der therapeutische Aderlass*, insbesondere S. 34f. zum Verlassen des Aderlasses; Wolf, *Zum Konzept der Blutreinigung*, S. 61. Zeitgenössisch vgl. etwa Aschner, *Die Krise der Medizin*, S. 46f.; Theilhaber, »Einige Indikationen der Aderlassbehandlung«, S. 39.

mende Interesse am Aderlass mit den »erfolgreich geübten Blutübertragungen« im Zusammenhang stand, wie dies ein Rostocker Professor 1928 vermutete, sei dahingestellt.[406] Tatsächlich wurde nicht nur von Aschner im selben Jahr eine »*rasche Zunahme der Aderlassbewegung in den letzten Jahren*« beobachtet, die von ihm selbst auch mit zahlreichen Artikeln gefördert worden war.[407] Der Freiburger Professor Kurt Ziegler schrieb bereits 1921, dass die positive Wirkung des Aderlasses bei verschiedensten Krankheitsbildern von zahlreichen Autoren hervorgehoben würde.[408] 1925 hielt ein Kollege Zieglers fest, dass der Aderlass wieder häufiger angewendet werde,[409] eine Beobachtung, die von *Meyers Lexikon* bestätigt wird.[410] Oskar Burwinkel, der den Aderlass bereits 1910 als »unentbehrliches Heilmittel in der Medizin«[411] propagiert hatte, behauptete, dass die Skepsis gegenüber dieser Therapie in den 1920er Jahren geschwunden sei.[412] Neue Aderlassgeräte,[413] Fragen in den medizinischen Wochenschriften zur Anwendung von Blutegeln und Schröpfköpfen[414] und ein stetig anwachsender Versand von Blutegeln in den frühen 1930er Jahren[415] sind weitere Indikatoren für ein gesteigertes Interesse am Aderlass und den »blutreinigenden« Praktiken insgesamt. Allerdings sollte der Aderlass nicht zuerst als »Allheilmittel gepriesen – und dann verschrieen« werden,[416] wie Hess besorgt festhielt.

Die Indikationen, bei denen der Aderlass eingesetzt werden sollte, waren im Vergleich mit seiner Anwendung im Zeichen der Humoralpathologie beschränkt.[417] Bedeutsamerweise wurde der Aderlass nun auch auf naturwissenschaftlicher und experimenteller Basis als therapeutisch wirksam klassifiziert.[418] Bei Zirkulationsstörungen konnte er zahlreichen Autoren zufolge gewinnbringend eingesetzt werden

406 | Brunn, »Geschichtliches vom Aderlass«, S. 614.

407 | Aschner, *Die Krise der Medizin*, S. 46. Aschner war die Durchsetzung des Aderlasses in der Medizin ein wichtiges Anliegen (*Die Konstitution der Frau*, S. 16); zur Propagierung vgl. etwa Aschner, »Der Aderlass als Prophylaktikum gegen postoperative Komplikationen und bei Entzündungen innerer Organe«; ders., »Die Heilwirkungen des Aderlasses in der Chirurgie«. Ein erstes Interesse am Aderlass erkennt Aschner um 1910 (*Die Krise der Medizin*, S. 46); vgl. dazu auch Maibaum, *Der therapeutische Aderlass*, S. 35, oder als zeitgenössische Quelle Morawitz, »Transfusion und Aderlass«.

408 | Ziegler, »Der gegenwärtige Stand der Aderlassfrage«, S. 248.

409 | Bürger, »Physiologische Grundlagen«, S. 1241.

410 | O.A., »Aderlass«, S. 119.

411 | Burwinkel, »Der Aderlass, ein unentbehrliches Heilmittel in der Medizin«.

412 | Burwinkel, *Der Aderlass als Heilmittel in der Praxis*, S. 8. Vgl. auch Stahl, »Der Aderlass«.

413 | Heger, »Neue Formen von Aderlassgeräten«.

414 | K., »Technik und Indikationen der Anwendung von Blutegeln und Schröpfköpfen«; Aschner, »Technik und Indikationen der Anwendung von Blutegeln und Schröpfköpfen«; ders., »Fragekasten, Frage 119«.

415 | So versandte die Hindenburg-Apotheke in Caub/Rhein 1930 3000 Blutegel, 1931 5000, 1932 9000, 1933 19.0000 und 1934 34.000 – eine Verelffachung in nur vier Jahren (Bottenberg, *Die Blutegelbehandlung*, S. 30).

416 | Hess, »Kritisches Sammelreferat über den Aderlass«, S. 1002.

417 | Vgl. dazu auch Maibaum, *Der therapeutische Aderlass*, S. 35.

418 | Vgl. etwa Bürger, »Physiologische Grundlagen«.

und etwa Stauungen und Blutdrucksteigerungen mindern.[419] Umgekehrt wurde der Aderlass auch bei anämischen Erscheinungen empfohlen,[420] agierte er doch als »Reiz für die Blutbildungsstätten«[421]. Auf diesen »reizenden« Effekt wurde auch beim Einsatz der Praktik bei »Vergiftungen« etwa durch Kohlenoxyd oder Leuchtgas gesetzt, wobei in diesem Fall zusätzlich die »entgiftende Wirkung« ausgenutzt wurde.[422] Diese entgiftende Funktion war auch im Falle von Infektionskrankheiten nützlich. Im Rahmen des bakteriologischen Dogmas, das die Erreger im Blut lokalisierte, sah man den Aderlass einerseits als Möglichkeit, den »Organismus von Krankheitserregern und ihren Toxinen« zu entlasten. Andererseits versprach man sich davon eine »Reizung« der »Zellen am Orte der Infektion«, was zu einer erhöhten Bildung von Antitoxinen führen sollte.[423] Eine Studie konnte die Agglutininsteigerungen experimentell nachweisen.[424] Ein anderer Befürworter des Aderlasses betonte im Zusammenhang mit der »Entgiftungstherapie«, dass durch den Blutentzug das Knochenmark angeregt werde.[425]

Liest man diese Indikationsliste, dann ergibt sich nicht nur eine bemerkenswerte Überlagerung mit der alten humoralen Rhetorik vom Aderlass als »reinigend«, während der moderne meist als »entgiftend« bezeichnet wurde, sondern auch mit den Indikationen, bei denen Bluttransfusionen zur Anwendung kommen sollte: Anämien akuter oder chronischer Art, Vergiftungen, Infektions- und Blutkrankheiten.[426] Diese Übereinstimmung lässt sich leicht erklären, wenn auch weniger mit Blick auf ihre Exponenten. Aschner beispielsweise kritisierte, dass in vielen Fällen die Bluttransfusion statt des Aderlasses zum Einsatz komme: »Dennoch ist der Aderlass ungleich häufiger notwendig als die jetzt so sehr im Vordergrunde stehende *Bluttransfusion.*«[427]

419 | Vgl. beispielsweise Ziegler, »Der gegenwärtige Stand der Aderlassfrage«, S. 252; Hess, »Kritisches Sammelreferat über den Aderlass«, S. 965; Bürger, »Physiologische Grundlagen«, S. 1243, S. 1244f.

420 | Vgl. etwa Rosenow, »Anwendung und Grundlagen des Aderlasses«, S. 837; kritisch: Bürger, »Physiologische Grundlagen«, S. 1247.

421 | Bürger, »Physiologische Grundlagen«, S. 1247.

422 | Vgl. etwa Ziegler, »Der gegenwärtige Stand der Aderlassfrage«, S. 251; Hess, »Kritisches Sammelreferat über den Aderlass«, S. 966; Bürger, »Physiologische Grundlagen«, S. 1243f.; Rosenow, »Anwendung und Grundlagen des Aderlasses«, S. 836; Aschner, »Die Heilwirkungen des Aderlasses in der Chirurgie«, S. 574.

423 | Hilgermann, »Der Aderlass in der Therapie der Infektionskrankheiten«, S. 1062. Ambivalent: Ziegler, »Der gegenwärtige Stand der Aderlassfrage«, S. 252; Hess, »Kritisches Sammelreferat über den Aderlass«, S. 1001. Befürwortend: Scharfbillig, *Der Aderlass*, S. 23; Aschner, »Die Heilwirkungen des Aderlasses in der Chirurgie«, S. 576.

424 | Jötten, »Der Einfluss wiederholter Aderlässe auf die Antikörperbildung«; vgl. auch Hess, »Kritisches Sammelreferat über den Aderlass«, S. 966.

425 | Bürger, »Physiologische Grundlagen«, S. 1243.

426 | Vgl. überblicksartig Breitner, *Die Bluttransfusion*, S. 34-37; Hirschfeld, *Die Bluttransfusion*, S. 16-27; Unger, »Indikationen und Technik der Bluttransfusion«, S. 111-124; Wildegans, *Die Bluttransfusion in Theorie und Praxis*, S. 99-129.

427 | Aschner, *Die Krise der Medizin*, S. 48; vgl. auch ders., »Der Aderlass als Prophylaktikum«, S. 344.

Nichtsdestotrotz teilten Transfusions- wie auch Aderlassexperten eine ähnliche Sicht auf das Blut. Schiffs Bemerkung zum Serienroman *Eine ganz andere Frau*, dass »die Fabel eines modernen Romans, in dem eine Frau nach der Transfusion einer unwiderstehlichen Neigung zu dem Blutspender verfällt [...] in der Erfahrung keine Stütze« habe, sondern der erste Zweck der Transfusion der Ersatz verlorenen Bluts sei, war zwar einerseits richtig.[428] Sie rückte aber andererseits die Tatsache elegant in den Hintergrund, dass das Blut bei der Transfusion nicht nur als Substitut eingesetzt wurde, sondern in vielen Fällen – wie etwa bei Infektionskrankheiten – auch als Reiz und Stimulation.[429] Obwohl die Transfusionsmediziner beständig proklamierten, ins Zeitalter der Quantität eingetreten zu sein und die mystischen Dimensionen der Bluttransfusion hinter sich gelassen zu haben, nahmen sie das Blut nicht einfach nur als Ersatz und damit gleichsam passive Substanz wahr. Vielmehr war Blut noch immer ein »ganz besonderer Saft« mit spezifischen Qualitäten. Es galt aus Sicht der Transfusions- wie auch der Aderlassbefürworter als blutbildend und -stillend zugleich sowie als bakterizid. Insofern wurde die Bluttransfusion wie der Aderlass auch als entgiftend definiert, so dass in der Transfusionsliteratur teilweise empfohlen wurde,[430] zuerst einen Aderlass durchzuführen, bevor »gesundes« Blut zur Transfusion gelangte.[431]

Die Aufwertung des Blutes begann mit der Entstehung der Serologie bereits um 1900, gelangte aber erst in den 1920er Jahren zum Durchbruch. Mit der »Krise der Medizin«, deren Vorphase ebenfalls bereits um 1900 lokalisiert werden kann, erfuhr der Status von Blut eine generelle Veränderung. Ihm kam nun durch die humoralpathologische Perspektive, die von der Zellularpathologie verdrängt worden war, wieder eine zentrale Rolle zu. Der Mediziner Franz Hübotter schrieb deshalb 1929 erleichtert:

> »Virchows Solidar- und Cellularpathologie, die der Weisheit letzter Schluss sein sollte, steht im Begriff, in der Versenkung zu verschwinden, besonders durch unsere Erkenntnisse betreffs der ›inneren Sekretion‹, durch die Hormone der Körperdrüsen ohne Ausführungsgang. Wir denken wieder ›humoral‹! Das Blut ist durch die Antikörper und unsere freilich noch in den Kinderschuhen steckenden Forschungen seiner Morphologie nun wirklich zu einem ganz besonderen Saft geworden, wir müssen umlernen.«[432]

Auch wenn Hübotters Diktum »Wir denken wieder ›humoral‹!« überzeichnet scheint, so lässt sich wenn auch nicht von einer humoralpathologischen Wende,

428 | Schiff, *Die Blutgruppen und ihre Anwendungsgebiete*, S. 79.

429 | Der Indikationsbereich der Transfusion hatte sich denn auch ständig erweitert, vgl. Oehlecker, »Aussprache«, S. 2865; Seggel, »Der Leipziger Blutspendernachweis«, S. 915.

430 | Vgl. unter anderem Kubany, *Die Bluttransfusion*, S. 102, oder Bürkle, »Die praktische Bedeutung der Blutgruppenforschung«, S. 313, S. 314, S. 316.

431 | Hirschfeld, *Die Bluttransfusion als Heilfaktor*, S. 23; Bürkle, »Die praktische Bedeutung der Blutgruppenforschung«, S. 314; Kubany, *Die Bluttransfusion*, S. 101f. Diese Annahme findet sich teils auch in der Aderlassliteratur, vgl. Bürger, »Physiologische Grundlagen«, S. 1243; Kollert, »Indikationen des Aderlasses«, S. 429, und findet ihren Weg auch in die Tagespresse: Bergmann, »Das Blut als Lebensretter«.

432 | Hübotter, »Die Medizin am Scheidewege«, S. 538. Zu Hübotter vgl. Goldmann, *Franz Hübotter (1881-1967)*.

so doch zumindest von einer Kritik oder Abkehr von solidarpathologischen Vorstellungen und in Anlehnung an Aschner von einer »Renaissance des Blutes« in den 1920er Jahren sprechen. Begünstigt wurde diese humorale Sichtweise, wie aus Hübotters Aussage deutlich wird, nicht zuletzt durch die populäre Lehre der inneren Sekretion sowie durch die Serologie. Das »neuronale Ich« des 19. Jahrhunderts wurde durch das »humorale Ich« ersetzt, wie dies Heiko Stoff prägnant formuliert hat.[433] Das Blut fungierte bei der inneren Sekretion und der Serologie als Träger von Hormonen beziehungsweise von Abwehrstoffen.[434] Für Aschner waren die Lehre von der inneren Sekretion und die Serologie zwar »*noch mit allen Fesseln der Zellenlehre behaftet*«, galten für ihn aber trotzdem schon als »ein Stück Humoralpathologie«[435] oder als »Humoralpathologie in modernisierter Form«.[436] Dies verdeutlicht, dass das Blut zwar nicht mehr wie noch zu Zeiten der Humoralpathologie als selbsttätig, aber auch nicht wie aus solidarpathologischer Perspektive als bloße Flüssigkeit betrachtet wurde. Vielmehr wurde Blut wieder in Goethe'scher Manier »zu einem ganz besondren Saft« – und dies war keineswegs ironisch oder metaphorisch gemeint. Vielmehr liegt die Pointe darin, dass sich in den 1920er Jahren metaphorische alltagssprachliche Aussagen wie »Blutreinigung«, »unreines Blut«, »giftiges Blut«, »Blutmischung« eine naturwissenschaftliche Fundierung erhielten. Die Blutgruppenforschung mit ihren seroanthropologischen und pathologischen Untersuchungen, ihren Transfusionen und ihrer forensischen Praxis fügte sich ebenso wie die »Aderlassbewegung« in einen generellen Trend dieser Jahre ein. Diese Liste lässt sich denn auch mühelos fortsetzen: 1920 wurde vom Bakteriologen Béla Schick das Menotoxin, ein angeblich im Menstruationsblut vorhandenes Gift, entdeckt.[437] Zahlreiche Mediziner, darunter auch Aschner, versuchten dieses in den 1920er Jahren experimentell nachzuweisen.[438] Eine ähnliche Richtung schlug Otto Reche mit seiner 1931 vorgestellten »Fluoreszenzdiagnose« ein.[439] Ihm ging es nicht um das »unreine« weibliche Blut, sondern um das durch Krankheiten verunreinigte Blut. Die Sera kranker und gesunder Menschen fluoreszierten im ultra-violetten Blut ganz unterschiedlich – »Krankheiten leuchten im Blut«, lautete deshalb Reches populärwissenschaftliche Formel, die wie die Menotoxin-Forschung humoralpatho-

433 | Stoff, *Ewige Jugend*, S. 424.

434 | Vgl. auch Brunk-Loch, *Bernhard Aschner*, S. 48.

435 | Aschner, *Die Krise der Medizin*, S. 23.

436 | Aschner, »Was können wir aus dem Studium der Werke des Paracelsus lernen?«, S. 1472.

437 | Schick, »Das Menstruationsgift«; vgl. Krogmann, »Béla Schick«.

438 | Saenger, »Gibt es ein Menstruationsgift?«; Frank, »Menotoxine in der Frauenmilch«; Sieburg/Patzschke, »Menstruation und Cholinstoffwechsel«; Gengenbach, *Mentoxin oder Menstruationszustand?*; Klaus, »Zur Frage des Menotoxins«; ders., »Beitrag zur Biochemie der Menstruation«; Polano/Dietl, »Die Einwirkung der Hautabsonderung«; Aschner, *Klinik und Behandlung der Menstruationsstörungen*; ders., »Ist die Menstrualblutung ein für die Gesundheit notwendiger Vorgang oder nicht?«. Vgl. für eine historische Aufarbeitung des Menotoxins Fischer-Homberger, *Krankheit Frau*, S. 60; Hering/Maierhof, *Die unpässliche Frau*, S. 80-82; Weber, *Gibt es ein Menotoxin?*; Spörri, »Giftiges Blut«; spezifisch zu Aschner: Farhang-Rasi, *Bernhard Aschner und seine Menotoxin-Vorstellung*.

439 | Reche, »Fluoreszenzdiagnose«; ders., »Fluoreszenzdiagnostik«; ders., »Fluoreszenzerscheinungen bei Blutseren«.

logische Redeweisen modernisierte.[440] Die Arbeiten des Königsberger Gynäkologen Wilhelm Zangemeisters wiederum transformierten ähnlich wie die Blutgruppenforschung die hämatogene Zeugungstheorie in wörtliche Rede. Zangemeister glaubte 1928 die Abstammung eines (unehelichen) Kindes experimentell feststellen zu können, indem er das Blut von Vater und Kind mischte.[441] »Die sichere Vaterschaft – Blutsverwandtschaft chemisch nachweisbar«, titelte die *Vossische Zeitung* aufgeregt.[442]

Die Konjunktur der Übersetzung alltäglicher Redeweisen in naturwissenschaftlich fundiertes Wissen – metaphorologisch gesprochen von metaphorischer in wörtliche, begriffliche Sprache – in den 1920er Jahren verschränkte sich mit politischen Diskursen, in deren Zentrum ebenfalls die Reinheit des Blutes beziehungsweise »Blutmischungen« standen. Dinters *Sünde wider das Blut* von 1917 war bereits von dieser Metaphorik strukturiert und zeigt paradigmatisch die interdiskursiven Konstellationen des Blutes nach dem Ersten Weltkrieg an.[443] Sein Roman wurde für den Nationalsozialismus zu einem Schlüsseltext. Adolf Hitlers *Mein Kampf* (1924) war zweifelsohne ebenfalls von einer aggressiven Blutreinheitsmetaphorik geprägt.[444] In Richard Walther Darrés *Neuadel aus Blut und Boden* und Alfred Rosenbergs *Der Mythus des 20. Jahrhunderts*, zwei weiteren für den Nationalsozialismus wichtigen Texten, spielte die Blutmetapher eine entscheidende Rolle.[445] Beide Bücher erschienen 1930 und in beiden stellte die »Reinheit des Blutes« oberstes Gebot dar.[446] Die Blut-Konstellationen der frühen Weimarer Republik hatten sich zu einer unhintergehbaren Ordnung verfestigt.

Das zeigt sich auch daran, dass die Rede von der »Reinheit des Blutes« und von »Blutmischungen« in jenen Jahren nicht nur unter antisemitisch eingestellten Zeitgenossen populär war. So publizierte der gegen den Antisemitismus aktive Brunold Springer 1929 ein Buch mit dem Titel *Die Blutmischung als Grundgesetz des Lebens*.[447] Springer, Rechtsanwalt mit jüdischem Hintergrund und Lebensgefährte der Frauenrechtlerin und Pazifistin Helene Stöcker, vertrat darin das Motto »Mischung ist

440 | Reche, »Krankheiten leuchten im Blut«; vgl. auch ders./Schilling, »Weitere Untersuchungen über Fluoreszenzerscheinungen«; Buchloh, »Fluoreszenzmessungen an gesunden menschlichen Blutseren«. Reche publizierte bereits 1931 einige populärwissenschaftliche Artikel zur Fluoreszenzdiagnose, vgl. dazu und zur Fluoreszenzdiagnose generell Geisenhainer, ›*Rasse ist Schicksal*‹, S. 175-178 und S. 507.

441 | Zangemeister/Krieger, »Serologische Untersuchungen«.

442 | R. B., »Die sichere Vaterschaft«; vgl. dazu auch das nächste Kapitel.

443 | Ausführlich dazu Kapitel 4.

444 | Vgl. Hartung, »Artur Dinter«, S. 115.

445 | Darré, *Neuadel aus Blut und Boden*; Rosenberg, *Der Mythus des 20. Jahrhunderts*. Vgl. zur Metaphorik von Blut im Nationalsozialismus Linke, *Blood and Nation*, S. 197-211; Schury, *Lebensflut*, S. 93-101; zu Blut und Boden Eidenbenz, ›*Blut und Boden*‹; Bramwell, »›Blut und Boden‹«; D'Onofrio, »Rassenzucht und Lebensraum«; Barberi, »›Blut und Boden‹«.

446 | Vgl. etwa Darré, *Neuadel aus Blut und Boden*, S. 17; dazu Eidenbenz, ›*Blut und Boden*‹, S. 60-74; Rosenberg, *Der Mythus des 20. Jahrhunderts*, S. 82.

447 | Springer, *Die Blutmischung als Grundgesetz des Lebens*; ders., »Gegen Antisemitismus«.

Erfrischung«.[448] Springer beabsichtigte die Begründung einer neuen Lehre, eines »Blutglaubens«, der die Blutmischung als »Lebensquell der Schöpfermenschen« und Grundlage jeglicher Kultur sah. Demgegenüber stand »der Aberglauben an das reine Blut, der alle andern Rassen, die Mischlinge ausschließen will«.[449] Dinters Theorie von der germanischen Blutsvergiftung durch das »jüdische Blut« wurde von Springer als »Unsinn« verurteilt.[450] Was Springer von den Antisemiten seiner Zeit unterschied, war weniger der Verzicht auf die Reinheitsmetaphorik als eine ganz andere Bewertung von Blutmischungen. Während die »Reinheit« des Blutes unter antisemitischen Vorzeichen zum höchsten, schützenswerten Gut wurde, war sie bei Springer ein in die Frühzeit versetzter Zustand, der als negativ galt. Das positive Prinzip stellte bei ihm die Mischung dar, wenn auch nicht alle Mischungen aus seiner eugenisch gefärbten Perspektive als fördernswert galten.[451] Blut war auch bei Springer »ein ganz besonderer Saft« und die Blutgruppen als Zeichen der Vermischung ein Beweis dafür.[452]

Aber selbst wenn wie im Falle Springers die Blutmischungsmetaphorik positiv besetzt war, war doch noch immer von »Blutmischung« die Rede, die eine zumindest vorgängige »Reinheit« implizierte. Um im Diskurs der »Rassen« intelligibel zu argumentieren, war ein Rekurs auf diese beiden Schlüsselwörter unabdingbar.[453] Kurz: Es existierten zwar unterschiedliche Reinheits- und Mischungscodierungen, die nicht zuletzt auf die politische Ausrichtung der Autoren zurückzuführen waren; die Blut-Ordnung war jedoch ein- und dieselbe. Die Raster waren Reinheit und Mischung, die auf der Vorstellung beruhten, dass es sich bei Blut um einen »ganz besondren Saft« handelte.

In diese unhintergehbare Ordnung waren auch die Weimarer Blutforscher eingebunden. Dies hat sich in der Seroanthropologie bei den Blutgruppenforschern jüdischer Herkunft gezeigt, die mit denjenigen nichtjüdischer Herkunft dieselbe Basis-Metaphorik teilten. Aber auch die Aderlass-Befürworter und Transfusionsmediziner bauten ihre Perzeption und Praxis auf derselben metaphorischen Grundlage auf. Damit stellten sich beträchtliche Konvergenzen zwischen zwei auf den ersten Blick divergierenden Wissenschaftlergruppen ein. Waren die Aderlass-Befürworter zumindest scheinbar Anhänger der alten humoralpathologischen Ordnung und oft auch Kritiker der Schulmedizin, suchten sie doch ihre Argumente auf eine naturwissenschaftliche Basis zu stellen und trugen damit zu einer Modernisierung des Blutreinheitsdiskurses bei. Selbst antimoderne Entwürfe sind, wie die historiographische Forschung zu Weimar gezeigt hat und wie das Beispiel des Aderlasses vor

448 | Springer, *Die Blutmischung als Grundgesetz des Lebens*, S. 1. Vgl. zu Springer Wikkert, *Helene Stöcker*, S. 84-94; Stöcker; »Brunold Springer«. Springer stand im Übrigen mit Hans Much, einem der prominentesten Exponenten der »Krise der Medizin«, in brieflichem Kontakt (Stöcker, »Brunold Springer«, S. 18).

449 | Springer, *Die Blutmischung als Grundgesetz des Lebens*, S. 55f. Springer sprach zwar einmal davon, dass es »reine Rassen« gar nie gegeben habe (ebd., S. 8); doch seine beständige Rede von der Mischung evozierte genau dies.

450 | Ebd., S. 12.

451 | Ebd., S. 52, S. 162; Wickert, *Helene Stöcker*, S. 92.

452 | Springer, *Die Blutmischung als Grundgesetz des Lebens*, S. 55 sowie S. 57-59.

453 | Vgl. zum Gegendiskurs Foucault, *Der Wille zum Wissen*, S. 123f.

Augen führt, innerhalb der Moderne zu situieren.[454] Die Praktik der Transfusionsmediziner wiederum basierte auf der modernen Erkenntnis der Vierteilung des Blutes. Indem die Chirurgen jedoch am Vollblutdogma festhielten, entwickelten sie diesen Blutreinheitsdiskurs unter modernen Vorzeichen in Texten und Apparaten weiter. Blut blieb, in jedem Fall, »ein ganz besondrer Saft«, der rein oder auch gemischt sein und etwas über Gesundheit und Krankheit, über Herkunft und Zukunft, aussagen konnte.

454 | Vgl. dazu Timmermann, *Weimar Medical Culture*, und die Forschungen zur Weimarer Republik insgesamt, grundlegend Peukert, *Die Weimarer Republik*; vgl. aber auch Rohkrämer, *Eine andere Moderne?*; Geyer, *Verkehrte Welt*, besonders S. 19.

7. Blutgruppen vor Gericht

Im Gegensatz zur zögerlichen Anwendung der Bluttransfusion übernahm Deutschland beim Einsatz der Blutgruppen vor Gericht eine Pionierrolle. Weltweit kam die Untersuchung der Blutgruppen erstmals 1924 in Deutschland bei einer Vaterschaftsklage zum Einsatz.[1] Wenige Jahre später zählte der renommierte deutsche Blutgruppenforscher Fritz Schiff bereits 5000 Fälle, in denen die Blutgruppenuntersuchung in Alimentationsprozessen angewendet worden war.[2] In den USA, die umgekehrt im Bluttransfusionswesen führend waren, wurden bis Anfang der 1940er Jahre keine 1000 gerichtlichen Blutgruppenuntersuchungen durchgeführt.[3]

Anders als bei der Transfusion, bei der Blut »gemischt« wurde, ging es bei der Anwendung vor Gericht – gleich wie in der Seroanthropologie – um den Nachweis bereits erfolgter »Blutmischungen«, die das Stigma der Unreinheit trugen. Die Frage der Herkunft war allerdings nicht auf kollektiver, sondern auf individueller Ebene angesiedelt: Es ging um die Herkunft eines einzelnen »Bastardes«, wie außereheliche Kinder auch genannt wurden, und nicht um den Nachvollzug der »Bastardisierung« ganzer Bevölkerungsgruppen.[4] Der Vaterschaftsnachweis war eine Art Abstammungsnachweis *en miniature* und die Blutgruppenuntersuchung in Vaterschaftsfällen wurde dementsprechend auch »biologische Abstammungsprüfung« genannt.[5] Experten wie Schiff verkörperten diese strukturelle Ähnlichkeit, da sie in beiden Bereichen eine zentrale Rolle spielten.[6]

---

1 | Schiff, *Die Blutgruppen und ihre Anwendungsgebiete*, S. 205ff.

2 | Schiff, GstA PK, I. HA Rep. 76 VIII B Nr. 2074, Niederschrift über die am Montag, den 6. Mai 1929 im Dienstgebäude abgehaltene Beratung des vom Reichsgesundheitsrat zu näheren Prüfung der für die Blutgruppenforschung in Betracht kommenden Fragen eingesetzten Unterausschusses, Blatt 313, 316.

3 | Schneider, »Chance and Social Setting«, S. 553; Rudavsky, *Blood Will Tell*, S. 1-11. In England wurden die Blutgruppen 1937 in Vaterschaftssachen zugelassen (Schneider, »Blood Group Research«, S. 100).

4 | Der Begriff »Bastard« bedeutete zuerst das nichtebenbürtige Kind – das »blaue« Blut mischte sich in diesem Fall mit »gewöhnlichem« –, bis es dann auch den »Rassenmischling« meinte (vgl. *Oxford English Dictionary online*, »Bastard«, sowie den Eintrag »Bastard« in *Meyers Lexikon* (o.A.).

5 | Vgl. etwa Schiff, *Die Blutgruppen und ihre Anwendungsgebiete*, S. 187.

6 | Neben Schiff agierten unter anderem auch Reche und Hirszfeld in beiden Bereichen.

Neben Alimentationsprozessen wurden Blutgruppenuntersuchungen bei Gericht relevant, wenn in Mordfällen Blutflecken analysiert werden mussten. Hier ging es ebenso wie bei der Vaterschaft um die Frage der Herkunft. Und in Analogie zu den »Blutmischungen« war auch hier ein Diskurs der Unreinheit am Werk. Während die »Blutmischungen« aufgrund ihrer Illegitimität als »unrein« galten, war das Blut in Blutflecken »verändert«, nicht frisch – gleich wie das »veränderte«, »unreine« Zitratblut.[7] Zudem symbolisierten die Blutflecke Mord und Schuld, von denen man sich unmöglich reinigen konnte: Blutflecken, die von einem Mord herrührten, galten folkloristisch als »unverwischbar«.[8] Mit Mary Douglas gesprochen ist ein Fleck als solcher schon »unrein«, denn er ist »matter out of place«.[9]

Im Folgenden werden die beiden Anwendungsbereiche der Blutgruppen vor Gericht, ihre Analyse bei Vaterschaftsklagen und in strafrechtlichen Prozessen, anhand je eines Beispiels dargestellt.[10] Beide »Fälle« zirkulierten im Oktober 1928 in der Tagespresse und trugen wesentlich zur Popularisierung der Blutgruppen in den Weimarer Jahren bei. Der erste Teil behandelt die »Blutflecken« und nimmt den Prozess gegen Karl Hussmann ins Visier, welcher der Ermordung und Verstümmelung seines besten Freundes Helmut Daube angeklagt war.[11] Dieses Kapitel fällt ungleich kürzer aus als das zweite über die Paternitätsserologie, standen doch 1929 5000 Vaterschaftssachen nur 50 Blutfleckuntersuchungen gegenüber.[12] Allerdings wurde diesen wenigen Fällen in der Öffentlichkeit großes Interesse entgegengebracht. Anhand des Hussmann-Prozesses soll deshalb exemplarisch die Bedeutung der Blutgruppen nicht nur in der Forensik, sondern auch in der Öffentlichkeit verfolgt werden.

Im zweiten Teil über die Paternitätsserologie richte ich den Fokus auf einen höchst umstrittenen Entscheid des einflussreichen Preußischen Kammergerichts, der als Fall mit vertauschten Rollen gelten kann, da sich die Justiz auf der (metaphorischen) Anklagebank wiederfand.[13] Entgegen der gerichtsmedizinischen Lehrmeinung und zahlreicher bereits erfolgter Beschlüsse anderer Gerichte entschied das Preußische Kammergericht im Oktober 1927 und im Oktober 1928, dass die Blutgruppen für den Ausschluss der Vaterschaft kein zuverlässiges Beweismittel

7 | Vgl. etwa Schiff, *Die Technik der Blutgruppenuntersuchung* (1926), S. 38. Zum Zitratblut vgl. Kapitel 6. 2.

8 | Schiff, »Abstammungsproben«, S. 1142. Vgl. auch die Baarprobe, die mit einem Reinigungseid verbunden war: Müller-Bergström, »Gottesurteil«, Sp. 1047, Sp. 1049, sowie zum Aspekt der »Unverwischbarkeit« Sp. 1061.

9 | Douglas, *Purity and Danger*, S. 41.

10 | Wenn die Mutter einen Meineid geschworen hatte, schlugen auch Vaterschaftsprozesse ins Strafrecht um.

11 | Zur Ermordung Daubes existiert bislang erst eine ausführliche, populärwissenschaftliche Publikation von Kettler/Stuckel/Wegner, *Wer tötete Helmut Daube?*, und neuerdings Bischoff/Siemens, »Class, Youth, and Sexuality«.

12 | Schiff, Geh. St. Rep. 76 VIII B, Nr. 2074, Niederschrift über die am Montag, den 6. Mai 1929 im Dienstgebäude abgehaltene Beratung des vom Reichsgesundheitsrat zu näheren Prüfung der für die Blutgruppenforschung in Betracht kommenden Fragen eingesetzten Unterausschusses, Bl. 313, 316.

13 | Vgl. zum Kammergericht Wassermann, *›Kammergericht soll bleiben‹*, für die Weimarer Zeit: S. 86-106.

darstellten. Diese Entscheide, insbesondere der zweite, waren äußerst umstritten. In der damit einhergehenden Diskursexplosion wurden die wichtigsten Aspekte der gerichtsmedizinisch orientierten Blutgruppenforschung in medizinischen und gerichtsmedizinischen Fachjournalen, aber auch in populären Zeitschriften und in der Tagespresse verhandelt. Der Fall »Kammergericht« bündelt die wichtigsten diskursiven Elemente und ist deshalb besonders geeignet, um den Status der Blutgruppen in Wissenschaft und Öffentlichkeit zu eruieren.

Die Anwendung der Blutgruppen vor Gericht, bei Verbrechensaufklärung und in Vaterschaftssachen, war nicht nur der breitenwirksamste, sondern auch der erfolgreichste Zweig der damaligen Blutgruppenforschung in Deutschland. 1932 wurde »die Blutprobe jetzt für gerichtliche Zwecke als ein Beweismittel angesehen [...], das unter den naturwissenschaftlich-medizinischen Verfahren mit an allererster Stelle genannt werden darf«[14]. Diese breite Akzeptanz war nicht zuletzt auf die metaphorische Basis der »Blutprobe« zurückzuführen, die bei Blutflecken, aber auch bei Vaterschaftsklagen ins Schwingen geriet.

7.1 Verräterische Flecken: Blutspuren in Kriminalfällen

Die »Sprache« des Blutes

Blutflecken konnten in der Forensik seit 1901 mit der Uhlenhuth'schen Präzipitationsreaktion ausgewertet werden. Allerdings ließ sich mit dieser Methode lediglich nachweisen, ob ein bestimmter Blutfleck von einem Tier oder einem Menschen stammte. Mit dem im selben Jahr durch Karl Landsteiner entdeckten Verfahren konnte genauer spezifiziert werden, welcher Gruppe das Blut angehörte. Landsteiner hatte bereits in seinem die Blutgruppenforschung inaugurierenden Artikel auf diese forensische Dimension hingewiesen und betont, dass damit die Nichtidentität von Blutflecken nachgewiesen werden könne.[15] 1903 berichtete er gemeinsam mit Max Richter über eine Methode, die die Feststellung der Blutgruppen auch bei getrocknetem Blut erlaubte. Gegenüber dem Uhlenhuth-Verfahren aber galt der Landsteiner-Richter-Versuch als unzuverlässig und setzte sich nicht flächendeckend durch.[16] 1916 verbesserte der italienische Mediziner Leone Lattes die von Landsteiner und Richter entwickelte Methode und untersuchte in zwei Gerichtsfällen die Gruppenzugehörigkeit von Blutspuren.[17]

In Deutschland wurde das Verfahren nach Lattes von Schiff 1924 in der Forensisch-medizinischen Vereinigung in Berlin propagiert.[18] Schiff ging in seinem viel beachteten Referat auf die Bedeutung der Blutgruppen für die Forensik ein; so könne etwa anhand der Blutgruppen zwar nicht die Identität, aber unter Umständen

---

14 | Raestrup, »Die Blutgruppenkunde in der gerichtlichen Medizin«, S. 332.

15 | Landsteiner, »Ueber Agglutinationserscheinungen«, S. 1134.

16 | Vgl. dazu Kapitel 3.1. Für eine Würdigung der Uhlenhuth'schen Methode 1926 Hauser, »Zum 25jährigen Bestehen der Uhlenhuthschen Blutuntersuchungsmethode«.

17 | Schiff, »Die Blutgruppen und ihre Anwendung vor Gericht«, S. 394; Schiff, *Die Blutgruppen und ihre Anwendungsgebiete*, S. 162.

18 | Das Referat erschien in einer überarbeiteten Fassung gemeinsam mit Adelsberger: Schiff/Adelsberger, »Die Blutgruppendiagnose als forensische Methode«.

»die *Nichtidentität* zweier Blutproben« erwiesen werden.[19] Insgesamt hielt Schiff die Anwendung der Blutgruppen in der Gerichtsmedizin für problemlos, gerade auch, weil die Gruppendiagnose bei getrocknetem und selbst bei Leichenblut gelinge und die konstante Zugehörigkeit zu einer Blutgruppe feststand.[20] Einzige Voraussetzung für ihren Einsatz in der Forensik stellten seiner Meinung nach Übung und eine einwandfreie Technik dar.[21] 1927 konnte Schiff allerdings lediglich von wenigen weiteren ausländischen Fällen berichten.[22] Die meisten stammten von Lattes, der bis 1927 rund zehn Blutgruppenuntersuchungen zu forensischen Zwecken vorgenommen hatte; so viele, wie kein zweiter zu jenem Zeitpunkt.[23] Die deutsche Publikation dieser zehn Fälle, mit der Lattes seine Methode verbreiten wollte und in der er auch die Weiterentwicklung seiner Technik erläuterte, hatte den erwünschten Effekt.[24] Schiff konnte im selben Jahr von einem Strafverfahren in Deutschland berichten, bei dem die Blutuntersuchung herangezogen worden war.[25] Der Gerichtsmediziner Hermann Merkel regte die amtliche Vorschrift der Blutgruppenbestimmung in bestimmten Fällen an, ähnliche Überlegungen stellte das Land Bayern an.[26] 1929 zählte Schiff in Deutschland rund 50 Fälle – die Blutfleckuntersuchung kam zwar noch immer selten zum Einsatz, hatte aber doch eine gewisse Verbreitung erfahren.[27]

Ein besonderer Vorteil der Blutgruppenuntersuchung in der Forensik bestand in der Meinung der Blutgruppenforscher darin, dass sie auch dann noch Ergebnisse erbrachte, wenn nicht mehr daktyloskopisch gearbeitet werden konnte – durch »Verlust von Fingern« und weil Verbrecher durch Manipulation ihrer Fingerkuppen versuchten, ihre Identität zu verschleiern: »Die Blutgruppe lässt sich nicht verändern und bildet auch hier ein untrügliches Merkmal für die Identifizierung.«[28] Dem eigenen Blut, so die Botschaft, konnte niemand entrinnen, es ließ sich weder verändern noch austauschen und war deshalb ein besonders geeignetes Mittel zur Identitätsfeststellung.

Dieselbe Argumentation lässt sich in populärwissenschaftlichen Beiträgen zur »Blutprobe« finden. Von Serologen, aber selbst von Juristen wurde bisweilen begeistert vermerkt, dass die Blutfleckuntersuchung Ähnlichkeiten mit folkloristischen Vorstellungen aufwies, die durch die moderne Medizin wissenschaftlich begründet würden. Goethes Mephisto-Zitat war in diesem Zusammenhang einmal mehr besonders naheliegend, wie ein Beitrag von Oberstaatsanwalt Paul Elwert aus Ulm zeigt:

»Blut ist ein ganz besonderer Saft. Kein Wunder, dass es in Sage und Geschichte, aber auch im Rechtsleben von jeher eine besondere Rolle gespielt hat. Mit Blut und nur mit Blut konnte

19 | Ebd., S. 101.
20 | Ebd., S. 102.
21 | Ebd., S. 103.
22 | Schiff, »Die Blutgruppen und ihre Anwendung vor Gericht«, S. 394f.
23 | Lattes, »Praktische Erfahrungen über Blutgruppenbestimmungen in Flecken«, S. 402.
24 | Lattes, »Praktische Erfahrungen über Blutgruppenbestimmungen in Flecken«.
25 | Es handelt sich dabei um das Landgericht Köslin, vgl. Schiff, »Die Blutprobe bei strittiger Vaterschaft«, S. 1186.
26 | Schiff, »Die Blutgruppen und ihre Anwendung vor Gericht«, S. 395.
27 | Schiff, 6. 5. 1929, GstA PK, I. HA Rep. 76 VIII B Nr. 2074, Bl. 313, S. 5.
28 | Raestrup, »Die Blutgruppenkunde in der gerichtlichen Medizin«, S. 347.

man sich dem Teufel verschreiben. Das Blut wurde im alten deutschen Recht gar als Zeuge aufgerufen: die Wunden eines Erschlagenen mussten aufs neue bluten, wenn der Mörder vor die Leiche trat; also galt der als Mörder, in dessen Gegenwart sich Blut in der Wunde zeigte. [...] An diesen alten Rechtsbrauch wird man erinnert, wenn man von dem Ergebnis der neuesten wissenschaftlichen Untersuchungen des letzten Jahrzehnts hört.«[29]

Der von Elwert genannte alte Rechtsbrauch war die so genannte »Baarprobe«, die im Heiligen Römischen Reich zwischen dem 12. und 17. Jahrhundert geübt worden war.[30] Die Baarprobe, auch Bahrrecht oder Blut-Beweis genannt, ging vermutlich auf magische Vorstellungen der vorchristlichen Zeit zurück, wurde aber im Christentum zu einem Gottesurteil.[31] Im Gegensatz zur Wasserprobe vermeintlicher Hexen wurde sie im 17. Jahrhundert unter Gerichtsmedizinern ernsthaft diskutiert; als naturwissenschaftliche Erklärung galt etwa das Sympathie-Antipathie-Konzept.[32] Mit der voranschreitenden Rationalisierung der Lehre von den Wunden im frühen 18. Jahrhundert verschwand die Baarprobe aus dem gerichtsmedizinischen Instrumentarium.[33] Die Vorstellung vom Blut als Träger der Seele blieb aber lebendig, wie etwa die Anfrage »Bluten Wunden, wenn der Mörder an die Bahre tritt?« in der *Medizinischen Welt* von 1927 und die anschließende ausgedehnte »Aussprache« zeigt.[34] Mit Ludwik Fleck gesprochen wurde die Baarprobe zur Präidee der Blutfleckdiagnose.

Eng mit der Baarprobe verknüpft war die Vorstellung, dass das Blut eine »Stimme« habe, wie beispielsweise aus einem Feuilleton-Beitrag Schiffs in der *Deutschen Medizinischen Wochenschrift* hervorgeht.[35] Während Schiff dieser Wahrnehmung äußerst skeptisch gegenüberstand, wurde sie vom Wiener Chirurgen Burghard Breitner begeistert aufgenommen. In der Senckenbergischen Naturforschenden Gesellschaft hielt er 1929 einen Vortrag mit dem Titel »Die Sprache des Blutes als biologisches Gesetz«. Breitner verglich eine Szene aus dem Nibelungenlied, in der die Wunde des toten Siegfrieds wieder zu bluten beginnt, als sein Mörder Hagen an seine Bahre tritt, mit einem modernen Gerichtsfall. Das Blut auf den Kleidern eines Angeklagten konnte als gruppenidentisch mit dem des Ermordeten und als

29 | Elwert, »Rechtliche Bedeutung«, S. 670.

30 | Der Begriff »Baar« entspricht der heutigen »Bahre« – der Verdächtige musste an die Bahre des Ermordeten treten. Vgl. Müller-Bergström, »Gottesurteil«, Sp. 1047, Sp. 1050-1053, sowie Fischer-Homberger, *Medizin vor Gericht*, S. 308.

31 | Fischer-Homberger, *Medizin vor Gericht*, S. 308; Müller-Bergström, »Gottesurteil«, Sp. 1046, Sp. 1062.

32 | Fischer-Homberger, *Medizin vor Gericht*, S. 308; Müller-Bergström, »Gottesurteil«, Sp. 1052.

33 | Fischer-Homberger, *Medizin vor Gericht*, S. 312ff.; vgl. auch Herber, *Gerichtsmedizin unterm Hakenkreuz*, S. 448, Fußnote 2.

34 | Kroll, »Bluten Wunden«; Strassmann, »Bluten Wunden«; Merkel, »Bluten Wunden«; Strauch, »Bluten Wunden«; Dyrenfurth, »Bluten Wunden«; Berblinger, »Bluten Wunden«; Christeller, »Bluten Wunden«; Schilling, »Bluten Wunden«; Themal, »Bluten Wunden«; Nippe, »Bluten Wunden«; Birnwald, »Bluten Wunden«; Sussmann, »Bluten Wunden«; Rixen, »Bluten Wunden«; Petersen, »Bluten Wunden«. Alle Sachverständigen sprachen sich letztlich gegen die Baarprobe aus und verwiesen sie in die Vergangenheit. Vgl. zum langen Fortleben auch Müller-Bergström, »Gottesurteil«, Sp. 1051f.

35 | Schiff, »Abstammungsproben«, S. 1142.

gruppenfremd mit dem des Angeklagten diagnostiziert werden. Breitner folgerte aus diesem Fall: »Wieder wurde das Blut Sprache und befreite einen Menschen von schwerstem Verdacht.« Er wies explizit darauf hin, dass zwischen der Mystik und der »kalten Nüchternheit des Mikroskops« »ein weiter Weg« liege, präsentierte die Blutgruppenforschung aber trotzdem als Manifestation von »Ahnungen und Träumen vergangener Jahrtausende«.[36] Ganz ähnlich hatte Lattes die individuelle Blutfleckdiagnose als »fernes Traumbild« bezeichnet, das erst mit »dem Aufblühen der Immunitätswissenschaft« objektiviert werden konnte.[37]

Die »Sprache des Blutes« konnte mit der Blutgruppenforschung wissenschaftlich erhärtet, das »ferne Traumbild« in eine begriffliche Sprache transformiert werden. Wie in den mythischen Erzählungen deckte das Blut den Mörder auf. Die Blutfleckdiagnose ermöglichte die Wahrheitsermittlung.[38] Allerdings suggerierte ihre Gleichsetzung mit der Baarprobe eine eindeutige Sprache des Blutes, obwohl es sich streng genommen nur um eine des Ausschlusses handelte. In dem von Elwert geschilderten Fall konnte lediglich nachgewiesen werden, dass die Blutgruppe des Flecks mit derjenigen des Ermordeten übereinstimmte, nicht aber, dass das Blut tatsächlich von diesem stammte. Im Gesamtzusammenhang konnte dies für den Verdächtigen jedoch belastend wirken.

»Blut am Schuh«: Karl Hussmann und die Blutgruppen

Im Oktober 1928 verfolgte die deutsche Öffentlichkeit nicht nur mit Spannung den Atlantikflug das Grafen Zeppelin, sondern auch den Prozess um die Ermordung des Abiturienten Helmut Daube.[39] Es handelte sich dabei um einen der »Sensationsprozesse« der Weimarer Republik, bei dem die Presse tagtäglich vom Prozessverlauf berichtete und eigens Journalisten vor Ort stationierte.[40] In der zeitgenössischen Wahrnehmung galt der Mordfall als eines »der furchtbarsten Verbrechen, das die Menschheit kennt«[41]. Des Mordes angeklagt war Karl Hussmann. Sein Freund Daube war mit durchgeschnittener Kehle und, wie es in einem Polizeibericht formuliert wurde, »kunstgerecht« abgetrennten Genitalien aufgefunden worden.[42] Nicht nur im nationalsozialistischen Hetzorgan *Stürmer*, auch in der Bevölkerung tauchte der

36 | Breitner, »Die Sprache des Blutes als biologisches Gesetz«, S. 152 und S. 153.

37 | Lattes, *Die Individualität des Blutes*, S. 149.

38 | Elwert, »Rechtliche Bedeutung«, S. 670.

39 | Zur Ermordung Daubes Kettler/Stuckel/Wegner, *Wer tötete Helmut Daube?*.

40 | Vgl. für andere Mordprozesse während der Weimarer Zeit Siebenpfeiffer, *›Böse Lust‹*; Tatar, *Lustmord*; Brückweh, *Mordlust*, sowie zur Gerichtsreportage in Berlin Siemens, *Metropole und Verbrechen*; ders., »Sensationsprozesse«. Die folgenden Zeitungen erstatteten regelmäßig Bericht: *Vorwärts*, *Vossische Zeitung*, *Deutsche Allgemeine Zeitung*, *Kölnische Zeitung* und die *Germania*. Die konservative *Kreuz-Zeitung* berichtete erst am Schluss des Prozesses in einer Notiz über den Freispruch Hussmanns: »Wir haben über die Verhandlungen nicht berichtet, da wir fürchteten, dass in diesem Prozess, wie es ja auch eingetreten ist, Dinge zur Sprache kamen, die nicht vor die Oeffentlichkeit gehören, und wir es ablehnen, derartige Berichte um der Sensations willen zu veröffentlichen« (*WTB*, »Freispruch des Primaners Hussmann«).

41 | B. S., »Der Schlussakt«; vgl. auch L. R., »Die Schülertragödie in Gladbeck«.

42 | Zit. nach. Kettler/Stuckel/Wegner, *Wer tötete Helmut Daube?*, S. 28.

Ritualmordvorwurf auf.[43] In Zeitungen, die diese antisemitische Vorverurteilung nicht übernahmen, rückten neben Hussmanns angeblicher Homosexualität und sadistischer Neigung – die ihn für einen solchen »Lustmord« gleichsam prädestinierten –, einige auf seinem Mantel und seinen Schuhen gefundene Blutflecken ins Zentrum des Interesses.[44] Der sozialdemokratische *Vorwärts* schrieb deshalb zu Beginn des Prozesses, dass dieser auch interessant werden dürfte, »als er zu den wenigen gehört, in dem die Blutprobe eine Rolle spielen wird«.[45]

Doch der Reihe nach: Den Abend des 22. März 1928 verbringen Helmut Daube und Karl Hussmann gemeinsam in einer Bueraner Burschenschafterkneipe.[46] Sie trinken viel und machen sich um zwei Uhr auf den Weg nach Hause.[47] Am Morgen des 23. März wird Helmut vor seinem Wohnhaus tot und verstümmelt aufgefunden.[48] Die Eltern erinnern sich, dass ihr Sohn am vorherigen Abend Karl Hussmann traf und lassen ihn anrufen. Hussmann nimmt den Anruf sofort entgegen und erscheint übernächtigt am Tatort.[49] Für Daubes Eltern hat er laut deren Angaben keine bedauernden Worte bereit, auch scheint ihn die Ermordung seines besten Freundes nicht sonderlich zu berühren.[50] Die Polizisten, die zuerst von einem Selbstmord Daubes ausgehen, entdecken Blutspritzer an Hussmanns Schuhen. In Hussmanns Zimmer wird ein weiteres Indiz gefunden, ein mit Blut befleckter Mantel.[51] Er wird festgenommen, am nächsten Tag wieder frei gelassen, einige Tage später erneut festgenommen.[52] Im April wird er nach Essen überführt und dort verhört. Hussmann wird auch deshalb verdächtigt, weil man unter seinen Büchern eines des berühmten Berliner Sexualforschers Magnus Hirschfeld gefunden hat, was als Indiz für Homosexualität gewertet wird.[53] Rund sechs Monate später sitzt Hussmann auf der Anklagebank. Die gesamte deutsche Öffentlichkeit wird, wie es die liberale *Vossische Zeitung* treffend formuliert, zu seinem Zeugen.[54]

Die Blutflecken auf Schuhen und Mantel nehmen in der Beweisführung dieses Indizienprozesses eine zentrale Rolle ein. Die Analyse der Flecken nach der Uhlenhuth'schen Methode hatte im April ergeben, dass es sich in beiden Fällen um Men-

43 | Vgl. o.A., »Blutmord in Gladbeck«; o.A., »Gladbecker Blutmord«; Kettler/Stuckel/Wegner, *Wer tötete Helmut Daube?*, S. 94-96.

44 | Für eine Fokussierung auf den Aspekt des »Lustmordes« und eine medienhistorische Einordnung vgl. Bischoff/Siemens, »Class, Youth, and Sexuality«.

45 | L. R., »Die Schülertragödie in Gladbeck«.

46 | Kettler/Stuckel/Wegner, *Wer tötete Helmut Daube?*, S. 19.

47 | Ebd., S. 21.

48 | Ebd., S. 23.

49 | Ebd., S. 25.

50 | O.A., »Der Tod des Abiturienten«.

51 | Kettler/Stuckel/Wegner, *Wer tötete Helmut Daube?*, S. 26.

52 | Ebd., S. 27.

53 | Ebd., S. 31. Hirschfeld widmete dem Fall einen Artikel: Hirschfeld, »Bemerkungen eines Sexualforschers«. Zu Hirschfeld vgl. einführend Herzer, *Magnus Hirschfeld*. Zu Hirschfelds Bezug zum Blut vgl. Hirschfeld, »Bluntuntersuchungen bei Homosexuellen«; darin ging es aber nicht um die Blutgruppen, sondern um den Nachweis der »inneren Sekretion« im Blut.

54 | Inquit, »Epilog zum Hussmannprozess«. Hinter dem Pseudonym Inquit verbarg sich der promovierte Germanist Moritz Goldstein (Siemens, »›Vom Leben getötet‹«, S. 332).

schen- und nicht um Tierblut handle.[55] Während das Blut an Hussmanns Mantel der Blutgruppe o wie Hussmanns eigenes Blut angehörte, weisen die Flecken an den Schuhen Blutgruppe A auf – »zu der auch das Blut des ermordeten Daube gehört«.[56] Damit war die Schuld Hussmanns zwar nicht schlüssig bewiesen, doch warf das Resultat einen starken Verdacht auf ihn. »Das Ergebnis der Blutgruppe«, so die liberale *Kölnische Zeitung*, »dürfte bei dem Prozess eine sehr bedeutende Rolle spielen«.[57] Auch gemäß der *Vossischen Zeitung* bildete dieses »fremde Blut, zwei Tropfen auf den Schuhen, [...] einen Pfeiler der Anklage«[58].

Vor Gericht nach der Herkunft der Flecken befragt, gab Hussmann an, sich selbst nicht erklären zu können, wie das Blut dorthin gekommen sei.[59] Am Morgen nach dem Mord hatte er laut einem der Kriminalkommissare gesagt, das Blut an den Schuhen rühre vom Mord an einer Katze her. Ein anderer Kriminalkommissar meinte gehört zu haben, es handle sich um das Blut eines Frosches, den Hussmann mit dem Fuß gestoßen habe. Von einem dritten Kommissar wurde das Blut auf Nasenbluten zurückgeführt.[60] Die Uneinigkeit unter den Ermittlern warf ein schlechtes Licht auf die örtliche Polizei – wie insgesamt der Prozess eine massive Kritik am Polizeiwesen zur Folge hatte[61] – und führte zu keinem schlüssigen Ergebnis. Unmöglich aber konnte das Blut laut Polizei erst am Morgen auf die Schuhe gekommen sein: Hussmann konnte »seine Schuhe weder an der Leiche, noch an der Blutlache mit Blut beflecken [...], weil er ganz nahe überhaupt nicht herangekommen wäre«[62]. Diese Meinung teilte später auch der Sachverständige Baumann vom chemischen Untersuchungsamt Recklinghausen.[63] Für Kriminalkommissar Klingelhöller wie auch für den Vater Daubes stellten die Blutflecken ein starkes Verdachtsmoment dar, das durch die Ergebnisse der Blutgruppenuntersuchung weiter Nahrung erhielt.[64]

Neue Fakten, die einige Tage nach Prozessbeginn in der lokalen *Buerschen Zeitung* auftauchten, brachten allerdings die Beweiskraft des Blutes für kurze Zeit ins Wanken. Der *Buerschen Zeitung* zufolge hatten Hussmann und Daube auch noch ein anderes Restaurant besucht. Hussmann habe dort neben einem gewissen Rogowski gesessen, der Nasenbluten hatte. Rogowski solle deshalb als Zeuge geladen und ihm eine »Blutprobe« entnommen werden, »um festzustellen, ob sein Blut der Blutgrup-

55 | Vgl. o.A., »Der Gladbecker Mord«.

56 | O.A., »Der Mordprozess Hussmann«; ähnlich: Inquit, »Tragödie der Jugend«; vgl. auch Kettler/Stuckel/Wegener, *Wer tötete Helmut Daube?*, S. 35.

57 | O.A., »Der Gladbecker Mord«.

58 | Inquit, »Hussmanns Briefe«.

59 | Vgl. unter anderem Inquit, »Tragödie der Jugend«.

60 | O.A., »Der Primaner vor dem Schwurgericht«; o.A., »Der Tod des Abiturienten«; o.A., »Widersprüche im Primanerprozess«.

61 | Vgl. etwa Inquit, »Epilog zum Hussmannprozess«; Heinemann, »Fehlgriffe der Kriminalpolizei«; K., »Nach dem Essener Freispruch«; L. R., »Das Rätsel des Schülermordes«.

62 | B-r., »Der Primanermord in Gladbeck«, vgl. auch o.A., »Der Tod des Abiturienten«.

63 | B-r., »Der Hussmann-Prozess«; vgl. auch Inquit, »Hussmanns Innenleben«.

64 | Inquit, »Die Zeugenvernehmung hat begonnen«; o.A., »Widersprüche im Primanerprozess«. Vgl. auch B. S., »Frau Daube macht ihre Aussagen«. Daraus geht hervor, dass die Mutter Daubes das Gutachten über die Blutproben ebenfalls erhalten hat. Vgl. auch Kettler/Stuckel/Wegener, *Wer tötete Helmut Daube?*, S. 35, sowie o.A., »Der Tod des Abiturienten«.

pe A angehört wie das Blut Daubes«[65]. Rogowski zufolge aber konnte das Blut auf Hussmanns Schuhen nicht von ihm stammen. Er habe sich zwar verletzt, es sei aber kein Blut herabgetropft. Auf eine Blutuntersuchung wurde in der Folge verzichtet.[66]

Genauere Informationen über die Blutgruppen erhielt das interessierte Publikum in den Zeitungsberichten über den Prozess oder in separaten Artikeln, nachdem die Sachverständigen ihre Gutachten vorgestellt hatten. Als Experte für die Blutgruppen trat Viktor Müller-Hess, Direktor des gerichtsmedizinischen Instituts in Bonn, vor Gericht auf.[67] Beim Menschen, so Müller-Hess, unterscheide man die vier Blutgruppen 0, A, B und AB;[68] die Blutgruppe stelle ein unveränderliches Merkmal des Menschen dar.[69] Wie die aufmerksame Leserschaft bereits wusste, gehörte das Blut auf dem Mantel wie dasjenige Hussmanns der Gruppe 0 an und stammte höchstwahrscheinlich von diesem selbst.[70] Die Flecken auf den Schuhen wiederum gehörten ebenso wie das Blut des Ermordeten zur Gruppe A. Neu wurden konkrete Prozentzahlen eingeführt: Die Flecken auf den Schuhen bewiesen nicht schlüssig, dass es sich um das Blut Daubes handle, »da 40 v[on] H[undert] aller Menschen Blutkörper der Gruppe A aufweisen«[71]. Laut *Germania* musste aber trotzdem angenommen werden, »dass das Blut von Daube kommt«.[72]

Diese Verschiebung von der potentiellen Übereinstimmung des Blutes auf den Schuhen und Daubes Blut zur beinahe sicheren Identität fand nicht nur in der *Germania* statt. In einem Kommentar auf der Titelseite der *Deutschen Allgemeinen Zeitung* war zu lesen, dass

»man aus Blutgruppeneigenschaften, wie es jetzt anscheinend im Prozess Hussmann geschehen ist, Schlüsse auf die Identität oder Nichtidentität von Blutspuren ziehen [kann], wobei aber wieder den negativen Schlüssen naturgemäß eine viel höhere Beweiskraft zukommt«[73].

Auch wenn in diesen Zeilen den negativen Resultaten eine höhere Beweiskraft zugesprochen wurde, fiel den positiven Schlüssen doch eine gewisse Beweiskraft zu; sogar der Begriff der »Identität« wurde verwendet. In einem Artikel über »Die Bedeutung der Blutgruppenbestimmung«, der während des Hussmann-Prozesses er-

65 | B. S., »Was der Gladbecker Lokaltermin ergab«; vgl. auch Inquit, »Angeklagter Hussmann weiter entlastet«; o.A. »Ein Brief und ein Kommers«; B-r., »Entlastende Aussagen«.

66 | Kettler/Stuckel/Wegner, *Wer tötete Helmut Daube?*, S. 49.

67 | Müller-Hess verfasste nach dem Prozess gemeinsam mit Arthur Hübner einen Aufsatz, der die medialen Rahmenbedingungen des Prozesses reflektierte und insgesamt versuchte, verschiedene Lehren aus dem Prozess zu ziehen (Hübner/Müller-Hess, »Die sexualpathologischen, psychiatrisch-psychologischen und gerichtlich-medizinischen Lehren«). Vgl. zu Müller-Hess Rose, *Die akademischen Mitarbeiter*, S. 75-77; Mallach, *Geschichte der Gerichtlichen Medizin*, S. 62-66; Wirth/Strauch/Vendura, *Das Institut für Rechtsmedizin*, S. 88-95.

68 | Inquit, »Hussmanns Innenleben«; vgl. auch o.A., »Die Blutflecken am Mantel«.

69 | B-r., »Der Hussmann-Prozess«, vgl. auch o.A., »Unsere Meinung«, 24. 10. 1928.

70 | B-r., »Der Hussmann-Prozess«; ähnlich auch Inquit, »Hussmanns Innenleben«.

71 | Inquit, »Hussmanns Innenleben«.

72 | B-r., »Der Hussmann-Prozess«.

73 | O.A., »Unsere Meinung«, 24. 10. 1928.

schien, ohne direkt darauf Bezug zu nehmen, wurde die gerichtsmedizinische Auswertung von Blutspuren als unter Umständen ausschlaggebend bezeichnet:

»[D]ie Bestimmung der Blutgruppe kann bei der Überführung oder Kennzeichnung eines Verbrechers auch als positives Beweismittel schwer in die Wagschale (sic) fallen – und in Verbindung mit anderen Verdachtsgründen – wohl gar das letzte Glied in der Kette der Tatsachen bilden, durch deren Ermittlung der Angeklagte überführt wird.«[74]

Dem Blut, so der Autor, wohne »eine ausgesprochene Individualität« inne.[75]

Für die Öffentlichkeit konnte durch die Berichterstattung über den Fall Hussmann durchaus der Eindruck entstehen, dass Blut und Identität in einem Zusammenhang stünden. Zwar konnte die Blutgruppenforschung keine zweifelsfreie Identifizierung gewährleisten, sondern nur die Nichtidentität feststellen –, aber sie stand der Rede vom Blut als Lokus der Identität auch nicht entgegen bzw. erwies sich als so dehnbar, dass das Blut sich mit einer kleinen, metaphorisch motivierten Verschiebung mit Identität gleichsetzen ließ. Die Blutfleckprobe war damit nichts anderes als die wissenschaftliche Fundierung der Baarprobe. Das Blut »sprach«, und diese Vorstellung wurde durch andere narrative Elemente weiter gestützt. Hussmann wurde, so erzählte er, auf der Kriminalpolizei vier Stunden lang zugerufen: »Sie Mörder – Helmuths Blut schreit nach Rache!«[76] Die Macht der Sprache des Blutes manifestierte sich auch in der Wendung »das Blut an den Schuhen« oder verkürzt »das Blut am Schuh«, die in ihrer ständigen Wiederholung Erinnerungen an Aschenputtel und »das Blut im Schuh« evozierte. Im Grimm-Märchen beschneiden sich die bösen Stiefschwestern ihre Füße, um in die Schuhe des vom Prinzen auserwählten Aschenputtels zu passen. Die Tauben aber können nicht hinters Licht geführt werden und warnen den Märchenprinzen – »Rucke di guck, rucke di guck, Blut ist im Schuh«[77] – vor der Heirat der falschen Frau. Im Märchen »sprach« das Blut, während es im Hussmann-Fall die Blutgruppe A war, die »sprach«. Das alte Baarrecht und die moderne »Blutprobe« vermischten sich in den Zeitungsartikeln bis zur Unkenntlichkeit und nährten sich gegenseitig.

Das Blut und die Blutgruppen spielten aber nicht nur zu Beginn des Prozesses und bis zur Anhörung der Sachverständigen eine gewichtige Rolle, sondern stellten bis zu dessen Ende ein Schlüsselelement dar. Die »pathologischen« Neigungen Hussmanns, seine angebliche Homosexualität und sadistische Ader, die dazu geführt hatten, dass gewisse Teile des Prozesses nur unter Ausschluss der Öffentlichkeit zur Sprache kommen konnten, waren für die endgültige Beweisführung nicht

74 | Hartkopf, »Die Bedeutung«; dieser Artikel erschien im Zusammenhang mit dem Kammergerichtsentscheid, vgl. dazu das nächste Kapitel.

75 | Hartkopf, »Die Bedeutung«; vgl. für einen anderen zeitgleich erscheinenden Artikel zur Vaterschaft, der auf derselben Seite wie die Berichterstattung über den Hussmann-Prozess abgedruckt war, o.A., »Blutgruppe B und Blutgruppe O«.

76 | bs., »Erste Zeugenaussagen«. Vgl. auch Zucker, der eine ähnliche Wendung – »So, Karlchen, jetzt wird gesühnt! Helmuths Blut schreit nach Rache!« – als Motto seiner kurzen Bemerkung in der *Weltbühne* voranstellte (Zucker, »Gladbeck«, S. 719).

77 | Einzig Zucker weist auf diese Analogie zwischen dem Hussmann-Prozess und Aschenputtel hin (Zucker, »Gladbeck«, S. 720). Zur Bedeutung des Blutes in Aschenputtel vgl. etwa Schury, *Lebensflut*, S. 82-85.

entscheidend.[78] Müller-Hess war zwar zum Schluss gekommen, dass Hussmann dringend der Homosexualität verdächtigt werden müsse, konnte diesen Verdacht aber nicht schlüssig beweisen. Man kann nur darüber spekulieren, inwiefern das Resultat der von ihm vorgenommenen Blutgruppenuntersuchung seinen psychologischen Eindruck beeinflusste.[79] Und Hussmann konnte von Glück reden, dass er Blutgruppe 0 und nicht B angehörte. Unter zahlreichen Medizinern galt Blutgruppe B als besonders häufig unter Schwerverbrechern.[80]

Am Ende des rund zweiwöchigen Prozesses, der auf die Öffentlichkeit eine ungeheure Faszination ausübte,[81] nahm das Blut im Schlussplädoyer des Staatsanwaltes eine entscheidende Funktion ein. Das Blut an den Schuhen war – neben einer Zeitangabe Hussmanns – das entscheidende Indiz, das Hussmann in den Augen des Staatsanwaltes zum Mörder machte. Er schloss sein Plädoyer dramatisch:

»Und hier frage ich den Angeklagten: ›Karl Hussmann, wie kam das Menschenblut auf deine Schuhe?‹ Nicht, wie der Angeklagte erklären wollte, Katzen- oder Froschblut klebt an seinem Schuh, sondern Menschenblut der Gruppe B[82] ist auf dem Schuh des Angeklagten, der Blutgruppe, zu der Helmuth Daube gehört. Wenn mir der Angeklagte erklären kann, wie dieses Blut an seinen Schuhen kommt, dann bin ich der erste, der ihm die Hand reicht und sagt: ›Du bist unschuldig.‹ Der Angeklagte ist auch in keine Blutlache getreten. Das Blut ist vielmehr, wie die Sachverständigen bekunden, von oben getropft. Meine Herren, fassen wir alles zusammen, dann kann ich nichts anderes, als sagen: ›Der Angeklagte ist der Tat schuldig.‹ (Sehr leidenschaftlich:) ›Soll denn hier alles der Zufall gemacht haben? Ich kann, wenn ich alle Indizien überblicke und alles zusammenfasse nur sagen: Schuldig, schuldig!‹ (Große Bewegung im Zuhörerraum.)«[83]

Das Plädoyer des Verteidigers war nicht weniger dramatisch und kreiste in logischer Konsequenz ebenfalls ums Blut:

78 | Dazu Bischoff/Siemens, »Class, Youth, and Sexuality«.

79 | Für Müller-Hess stellte die Blutgruppe A auf den Schuhen Hussmanns ein »schwerwiegendes Indizium« dar (Hübner/Müller-Hess, »Die sexualpathologischen Lehren«, S. 194.)

80 | Vgl. dazu genauer Kapitel 5. 5. Hussmanns guatemaltekischer familiärer Hintergrund (Bischoff/Siemens, »Class, Youth, and Sexuality«) hätte aus seroanthropologischer Perspektive zudem Blutgruppe B wahrscheinlicher gemacht.

81 | Der Prozess entfaltete eine große Dynamik; je länger er dauerte, je häufiger wurde das Gericht von Leuten aus dem Ruhrgebiet um Einlasskarten bestürmt (B. S., »Gerüchtemacherei um Hussmann«; vgl. auch o.A., »Die Blutflecken am Mantel«). Auch die Nachricht, dass Hussmann für einen Lokaltermin (in Gladbeck) im Wagen mitfahre, führte vor dem Essener Gericht zu einer Ansammlung von Hunderten von Menschen. In Gladbeck brachte der Lokaltermin fast die ganze Bevölkerung auf Beine (B. S., »Was der Gladbecker Lokaltermin ergab«). Selbst in einer Kritik zur Premiere von Ferdinand Bruckners Stück »Verbrecher« am Deutschen Theater kam der Hussmann-Prozess aufgrund der Thematik der Homosexualität zur Sprache (o.A., »Unsere Meinung«, 28. 10. 1928).

82 | Es handelt sich hier um einen Fehler in der Presse.

83 | B. S., »Der Schlussakt«. Weniger ausführlich in der *Vossischen Zeitung*, aber auch dort wird deutlich, dass die Blutfleck auf den Schuhen neben der Wegangabe als schwerstes Indiz gewertet werden (Inquit, »Acht Jahre Zuchthaus beantragt«).

»Wer will behaupten, dass Hussmann nicht mit der Blutlache oder mit irgend jemand, der mit der Lache in Berührung kam, zusammengekommen ist? ›Karl Hussmann, wie kommt das Blut auf deine Schuhe?‹ so rief heute morgen der Herr Staatsanwalt, und ich frage: ›Herr Staatsanwalt, wie kommt das Blut auf Hussmanns Schuhe?‹ Nicht auf die Art, die Sie annehmen. [...] Meine Herren! Sie wissen nicht, ob Helmuth Daubes Blut auf den Schuhen ist und wie es darauf kam.«[84]

Es sei charakteristisch für den gesamten Prozess gewesen, so der Verteidiger, »dass alle Zeugen und Beamte in dem Moment von der Schuld des Angeklagten stets überzeugt gewesen seien, als man die Blutstropfen am Schuh gesehen habe«: »Für Klingelhöller stand fest: ›Hussmann hat das Blut auf dem Schuh, er ist der Täter.‹«[85] Die Verteidigung setzte deshalb darauf, die Gleichsetzung von Blut und Mörder aufzulösen, indem sie als allzu offensichtlich denunziert wurde. Damit wandte sich der Verteidiger auch gegen die Mystifizierung von Blut als Sprache und seiner Überhöhung zu einem sicheren Schuldbeweis. Er argumentierte, dass die Blutgruppen keinen hinreichenden Beweis darstellten: »40 Prozent aller Menschen gehören zur Blutsgruppe A, zu der auch Daube gehört. Mit dem Blut sei der Angeklagte nicht zu überführen.«[86] Allerdings stellte die Blutgruppe ein nur schwer zu überwindendes Argument dar. Die Alternativen, die der Verteidiger zur Erklärung des Blutes auf Hussmanns Schuhen heranzog, versuchten deshalb indirekt immer, die Existenz von Blutgruppe A auf dessen Schuhen zu erklären. Das Blut könne durchaus vom Morgen am Tatort herrühren, sei doch keiner der Beamten bereit gewesen, unter Eid auszusagen, »ob nicht Hussmann doch in die Blutlache getreten sei«. Eine weitere Blutquelle sah der Verteidiger in Rogowski, eine dritte Möglichkeit auf dem Heimweg, wo Hussmann und Daube an einer schweren Schlägerei vorbei gekommen seien.[87] Durch die Generierung neuer Kausalketten versuchte die Verteidigung, die Existenz des Blutes an den Schuhen und insbesondere Blutgruppe A zu erklären; diese argumentative Zersplitterung eindeutiger Kausalitäten sollte das Blut seiner Macht berauben.

Diese Argumentation war letztlich erfolgreich. Hussmann wurde mangels Beweisen freigesprochen. Einen solchen Freispruch hatte Hussmann, der seine Unschuld unablässig betont hatte, von Anfang an gefürchtet.[88] Denn der Freispruch stellte Hussmanns Unschuld keineswegs wieder her, wie die Pressekommentare zeigen. In der *Deutschen Allgemeinen Zeitung* wurde die in gewissen Kreisen kritisierte Anklage in Schutz genommen und Hussmann noch immer für dringend verdächtig gehalten.[89] Der Journalist der *Vossischen Zeitung* schloss seine Berichterstat-

84 | O.A., »Der Primaner Hussmann freigesprochen«.

85 | B. S./E. H., »Hussmann wegen Mangels an Beweisen freigesprochen«; ähnlich: o.A., »Zum Freispruch Hussmanns«.

86 | B-r., »Hussmann freigesprochen«.

87 | B. S./E. H., »Hussmann wegen Mangels an Beweisen freigesprochen«; ähnlich: o.A., »Zum Freispruch Hussmanns«.

88 | Inquit, »Tragödie der Jugend«.

89 | O.A., »Unsere Meinung«, 25. 10. 1928. Auch in der *Germania* wurde betont, dass die Anklage nicht leichtfertig erfolgt sei: K., »Nach dem Essener Freispruch«, diese Meinung teilte auch der *Vorwärts*: unter anderem L. R., »Hussmann und die Anklagebehörde«. Kritisch äußerte sich etwa Hirschfeld, »Bemerkungen eines Sexualforschers«, S. 1683.

tung ebenfalls damit, dass Hussmann erst dann als unschuldig angesehen werden könne, wenn der wahre Täter gefasst sei. Verdacht stelle immer die Vorstufe zur Gewissheit dar.[90] In der *Germania* hieß es, Karl Hussmann sei »[n]icht zweifelsfrei der Täter, aber auch nicht zweifelsfrei unschuldig«[91]. Trotz der Bemühungen des Verteidigers blieb das »Blut« gleichsam an Hussmann haften; er hatte sich mit Blut befleckt und konnte sich von diesem Schmutz nicht mehr reinigen.

Selbstverständlich besaß Blut schon vor dem Zeitalter der Blutgruppenforschung eine besondere Beweiskraft. Diese wurde aber mit der Blutfleckuntersuchung nicht geschwächt, sondern intensiviert. Die Blutfleckuntersuchung aktualisierte die Baarprobe, so dass in ihrer modernen Version nicht mehr das »Blut« sprach, sondern die Blutgruppe. Der Fall Hussmann führte zu einer Diffusion des Wissens um die Blutgruppen, das die bereits vorhandene Blutmetaphorik wissenschaftlich unterlegte. Die zeitgleich in den Zeitungen erschienenen Artikel mit dem Titel »Blutprobe als Beweis« – im Bereich der Vaterschaft – oder »Blut ist ein ganz besonderer Saft« – über die Transfusion –,[92] stützten diese spezifische Blut-Wahrnehmung zusätzlich.

Laut dem Gerichtschemiker Wilhelm Schatz wurde dem Ergebnis der Blutgruppenuntersuchung im Fall Hussmann »eine viel zu große Bedeutung beigemessen, denn wie von Autoritäten selbst zugegeben, steckt diese noch immer in den Kinderschuhen«[93]. Er wies damit auf eine Tatsache hin, die weder in den Medien noch in der Wissenschaft selbst thematisiert wurde, galt die Blutfleckdiagnose doch gemeinhin als unumstritten.[94] Sie wurde zwar, wie die Zahlen gezeigt haben, nicht besonders häufig eingesetzt, doch ihre Nützlichkeit und die Richtigkeit ihrer Resultate standen kaum zur Diskussion. Diskutiert wurde unter Experten deshalb eher die Verfeinerung der Technik, von der man sich eine Erweiterung des Einsatzgebietes erhoffte.[95] Ganz anders stellte sich die Sachlage für den Vaterschaftsnachweis dar.

---

90 | Inquit, »Epilog zum Hussmann-Prozess«.

91 | K., »Nach dem Essener Freispruch«; vgl. auch o.A., »Freispruch im Hussmann-Prozess«.

92 | O.A., »Die Blutprobe als Beweis«; Fleischmann, »Blut ist ein ganz besonderer Saft«.

93 | Schatz, »Hilfsindizien im Fall Hussmann«, S. 14. Diese Aussage wurde von Hübner/Müller-Hess entschieden als unzutreffend kritisiert (»Die sexualpathologischen Lehren«, S. 193f.).

94 | Eine einzige, skeptische Ausnahme findet sich allerdings in der *Deutschen Allgemeinen Zeitung* : pl., »Der Gladbecker Abiturientenmord«; danach vertritt die *DAZ* allerdings eine blutgruppenfreundliche Position (vgl. etwa o.A., »Unsere Meinung«; 23. 10. 1928).

95 | Raestrup, »Die Blutgruppenkunde in der gerichtlichen Medizin«, S. 344. Eine Möglichkeit der Verfeinerung stellte die Untersuchung auf die Blutgruppenfaktoren M und N dar; allerdings kam diese nur selten in Betracht, weil die erforderlichen Blutmengen kaum zur Verfügung standen (Schiff, »Die gerichtlich-medizinische Bedeutung der serologischen Eigenschaften M und N«, S. 58).

7.2 UNSICHERE VATERSCHAFT: DIE »BLUTPROBE« ALS BEWEIS

Tatsächlich: Verwandtschaften des Blutes

Das von Schiff 1924 in der Forensisch-medizinischen Vereinigung in Berlin gehaltene Referat stellte nicht nur für den Einsatz der Blutgruppen in Mordfällen, sondern auch in Vaterschaftsklagen die Initialzündung dar.[96] Neben der Tatsache der lebenslangen Zugehörigkeit zu einer Blutgruppe war die Vererbung nach Mendel für diesen Anwendungsbereich wesentlich.[97] In der schriftlichen Fassung des Referats publizierte Schiff eine Tabelle, aus der sich ablesen ließ, »zu welcher Gruppe der Vater jedenfalls nicht gehören kann«[98].

Noch im selben Jahr berichtete der Gerichtsmediziner Georg Strassmann auf der 13. Tagung der *Deutschen Gesellschaft für Gerichtliche und Soziale Medizin* in Innsbruck über die gerichtsmedizinische Anwendung der Blutgruppen.[99] Strassmann hatte erstmals im September 1924 eine Blutgruppenuntersuchung vor dem Schwurgericht in Essen in einem Meineidprozess vorgenommen. Schlüsse konnten allerdings nicht gezogen werden, da Mutter und Kind derselben Gruppe angehörten. Auch eine zweite, mit Schiff durchgeführte Untersuchung brachte kein Ergebnis.[100] Nichtsdestotrotz bilanzierte Schiff am Ende des Jahres zufrieden, dass sein Vorschlag, die Blutgruppendiagnose in Deutschland forensisch einzusetzen, positiv aufgenommen und das Interesse der beteiligten Kreise geweckt worden sei. Allerdings habe sich unter Laien die irrige Meinung durchgesetzt, dass in Vaterschaftsfragen der Vater »in jedem Falle einfach durch eine ›Blutprobe‹ festgestellt werden« könne.[101] Schiff suchte diesen überhöhten Erwartungen mit konkreten Zahlen entgegenzuwirken. Er betonte, dass man »nur in weniger als einem Viertel der Fälle« überhaupt eine Schlussfolgerung ziehen könne, und nur in fünf bis zehn Prozent

96 | Das Referat erschien in einer überarbeiteten Fassung gemeinsam mit Adelsberger: Schiff/Adelsberger, »Die Blutgruppendiagnose als forensische Methode«.

97 | Landsteiner hatte 1901 nur die forensische Anwendung hinsichtlich Blutflecken propagiert, da die Vererbung der Blutgruppen noch nicht nachgewiesen war. Dungern und Hirszfeld, die den Mendel'schen Vererbungsgang der Blutgruppen 1910 nachwiesen, bemerkten erstmals ausdrücklich, dass die Blutgruppen in Vaterschaftssachen zur Anwendung gelangen könnten (Dungern, »Ueber Nachweis und Vererbung biochemischer Strukturen und ihre forensische Bedeutung«, S. 295).

98 | Schiff/Adelsberger, »Die Blutgruppendiagnose als forensische Methode«, S. 102.

99 | Strassmann, »Ueber individuelle Blutdiagnose«, S. 184-192. Vgl. zur Familie Strassmann: Strassmann, *Die Strassmanns*; sowie zu Fritz Strassmann und zur Gerichtsmedizin in Berlin und Deutschland insgesamt: Wirth/Strauch/Vendura, *Das Institut für Rechtsmedizin*, S. 44-88; Rose, *Die akademischen Mitarbeiter und deren Veröffentlichungen*, S. 16-20; Mallach, *Geschichte der Gerichtlichen Medizin*, S. 49-79; Mantel/Schwerd, *Zur Entwicklung der gerichtlichen Medizin im 20. Jahrhundert in Deutschland*; Wirth/Strauch, »Gerichtliche Medizin als akademisches Lehrfach«; Strauch/Wirth, »Persecution of Jewish Forensic Pathologists«; Kaufmann, »Die Familie Strassmann«; Herber, »Zwischen Gerichtsmedizin und Strafrechtswissenschaft«; Herber, *Gerichtsmedizin unterm Hakenkreuz*, Kapitel 2-5.

100 | Strassmann, »Über individuelle Blutdiagnose«, S. 190.

101 | Schiff, »Wie häufig«, S. 231.

der Fälle sei ein negativer Vaterschaftsnachweis überhaupt möglich.[102] Damit grenzte er sich zu den metapherndurchtränkten populären Berichten ab und inszenierte das wissenschaftliche Wissen als nüchtern und neutral.

Die imaginäre Verbindung von Blut und Vaterschaft blieb trotz dieser geringen Erfolgsaussichten der Paternitätsserologie stabil, was sie auch ihrer simplen semantischen Koppelung verdankte, wie Schiff bemerkte:

»Es ist in den letzten Jahren allgemein bekannt geworden, dass bei unsicherer Abstammung eines Kindes unter Umständen eine Blutprobe gewisse Aufschlüsse bringen kann. Diese Verbindung ›Blutprobe‹ und ›Vaterschaft‹ könnte den Anschein erwecken, als ob sich einfach mit Hilfe einer Blutuntersuchung die Vaterschaft feststellen ließe. Das ist nicht der Fall.«[103]

Trotz Schiffs Aufklärungsbemühungen blieb das Blut an der Vaterschaft haften. Wie die Blutfleckendiagnose passte sich der Vaterschaftsnachweis über die Blutgruppen umstandslos in bereits bestehende Deutungsmuster, in diesem Fall der Verwandtschaft, ein. Darauf wies etwa ein Autor in einem populärwissenschaftlichen Beitrag über die Blutgruppen in der Zeitschrift *Sudetendeutsche Familienforschung* hin: »Welche Rolle das Blut im Familienleben spielt, verrät schon der Sprachgebrauch, wenn er von blauem Blute, von vornehmem Geblüt, von Blutsverwandtschaft, Blutrache, Blutschande, Blutsbrüderschaft usw. spricht.«[104] Populäre Vorstellungen und Wissenschaft erhellten sich wechselseitig. Die Blutgruppenforschung bezog ihre Legitimation aus der auch interdiskursiv relevanten Blutmetaphorik und bestätigte diese wiederum wissenschaftlich.

Der Nachweis der Vaterschaft anhand des Blutes, der streng genommen ja nur der Ausschluss der Vaterschaft sein konnte, schien von besonderer Evidenz zu sein. Betrachtet man die Schlagzeilen in der Tagespresse zur »Blutprobe« jener Jahre, dann sind es nur wenige, die Blut/gruppe und Abstammung voneinander trennten. Meistens wurden sie positiv miteinander verknüpft und die Blutgruppe verkürzt mit Blut gleichgesetzt. So titelte die *Vossische Zeitung* »Die Blutprobe als Beweis«;[105] an anderer Stelle war über »Blutuntersuchungen zur Feststellung der Vaterschaft«[106] zu lesen. Beide Artikel wiesen darauf hin, dass die Blutgruppenuntersuchung als Ausschlusskriterium fungierte, doch wurde diese Tatsache von der in der Schlagzeile vorhandenen Metaphorik überblendet. Das Blut als Zeichen der Verwandtschaft setzte sich gegenüber seiner wissenschaftlichen Deutung durch und verwandelte den Negativbeweis in einen positiven Nachweis. Abstammung, so der Tenor aller Schlagzeilen, war tatsächlich, wissenschaftlich nachweisbar, im Blut zu lokalisieren.

In einigen Fällen wurde entsprechend der Metaphorik der Blutmischung der möglicherweise erfolgte Akt der »Blutmischung« – der Zeugung – im Labor reproduziert. Das Blut des Kindes wurde mit dem »Serum der beiden angeblichen El-

102 | Ebd., S. 233; Schiff, »Zur rechtlichen Bedeutung der Blutuntersuchung«, S. 300. Die Zahl von einem Viertel wurde oft falsch rezipiert, vgl. Elwert, »Rechtliche Bedeutung der Blutuntersuchung«, S. 671; Quinz, »Blutgruppen und Vererbung«, S. 233.

103 | Schiff, »Die sogenannte Blutprobe und ihre soziale Bedeutung«, S. 354.

104 | Weyde, »Vom Blute«, S. 49.

105 | O.A., »Die Blutprobe als Beweis«.

106 | BArch, R 1051, 126241, Bl. 12; der Artikel »Blutuntersuchungen zur Feststellung der Vaterschaft«, erschien in Kiel am 28. 2. 1927, genauere Angaben fehlen.

tern« vermischt. Fand eine Agglutination statt, konnte das Kind »nicht aus der angegebenen Verbindung stammen«.[107] Analog zur Metaphorik der Transfusion konnte Schiff hier von »Verträglichkeit« sprechen: Wenn sich das Blut des Kindes mit dem seiner »Eltern« nicht vertrage, handle es sich nicht um dessen Eltern.[108] Die »Blutmischung« im Zeugungsakt manifestierte sich im Labor in der »Verträglichkeit« des Blutes von Eltern und Kind. Auf diese Weise ließ sich wortwörtlich von einer Verwandtschaft des Blutes sprechen.

Damit erinnerte die neue Praxis auch an »Abstammungsproben in alter Zeit«, worauf Schiff in einem Beitrag in der *Deutschen Medizinischen Wochenschrift* von 1929 und seinem Standardwerk von 1933 einging. Er zitierte unter anderem einen aus Bosnien stammenden Text, der von der Rolle des Blutes bei der Vatersuche berichtete. Sei der angebliche Vater tot, lasse man das Blut des Kindes auf das aus dem Grab geholte Bein des Vaters tropfen: »Saugt das Bein das Blut auf, so ist der Tote der rechtmäßige Vater gewesen, wenn nicht, so stammt das Kind von einem anderen.«[109] In den *Gesta Romanorum* finde sich eine ähnliche Geschichte, in der sich das Blut eines Königssohns nicht vom Knochen des toten Vaters abwaschen ließ.[110] Diese »Blutprobe« sei andernorts fälschlich als Hämagglutinationsprobe interpretiert worden. Es gehe hier aber um eine Reaktion zwischen Blut und Knochen, ein »Vergleich mit der Landsteinerschen Reaktion« sei hinfällig.[111] Auch eine aus China bekannte Knochenprobe, in der das Blut der Kinder bei Blutsverwandtschaft in die Knochen der schon toten Eltern einzudringen vermag, wurde von Schiff nicht als ein »naturwissenschaftlich begründetes Verfahren« anerkannt. Vielmehr handle es sich »um eine Art Zauberverfahren, dem mystische Vorstellungen von der Beseeltheit des Blutes zugrundeliegen. Das Blut weiß um Verborgenes, und es gibt sein Wissen auf verschiedene Weise zu erkennen.«

Schiff referierte in seinem Artikel auch traditionelle Verfahren, die ausschließlich auf Blut beruhten. So ließen sich Kinder oder von klein auf getrennte Geschwister stechen und das Blut in eine Schüssel tropfen. Bei Blutsverwandtschaft koagulierten »die Blutstropfen in eins zusammen, sonst aber nicht. [...] Durch die Bluttropfenmethode kann der Enkel auch den Großvater erkennen.«[112] Auch in die-

107 | Schiff, »Die Blutuntersuchung bei strittiger Vaterschaft in Theorie und Praxis«, S. 369. Dieses Verfahren wurde von Scheurlen als »direkte Probe« bezeichnet (»Blutgruppenzugehörigkeit und Meineidsprozesse«, S. 81). Längerfristig setzte sich aber ein Verfahren durch, bei dem die Blutgruppen der einzelnen Personen mittels der Reagenzglas- oder Objektträgermethode bestimmt wurden (vgl. etwa Raestrup, »Die Blutgruppenkunde in der gerichtlichen Medizin«, S. 379).

108 | Schiff, »Die Blutuntersuchung bei strittiger Vaterschaft in Theorie und Praxis«, S. 370; ähnlich auch ders., »Vaterschaftsnachweis durch Blutprobe«, S. 151f.

109 | Schiff, »Abstammungsproben«, S. 1142.

110 | Ebd., S. 1142, sowie ders., *Die Blutgruppen und ihre Anwendungsgebiete*, S. 188.

111 | Schiff, »Abstammungsproben«, S. 1142, Fußnote 1; vgl. Bertels, »Hämolyse und Blutgruppenreaktion im Mittelalter«. Bertels schreibt explizit, »dass schon im Mittelalter die Blutgruppenreaktion rein empirisch zum Nachweis der Vaterschaft herangezogen worden ist und nur in Vergessenheit geraten war, weil die theoretischen Grundlagen fehlten, diese Reaktion unter die wissenschaftlichen Errungenschaften einzureihen« (S. 1915).

112 | Schiff, »Abstammungsproben«, S. 1442, sowie ähnlich ders., *Die Blutgruppen und ihre Anwendungsgebiete*, S. 188.

sem Beispiel sah Schiff – anders als sein japanischer Kollege Tanemoto Furuhata – keine Landsteiner'sche Reaktion, sondern vielmehr »uralte Blutmystik« am Werk und die Vorstellung von der »Anziehungskraft des Blutes, die Verwandtschaft erkennen lässt«.[113] Schiffs Beitrag macht deutlich, dass die Übereinstimmung zwischen mythischen Blutsvorstellungen, die »äußerlich an unsere heutige Blutdiagnostik«[114] erinnerten, und der modernen »Blutsprobe« auch in der Wissenschaft als Legitimation ihres Verfahrens angenommen wurde, was Schiff allerdings kritisierte. Allerdings blieb selbst Schiff nicht immer in kritischer Distanz zu vorwissenschaftlichen Überzeugungen. Er schloss seinen Aufsatz mit der Überzeugung, dass »auch jene älteren Anschauungen unser Interesse verdienen«, jetzt, da die Abstammungsfragen »durch die systematische Anwendung naturwissenschaftlicher Methoden in eine neues Stadium getreten ist«.[115] Die Metaphorik blieb damit in der Schwebe.

Diese Ambivalenz Schiffs zeigt sich auch in seiner wiederholten Warnung, dass die Blutgruppen, nur weil es sich bei Blut angeblich um einen »besondren Saft« handle, keinen privilegierten Zugang zu Fragen der Vererbung darstellten und kein »Anlass zu einer besonderen Blutmystik« bestehe.[116] Gleichzeitig ließ Schiffs unermüdlicher Aktivismus für die Anerkennung der »Blutprobe« bei strittiger Vaterschaft »Blut« und »Vaterschaft« immer wieder in einen kausalen Zusammenhang treten. Schiff grenzte sich zwar von der populären Metaphorik ab, schrieb diese aber unter wissenschaftlichen Vorzeichen fort. Das Wort »Blutprobe«, das von Schiff und zahlreichen anderen Medizinern, Juristen und Zeitungsberichterstattern verwendet wurde, kann selbst als Metapher bezeichnet werden, welche die genannten traditionellen Verfahren und eine »Sprache des Blutes« evozierte.

Schiffs Einsatz für die paternitätsserologische Anwendung der Blutgruppen war durchaus erfolgreich. Im Januar 1926 zählte er zehn Fälle, bei denen eine »Blutprobe« zur Anwendung gekommen war. Die involvierten Parteien, Gerichte und Jugendämter brachten der neuen Methode großes Interesse und Verständnis entgegen.[117] Einige Monate später konnte Schiff schon von 16 Fällen berichten.[118] Darunter seien »die ersten nicht nur in Deutschland, sondern überhaupt, in denen die Blutgruppen zur Klärung von Abstammungsfragen mit Erfolg vor Gericht herangezogen werden konnten«[119]. Zur selben Zeit beanspruchte der Kieler Gerichtsmediziner Ernst Ziemke für sich, in Deutschland die ersten Untersuchungen durchgeführt zu haben, die zu einem Ausschluss der Vaterschaft geführt hätten.[120] 1940 behaup-

113 | Schiff, »Abstammungsproben«, S. 1143, zu Furuhata besonders Fußnote 3.

114 | Schiff, *Die Blutgruppen und ihre Anwendungsgebiete*, S. 188.

115 | Schiff, »Abstammungsproben«, S. 1143.

116 | Vgl. etwa Schiff, *Die Blutgruppen und ihre Anwendungsgebiete*, S. 211.

117 | Schiff, »Praktische Erfahrungen«, S. 15.

118 | Schiff, »Die Blutuntersuchung bei strittiger Vaterschaft«, S. 370.

119 | Ebd., S. 374.

120 | In einem nachträglichen Zusatz schreibt Schiff, dass laut einer brieflichen Mitteilung auch Ziemke aus Kiel »über einige Fälle, in denen auf Grund der Untersuchungen das Urteil in negativem Sinn gefällt wurde« verfüge (Schiff, »Die Blutuntersuchung bei strittiger Vaterschaft«, S. 374, Fußnote 1). Auch gegenüber dem Berner Kottmann behauptete Ziemke, dass seit Ende 1925 im Institut für gerichtliche und soziale Medizin 26 Fälle strittiger Vaterschaft untersucht worden seien (Kottmann, »Die forensische Bedeutung des Blutes als Spiegel der Vaterschaft«, S. 541f.). Schiff selbst nennt jedoch auch 1927 das Urteil in Erfurt als das

tete Curt Goroncy, er habe das erste rechtskräftige Urteil in Deutschland erzielt.[121] Wem auch immer Priorität eingeräumt werden muss, unbestritten ist, dass ein Urteil bei fraglicher Abstammung aufgrund einer »Blutprobe« erstmals in Deutschland gefällt wurde und dass sich diese Praxis rasch verbreitete.[122]

Ab 1926 mehrten sich die Publikationen zur Paternitätsserologie[123] und die Justizministerien einiger Länder publizierten Bekanntmachungen, in denen sie die Gerichtsbehörden auf die Blutgruppenuntersuchung und ihre forensischen Anwendungsgebiete aufmerksam machten.[124] Diese Veröffentlichungen hatten den gewünschten Effekt: So schürte die Bekanntmachung des württembergischen Justizministeriums, gepaart mit Tages- und Fachartikeln sowie einem Referat von Ministerialrat Ernst von Scheurlen das Interesse juristischer Kreise und führte dazu, dass Blutgruppenuntersuchungen im Medizinischen Landesuntersuchungsamt Stuttgart vermehrt durchgeführt wurden.[125] Angesichts rund 150.000 unehelicher Geburten jährlich, bei denen in etwa jedem zweiten Fall langwierige Prozesse angestrengt wurden, ist die positive Resonanz von Seiten der Gerichte leicht nachvollziehbar.[126] Die Zahl der untersuchten Fälle stieg schnell an: Während Schiff im September 1926 noch rund 100 Beweisbeschlüsse zählte,[127] waren ihm 1928 allein für Preußen rund 175 Beweisbeschlüsse bekannt,[128] für Deutschland und Österreich zusammen belief sich die Zahl »auf weit über 1000«.[129] Meistens war man jedoch, wie Schiff dies bereits 1924 vorausgesagt hatte, zu keinem »verwertbare[n] Ergebnis« gekommen;[130] in rund zehn Prozent der Fälle aber konnte ein angeblicher Vater als Erzeuger ausgeschlossen werden.[131]

---

erste ihm bekannte Urteil aufgrund der »Blutprobe« (Schiff, »Die Blutgruppen und ihre Anwendung vor Gericht«, S. 398). Dieses Erfurter Urteil gilt heute in der Literatur als erstes (vgl. etwa Schubert, *Die Projekte der Weimarer Republik*, S. 76).

121 | Vgl. Patzak, *Ursprünge gerichtlich anerkannter Blutgruppenbefunde*, S. 52f., der diese Aussage archivarisch nicht nachweisen konnte und deshalb Schiff vertraut. Vermutlich ist Goroncys Aussage auf dem Hintergrund des nationalsozialistischen Staates zu deuten; er musste zu diesem Zeitpunkt auch keine Reaktion Schiffs fürchten, der 1936 aus Deutschland geflohen war.

122 | Vgl. dazu auch Schneider, »Chance and Social Setting«, S. 553.

123 | Scheurlen, »Ein gerichtlich entscheidendes Gutachten auf Grund der Blutgruppenbestimmung«.

124 | Das bayerische Justizministerium war wohl das erste mit seiner Bekanntmachung vom 17. September 1926, Württemberg folgte am 9. Dezember 1926 (Patzak, *Ursprünge gerichtlich anerkannter Blutgruppenbefunde*, S. 2, S. 59-61, dort findet sich auch ein Abdruck der württembergischen Bekanntmachung in voller Länge).

125 | Mayser, »Erfahrungen mit gerichtlichen Blutgruppenuntersuchungen«, S. 641.

126 | Schiff, »Die sogenannte Blutprobe und ihre soziale Bedeutung«, S. 356. Vgl. zur Unehelichkeit in Deutschland in jenem Zeitraum Buske, *Fräulein Mutter*; Lilienthal, »The Illegitimacy Question in Germany«; Hering, *Makel, Mühsal, Privileg?*.

127 | Schiff, »Die Blutgruppen und ihre Anwendung vor Gericht«, S. 398.

128 | Schiff, »Die Blutprobe bei strittiger Vaterschaft«, S. 1186.

129 | Schiff, »Blutprobe und Rechtsprechung«, S. 43.

130 | Schiff, »Die Bluntersuchung bei strittiger Vaterschaft«, S. 371.

131 | Schiff, »Die Blutgruppen und ihre Anwendung vor Gericht«, S. 400.

Die Blutgruppenuntersuchung gehörte zwar rund drei Jahre, nachdem Schiff für sie geworben hatte, noch nicht zum festen Inventar der Gerichte. Auch fehlte die gesetzliche Grundlage dafür. Faktisch aber wurde sie häufig durchgeführt und war als Beweis anerkannt.[132] Dies hatte auch damit zu tun, dass, wie der Gerichtsmediziner Kurt Böhmer feststellte, die »wissenschaftlichen Grundlagen des Verfahrens [...] heute derart gefestigt [sind], dass der ärztliche Sachverständige auch in dieser Hinsicht dem Richter ein wichtiger Berater sein kann«[133]. Diese »wissenschaftlichen Grundlagen« umfassten einerseits die technischen Verfahrensweisen, andererseits die Vererbungsregeln und die Lehre von der Konstanz der Blutgruppen.[134] In der Regel wurde die Bernstein'sche Vererbungshypothese angewandt. Falls ein Untersucher trotzdem auf die ältere Erbhypothese Hirszfelds und Dungerns zurückgriff, war dies insofern unproblematisch, als die Bernstein'schen Vererbungsregeln zwar häufiger zu einem Resultat führen konnten, diejenigen von Hirszfeld/Dungern aber keine davon abweichenden Resultate generierten.[135] Die in der Literatur vermerkten Ausnahmen der Vererbungsregeln wurden von den Medizinern jeweils auf technische Fehler oder auf Illegitimität zurückgeführt – womit sie gleichzeitig den eigenen Expertenstatus zementierten.[136] Die lebenslange Zugehörigkeit zu einer Gruppe konnte noch nicht definitiv nachgewiesen werden, da die Blutgruppen erst seit einem Vierteljahrhundert bekannt waren. Doch nicht nur Schiff war davon überzeugt, dass der »Satz von der Konstanz der Blutgruppen« feststehe: »Die Gruppeneigenschaft eines Menschen gehört untrennbar zur Persönlichkeit.«[137]

Auf der 15. Tagung der *Deutschen Gesellschaft für Gerichtliche und Soziale Medizin* 1926 wurde deshalb von den Teilnehmern kein »Widerspruch gegen die gerichtliche Verwertbarkeit der Blutgruppenreaktion« erhoben. Vielmehr bestand »Einmütigkeit« darüber, dass »die Landsteinersche Reaktion eine wertvolle Bereicherung der gerichtlich-medizinischen Untersuchungsverfahren bildet«.[138] Zu den Tagungsteilnehmern zählten Wissenschaftler unterschiedlicher Disziplinen, Gerichtsmediziner wie Ziemke und Böhmer, Serologen wie Schiff, aber auch Mathematiker wie Bernstein. In diese interdisziplinäre »Einmütigkeit« und das von medizinischer Seite wahrgenommene große Interesse seitens der Richter platzte der Entscheid des Preußischen Kammergerichts im Oktober 1927 deshalb wie eine Bombe.[139]

---

132 | Sperl, »Der Abstammungsbeweis durch Blutvergleichung«, S. 1525.

133 | Böhmer, »Blutgruppen und Rechtspflege«, S. 1610.

134 | Vgl. dazu auch Scheurlen, »Ein gerichtlich entscheidendes Gutachten«, S. 727; Böhmer, »Blutgruppen und Rechtspflege«, S. 1608; Goroncy, »Erfahrungen mit der Blutgruppenbestimmung«, S. 414; Mayser, »Die Rolle der Blutgruppenuntersuchung in einem Vaterschaftsprozess«, S. 156.

135 | Vgl. Schiff, *Die Technik der Blutgruppenuntersuchung* (1926), S. 51; Böhmer, »Die Blutgruppen als Beweismittel«, S. 176.

136 | So Schiff immer wieder: »Vaterschaftsnachweis durch Blutprobe«, S. 152; ders., »Praktische Erfahrungen«, S. 16; ausführlich: ders., »Die Blutgruppen und ihre Anwendung vor Gericht«, S. 384-389; aber auch: Böhmer, »Blutgruppen und Rechtspflege«, S. 1609.

137 | Schiff, »Die Blutgruppen und ihre Anwendung vor Gericht«, S. 378; eine ähnliche Formulierung bei Böhmer, »Die Blutgruppen als Beweismittel«, S. 175.

138 | Berg, »Bericht über die 15. Tagung«, S. 67.

139 | Vgl. diese Bemerkung bei Mayser, »Die Rolle der Blutgruppenuntersuchung«, S. 155.

Auftritt Leonhard: Der Beschluss des Kammergerichts von 1927

Eine Geschichte unter vielen: Ein uneheliches Kind verklagte einen Mann als »seinen natürlichen Vater« und verlangte Unterhaltszahlungen. Das Amtsgericht Perleberg wies den Kläger, das uneheliche Kind, ab. Die Mutter habe während der Empfängniszeit nicht nur mit dem Angeklagten, sondern auch »mit einem gewissen L. Geschlechtsverkehr gehabt«. Damit lag gegen die Mutter die *exceptio plurium* vor, die so genannte »Einrede wegen Mehrverkehrs«: Der Frau wurde vorgeworfen, zur Zeit der Empfängnis mit mehreren Männern Geschlechtsverkehr gehabt zu haben. Dieser Vorwurf hatte weit reichende Folgen, weil nach geltendem Gesetz keiner der möglichen Väter als Vater in Anspruch genommen werden konnte. In der langwierigen Reform des Nichtehelichenrechts während der Weimarer Republik wurde die *exceptio plurium* häufig diskutiert. Sie stellte einen klaren Nachteil für die Mutter des Kindes dar, da von ihr kaum nachgewiesen werden konnte, dass der meist vom Angeklagten eingebrachte Vorwurf des Mehrverkehrs unrichtig war.[140] Im geschilderten Fall behauptete das uneheliche Kind, dass es »unmöglich aus dem Verkehr mit L. empfangen sein könne« und verlangte eine Blutuntersuchung. Das Amtsgericht lehnte ab, »weil durch Blutuntersuchung nur negativ festgestellt werden könne, dass L. nicht der Vater des Kl.[ägers] sei«.

Das Kind legte Berufung ein und suchte bei der nächsten Instanz, dem Landesgericht Neuruppin, um Bewilligung des Armenrechts an, die von diesem allerdings »wegen Aussichtslosigkeit der weiteren Rechtsverfolgung« abgelehnt wurde. Gegen diese Ablehnung richtete der Kläger eine Beschwerde an das Preußische Kammergericht in Berlin, da »eine Blutuntersuchung die Vaterschaft des Bekl[agten] ergeben« werde. Der zuständige Richter am Kammergericht, Friedrich Leonhard, erachtete die Beschwerde als zwar »zulässig, jedoch nicht begründet«. Denn: »Der Erfolg der Beschwerde hängt davon ab, *ob die Blutuntersuchung bei dem Kl[äger], seiner Mutter und dem Zeugen K. zu dem Ergebnis führen kann, dass die Empfängnis des Kl[ägers] aus der Beiwohnung seiner Mutter mit L. offenbar unmöglich ist*«.[141] Damit bezog sich Leonhard auf § 1717 Satz 2 im Bürgerlichen Gesetzbuch: »Eine Beiwohnung bleibt jedoch außer Betracht, wenn es den Umständen nach offenbar unmöglich ist, dass die Mutter das Kind aus dieser Beiwohnung empfangen hat.«

In Kombination mit § 1591 Satz 2 des Bürgerlichen Gesetzbuches, der festhielt, dass ein Kind nicht ehelich sei, »wenn es den Umständen nach offenbar unmöglich ist, dass die Frau das Kind von dem Manne empfangen hat«, lag für Leonhard eine »offenbare Unmöglichkeit« aber nur dann vor, wenn »nach den gesicherten Ergebnissen der Wissenschaft auch die entfernteste Möglichkeit ausgeschlossen ist, dass das Kind von dem bezeichneten Beischläfer seiner Mutter erzeugt sein kann«. Hier genüge keine »an Sicherheit grenzende Wahrscheinlichkeit«, wie Leonhard betonte, »sondern es müssen gegen die Abstammung so zwingende Gründe sprechen, dass

140 | Buske, *Fräulein Mutter*, S. 99-109, S. 121-145; Schubert, *Die Projekte der Weimarer Republik*.

141 | Leonhard, »Die offenbare Unmöglichkeit der Empfängnis«, S. 2862. Es handelt sich um Friedrich Leonhard, und nicht, wie bei Okroi angegeben, um dessen Bruder Franz Leonhard (Okroi, *Der Blutgruppenforscher Fritz Schiff*, S. 46). Vgl. zu Friedrich Leonhard Bergemann/Ladwig-Winters, *Jüdische Richter*, S. 107; Göppinger, *Juristen jüdischer Abstammung*, S. 373.

sie bei vernünftiger Erwägung mit dem gesunden Menschenverstande unvereinbar erscheint«. Als solche erachtete Leonhard in Übereinstimmung mit der zeitgenössischen Rechtsprechung »die Zeugungsunfähigkeit des Mannes im Zeitpunkte der Beiwohnung oder die Schwangerschaft der Mutter zu diesem Zeitpunkt, ferner untrügliche Rassenabweichung«. Der Reifegrad des Kindes, ein weiteres üblicherweise herangezogenes Kriterium für den Nachweis beziehungsweise Ausschluss der Vaterschaft, stelle eine Streitfrage dar.[142]

Leonhard hatte zu dieser Streitfrage mit einem der führenden Experten des Gebietes, dem Königsberger Gynäkologen Wilhelm Zangemeister, 1924 einen Aufsatz publiziert, in dem die beiden die Wendung »offenbar unmöglich« mit »völlig ausgeschlossen« gleichgesetzt hatten. Wie schon 1924 machte sich Leonhard auch 1927 für diese, in seinen eigenen Worten, »*strenge Fassung*« stark und postulierte einen wesentlichen Unterschied zwischen Wissenschaft und Rechtsprechung.[143] Die Anforderungen des Gesetzes seien »für eine offenbare Unmöglichkeit viel strenger [...], als die, welche die ärztliche Wissenschaft für ihre Beweisführung als ausreichend erachtet«. Die von Schiff angeführten 4363 untersuchten Kinder konnten Leonhard nicht beeindrucken: Im Vergleich mit den in diesem Zeitraum erfolgten Zeugungen sei das Material »verschwindend gering« und zeige nur, »dass die Naturwissenschaft sich auf Hypothesen aufbaut, die eine hohe Wahrscheinlichkeit für sich in Anspruch nehmen, ohne jedoch den Anforderungen zu genügen, welche den Beweis einer offenbaren Unmöglichkeit i.S. des Gesetzes stellt«.[144] Die Rechtsprechung, so Leonhard implizit, argumentiere streng wissenschaftlich und baue ihre Schlüsse nicht auf Hypothesen wie die Medizin, sondern auf gesicherten Fakten auf.

Dieser Generalvorwurf der ungesicherten wissenschaftlichen Grundlage wurde von Leonhard anhand weiterer Beispiele untermauert. So sei Schiffs Behauptung, dass alle Ausnahmen von der Erbregel auf Illegitimität oder technische Fehler zurückzuführen seien, nicht erwiesen.[145] Denn wenn auch nur ein einziges Kind nicht der Regel entspreche, könne »von einer offenbaren Unmöglichkeit der Abstammung von Eltern einer anderen Blutgruppe nicht die Rede sein«[146]. Rhetorisch geschickt wandte Leonhard auch Schiffs eigene Aussage, dass noch einige Fragen ungeklärt seien, gegen diesen.[147] Neben Schiff, der als Sachverständiger in diesen Fragen anerkannt war, zitierte Leonhard auch andere »gewichtige medizinische Stimmen«, Emil Abderhalden und Ludwig Nürnberger, die »größte Vorsicht in der Beurteilung der Ergebnisse der Blutgruppenuntersuchung« gefordert hätten. Leonhard schloss, dass der »Nachweis offenbarer Unmöglichkeit der Abstammung des Kl[ägers] von L.« durch Blutuntersuchungen nicht erbracht werden könne und damit »die beabsichtigte Berufung des Kl[ägers] keine Aussicht auf Erfolg hat«.[148]

142 | Leonhard, »Die offenbare Unmöglichkeit der Empfängnis«, S. 2862. Vgl. für eine historische Perspektive auf die Schwangerschaftsdauer und die Bestimmung der Vaterschaft Fischer-Homberger, *Medizin vor Gericht*, S. 230-246.

143 | Zangemeister/Leonhard, »›Offenbar unmöglich‹«, S. 1709.

144 | Leonhard, »Die offenbare Unmöglichkeit der Empfängnis«, S. 2862.

145 | Diese Kritik wiederholt Leonhard in seiner Rezension des Buches *Blutprobe und Vaterschaftsbeweise* von Max Henke (Leonhard, »Blutprobe und Vaterschaftsbeweise«, S. 31).

146 | Leonhard, »Die offenbare Unmöglichkeit der Empfängnis«, S. 2863.

147 | Ebd., S. 2862.

148 | Ebd., S. 2863.

Gegen diesen Beschluss des 8. Zivilsenats des Kammergerichts vom 11. Oktober 1927, in der *Juristischen Wochenschrift* publiziert, wurde sofort von verschiedenster Seite vehement Einspruch erhoben. In derselben Nummer der *Juristischen Wochenschrift* folgte unmittelbar auf Leonhards Entscheid ein kritischer Kommentar Georg Strassmanns.[149] Eine mündliche Auseinandersetzung fand im Dezember in der Forensisch-medizinischen Vereinigung Berlins statt. Nach einem Referat Schiffs folgte eine Diskussion, an der sich unter anderen Friedrich Leonhard und der Potsdamer Landgerichtsdirektor Albert Hellwig beteiligten.[150] Während Leonhard wie zu erwarten war kritisch blieb, schlug sich der Jurist Hellwig ganz auf die medizinische Seite; er war von Schiffs Ausführungen »restlos überzeugt«.[151] Hellwig hatte sich als Kritiker des Aberglaubens einen Namen gemacht. 1914 hatte er eine Schrift über Ritualmord und Blutaberglaube publiziert, in den Weimarer Jahren trat er hauptsächlich als Okkultismusexperte hervor und äußerte sich kritisch zum berühmt-berüchtigten Hellseher Erik Jan Hanussen.[152] In diesen aufklärerischen Kreuzzug gegen den Aberglauben passte auch sein Engagement für die moderne wissenschaftliche Blutgruppenuntersuchung. In der Diskussion der »Blutprobe« meldete sich Hellwig häufig zu Wort, so auch in der *Juristischen Wochenschrift* von 1928, wo dem »Blutprobenbeweis« ein Forum geboten wurde.[153] In der Berliner Juristischen Gesellschaft wurden im selben Jahr Vorträge von Leonhard und anderen gehalten, die zu einer Umfrage unter den führenden deutschsprachigen Gerichtsmedizinern führten.[154] Aber auch in zahlreichen Artikeln in anderen medizinischen Zeitschriften, wie etwa der *Medizinischen Welt*, in populärwissenschaftlichen Zeitschriften wie der *Urania* und vereinzelt auch in der Tagespresse wurde der Entscheid des 8. Zivilsenates heftig kritisiert.[155]

Die scharfe Kritik des Entscheides war selbstredend auf die einflussreiche Stellung des Kammergerichts zurückzuführen.[156] Diverse Mediziner befürchteten, dass

149 | Strassmann, »O. T.«.

150 | Schiff, »Blutprobe und Rechtsprechung«, sowie o.A., »Diskussion zu dem Vortrag des Herrn Dr. Fritz Schiff«.

151 | O.A., »Diskussion zu dem Vortrag des Herrn Dr. Fritz Schiff«, S. 48.

152 | Hellwig, *Ritualmord und Blutaberglaube*; Hellwig verstand seinen Beitrag in der Tradition Stracks (ebd., S. 6), vgl. Bachhiesl, »Blutspuren«, S. 18f. Zum Okkultismus und Hellwig Wolffram, »Parapsychology on the Couch«, besonders S. 238, Fußnote 5; zu Hanussen und Hellwig Kugel, *Hanussen*, unter anderem S. 9.

153 | Hellwig, »Ist der Blutprobenbeweis zwingend?«. Neben Hellwig äußerten sich der am Wiener Institut für Gerichtsmedizin tätige Anton Werkgartner, »Ist der Blutprobenbeweis zwingend?«, sowie Fritz Strassmann, »Ist der Blutprobenbeweis zwingend?«. Auf diese Ausführungen nahm das Oberlandesgericht Königsberg in seinem Urteil vom 14. Juni 1929 in einer Vaterschaftssache positiv Bezug (Ermel, »Für die Beweiskraft der Blutgruppenuntersuchung«, S. 82).

154 | Schwalbe, »Die praktische Bedeutung«, S. 1241. Das Vortragsmanuskript Leonhards ist ebenfalls bei Schwalbe abgedruckt.

155 | Vgl. Strassmann, »Das Blutgruppenproblem«; ders., »Die Vaterschaftsdiagnose«; Traumann, »Kammergericht und Blutuntersuchung«; Poll, »Blutprobe« (Zeitungsausschnitt, BArch, R 1501, Nr. 126242, Bl. 7); Fuld, »Menschliche Blutrassen«, S. 360.

156 | Zur Geschichte und der Bedeutung des Kammergerichts Wassermann, ›*Kammergericht soll bleiben!*‹.

das Beispiel des höchsten preußischen Gerichtshofes Schule machen könnte und Amts- und Landesgerichte diesem in der Rechtsprechung folgen würden.[157] Wie der weitere Verlauf der Geschichte aber zeigt, waren diese Befürchtungen wenig begründet. Nicht zuletzt die massive Kritik am Entscheid des Kammergerichts führte dazu, dass sich die Rechtsprechung desselben nicht durchsetzen konnte.

Mathias Okroi stellt den Konflikt zwischen den Medizinern und Leonhard als »grundsätzlichen Dualismus zwischen Juristen und Medizinern« dar. Dies scheint plausibel und ordnet sich in das in der Literatur beschriebene prekäre Verhältnis von Wissenschaft und Recht ein.[158] Wissenschaftliche Verfahren wurden durch die Rechtsprechung nie problemlos übernommen; die »Blutprobe« stellte insofern keine Ausnahme dar.[159] Die »grundsätzliche Verschiedenheit des naturwissenschaftlichen und des juristischen Denkens« wurde auch von dem juristisch ausgebildeten Hellwig betont. Allerdings widersprechen seine weiteren Ausführungen der These eines Dualismus zwischen Juristen und Naturwissenschaftlern, da Hellwig behauptete, dass der 8. Zivilsenat medizinische Expertisen »falsch verstanden oder unrichtig bewertet« habe.[160] Angesichts der Tatsache, dass sich zahlreiche Gerichte dem Beschluss des Kammergerichts nicht anschlossen, sondern dagegen Stellung nahmen, und er auch in juristischen Artikeln kritisiert wurde, muss man annehmen, dass sich weniger die beiden Disziplinen gegenüberstanden als vielmehr unterschiedliche Fraktionen innerhalb der juristischen Profession. Diese Polarisierung war nicht politisch motiviert. Sie lässt sich nicht in die Spannung zwischen dem eher konservativ geltenden Kammergericht und den anderen teilweise liberalen Gerichten einordnen. Leonhard, seit 1919 Mitglied der DNVP, stieß auch innerhalb des Kammergerichts auf Widerstand.[161] Überdies lassen sich die juristischen Differenzen nicht wie bei der Seroanthropologie auf einen zugrunde liegenden Antisemitismus zurückführen: Leonhard war wie Schiff und die Strassmanns jüdischer Herkunft.[162] Insofern ist der Gegensatz im Status der Naturwissenschaften zu suchen: Während sich unter den Juristen eine Seite ganz den Naturwissenschaften verschrieb und damit auch eine Medikalisierung des Rechts vorantrieb, suchte die

157 | Hellwig, »Ist der Blutprobenbeweis zwingend?«, S. 871; diese Befürchtung findet sich auch bei Werkgartner, »Ist der Blutprobenbeweis zwingend?«, S. 870; vgl. auch Schiff, »Blutprobe und Rechtsprechung«, S. 43.

158 | Okroi, *Der Blutgruppenforscher Fritz Schiff*, S. 49. Zum Verhältnis von Wissenschaft und Recht vgl. unter anderem *Science in Context* 12, 1 (1999); *Isis* 98 (2007); Golan, *Laws of Men and Laws of Nature*; Smith/Wynne, *Expert Evidence*; Jasanoff, *Science at the Bar*; Jasanoff, »Making Order«. Besonders zum Verhältnis von Medizin und Recht sowie zur Gerichtsmedizin: Clark/Crawford (Hg.), *Legal Medicine in History*; Crawford, »Medicine and the Law«.

159 | Vgl. auch Schiff, »Blutprobe und Rechtsprechung«, S. 45.

160 | Hellwig, »Die Blutgruppenprobe in der forensischen Praxis«, S. 723.

161 | Vgl. zur konservativen Haltung des Kammergerichts Bergemann/Ladwig-Winters, *Jüdische Richter*, S. 5; Wassermann, *›Kammergericht soll bleiben!‹*, S. 86-106.

162 | Zu Leonhard vgl. Bergemann/Ladwig-Winters, *Jüdische Richter*, S. 107; zu Schiff Okroi, *Der Blutgruppenforscher Fritz Schiff*; zu den Strassmanns etwa Kaufmann, »Die Familie Strassmann«; Strassmann, *Die Strassmanns*; Wirth/Strauch/Vendura, *Das Institut für Rechtsmedizin*. Die Strassmanns waren evangelischen Glaubens (Kaufmann, »Die Familie Strassmann«, S. 605; vgl. auch Strassmann, *Die Strassmanns*, S. 104).

andere Seite, zu der Leonhard zählte, die Jurisprudenz als eigenständige Disziplin zu erhalten und über die Medizin zu stellen.

Im Folgenden rekonstruiere ich die Argumente, die gegen Leonhard vorgebracht wurden, womit auch die wesentlichen Diskursmuster der forensischen Blutgruppenforschung *in nuce* präsentiert werden, und gehe auf den weiteren Verlauf der Geschichte ein. Dabei wird sich zeigen, dass es in diesem Streit nicht nur um die Frage des Status naturwissenschaftlichen Wissens ging, sondern auch die Bedeutung von Blut verhandelt wurde. Leonhards Angriffe auf die Regelhaftigkeit der Vererbung und die Konstanz der Blutgruppen betrafen die Grundpfeiler der Metaphorik des Blutes und seiner Mischungen. Damit stand die Metaphorik des Blutes als Identität und als Vererbungssubstanz zur Disposition.

Einspruch I: Leonhard auf der »Anklagebank«

Die Reaktionen auf den Entscheid des 8. Zivilsenats griffen immer wieder auf die gleichen argumentativen Muster zurück, um die Beweisführung zu widerlegen. Eingangs wurde stets der Beschluss des Kammergerichts beklagt und Unverständnis darüber ausgedrückt, dass das Kammergericht die »naturwissenschaftlich-ärztlichen Beweisgrundlagen« ignorierte.[163] Teilweise wurde hervorgehoben, dass die gerichtsärztlichen Sachverständigen von der Zuverlässigkeit der Blutgruppenbestimmung in Vaterschaftsprozessen überzeugt seien[164] und unter den »Fachgenossen« absolute Einigkeit herrsche.[165] Der Konsens wurde zementiert, indem sich die Autoren gegenseitig zustimmend zitierten.[166] Von medizinischer Seite wurde außerdem betont, dass die Mehrzahl der Juristen ihre Meinung teile.[167]

Zentral war die Widerlegung von Leonhards Behauptung, die Blutgruppenforschung ruhe auf medizinischen »Hypothesen«, die von Medizinern und Juristen als wissenschaftliche Tatsachen präsentiert wurden.[168] Die Blutgruppen seien konstant[169] und veränderten sich auch »infolge von Krankheiten, Giften, Schwangerschaften« nicht. Ausgeschlossen sei, dass »eine Veränderung der Blutgruppe einer Frau dadurch eintreten könne, dass sie Kinder gebäre, die von verschiedenen Vätern

163 | Werkgartner, »Ist der Blutprobenbeweis zwingend?«, S. 867.

164 | Strassmann, »O. T.« (1927), S. 2862; Werkgartner, »Ist der Blutprobenbeweis zwingend?«, S. 868.

165 | Strassmann, »Ist der Blutprobenbeweis zwingend?«, S. 870; Caro, »Blutprobe und Kammergericht«, S. 2229; vgl. auch Schiff, »Blutprobe und Rechtsprechung«, S. 44.

166 | Vgl. etwa Strassmann, »Ist der Blutprobenbeweis zwingend?«, S. 870, der sich positiv auf Werkgartner bezieht; Hellwig, »Ist der Blutprobenbeweis zwingend?«, S. 870.

167 | Strassmann, »Ist der Blutprobenbeweis zwingend?«, S. 870; Schwalbe, »Die praktische Bedeutung«, S. 1242.

168 | Vgl. etwa Schiff, »Blutprobe und Rechtsprechung«, S. 44.

169 | Vgl. unter vielen Werkgartner, »Ist der Blutprobenbeweis zwingend?«, S. 867; vgl. auch die von Schwalbe durchgeführte Umfrage unter den bekanntesten deutschsprachigen Gerichtsmedizinern (Schwalbe, »Die praktische Bedeutung«). Vgl. auch Henke, *Blut-Probe*; positiv rezensiert wird das Werk von Fleischer, »Dr. Max Henke«. Henkes Schrift ist auch als Reaktion auf das Kammergerichtsurteil zu sehen, worauf er sich mehrmals implizit kritisch bezieht.

stammen«.[170] Damit schrieben die Blutgruppenbefürworter gegen die humoralpathologische Vorstellung von veränderlichen Blutmischungen an und stabilisierten die von Leonhard ins Wanken gebrachte, gleichfalls traditionsreiche Metapher des Blutes als Persönlichkeit, die für das Funktionieren der »Blutprobe« unerlässlich war.

Überdies wurde von den Blutgruppenbefürwortern die Verlässlichkeit der fehlerfreien Bestimmung der Blutgruppen betont.[171] Selbst wenn in fünf bis zehn Prozent der Fälle ein Fehler unterlaufen würde, wäre dies für den Strafrechtsfall belanglos, wie der Jurist Hellwig geltend machte. Zeugenaussagen hätten, so Hellwig, einen geringeren Wert als der »moderne[] Indizienbeweis« wie beispielsweise die Blutuntersuchung; auf der Basis von Zeugenbefragungen unterliefen dem Richter »mehr als 5 bis 10 % Fehler«.[172] Ähnlich äußerte sich der Königsberger Gerichtsmediziner Martin Nippe, der rhetorisch fragte: »Was steht höher, was ist mehr für die Urteilsfindung zu bewerten, ein Eid oder eine exakte naturwissenschaftliche Untersuchung?«[173] Die in der Literatur kursierenden Abweichungen von den Vererbungsregeln wurden von Schiff, Hellwig, Strassmann und allen anderen deutschsprachigen gerichtsmedizinischen Professoren ausnahmslos auf technische Fehler oder Illegitimität zurückgeführt.[174] Diese Argumentation sicherte das Monopol der Serologen und Gerichtsmediziner, da die »Blutprobe« nur »erfahrenen Sachverständigen [...] anvertraut werden« sollte.[175] Zudem bekräftigten die Mediziner, dass die Blutgruppen als Zeichen der Verwandtschaft gelten konnten, sich regelhaft vererbten und dass ihre Unregelmäßigkeit lediglich Illegitimität anzeigte. Gerade diese Bedeutung der Blutgruppen war von Leonhard in Frage gestellt worden.

Eine andere Strategie zur Abwehr von Leonhards Angriff war, die von ihm als »gewichtige medizinische Stimmen« eingebrachten Wissenschaftler, Abderhalden und Nürnberger, zu demontieren. Auf der Sitzung der Forensisch-medizinischen Vereinigung zitierte Schiff aus schriftlichen Erklärungen Abderhaldens und Nürnbergers, den beiden wichtigsten »Zeugen« Leonhards, in denen sie ihre Aussagen widerriefen. In der Folge wurden diese Erklärungen in Publikationen verschiedener Wissenschaftler aufgegriffen und gegen Leonhards Argumentation ins Feld geführt.[176] Außerdem wurden die von Leonhard genannten Methoden der Feststellung

170 | Raidt, »Ein Schwurgerichtsurteil«, Sp. 233.

171 | Werkgartner, »Ist der Blutprobenbeweis zwingend?«, S. 867; Schwalbe, »Die praktische Bedeutung«; Strassmann, »Das Blutgruppenproblem«, S. 437.

172 | O.A., »Diskussion zu dem Vortrag des Herrn Dr. Fritz Schiff«, S. 48.

173 | Schwalbe, »Die praktische Bedeutung«, S. 1242; ähnlich: Pietrusky (ebd., S. 1289).

174 | Strassmann, »O. T.« (1927), S. 2862f.; Schiff, »Blutprobe und Rechtsprechung«, S. 45; Werkgartner, »Ist der Blutprobenbeweis zwingend?«, S. 868; o.A., »Diskussion zu dem Vortrag des Herrn Dr. Fritz Schiff«, S. 49; Schwalbe, »Die praktische Bedeutung«.

175 | So unter vielen Hellwig (o.A., »Diskussion zu dem Vortrag des Herrn Dr. Fritz Schiff«, S. 49).

176 | Schiff, »Blutprobe und Rechtsprechung«, S. 44; vgl. zu Abderhalden auch Werkgartner, »Ist der Blutprobenbeweis zwingend?«, S. 869. Zu Nürnberger Strassmann, »Ist der Blutprobenbeweis zwingend?«, S. 870; Hellwig, »Ist der Blutprobenbeweis zwingend?«, S. 871; Schwalbe, »Die praktische Bedeutung«, S. 1288; später auch Caro, »Blutprobe und Kammergericht«, S. 2229. Vgl. das Original Nürnbergers, »Wahrscheinlichkeitsrechnung und Erbanalyse«, S. 1430, aus dem Leonhard unter Missachtung des Kontextes zitiert.

der (Nicht-)Vaterschaft wie Zeugungsunfähigkeit des Mannes und der »Reifegrad des Kindes« kritisiert.[177] Der österreichische Gerichtsmediziner Anton Werkgartner betonte, dass die Frage, ob die Frau bei der Beiwohnung bereits schwanger gewesen sei, kaum sicher zu klären sei.[178] Überdies ließ Werkgartner »untrügliche Rasseabweichung«[179] nicht als Argument gelten und schloss, dass die »Grundlagen der Vererbung der Blutgruppen [...] wissenschaftlich jedenfalls weit besser erforscht und geklärt [sind] als die Vererbung der ›Rassenmerkmale‹«[180].

Schiff wiederum hatte umgekehrt in seinem Referat im Dezember 1927 darauf hingewiesen, dass auch die »Blutmerkmale als Rassenmerkmale« bezeichnet werden können. Dieses Argument, das auch von anderen Autoren vertreten wurde, bediente nicht nur den juristischen Diskurs, der die »untrügliche Rassenabweichung« als Beweis für die »offenbare Unmöglichkeit« ansah. Es schloss auch den forensisch-medizinischen Diskurs mit dem seroanthropologischen und dem Rassendiskurs kurz und gründete auf einer traditionellen Blutmetaphorik.[181]

Schiff hatte 1924 in seinem ersten Vortrag zur forensischen Anwendung der Blutgruppendiagnose auf die Resultate der Seroanthropologie hingewiesen:

»Die einzelnen Gruppen sind ungleich häufig vertreten: innerhalb der weißen Rasse gehören rund 80-85 % aller Menschen zu Gruppe 1 und 2 [0 und A], mit einem leichten Überwiegen von Gruppe 1 [0], auf Gruppe 3 [B] entfallen etwa 10-12 %, der Rest auf Gruppe 4 [AB]. Gehört eine Blutprobe zu den relativ seltenen Gruppen 3 oder 4 [B und AB], so ist der Personenkreis, aus dem sie stammen kann, von vornherein stark eingeengt.«[182]

Ähnlich argumentierte 1928 Ernst von Scheurlen, Vorstand des Württembergischen Medizinischen Landesuntersuchungsamtes: »Wenn das Kammergericht davon spricht, dass nur eine untrügliche Rassenabweichung Schlüsse auf die Vaterschaft zulasse, so wenden die Sachverständigen hiergegen mit Recht ein, dass es sich ja gerade um eine Rasseneigentümlichkeit handelt.« Denn die Blutgruppenverteilung, wie sie etwa in Württemberg vorliege, beweise, dass die Blutgruppenzusammensetzung ein Rassenmerkmal darstelle.[183] Auch Georg Strassmann wies in der *Medizini-*

177 | Georg Strassmann, »O. T.«, S. 2862; Werkgartner, »Ist der Blutprobenbeweis zwingend?«, S. 868; Fuld, »Menschliche Blutrassen«, S. 360; Böhmer, »Die Vererbung der Blutgruppen und ihre Bedeutung für das bürgerliche Recht«; o.A., »Diskussion zu dem Vortrag des Herrn Dr. Fritz Schiff«, S. 51; vgl. auch Strassmann, »Ist der Blutprobenbeweis zwingend?«, S. 870.

178 | Werkgartner, »Ist der Blutprobenbeweis zwingend?«, S. 869.

179 | Ebd., S. 868.

180 | Ebd., S. 869.

181 | Schiff, »Blutprobe und Rechtsprechung«, S. 45. Der Formulierung »den Umständen nach offenbar unmöglich« war die Rassekomponente bereits eingeschrieben. Der Paragraph wurde nämlich »auf Grund folgenden Vorkommnisses geschaffen: Reichsunmittelbarer Graf, der einen Neger als Kammerdiener hatte, musste seine Vaterschaft an einem Kinde mit deutlichen Negermerkmalen (insbesondere Schwarzfärbung) anerkennen, weil er weder Impotenz noch Abwesenheit als einzige Ausschließungsgründe nach dem früheren Recht behaupten konnte« (Rücker, »Erbbiologische Begutachtung«, S. 185).

182 | Schiff/Adelsberger, »Die Blutgruppendiagnose als forensische Methode«, S. 102.

183 | Scheurlen, »Blutgruppenzugehörigkeit und Meineidsprozesse«, S. 83.

schen Welt darauf hin, dass die Verteilung der Blutgruppen »rassenmäßig innerhalb gewisser Grenzen« schwanke.[184]

Besonders brisant war diese prozentuale Verteilung der Blutgruppen, weil sie die Wahrscheinlichkeit der Vaterschaft beeinflusste, wie schon Schiff verdeutlicht hatte. Gottfried Raestrup wies im *Handbuch der Blutgruppenkunde* ausdrücklich darauf hin:

> »Die Wahrscheinlichkeit, dass jemand entsprechend seiner Blutgruppe Vater eines Kindes sein kann, fällt bei der Blutgruppe A nicht sehr ins Gewicht, denn infolge der prozentualen Häufigkeit der A-Männer begegnet man solchen auf Schritt und Tritt. Die Wahrscheinlichkeit der Vaterschaft wird bei Männern der Blutgruppen B und AB bei weitem größer, da diese zusammen nur etwa 20 % der Männer in Deutschland ausmachen.«[185]

Praktisch konnte dies, wie in den von Carl Goroncy untersuchten Fällen, bedeuten, dass in »B-Fällen [...] stets Verurteilung« erfolgte.[186] Der prozentuale Anteil der Gruppe B war zudem laut dem Hygieniker Franz Schütz unter Männern, die in Vaterschaftsprozesse verwickelt waren, höher als in der Gesamtbevölkerung.[187] Damit korrelierte Schütz' Befund mit wissenschaftlichen Erhebungen, welche die Gruppe B unter Kriminellen und Schwerverbrechern als besonders häufig auswiesen.[188] Diese Studien über Blutgruppenverteilung unter Gefängnisinsassen waren den Gerichtsmedizinern wohl bekannt, erschienen sie doch nicht nur in den medizinischen Wochenschriften, sondern auch in gerichtsmedizinischen Journalen. B- und AB-Männer liefen also in einem Alimentationsprozess ein größeres Risiko, als Väter »schuldig« gesprochen zu werden, weil ihre Blutgruppen im westlichen Europa als seltener und zudem »kriminell« galten. Umgekehrt bestätigte die »Schuld« dieser B-Männer die bereits vorhandenen medizinischen Vorurteile.

Zur Delegitimierung der von Leonhard genannten und auch gebräuchlichen Verfahren wurde die »Blutprobe« diesen Methoden gleichgestellt, indem entweder die Blutgruppen als Rassenmerkmal bezeichnet oder die anderen Methoden als ebenso unsicher dargestellt wurden.[189] Darüber hinaus wurde die Unsicherheit aller naturwissenschaftlichen Methoden durch eine philosophische Diskussion über naturwissenschaftliches Wissen und die Definition von »offenbar unmöglich« vor Augen geführt.[190] Werkgartner argumentierte poststrukturalistisch *avant la lettre*, wenn er betonte, dass naturwissenschaftliche Erkenntnisse niemals eine »unbedingte und restlose Gewissheit« erreichen könnten. Der Beweis sei immer von einer Argumentationskette abhängig, »deren einzelne Glieder, so sicher und tragfähig sie auch sein mögen, doch nicht vollkommen unserer Einsicht und Erkenntnis zugänglich sind, dass die Möglichkeit eines Irrtums mit aller Sicherheit, gleichsam mit gottähnlicher

184 | Strassmann, »Das Blutgruppenproblem«, S. 436, vgl. auch S. 439.

185 | Raestrup, »Die Blutgruppenkunde in der gerichtlichen Medizin«, S. 354.

186 | Goroncy, »Erfahrungen mit der Blutgruppenbestimmung«, S. 417.

187 | Schütz, »Ueber die forensische Bedeutung der Blutgruppenforschung«, S. 840.

188 | Vgl. dazu genauer Kapitel 5. 5.

189 | Diese Unsicherheit war aber ihrer Tradition wegen gleichsam unsichtbar geworden, vgl. dazu Strassmann, »O. T.« (1927), S. 2862.

190 | O.A., »Diskussion zu dem Vortrag des Herrn Dr. Fritz Schiff«, S. 50.

Allwissenheit ausgeschlossen werden könnte«[191]. Laut Georg Strassmann musste »offenbar unmöglich« deshalb als Synonym von »nach allgemeiner ärztlicher Erfahrung und Kenntnis ausgeschlossen« gelten.[192]

Neben der Zurückweisung der von Leonhard vorgebrachten Einwände hoben die Befürworter der forensischen Anwendung der »Blutprobe« auch ihre »erzieherische«, zeugenpsychologische Wirkung positiv hervor.[193] Damit reihten sie sich, absichtlich oder nicht, in die Tradition des Blutes als Sprache ein. Schiff berichtete von einer Frau, die, um den wirklichen Vater zu schonen, einen anderen Mann als Erzeuger angegeben hatte. Die »Blutprobe« ergab aber, dass dieser unmöglich der Vater sein konnte. Erst daraufhin nannte die Frau den wahren Erzeuger, der daraufhin die Vaterschaft freiwillig eingestand.[194] Die Amtsvormunde seien sich der zeugenpsychologischen Bedeutung wohl bewusst, so Schiff, und wiesen die unehelichen Mütter bereits in der »Stille der Amtsstube« darauf hin. Der Hinweis auf die Blutuntersuchung leiste gute Dienste.[195] Gewisse Gerichte seien inzwischen dazu übergegangen, bereits in den »allerersten Stadien des Prozesses« das Einverständnis der Beteiligten zur Blutentnahme einzuholen. Damit könne nicht nur das psychologische Potential der Blutprobe gegenüber Parteien und Zeugen genutzt werden, im Falle eines klaren Ausschlusses der Vaterschaft würden außerdem umständliche zusätzliche Beweiserhebungen obsolet.[196] In einigen Gerichten ließ man die Mutter deshalb erst dann einen Eid schwören, wenn keine Blutuntersuchung mehr in Frage kam.[197]

Aus der Sicht Hellwigs diente die Blutgruppenprobe insofern der Meineidsprävention und sollte an die Stelle der Vereidigung der Mündelmutter treten.[198] Hellwigs Aussage ist vor dem Hintergrund eines viel beachteten Urteils des Schwurgerichts in Ellwangen zu lesen.[199] Dort war Ende November 1927 aufgrund der Ergebnisse der Blutgruppenuntersuchung erstmals eine Frau wegen Meineids verurteilt worden.[200] Die Angeklagte hatte 1920 in einer Vaterschaftsklage einen Mann als Vater angegeben, der aufgrund einer 1927 durchgeführten Blutgruppenuntersuchung nicht der Vater sein konnte.[201] Sie wurde zu sechs Monaten Gefängnis und zur Übernahme der Prozesskosten verurteilt.[202] Darüber, ob die »Blutprobe«

191 | Werkgartner, S: 869. Vgl. ähnlich Hellwig, »Ist der Blutprobenbeweis zwingend?«, S. 871.

192 | Strassmann, »O. T.« (1927), S. 2862.

193 | Werkgartner, »Ist der Blutprobenbeweis zwingend?«, S. 870.

194 | Schiff, »Die sogenannte Blutprobe und ihre soziale Bedeutung«, S. 355.

195 | Ebd., S. 356.

196 | Schiff, »Die Blutprobe bei strittiger Vaterschaft«, S. 1186.

197 | Schiff, »Die sogenannte Blutprobe und ihre soziale Bedeutung«, S. 356.

198 | Hellwig, »Ist der Blutprobenbeweis zwingend?«, S. 871.

199 | Vgl. unter anderem Scheurlen, »Blutgruppenzugehörigkeit und Meineidsprozesse«; Raidt, »Ein Schwurgerichtsurteil auf Grund der Blutgruppenuntersuchung«; Hartkopf, »Die Bedeutung der Blutgruppenbestimmung«.

200 | Raidt, »Ein Schwurgerichtsurteil auf Grund der Blutgruppenuntersuchung«, S. 232. Dieses Urteil wurde selbst in den USA kommentiert: O.A., »Convicts a Woman On a Blood Test«.

201 | Scheurlen, »Blutgruppenzugehörigkeit und Meineidsprozesse«, S. 53.

202 | Ebd., S. 56.

als Beweismittel ausreichte, um ein Urteil wegen Meineids zu fällen, waren sich die Befürworter der forensischen Anwendung der Blutgruppenuntersuchung allerdings uneinig.[203] Unbestritten aber war, dass die »Blutprobe« möglichst vor einem potentiellen Eid stattfinden sollte. Die Sprache des Blutes wurde über diejenige des Eides gestellt. Die »Blutprobe« fungierte nicht mehr nur als Glied in einer Kette von Beweisen, sondern stieg vom Supplement zu einem eigenständigen Element auf.

Die Befürworter der »Blutprobe« reihten sich jedoch nicht nur in die Tradition einer Sprache des Blutes ein, sondern auch in einen Diskurs, der bereits seit dem 19. Jahrhundert Indizien und Beweise über Zeugenaussagen zu stellen begann und einer Medikalisierung des Rechts Vorschub leistete.[204] Das Recht wurde auf ein biologisches Fundament gestellt, die Wahrheit sollte die Sprache der Natur sprechen. Für die Geschichte der Vaterschaft bedeutete dies eine fundamentale Zäsur. Zuvor war in der Rechtsprechung hauptsächlich das Wohl des Kindes und der Mutter ins Zentrum gestellt und Vaterschaft eher als soziale denn biologische Kategorie verstanden worden. Besser als kein Vater war ein falscher Vater, der entweder die Mutter des Kindes heiratete und die bürgerliche Ordnung garantierte oder für den Unterhalt des Kindes aufkam und den Staat entlastete.[205] Die Befürworter der »Blutprobe« aber steuerten eine biologische Definition von Vaterschaft an und stellten soziale Aspekte hintan. Schiffs Anliegen war es, durch diese naturwissenschaftliche Methode Unrecht zu verhüten, die biologische Wahrheit zu finden, und nicht primär, die beste Lösung für Mutter, Kind und Staat zu finden.[206] Damit gelang gleichzeitig die Überwindung eines Hindernisses, das in der Rechtsprechung eine lange Geschichte hatte. Schiff schrieb stolz, dass der alte Rechtssatz »›Pater semper incertus‹, der dem Juristen als ein unabänderliches Naturgesetz erscheint«, aus medizinischer Perspektive »Ausdruck unzulänglicher erbbiologischer Kenntnisse« sei: »Wir fühlen uns schon heute berechtigt, aus dem Satz das ›Semper‹ zu streichen.«[207] Die Medikalisierung des Rechts und die Biologisierung der Vaterschaft wurden mit der Einführung der »Blutprobe« vorangetrieben.

Dabei wurde das Band zwischen biologischem Vater, Mutter und Kind als besonders stark und liebevoll konturiert, wie die folgenden Ausführungen Schiffs zeigen:

> »Das Unglück liegt in erster Linie in der Ehezerrüttung der Eltern und die Loslösung des Kindes von dem Ehemann, wenn er nicht der Vater ist, ist unter Umständen für das Kind nur

203 | Vgl. Schwalbe, »Die praktische Bedeutung der Blutgruppenuntersuchung«.

204 | Vgl. dazu Gschwend, »Vom Geständniszwang«; Vec, *Die Spuren des Täters*, S. 99-105; zur Medikalisierung von Kriminalität in der Weimarer Republik etwa Müller, *Verbrechensbekämpfung im Anstaltsstaat*.

205 | Vgl. zu dieser Veränderung mit konkretem Bezug zur Blutgruppenforschung Rudavsky, *Blood Will Tell*; generell Lenzen, *Vaterschaft*; Koschorke, *Die Heilige Familie*; Arni, »Reproduktion und Genealogie«. Für eine anthropologische Perspektive einführend Franklin/McKinnon, *Relative Values*. Für die Bedeutung der Familie in Deutschland Buske, *Fräulein Mutter*. Zur Geschichte der Vaterschaft einführend Rahden, »Vaterschaft, Männlichkeit und private Räume«; Martschukat/Stieglitz, *Geschichte der Männlichkeiten*; Martschukat, *Väter, Soldaten, Liebhaber*.

206 | Vgl. etwa Schiff, »Die Anwendungsgebiete der serologischen Abstammungsuntersuchung«, S. 485.

207 | Schiff, »Die Blutuntersuchung bei strittiger Vaterschaft«, S. 375.

von Vorteil. [...] [D]er wirkliche Vater, der das Kind liebte, wollte es nach der Heirat mit der Mutter auch äußerlich zu dem Seinigen machen. Die Unehelichkeitserklärung, die hierfür die Voraussetzung war, wäre aber allein nach der sonstigen Beweisaufnahme juristisch nicht möglich gewesen.«[208]

Schiff setzte bürgerliche Wertvorstellungen außer Kraft, er riss die Kernfamilie, die Grundeinheit des bürgerlichen Nationalstaates, durch Scheidung auseinander. An die Stelle der bürgerlichen Normen traten biologistische Definitionen. Ganz ähnlich argumentierte Breitner, der auf die freundliche Sprache der »Blutprobe« hinwies:

»Eine Dame unterhielt Beziehungen zu zwei Männern, von denen ihr einer seelisch näher stand. Es kommt zu Gravidität und zur Geburt eines Kindes. Es liegt nun der Dame sehr daran, den wirklichen Vater des Kindes zu kennen, um ihn zu ehelichen. Die Bestimmung der Blutgruppen gestattet den Ausschluss des ersten Freundes. Es war eine befreiende Lösung. Kann man sich eine freundlichere Sprache des Blutes vorstellen und gibt es ein charmanteres biologisches Gesetz als dieses?«[209]

Wie die beiden genannten Fälle zeigen, konnte die »Blutprobe« für die Frau bei »Mehrverkehr« durchaus positive Folgen nach sich ziehen. Zumeist war die Untersuchung der Blutgruppen jedoch für den Mann von Vorteil, da sie den Ausschluss der Vaterschaft ermöglichte. Davon zeugt etwa der Begriff des Entlastungsbeweises als Synonym für die »Blutprobe« sowie Formulierungen, die zeigten, dass mit der Blutanalyse dem Unschuldigen zu Recht verholfen werde[210] oder der beklagte Vater mit der Blutuntersuchung »nie verlieren, jedoch gewinnen«[211] könne. Der Eid der Mütter war der »Blutprobe« unterlegen, wie der Meineidsprozess in Ellwangen zeigte.[212] Durch die Einführung der Blutgruppenbestimmung wurde das Bild der arglistigen, unehrlichen Frau zementiert, die über die Blutgruppenanalyse als »leugnende Meineidige«[213] überführt werden konnte, während die Männer als Opfer inszeniert wurden.[214] In 50 Prozent der Fälle, so Schiff, würden »Männer zu Unrecht als Vater

208 | Schiff, 6. 5. 1929, GStA PK, I. HA Rep. 76 VIII B Nr. 2074, Bl. 320, S. 18, publiziert in: Schiff, »Die Anwendungsgebiete der serologischen Abstammungsuntersuchung«, S. 486.

209 | Breitner, »Die Sprache des Blutes als biologisches Gesetz«, S. 163.

210 | Schiff, *Die Blutgruppen und ihre Anwendungsgebiete*, S. 208 und S. 209.

211 | Gauch, »Die menschlichen Blutgruppen«, S. 15.

212 | Vgl. zum Meineid insbesondere Raestrup, »Die Blutgruppenkunde in der gerichtlichen Medizin«, S. 362-364. Hier wird ebenfalls deutlich, dass der Blutgruppennachweis zum Nachteil der Frau gereichte.

213 | Hellwig, »Das Reichsgericht zur Blutgruppenprobe«, S. 1806.

214 | Raestrup, »Die Blutgruppenkunde in der gerichtlichen Medizin«, S. 361, er schreibt dort von der »Arglist« gewisser Mütter. An anderer Stelle notiert Raestrup zwar auch, dass zuweilen von Seiten der Frauen ganz ohne Absicht Personenverwechslungen vorkamen oder auch der Mann absichtlich einen falschen Namen angegeben hatte (ebd., S. 359). Bei den »arglistigen Frauen« ortete Raestrup das Motiv darin, den wahren Vater »von seiner Unterhaltspflicht zu befreien« (ebd., S. 361). Dieses Motiv trat auch im US-amerikanischen Diskurs auf, vgl. Rudavksy, *Blood Will Tell*, S. 120-126.

in Anspruch genommen«[215]. Im Kontext einer unsicher gewordenen Geschlechterordnung, die aus konservativer Perspektive die »Vermännlichung« der Frau, inkarniert in der »Neuen Frau«, und die »Verweiblichung« des Mannes beklagte, gewann die Blutgruppenforschung ihre Evidenz durch die Geschlechterstereotypen der unehrlichen Frau und des Mannes als Opfer, die sie wiederum wissenschaftlich untermauerte.[216]

Für die belangten angeblichen Väter stellte die »Blutprobe« einen beachtlichen Fortschritt dar, da es ihnen möglich wurde, ihre »Unschuld« zu beweisen. Es finden sich diverse Beispiele, in denen die angeklagten Männer ausdrücklich um eine Blutgruppenuntersuchung zum Beweis ihrer Nichtvaterschaft baten.[217] Wie die Ärztin Käthe Frankenthal im sozialdemokratischen *Vorwärts* klagte, bringe die Blutgruppenuntersuchung in Vaterschaftsprozessen für die Frauen »keinen Vorteil«.[218] Dies war allerdings nicht ganz richtig. Zuweilen ließen sich die Männer vom Ergebnis der »Blutprobe« und der Möglichkeit ihrer Vaterschaft beeindrucken und erkannten das Kind als eigenes an.[219] Die »Blutprobe« funktionierte insofern auch als Belastungs- und nicht nur als Entlastungskriterium. Dies zeigt sich auch in den zuweilen auftretenden Fällen der *exceptio plurium.*[220]

Vor der Einführung der »Blutprobe« vor Gericht war bei der Einrede wegen Mehrverkehrs keine Urteilsfindung möglich gewesen. Nun aber wurde es unter bestimmten Umständen denkbar, den zweiten Mann von der Vaterschaft auszuschließen – »und zwar mit einer derartigen Sicherheit, dass nunmehr die Verurteilung des übrigbleibenden Mannes erfolgen kann«[221]. Bei der *exceptio plurium* konnte da-

215 | Schiff, »Die Anwendungsgebiete der serologischen Abstammungsuntersuchung«, S. 484. Vgl. auch Schiff, »Die Erfolgsaussichten der serologischen Abstammungsuntersuchung«, S. 50. Dort findet sich eine Tabelle, aus der sich ablesen lässt, wie häufig Frauen einen falschen Vater angeben, was das Klischee der lügenden Frau ebenfalls nährte.

216 | Planert, »Kulturkritik und Geschlechterverhältnis«. Der Begriff der »vaterlosen Gesellschaft«, der 1919 von Paul Federn eingeführt wurde, war auf einer politischen Ebene angesiedelt und wies auf den Vatermord – den Sturz der Monarchien – hin (Federn, »Zur Psychologie der Revolution«). Zum »Vatermord« bzw. der »Revolte des Sohnes« während der Weimarer Zeit vgl. Koschorke, *Die Heilige Familie*, S. 210; Gay, *Republik der Außenseiter*, S. 138-157; zur Vaterlosigkeit insgesamt: Thomä (Hg.), *Vaterlosigkeit*.

217 | Vgl. etwa den Fall Hans Werner Sibberts (Abschrift M. Ross, BArch, R 1051, 126242, Bl. 14-17).

218 | Frankenthal, »Blutgruppenforschung«.

219 | Schiff, »Die Blutgruppen und ihre Anwendungsgebiete«, S. 401.

220 | Laut Schiff wurden in Deutschland die Hälfte aller unehelich geborenen Kinder freiwillig vom Vater anerkannt, in rund 30 Prozent der verbleibenden Fälle ließen sich die Ansprüche mittels eines Prozesses durchsetzen. In 6 Prozent wiederum gehe der Prozess verloren, weil der Einwand des Mehrverkehrs bestehe; zahlenmäßig betraf dies im Jahr 1925 etwa 9000 Kinder (Niederschrift, 6. Mai 1929, GstA PK, I. HA Rep. 76 VIII B Nr. 2074, Bl. 318, S. 14; ähnlich Schiff, »Die sogenannte Blutprobe und ihre soziale Bedeutung«, S. 356f.).

221 | Schiff, »Die sogenannte Blutprobe und ihre soziale Bedeutung«, S. 354; Böhmer berichtete, dass in den von ihm untersuchten Fällen bei der *exceptio plurium* derjenige Mann, der aufgrund der Blutgruppenuntersuchung der Vater sein konnte, auch als solcher anerkannt wurde (»Die Vererbung der Blutgruppen und ihre Bedeutung für das bürgerliche Recht«, S. 166).

rum durchaus die Vorstellung entstehen, dass die »Blutprobe« nicht nur ein negatives, sondern auch ein positives Beweismittel war. Dieses Phänomen wurde nicht nur von Gerichtsmedizinern registriert.[222] Auch die Tagespresse berichtete, dass die »Blutgruppenprobe« bei der Vaterschaftssuche den Nachweis ermögliche, »dass der eine von beiden als Vater nicht in Frage kommen kann, während diese Möglichkeit bei dem zweiten besteht. In solchen Fällen hilft also die Blutgruppenprobe dem unehelichen Kinde, seinen wirklichen Vater ausfindig zu machen und zu beanspruchen.«[223] Außerdem tauchten immer mehr Fälle auf, in denen die Männer das Kind beim Mehrverkehr anerkennen wollten, »wenn das Kind ›ihr Blut‹ habe«[224]. Für die Väter war offenbar nicht von Belang, dass dieselbe Blutgruppe noch nicht bewies, dass das Kind tatsächlich »ihr Blut« habe. Die Übereinstimmung der Blutgruppen aber zementierte die mächtige Sprache des Blutes.

Im Kontext der während der Weimarer Republik laufenden Reform des Nichtehelichenrechts wurde die *exceptio plurium* heftig diskutiert.[225] Dabei kamen verschiedene Lösungen zur Sprache, so etwa auch die so genannte »norwegische Variante«, die eine gesamtschuldnerische Haftung aller potentiellen Väter vorsah und politisch im progressiven liberalen Lager zu verorten war.[226] Für Schiff war diese Regelung ebenso unbefriedigend wie die *exceptio plurium*, bei der kein Vater herangezogen werden konnte, »denn ebensowenig wie ein Kind ohne Vater gibt es ein Kind mit zwei Vätern«. Das neue Nichtehelichenrecht müsse also der »Blutprobe« und ihrer Chance bei der *exceptio plurium*, den wahren Vater zu ermitteln, Rechnung tragen und sich »auf die einzig natürliche Lösung zu bewegen haben, dass jedem Kind ein Vater, und zwar ein einziger, gegeben wird«[227]. Auch von Seiten der Vormunde wurde die »Blutprobe« ausdrücklich und positiv angeführt, weil sie im Falle der *exceptio plurium* den Vaterschaftsnachweis ermögliche.[228] Der norwegischen Lösung standen sie hingegen ablehnend gegenüber, da diese Lösung der »Aktienkinder« »sittlich enthemmend« wirke.[229] Eine andere prononcierte Gegnerin der norwegischen Variante war die Kirche.[230]

Damit fanden sich Schiff und die anderen Unterstützer der »Blutprobe« unversehens im konservativen Lager wieder. Bei einigen, wie beispielsweise Breitner, entsprach dies exakt der politischen Linie. Fritz Schiff, aber auch Fritz Strassmann, sind

222 | Raestrup, »Die Blutgruppenkunde in der gerichtlichen Medizin«, S. 356.

223 | Hg., »Die Blutgruppenproben«.

224 | Goroncy, »Erfahrungen mit der Blutgruppenbestimmung«, S. 418.

225 | Vgl. zur Revision Buske, *Fräulein Mutter*, S. 121-143. Auch: Schubert, *Die Projekte der Weimarer Republik*.

226 | Buske, *Fräulein Mutter*, S. 125; vgl. auch Rudavsky, *Blood Will Tell*, S. 71f.; gemäß Rudavksy fand diese Lösung in den USA vor allem unter liberalen Sozialarbeitern positiven Rückhall.

227 | Schiff, »Die sogenannte Blutprobe und ihre soziale Bedeutung«, S. 357.

228 | Webler, »Unehelichenrechtsreform und Blutprobeverfahren«, S. 68f.; ders., »Das Blutprobeverfahren«, S. 581; in derselben Zeitschrift schon früher, aber zurückhaltender: Much, »Die Blutgruppen«.

229 | Buske, *Fräulein Mutter*, S. 122.

230 | Ebd., S. 130. Der Entwurf für das Nichtehelichenrecht wurde im September 1930, nach der Neuwahl des Reichstags, aufgrund der neuen Mehrheitsverhältnisse nicht mehr aufgenommen (Buske, *Fräulein Mutter*, S. 143).

hingegen dem (sozial-)liberalen Lager zuzuordnen.[231] Diese politische Vielfalt der »Blutproben«-Befürworter zeigt, dass es sich nicht um eine vordergründig politische Frage handelte, sondern um die Frage des Status der Naturwissenschaften. Wie verschiedene Studien gezeigt haben, wurden auch eugenische Standpunkte zu jener Zeit von links bis rechts vertreten.[232] Die Medikalisierung des Rechts kann insofern als Symptom einer generellen Wissenschaftsgläubigkeit gedeutet werden, die nicht nur unter Medizinern, sondern auch unter Juristen weit verbreitet war.

Der Einsatz der »Blutprobe« hatte für die Juristen jedoch auch ganz handfeste Vorteile. Die langwierigen Untersuchungen der zahllosen Alimentationsklagen konnten mit der »Blutprobe« vereinfacht und beschleunigt werden, und zwar nicht nur aus wissenschaftlichen, sondern auch aus zeugenpsychologischen Gründen. Schiff etwa bemerkte, dass die Prozessakten, die ihm seit der Einführung der Blutgruppendiagnose zugestellt wurden, immer dünner wurden.[233] Für Hellwig stellte insbesondere die Verhinderung des Meineids einen Fortschritt dar.[234] Diese Vorzüge der Blutgruppenuntersuchung sowie die Wissenschaftsgläubigkeit unter den Juristen führten dazu, dass die befürchteten negativen Auswirkungen des Kammergerichtsentscheides ausblieben.[235] In den Texten gegen den Kammergerichtsentscheid wurden diejenigen Gerichtsbeschlüsse, die dem des Kammergerichts entgegenstanden, gerne ausführlich zitiert. Werkgartner wies auf ein gegenteiliges Urteil des Obersten Gerichtshofes in Wien hin, Schiff erwähnte, dass der 8. Senat früher einen anderen Standpunkt vertreten habe.[236] Zudem fassten zahlreiche deutsche Gerichte Beschlüsse, die dem Kammergericht nicht folgten, so etwa der 5. Zivilsenat des Oberlandesgerichts in Naumburg/Saale am 9. Dezember 1927[237] und das Oberlandesgericht Stuttgart[238]. Auch das Landesgericht Duisburg nahm ausdrücklich gegen das Kammergericht Stellung. Die Blutgruppen seien unveränderlich und vererbten sich, »ein charakteristischeres Merkmal als die Blutindividualität gebe es nicht«. Da es sich hier um Naturgesetze handle, die experimentell nachgewiesen seien, bestünden keine »Bedenken gegen die Zuverlässigkeit der von den Sachverstän-

231 | Zu Breitner vgl. oben, zu Schiff vgl. Kapitel 5. 3, zu Fritz Strassmann vgl. Strassmann, *Die Strassmanns*, S. 105.

232 | Vgl. Weingart et al., *Rasse, Blut und Gene*; Kühl, *Die Internationale der Rassisten*; für die Verbreitung der Eugenik in der Linken klassisch Paul, »Eugenics and the Left«; Schwartz, *Sozialistische Eugenik*.

233 | Schiff, »Die Blutgruppen und ihre Anwendung vor Gericht«, S. 398. Vgl. auch Okroi, *Der Blutgruppenforscher Fritz Schiff*, S. 44f. Schiff ging für das Jahr 1925 von rund 150.000 unehelich geborenen Kindern aus; in rund der Hälfte werde ein Prozess angestrengt (Schiff, »Die sogenannte Blutprobe und ihre soziale Bedeutung«, S. 356).

234 | Hellwig, »Ist der Blutprobenbeweis zwingend?«, S. 872.

235 | Diese Einschätzung findet sich bei Schiff, 6. 5. 1929, GStA PK, I. HA Rep. 76 VIII B Nr. 2074, Bl. 323, S. 25.

236 | Werkgartner, »Ist der Blutprobenbeweis zwingend?«, S. 869f.; Schiff, »Blutprobe und Rechtsprechung«, S. 46.

237 | Patzak, *Ursprünge gerichtlich anerkannter Blutgruppenbefunde*, S. 29; vgl. auch Caro, »Blutprobe und Kammergericht«, S. 2227.

238 | O.A., »Ob Blutgruppenuntersuchung als aussichtsloses Beweismittel anzusehen ist«, S. 2160.

digen vorgenommenen Untersuchung«.[239] Auch das Oberlandesgericht Hamburg erklärte den Blutgruppenbeweis für eine ausreichende Urteilsgrundlage und das Oberlandesgericht Kiel entschied bei einer Verweigerung der Blutentnahme sogar zuungunsten der verweigernden Partei.[240] Im Juli 1928 sprach sich auch das Justizministerium Sachsen in einem Erlass für die Verwertbarkeit des Blutprobenbeweises aus.[241] Der gerichtsärztliche Ausschuss der Stadt Berlin schließlich bezeichnete die Blutgruppenuntersuchung »als das einzige zuverlässige heutige Verfahren zur Ermittlung der Blutsverwandtschaft«.[242]

Rückblickend konnte Schiff zufrieden feststellen, dass die Anwendung der »Blutprobe« durch den Entscheid des Kammergerichts nicht dramatisch eingeschränkt worden war: »[D]ie Gerichte haben im allgemeinen ihren Standpunkt beibehalten.«[243] Die von Schiff, Strassmann, Hellwig und anderen erhobenen Einwände waren auf fruchtbaren Boden gefallen.

Leonhards Verteidigung und der Beschluss des Kammergerichts von 1928

Leonhard überzeugten allerdings weder die medizinischen und juristischen Argumente noch die Beschlüsse anderer Gerichte. Er begründete die Entscheidung seines Senats im Dezember 1927 in der Forensisch-medizinischen Vereinigung in Berlin und im folgenden Jahr in einem Vortrag in der Berliner Juristisch-medizinischen Gesellschaft noch einmal.[244] Dabei betonte er den Vorbildcharakter des Kammergerichts für die Rechtsprechung und dessen große soziale Verantwortung:

»Das Verdikt ›offenbar unmöglich‹ stempelt eine bisher unbescholtene Ehefrau zur Dirne und schleudert ihr in Ehe und Wohlhabenheit geborenes Kind in Armut und Schande. Soziale Folgen sollen nach dem Willen des Gesetzes nur dann ausgesprochen werden, wenn die Gewähr dafür gegeben ist, dass jede Möglichkeit einer ehelichen Abstammung als vernunftwidrig abzulehnen ist.«[245]

Damit machte sich Leonhard für die Wahrung des Interesses der Familie stark.[246] Das soziale Gefüge der Familie, die Grundeinheit des bürgerlichen Nationalstaates, sollte intakt bleiben.[247] Dadurch wurde auch der Staat vor allfälligen Zahlungen verschont. Diese konservative Rechtsprechung setzte sich für eine eher soziale denn

239 | Kramer, »Die Blutgruppenuntersuchung«, S. 923; vgl. auch Raestrup, »Die Blutgruppenkunde in der gerichtlichen Medizin«, S. 368.

240 | Caro, »Blutprobe und Kammergericht«, S. 2227f.

241 | Ebd., S. 2228.

242 | Raidt, »Ein Schwurgerichtsurteil«, Sp. 234.

243 | Schiff, 6. 5. 1929, GStA PK, I. HA Rep. 76 VIII B Nr. 2074, Bl. 323, S. 25.

244 | Für die forensisch-medizinische Vereinigung vgl. o.A., »Diskussion zu dem Vortrag des Herrn Dr. Fritz Schiff«. Der Vortragsentwurf für das Referat in der Berliner Juristisch-medizinischen Vereinigung ist abgedruckt bei Schwalbe, »Die praktische Bedeutung«, S. 1241. Medizinischer Referent war laut Schwalbe Wildegans.

245 | O.A., »Diskussion zu dem Vortrag des Herrn Dr. Fritz Schiff«, S. 47.

246 | Leonhard, zit.n. Schwalbe, »Die praktische Bedeutung«, S. 1241.

247 | Vgl. dazu etwa Buske, *Fräulein Mutter*, S. 15.

biologische Vaterschaft ein. Gleichzeitig ging es darum, die wissenschaftliche Autorität der Rechtsprechung gegenüber den Naturwissenschaften zu etablieren. Partielle Unterstützung erhielt Leonhard von Oberreichsanwalt Ludwig Ebermayer. Dieser betonte die Verantwortung des Kammergerichts in sozialer Hinsicht und zitierte Leonhard beinahe wörtlich.[248] Insgesamt aber war jedoch auch Ebermayer weniger kritisch als Leonhard und gewährte der »Blutprobe« den Status eines Hilfskriteriums, was Leonhard strikt ablehnte.[249]

Einen großen Nachteil der Blutgruppenforschung, so Leonhard in seinen beiden Berliner Vorträgen, stellte die Unsichtbarkeit der Blutgruppen dar:[250] »Die Blutgruppenzugehörigkeit wird von der Vererbungslehre als untrügliches Rassenmerkmal gekennzeichnet. Sie unterscheidet sich freilich von den bisher als solchen gewerteten dadurch, dass sie nur durch eine wissenschaftliche Untersuchung zutage gefördert wird« und damit anders als die anderen Rasseneigenschaften nicht offensichtlich, sondern »verborgen« sei.[251] Die Blutgruppen als Rassenmerkmal, das nicht im Reich der Sichtbarkeit angesiedelt war, schien damit für den Juristen befremdlich, wie Schiff dies einmal kommentierte.[252] Auch der Berliner Landgerichtsdirektor Wilhelm Schmitz führte die Skepsis gegenüber der »Blutprobe« auf ihre »verminderte [...] Sinnfälligkeit (Anschaulichkeit) für den Richter« zurück. Einen weiteren – »unbewussten oder halbbewussten – Grund zur Skepsis« sah Schmitz darin, dass die Blutprobe nur zum Ausschluss eines Mannes von der Vaterschaft führen könne: »Diese negative Funktion der Blutprobe gibt dem Beweismittel in der Tat einen Sondercharakter, etwas Ungewohntes. Der Richter ist zumeist gewohnt, das Versagen eines Beweismittels als eine Art Gegenbeweis gegen die Behauptung zu nehmen.«[253]

Abhilfe schien eine neue, vom Gynäkologen Zangemeister entwickelte Blut-Methode zum Vaterschaftsnachweis zu schaffen, die einen positiven Nachweis ermöglichen sollte und zunächst begeistert aufgenommen wurde. Sie belegt die Problematik der »Blutprobe«. Zangemeisters Verfahren gründete auf der experimentellen Mischung der Blutsera von Vater und Kind, deren optische Veränderung die Vaterschaft des Mannes sicher beweisen beziehungsweise ausschließen sollte. Ähnlich also wie die Blutgruppenuntersuchung wurde der Zeugungsakt, die »Blutmischung«, im Labor mit Blut reproduziert. Das von Zangemeister entwickelte Verfahren erregte unter Medizinern, aber auch in der Tagespresse und im Volkswohlfahrts- und Justizministerium, großes Aufsehen, hielt aber der folgenden Nachprüfung durch andere Mediziner nicht stand.[254] Unmittelbar nach der ersten

248 | Ebermayer, *Der Arzt im Recht*, S. 270. Für eine positive Rezeption Ebermayers vgl. o.A., »Blutprobe als Beweismittel«. Kritisch hingegen Fritz Strassmann, »Der Arzt im Recht«; seine Kritik gründet sich aber nicht auf den kurzen Abschnitt über die Blutgruppen.

249 | Ebermayer, *Der Arzt im Recht*, S. 270.

250 | O.A., »Diskussion zu dem Vortrag des Herrn Dr. Fritz Schiff«, S. 47.

251 | Leonhard, zit.n. Schwalbe, »Die praktische Bedeutung«, S. 1241; o.A., »Diskussion«, S. 47.

252 | Schiff, »Die Anwendungsgebiete der serologischen Abstammungsuntersuchung«, S. 485.

253 | Schmitz, »Der forensische Wert der Blutgruppenuntersuchung«, S. 1520.

254 | Zangemeister/Krieger, »Serologische Untersuchungen«; Zangemeister, »Die serologische Bestimmung«. Zur Kritik etwa Schrader, »Gerichtsärztliche Untersuchungen zum Nach-

Präsentation der Ergebnisse Zangemeisters berichtete die *Vossische Zeitung* unter dem Titel »Die sichere Vaterschaft: Blutsverwandtschaft chemisch nachweisbar« enthusiastisch davon, dass nunmehr »eines der schwierigsten und lebenswichtigsten Probleme der Medizin, das Problem des Nachweises der Vaterschaft [...] von Zangemeister gelöst« worden sei. Die Methode wurde von Zangemeister selbst, aber auch in der Presse als Fortsetzung der Blutgruppenforschung gedeutet. Während Letztere aber ein negatives Verfahren darstelle, ermögliche Zangemeisters Methode einen positiven Nachweis.[255] Zugleich kamen in den Artikeln über Zangemeister dieselben argumentativen Muster zum Tragen wie auch bei der Blutgruppendiagnose. So war die Rede davon, dass »uralte Sprachsitten« wie die »Sprache des Blutes« »nunmehr mit wissenschaftlichem, exaktem Leben erfüllt« seien. Das Blut sei »wirklich das chemisch und physikalisch bestimmbare Blut des Vaters«, was bereits vom primitiven Menschen intuitiv erkannt worden sei. Und der Autor jubilierte:

»Für uns aber, die das intuitive Denken des Primitiven verlernt haben, ist es erfreulich, wenn das Photometer beweist, dass die Instinkte unserer Urahnen und -Großeltern nicht nur törichte Vorurteile und egoistische Besitzinstinkte sind, sondern wissenschaftlich begründet werden können.«[256]

Intuitive Ahnungen wurden in wissenschaftliche Tatsachen übersetzt und Blut als Abstammungsträger inszeniert.

In den USA spielten laut der Studie Rudavskys der Faktor der Unsichtbarkeit wie auch des negativen Beweismittels eine zentrale Rolle: »The courts and the public placed more trust in what they could see on individuals' faces than in what they could not see in their veins. Even more important, the legal profession wanted a test to prove paternity definitively, and the blood test did not meet that requirement.«[257] In Deutschland hingegen mochten diese beiden Faktoren zwar eine Rolle spielen, lösten jedoch nur bei einer Minderheit deutscher Juristen grundsätzliches Unbehagen gegenüber der Blutgruppenbestimmung aus. Überdies waren, wie meine Ausführungen gezeigt haben, nicht nur die Gerichte bereit, die »Blutprobe« als Beweismittel zuzulassen. Auch unter Laien galt die »Blutprobe« nicht als reines Ausschlusskriterium, so dass manche Männer ein Kind anerkannten, das »ihr Blut« besaß. Die »Blutprobe« sei vor allem ihres »volkstümlich[en]« Charakters wegen unter Laien sehr schnell aufgenommen worden, fasste ein Düsseldorfer Gerichtsmediziner zusammen. Dies habe möglicherweise gewisse Richter misstrauisch gemacht.[258]

weis der Vaterschaft«, S. 33. Zur ministeriellen Behandlung GstA PK, I. HA Rep. 76 VIII B Nr. 2074, Bl. 354ff. Der russische Forscher Manoiloff entwickelte zur selben Zeit ebenfalls einen auf Blut basierenden Vaterschaftsnachweis (Manoiloff, »Discernment of Human Races by Blood«, S. 20).

255 | R. B., »Die sichere Vaterschaft«. Große Hoffnungen hegten etwa auch der Berufsvormund Webler, vgl. »Unehelichenrechtsreform und Blutprobeverfahren«, S. 71, und der Jurist Genzmer, »Pater semper incertus est?«, S. 619.

256 | Weisl, »Die sichere Vaterschaft«.

257 | Rudavsky, *Blood Will Tell*, S. 89, vgl. auch ebd., S. 118.

258 | Schwalbe, »Die praktische Bedeutung«, S. 1242.

Unter diesen gewissen Richtern befand sich selbstverständlich Leonhard. Seine Auffassung der »Blutprobe« war tatsächlich alles andere als volkstümlich. Besonders ausführlich betonte Leonhard in seinen Verteidigungsreden in Berlin Ausnahmen in der Blutgruppenvererbung. Seiner Meinung nach konnten Unregelmäßigkeiten in den Blutgruppendaten nicht einfach als technische Fehler oder Zeichen der Illegitimität abgetan werden.[259] Damit rüttelte er erneut an den Grundfesten der Blutmetaphorik und schrieb gegen einen Diskurs an, der die Abstammung im Feld des Blutes verortete. Leonhard dachte gleichsam nichtmetaphorisch, was sich auch in seiner Betonung der Unsichtbarkeit der Blutgruppen manifestierte, und war gegenüber einer »Sprache des Blutes« äußerst skeptisch. Erst wenn die Ausnahmslosigkeit bewiesen sei, stelle die Blutuntersuchung ein für die Gerichte verwertbares Verfahren dar – was vielleicht »schon in naher Zukunft erreichbar« sei.[260]

Allerdings lag diese Zukunft nicht so nahe, wie Leonhards optimistische Note suggerierte. In einer erneuten Stellungnahme vom 12. Oktober 1928 betonten Leonhard und der 8. Zivilsenat einmal mehr die Unzuverlässigkeit der Blutgruppenmethode und weigerten sich, sich auf den »besonders erfahrenen Dr. Schiff allein zu verlassen, zumal wenn gegen dessen Ausführungen von anderen berufenen Fachleuten unter logischen Gesichtspunkten Bedenken erhoben werden«. Die »berufenen Fachleute« Leonhards waren nun nicht mehr Abderhalden und Nürnberger, sondern der dänische Blutgruppenforscher Oluf Thomsen, der Hämatologe Viktor Schilling und der Hygieniker Franz Schütz.[261] Um die fehlende Konstanz der Blutgruppen zu belegen, verwies Leonhard auf einen in der *Deutschen Medizinischen Wochenschrift* erschienenen Aufsatz des griechischen Mediziners Jack Diamantopoulos, der bei zwei Patientinnen nach einer Salvarsankur Veränderungen in der Gruppenzugehörigkeit beobachtet hatte.[262] Wie schon in der ersten Stellungnahme rekurrierte der Senatspräsident aber nicht nur auf »gewichtige medizinische Stimmen«, sondern wandte vorsichtige Äußerungen der »eifrigsten Anhänger der Blutprobe« gegen diese selbst. Leonhard bestritt, dass die Ausnahmen sich restlos auf Illegitimität oder technische Fehler zurückführen ließen, zumal auch von Schiff eine irrige Blutgruppenbestimmung vorgenommen worden sei.[263]

Mehr noch als der erste Beschluss des 8. Zivilsenats im vorangehenden Jahr fand der zweite sein Echo bis in die Tagespresse. Die konservative *Deutsche Zeitung* titelte: »Die Blutgruppe kein gerichtliches Beweismittel?«. Es sei, so die *Deutsche Zeitung*, zwar eine »jetzt allgemein bekannte Tatsache«, dass »die Menschheit nach gewissen Eigenschaften des medizinischen Blutes in *vier* große *scharf voneinander geschiedene Gruppen getrennt* ist«. Bislang sei man von der Konstanz der Blutgruppen ausgegangen, doch eine neue Untersuchung scheine nun »die Blutgruppentheorie in ihrer praktischen Bedeutung [...] aufs Schwerste« zu erschüttern. Die Beobachtung einer Blutgruppenänderung bei Infektionskranken bedürfe zwar der Nachprüfung, doch werde »erneut zu größter Vorsicht bei der praktischen Auswer-

259 | O.A., »Diskussion zu dem Vortrag des Herrn Dr. Fritz Schiff«, S. 47; Leonhard, zit.n. Schwalbe, »Die praktische Bedeutung«, S. 1241.

260 | O.A., »Diskussion zu dem Vortrag des Herrn Dr. Fritz Schiff«, S. 48.

261 | Leonhard, »Die Blutprobe«, S. 67.

262 | Ebd., S. 67f.; Diamantopoulos, »Die Blutgruppen bei verschiedenen Krankheiten«.

263 | Leonhard, »Die Blutprobe«, S. 68.

tung der Blutgruppenlehre« gemahnt.[264] Auch in der liberalen *Vossischen Zeitung* wurde die Argumentation Leonhards übernommen. In der biologischen Forschung bestehe »keine grundsätzliche Uebereinstimmung«, und auch »von Spezialisten der Blutprobenforschung wird die Möglichkeit biologischer Fehler ausdrücklich anerkannt«. Auch der Bericht einer Blutgruppenänderung wurde von der *Vossischen Zeitung* kritiklos kolportiert, die Behauptung technischer Fehler als nicht erwiesen erachtet. Die *Vossische Zeitung* schloss:

»Der Beschluss des Kammergerichts ist für sämtliche anderen Preußischen Gerichte von weittragender Bedeutung. Die Gerichte werden sich nicht mehr, wie dies bisher vielfach geschah, ausschließlich auf die Blutprobe für den Beweis der offenbaren Unmöglichkeit beziehen können.«[265]

Aussagen wie diese riefen die Sachverständigen auf den Plan. Während der erste Entscheid noch weitgehend unter Ausschluss der Öffentlichkeit stattgefunden hatte, wurde der Kampf um die Beweiskraft der »Blutprobe« in der zweiten Runde publikumswirksam ausgetragen. Reaktionen lassen sich nicht nur in den medizinischen, populärwissenschaftlichen und populären Zeitschriften wie der *Gartenlaube* finden, sondern auch in der Tagespresse.[266] Darüber hinaus verstärkten die Befürworter das Personal und nutzten auch ihren Einfluss auf den Reichsgesundheitsrat.[267]

---

264 | O.A., »Die Blutgruppe kein gerichtliches Beweismittel?« (*Deutsche Zeitung*, 10. 11. 1928), GstA PK, I. HA Rep. 76 VIII B Nr. 2074, Bl. 226.

265 | »Kammergericht gegen Blutprobe« (*Vossische Zeitung*, 2. 12. 1928), GStA PK, I. HA Rep. 76 VIII B, Nr. 2074, Bl. 230. Derselbe Artikel erschien unter dem Titel »Blutprobe nicht beweiskräftig!« auch in einer anderen Zeitung: O.A., »Blutprobe nicht beweiskräftig!«, GstA PK, I. HA Rep. 76 VIII B Nr. 2074, Bl. 231; es handelt sich vermutlich um die *Königsberger Zeitung* vom 3. 12. 1928. Bergmann erwähnt die Arbeit von Diamantopoulos in seinem Beitrag »Das Blut als Lebensretter« in der *Germania*.

266 | Vgl. Reche, »Blutgruppen und Rassen«, S. 3; ders., »Die Blutgruppen des Menschen«, S. 126; Wolf, »Die Blutgruppen«, S. 75; Freitag, »Ergebnisse der Blutgruppenforschung«, S. 109f.; Poll, »Biologie als Grundwissenschaft«; Hartkopf, »Die Bedeutung der Blutgruppenbestimmung«. Vereinzelt und in abgelegeneren Zeitschriften wurde auch behauptet, dass sich die Blutgruppen ändern könnten (Sx., »Die vier Blutgruppen«, S. 211). Zur Konstanz und gegen Diamantopoulos unter vielen Strassmann, »Ist die Blutgruppenuntersuchung im Alimentenprozess verwendbar?«; Strassmann, »Blutgruppenänderung?«; Bahl, »Beitrag zur Frage der Blutgruppenänderung«; Thomsen, »Die Möglichkeit einer Aenderung«.

267 | Neben den zahlreichen befürwortenden Positionen, die im nächsten Kapitel zur Sprache kommen, hier noch der Hinweis auf eine vorsichtige, wenn auch nicht gänzlich ablehnende Stimme: Rehfeldt, »Blutgruppenuntersuchung und Kammergerichtsentscheidung«. Das Urteil des Kammergerichts beschäftigte nicht nur den Reichsgesundheitsrat, sondern auch die preußischen Ministerien. Der Preußische Minister für Volkswohlfahrt informierte den Preußischen Justizminister am 19. August 1929 darüber, dass das Urteil des Kammergerichts als irrig angesehen werden müsse; darüber seien sich alle Forscher einig (GstA PK, I. HA Rep. 76 VIII B Nr. 2074, Bl. 282-286).

Einspruch II: Leonhard auf »einem verlorenen Posten«[268]

Der in der *Juristischen Wochenschrift* publizierte Beschluss des 8. Zivilsenats wurde von den Gerichtsmedizinern Fritz Strassmann und Richard Kockel in derselben Ausgabe umgehend gekontert. Dabei kamen im Wesentlichen dieselben Argumente wie zuvor ins Spiel: Dekonstruiert wurde Leonhard anhand der von ihm zitierten Experten,[269] betont wurden die Einigkeit unter Ärzten und Juristen[270] sowie die große Sicherheit der »Blutprobe« im Vergleich mit anderen naturwissenschaftlichen Methoden.[271] Vor allem wurde die strenge Auslegung von »den Umständen nach offenbar unmöglich«, das bei Leonhard gleichbedeutend mit »absolut unmöglich« sei, zurückgewiesen.[272]

Zu einem erneuten Schlagabtausch zwischen Schiff und Leonhard kam es am 7. Dezember 1928 in Leipzig in der Juristisch-medizinischen Gesellschaft, worüber unter anderem das liberale *Berliner Tageblatt* und die deutschnational orientierte *Rheinisch-Westfälische Zeitung* berichteten.[273] Die Hauptreferenten Schiff und Leonhard wiederholten in ihren Vorträgen die schon bekannten Argumente über die aus Leonhards Sicht angebliche, aus Schiffs Perspektive bewiesene Vererbung und Konstanz der Blutgruppen. Leonhard hob einmal mehr die soziale Verantwortung der Gerichte hervor. Neben Schiff waren weitere hochkarätige medizinische Experten anwesend, so der in Leipzig lehrende Kockel, aus Dresden war Obermedizinalrat Oppe, aus Tübingen Ernst von Scheurlen angereist. Auch der in Leipzig lehrende Otto Reche nahm an der Veranstaltung teil, meldete sich aber nicht zu Wort: »Ich hatte ja keine Veranlassung, Sch.[iff] beizuspringen«, wie er in einem Brief an Steffan über den ihm unliebsamen Berliner Blutgruppenforscher schrieb.[274] Während Scheurlen und Kockel wie zu erwarten Schiff unterstützten,[275] meldete Oppe Zweifel an und glaubte

> »für die weit überwiegende Mehrzahl der Gerichtsärzte zu sprechen, wenn er zur Vorsicht und Zurückhaltung gegen diese neue Lehre mahne. Die Blutgruppenuntersuchung sei für den Richter bei der Wahrheitserforschung *ein* Hilfsmittel, aber nicht *das* Beweismittel schlechthin.«[276]

---

268 | Genzmer, »Pater semper incertus est?«, S. 619.

269 | Strassmann, »O. T.« (1928), S. 67; Caro, »Blutprobe und Kammergericht«, S. 2229.

270 | Strassmann, »O. T.« (1928), S. 66. Strassmann notiert zudem, dass das quantitative Argument von Leonhard nicht mehr eingebracht werde (S. 66). Kockel, »O. T.«, S. 67, S. 68.

271 | Kockel, »O. T.«, S. 68.

272 | Strassmann, »O. T.« (1928), S. 67; vgl. dazu auch Kockel, »O. T.«, S. 68.

273 | Vgl. Okroi, *Der Blutgruppenforscher Fritz Schiff*, S. 49f.; o.A., »Juristen und Mediziner über die Blutgruppenuntersuchung« (*Rheinisch-Westfälische Zeitung*, 11. 12. 1928), GstA PK, I. HA Rep. 76 VIII B Nr. 2074, Bl. 232.

274 | Reche an Steffan, 8. 12. 1928, IEUL, Re XXI.

275 | Vgl. Patzak, *Ursprünge gerichtlich anerkannter Blutgruppenbefunde*, S. 58, sowie Reche an Steffan, 8. 12. 1928, IEUL, Re XXI.

276 | O.A., »Juristen und Mediziner über die Blutgruppenuntersuchung« (*Rheinisch-Westfälische Zeitung*, 11. 12. 1928), GstA PK, I. HA Rep. 76 VIII B Nr. 2074, Bl. 232.

Reche äußerte sich im Nachhinein überrascht darüber, dass sich ein Gerichtsmediziner gegen die Blutprobe ausgesprochen hatte.[277] Allerdings hatte Oppe ja nicht die Verwendung der »Blutprobe« insgesamt verworfen, sondern nur ihren Status als ausschließliches Beweismittel. Die *Rheinisch-Westfälische Zeitung* wie auch das *Berliner Tageblatt* schlossen jedenfalls in ihrer Berichterstattung, dass in der Sache noch kein endgültiges Urteil habe erzielt werden können.[278]

Darauf aber zielte zumindest Schiff ab. So drängte er in einer Sitzung des für Blutgruppenfragen eingesetzten Unterausschusses des Reichsgesundheitsrates vom 26. Februar 1929 auf ein baldiges Treffen, das die Frage der Vererbbarkeit klären sollte – »im Hinblick auf die in juristischen Kreisen herrschende Unsicherheit hinsichtlich der Zuverlässigkeit der Blutgruppenbestimmung«.[279] Damit war das Kammergericht gemeint. Im Kammergericht selbst wurde diese Frage ebenfalls verfolgt, und Schiff machte dort wohl indirekt seinen Einfluss geltend. Als Referent vor den Präsidenten derjenigen Senate des Kammergerichts, die für familienrechtliche Streitigkeiten zuständig waren, wurde im April 1929 Friedrich Caro geladen, der sich bereits im Dezember in der *Vossischen Zeitung* gegen Leonhard gewandt hatte.[280] Caros Stellungnahme zur Thematik der Blutgruppen war vermutlich durch familiäre Bande motiviert – seine Schwester Hildegard war Schiffs Frau.[281]

Caros Referat, das später in der *Juristischen Wochenschrift* veröffentlicht wurde, war mit Kritik an Leonhard gespickt. Caro bemängelte, dass kein einziger Satz in den Entscheidungen haltbar sei, beschränkte sich in seinen Ausführungen dann aber auf einzelne Themenfelder: Wie seine Vorgänger in der Kontroverse betonte er die Konstanz der Blutgruppenvererbung, denunzierte Diamantopoulos als Autodidakten und kritisierte dessen Arbeit als unzureichend. Nach einer Kontrolluntersuchung habe *»das Individuum derselben Blutgruppe (!) angehört [...] wie vorher«*, wie ihm der Leiter des Instituts, an dem Diamantopoulos tätig war, brieflich bescheinigt habe. Caro säte Zweifel an der einzigen Quelle Leonhards und betonte, wie sehr der

---

277 | Reche an Steffan, 8. 12. 1928, Re XXI.

278 | O.A., »Juristen und Mediziner über die Blutgruppenuntersuchung« (*Rheinisch-Westfälische Zeitung*, 11. 12. 1928), GstA PK, I. HA Rep. 76 VIII B Nr. 2074, Bl. 232; zum *Berliner Tageblatt* vgl. Okroi, *Der Blutgruppenforscher Fritz Schiff*, S. 49f.

279 | Niederschrift über die am 26. Februar 1929 abgehaltene Beratung des vom Reichsgesundheitsrat zur näheren Prüfung der für die Blutgruppenforschung in Betracht kommenden Fragen eingesetzten Unterausschusses (im Folgenden: Niederschrift, 26. Februar 1929), GstA PK, I. HA Rep. 76 VIII B Nr. 2074, Bl. 274, S. 6.

280 | Caro, »Blutprobe und Kammergericht«, S. 2227, Fußnote 1; ders., »Die Blutprobe«.

281 | Okroi, *Der Blutgruppenforscher Fritz Schiff*, S. 47, Fußnote 88. Caro war zeitweise Hilfsrichter am Kammergericht und ab September 1930 als Kammergerichtsrat im 31. Zivilsenat tätig. Seine Spezialgebiete waren literarisches Urheberrecht und gewerblicher Rechtsschutz (Bergemann/Ladwig-Winters, *Jüdische Richter*, S. 84; vgl. auch Göppinger, *Juristen jüdischer Abstammung*, S. 372).

Jurist in naturwissenschaftlichem Gebiet in Gefahr sei, »in einen Abgrund zu stürzen«.[282] Aber auch juristisch warf Caro dem 8. Zivilsenat mangelnde Logik vor.[283]

Caro präsentierte eine beeindruckende Liste juristischer Institutionen, die gegen den Entscheid des Kammergerichts Stellung bezogen hatten beziehungsweise sich mit ihrer Rechtsprechung auf einen anderen Standpunkt stellten. Sie reichte vom gerichtsärztlichen Ausschuss der Stadt Berlin über diverse Oberlandesgerichte[284] bis hin zum 22. und 23. Zivilsenat des Kammergerichts selbst.[285] Auch das Reichsgericht teile die Meinung des Kammergerichts nicht[286] und der Kommentar des Bürgerlichen Gesetzbuches von 1929 erkläre »die Beweiskraft des Blutgruppenbeweises für so groß, dass sie unbedingt ausreichend i. S. der §§ 1591, 1717 angesehen werden müsse«[287]. Leonhard und sein Senat stehe, so zitierte Caro den Juristen Erich Genzmer, »auf einem verlorenen Posten«[288].

Eine Umfrage desselben Jahres ergab denn auch, dass die meisten Oberlandesgerichte die Blutprobe als Beweismittel anerkannten.[289] Schiff sah die Sache trotzdem pessimistischer beziehungsweise dramatisierte sie, um in der Sitzung des für Blutgruppenfragen eingesetzten Unterausschusses des Reichsgesundheitsrates Druck auszuüben. Zwar sei die zweite Entscheidung des Kammergerichtes von juristischer wie naturwissenschaftlicher Seite bestritten worden, doch bezeichneten inzwischen einzelne Gerichte die Blutuntersuchung als »unzuverlässiges und von der Wissen-

282 | Caro, »Blutprobe und Kammergericht«, S. 2228. Böhmer monierte, dass das Kammergericht »seinen letzten Beschluss auf die Arbeiten von zwei Ausländern« gründe, »während die ungeheure deutsche Literatur über den Wert der Blutgruppen kaum angedeutet« sei (Böhmer, »Die Blutgruppen als Beweismittel«, S. 177). Der Aufsatz von Diamantopoulos beschäftigte auch das Preußische Ministerium für Volkswohlfahrt, das bei Fred Neufeld, dem Direktor des Preußischen Instituts für Infektionskrankheiten in Berlin, ein Gutachten einholte. Neufeld negierte die Ergebnisse von Diamantopoulos und betonte, dass die Konstanz der Blutgruppen feststehe. Trotzdem unternahm die serologische Abteilung des Instituts in der Folge Nachprüfungen der Ergebnisse Diamantopoulos' (Das Preußische Institut für Infektionskrankheiten an das Preußische Ministerium für Volkswohlfahrt, 4. 1. 1929; GstA PK, I. HA Rep. 76 VIII B Nr. 2074, Bl. 228-229).

283 | Caro, »Blutprobe und Kammergericht«, S. 2230f.

284 | Vgl. die Entscheide vom Oberlandesgericht Oldenburg vom 17. April 1929, vom Oberlandesgericht Köln vom 28. Mai 1929, vom Landesgericht Düsseldorf vom 6. März 1929. Vgl. auch den Überblick zum Stand der Oberlandesgerichte Deutschlands 1929 gemäß einer Umfrage Raestrups, »Die Blutgruppenkunde in der gerichtlichen Medizin«, S. 368f.

285 | Caro, »Blutprobe und Kammergericht«, S. 2227 und S. 2231. Den 23. Zivilsenat nennt auch Schiff in einer Sitzung des Reichsgesundheitsrates, vermutlich hatte er diese Information von seinem Schwager (Niederschrift über die am 6. Mai 1929 abgehaltene Beratung des vom Reichsgesundheitsrat zur näheren Prüfung der für die Blutgruppenforschung in Betracht kommenden Fragen eingesetzten Unterausschusses, GstA PK, I. HA Rep. 76 VIII B Nr. 2074, Bl. 324).

286 | Caro, »Blutprobe und Kammergericht«, S. 2230.

287 | Ebd., S. 2228.

288 | Ebd., S. 2231. Eine Reaktion Leonhards auf Caros Angriff, auch in der *Vossischen Zeitung*: Leonhard, »›Offenbar unmöglich!‹«.

289 | Vgl. Raestrup, »Die Blutgruppenkunde in der gerichtlichen Medizin«, S. 368f.

schaft abgelehntes Beweismittel«[290]. Nichtsdestotrotz waren die von Schiff präsentierten Zahlen beeindruckend. Eine Umfrage von 1929, die den Zeitraum zwischen 1924 und dem 15. April 1929 umfasste, ergab, dass in diesem Zeitraum allein in Deutschland 4733 Blutproben durchgeführt worden waren; in Österreich waren es 1500, in Danzig 126. Laut Schiff war über die Hälfte aller Untersuchungen 1928 und 1929 vorgenommen worden.[291] Auf Grund seiner Statistik schloss er selbstbewusst, dass sich die Blutuntersuchung vor Gericht Anerkennung verschafft habe und eine Rolle in der gerichtlichen Praxis spiele.[292] Im Interesse der Rechtspflege forderte er »eine Stellungnahme von autoritativer Seite«, um dem vom Kammergericht eingeführten Missverständnis über den Wert der Blutgruppenuntersuchung ein Ende zu machen.[293]

Der Unterausschuss des Reichsgesundheitsrats hatte sich anlässlich der Ausarbeitung von »Richtlinien für die Ausführung der Blutgruppenuntersuchungen, welche die Mindestanforderungen enthalten sollen« konstituiert, die am 8. März 1928 von einem vom Reichsgesundheitsrat für die Blutgruppenfragen eingesetzten Sachverständigen-Ausschuss gefordert worden war.[294] In der Mehrzahl bestand der Unterausschuss aus Serologen und Gerichtsmedizinern. Zur Sitzung vom 6. Mai 1929 waren auch eine Reihe erbbiologischer Sachverständiger eingeladen geworden, von denen jedoch nur Heinrich Poll und Otmar von Verschuer teilnahmen.[295] Auch wenn diese auf die zusätzliche Prüfung anderer Erbmerkmale denn die Blutgruppen in Vaterschaftssachen drangen, war diese Position zumindest für

290 | Niederschrift, 6. Mai 1929, GstA PK, I. HA Rep. 76 VIII B Nr. 2074, Bl. 324, S. 26.

291 | Diese Zahlen sind laut Schiff als Mindestzahlen anzusehen, »weil einzelne Institute mir noch nicht geantwortet haben und weil mir nicht alle Untersucher bekannt sind. Insbesondere fehlen praktische Aerzte« (Niederschrift, 6. Mai 1929, GstA PK, I. HA Rep. 76 VIII B Nr. 2074, Bl. 316, S. 10).

292 | Niederschrift, 6. Mai 1929 GstA PK, I. HA Rep. 76 VIII B Nr. 2074, Bl. 317, S. 12.

293 | Ebd., Bl. 324, S. 26.

294 | Vgl. Der Präsident des Reichsgesundheitsamts an den Herrn Reichsminister des Innern, 11. Mai 1928, Abschrift (betrifft: Blutgruppenforschung), GstA PK, I. HA Rep. 76 VIII B Nr. 2074, Bl. 136f. Daneben hatte der Sachverständigen-Ausschuss den Unterausschuss auch mit der »Einrichtung einer staatlichen Prüfung der in den Handel gebrachten Testsera« sowie weitere im Umkreis von Testsera entstehende Themen beauftragt. Über die vom Unterausschuss ausgearbeiteten Entwürfe – »Vorschriften über die staatliche Prüfung der bei der Blutgruppenbestimmung zur Anwendung kommenden Testsera« sowie »Richtlinien für die Ausführung der Blutgruppenbestimmung« – wurde am 26. Februar 1929 beraten (Niederschrift, 26. Februar 1929, GstA PK, I. HA Rep. 76 VIII B Nr. 2074, Bl. 271-279). Zusammenfassend lässt sich festhalten, dass die Vorsichtsmaßnahmen verschärft werden sollten. Einig war man sich darüber, dass nur erfahrene Sachverständige die Blutgruppenbestimmung für Gerichte ausführen und dass den Gerichten solche Sachverständige auch direkt empfohlen werden sollten (ebd., Bl. 277, S. 13). Die Vorschriften und Richtlinien gingen dann in die praktische Erprobung (vgl. Niederschrift, 6. Mai 1929, GstA PK, I. HA Rep. 76 VIII B Nr. 2074, Bl. 313, S. 4).

295 | Niederschrift, 6. Mai 1929, GstA PK, I. HA Rep. 76 VIII B Nr. 2074, Blatt 313, S. 4; für eine Zusammenfassung vgl. GstA PK, I. HA Rep. 76 VIII B Nr. 2074, Bl. 305f. Aus dem Reichsgesundheitsrat nahmen Frey, Haendel, Hahn, Kolle, Poll, Scheurlen, Taute, Weber teil; als Sachverständige waren Dold, Fischer, Kockel, Kresiment, Kruse, Laubenheimer, Lauer,

die Schlussempfehlung irrelevant.[296] Anders als in den Sitzungen über die serologische Erfassung der Bevölkerung gelang es den Serologen, sich gemeinsam mit den Gerichtsmedizinern gegen die Anthropologen durchzusetzen.[297] Dass Gerichtsmediziner und Serologen geeint auftreten konnten, war hauptsächlich darauf zurückzuführen, dass die Gerichtsmedizin von der »Blutprobe« profitierte. Die Gerichtsmedizin hatte nicht nur ein besonderes Interesse an der Blutgruppenbestimmung, weil es ihre Autorität vergrößerte, sondern auch, weil die anderen in Vaterschaftsfällen geübten Methoden nicht immer zum Ziel führten. Über die »Blutprobe« gelang es der Gerichtsmedizin, ihr Hoheitsgebiet auszuweiten, ohne allerdings den Expertenstatus der Serologie zu tangieren: Blutgruppenuntersuchungen durften an gerichtsmedizinischen, aber auch anderen ausgewählten Instituten durchgeführt werden. Dies bedeutete, dass Schiff als Nichtgerichtsmediziner noch immer als Experte gefragt war.

Diese Einigkeit zwischen Gerichtsmedizinern und Serologen mündete in eine einstimmig verabschiedete Empfehlung, welche die von Experten durchgeführte Blutgruppenbestimmung bei Blutspuren und bei Vaterschaftsklagen als »zuverlässiges Untersuchungsverfahren« wertete. So könne bisweilen nur durch die Blutgruppenuntersuchung »eine Klarstellung herbeigeführt werden«, und ihre Nichtanwendung verhindere in diesen Fällen »die Feststellung des wahren Tatbestandes und die Entlastung eines zu Unrecht Beschuldigten«.[298] Die Empfehlung ging am 7. Oktober 1929 vom Reichsminister des Innern an alle Landesregierungen.[299] Auch dem 8. Zivilsenat ließ der Reichsgesundheitsamtspräsident diese Empfehlung seiner Sachverständigen zukommen.[300] Mitte März 1930 wurde sie zur Kenntnis der Justizbehörden im *Justiz-Ministerial-Blatt* publiziert, mit einer vom Volkswohlfahrtsministerium zusammengestellten Liste von Institutionen, die »für gerichtliche Zwecke in erster Linie in Betracht kommen«, darunter alle gerichtsärztlichen Institute der Universitäten sowie die Experten Schiff und Schütz.[301] Die Empfehlung, die ja indirekt an den 8. Zivilsenat gerichtet war, verfehlte ihre Wirkung nicht.

Exit Leonhard: Der Beschluss des Kammergerichts von 1930

Am 4. April 1930, knapp einen Monat nach der Publikation der Entschließung im *Justiz-Ministerial-Blatt*, sprach sich Leonhards 8. Zivilsenat erstmals zugunsten der Blutgruppenuntersuchung aus. Auf Grund neuer wissenschaftlicher Untersuchungen könne »die Blutgruppenlehre als gesicherter Bestand der Wissenschaft« und als »ausreichende Grundlage für den Beweis der ›offenbaren Unmöglichkeit‹« an-

Merkel, Otto, Prausnitz, Sachs, Schiff, Schütz, Verschuer anwesend; aus dem Reichsgesundheitsamt: Gildemeister, Hesse, Schlossberger, Stümer, Menk (Protokollführer).

296 | Niederschrift, 6. Mai 1929, GstA PK, I. HA Rep. 76 VIII B Nr. 2074, Bl. 334f.; Bl. 338, S. 54.

297 | Vgl. dazu Kapitel 5. 4.

298 | Niederschrift, 6. Mai 1929, GstA PK, I. HA Rep. 76 VIII B Nr. 2074, Bl. 339, S. 56.

299 | Okroi, *Der Blutgruppenforscher Fritz Schiff*, S. 50.

300 | Hellwig, »Die Blutgruppenprobe in der forensischen Praxis«, S. 724.

301 | O.A., »Nr. 68, Blutgruppenbestimmungen«, S. 78. Danach folgte eine weitere Liste an Namen, die bereits größere Untersuchungen vorgenommen hatten und deshalb, wenn auch erst in zweiter Linie, für eine Untersuchung in Frage kamen.

erkannt werden.[302] Es bestehe aber keine »Pflicht zur Duldung der Blutentnahme«: »Aus der Weigerung der Blutentnahme kann ein Schluss zugunsten der beweispflichtigen Partei nicht gezogen werden.«[303]

Die Tagespresse bezeichnete den Entscheid des 8. Senats, die »Blutgruppenprobe« nun bei Vaterschaftsklagen anzuerkennen und damit die Vaterschaft eines Mannes als »offenbar unmöglich« zu erweisen, als »in hohem Maße erfreulich«[304]. Unter den Befürwortern der »Blutprobe« wurde der Entscheid ebenfalls begeistert aufgenommen. Hellwig sprach von einem regelrechten »Sieg der Blutgruppenprobe in Vaterschaftsprozessen«, auch Caro und Georg Strassmann äußerten sich positiv.[305] Einzig bezüglich der Verweigerung schlossen sich Caro, Georg Strassmann und Hellwig der Meinung des Zivilsenats nicht an. Georg Strassmann war der Meinung, dass aus einer Verweigerung der Blutentnahme »Schlüsse für oder gegen eine bestimmte Vaterschaft« gezogen werden könnten.[306] Hellwig führte in diesem Zusammenhang einen nicht veröffentlichten Beschluss des Oberlandesgerichtes Kiel an, der sich diesbezüglich positiv ausgesprochen habe. Sollte die Blutentnahme häufig abgelehnt werden, forderte Hellwig im Sinne des öffentlichen Interesses eine Rechtsänderung.[307] Caros Kritik war um einiges schärfer. Seiner Ansicht nach stellte die Möglichkeit der Verweigerung geradezu eine Anstiftung zu derselben dar: »Lasst euch nicht untersuchen, dann kann keinesfalls eine euch ungünstige Feststellung getroffen werden, und euch werden Unterhaltsansprüche zugesprochen, auch wenn die Blutprobe einwandfrei ergeben würde, dass solche Ansprüche nicht bestehen.«[308]

Der Aspekt der Verweigerung ließ sich auch in den folgenden Jahren nicht endgültig klären. Das Reichsgericht, das sich im Übrigen positiv über die Beweiskraft der Blutgruppenuntersuchung geäußert hatte, entschied in einem Urteil vom 5. Juni 1930, »dass aus der Verweigerung der Blutentnahme ein dem Gegner günstiger Schluss nicht ohne weiteres gezogen werden darf«. Allerdings sei eine solche Folgerung nicht in allen Fällen abwegig.[309] Offen blieb gleichermaßen die Frage des Meineids. Zwar empfahlen das württembergische und sächsische Justizministerium 1930 beziehungsweise 1931 zur Prävention von Meineiden, die Beeidigung der Kindesmutter erst *nach* der Blutgruppenuntersuchung vorzunehmen.[310] Eine reichsweite Regelung stand aber noch aus. Eng damit verknüpft war die Frage nach

302 | Leonhard, »Das Kammergericht und die Blutgruppenuntersuchung«, Sp. 692.

303 | Leonhard, »Die Blutgruppenuntersuchung«, S. 1605; vgl. auch Leonhard, »Das Kammergericht und die Blutgruppenuntersuchung«, Sp. 693.

304 | Hg., »Die Blutgruppenproben in Vaterschaftsprozessen«, vgl. auch: o.A., »Die Blutgruppenforschung«.

305 | Hellwig, »Der Sieg der Blutgruppenprobe«; Georg Strassmann, »O. T.« (1930); Caro, »O. T.«.

306 | Strassmann, »O. T.« (1930), S. 1605.

307 | Hellwig, »Die Beweiskraft der Blutgruppenprobe«, S. 1558; vgl. auch Hg., »Die Blutgruppenproben in Vaterschaftsprozessen«.

308 | Caro, »O. T.«, S. 1605.

309 | Raestrup, »Die Blutgruppenkunde in der gerichtlichen Medizin«, S. 371; vgl. auch Hellwig, »Das Reichsgericht zur Blutgruppenprobe«, S. 1806; Schiff, *Die Blutgruppen und ihre Anwendungsgebiete*, S. 209f.

310 | Raestrup, »Die Blutgruppenkunde in der gerichtlichen Medizin«, S. 370.

dem Status der »Blutprobe« insgesamt. War sie ein Hilfsmittel oder hatte sie »absolute Beweiskraft«[311]?

Ihre Anerkennung als Kriterium bei Fällen strittiger Vaterschaft hatte sich die »Blutprobe« aber zweifelsohne gesichert. 1934 galt die Blutgruppenuntersuchung als bedeutendste forensische Methode zur Vaterschaftsbestimmung.[312] Dazu trug nicht zuletzt die Entdeckung der Blutgruppenfaktoren M und N bei, die eine Verfeinerung der Ausschlusskriterien ermöglichten. Wie Schiff 1932 in der Berliner Medizinischen Gesellschaft berichtete und worüber in der Folge auch in der *Vossischen Zeitung* zu lesen war, gelang es anhand der serologischen Vaterschaftsprobe, »nunmehr jeden dritten zu Unrecht als Vater angegebenen Mann festzustellen gegenüber bisher jedem sechsten«[313]. Das Blut wurde über die Zersplitterung in Blutgruppen und Faktoren immer stärker individualisiert und der Traum von der Individualität des Blutes schien bald in Erfüllung zu gehen.[314] Die Einführung der Untersuchung von M und N bei Vaterschaftsfragen erfolgte in Deutschland 1931. Die deutschen Gerichte waren damit wiederum die ersten, die diese Faktoren als Beweismittel anerkannten.[315] Danach bemühten sich gar einige Väter um eine Blutgruppenuntersuchung, um als Väter ausgeschlossen und damit von den Alimentszahlungen befreit zu werden.[316]

In den USA hingegen war Alexander Wiener, einer der führenden US-amerikanischen Blutgruppenforscher und Mitarbeiter von Karl Landsteiner, dem Entdecker der Blutgruppen M und N, noch 1932 unsicher, ob diese Blutgruppenfaktoren in Vaterschaftsfragen angewendet werden könnten.[317] Landsteiner selbst kümmerte sich erst ab den 1930er Jahren aktiv um die forensische Verbreitung der »Blutprobe« in seiner neuen Heimat. Seine Aktivitäten scheiterten jedoch, weil auf US-amerikanischer Seite zu wenig Interesse für die in Deutschland etablierte Paternitätsserologie bestand.[318] Während die Bluttransfusion in Deutschland als amerikanisches Verfah-

311 | Hellwig, »Die Blutgruppenprobe in der forensischen Praxis«, S. 724.

312 | Schrader, »Gerichtsärztliche Untersuchungen zum Nachweis der Vaterschaft«, S. 30.

313 | Li., »Die Suche nach der Vaterschaft«; vgl. auch Okroi, *Der Blutgruppenforscher Fritz Schiff*, S. 51; zu M und N vgl. unter anderem Schiff, »Die gerichtlich-medizinische Bedeutung der serologischen Eigenschaften M und N von Landsteiner und Levine«; ders., »Die gerichtlich-medizinische Bedeutung der serologischen Eigenschaften M und N sowie einiger neuerer serologischen Typen«.

314 | Dazu ausdrücklich Oberstaatsanwalt Rücker, »Erbbiologische Begutachtung bei umstrittener Vaterschaft«, S. 184: »Zum Schluss möchte ich der Hoffnung, ja dem Glauben Ausdruck geben, dass die Blutgruppenforschung auf das zwar noch sehr ferne, aber erreichbare Ziel hinmarschiert, aus der Gruppenbestimmung heraus zur Individualbestimmung zu kommen.«

315 | Schneider, »Chance and Social Setting«, S. 553; vgl. auch Schiff, »Die gerichtlich-medizinische Bedeutung der serologischen Eigenschaften M und N von Landsteiner und Levine«, S. 61.

316 | Rudavsky, *Blood Will Tell*, S. 78.

317 | Ebd., S. 77. Neben Rudavsky zur US-amerikanischen Rezeption: Okroi, *Der Blutgruppenforscher Fritz Schiff*, S. 99-101; für die Rezeption in England ebd., S. 97-99.

318 | Rudavsky, *Blood Will Tell*, S. 114f.

ren wahrgenommen wurde, galt die »Blutprobe« in den USA als typisch deutsch.[319] Diese Wahrnehmung begünstigte die Verbreitung des Verfahrens spätestens ab 1933 kaum.

7.3 Fazit: Die moderne »Sprache« des Blutes

Für Väter unehelicher Kinder, aber auch für mutmaßliche Verbrecher wurde die Untersuchung ihrer Blutgruppe im Laufe der 1920er Jahre zu einem potentiell belastenden Beweismittel. Auch wenn sie streng genommen ein Ausschlusskriterium und Entlastungsmittel darstellte, warf die Blutgruppe ein ungünstiges Licht auf die Verdächtigen, insbesondere dann, wenn sie Blutgruppe B oder AB hatten. Diese Blutgruppen galten aufgrund ihrer rassischen und pathologischen Codierung sowie ihrer Seltenheit als eher straffällig.

Obwohl also die »Blutprobe« im strengen Sinne entlastend wirken sollte, traten die Blutgruppen vor Gericht einen unerwarteten Siegeszug an. In keinem anderen Gebiet – weder in der Anthropologie noch in der Transfusionsmedizin – konnten sich die Blutgruppen so rasch durchsetzen. Gleichzeitig taten sie dies in einer publikumswirksamen Weise; auch in der Tagespresse waren die Blutgruppen, sei es durch Mordfälle wie demjenigen an Helmut Daube oder wegen Vaterschaftsklagen, präsent. Das Wissen um die Blutgruppen wurde in die breite Öffentlichkeit kommuniziert und war spätestens ab Oktober 1928 in seinen Grundzügen bekannt: Es gibt vier Blutgruppen, die einander teils feindlich gegenüberstehen, ein Leben lang konstant bleiben und sich regelmäßig vererben. Die Schlagzeilen in der Tagespresse nährten die bereits existierenden Metaphern von der »Sprache des Blutes«, vom Blut als Identität und Vererbungssubstanz und dem Zeugungsakt als »Blutmischung«. Die Blutgruppe, so der Tenor dieser Schlagzeilen, verriet die Abstammung. Die Blutgruppe war das erste Merkmal beim Menschen, dessen Vererbung wissenschaftlich nachvollziehbar war, was die öffentliche Wahrnehmung des Blutes als Vererbungssubstanz entscheidend beeinflusste. Obwohl in den Zeitungsberichten und in den wissenschaftlichen Beiträgen betont wurde, dass es sich bei den Blutgruppen lediglich um ein Ausschlusskriterium handelte, evozierten die Schlagzeilen das Bild vom Blut als sicherem Indiz. Der Siegeszug der Blutgruppen vor Gericht ruhte auf der Plausibilität dieser Metaphorik, die sich, selbst wenn sie nicht immer zutraf, hartnäckig hielt. So war im Fall der *exceptio plurium* derjenige Mann, dessen Blutgruppe zu Mutter und Kind »passte«, schnell als Vater anerkannt, auch wenn sich dies aus der Übereinstimmung der Blutgruppe nicht schlüssig nachweisen ließ. Und Männer, deren Blutgruppe ihre Vaterschaft zumindest nicht ausschloss, tendierten ebenfalls dazu, ein Kind als ihr eigenes anzuerkennen. Die Macht der Sprache des Blutes, ihre Metaphorizität, gerann gleichsam zum fehlenden Bindeglied; sie transformierte den

319 | Die Assoziation der »Blutprobe« mit Europa und insbesondere Deutschland findet sich in der medizinischen Literatur etwa bei Levine, »The Application of Blood Groups in Forensic Medicine«, S. 162, und Wiener, »Determining Parentage«, S. 330; für die Tagespresse vgl. o.A., »Convicts a Woman on a Blood Test«; o.A., »Blood Test's Value Urged Upon Courts«; o.A., »Orders Blood Test in Paternity Suit«. Zudem wurde Landsteiner, mit dem das Verfahren in der Presse häufig verknüpft wurde, als Deutscher wahrgenommen (vgl. etwa o.A., »Blood Tests Made by a Brooklyn Doctor«).

Verdacht in einen scheinbaren Beweis. Ähnliche Evidenz konnte die »Blutprobe« bei Strafverbrechen erlangen.

Nicht alle Diskursteilnehmer waren allerdings von dieser Wahrnehmung des Blutes überzeugt. Als vehementester Gegner der Anwendung der Blutgruppenuntersuchung in Vaterschaftsklagen galt Friedrich Leonhard, Präsident des 8. Zivilsenats des Preußischen Kammergerichts. Seine Angriffe zielten auf die Grundpfeiler der Metaphorik des Blutes und seiner Mischungen, die Frage der Regelhaftigkeit der Vererbung sowie der Konstanz der Blutgruppen. Er stellte die Definition des Blutes als Identitätsmerkmal und sicheres Vererbungsmerkmal in Frage. Damit schrieb Leonhard gegen einen wirkungsmächtigen Diskurs an, der die Abstammung im Blut verortete. Er stand einer angeblichen »Sprache des Blutes« skeptisch gegenüber und sah die Blutgruppen als Blutgruppen und nicht als metaphorisch überhöhte Blutsubstanz. Dass die unsichtbaren Blutgruppen ein Rassenmerkmal darstellten, war deshalb für Leonhard im wahrsten Sinne des Wortes nicht einsichtig.

Leonhards Senatsentscheid hatte zwar kurzfristig einen destabilisierenden Effekt auf die flächendeckende Einführung der Blutgruppen vor Gericht. Durch die massive öffentliche Gegenwehr und Lobbyarbeit der Blutgruppenbefürworter bewirkte sie mittel- und langfristig jedoch die Legitimität der forensischen Blutgruppenuntersuchung. Die Befürworter der »Blutprobe« hatten Leonhard gleichsam auf die Anklagebank gesetzt, eine Strategie, die von Erfolg gekrönt war. Die »Blutprobe« avancierte zu einem anerkannten Mittel in der Vaterschaftsbestimmung, zu *der* forensischen Methode in diesem Bereich überhaupt. Als Ende 1930 der Nobelpreis an Landsteiner verliehen wurde, wurde die Konstanz der Blutgruppen und ihre regelhafte Vererbung in der Tagespresse nicht mehr in Frage gestellt.[320]

Unter den Befürwortern der »Blutprobe« waren Mediziner und Juristen. Sie verband ein unerschütterlicher Glaube an die Wissenschaft, der zur Medikalisierung des Rechts, aber auch der Vaterschaft führte. Damit bewegten sie sich in einem Spannungsfeld von Tradition und Moderne. Zwar bedienten sich die Befürworter der traditionellen »Sprache des Blutes«, doch taten sie dies im Modus der Wissenschaft. Sie beherrschten das Reich der »Unsichtbarkeit« und wussten die Metaphern des Blutes wissenschaftlich zu decodieren. Breitner etwa schien sich vollumfänglich mit der Naturwissenschaft als Decodierungsmaschine abergläubischer Vorstellungen identifizieren zu können. Bei Schiff verhielt sich die Sache komplizierter. Er versuchte Präideen und Wissenschaft säuberlich auseinanderzuhalten, scheiterte aber immer wieder und brachte den Blut-Mythos trotz Skepsis kontinuierlich hervor. Diese Blutmythologie stellte auf Konstanz und Vererbung ab, um familiäre und individuelle Identität zu gewährleisten. Die Blutgruppen konnten in diesem Denksystem problemlos als Rassenmerkmale charakterisiert werden. Gegen Veränderungen des Blutes wegen Krankheiten, Schwangerschaft oder Giften schrieben alle Befürworter der »Blutprobe« an. Das Auftauchen von Mutationen wurde zwar nicht als unmöglich, aber als überaus selten dargestellt. Die »Blutprobe« verwandelte sich in den Argumentationen ihrer Befürworter von einem Entlastungs- zu einem Belastungsmittel und wurde in ihrer Beweiskraft über den Eid gestellt. Die »Sprache des Blutes« wurde höher bewertet als die Sprache derjenigen, die vor Gericht aussagten. Die Befürworter stabilisierten die Grundpfeiler von neuem und schrieben Blut wie-

320 | R. W., »Karl Landsteiner erhält den Nobelpreis für Medizin«; o.A., »Medizinischer Nobelpreis für Karl Landsteiner«.

der als Marker von Identität fest. Damit modernisierten und plausibilisierten sie die traditionelle Blutmetaphorik und kreierten in einer paradoxen Wendung eine moderne »Sprache des Blutes«.

8. Schluss

Karl Landsteiners Feststellung von 1901, dass das menschliche Blut in bestimmten Kombinationen verklumpe, stieß erst im Zuge des Ersten Weltkrieges auf Resonanz. Obwohl Landsteiner auf die potentielle Anwendung seiner Erkenntnis in der Forensik und Transfusionsmedizin hingewiesen hatte, setzte sich die im selben Jahr von Paul Uhlenhuth und August Wassermann entwickelte Präzipitinmethode in der Forensik und in der phylogenetischen Forschung, wo sie Blutsverwandtschaften im wörtlichen Sinne nachzuweisen suchte, durch. Dies hing auch damit zusammen, dass Landsteiners Entdeckung mit zeitgenössischen Blut-Vorstellungen wenig kompatibel war. Weder ließ sie sich mit der an die humoralpathologische Tradition anknüpfenden Metapher vom Blut als Sitz der Seele vereinbaren und als individuelles Merkmal definieren noch war die Gruppeneinteilung an einen der großen Differenzdiskurse anschlussfähig. Die Blutgruppen waren von »Rasse«, Geschlecht und Stand, mit denen das Blut jahrhundertelang kurzgeschlossen worden war, seltsam losgelöst. Auf den ersten Blick schien Landsteiners im Blut entdeckte Differenz bedeutungslos und entsprach ganz der nüchternen Sichtweise auf das Blut, die mit dem Aufstieg der Zellularpathologie in der zweiten Hälfte des 19. Jahrhunderts in die Medizin Einzug gehalten hatte.

Eine »Entzauberung« des Blutes lässt sich bereits um 1500, an der Schwelle vom Mittelalter zur Frühen Neuzeit, mit der Reformation und der damit einhergehenden Annullierung der Transsubstantationslehre sowie in den Erkenntnissen von Paracelsus, Andreas Vesal und William Harvey erkennen. Doch erst im 19. Jahrhundert mit der Virchow'schen Zellularpathologie und der gleichzeitigen Verschiebung von einer Symbolik des Blutes zur Analytik der Sexualität, wie sie Michel Foucault analysiert hat, verlor das Blut seine Stellung in den Wissenschaften als »ganz besondrer Saft« und war als solcher nunmehr in den Bereich der Volksmedizin verbannt. Landsteiners Entdeckung war insofern sehr modern und fragmentierte bestehende Einheiten von »Rasse«, Geschlecht und Stand beziehungsweise Schicht. Allerdings erwies sich gerade die Metapher von einem rassisch differenten Blut als zählebig. Denn mit dem von Foucault konstatierten Übergang zu einer Analytik der Sexualität wurde das Blut nicht unwichtig, sondern tauchte durch die Hintertür des Rassismus wieder in der Sprache der Wissenschaft auf, während es sich von Geschlecht und Schicht weitgehend ablöste. Eine Koppelung von Blutgruppen und »Rassen« lag insofern nahe, und diese Verbindung ermöglichte die Erfolgsgeschichte der Blutgruppenforschung der 1920er Jahre.

Der Rassendiskurs wurde durch die in Heidelberg forschenden Bakteriologen Emil von Dungern und Ludwik Hirszfeld in die noch kaum etablierte Blutgruppenforschung zu Beginn des 20. Jahrhunderts eingeführt. Sie wiesen den Mendel'schen Vererbungsgang der Blutgruppen nach, reaktivierten damit die Präidee vom Blut als Vererbungssubstanz und führten die Blutgruppen mit dem Rassen- und Reinheitsdiskurs zusammen. Mit der Hypothese der Vererbung der Blutgruppen war die Annahme der lebenslangen individuellen Konstanz der Blutgruppe verbunden, die wiederum an die Metapher des Blutes als Seele anknüpfte. Damit wurde die von Landsteiner im Blut entdeckte, merkwürdig sinnlose Differenz mit Sinn aufgeladen und an wissenschaftliche, aber auch interdiskursive Elemente anschließbar.

Im Ersten Weltkrieg konnte Hirszfeld in einer gemeinsam mit seiner Frau Hanna Hirszfeld durchgeführten Forschungsarbeit den Beweis des von ihm und Dungern postulierten anthropologischen Werts der Blutgruppen antreten. Hirszfelds Ergebnis, dass es sich bei den Blutgruppen um Rassenmerkmale handelte, die einst »rein« bei einer »Rasse« vorhanden gewesen waren, aber aufgrund von Migrationen und »Mischungen« in unterschiedlicher Häufigkeit auftraten, übersetzte die bis in die Antike zurückgehende Vorstellung einer ursprünglichen »Reinheit des Blutes« in wissenschaftliche Tatsachen. Auch die von Aristoteles entworfene hämatogene Zeugungstheorie der »Blutmischung« erfuhr damit eine Verwissenschaftlichung.

Der Beitrag der Hirszfelds passte in das in Deutschland seit dem Krieg verstärkt zirkulierende völkische Gedankengut, mit dem auch die bereits für die mittelalterliche Judenfeindschaft zentrale Metapher des Blutes eine Intensivierung erfuhr. Artur Dinters Bestsellerroman *Die Sünde wider das Blut*, der auch als wichtige Inspirationsquelle für die Nürnberger Gesetze gilt, bündelte antisemitische Motive in verdichteter Form. »Rassenmischungen« wurden als »Blutmischungen« zu einer infektiösen Gefahr für den »Volkskörper« und eine bakteriologisch geprägte »Reinheit des Blutes« die einzige Garantie für dessen Erhalt. Dinters Roman und andere zeitgenössische Debatten wie etwa über die »Mulattisierung und Syphilisierung« am Rhein standen in einem Verhältnis wechselseitiger Erhellung. Diese metaphorische Grundkonstellation verfestigte sich im Laufe der 1920er Jahre. Der Aufstieg der Blutgruppenforschung mit beziehungsweise nach dem Ersten Weltkrieg und ihre ungeheure Popularität ist also Teil der allgemeinen Hochkonjunktur des Blutes zu diesem historischen Zeitpunkt. Die sich entfaltende Blutgruppenforschung war vom interdiskursiven Gerede über Blut, dessen »Reinheit« und »Mischungen« grundlegend strukturiert und formulierte ihrerseits diese Reden in wissenschaftlicher Weise.

Der Erste Weltkrieg ermöglichte nicht nur die Studie der Hirszfelds, sondern vor allem auf Seiten der Alliierten eine erstmals breitere Anwendung der Bluttransfusion. Im Anschluss daran formierten sich drei Zweige innerhalb der Blutgruppenforschung, die von der Metaphorik des »reinen Blutes« und der »Blutmischungen« hervorgebracht und angetrieben wurden. Was noch zu Zeiten der Humoralpathologie und damit bis ins 19. Jahrhundert hinein als wissenschaftlich gegolten hatte, seit dem Aufstieg der Zellularpathologie aber nur noch metaphorisch verstanden werden konnte, wurde durch diese drei Forschungsfelder wissenschaftlich nachgewiesen, legitimiert und in ein wörtliches, nichtmetaphorisches Register zurückgeführt. Die Blutgruppenforschung bewies, dass es sich bei Blut eben doch um einen »ganz besondren Saft« handelte. Sie war eingebettet in einen Aufschwung der »reinigenden« Praktik des Aderlasses und umgeben von anderen Blut-Studien wie der Menotoxin-Forschung oder den Untersuchungen Wilhelm Zangemeisters, die in den 1920er Jahren ebenfalls volkstümliche Vorstellungen über die Reinheit des Blutes und seine Mischungen in einer »Renaissance des Blutes« experimentell nachzuweisen suchten.

Die *seroanthropologische Forschung*, die sich im Anschluss an die Untersuchung von Ludwik und Hanna Hirszfeld in Deutschland weit verbreitete, schrieb an der Urszene der einst »reinen Rassen« mit ihrem je spezifischen Blut fort. Die von den Hirszfelds in Westeuropa lokalisierte Blutgruppe A galt als »europäisch«, während Blutgruppe B dem Osten und Indien zugeschrieben und zur »asiatischen« Blutgruppe wurde. Während sich der Arbeitseifer und das Interesse an den Blutgruppen als Rassenmerkmal in einer Vielzahl von regionalen Studien niederschlugen, gelangten groß angelegte Projekte zur Blutgruppenverteilung in Deutschland nicht zur Durchführung, weil ihnen die staatliche Förderung verwehrt blieb. Im Reichsgesundheitsrat gelang es den Serologen und Gerichtsmedizinern zwar, die Blutgruppen offiziell zur forensischen Anwendung zu empfehlen, doch die seroanthropologischen Projekte waren dort, aber auch im Preußischen Landesgesundheitsrat und der Notgemeinschaft, wenig erfolgreich. Dies lag aber nicht daran, wie oft in der Wissenschaftsgeschichte behauptet wird, dass es sich um merkwürdige Projekte sonderbarer Wissenschaftler handelte, die schon zu ihrer Zeit eine geringe wissenschaftliche Reputation besaßen. Vielmehr handelte es sich um ein disziplinär und politisch hart umkämpftes Gebiet und das Scheitern der Projekte ist auf ein doppeltes *boundary-work* zurückzuführen. Innerdisziplinär standen sich dabei der Kreis um die völkisch ausgerichtete DGB, die Wissenschaftler mit gutem bis hervorragendem Ruf in ihrer Mitgliederliste versammelte, und Wissenschaftler jüdischer Herkunft gegenüber, die politisch meist (sozial-)liberal ausgerichtet waren und ebenfalls ein hohes wissenschaftliches Prestige aufwiesen. Beide Fraktionen suchten das zu diesem Zeitpunkt politisch hoch aufgeladene Medium »Blut« zu besetzen. Eine *disziplinäre* Grenzziehung bestand zwischen Serologen und Anthropologen. Letztere sicherten ihr Monopol über die Deutung »rassischer« Differenzen, indem sie Blut als angeblich ganz »besondren Saft« diskreditierten und damit die Seroanthropologie unter Metaphernverdacht stellten. Aus der Sicht der Anthropologie konnte es sich bei der Seroanthropologie lediglich um ein Supplement handeln – dies legte beredtes Zeugnis von der in der Anthropologie schwelenden Krise ab –, während die Serologen selbst die Blutgruppen zuweilen als Königsweg für die anthropologische Forschung begriffen.

Nichtsdestotrotz waren die Serologen mit dem Problem konfrontiert, die eigenen Resultate mit den bereits vorhandenen anthropologischen abzugleichen. Sie bewegten sich auf einem schmalen Grat zwischen der Bestätigung (sichtbarer) anthropologischer Kenntnisse und der Entdeckung von genuin Neuem durch die für das bloße Auge unsichtbaren Blutgruppen.

Das Scheitern der Projekte bei staatlichen Geldgebern kann einerseits auf die mangelnde Einheit innerhalb der Blutgruppenforscher und andererseits auf die Kritik von Seiten der Anthropologen zurückgeführt werden. Es bedeutete jedoch nicht das Ende dieses Forschungszweiges. Vielmehr wurden parallel zu den Förderanträgen und nach deren Ablehnung die Blutgruppen in den verschiedensten Regionen Deutschlands erhoben und die Resultate in einer Fülle spezifischer, allgemeinmedizinischer, aber auch populärwissenschaftlicher Zeitschriften und Monographien publiziert. Die erhobenen Blutgruppendaten wurden gemäß dem metaphorischen Grundgerüst von »reinem« und »gemischtem Blut« geordnet und mit Sinn erfüllt. Selbst widersprüchliche Resultate konnten damit geglättet und eingepasst werden. Die Blutgruppe 0, wenngleich mit Felix Bernsteins Erbhypothese von 1924 zu einer zentralen Blutgruppe avanciert, spielte in den meisten Untersuchungen keine zentrale Rolle und hatte nicht zwingend eine Neuinterpretation der Verhältnisse von A, B und 0 zur Folge. Vielmehr wurde die von den Hirszfelds kreierte dichotome Ordnung aufrechterhalten und das störende Dritte ausgeblendet. Nur in visuellen Darstellungen wurde Blutgruppe 0 zu einem nicht zu vernachlässigenden Faktor. Mit der wachsenden Datenzahl entstanden verschiedene Modi der Visualisierung, die auf die Evidenz von »Blutsverwandtschaften« abzielten. Die Vielfalt der Visualisierungen verwies auf das beständige Gleiten des Forschungsfeldes, das nicht zu einem Abschluss und zu gesicherten Ergebnissen gelangen konnte.

Die Charakterisierung wissenschaftlicher Forschung als *différance* ist in der wissenschaftshistorischen Literatur inzwischen ein Gemeinplatz, doch trifft diese Interpretation für das seroanthropologische Feld in besonderer Weise zu. Während in der Transfusions- und Gerichtsmedizin das Wissen über die Blutgruppen für eine konkrete Anwendung stabilisiert werden musste, war dies in der seroanthropologischen Forschung nicht der Fall. Die unabschließbare Forschung war zudem nicht zuletzt der Differenz geschuldet, die sich zwischen Seroanthropologie und Anthropologie auftat. Der epistemische Rest, der den Unterschied zwischen seroanthropologischer und anthropologischer Wissenschaft anzeigte, war gleichzeitig ein Motor des Forschungsfeldes und führte zu immer neuen Studien, die »Urrassen« und »Blutsverwandtschaften« festzulegen suchten. Die paradoxen Ergebnisse der Forschung sowie die politische und disziplinäre Heterogenität des Feldes rückten eine Stabilisierung desselben ebenfalls in weite Ferne. Einzig das metaphorische Grundgerüst zeichnete sich trotz aller Widersprüche und trotz fehlender gesicherter Ergebnisse durch eine bemerkenswerte Robustheit aus.

Die metaphorischen Blut-Vorstellungen erwiesen sich auch in anderen Forschungsfeldern, die hauptsächlich in der zweiten Hälfte der 1920er Jahre im Kontext der »Krise der Medizin« zur Entfaltung gelangten, als äußerst produktiv. Die humoralpathologische Koppelung von Krankheit und Blut wurde unter modernen Vorzeichen reaktiviert und brachte zahlreiche Studien hervor, die den Zusammenhang zwischen Blutgruppen und Krankheiten untersuchten. Dahinter lag nicht zuletzt das Begehren, Zusammenhänge zwischen Blutgruppen, Krankheiten und »Rassen« aufzudecken und die evolutionstheoretische Frage des *survival of the fittest* zu beantworten. Personen der Blutgruppe B schienen insofern nicht nur schwerer von der Syphilis heilbar als andere Gruppen, sie neigten angeblich auch zu Verbrechen, Alkoholismus, Psychosen, wiesen eine geringere Lebensaussicht auf und galten generell als »minderwertig«. Im Zusammenhang mit den regionalen Studien wurde die Blutgruppe A mit Europa, Reinheit, Ländlichkeit und Gesundheit assoziiert, während Blutgruppe B zur minderwertigen Blutgruppe wurde, die mit dem Osten, Mischung, Urbanisierung und Krankheit in Verbindung stand.

Aufgrund dieser fundamentalen Differenz zwischen den beiden Gruppen, die sich als Agglutination und damit als eigentliche »Blutfeindschaft« manifestierte, stellte sich auch die Frage, welche Auswirkungen die Blutgruppen von Ehepartnern bei der Zeugung von Kindern, der »Blutmischung«, hatten. Wie bei der Pathologie der Blutgruppen ging die Initiative in diesem Forschungsfeld von Hirszfeld aus. Die vermeintlich mageren Kinder von Eltern unterschiedlicher Blutgruppen sowie die Sterilität solcher Ehen zeugten in seinen Augen von inkompatiblen »Blutmischungen« und stießen, auch wenn unter Wissenschaftlern umstritten, im populärwissenschaftlichen Bereich auf große eugenische Resonanz.

Die Metapher des »reinen Bluts« wurde auch bei den 1927 von Landsteiner und Levine in den USA entdeckten Blutgruppenfaktoren M, N und P aufgenommen. Die neuen Faktoren wurden von diesen auf ihre Rassendifferenz hin untersucht, eine Analyse, die von Schiff in Berlin, wenn auch erfolglos, fortgesetzt wurde. Die Metaphorik von der Reinheit des Blutes und von dessen Mischungen plausibilisierte Blutgruppenverteilungen auch in Landsteiners Nobelpreisrede von 1930.

Die Polarisierung des Feldes in Forscher jüdischer und nichtjüdischer Herkunft war auf institutioneller Ebene zwar von weit reichender Bedeutung, die metaphorische Basis war aber, wie das Beispiel Landsteiners zeigt, beiden Fraktionen gemein. Das Streben nach einer rassischen Zuordnung der Blutgruppen kann nicht einseitig auf die völkische Gruppierung um Otto Reche projiziert werden. In den wenigsten Fällen hatte die geteilte Grundlage eklatante Ergebnisdifferenzen zur Folge. Hinsichtlich der Definition von Europa und auch des »jüdischen Blutes« sowie der unterschiedlichen Blutgruppenverteilung zwischen Juden und ihren »Wirtsvölkern« waren die Meinungen jedoch gespalten. Auf völkischer Seite wurde in wissenschaftlichen Studien, aber auch in der völkischen Presse, eine tatsächliche Differenz zwischen »deutschem« und »jüdischem Blut« als erwiesen angesehen. In der deutsch-jüdischen Presse wurde mit Rekurs auf Wissenschaftler jüdischer Herkunft wie etwa Schiff die »Annäherung« von Juden an ihre »Wirtsvölker« betont. Die Metapher der »Annäherung« war allerdings nicht unproblematisch, rief sie doch Bilder des jüdischen Blutsaugers und Parasiten hervor – Stereotype, die 1935 zur Abwehr dieser »Annäherung« in Nürnberg in Gesetze gegossen wurden.

Diese nationalsozialistische Gesetzgebung hatte für die deutschen Wissenschaftler mit jüdischem Hintergrund unmittelbare Auswirkungen. Schiff und Bernstein flohen in die USA. Während des Nationalsozialismus wurde die seroanthropologische Forschung von Wissenschaftlern völkischer Gesinnung weitergeführt und fand auch Eingang ins renommierte Robert-Koch-Institut (RKI). Dabei bestand eine teilweise enge Zusammenarbeit mit der DGB; so publizierte etwa Werner Fischer in der *Zeitschrift für Rassenphysiologie* komplizierte und teure Blutgruppenkurven.[1] Auch wurden am RKI Blutgruppenbestimmungen für die Rassenhygienische Forschungsstelle des Reichsgesundheitsamtes durchgeführt und dabei »Zigeuner«- und »Judenblut« auf Blutgruppen, Blutgruppenuntergruppen und -faktoren untersucht.[2] Ein weiteres, nicht am RKI beheimatetes Forschungsvorhaben beabsichtigte,

1 | Hulverscheidt, »Blutgruppenforschung am Robert Koch-Institut«, S. 7f.; Werner Fischer und Max Gundel waren nun am RKI tätig; vgl. zu den Blutgruppenarbeiten Fischers Cottebrune, »Vom Ideal der serologischen Rassendifferenzierung«, S. 56; dies., »Blut und Rasse«, S. 114-116.

2 | Diese Bestimmungen wurden von Günther Blaurock durchgeführt, vgl. Hulverscheidt, »Blutgruppenforschung am Robert Koch-Institut«, S. 14-18. Zwischen 1938 und 1942 lag die Aufgabe der Prüfung und Überwachung der Blutgruppenbestimmung beim RKI, mit der Übernahme der Leitung der Blutgruppenforschungsabteilung durch Peter Dahr ging sie wieder zurück ans Reichsgesundheitsamt (Hulverscheidt, »Blutgruppenforschung am Robert

»Untersuchung von Juden auf Blutgruppen und Rassemerkmale« im eroberten Polen in Angriff zu nehmen.[3]

Insgesamt bestand jedoch während des »Dritten Reiches« kein übermäßiges Interesse an der rassisch ausgerichteten Blutgruppenforschung.[4] Die *Zeitschrift für Rassenphysiologie* verlagerte auf äußeren Druck hin ihren Fokus zunehmend auf physiologische Fragestellungen und stellte ihr Erscheinen 1943 ganz ein.[5] Das seroanthropologische Publikationsvolumen ging wohl auch deshalb in den 1930er Jahren im Vergleich zu den 1920er Jahren um rund ein Drittel zurück.[6] Im konkreten Anwendungsbereich spielte der »rassische« Wert der Blutgruppen ebenfalls nur eine untergeordnete Rolle. Die Blutgruppenerhebung war zwar auf den Formularen zur rassischen Eignungsprüfung in den eroberten Gebieten vorgesehen, untersucht wurden sie aber nur selten. 1940 erfolgte eine offizielle Anordnung an die so genannten »Eignungsprüfer«, die Blutgruppen der »Siedler« zu untersuchen und das Ergebnis auf deren Arm einzutätowieren. Diese Anordnung wurde jedoch kaum umgesetzt.[7]

Die geringe Rezeption der Blutgruppenforschung während des Nationalsozialismus führt Pauline Mazumdar auf Hans F. K. Günther zurück, welcher der seroanthropologischen Forschung gegenüber kritisch eingestellt und dessen Rassenanthropologie für die SS zentral war.[8] Außerdem waren die seroanthropologischen Resultate in zweierlei Hinsicht wenig für eine konkrete Umsetzung geeignet: Einerseits widersprachen die von Steffan produzierten Karten der Ostforschungsthese, dass die Gebiete östlich der Elbe einst nordisch bevölkert gewesen waren.[9] Andererseits operierte die Blutgruppenforschung auf einer kollektiven Ebene. Sie konnte den Nachweis einer individuellen rassischen Blut-Differenz, die nicht nur hervorragend in das nationalsozialistische Gedankengebäude gepasst hätte, sondern auch für eine praktische Anwendung von Nutzen gewesen wäre, nicht erbringen.[10]

Die wissenschaftlichen Bemühungen im »Dritten Reich« wandten sich daher Blutforschungen zu, von denen man sich einen individuellen Nachweis erhoffte. Dabei griff man insbesondere auf die zeitgleich mit der Blutgruppenforschung ent-

---

Koch-Institut«, S. 24f.; Baader, »Blutgruppenforschung im Nationalsozialismus«, S. 344f.). Vgl. dazu auch Dahr, *Meine Lebenserinnerungen*.

3 | Das Forschungsprojekt wurde von Gerhard Buhtz beantragt, über seine Durchführung ist nichts bekannt (Herber, *Gerichtsmedizin unterm Hakenkreuz*, S. 359).

4 | Genauer zur Entwicklung der deutschen Seroanthropologie zwischen 1933 und 1945 Boaz, *In Search of ›Aryan Blood‹*, S. 149-223.

5 | Geisenhainer, *›Rasse ist Schicksal‹*, S. 169-175; zur DGB in diesem Zeitraum Boaz, *The Search for ›Aryan Blood‹*, S. 176-185.

6 | Schneider, »Blood Group Research«, S. 91, Fig. 2. Am Kaiser-Wilhelm-Institut für Anthropologie in Berlin-Dahlem hatte die Blutgruppenforschung wie bereits vor 1933 eine nur marginale Bedeutung, lediglich 4 Prozent der Veröffentlichungen im Bereich der Rassenforschung können der Blutgruppenforschung zugeordnet werden (Massin, »Rasse und Vererbung als Beruf«, S. 212).

7 | Mazumdar, »Blood and Soil«, S. 216; Geisenhainer, *›Rasse ist Schicksal‹*, S. 370.

8 | Mazumdar, »Blood and Soil«, S. 217. In der Ausbildung der Eignungsprüfer stellte denn auch Günthers Rasseschema die Grundlage dar (S. 214).

9 | Ebd., S. 217f.

10 | Ebd., S. 217; Herber, *Gerichtsmedizin unterm Hakenkreuz*, S. 357.

standende Methode von Uhlenhuth zurück, die durch die ungeheure Popularität und die Verheißungen der Blutgruppenforschung in den 1920er Jahren in den Hintergrund gerückt war. Nun aber erwartete man von dieser Methode, das zu leisten, wozu die Blutgruppenforschung nicht im Stande war. Die von Uhlenhuth entwickelte Präzipitinmethode wurde nicht mehr zum Nachweis von »Blutsverwandtschaften« zwischen Tieren beziehungsweise Mensch und Tier eingesetzt, sondern einer »rassenhygienischen Auswertung« zugeführt.[11] Teils in Kombination mit der 1909 von Emil Abderhalden entwickelten Abwehrferment-Reaktion wurde das Blut von »Weißen« und »Schwarzen«, aber auch von »Zigeunern« und vermutlich auch »Juden«, in Konzentrations- und Kriegsgefangenenlagern in Menschenexperimenten auf seine serologischen Differenzen hin untersucht.[12]

Waren auch all diese Untersuchungen letztlich wenig erfolgreich, so zeugen sie doch von der erhöhten Bedeutung, die dem Blut im Nationalsozialismus zukam.[13] Die Arbeiten Otmar von Verschuers über »spezifische Eiweißkörper« etwa, die möglicherweise auf eine serologische Differenz zwischen verschiedenen »Rassen« abzielten und damit für die rassenhygienische Praxis des »Dritten Reiches« von unmittelbarer Bedeutung hätten sein können, waren mit der kriegswichtigen Dringlichkeitsstufe »S« versehen.[14] Das Blut, wenn auch nicht primär die Blutgruppen, genoss in seiner rassenspezifischen Ausrichtung Hochkonjunktur.[15]

Anders, wenn auch derselben metaphorischen Ordnung folgend, verlief die Geschichte des *Bluttransfusionswesen*. Die während der Weimarer Republik etablierten Praktiken veränderten sich bis nach dem Ende des Zweiten Weltkrieges kaum. Die in jenem Zeitraum »erfundene Tradition« der »Vollbluttransfusion« wurde fortgeführt, passte sie doch hervorragend in die nationalsozialistischen Denkmuster, die einer »Reinheit des Blutes« das Wort redeten und alles »Fremdblütige« von den

11 | Cottebrune, »Vom Ideal der serologischen Rassendifferenzierung«, S. 53.

12 | Vgl. zu den Projekten von Werner Fischer vom Robert-Koch-Institut zu »Negerserum« und »weißem Serum« sowie »Zigeunerblut«, die teils im KZ Sachsenhausen vorgenommen wurden, Cottebrune, »Vom Ideal der serologischen Rassendifferenzierung«, S. 56f.; Hubenstorf, »›Aber es kommt mir doch so vor‹«, S. 411; Hulverscheidt, »Blutgruppenforschung am Robert Koch-Institut«, S. 13f.; Rose, *Der nationalsozialistische Völkermord*, S. 145-149; zu den in Kriegsgefangenenlagern vorgenommenen Arbeiten von Karl Horneck an »Schwarzen« und »Weißen« Cottebrune, »Vom Ideal der serologischen Rassendifferenzierung«, S. 59-62; dies., »Blut und Rasse«, S. 116-127; Rose, *Der nationalsozialistische Völkermord*, S. 145-149; Klee, *Deutsche Medizin im Dritten Reich*, S. 163; Schmuhl, *Grenzüberschreitungen*, S. 511-522. Zu Uhlenhuths Arbeiten, die er an Kriegsgefangenen projektiert hatte und über deren Umsetzung bislang nichts bekannt ist, vgl. Cottebrune, »Vom Ideal der serologischen Rassendifferenzierung«, S. 46f. Zu Verschuer Trunk, »Zweihundert Blutproben aus Auschwitz«; Müller-Hill, »Das Blut von Auschwitz und das Schweigen der Gelehrten«; Gausemeier, »Rassenhygienische Radikalisierung und kollegialer Konsens«. Vgl. darüber hinaus die Arbeiten von Mollison, »Das Anthropologische Institut der Universität München«, S. 276; dazu Klee, *Deutsche Medizin im Dritten Reich*, S. 164f.

13 | Vgl. etwa Cottebrune, »Vom Ideal der serologischen Rassendifferenzierung«, S. 56, S. 60f.

14 | Trunk, »Zweihundert Blutproben aus Auschwitz«.

15 | Vgl. auch Klee, *Deutsche Medizin im Dritten Reich*, S. 159-165.

imaginären und realen Blutströmen des deutschen »Volkskörpers« ausgeschlossen wissen wollten. Die in der Medizingeschichte oft irritiert zur Kenntnis genommene Rückständigkeit der nationalsozialistischen Bluttransfusionspraxis lässt sich nicht auf die Vertreibung der Ärzte jüdischer Herkunft und den Verlust deren Know-hows zurückführen. Sie war vielmehr Resultat einer Entwicklung, die im Ersten Weltkrieg ihren – wenn auch keineswegs irreversiblen – Lauf genommen hatte. Nach dem Ende des Ersten Weltkrieges wurden Kontaminationen und Verunreinigungen durch »Blutmischung« befürchtet, wie die Transfusion auch genannt wurde, und die Bluttransfusion mit dem antiamerikanischen Diskurs verbunden. Bluttransfusionen wurden in Deutschland hauptsächlich als gefährlich wahrgenommen. In einem populären Serienroman von Georg Fröschel dominierten die mit der Transfusion einhergehenden Gefahren der »Blutfeindschaft«, der Eigenschaftsübertragung und erotischen Anziehung. Von medizinischer Seite wurde dieser Roman als unwissenschaftlich verurteilt. Doch auch der medizinische Bluttransfusionsdiskurs war in Sorge um die »Unverträglichkeit« des Blutes – die Blutgruppen wurden als einander feindlich beschrieben und der Kampf ums Dasein direkt ins Reagenzglas transferiert. Außerdem wurde vor der Übertragung von Infektionen und Verunreinigungen über »Zitratblut« gewarnt. Diese spezifisch deutsche Gefahrenperzeption hatte konkrete Konsequenzen. Sie führte zum einen dazu, dass die Bluttransfusion ein relativ kompliziertes Verfahren blieb, bei dem bei der Blutgruppenbestimmung größte Vorsicht zu walten hatte und das Risiko der Infektion durch zahlreiche Tests minimiert werden sollte. Anders als in den USA, wo das Blut zur Gerinnungsverhinderung mit dem Zusatz von »toxischem« Natriumzitrat »verunreinigt« wurde, wurde in Deutschland die direkte Methode praktiziert, die auch als »durchaus deutsch« bezeichnet wurde. Sie garantierte die »Reinheit« des Blutes und dessen »Frische« und »Lebendigkeit«, indem sie es »unverändert« und damit auch »vollblütig« übertrug. Diese deutsche »Reinheit des Blutes«, der ein Rassendiskurs eingeschrieben war, suchte man mittels einer Vielzahl komplizierter Apparaturen zu gewährleisten, die dem Ideal der »Reinheit« zwar nie gerecht werden konnten, diese aber zumindest imaginär herzustellen suchten.

Die Komplexität der Apparaturen und das Dogma der »Vollbluttransfusion« führten dazu, dass das Spendewesen nur wenig ausgebaut werden konnte. Zum einen waren die chirurgischen Methoden viel zu kompliziert, als dass sie allzeit und überall durchgeführt werden konnten, zum anderen war die Konservierung von Blut verunmöglicht, die aber Voraussetzung für ein Spendewesen auf breiter Basis war. In den USA, die wegen ihres massenhaften und kapitalistischen Charakters unter deutschen Amerikakritikern verschrien waren, entwickelte sich ab Mitte der 1920er Jahre die Bluttransfusion auf Massenbasis durch das *blood for sale*-Prinzip. In Deutschland wurde nicht nur finanziell eine moderate Form der »Amerikanisierung« des Spenderwesens umgesetzt. Die Blutspende wurde zwar auch mit einer Geldsumme entgolten, doch diese war gering und tangierte den Symbolwert des Blutes nicht. Die ersten drei deutschen Spendernachweise wurden in Frankfurt a.M., Berlin und Leipzig noch vor der nationalsozialistischen Machtübernahme initiiert und nahmen 1933, oder wenig später, ihren Betrieb auf. Die Zahl der durchgeführten Transfusionen blieb jedoch gering, zumal selbst Initiatoren des Spendernachweises wie etwa Unger vor den Gefahren der Bluttransfusion und ihrer »modischen« Anwendung warnten.

Mit der moderaten »Amerikanisierung« des Bluttransfusionswesens wurden Spender jedoch vermehrt außerhalb der Familien, der »Blutsverwandten«, und des medizinischen Personals rekrutiert. Allerdings wurde in vielen Fällen noch immer auf Verwandte des »Blutes« zurückgegriffen, da die Transfusion so kostenlos vorgenommen werden konnte. Außerdem mussten die verwandten Spender und Spenderinnen im Unterschied zu den »Berufsspendern« nicht erst telefonisch aufgeboten werden, sondern befanden sich meist schon vor Ort. Für viele Empfänger, aber auch Spender, musste der Eindruck entstehen, dass Verwandte eben tatsächlich Verwandte des Blutes seien.

Familienmitglieder hatten im Prinzip dieselben rigorosen Auswahlkriterien zu bestehen wie die so genannten »Berufsspender«. Der Spender war im Idealfall zwischen 20 und 50 Jahren alt und hatte weder Infektions- noch andere Krankheiten wie Alkoholismus oder Rauschgiftsucht. Von Erkrankungen, auch solchen, die ihn nicht selbst, sondern das nächste Umfeld betrafen, musste der Spender den Spendernachweis sofort in Kenntnis setzen. Im »Dritten Reich« wurden diese Regelungen dann radikalisiert. Die »Richtlinien für die Einrichtung des Blutspenderwesens im Deutschen Reich« von 1940 basierten auf den bereits vor beziehungsweise um 1933 ausgearbeiteten Verfahren in Leipzig, Frankfurt und Berlin. Nun wurde jedoch das Einholen von Informationen über den potentiellen Spender beim Gesundheitsamt institutionalisiert und das polizeiliche Führungszeugnis verlangt.[16] Darüber hinaus wurden Staatsbürger und Blutspender in eine unheimliche Übereinstimmung gebracht; der Spender musste folgende Erklärung unterzeichnen: »Ich versichere, dass ich von deutschen oder artverwandten Eltern abstamme und auch keinen – nicht mehr als einen – nichtarischen Großelternteil habe.«[17] Der »Wahngedanke der ›Reinheit‹ der ›arischen Rasse‹ und des ›arischen Blutes‹ [fand] hier eine keineswegs nur metaphorisch gedachte, sondern geradezu beängstigende materiale Konkretisierung«[18]. Eine weitere Facette der »Reinheit des Blutes« war im nationalsozialistischen Deutschland das Dogma der Vollbluttransfusion. Sie stellte auch während des Krieges die Methode der Wahl dar und wurde von zahlreichen berufenen Medizinern empfohlen.[19] Zitratblut galt noch immer als verunreinigend[20] und kam wie

16 | »Richtlinien«, Sp. 451 und 452. Vgl. zur Geschichte der Richtlinien Voswinckel, *50 Jahre*, S. 45. Eine reichsweite Regelung über die »Entschädigung von Blutspendern« wurde hingegen schon 1935 eingeführt (Leupold, *Transfusionsmedizin an der Universität Leipzig*, S. 29).

17 | »Richtlinien«, Anlage 4, Sp. 463 und 464.

18 | Bauer, »Von der Blutübertragung«, S. 416.

19 | So befürworteten Oehlecker, Beck und Seggel die »Vollbluttransfusion« (Wiebecke et al., »Zur Geschichte der Transfusionsmedizin«, S. 23; Leupold, *Transfusionsmedizin an der Universität Leipzig*, S. 29 und S. 37f.). Vgl. auch Isbruch, *Zur Geschichte der Bluttransfusion*, S. 43, sowie Heeres-Sanitätsinspektion des Reichswehrministeriums (Hg.), *Veröffentlichungen aus dem Gebiete des Heeres-Sanitätswesens*, und Spath, »Die Bluttransfusion im Felde«, S. 392. Laut Behrendt stand die Frischbluttransfusion in der deutschen Kriegschirurgie während des Zweiten Weltkrieges zuvorderst, danach folgten Blutkonserve, Serumkonserve, Periston, Tutofusin oder Normosal (*Die Kriegschirurgie*, S. 88). Gegen die Blutgerinnung wurde auch das körpereigene Heparin eingesetzt (Oehlecker, *Die Bluttransfusion*, S. 97-102; Bürkle de la Camp, »Über die Bluttransfusion im Kriegsfall«, S. 376).

20 | Richtlinien, Sp. 454f.

Konservenblut seltener zum Einsatz. Letzteres wurde sogar, nach einigen tödlichen Zwischenfällen, 1944 ganz verboten.[21]

Auf US-amerikanischer Seite wurde das »rückständige« deutsche Transfusionswesen, das weder ein straff organisiertes Spendesystem[22] noch eine seit 1937 in den USA existente Blutbank[23] aufwies, belächelt.[24] In den USA wurden Blutspenderinnen und -spender professionell und in großer Anzahl medial beworben. Die Blutspende wurde zu einer Möglichkeit, »to be fully an American, even if one could not sign up for active duty«[25]. Allerdings war auch die US-amerikanische Variante des Bluttransfusionswesens, obwohl sie aus heutiger Perspektive ungleich moderner und professioneller anmutet, nicht frei von rassischen Differenzierungen. »Schwarzes« und »weißes« Blut wurde vom amerikanischen Roten Kreuz gesondert aufbewahrt und auch transfundiert, angeblich auf Wunsch der Blutempfänger.[26]

Der Sieg der Alliierten und die Besetzung Deutschlands versetzten der deutschen Transfusionsmedizin einen Innovationsschub, mit dem Deutschland den Anschluss ans internationale Blutspendewesen fand. Während die Lehrbuchartikel zur Bluttransfusion zu Beginn der 1950er Jahre noch nahezu identisch mit jenen der

---

21 | Wiebecke et al., »Zur Geschichte der Transfusionsmedizin«, S. 25; vgl. auch Voswinkkel, *50 Jahre*, S. 33f.; Gohrbrandt, »Allgemeine Operationslehre«, S. 215. Behrendt, *Die Kriegschirurgie*, S. 87, hält fest, dass die Zitratbluttransfusion häufiger von Internisten denn Chirurgen durchgeführt wurde. Zum einzigen beweglichen Bluttransfusionslabor, das beim Russlandfeldzug zum Einsatz kam, vgl. Voswinckel, *50 Jahre*, S. 47. Für eine literarische Verarbeitung vgl. Brandt, *Blutgruppe AB* (ich danke Marion Hulverscheidt für diesen Hinweis).

22 | Vgl. zur schlechten Organisation des Spendewesens, den sinkenden Spenderzahlen und auch zu den häufigen Fehlbestimmungen der Blutgruppe Voswinckel, *50 Jahre*, S. 47; Behrendt, *Die Kriegschirurgie*, S. 86f.; Sachs, »Das Bluttransfusionswesen heute und in Zukunft«, S. 219; Wiebecke et al., »Zur Geschichte der Transfusionsmedizin«, S. 24; Dahr/Regenbogen, *Blutgruppenbestimmung und Bluttransfusion*, S. 82f.; Leupold, *Transfusionsmedizin an der Universität Leipzig*, S. 33f. Das zivile Spendesystem zerfiel gegen Ende des Krieges, vgl. dazu Dahr/Regenbogen, *Blutgruppenbestimmung und Bluttransfusion*; S. 82; 1942 waren in Leipzig 750 Spenderinnen und Spender registriert, 1945 waren es 139 (Leupold, *Transfusionsmedizin an der Universität Leipzig*, S. 34).

23 | Schneider, »Blood Transfusion Between the Wars«, S. 211f.

24 | Ebd., S. 216 und S. 222, Fußnote 89. Von deutscher medizinischer Seite wurde das US-amerikanische System mit Staunen und auch einem gewissen Neid zur Kenntnis genommen (Sachs, »Das Bluttransfusionswesen heute und in Zukunft«, S. 219). Einzig die Männer der Waffen-SS waren auf Transfusionen gut vorbereitet: Ihnen wurde die Blutgruppe aus diesem Grund auf den Oberarm tätowiert. Diese Kennzeichnung ermöglichte den Alliierten nach dem Krieg die Identifizierung vormaliger SS-Zugehörigkeit (Mrugowsky/Bernhart, »Die Ausführung von Massenuntersuchungen«, S. 669; Cüppers, *Wegbereiter der Shoa*, S. 313 und S. 315).

25 | Chinn, *Technology*, S. 100.

26 | Ebd., S. 117-132; Schneider, »Blood Transfusion Between the Wars«, S. 221-222; Starr, *Blut*, S. 140f. Ironischerweise war Plasma- und Blutbankenpionier Charles R. Drew, der auch für das US-amerikanische Rote Kreuz arbeitete, selbst schwarz, vgl. Love, *One Blood*, besonders S. 139-160, sowie Starr, *Blut*, S. 126-131; Lederer, *Flesh and Blood*, besonders S. 107-142. Für eine literarische Verarbeitung vgl. Weston, »Kinship, Controversy«.

Weimarer Zeit waren, fand Mitte der 1950er Jahre ein fundamentaler Wandel statt.[27] Rund ein Jahrzehnt nach dem Krieg und unter der Ägide des Roten Kreuzes, das für den Wissenstransfer eine vermutlich nicht unerhebliche Rolle spielte, setzten sich die Methoden zur Konservierung des Blutes in der BRD durch und der Aufbau von Blutbanken konnte beginnen.[28]

Während die deutsche Transfusionsmedizin von der Weimarer Republik bis in die 1950er Jahre hauptsächlich als Hüterin der »Reinheit des Blutes« agierte und vor »Blutmischungen« warnte, griff die Anwendung der *Blutgruppen vor Gericht* auf der Basis derselben metaphorischen Ordnung umgekehrt schnell um sich. Die forensische Anwendung der Blutgruppen stellte den insgesamt erfolgreichsten Bereich der Weimarer Blutgruppenforschung dar, der auch in der medialen Öffentlichkeit äußerst präsent war. Die Blutgruppen wurden bei Kapitalverbrechen erhoben, die ihres Sensationscharakters wegen die Zeitungsseiten füllten, wie etwa im Fall Hussmann. Weitaus häufiger noch wurden sie in Vaterschaftssachen untersucht, was in der Tagespresse ebenfalls für Schlagzeilen sorgte. Die Einführung der »Blutprobe« in der Forensik trug in der zweiten Hälfte der 1920er Jahre maßgeblich zur Popularisierung der Blutgruppenforschung bei. Dabei wurde nicht nur Grundlagenwissen über die Blutgruppen, ihre Vererbbarkeit und Konstanz vermittelt, das für die Forensik von Belang war. Teils wurde auch über Transfusionen oder über die ungleichen »rassischen« Blutgruppenverteilungen berichtet. Durch die Popularisierung der forensischen Anwendung der Blutgruppen wurden auch die anderen Zweige der Blutgruppenforschung einer breiten Öffentlichkeit bekannt und die rassische Codierung der Blutgruppen sowie die Gefahren der »Blutmischung« in Zirkulation gebracht.

Der Erfolg der forensischen Anwendung der Blutgruppenuntersuchung, der auch im internationalen Vergleich Maßstäbe setzte, war zum einen darauf zurückzuführen, dass die Metaphorik wie bei der seroanthropologischen Forschung eine Ordnung bediente, die auch interdiskursiv relevant und ausgeprägt war. Analog zur Präidee der spätmittelalterlichen »Baarprobe« sollte die moderne »Blutprobe« den Verdächtigen der Tat überführen. Die Gerichtsmediziner und Serologen waren gewissermaßen befähigt, die »Sprache des Blutes« wissenschaftlich zu decodieren und damit eine Aussage über die Herkunft des Blutes zu treffen. Analog dazu wurden auch beim Vaterschaftsnachweis die Herkunft des Blutes und vorangegangene »Blutmischungen« eruiert. Wie in der Seroanthropologie ging es um bereits stattge-

27 | Vgl. etwa Gohrbrandts Ausführungen zu Bluttransfusionen von 1952 und 1955, »Allgemeine Operationslehre«, S. 175-219; »Aus der Allgemeinen Chirurgie«, S. 183, S. 186, sowie diejenigen Dahrs von 1952 und 1961; Dahr/Regenbogen, *Blutgruppenbestimmung und Bluttransfusion*, S. 100; Dahr/Kindler, *Erkenntnisse der Blutgruppenforschung*, S. 66.

28 | Vgl. Wiebecke et al., »Zur Geschichte der Transfusionsmedizin«, S. 29; Seidl et al., »Die Entwicklung der transfusionsmedizinischen Einrichtungen«, S. 34f.; Riesenberger, *Das Deutsche Rote Kreuz*, S. 542-544; Starr, *Blut*, S. 193f.; Isbruch, *Zur Geschichte der Bluttransfusion*, S. 57-59, S. 60-61; speziell für Berlin: Blos, *Das Berliner Rote Kreuz*, S. 223f.; vgl. für die DDR, wo sich die Blutkonserve zu einem ähnlichen Zeitpunkt durchsetzte, wenn auch nicht über das Rote Kreuz vermittelt, Leupold, *Transfusionsmedizin an der Universität Leipzig*, S. 47; Barz et al., »Die Entwicklung der Transfusionsmedizin in der DDR«, S. 55.

fundene »Blutmischungen«, wenn auch auf individueller und nicht auf kollektiver Ebene.

Die Dominanz dieser Metaphorik wird besonders deutlich, wenn man die tatsächliche Anwendung der Blutgruppen vor Gericht genauer betrachtet. Denn anders als es viele Schlagzeilen, aber auch die Rechtsprechung suggerierten, war es keineswegs möglich, die Identität einer untersuchten »Blutprobe« mit dem Blut eines Angeklagten – sei er Vater oder Verbrecher – wissenschaftlich zu beweisen. Einzig der Nachweis der Nichtidentität konnte zweifelsfrei erbracht werden. Für Friedrich Leonhard, Senatspräsident am Preußischen Kammergericht, und einige andere Juristen galt jedoch nicht einmal dies als gänzlich gesichert. Leonhard attackierte mit seinen Entscheidungen und Begründungen von 1927 und 1928 die Grundpfeiler des metaphorischen Gerüsts, indem er die Regelhaftigkeit der Vererbung und die Konstanz der Blutgruppen bezweifelte. Gegner wie Leonhard erschienen zwar konservativ, weil sie sich den wissenschaftlichen Verheißungen der Moderne verschlossen und die Unsichtbarkeit der Blutgruppen ein besonderes Problem darstellte. Sie nahmen aber insofern einen modernen Standpunkt ein, weil sie das Blut nicht als »ganz besondren Saft« validierten. Die Befürworter der »Blutprobe« wiederum schrieben, teils explizit, teils implizit, die alte Sprache des Blutes fort, wenn auch in modern gewendeter Form. Sie stützten nicht nur die Metaphorik des Blutes als Seele und damit deren Konstanz, sondern wiesen die Blutgruppen als regelhaftes Vererbungsmerkmal und als Rassenmerkmal aus. In ihren Händen verwandelte sich die »Blutprobe« von einem Entlastungs- zu einem Belastungsmittel. Die »Sprache des Blutes« wurde höher als der Eid gestellt. 1930 kam der Streit zwischen Leonhard und den Befürwortern der Blutgruppenuntersuchung zu einem Ende, nachdem sich der Reichsgesundheitsrat durch die Initiative Schiffs zu einer offiziellen Stellungnahme für eine Anwendung der Blutgruppen ausgesprochen hatte. Leonhard sprach den Blutgruppen kurz darauf ebenfalls einen Beweiswert zu.

In seiner Autobiographie schrieb Hirszfeld, dass die Blutgruppenforschung, namentlich die Vaterschaftsdiagnose unter Hitler, »einer schlechten Sache gedient [hat]: man verwendete sie in Deutschland für rassistische Zwecke«[29]. Tatsächlich veränderte sich die Bedeutung des Vaterschaftsgutachtens im Nationalsozialismus grundlegend. Es ging nicht mehr darum, dem Kind den richtigen Vater zuzusprechen und seine Rechte zu sichern, sondern um die Zugehörigkeit des Kindes zum »deutschen Volk«.[30] Der Vaterschaftsnachweis wurde in eine Feststellung der »Rasse« transformiert. Zugleich wurde die Frage der Abstammung, die spätestens seit den Nürnberger Gesetzen von 1935 von besonderer Wichtigkeit war, im nationalsozialistischen Staat in den allermeisten Fällen zu einer Frage der Vaterschaft und damit der »Abstammungsnachweis« *de facto* zu einem »Vaterschaftsnachweis«.[31] Für uneheliche Kinder wurde es von lebensnotwendiger Bedeutung, einen »arischen« Mann als Vater in Anspruch nehmen zu können, während zugleich von Kindern

---

29 | Hirszfeld, *Geschichte eines Lebens*, S. 13. Bereits 1937 hatte sich Hirszfeld kritisch geäußert, vgl. Fleck, *Denkstile und Tatsachen*, S. 365f.

30 | Lilienthal, »Anthropologie und Nationalsozialismus«, S. 74. Vgl. zur Unehelichkeit im Nationalsozialismus auch Essner/Conte, »›Fernehe‹, ›Leichentrauung‹ und ›Totenscheidung‹«, sowie Herber, *Gerichtsmedizin unterm Hakenkreuz*, S. 355-357.

31 | Kröner, »Von der Vaterschaftsbestimmung«, S. 259; Lilienthal, »Anthropologie und Nationalsozialismus«, S. 73.

aus »jüdischer« Ehe beziehungsweise mit einem als jüdisch geltenden Vater Vaterschaftsprozesse angestrengt wurden, weil sie sich daraus einen »Ariernachweis« erhofften.[32] Hirszfeld schrieb im Manuskript seiner Autobiographie:

»Wenn ein Kind aus gemischter Ehe beweist, dass der Mann seiner Mutter nicht der Vater ist, erhält er die vollen Bürgerrechte. Zur Belohnung dafür, dass er nicht zögerte seines persönlichen Vorteils wegen die Mutter dem Schimpf auszusetzen. Das aber ist nur ein Fragment von der Anwendung wissenschaftlicher Entdeckungen zu unwürdigen Zwecken.«[33]

Hirszfeld bezog sich hier vor allem auf die Blutgruppenuntersuchung. Der so genannte »erb- und rassenkundliche Abstammungsnachweis« beinhaltete aber neben der »Blutprobe«, die von Serologen oder Gerichtsmedizinern durchgeführt wurde, auch einen »erbbiologischen Ähnlichkeitsvergleich«, der in anthropologischen Händen lag.[34] Unter den Anthropologen waren die Meinungen über die »Blutprobe«, deren Status generell unbestritten war, auch während des Nationalsozialismus gespalten.[35] Während Otto Reche die anthropologische Untersuchung als Fortsetzung und Supplement der »Blutprobe« bezeichnete, blieb Walter Scheidt den Blutgruppen gegenüber kritisch eingestellt. Für ihn galt die Blutgruppe »nicht mehr als irgendein anderes erbliches Merkmal, und immer weniger als mehrere verschiedene erbliche Merkmale«[36]. Blut konnte für Scheidt auch im Nationalsozialismus »kein besondrer Saft« sein.[37]

Inwiefern die Häufigkeit der Blutgruppenverteilung und damit ihre angebliche Rassenspezifität bei den »Abstammungsnachweisen« zum Tragen kam, ist bislang nicht bekannt. Der Rückgriff auf seroanthropologisches Wissens lag jedoch nahe, hatte Reche doch 1934 in einem Interview betont, dass die Eigenschaft B bei den Juden häufiger als »beim Europäer« vorliege.[38] Auch der Faktor P war angeblich »in erster Linie bei Negern« verbreitet.[39] Und bereits Schiff hatte ja in den 1920er Jahren darauf insistiert, dass es sich bei den Blutgruppen um ein Rassenmerkmal handle.

32 | Vgl. dazu etwa Meyer, *›Jüdische Mischlinge‹*, S. 109-151.

33 | Hirszfeld, *Geschichte eines Lebens*, S. 23f.

34 | Lilienthal, »Anthropologie und Nationalsozialismus«, S. 72; Geisenhainer, *›Rasse ist Schicksal‹*, S. 125-127; Ehrenreich, *The Nazi Ancestral Proof*, S. 122-124; Seidler/Rett, *Das Reichssippeamt entscheidet*, S. 152, erwähnen zudem Scheidt, der ein solches erbbiologisches Gutachten erstmals 1924 in München durchgeführt haben soll (vgl. auch S. 163f.).

35 | Patzak, *Ursprünge gerichtlich anerkannter Blutgruppenbefunde*, S. 85; Herber, *Gerichtsmedizin*, S. 366; zum Status des erbbiologischen Ähnlichkeitsvergleiches Seidler/Rett, *Das Reichssippeamt entscheidet*, S. 171f., S. 178-187; Geisenhainer, *›Rasse ist Schicksal‹*, S. 255-257.

36 | Scheidt, zit.n. Rücker, »Erbbiologische Begutachtung«, S. 177.

37 | Allerdings zweifelte Scheidt wenig später auch am Beweiswert des Ähnlichkeitsvergleiches und zog sich angeblich ganz von der Gutachtertätigkeit zurück; vgl. Kröner, »Von der Vaterschaftsbestimmung«, S. 259 und S. 263, Fußnote 9; Lilienthal, »Anthropologie und Nationalsozialismus«, S. 81f.; Gausemeier, *Walter Scheidt*, S. 10, S. 99f.; kritisch: Geisenhainer, *›Rasse ist Schicksal‹*, S. 249.

38 | Köhn-Behrens, *Was ist Rasse?*, S. 101.

39 | Blaurock, zit.n. Hulverscheidt, »Blutgruppenforschung am Robert Koch-Institut«, S. 10. Vgl. zu Dahrs Experimenten während der Kriegszeit auch Herber, *Gerichtsmedizin*, S. 367.

Schiffs Ansicht ist symptomatisch für eine Ambivalenz, in der sich Wissenschaftler jüdischer Herkunft retrospektiv gesehen befanden. Denn Hirszfelds Diagnose, dass es sich hier um eine missbräuchliche Anwendung »seiner« Blutgruppenforschung handelte, war zwar insofern richtig, als sie auf den neuen Zweck der Blutgruppenuntersuchung hinwies, der nicht seiner Intention entsprach. Allerdings verdeckt seine Aussage die problematische Trennung von Grundlagenforschung und Anwendungskontext. Und sie verschleiert, dass dem Diskurs des Vaterschaftsnachweises durch Fritz Schiff und seine Kollegen bereits zuvor eine Rassenkomponente eingeschrieben worden war. Außerdem spielte gerade die von Fritz Schiff, Friedrich Caro sowie Fritz und Georg Strassmann vorangetriebene Biologisierung der Vaterschaft letztlich, wenn auch gänzlich unbeabsichtigt, den Nationalsozialisten in die Hände.

Die Mediziner des »Dritten Reiches« plädierten wie vor ihnen Schiff dafür, dass die *exceptio plurium*, bei der letztlich keiner der in Betracht kommenden Männer als Vater bezeichnet werden konnte, einen unhaltbaren medizinischen Standpunkt darstellte, da sie nicht dem biologischen Denken entspreche: »[E]iner muss ja schließlich der Vater sein.«[40] Und Caros Forderung, dass die »Blutprobe« nicht verweigert werden dürfe, wurde 1938 im »Gesetz über die Änderung und Ergänzung familienrechtlicher Vorschriften« festgeschrieben: »[D]ie Entnahme von Blutproben zum Zwecke der Blutuntersuchung [ist] zu dulden.«[41] Insofern stellt sich zwischen den nationalsozialistischen Positionen und denjenigen Schiffs, Caros und den Strassmanns eine Übereinstimmung ein, die heute aufgrund unseres Wissens über das Schicksal der im Nationalsozialismus als »fremdblütig« markierten Gruppen unheimlich anmutet. Während der Weimarer Republik war diese biologistische Position jedoch nicht per se mit rechtem Gedankengut verbunden. Sie konnte von links bis rechts, wenn auch aus unterschiedlichen Gründen, in Anspruch genommen werden und galt als Zeichen von Modernität. Schiff hätte sich sicherlich wie Hirszfeld gegen eine Anwendung der »Blutprobe« in erbbiologischen Gutachten gewehrt, das aber ausschließlich ihres politischen Missbrauchs wegen und nicht, weil er die Blutgruppenuntersuchung bei Fragen der Herkunft für nutzlos befand.

Die nationalsozialistischen Praktiken stimmten insofern nur scheinbar mit den von Wissenschaftlern jüdischer Herkunft propagierten Anwendungen der Blutgruppenforschung überein. Allerdings ist die annähernde Deckungsgleichheit der beiden Diskurse signifikant. Nicht nur im Bereich der Gerichtsmedizin, sondern auch in der Seroanthropologie und Transfusionsmedizin ermöglichte die positive Einstellung zur Medikalisierung den Medizinern jüdischer Herkunft, sich ins Bildungsbürgertum zu integrieren und eine deutsche Identität zu konstruieren. Schiffs Metapher von der »Annäherung« der jüdischen Blutgruppenverteilung an diejenige des »Wirtsvolkes« war Ausdruck dieser Integrationsleistung. Durch die wissenschaftliche Beschäftigung mit Blut konnte überdies ein politisch hoch aufgeladenes Medium besetzt und versucht werden, seiner magischen Überhöhung entgegenzusteuern. So betonte Schiff wiederholt, dass die Blutgruppen, nur weil

40 | Mueller/Walcher, *Gerichtliche und soziale Medizin*, S. 161. Vgl. Schmuhl, »Rasse, Rassenforschung, Rassenpolitik«, der festhält, dass 1933 in der Rassenforschung keine grundlegende Zäsur bildete (S. 36).

41 | Zit.n. Seidler/Rett, *Das Reichssippeamt entscheidet*, S. 166; vgl. auch Lilienthal, »Anthropologie und Nationalsozialismus«, S. 77; Geisenhainer, ›*Rasse ist Schicksal*‹, S. 253.

es sich um Blut handelte, kein privilegiertes Rassen- oder Vererbungsmerkmal darstellten. Doch sein unermüdlicher Einsatz für die Blutgruppen brachte die von ihm kritisierten Bedeutungen mit hervor. Schiff partizipierte an einer Rede über die »Reinheit des Blutes« und einer spezifischen Ordnung des Blutes, die gleichsam unhintergehbar bestand. Zwar konnten »Reinheit« und »Mischung« unterschiedlich konnotiert sein, doch die einstige »Reinheit« des Blutes bestand unbestritten. Blut blieb, in jedem Fall, »ein ganz besondrer Saft«, der rein oder auch gemischt sein und etwas über Gesundheit und Krankheit, über Herkunft und Zukunft aussagen konnte. Die Blutgruppenforschung war Teil dieser Blut-Ordnung, aus der sie ihre Legitimität bezog und zu deren Legitimierung sie umgekehrt beitrug, indem sie diese wissenschaftlich unterlegte und den Blutreinheits- und Blutmischungsdiskurs modernisierte.

***

Das nach dem Zweiten Weltkrieg auch in Deutschland professionalisierte Spendewesen, die damit einhergehende Fraktionierung des Blutes und die Anonymisierung der Spende haben weder in Deutschland noch international zu einer Wahrnehmung des Blutes als bedeutungsleerem Rohstoff geführt.[42] Die Vorstellung von der Übertragung von Infektionen – reaktiviert durch die mit HIV »verseuchten« Blutkonserven in den 1980er Jahren[43] – sind der Bluttransfusion weiterhin eingeschrieben. Aber auch die Idee von der Eigenschaftsübertragung durch Transfusionen gehört längst nicht der Vergangenheit an, wie soziologische Studien zeigen, die sich mit der Bluttransfusion im späten 20. und frühen 21. Jahrhundert beschäftigen. So gibt eine australische Blutspenderin zu Protokoll: »I think it [das Blut, M.Sp.] relates to the person themselves. What type of person they are. I mean if you get a depressed person. I would say they'd have depressed blood in them. If you get a happy person and I'd rather have blood from a happy person than a depressed person.«[44] Auch die Metapher von national differentem Blut ist zu Beginn des 21. Jahrhunderts noch virulent, wie die Diskussionen um eine Blutspendeaktion des Roten Kreuzes in einer türkischen Moschee in Deutschland zeigen.[45]

Eine zumindest auf den ersten Blick andere Entwicklung nahm die Blutgruppenforschung für die Bereiche der Forensik und der Seroanthropologie. Als nach dem Zweiten Weltkrieg immer feinere Differenzierungen der Blutgruppensysteme aufgefunden wurden und auch der 1940 von Landsteiner und Alexander S. Wiener entdeckte Rhesusfaktor breiter nutzbar gemacht wurde, hatte dies für die Vaterschaftsgutachten, aber auch für die Seroanthropologie unmittelbare Auswirkungen.[46] Für die Erstellung der Vaterschaftsgutachten bedeutete dies eine voranschreitende Indi-

42 | Vgl. auch Bauer, »Von der Blutübertragung zur Hämotherapie«, S. 418.

43 | Vgl. etwa Starr, *Blut*, S. 324-416.

44 | Zit. nach Waldby et al., »Blood and Bioidentity«, S. 1466; vgl. auch Valentine, »Citizenship, Identity, Blood Donation«, S. 118. Für eine literarische Verarbeitung solcher Vorstellungen vgl. den Roman von Ahern, *Thanks for the Memories*.

45 | Sutterlüty, »The Belief in Ethnic Kinship«.

46 | Parallel zur Blutgruppenuntersuchung wurden in Deutschland auch weiterhin erbbiologische Gutachten erstattet; dabei lassen sich auch beträchtliche personelle Kontinuitäten feststellen. Über die Hälfte der Nachkriegssachverständigen war während des Nationalso-

vidualisierung und immer weitere Ausschlusskriterien; die Metapher des Blutes als Seele und auch als Vererbungsmerkmal wurde weiter zementiert.[47] Mit dem Aufkommen der DNA-Analyse in den späten 1980er Jahren wurde zuerst die Untersuchung der Blutgruppen, in den 1990er Jahren dann auch des Blutes für den Vaterschaftsnachweis obsolet.[48] Damit emanzipierte sich die Vaterschaftsbestimmung vom Blut, die »Blut-« wurde durch die »Speichelprobe« ersetzt. Auch für das in den USA populäre *genetic ancestry testing*, das über die »rassische« Herkunft eines Individuums Auskunft geben soll, wird keine komplizierte Blutuntersuchung benötigt: »Collecting a DNA sample is easy and painless. Simply swab the inside of your mouth to collect cheek cells and return the swabs to DNA Ancestry. Within a few weeks, your results will be ready. No blood sample needed!«[49] Manifestiert sich hier zwar die wissenschaftliche Verabschiedung vom Blut für Fragen der Herkunft, legt das Zitat gleichzeitig beredtes Zeugnis davon ab, dass im populären Imaginären diese Entkoppelung noch nicht flächendeckend stattgefunden hat.

Für das seroanthropologische Feld war die mögliche Analyse der DNA ebenfalls von eminenter Bedeutung. Der Zweite Weltkrieg hatte keineswegs zu einem Ende oder einer Diskreditierung dieser Forschungsrichtung geführt. Vielmehr beriefen sich führende Wissenschaftler wie etwa Luigi Cavalli-Sforza ausdrücklich und positiv auf Hirszfeld.[50] Deutsche Forscher waren nun aber nicht mehr tonangebend in diesem Bereich, vielmehr hatte sich das Forschungszentrum unter populationsgenetischen Vorzeichen nach England verlagert.[51] Fragen des Ursprungs, der Reinheit und der »Mischung« standen bei diesen Untersuchungen, die Blutgruppen in großer Zahl erhoben, sammelten, publizierten und interpretierten, wie bereits bei den Hirszfelds und ihren Nachfolgern im Vordergrund.[52] Mit der Einführung der DNA-Analyse waren die Blutgruppen laut Cavalli-Sforza nunmehr »für das Verständnis von Ursprung und Evolution von geringem Nutzen«[53]. Damit wurden sie endgültig von den »Rassen« losgelöst und schienen für eine moderne, entzauberte Wahrnehmung bereit. Für das Verständnis von Schicht schienen sie aber noch in den 1980er Jahren aufschlussreich zu sein, wie ein Artikel in *Nature* und die damit einherge-

zialismus abstammungsgutachterlich tätig gewesen (Lilienthal, »Anthropologie und Nationalsozialismus«, S. 87f.; Klee, *Deutsche Medizin im Dritten Reich*, S. 264f.).

47 | Vgl. dazu etwa Prokop, *Lehrbuch der gerichtlichen Medizin*, S. 307-321, besonders S. 321.

48 | Vgl. dazu Rudavsky, *Blood Will Tell*, S. 368-421.

49 | Online unter: http://dna.ancestry.com/learnMore.aspx (24. 1. 2009).

50 | Cavalli-Sforza, *Gene, Völker und Sprachen*, S. 28. Vgl. zur Entwicklung der Seroanthropologie nach 1945, gerade auch mit ihrem Bezug zu Hirszfeld Gannett/Griesemer, »The ABO Blood Groups«, sowie für die USA Marks, »The Legacy of Serological Studies«.

51 | Vgl. dazu Schneider, »Blood Group Research«, besonders S. 109; vgl. auch Silverman, »The Blood Group ›Fad‹ in Post-War Racial Anthropology«. Als prominenteste Vertreter/innen sind Arthur Mourant, Robert R. Race und Ruth Sanger zu nennen; vgl. unter anderem das Standardwerk *Blood Groups in Man* von Race/Sanger. Für die populationsgenetische Entwicklung in der Schweiz vgl. neuerdings Germann, »The Abandonment of Race«.

52 | Vgl. Schneider, »Blood Group Research«, S. 89.

53 | Cavalli-Sforza et al., *Gene, Völker und Sprachen*, S. 31.

hende Auseinandersetzung belegt, in der zwar die Resultate des Originalartikels kritisiert, die Koppelung von Blutgruppen und Schicht aber nicht hinterfragt wurde.[54]

In den 1990er Jahren machten die Blutgruppen außerhalb der Wissenschaft im Rahmen der von Peter J. D'Adamo in den USA entwickelten Blutgruppendiät Furore. Diese Bestseller-Diät postulierte einen kausalen Zusammenhang zwischen Krankheitsanfälligkeit und Blutgruppen und konstruierte die Blutgruppe als Schlüssel für ein gesundes Leben.[55] D'Adamos Vorstellungen gründen wiederum in der japanischen Tradition der Blutgruppendivination, die ihren Anfang in den 1920er Jahren nahm. Zu diesem Zeitpunkt wurden ähnlich wie in Deutschland und teils von der deutschen Entwicklung inspiriert Blutgruppen und Temperamente miteinander verschmolzen. Die Idee, dass die Blutgruppe die grundlegende Struktur der Persönlichkeit ausmache, ist in Japan bis heute allgegenwärtig. Davon künden blutgruppenspezifische Kaugummis und Kondome wie auch der Umstand, dass die Blutgruppe bei der Partner- wie bei der Jobsuche eine Rolle spielen kann. Mehr als 90 Prozent der Japanerinnen und Japaner wissen, welcher Blutgruppe sie angehören.[56]

Im westlichen Europa hingegen kennen nur wenige ihre Blutgruppe und diese fungiert nicht als Identitätsmerkmal. Schlagzeilen und Berichte über eine Blutgruppenänderung nach einer Lebertransplantation in der Sprache des Wunders strafen Aussagen wie diese aber Lügen.[57] Möglicherweise wird die Kulturgeschichte der Blutgruppen in Westeuropa im 21. Jahrhundert ein lohnendes Unterfangen, wenn sich Geschichten wie diese häufen oder die Blutgruppen auch hier als persönlichkeitsstiftendes Merkmal kommerzialisiert werden.

Was nun das Blut und die »Rassen« anbelangt, so könnte man meinen, dass mit der Einführung der DNA-Analyse nicht nur die Blutgruppen, sondern auch das Blut insgesamt als Rassenmerkmal endgültig zum Verschwinden gebracht wurde. Die neuesten Resultate, die im Umfeld des von Cavalli-Sforza lancierten Human Genome Diversity Projects (HGDP) generiert wurden, lassen daran aber Zweifel aufkommen. Das Ziel des HGDP, das Verständnis von Humandiversität, des menschlichen Ursprungs und der Evolution zu fördern, sollte anhand der Untersuchung von DNA-Sequenzen isolierter Populationen erreicht werden – ein Vorgehen, das ein unheimliches Echo auf Reches Forderung zu Beginn der 1930er Jahre darstellte.[58] Damit bewegte sich die Forschung fraglos auf molekularem Niveau, das Material aber,

54 | Beardmore/Karimi-Boosheri, »ABO Genes are Differentially Distributed in Socio-Economic Groups in England«; Commentary, »Blood Group and Socio-Economic Class«.

55 | D'Adamo, *Eat Right for Your Type*, auf deutsch: *4 Blutgruppen*; D'Adamos Reihe zur Blutgruppendiät umfasst mehrere Bücher, die insgesamt eine Auflage von über 3 Millionen erreicht haben und in 65 Sprachen übersetzt wurden. Vgl. für die wissenschaftliche Beschäftigung mit dem Phänomen Krankheiten und Blutgruppen: Mourant et al., *Blood Groups and Diseases*.

56 | Vgl. Nakatani, »The Birth of Criminology in Modern Japan«, S. 293-295; Robertson, »Biopower«; dies., »Blood Talks«; Picker, »Blood, Sweat and Type O«; Stephens, »Searching in Vein«; Lebra, »Sozialstruktur und Ideologie des Blutes in Japan«.

57 | Vgl. ausführlich zu diesem »Wunder« des Januars 2008 auf der Website der *Frankfurter Allgemeinen Zeitung*: www.faz.net/s/Rub27A5E3F0CC314C939F977A6B935F898C/Doc~E8296F92F64EF4AB3B1BC512EF1350BCF~ATpl~Ecommon~SMed.html (1. 12. 2008).

58 | Cavalli-Sforza et al., »Call for a Worldwide Survey of Human Genetic Diversity«.

aus der die DNA-Sequenzen gewonnen wurden, war: Blut.[59] Der World Congress of Indigenous Peoples verunglimpfte das HGDP deshalb auch als »Vampire Project«; Vorwürfe des Biokolonialismus wurden laut.[60] Zwar wird Cavalli-Sforza nicht müde zu betonen, dass die Humandiversitätsforschung die Inexistenz von »Rassen« beweise.[61] Doch in einer unter anderen von ihm im Rahmen des HGDP publizierten Studie rekurrieren die Einteilungen auf die altbekannten »Rassen« – wenn auch in einer kleinen Anmerkung zu lesen ist, dass die Zuordnung nach »Kontinent/ Region« erfolgt sei.[62] Um bei der Vampir-Metapher zu bleiben: Totgesagte leben länger. Wie meine Geschichte der Blutgruppenforschung zeigt, hatte die Entdeckung von vier Blutgruppen in Deutschland nicht die Auflösung von bereits bestehenden Blut-Bildern zur Folge. Vielmehr hat sich die Blutmetaphorik als flexibel, anpassungsfähig und hartnäckig zugleich erwiesen. So bedeutet möglicherweise auch die molekulargenetische Wende noch keinen Abschied von der Vorstellung, dass sich das Blut verschiedener »Rassen« unterscheide.

59 | Für eine genaue Analyse und auch aus Erneuerungsgründen sind so genannte »lymphoblastoide Zelllinien«, die letztlich aus den weißen Blutkörperchen gewonnen werden, besser geeignet als DNA-Proben, die nicht zwingend aus Blut stammen müssen (vgl. dazu Cavalli-Sforza, »The Human Genome Diversity Project«, besonders S. 333 und S. 339).

60 | Reardon, *Race to the Finish*, S. 2. Vgl. zum HGDP auch M'Charek, *The Human Genome Diversity Project*. Ein ausgesprochener Kritiker ist Jonathan Marks, vgl. unter anderem Marks, »›We're Going to Tell These People‹«.

61 | Vgl. unter anderem Cavalli-Sforza, »The Human Genome Diversity Project«, S. 333.

62 | Jun Z. Li et al., *Worldwide Human Relationships Inferred from Genome-Wide Patterns of Variation*, S. 1101, Abbildung 1. Vgl. dazu auch Marks, »›we're Going to Tell These People‹«, S. 371.

Anhang

Abbildungen

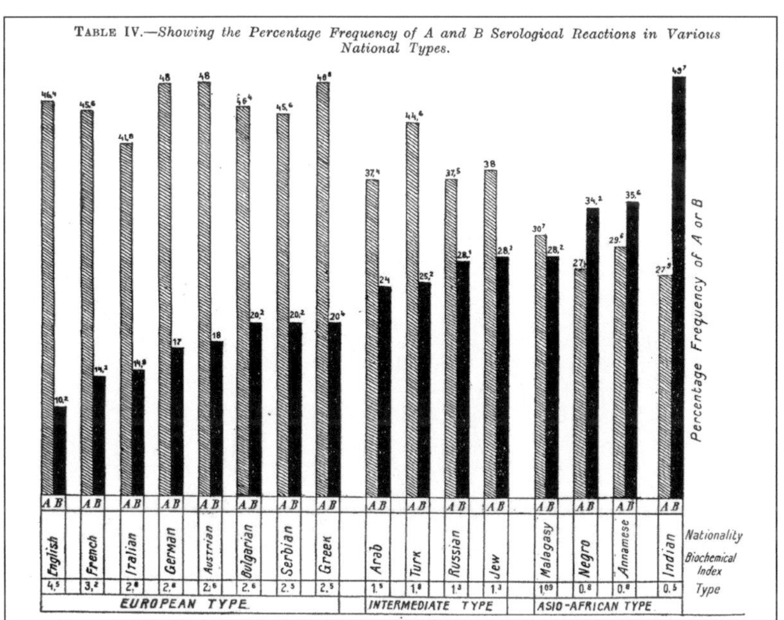

Abbildung 1: Hirschfeld/Hirschfeld, »Serological Differences«, S. 678.

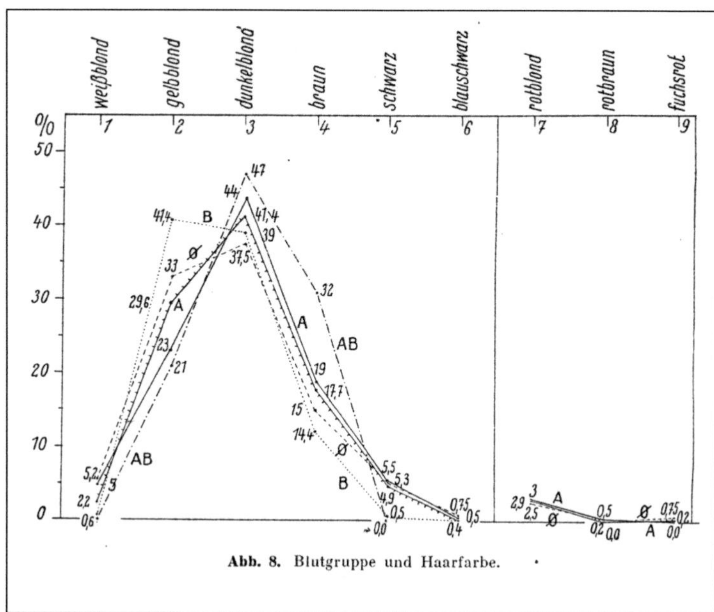

Abb. 8. Blutgruppe und Haarfarbe.

Abbildung 2: Steffan, »Die Beziehungen zwischen Blutgruppe, Pigment und Kopfform«, S. 75.

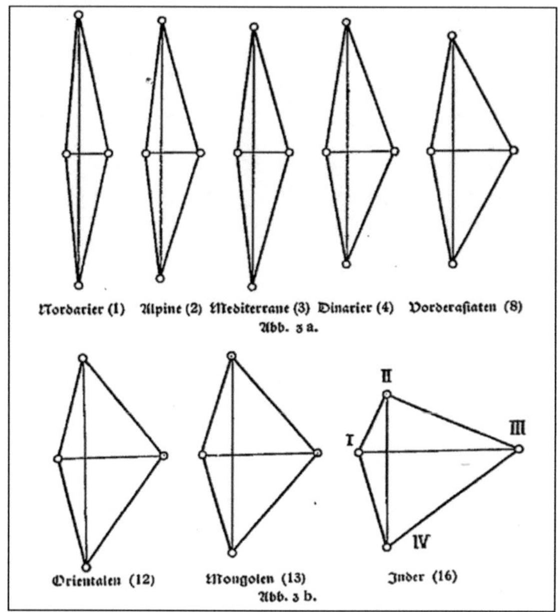

Abb. 3 a.

Abb. 3 b.

Abbildung 3: Wellisch, »Graphische Darstellung der Blutgruppen«, S. 203.

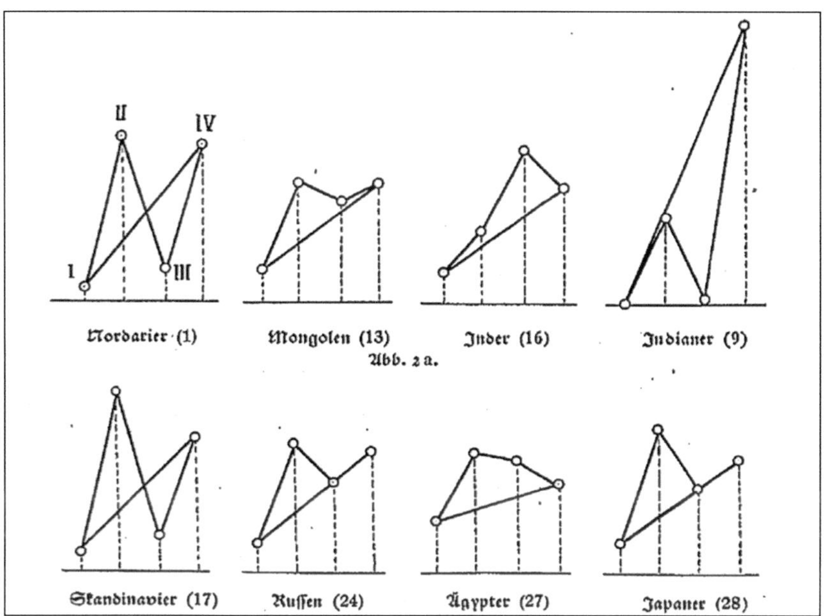

Abbildung 4: Wellisch, »Graphische Darstellung der Blutgruppen«, S. 202.

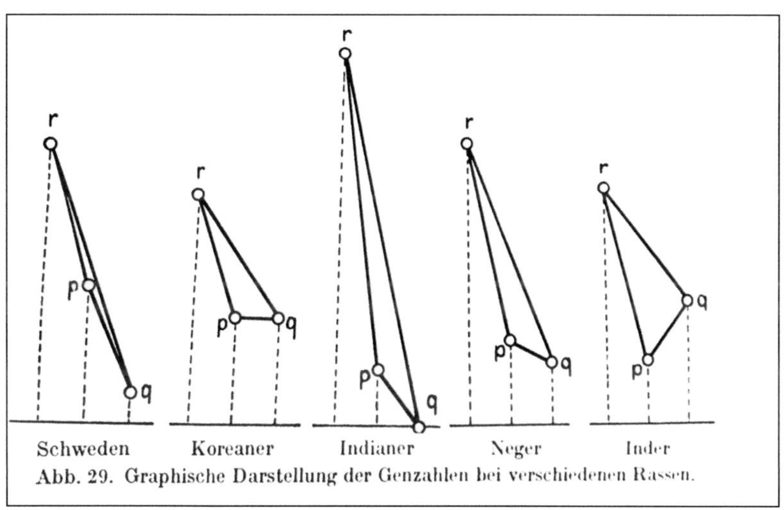

Abbildung 5: Wellisch, »Die Vererbung des Blutes«, S. 223.

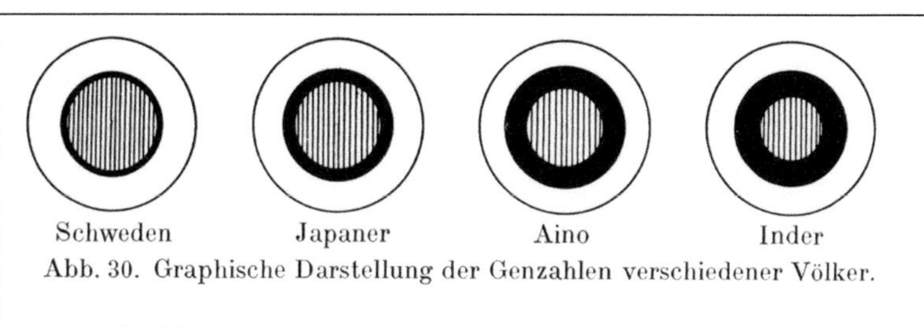

Abbildung 6: Wellisch, »Die Vererbung des Blutes«, S. 223.

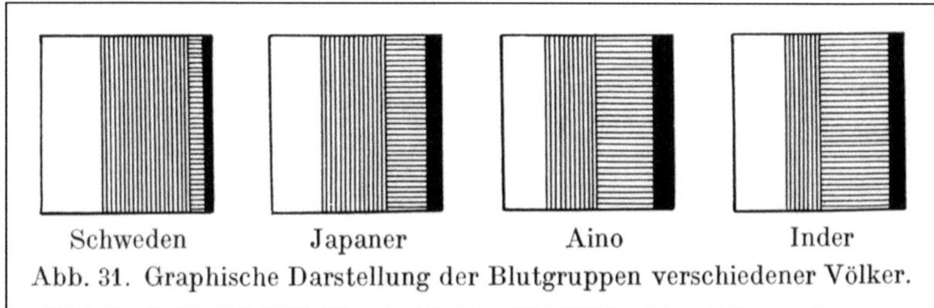

Abbildung 7: Wellisch, »Die Vererbung des Blutes«, S. 224.

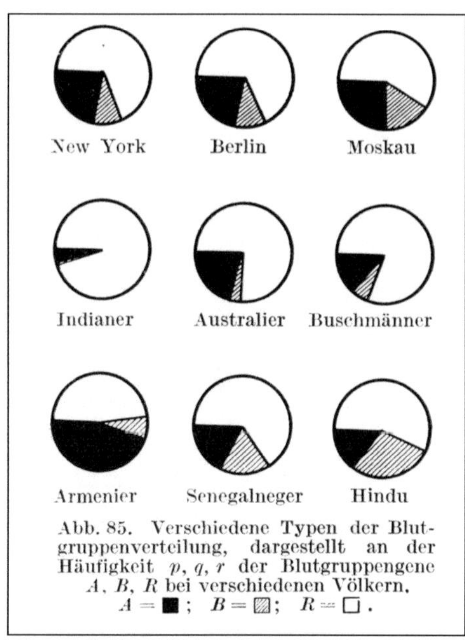

Abbildung 8: Schiff, Die Blutgruppen und ihre Anwendungsgebiete, S. 222.

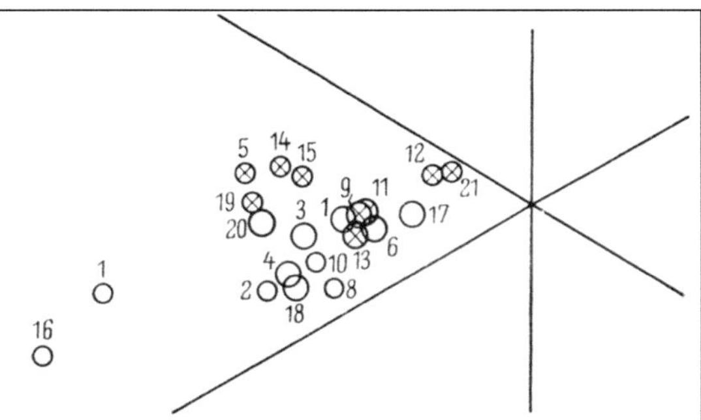

Abb. 90. Die drei Blutgruppengene in Finnland. (Aus STRENG 1929.) ⊙ Finnisch Sprechende ⊗ Schwedisch Sprechende. Die Eintragungen entstammen verschiedenen Untersuchungsserien von O. STRENG und Mitarb. *1* STRENG, Gesamtmaterial (1506). — *2* Ders. Finnisch Sprechende (531). — *3—8* STRENG und RYTI, darunter *4* Finnisch Sprechende (2760). — *5* Schwedisch Sprechende (582). — *9—15* SIEVERS. Darunter *11* Schwedisch Sprechende (4842). — *16—21* Verschied. Untersucher, darunter *18* RYTI und PIKKARAINEN. Finnisch Sprechende (8006).

Abbildung 9 Schiff, Die Blutgruppen und ihre Anwendungsgebiete, S. 230.

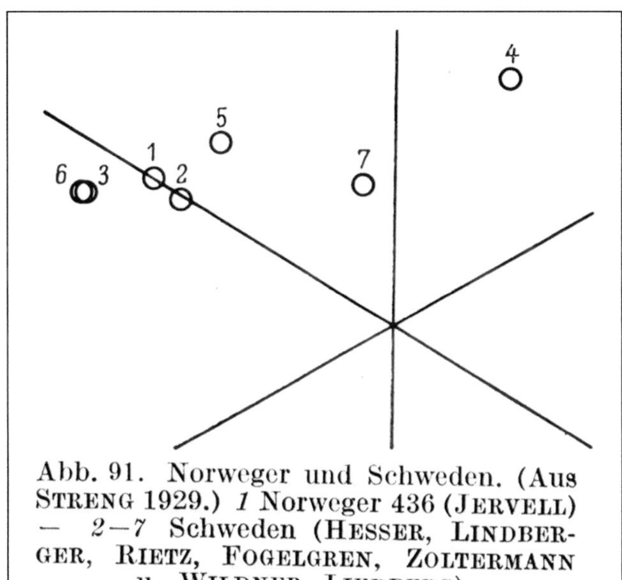

Abb. 91. Norweger und Schweden. (Aus STRENG 1929.) *1* Norweger 436 (JERVELL) — *2—7* Schweden (HESSER, LINDBERGER, RIETZ, FOGELGREN, ZOLTERMANN u. WILDNER, LIEDBERG).

Abbildung 10: Schiff, Die Blutgruppen und ihre Anwendungsgebiete, S. 230.

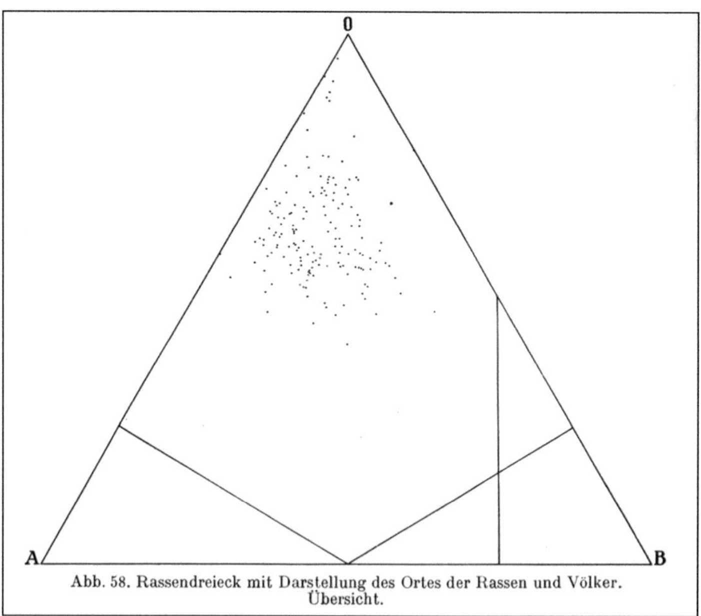

Abb. 58. Rassendreieck mit Darstellung des Ortes der Rassen und Völker. Übersicht.

Abbildung 11: Steffan, »Die Bedeutung der Blutgruppen«, S. 438.

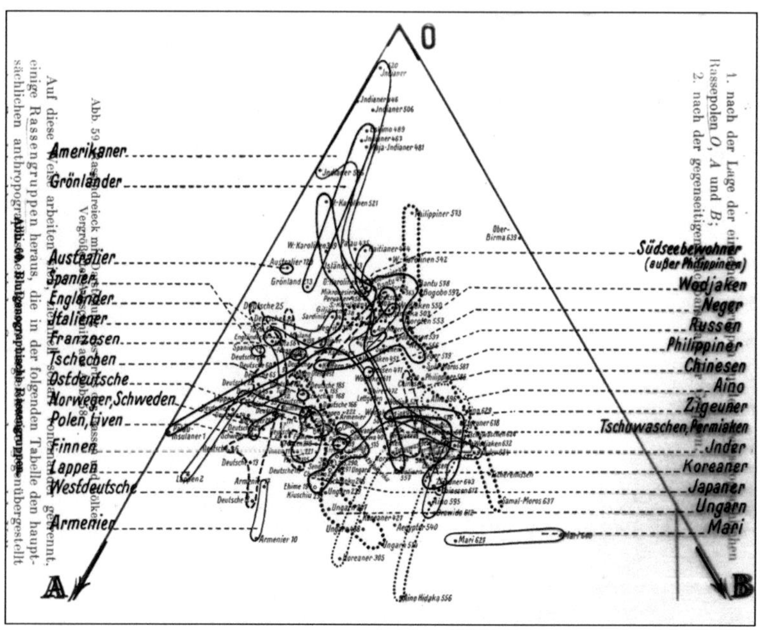

Abbildung 12: Steffan, »Die Bedeutung der Blutgruppen«, S. 439.

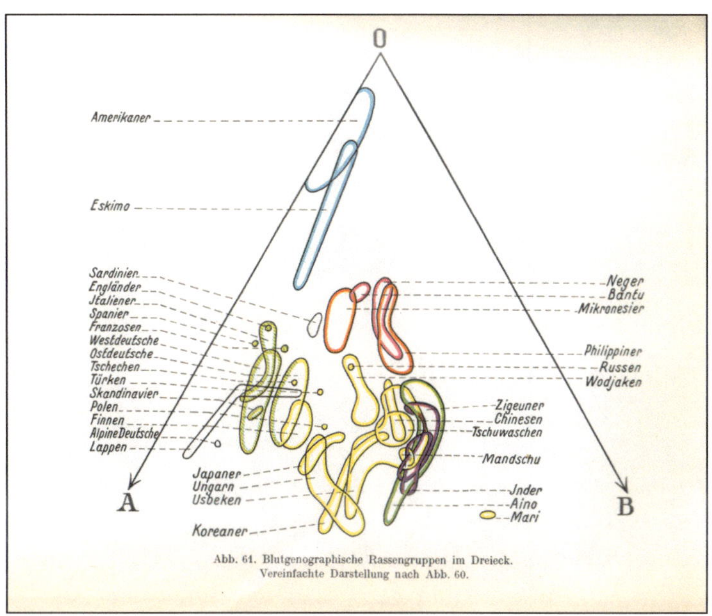

Abb. 61. Blutgenographische Rassengruppen im Dreieck. Vereinfachte Darstellung nach Abb. 60.

Abbildung 13: Steffan, »Die Bedeutung der Blutgruppen«, o. S.

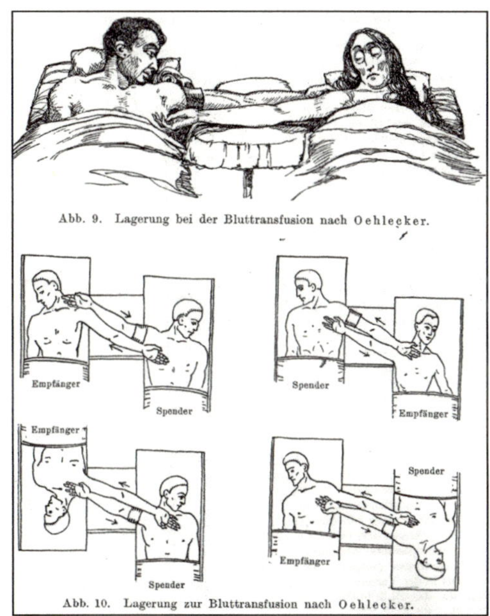

Abb. 9. Lagerung bei der Bluttransfusion nach Oehlecker.

Abb. 10. Lagerung zur Bluttransfusion nach Oehlecker.

Abbildung 14: Breitner, Bluttransfusion, S. 12.

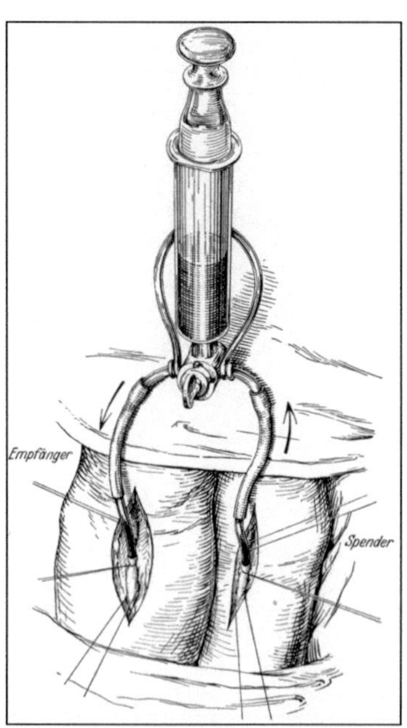

Abbildung 15: Unger, »Indikationen und Technik«, S. 133.

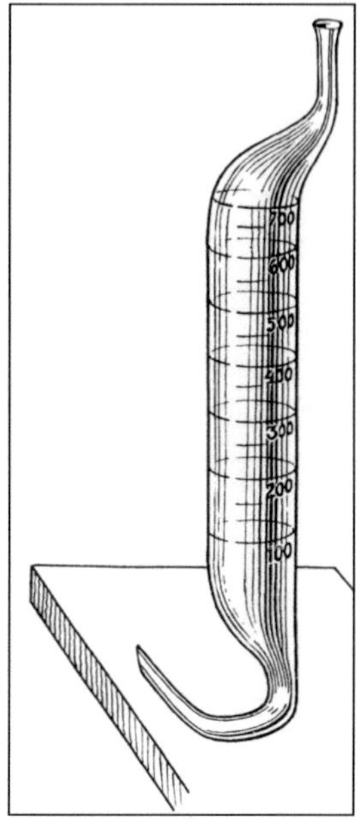

Abbildung 16: Bürkle de la Camp, »Die praktische Bedeutung«, S. 286.

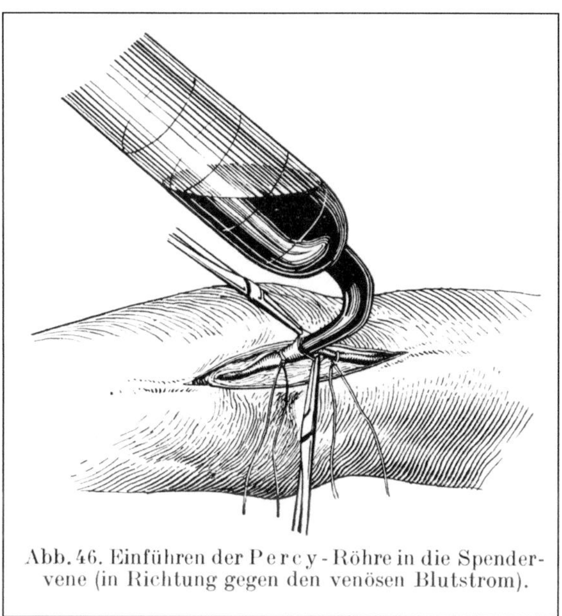

Abb. 46. Einführen der Percy-Röhre in die Spendervene (in Richtung gegen den venösen Blutstrom).

Abbildung 17: Bürkle de la Camp, »Die praktische Bedeutung«, S. 287.

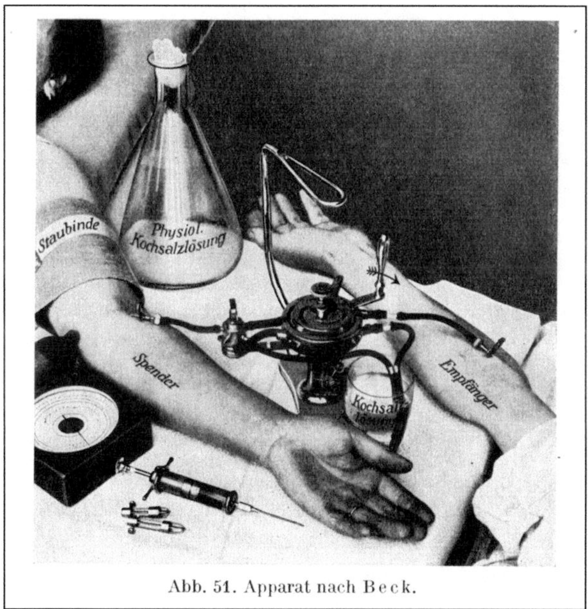

Abb. 51. Apparat nach Beck.

Abbildung 18: Bürkle de la Camp, »Die praktische Bedeutung«, S. 295.

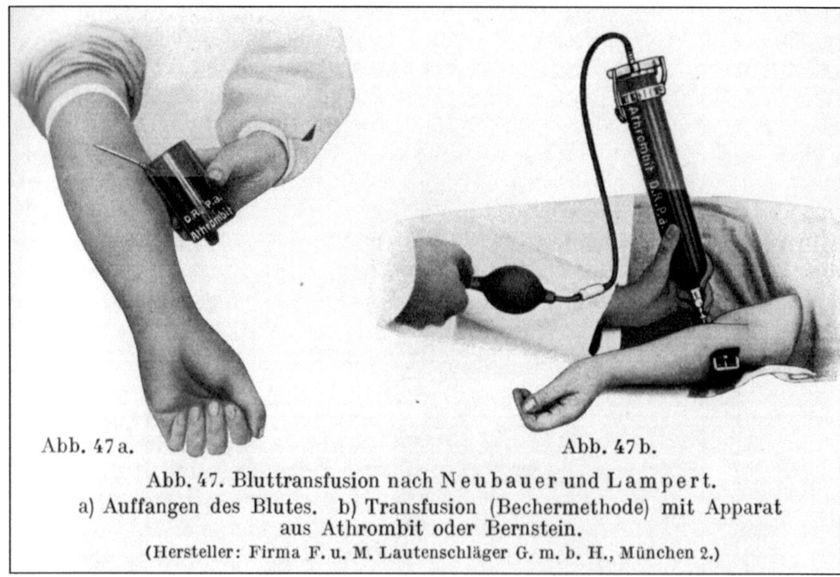

Abbildung 19: Bürkle de la Camp, »Die praktische Bedeutung«, S. 289.

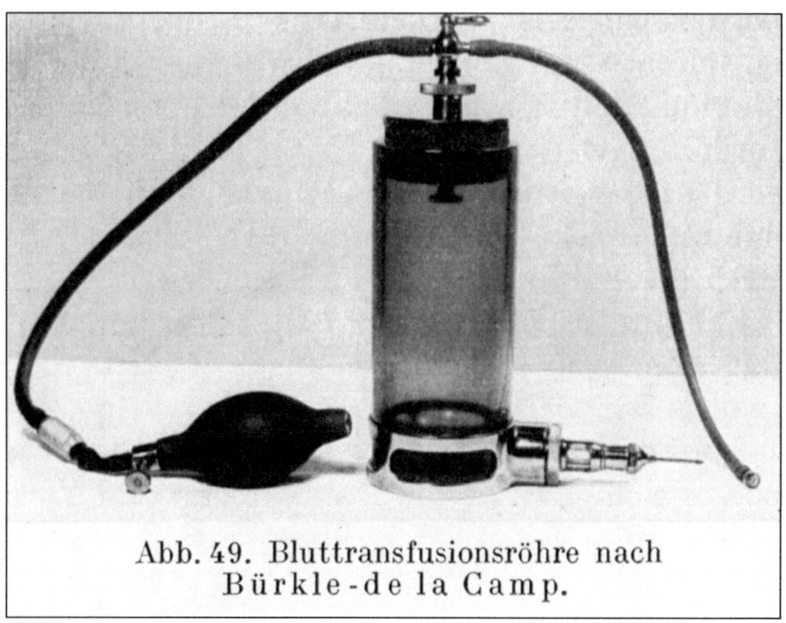

Abbildung 20: Bürkle de la Camp, »Die praktische Bedeutung«, S. 293.

ABKÜRZUNGEN

Abt.	Abteilung
ARGB	Archiv für Rassen- und Gesellschaftsbiologie
DGB	Deutsche Gesellschaft für Blutgruppenforschung
DMW	Deutsche Medizinische Wochenschrift
KW	Klinische Wochenschrift
KWI-A	Kaiser Wilhelm-Institut für Anthropologie, menschliche Erblehre und Eugenik
MMW	Münchener Medizinische Wochenschrift
RKI	Robert-Koch-Institut
UZB	Ukrainisches Zentralblatt für Blutgruppenforschung
ZMA	Zeitschrift für Morphologie und Anthropologie
ZRP	Zeitschrift für Rassenphysiologie

BIBLIOGRAPHIE

Quellen

A. Ungedruckte Quellen

Bundesarchiv, Berlin (BArch)
Bestand Reichsministerium des Innern (R 1501)

109421	Akten betreffend die menschliche Vererbungslehre und Bevölkerungskunde
126242	Akten betreffend die Verebungslehre und Rassenhygiene
126243	Akten betreffend die Verebungslehre und Rassenhygiene
126246	Akten betreffend die Vererbungslehre und Rassenhygiene

Geheimes Staatsarchiv Preussischer Kulturbesitz Berlin (GStA PK)
1. Hauptabteilung (HA), Bestand Kultusministerium, Jüngere Medizinalregistratur (Rep. 76, VIII B)

2073	Akten betreffend Rassenhygiene und Bevölkerungspolitik, 1921-1927
2074	Akten betreffend Rassenhygiene und Bevölkerungspolitik, 1927-1930

Archiv des Instituts für Ethnologie der Universität Leipzig (IEUL)
Bestand Reche (Re)

IX.1	Ethnologisch-Anthropologisches Institut	1933-34 (A-E)
IX.5	Ethnologisch-Anthropologisches Institut	1933-34 (Sch-Z)
XXI	Gesellschaft für Blutgruppenforschung	1926-1929
XXII	Gesellschaft für Blutgruppenforschung	1929-1931
XXIII	Gesellschaft für Blutgruppenforschung	1931-1938

Archiv für Zeitgeschichte, ETH Zürich (AfZ)
Institutionelle Archive und Bestände (IB), Jüdische Nachrichten (JUNA)
1611-1614 Hirszfeld, Ludwik: Geschichte eines Lebens, Bd. 1-4, aus dem Polnischen übersetzt von L. K. (Name unbekannt) und dem Verfasser
Korrespondenz zu den Memoiren

Niedersächsische Staats- und Universitätsbibliothek Göttingen (NSG)
Abteilung für Handschriften und seltene Drucke
Nachlass Felix Bernstein (Cod. Ms. F. Bernstein)

1a	Korrespondenz zur Vererbung der Blutgrupen
1b	Korrespondenz zu verschiedenen Vererbungstheorien
2	Angelegenheit des Instituts für mathematische Statistik der Universität Göttingen

Landesarchiv Berlin (LAB)
Bestand der Tektonikgruppe A, Berliner Behörden und Einrichtungen bis 1945, Preußische und Reichsmittelbehörden, Unternehmen der Wirtschaft
A Pr. Br. Rep. 057 Der Stadtpräsident der Reichshaupstadt Berlin

Interview
Marcus Klingberg, Paris, 29. August 2004.

B. Gedruckte Quellen

Abderhalden, Emil. »Zur quantitativen Analyse des Blutes«. In: *Hoppe-Seyler's Zeitschrift für Physiologische Chemie* 23 (1897), S. 521-531.
—. »Zur quantitativen vergleichenden Analyse des Blutes«. In: *Hoppe-Seyler's Zeitschrift für Physiologische Chemie* 25 (1898), S. 65-115.
Ahern, Cecelia. *Thanks for the Memories.* London 2008.
Amsel, Rose und Wanda Halber. »Ueber das Ergebnis der Wassermannschen Reaktion innerhalb verschiedener Blutgruppen«. In: *Zeitschrift für Immunitätsforschung* 2 (1925), S. 89-98.
Ajax. *Ruhr-Apachen: Der Roman von Frankreichs Blutschuld. Mit einem Leitgedicht von Paul Warncke (Chefredakteur des Kladderadatsch).* Berlin 1923.
Akune, Mutsumi. »Zur serologischen Anthropologie der Japaner«. In: *Zeitschrift für Morphologie und Anthropologie* 30 (1932), S. 373-380.
Alexander, Kurt. »Zeitschau«. In: *Im deutschen Reich* 12 (1920), S. 372-378.
Alexander, W. »An Inquiry into the Distribution of Blood Grops in Patients Suffering from ›Malignant Disease‹«. In: *British Journal of Experimental Pathology* 2 (1921), S. 66-69.
Aschner, Bernhard. »Die praktische Bedeutung der Lehre vom Habitus und die Renaissance der Humoralpathologie als therapeutische Konsequenz der Konstitutionslehre«. In: *Wiener klinische Wochenschrift* 4 (1922), S. 73-77, 107-109.

—. *Die Konstitution der Frau und ihre Beziehungen zur Geburtshilfe und Gynäkologie.* München 1924.

—. »Der Aderlass als Prophylaktikum gegen postoperative Komplikationen und bei Entzündungen innerer Organe«. In: *Münchener Medizinische Wochenschrift* 9 (1925), S. 344-345.

—. »Die Heilwirkungen des Aderlasses in der Chirurgie«. In: *Wiener Medizinische Wochenschrift* 19 (1926), S. 574-576.

—. »Was können wir aus dem Studium der Werke des Paracelsus und der Geschichte der Medizin überhaupt für die heutige ärztliche Praxis lernen?« In: *Wiener Medizinische Wochenschrift* 49 (1926), S. 1471-1473.

—. »Ist die Menstrualblutung ein für die Gesundheit notwendiger Vorgang oder nicht? (Zugleich eine Erwiderung auf die Arbeit von R. Köhler und T. Revesz: »Zur Wertung der Beschwerden Amenorrhoischer in Nr. 47, 1926, dieser Zeitschrift)«. In: *Zentralblatt für Gynäkologie* 10 (1927), S. 576-595.

—. *Die Krise der Medizin: Konstitutionstherapie als Ausweg.* Stuttgart/Leipzig/Zürich 1928.

—. *Klinik und Behandlung der Menstruationsstörungen.* Stuttgart/Leipzig 1931.

—. »Fragekasten, Frage 119«. In: *Münchener Medizinische Wochenschrift* 48 (1933), S. 1902-1903.

—. »Technik und Indikationen der Anwendung von Blutegeln und Schröpfköpfen«. In: *Die Medizinische Welt* 50 (1933), S. 1803.

Ascoli, Maurizio. »Isoagglutinine und Isolysine menschlicher Blutsera«. In: *Münchener Medizinische Wochenschrift* 13 (1901), S. 1239-1241.

B-r. »Der Hussmann-Prozess: Die heutigen Verhandlungen«. In: *Germania*, 18. Oktober 1928.

—.«Der Primanermord in Gladbeck: Abiturient Hussmann vor Gericht«. In: *Germania*, 18. Oktober 1928.

—.«Entlastende Aussagen für Hussmann«. In: *Germania*, 21. Oktober 1928.

—.«Der Hussmann-Prozess«. In: *Germania*, 23. Oktober 1928.

—.«Hussmann freigesprochen: Die Urteilsbegründung«. In: *Germania*, 31. Oktober 1928.

B., R. »Die sichere Vaterschaft: Blutsverwandtschaft chemisch nachweisbar«. In: *Vossische Zeitung*, 25. Mai 1929.

Bahl, E. »Beitrag zur Frage der Blutgruppenänderung«. In: *Münchener Medizinische Wochenschrift* 4 (1929), S. 152-153.

Balhorn, Friedrich. »Über Bluttransfusion«. In: *Therapeutische Halbmonatshefte* 10 (1921), S. 289-297.

Beardmore, John A., Feridoun Karimi-Boosheri. »ABO Genes are Differentially Distributed in Socio-Economic Groups in England«. In: *Nature* 9 (1983), S. 522-524.

Beck, Alfred. »Ueber Bluttransfusion«. In: *Münchener Medizinische Wochenschrift* 30 (1925), S. 1232-1236.

—. »Zur Technik und Bedeutung der Vorproben, insbesondere der Blutgruppenbestimmung, für die Bluttransfusion«. In: *Münchener Medizinische Wochenschrift* 10 (1927), S. 398-402.

—. »Die Bluttransfusion in ihrer heutigen Ausführung«. In: *Deutsche Medizinische Wochenschrift* 42 (1927), S. 1782.

Behne, Kurt und Karl Lieber. »Die durch Isoagglutinine und Isolysine bedingten Gefahren der Menschenbluttransfusion und die Möglichkeit ihrer Vermeidung«.

In: *Mitteilungen aus den Grenzgebieten der Medizin und Chirurgie* 33 (1921), S. 291-325.

Behr-Pinnow, Carl von. *Menschheitsdämmerung?* Berlin 1929.

Behring, Emil von. »Untersuchungen über das Zustandekommen der Diphtherie-Immunität bei Thieren«. In: *Deutsche Medicinische Wochenschrift* 50 (1890), S. 1145-1148.

—. »Serum Therapy in Therapeutics and Medical Science«. In: *Nobel Lectures including Presentation Speeches and Laureates' Biographies: Physiology or Medicine 1901-1921*. Amsterdam/London/New York 1904, S. 6-15.

— und Shibasaburo Kitasato. »Ueber das Zustandekommen der Diphtherie-Immunität und der Tetanus-Immunität bei Thieren«. In: *Deutsche Medicinische Wochenschrift* 49 (1890), S. 1113-1114.

Berblinger, Walther. »Bluten Wunden, wenn der Mörder an die Bahre tritt?« In: *Die Medizinische Welt* 33 (1927), S. 1227-1228.

Berg, Karl. »Bericht über die 15. Tagung der Deutschen Gesellschaft für gerichtliche und soziale Medizin in Düsseldorf vom 18. bis 23. September 1926«. In: *Deutsche Zeitschrift für die gesamte gerichtliche Medizin* 9 (1927), S. 60-67.

Bergmann. »Das Blut als Lebensretter«. In: *Germania*, 5. November 1930.

Berliner, Max. »Blutgruppenzugehörigkeit und Rassenfragen«. In: *Zeitschrift für Morphologie und Anthropologie* 27 (1930), S. 161-170.

Bernstein, Felix. »Ergebnisse einer biostatistischen zusammenfassenden Betrachtung über die erblichen Blutstrukturen des Menschen«. In: *Klinische Wochenschrift* 33 (1924), S. 1495-1497.

—. »Zusammenfassende Betrachtungen über die erblichen Blutstrukturen des Menschen«. In: *Zeitschrift für induktive Abstammungs- und Vererbungslehre* 3 (1925), S. 237-270.

—. »Ueber die Ermittlung und Prüfung von Gen-Hypothesen aus Vererbungsbeobachtungen am Menschen und über die Unzulässigkeit der Weinberg'schen Geschwistermethode als Korrektur der Auslesewirkung«. In: *Archiv für Rassen- und Gesellschaftsbiologie* 3 (1930), S. 241-244.

—. »Über die Ausgleichung der Blutgruppe- und Genzahlen«. In: *Zeitschrift für Rassenphysiologie* 1 (1933), S. 36-37.

Bertels, Max. »Hämolyse und Blutgruppenreaktion im Mittelalter«. In: *Die Medizinische Welt* 51 (1928), S. 1915.

Beveridge, Ray. *Die schwarze Schmach, die weisse Schande*. Hamburg 1922.

Birkner, Ferdinand. *Die Rassen und Völker der Menschheit*. Berlin/München/Wien 1913.

Birnwald. »Bluten Wunden, wenn der Mörder an die Bahre tritt?« In: *Medizinische Welt* 34 (1927), S. 1273.

Bogdanov, Alexander. *The Struggle for Viability: Collectivism Through Blood Exchange*. Hg. von Douglas W. Huestis. Philadelphia 2001.

Böhmer, Kurt. »Blutgruppen und Verbrechen«. In: *Deutsche Zeitschrift für die gesamte gerichtliche Medizin* 9 (1926), S. 426-430.

—. »Blutgruppen und Rechtspflege«. In: *Deutsche Juristen-Zeitung* 22 (1926), S. 1607-1610.

—. »Die Vererbung der Blutgruppen und ihre Bedeutung für das bürgerliche Recht«. In: *Forschungen und Fortschritte* 3 (1927), S. 166.

—. »Blutgruppen und Kriminalistik«. In: *Forschungen und Fortschritte* 18 (1927), S. 141-142.

—. »Die Blutgruppen als Beweismittel«. In: *Kriminalistische Monatshefte* 7 und 8 (1929), S. 145-147, S. 174-178.

—. »Die Blutgruppenbestimmung im Zivilprozess«. In: *Münchener Medizinische Wochenschrift* 8 (1929), S. 319-321.

Bonhoff, Friedrich. »Erfolge und Erfahrungen mit der direkten Bluttransfusion nach Oehlecker«. In: *Münchener Medizinische Wochenschrift* 18 (1922), S. 671-672.

Bottenberg, Heinz. *Die Blutegelbehandlung: Ein vielseitiges Verfahren der biologischen Medizin*. Stuttgart/Leipzig 1935.

Brandt, Herbert. *Blutgruppe AB*. Berlin/Leipzig 1943.

Braun, Heinrich. »Allgemeine Operationslehre«. In: Bier, August, Heinrich Braun und Hermann Kümmell (Hg.). *Chirurgische Operationslehre*. Leipzig 1922, 4. und 5. vermehrte Auflage, S. 1-233.

Breitner, Burghard. *Die Bluttransfusion*. Wien 1926.

—. »Die Blutgruppenfrage«. In: *Forschungen und Fortschritte* 31 (1928), S. 324.

—. »Die Bedeutung der Blutgruppen«. In: *Die Naturwissenschaften* 45/46/47 (1928), S. 849-856.

—. »Die Sprache des Blutes als biologisches Gesetz«. In: *Natur und Museum: Senckenbergische Naturforschende Gesellschaft* 60 (1930), S. 152-167.

—. »Schiff, Fritz. Die Blutgruppen und ihre Anwendungsgebiete«. In: *Die Naturwissenschaften* 42 (1933), S. 755-756.

Bruck, Carl. »Die biologische Differenzierung von Affenarten und menschlichen Rassen durch spezifische Blutreaktion«. In: *Berliner Klinische Wochenschrift* 26 (1907), S. 793-797.

—. »Albert Neisser †«. In: *Die Naturwissenschaften* 41 (1916), S. 609-613.

Brunn, Walter v. »Geschichtliches vom Aderlass«. In: *Münchener Medizinische Wochenschrift* 14 (1928), S. 612-614.

bs. »Erste Zeugenaussagen im Prozess Hussmann«. In: *Deutsche Allgemeine Zeitung*, 18. Oktober 1928.

—. »Dramatische Szenen im Essener Mordprozess«. In: *Deutsche Allgemeine Zeitung*, 19. Oktober 1928.

Buchanan, J. Arthur und Edith Higley. »The Relationship of Blood Groups to Disease«. In: *British Journal of Experimental Pathology* 6 (1921), S. 247-255.

Buchloh, Werner. »Fluoreszenzmessungen an gesunden menschlichen Blutseren«. In: *Zeitschrift für Rassenphysiologie* 3/4 (1933), S. 166-169.

Buchner, Hans. »Ueber die nähere Natur der bakterientödtenden Substanz im Blutserum«. In: *Centralblatt für Bakteriologie und Parasitenkunde* 21 (1889), S. 561-565.

Buchner, A., Paul Steffan und Sigmund Wellisch. »Die Blutgruppen und ihre Beziehungen zu Pigment und Kopfform«. In: *Zeitschrift für Rassenphysiologie* 1/2 (1932), S. 81-86.

Bumke, Oswald. »Eine Krisis der Medizin«. In: *Forschungen und Fortschritte* 1 (1929), S. 20-21.

Bürger, Max. »Über Verwandtenbluttransfusion«. In: *Therapeutische Halbmonatshefte* 13/14/15 (1921), S. 386-393, 425-430, 457-460.

—. »Physiologische Grundlagen, Indikationen und Wirkungen des Aderlasses«. In: *Klinische Wochenschrift* 26 (1925), S. 1241-1248.

Bürkle de la Camp, Heinrich. »Vereinfachte Bluttransfusionsröhre aus ›Athrombit‹ (Saugverfahren)«. In: *Zentralblatt für Chirurgie* 14 (1931), S. 854-857.

—. »Die praktische Bedeutung der Blutgruppenforschung für die ärztliche Behandlung«. In: Steffan, Paul (Hg.). *Handbuch der Blutgruppenkunde*. München 1932, S. 263-330.

—. »Über die Bluttransfusion im Kriegsfall unter besonderer Berücksichtigung der Verwendung konservierten Blutes«. In: *Deutsche Zeitschrift für Chirurgie* 252 (1939), S. 365-380.

Burwinkel, Oskar. »Der Aderlass, ein unentbehrliches Heilmittel in der Medizin«. In: *Medizinische Klinik* 19 (1910), S. 748-750.

—. *Der Aderlass als Heilmittel in der Praxis*. München 1927, 2. verbesserte und vermehrte Auflage.

Caro, Friedrich. »Die Blutprobe«. In: *Vossische Zeitung*, 6. Dezember 1928, Beilage Recht und Leben.

—. »Blutprobe und Kammergericht«. In: *Juristische Wochenschrift* 31 (1929), S. 2227-2231.

—. »O. T.« In: *Juristische Wochenschrift* 22 (1930), S. 1605-1606.

—. »O. T.« In: *Juristische Wochenschrift* 22 (1930), S. 1616-1617.

Cavalli-Sforza, Francesco und Luigi Luca. *Verschieden und doch gleich: Ein Genetiker entzieht dem Rassismus die Grundlage*. München 1994 (ital. 1993).

Cavalli-Sforza, Luigi Luca. »The Human Genome Diversity Project. Past, present, future«. In: *Nature Reviews Genetics* 6 (2005), S. 333-340.

— et al. »Call for a Worldwide Survey of Human Genetic Diversity: A Vanishing Opportunity for the Human Genome Project«. In: *Genomics* 11 (1991), S. 490-491.

—, Antonio Moroni und Gianna Zei. *Gene, Völker und Sprachen: Die biologischen Grundlagen unserer Zivilisation*. München 1999.

Chamberlain, Houston Stewart. *Die Grundlagen des Neunzehnten Jahrhunderts, Bd. I und II*. München 1899.

Christeller, Erwin. »Bluten Wunden, wenn der Mörder an die Bahre tritt?« In: *Die Medizinische Welt* 33 (1927), S. 1228.

Clairmont, Paul und M. A. Müller. »Die Bluttransfusion in ihrer heutigen Ausführung«. In: *Deutsche Medizinische Wochenschrift* 22 (1926), S. 914-920.

Clemens, J. »Ein Verfahren zur direkten messbaren Bluttransfusion«. In: *Zentralblatt für Chirurgie* 49 (1925), S. 2772-2776.

—. »Eine neue Blutagglutinationsprobe und ein neuer Bluttransfusionsapparat«. In: *Deutsche Medizinische Wochenschrift* 14 (1927), S. 567-568.

Coca, Arthur F. und Olin Deibert. »A Study of the Occurence of the Blood Groups Among the American Indians«. In: *The Journal of Immunology* 6 (1923), S. 487-491.

Coenen, Hermann. »Die lebensrettende Wirkung der vitalen Bluttransfusion im Felde auf Grund von 11 Fällen«. In: *Münchener Medizinische Wochenschrift* 1 (1918), S. 1-5.

Cohn, Bruno. »Kritisches Sammelreferat über Bluttransfusionen«. In: *Deutsche Medizinische Wochenschrift* 26 (1922), S. 883-884.

D'Adamo, Peter J. und Catherine Whitney. *4 Blutgruppen: Vier Strategien für ein gesundes Leben*. München/Zürich 2001 (engl. 1996).

Dahr, Peter. *Meine Lebenserinnerungen*. Stttgart 1980.

— und Eberhard Regenbogen. *Blutgruppenbestimmung und Bluttransfusion*. Stuttgart 1952.

— und M. Kindler. *Erkenntnisse der Blutgruppenforschung seit der Entdeckung des Rhesusfaktors*. Stuttgart 1961, 2., völlig neu bearbeitete und erweiterte Auflage (erstmals 1958).

Darré, Richard Walther. *Neuadel aus Blut und Boden*. München 1930.

Daumann, Rudolf Heinrich. *Patrouille gegen den Tod: Ein utopischer Roman*. Berlin 1939.

Decastello, Alfred v. und Adriano Sturli. »Ueber die Isoagglutinine im Serum gesunder und kranker Menschen«. In: *Münchener Medicinische Wochenschrift* 26 (1902), S. 1090-1095.

Diamantopoulos, Jack. »Die Blutgruppen bei verschiedenen Krankheiten«. In: *Deutsche Medizinische Wochenschrift* 44 (1928), S. 1839-1840.

Dillner, Dorothea. »Erotische Bindung nach Bluttransfusion?« In: *Die Medizinische Welt* 11 (1931), S. 387.

Dinter, Artur. *Die Sünde wider das Blut: Ein Zeitroman*. Leipzig 1920 (erstmals 1917).

Döderlein, Albert. »Ueber Eigenblutinfusion«. In: *Deutsche Medizinische Wochenschrift* 17 (1920), S. 449-451.

Dölter, Werner. »Über den heutigen Stand der Blutgruppenforschung«. In: *Medizinische Klinik* 36 (1925), S. 1333-1337.

Domarus, Alexander von. »Blutgruppen, Blutübertragung und Blutersatzmittel«. In: *Die Naturwissenschaften* 38 (1936), S. 593-600.

Donath, Julius. »Zur Kenntniss der agglutinirenden Fähigkeiten des menschlichen Blutserums«. In: *Wiener klinische Wochenschrift* 22 (1900), S. 497-498.

Dungern, Emil von. »Ueber Nachweis und Vererbung biochemischer Strukturen und ihre forensische Bedeutung«. In: *Muenchener Medizinische Wochenschrift* 6 (1910), S. 293-295.

— und Ludwik Hirschfeld. »Ueber Nachweis und Vererbung biochemischer Strukturen I«. In: *Zeitschrift für Immunitätsforschung* 4 (1910), S. 531-546.

— und Ludwik Hirschfeld. »Ueber Vererbung gruppenspezifischer Strukturen des Blutes«. In: *Zeitschrift für Immunitätsforschung* 6 (1910), S. 284-292.

— und Ludwik Hirschfeld. »Ueber eine Methode, das Blut verschiedener Menschen serologisch zu unterscheiden«. In: *Muenchener Medizinische Wochenschrift* 14 (1910), S. 741-742.

— und Ludwik Hirschfeld. »Ueber gruppenspezifische Strukturen des Blutes«. In: *Zeitschrift für Immunitätsforschung* (1911), S. 526-562.

Durham, Herbert E. »On a Special Action of the Serum of Highly Immunised Animals, and Its Use for Diagnostic and other Purposes (Abstract)«. In: *Proceedings of the Royal Society of London* 59 (1895/96), S. 224-226.

Dyrenfurth, Felix. »Bluten Wunden, wenn der Mörder an die Bahre tritt?« In: *Die Medizinische Welt* 33 (1927), S. 1227.

Ebermayer, Ludwig. *Der Arzt im Recht: Rechtliches Handbuch für Ärzte*. Leipzig 1930.

Ehrlich, Paul und Julius Morgenroth. »Ueber Haemolysine«. In: *Berliner Klinische Wochenschrift* 21 (1900), S. 453-458.

—. »Die Schutzstoffe des Blutes«. In: *Deutsche Medicinische Wochenschrift* 50 (1901), S. 865-867, 51: S. 888-891, 52: S. 913-916.

Eichen, Claus. *Rassenwahn: Briefe über die Rassenfrage*. Paris 1936.

Eiselsberg, Anton v. »Ist die Bluttransfusion im Spitalbetrieb unentbehrlich?« In: *Münchener Medizinische Wochenschrift* 1 (1928), S. 29-30.
Eisenberg, Philipp. »Ueber Isoagglutinine und Isolysine in menschlichen Seris«. In: *Wiener klinische Wochenschrift* 42 (1901), S. 1020-1024.
Elb, Richard. »Der Roman als Kampfmittel«. In: *Im deutschen Reich* 11 (1921), S. 337-338.
Elwert, Paul. »Rechtliche Bedeutung der Blutuntersuchung«. In: *Die Medizinische Welt* 18 (1927), S. 670-671.
Epstein, Albert Arthur und Reuben Ottenberg. »Studies in Isoagglutination«. In: *Transactions of the New York Pathological Society* 8 (1908), S. 117.
Ermel, Richard. »Für die Beweiskraft der Blutgruppenuntersuchung«. In: *Juristische Wochenschrift* 1 (1930), S. 82.
—. »Moderne Beweismittel für ein neues Prozessrecht!« In: *Deutsche Juristen-Zeitung* 9 (1932), S. 604-605.
Ewers, Hanns Heinz. »Why I Am a Philosemite«. In: The Peoples Relief Committee for the Jewish War Sufferers (Hg.). *The Book of the Exile.* New York 1916, S. 36-38.
—. *Vampir: Ein verwilderter Roman in Fetzen und Farben.* Berlin 1928 (erstmals 1920).
Federn, Paul. »Zur Psychologie der Revolution: Die vaterlose Gesellschaft«. In: *Luzifer-Amor: Zeitschrift zur Geschichte der Psychoanalyse* 2 (1988), S. 13-33 (erstmals 1919).
Fetscher, Rainer. »Rohleder, Monographien über die Zeugung beim Menschen. 2. verbesserte Auflage. Leipzig 1924. Verlag von Georg Thieme.« In: *Archiv für Rassen- und Gesellschaftsbiologie* 3 (1925), S. 343-344.
Finkler, Walter. »Erotische Bindung durch Bluttransfusion: Magische Liebe zum Blutspender? Eine aufsehenerregende Frage«. In: *Figaro* 8 (1931), S. 309-310.
Fischer, Eugen. *Die Rehobother Bastards und das Bastardisierungsproblem beim Menschen: Anthropologische und ethnographische Studien am Rehobother Bastardvolk in Deutsch-Südwest-Afrika.* Jena 1913.
—. »Lattes, L. (Rezension)«. In: *Zeitschrift für Morphologie und Anthropologie* 26 (1927), S. 190-191.
—. »Anthropologische Erforschung der deutschen Bevölkerung«. In: *Sonderdruck der Notgemeinschft deutscher Wissenschaft*, 1929.
Fischer, Werner. »Zum ›Rätsel‹ der Blutgruppen: Erwiderung an Walter Scheidt«. In: *Zeitschrift für Rassenkunde und die gesamte Forschung am Menschen* 10 (1939), S. 205-206.
Fleischer. »Dr. Max Henke: Blutprobe im Vaterschaftsbeweise (Rezension)«. In: *Kriminalistische Monatshefte* 2 (1929), S. 47.
Fleischmann, Paul. »Blut ist ein ganz besonderer Saft«. In: *Germania*, 30. Oktober 1928.
Flörcken, Heinrich. »Weitere Beiträge zur direkten Bluttransfusion«. In: *Münchener Medicinische Wochenschrift* 49 (1912), S. 2663-2664.
Foerster, Augustin. »Blutgruppen und Verbrecher«. In: *Deutsche Zeitschrift für die gesamte gerichtliche Medizin 11* (1928), S. 487-490.
Frank, Max. »Menotoxine in der Frauenmilch«. In: *Monatsschrift für Kinderheilkunde* 5 (1921), S. 474-477.
Frankenthal, Käthe. »Blutgruppenforschung«. In: *Vorwärts*, 15. Oktober 1929.
Freitag. »Ergebnisse der Blutgruppenforschung«. In: *Der Naturforscher* 6 (1929/30), S. 109-112.

Freund. »Ueber Giftwirkungen des defibrinierten Blutes«. In: *Muenchener Medizinische Wochenschrift* 34 (1919), S. 976-977.

Friedenthal, Hans. »Ueber einen experimentellen Nachweis von Blutsverwandtschaft«. In: *Archiv für Anatomie* 2 (1900), S. 494-508.

—. »Westasiaten und Europäer in anthropologischer Beziehung«. In: *Zeitschrift für Demographie und Statistik der Juden* 3/4 (1927), S. 40-45.

Fritsch, Theodor. *Handbuch der Judenfrage*. Leipzig 1923, 29. Auflage (erstmals 1907).

Fröschel, Georg. »Erotische Bindung nach Bluttransfusion?« In: *Die Medizinische Welt* 8 (1931), S. 281.

—. *Eine ganz andere Frau*. Wien 1936 (erstmals 1930/31).

—. »Ein ganz unliterarisches Vorwort«. In: ders. *Eine ganz andere Frau*. Wien 1936, S. 5-10.

Fuld, Ernst. »Menschliche Blutrassen«. In: *Urania* 12 (1927/28), S. 358-360.

Fürst, Theobald. »Blutgruppenuntersuchung in der Münchener Bevölkerung«. In: *Münchener Medizinische Wochenschrift* 4 (1927), S. 145-148.

Galton, Francis. »Experiments in Pangenesis, by Breeding from Rabbits of a Pure Variety, into Whose Circulation Blood Taken from other Varieties Had Previously Been Largely Transfused«. In: *Proceedings of the Royal Society of London* 19 (1870/71), S. 393-410.

Gauch, Herman. »Die menschlichen Blutgruppen in der Rechtsprechung und in der Naturwissenschaft«. In: *Der Stärkere: Blätter für Lebensertüchtigung* 1 (1929), S. 10-16.

—. »Beitrag zum Zusammenhang zwischen Blutgruppe und Rasse«. In: *Zeitschrift für Rassenphysiologie* 3/4 (1933), S. 116-122.

Gauch, Sigfrid. *Vaterspuren*. Königstein/Ts. 1979.

Gengenbach, Alfred. *Menotoxin oder Menstruationszustand?* Stuttgart 1925.

—. »Menotoxin oder Menstruationszustand?« In: *Zeitschrift für Geburtshülfe und Gynäkologie* 89 (1926), S. 56-72.

Genzmer, Erich. »Pater semper incertus est?« In: *Deutsche Juristen-Zeitung* 9 (1929), S. 616-621.

Gerstenhauer, Max Robert. *Rassenlehre und Rassenpflege*. Zeitz 1920.

Glock, Heinrich. »Rasseverwandtschaft und Eiweissdifferenzierung«. In: *Biologisches Centralblatt* 16 (1914), S. 385-415.

Göbell, Rudolf und August Poggemann. »Ein Beitrag zur direkten Bluttransfusion«. In: *Deutsche Zeitschrift für Chirurgie* 6 (1914), S. 560-590.

Gobineau, Arthur Comte de. *Versuch über die Ungleichheit der Menschenracen (deutsche Ausgabe von Ludwig Schemann), Band I-IV*. Stuttgart 1898-1901.

Gohrbrandt, Paul. »Allgemeine Operationslehre«. In: Fischer, Albert Wilhelm, Erwin Gohrbrandt, Ferdinand Sauerbruch (Hg.). *Bier – Braun – Kümmell: Chirurgische Operationslehre, 7., neubearbeitete Auflage, Bd. 1*. Leipzig 1952, S. 1-334.

—. »Aus der allgemeinen Chirurgie«. In: Gohrbrandt, Ernst und E. v. Redwitz (Hg.). *Lehrbuch der Chirurgie, 11., umgearbeitete Auflage, Bd. 1*. Jena 1956, S. 1-212.

Golding, Jean, Penny Hicks und N. R. Butler. »Blood Group and Socio-Economic Class (commentary)«. In: *Nature* 309 (1984), S. 396-97.

Goldmann, Adolf. »Technik der Blutübertragung«. In: *Münchener Medicinische Wochenschrift*, feldärztliche Beilage 39 (1917), S. 1283-1284.

Goldmann, Felix. »Schundliteratur«. In: *Im deutschen Reich* 1 (1919), S. 32-34.

Goroncy, Curt. »Erfahrungen mit der Blutgruppenbestimmung bei strittiger Vaterschaft«. In: *Archiv für soziale Hygiene* 5 (1927), S. 413-419.

Götting, Hermann. »Die Behandlung der perniziösen Anämie durch Bluttransfusion«. In: *Deutsche Medizinische Wochenschrift* 49 (1922), S. 1641-1642.

Grigorowa, O. »Die Isoagglutination bei Kindern im Zusammenhang mit den konstitutionellen Eigenschaften«. In: *Zeitschrift für Rassenphysiologie* 3/4 (1931), S. 155-163.

Gruber, Max. »Ueber active und passive Immunität gegen Cholera und Typhus, sowie über die bacteriologische Diagnose der Cholera und des Typhus«. In: *Wiener klinische Wochenschrift* 12 (1896), S. 204-209.

—. und Herbert E. Durham. »Eine neue Methode zur raschen Erkennung des Choleravibrio und des Typhusbacillus«. In: *Münchener Medicinische Wochenschrift* 13 (1896), S. 285-286.

Grünewald, Wilhelm. »Vorschläge zur Einführung eines einheitlichen Blutspender-Ausweises«. In: *Münchener Medizinische Wochenschrift* 16 (1933), S. 616-617.

—. »Bemerkungen zu vorstehender Veröffentlichung«. In: *Münchener Medizinische Wochenschrift* 23 (1933), S. 894.

—. »Einrichtung und Betriebserfahrungen der Städtischen Blutspendezentrale Frankfurt a.M.« In: *Zeitschrift für das gesamte Krankenhauswesen* 6 (1934), S. 121-127.

Gundel, Max. »Einige Beobachtungen bei der rassenbiologischen Durchforschung Schleswig-Holsteins«. In: *Klinische Wochenschrift* 26 (1926), S. 1186.

—. »Rassenbiologische Untersuchungen an Strafgefangenen«. In: *Klinische Wochenschrift* 46 (1926), S. 2165-2166.

—. »Bestehen Zusammenhänge zwischen Blutgruppe und Luesdisposition sowie zwischen Blutgruppe und Erfolg der Luestherapie?« In: *Klinische Wochenschrift* 36 (1927), S. 1703-1705.

—. »Rassenbiologische Untersuchungen an der Schleswig-Holsteinischen Bevölkerung«. In: *Zeitschrift für Immunitätsforschung* 1/2 (1928), S. 60-76.

—. »Blutgruppenuntersuchungen bei Strafgefangenen«. In: *Deutsche Zeitschrift für die gesamte gerichtliche Medizin* 11 (1928), S. 99-119.

Günther, Hans F. K. *Rassenkunde des deutschen Volkes.* München 1923, zweite, unveränderte Auflage (erstmals 1922).

—. »Der rasseeigene Geruch der Hautausdünstung«. In: *Zeitschrift für Rassenphysiologie* 2 (1929), S. 94-99.

—. *Rassenkunde des jüdischen Volkes.* München 1930.

—. *Rassenkunde des deutschen Volkes.* München 1933, 16. Auflage (erstmals 1922).

Gusinde, Martin. »Erforschung der Bambuti-Pygmäen und ihrer Blutgruppen«. In: *Zeitschrift für Rassenphysiologie 8* (1936), S. 1.

Haberland. »Die Blutüberleitung«. In: *Kölnische Zeitung*, 3. Juni 1928.

Hahn, Arnold. »Bluttransfusion«. In: *Berliner Illustrirte Zeitung* 11 (1931), S. 555-559.

Halber, Wanda und Jan Mydlarski. »Untersuchungen über die Blutgruppen in Polen«. In: *Zeitschrift für Immunitätsforschung* 43 (1925), S. 470-484.

Halber, Wanda und Ludwik Hirszfeld. »Studien über die Konstitutionsserologie«. In: *Zeitschrift für Immunitätsforschung* 1 (1926) S. 34-68.

Hartkopf. »Die Bedeutung der Blutgruppenbestimmung«. In: *Kölnische Zeitung*, 20. Oktober 1928.

Hase, Albrecht. »Seber, Max: Moderne Blutforschung und Abstammungslehre (Rezension)«. In: *Archiv für Rassen- und Gesellschaftsbiologie,* 6 (1909), S. 689-690.

Haselhorst, Gustav. »Die Bluttransfusion in der Gynäkologie und Geburtshilfe«. In: *Deutsche Medizinische Wochenschrift* 28 (1928), S. 1160-1161.

—. »Blutgruppenuntersuchungen bei Mutter und Kind in 2300 Fällen, darunter solche bei Vater, Mutter und Kind in 1000 Fällen«. In: *Zeitschrift für Konstitutionslehre* 2 (1930), S. 177-204.

Hauser, Gustav. »Zum 25jährigen Bestehen der Uhlenhuthschen Blutuntersuchungsmethode«. In: *Münchener Medizinische Wochenschrift* 11 (1926), S. 433-434.

Hauser, Otto (Ferdinand Büttner). *Ursel Unbekannt: Ein Wandersommer.* Weimar 1922.

Heeres-Sanitätsinspektion des Reichswehrministeriums (Hg.). *Veröffentlichungen aus dem Gebiete des Heeres-Sanitätswesens, Heft 91.* Berlin 1934.

Hedrén, Gunnar. »Physiology or Medicine 1930: Presentation Speech«. In: *Nobel Lectures: Physiology or Medicine 1922-1941.* Amsterdam/London/New York 1965, S. 229-233.

Heger, Franz. »Neue Formen von Aderlassgeräten«. In: Koppers, W. (Hg.). *Festschrift. Publication d'hommage offerte au P. W. Schmidt. 76 sprachwissenschaftliche, ethnologische, religionswissenschaftliche, prähistorische und andere Studien.* Wien 1928, S. 275-281.

Heine, Thomas Theodor. »Schreckliche Folgen der Vivisektion«. In: *Simplicissimus* 16 (1902/03), S. 125.

Heinemann. »Fehlgriffe der Kriminalpolizei«. In: *Vossische Zeitung,* 1. November 1928.

Heinemann-Grüder, Curt. »Blutung, Blutstillung, Blutersatz«. In: Schjerning, Otto von (Hg.). *Handbuch der Ärztlichen Erfahrung im Weltkriege 1914/18, Band I: Chirurgie, Erster Teil.* Leipzig 1922, S. 66-84.

Hektoen, Ludvig. »Isoagglutination of Human Corpuscles«. In: *Journal of Infant Diseases* 4 (1907), S. 297-303.

Hellwig, Albert. *Ritualmord und Blutaberglaube.* Minden 1914.

—. »Ist der Blutprobenbeweis zwingend?« In: *Juristische Wochenschrift* 14 (1928), S. 870-872.

—. »Meineidsverhütung durch Blutgruppenprobe«. In: *Kriminalistische Monatshefte* 4 (1929), S. 75-77.

—. »Der Sieg der Blutgruppenprobe in Vaterschaftsprozessen«. In: *Juristische Rundschau* 21 (1930), S. 217-236.

—. »Die Blutgruppenprobe in der forensischen Praxis«. In: *Deutsche Medizinische Wochenschrift* 17 (1931), S. 723-724.

—. »›Offenbare Unmöglichkeit‹ der Vaterschaft«. In: *Die Umschau* 35 (1931), S. 689-691.

—. »Das Reichsgericht zur Blutgruppenprobe«. In: *Deutsche Medizinische Wochenschrift* 46 (1932), S. 1806.

Hempel, Erich. »Erfahrungen mit Bluttransfusionen nach Oehlecker am chirurgischen Material«. In: *Deutsche Medizinische Wochenschrift* 10 (1922), S. 316-318.

—. »Ueber die Bedingungen der Entstehung der Bluttransfusionsschädigungen«. In: *Münchener Medizinische Wochenschrift* 48 (1925), S. 2046-2048.

Henke, Max. *Blut-Probe im Vaterschafts-Beweise.* München 1928.

Hennemann, Wilhelm. »Über Blutgruppenbestimmungen an Strafgefangenen«. In: *Deutsche Zeitschrift für die gesamte gerichtliche Medizin* 16 (1931), S. 126-138.

Hentschel, Willibald. »Eine neue Rassenkunde«. In: *Hammer* 582 (1926), S. 455-456.

—. »Menschwerdung und Rasse III«. In: *Hammer* 592 (1927), S. 89-93.

Herhold. »Die Bluttransfusion im Kriege«. In: *Münchener Medizinische Wochenschrift* 11 (1919), S. 288.

Hers, Floris, Marianne van Herwerden und Th. J. Boele-Nijland. »Blutgruppen-Untersuchungen in der ›Hoeksche Waard‹«. In: *Zeitschrift für Morphologie und Anthropologie* 33 (1935), S. 84-95.

Herwerden, Marianne van. »Zwei Bemerkungen über Heterozygoten und Homozygoten bei der Blutgruppenforschung«. In: *Archiv für Rassen- und Gesellschaftsbiologie* 1 (1931), S. 78-80.

—, in Zusammenarbeit mit Th. J. Nyland und F. Schryver. »Über die Blutgruppenforschung in Holland«. In: *Archiv für Rassen- und Gesellschaftsbiologie* 24 (1930), S. 198-207.

Hesch, Michael. »Die Entwicklung der Blutgruppenforschung 1901-1931«. In: Steffan, Paul (Hg.). *Handbuch der Blutgruppenkunde.* München 1932, S. 1-16.

—. »Das gesamte Schrifttum der Blutgruppenforschung in den drei ersten Jahrzehnten ihrer Entwicklung (1901-1931)«. In: Steffan, Paul (Hg.). *Handbuch der Blutgruppenkunde.* München 1932, S. 539-646.

Hess, Fr. O. »Kritisches Sammelreferat über den Aderlass«. In: *Deutsche Medizinische Wochenschrift* 29 (1923), S. 965-966, 30: S. 1001-1002.

Hg. »Die Blutgruppenproben in Vaterschaftsprozessen«. In: *Kölnische Zeitung*, 26. Mai 1930.

Hilgermann, Robert. »Der Aderlass in der Therapie der Infektionskrankheiten«. In: *Medizinische Klinik* 42 (1919), S. 1061-1063.

Hirschfeld, Hans. *Die Bluttransfusion als Heilfaktor.* Halle 1932.

Hirschfeld, Ludwik und Hanna. »Essai d'application des méthodes sérologiques au problème des races«. In: *L'Anthropologie* 29 (1918/1919), S. 505-537.

Hirschfeld, Ludwik und Hanka. »Serological Differences Between the Blood of Different Races: The Result of Researches on the Macedonian Front«. In: *The Lancet* 180 (1919), S. 675-679.

Hirschfeld, Magnus. »Blutuntersuchungen bei Homosexuellen«. In: *Jahrbuch für sexuelle Zwischenstufen* 14 (1914), S. 72-73.

—. »Bemerkungen eines Sexualforschers zum Hussmann-Prozess«. In: *Die Medizinische Welt* 45 (1928), S. 1683-1685.

Hirszfeld, Hanka und Ludwik. »Weitere Untersuchungen über die Vererbung der Empfänglichkeit für Infektionskrankheiten«. In: *Zeitschrift für Immunitätsforschung* 54 (1927), S. 81-104.

Hirszfeld, Hanka, Ludwik Hirszfeld und Henryk Brokman. »Untersuchungen über Vererbung der Disposition bei Infektionskrankheiten, speziell bei Diphtherie«. In: *Klinische Wochenschrift* 29 (1924), S. 1308-1311.

Hirszfeld, Ludwig. *Konstitutionsserologie und Blutgruppenforschung.* Berlin 1928.

—. »Prolegomena zur Immunitätslehre«. In: *Klinische Wochenschrift* 47 (1931), S. 2153-2159.

—. »Hauptprobleme der Blutgruppenforschung in den Jahren 1927-1933«. In: *Ergebnisse der Hygiene, Bakteriologie, Immunitätsforschung und experimentelle Therapie* 15 (1934), S. 55-218.

Hirszfeld, Ludwik.»Die Konstitutionslehre im Lichte serologischer Forschung«. In: *Klinische Wochenschrift* 26 (1924), S. 1180-1184.

—. »Krankheitsdisposition und Gruppenzugehörigkeit: Rassenbiologische Betrachtungen über die verschiedene Empfänglichkeit der Menschen für Krankheitserreger«. In: *Klinische Wochenschrift* 46 (1924), S. 2084-2087.

—. »Bemerkungen zur Erbformel der Blutgruppen (anlässlich der Arbeit von Frl. W. Halber und Dr. J. Mydlarski)«. In: *Zeitschrift für Immunitätsforschung* 43 (1925), S. 485-489.

—. »Emil v. Dungern«. In: *Verhandlungen der ständigen Kommission für Blutgruppenforschung (Ukrainisches Zentralblatt für Blutgruppenforschung)* 3/4 (1927), S. 3-5.

—. »Über die Konstitutionsserologie im Zusammenhang mit der Blutgruppenforschung I«. In: *Klinische Wochenschrift* 40 (1927), S. 1881-1884.

—. »Über die Konstitutionsserologie im Zusammenhang mit der Blutgruppenforschung II«. In: *Klinische Wochenschrift* 41 (1927), S. 1930-1932.

—. »Handbuch der Blutgruppenkunde (Rezension)«. In: *Klinische Wochenschrift* 47 (1932), S. 1965.

—. *Les groupes sanguins: Leur application à la biologie, à la médicine et au droit.* Paris 1938.

—. *Probleme der Blutgruppenforschung. Mit einem Geleitwort von Otto Prokop.* Jena 1960.

—. *The Story of One Life.* Hg. von Marta A. Balinska und William H. Schneider. Rochester 2010.

— und H. Zborowski. »Gruppenspezifische Beziehungen zwischen Mutter und Frucht und elektive Durchlässigkeit der Placenta«. In: *Klinische Wochenschrift* 24 (1925), S. 1152-1157.

— und H. Zborowski. »Über die Grundlagen des serologischen Zusammenlebens zwischen Mutter und Frucht: II. Mitteilung«. In: *Klinische Wochenschrift* 17 (1926), S. 741-744.

Hirszfeldowa, Hanna, Andrzej Kelus und Feliks Milgrom (Hg.). *Ludwik Hirszfeld.* Wroclaw 1956.

Hoche, Otto und Paul Moritsch. »Die Bedeutung der menschlichen Blutgruppen in der modernen Medizin«. In: *Mitteilungen aus den Grenzgebieten der Chirurgie* 33 (1924), S. 652-673.

—. »Blutgruppe und Rasse im Rahmen der Wiener Bevölkerung«. In: *Wiener Medizinische Wochenschrift* 21 (1926), S. 627-629.

Höst, H. F. »Zur Technik der Bluttransfusion«. In: *Deutsche Medizinische Wochenschrift* 39 (1922), S. 1302-1304.

Hotz, Gerhard. »Über Bluttransfusion beim Menschen«. In: *Deutsche Zeitschrift für Chirurgie* 6 (1910), S. 603-614.

Houwald, Frhr. v. »Erwiderung auf den Aufsatz ›Adelsbuch und Rassenreinheit‹ in Nr. 6 des Adelsblatts«. In: *Deutsches Adelsblatt* 7 (1921), S. 97-99.

Hübner, Arthur und Viktor Müller-Hess. »Die sexualpathologischen, psychiatrisch-psychologischen und gerichtlich-medizinischen Lehren des Hussmannprozesses«. In: *Deutsche Zeitschrift für die gesamte gerichtliche Medizin (Festschrift für Emil Ungar)* 1 (1930), S. 158-198.

Hübotter, Franz. »Die Medizin am Scheidewege«. In: *Deutsche Monatshefte* 5 (1929), 537-540.

Inquit. »Tragödie der Jugend: Primaner Hussmann vor dem Schwurgericht«. In: *Vossische Zeitung*, 17. Oktober 1928.

—. »Die Zeugenvernehmung hat begonnen: Der Vater des Ermordeten sagt aus«. In: *Vossische Zeitung*, 18. Oktober 1928.

—. »Hussmanns Briefe«. In: *Vossische Zeitung*, 18. Oktober 1928.

—. »Angeklagter Hussmann weiter entlastet: Die Vorgänge beim Kommers«. In: *Vossische Zeitung*, 21. Oktober 1928.

—. »Der Primanerprozess von Essen: Notwehr gegen Unwahrheit«. In: *Vossische Zeitung*, 21. Oktober 1928.

—. »Hussmanns Innenleben: Seine Brüder sagen aus – Ausschluss der Oeffentlichkeit beginnt«. In: *Vossische Zeitung*, 23. Oktober 1928.

—. »Die Sachverständigen für Hussmann: Schluss der Beweisaufnahme«. In: *Vossische Zeitung*, 28. Oktober 1928.

—. »Acht Jahre Zuchthaus beantragt: Plädoyers im Hussmann-Prozess«. In: *Vossische Zeitung* 31. Okt. 1928.

—. »Epilog zum Hussmannprozess«. In: *Vossische Zeitung*, 1. November 1928.

Isbruch, Ernst-Jürgen. *Zur Geschichte der Bluttransfusion*. Dissertation Westfälische Wilhelms-Universität zu Münster, 1954.

Jötten, Karl W. »Der Einfluss wiederholter Aderlässe auf die Antikörperbildung«. In: *Arbeiten aus dem Reichsgesundheitsamte* (1921), S. 626-634.

Junghanns, Herbert. »Vorschlag zur reichseinheitlichen Regelung der Blutspenderzentralen«. In: *Münchener Medizinische Wochenschrift* 51 (1939), S. 1775-1777.

—. »Aus meinem Leben – Rückschau und Ausblicke«. In: *Medizinhistorisches Journal* 4 (1971), S. 310-320.

Jurgeliunas, Antanas und C. Ravensberg. »Die Verteilung der Blutgruppen beim litauischen Volk«. In: *Zeitschrift für Rassenphysiologie* 1 (1929), S. 39-40.

K. »Nach dem Essener Freispruch« In: *Germania*, 31. Oktober 1928.

K. »Technik und Indikationen der Anwendung von Blutegeln und Schröpfköpfen«. In: *Die Medizinische Welt* 50 (1933), S. 1803.

Kahn, Fritz. »Etwaige schädliche Einflüsse auf den Empfänger durch die Bluttransfusion«. In: *Die Medizinische Welt* 11 (1931), S. 390.

Kemper, Werner. »Eine einfache Bluttransfusionsmethode ohne Spezialapparatur«. In: *Münchener Medicinische Wochenschrift* 32 (1929), S. 1338-1339.

Klaften, Emanuel. »Die Todesfälle nach Bluttransfusionen«. In: *Deutsche Medizinische Wochenschrift* 12 (1931), S. 498.

Klaus, Karel. »Beitrag zur Biochemie der Menstruation«. In: *Biochemische Zeitschrift* 185 (1927), S. 3-10.

Klaus, Karl. »Zur Frage des Menotoxins«. In: *Biochemische Zeitschrift* 1-3 (1925), S. 41-50.

Klein, W. »Ergebnis der Blutgruppenbestimmung in Oberlahnstein und St. Goarshausen«. In: *Zeitschrift für Rassenphysiologie* 1 (1928), S. 12-15.

—. »Weitere Ergebnisse der Blutgruppenbestimmungen aus dem Kreise St. Goarshausen«. In: *Zeitschrift für Rassenphysiologie* 3 (1930), S. 111-113.

— und H. Osthoff. »Haemagglutinine, Rasse- und anthropologische Merkmale«. In: *Archiv für Rassen- und Gesellschaftsbiologie* 4 (1925), S. 371-378.

Klinger, R. »Ist die Transfusion artgleichen Blutes gefährlich? Bemerkungen zur Mitteilung *Kuczynskis* über einen Todesfall nach Transfusion in Nr. 18 dieser Zeitschrift«. In: *Münchener Medizinische Wochenschrift* 23 (1918), S. 615-616.

Kockel, Richard. »Alte und neue Wege in der gerichtlichen Medizin«. In: *Deutsche Zeitschrift für die gesamte gerichtliche Medizin* 11 (1928), S. 1-13.

—. »O. T.« In: *Juristische Wochenschrift* 1 (1929), S. 67-68.

Koenig, Editha (Hg.). *Internationale Bibliographie der Bluttransfusion und Blutgruppenkunde, 1900-1933*. Leningrad 1935.

Köhn-Behrens, Charlotte. *Was ist Rasse? Gespräche mit den grössten deutschen Forschern der Gegenwart*. München 1934.

Koller, Siegfried. »Statistische Untersuchungen zur Theorie der Blutgruppen und zu ihrer Anwendung vor Gericht«. In: *Zeitschrift für Rassenphysiologie* 3/4 (1931), S. 121-183.

—. »Bemerkungen zur Ausarbeitung Lorenz«. In: *Biometrie und Informatik in Medizin und Biologie* 4 (1990), S. 231.

—. »Problemwandel in 6 Jahrzehnten biostatistischer Forschung: Persönliche Erinnerungen«. In: *Biometrie und Informatik in Medizin und Biologie* 4 (1990), S. 232-240.

— und Max Sommer. »Zur Kritik der von S. Wellisch angewandten mathematischen Methoden in der Blutgruppenforschung«. In: *Zeitschrift für Rassenphysiologie* 1 (1930), S. 27-33, S. 37-39, S. 42-44.

— und Max Sommer. »Bemerkungen zur Berechnung der Faktorenaustauschziffer bei der Blutgruppenvererbung durch W. Weinberg«. In: *Archiv für Rassen- und Gesellschaftsbiologie* 2 (1931), S. 217-278.

Koller, Theo. »Untersuchungen über das Verhältnis der Blutgruppen bei Müttern und ihren Neugeborenen, mit spezieller Berücksichtigung der gegenseitigen Isoagglutination«. In: *Archiv der Julius-Klaus-Stiftung für Vererbungsforschung, Sozialanthropologie und Rassenhygiene* 3/4 (1926), S. 247-272.

Kollert, Viktor. »Indikationen des Aderlasses«. In: *Wiener klinische Wochenschrift* 13 (1927), S. 427-429.

Kottmann, Kurt. »Die forensische Bedeutung des Blutes als Spiegel der Vaterschaft«. In: *Zeitschrift des Bernischen Juristenvereins* 12 (1926), S. 529-544.

Krahé, Franz. »Die Blutgruppenuntersuchung kann zwar nicht erzwungen werden. Aus der Weigerung sie vornehmen zu lassen, können jedoch Beweisschlüsse gezogen werden.« In: *Juristische Wochenschrift* 22 (1930), S. 1616-1617.

Kramer. »Die Blutgruppenuntersuchung bildet ein geeignetes Mittel zur Feststellung der Unmöglichkeit der Vaterschaft«. In: *Juristische Wochenschrift* 14 (1928), S. 923.

Kroll, Gerhard. »Bluten Wunden, wenn der Mörder an die Bahre tritt?« In: *Die Medizinische Welt* 32 (1927), S. 1188.

Kruse, Walther. »Rasse und Blutzusammensetzung ». In: *Centralblatt für Bakteriologie, Parasitenkunde und Infektionskrankheiten, I. Abteilung* 93 (1924), Originale, Beiheft, S. 170-171.

—. »Ueber Blutzusammensetzung und Rasse«. In: *Archiv für Rassen- und Gesellschaftsbiologie* 19 (1927), S. 20-33.

Kubany, Endre. *Die Bluttransfusion. Mit einem Vorwort von Prof. Dr. L. v. Bakay*. Berlin/Wien 1928.

Kuczynski, Max H. »Ueber einen Todesfall nach Bluttransfusion«. In: *Münchener Medizinische Wochenschrift* 18 (1918), S. 485-487.

Kumaris, J. »Blutgruppenverteilung bei den Griechen«. In: *Zeitschrift für Rassenphysiologie* 1 (1928), S. 16-20.

Küttner, Hermann. »Die Bluttransfusion«. In: *Verhandlungen der Deutschen Gesellschaft für Chirurgie* (1924), S. 360-379.

L., R. »Das Geheimnis der Blutgruppen: Der ›Arme Heinrich‹ vor den Naturforschern«. In: *Vossische Zeitung*, 19. September 1928.

Labhardt, Alfred. »Zur Frage des Menstruationsgiftes«. In: *Zentralblatt für Gynäkologie* 48 (1924), S. 2626-2628.

Lampert, Heinrich. »Die Bestimmung der Blutgerinnungszeit«. In: *Münchener Medizinische Wochenschrift* 14 (1930), S. 586-588.

—. »Die Methode der Wahl für die Bluttransfusion«. In: *Zentralblatt für Chirurgie* 57 (1930), S. 249-250.

Landsteiner, Karl. »Zur Kenntnis der antifermentativen, lytischen und agglutinierenden Wirkungen des Blutserums und der Lymphe«. In: *Centralblatt für Bakteriologie, 1. Abteilung* 27 (1900), S. 357-362.

—. »Ueber Agglutinationserscheinungen normalen menschlichen Blutes«. In: *Wiener klinische Wochenschrift* 46 (1901), S. 1132-1134.

—. »Hämagglutination und Hämolyse«. In: Oppenheimer, Carl (Hg.). *Handbuch der Biochemie des Menschen und der Tiere, zweiter Band, erste Hälfte: Biochemie der Zelle.* Jena 1910, S. 395-541.

—. »On Individual Differences in Human Blood: Nobel Lecture, December 11, 1930«. In: *Nobel Lectures: Physiology or Medicine 1922-1941.* Amsterdam/London/New York 1965, S. 234-245.

— und Philip Levine. »A New Agglutinable Factor Differentiating Individual Human Bloods«. In: *Proceedings of the Society for Experimental Biology and Medicine* 24 (1926/27), S. 600-602.

— und Philip Levine. »On the Inheritance of Agglutinogens of Human Blood Demonstrable by Immune Agglutinins«. In: *The Journal of Experimental Medicine* 48 (1928), S. 731-749.

— und Philip Levine. »On the Racial Distribution of Some Agglutinable Structures of Human Blood«. In: *The Journal of Immunology* 2 (1929), S. 123-131.

— und Philip Levine. »On the Inheritance and Racial Distribution of Agglutinable Properties of Human Blood«. In: *The Journal of Immunology* 2 (1930), S. 87-94.

— und C. Philip Miller, Jr. »Serological Observations on the Relationship of the Bloods of Man and the Anthropoid Apes«. In: *Science* 61 (1925), S. 492-493.

— und Max Richter. »Über die Verwendbarkeit individueller Blutdifferenzen für die forensische Praxis«. In: *Zeitschrift für Medizinalbeamte* 16 (1903), S. 85.

Lang, Joseph. *Die schwarze Schmach: Frankreichs Schande.* Berlin 1921.

Langer, Josef. Über Isoagglutinine beim Menschen, mit besonderer Berücksichtigung des Kindesalters. In: *Zeitschrift für Heilkunde* 24 (1903), S. 111-141.

Laqua, K. und F. Liebig. »Die Bluttransfusion«. In: *Ergebnisse der Chirurgie und Orthopädie* 18 (1925), S. 63-238.

Lasas, Vl. »Ueber die Blutgruppen der Letten, Litauer und Ostpreussen«. In: *Archiv für Rassen- und Gesellschaftsbiologie* 3 (1930), S. 270-274.

Lattes, Leone. *Die Individualität des Blutes in der Biologie, in der Klinik und in der gerichtlichen Medizin.* Berlin 1925 (ital. 1923).

—. »Praktische Erfahrungen über Blutgruppenbestimmung in Flecken«. In: *Deutsche Zeitschrift für die gesamte gerichtliche Medizin* 9 (1926), S. 402-410.

Lehmann, Wolfgang. »Blutgruppenuntersuchungen im Malayischen Archipel (Buginesen und Makassaren von Celebes)«. In: *Zeitschrift für Morphologie und Anthropologie* 27 (1930), S. 117-126.
Lenz, Fritz. »Aus verwandten Gebieten und aus der nichtwissenschaftlichen Literatur: Dinter Artur. Die Sünde wider das Blut. 406 S. Leipzig 1918.« In: *Archiv für Rassen- und Gesellschaftsbiologie* 13 (1921), S. 227-231.
Leonhard, Friedrich. »Die offenbare Unmöglichkeit der Empfängnis aus einer innerhalb der Empfängniszeit geschehenen Beiwohnung kann durch Blutuntersuchung nicht bewiesen werden«. In: *Juristische Wochenschrift* 49 (1927), S. 2862-63.
—. »Blutprobe und Vaterschaftsbeweise«. In: *Juristische Wochenschrift* 1 (1929), S. 30-31.
—. »Die Blutprobe ist zur Zeit noch kein zuverlässiges Beweismittel für die offenbare Unmöglichkeit der Erzeugung eines Kindes durch einen bestimmten Mann«. In: *Juristische Wochenschrift* 1 (1929), S. 66-68.
—. »Die Bedeutung der Blutgruppenuntersuchung im Straf- und Zivilprozess«. In: *Deutsche Juristen-Zeitung* 2 (1929), S. 136-139.
—. »›Offenbar unmöglich!‹«. In: *Juristische Wochenschrift* 31 (1929), S. 2231-2232.
—. »Das Kammergericht und die Blutgruppenuntersuchung«. In: *Deutsche Juristen-Zeitung* 10 (1930), S. 692-693.
—. »Die Blutgruppenuntersuchung kann unter Aufgabe des früheren Standpunkts des Senats jetzt als geeignetes Beweismittel für die offenbare Unmöglichkeit i. S. §§1591, 1717 BGB angesehen werden.« In: *Juristische Wochenschrift* 22 (1930), S. 1605-1607.
Leveringhaus, Herbert. »Die Bedeutung der menschlichen Isohämagglutination für Rassenbiologie und Klinik«. In: *Archiv für Rassen- und Gesellschaftsbiologie* 1 (1927), S. 1-19.
Levine, Philip. »The Application of Blood Groups in Forensic Medicine«. In: *The American Journal of Police Science* 2 (1932), S. 157-168.
Lewin, Kurt. »Blutreaktion und Rasse«. In: *Central-Vereins-Zeitung* 41 (1925), S. 673-674.
—. »Neues von der Rassen- und Blutgruppenforschung«. In: *Central-Vereins-Zeitung* 41 (1928), S. 579-580.
—. »Neues von der Blutgruppenforschung«. In: *Central-Vereins-Zeitung* 42 (1928), S. 592.
—. »›...einen Ort zu finden, an dem man aufrecht leben kann‹: Abschiedsbrief an Wolfgang Köhler«. In: Strauss, Herbert A., Tilmann Buddensieg, Kurt Düwell (Hg.). *Emigration: Deutsche Wissenschaftler nach 1933. Entlassung und Vertreibung. List of Displaced German Scholars 1936. Supplementary List of Displaced German Scholars 1937. The Emergency Committe in Aid of Displaced Foreign Scholars, Report 1941*. Berlin 1987 (Original 1933), S. XI-XVII.
Lewisohn, Richard. »Über Zitratbluttransfusion«. In: *Zentralblatt für Chirurgie* 23 (1933), S. 1338-1344.
Li, Jun Z. et al. »Worldwide Human Relationships Inferred from Genome-Wide Patterns of Variation«. In: *Science* 319 (2008), S. 1100-1104.
Li. »Die Suche nach der Vaterschaft: Neue Wege der Blutgruppenforschung«. In: *Vossische Zeitung*, 15. Dezember 1932.

Liang, Backiang. »Neue Untersuchungen über Isohämagglutinine bei den Chinesen, insbesondere die geographische Änderung des Hämagglutinationsindex (›biochemischen Rassenindex‹)«. In: *Archiv für Hygiene* 94 (1924), S. 93-104.

Lichterfeld. »Zur Technik der Bluttransfusion«. In: *Deutsche Medizinische Wochenschrift* 27 (1924), S. 914-915.

Lichtwitz, Leopold. »Zur Frage der Bluttransfusion und der Anämiebehandlung«. In: *Klinische Wochenschrift* 21 (1922), S. 1039.

Lindemann, Gabriele. »Ueber Blutüberpflanzung in der Geburtshilfe und Gynäkologie«. In: *Münchener Medizinische Wochenschrift* 11 (1919), S. 285-286.

Lobenhoffer, Wilhelm. »Wer ist zur Tragung der Kosten einer Bluttransfusion verpflichtet?« In: *Die Medizinische Welt* 23 (1931), S. 823.

Loele, Walter und I. Krumbiegel. »Ueber Blutgruppenbestimmung in der Sächsischen Bevölkerung«. In: *Münchener Medizinische Wochenschrift* 21 (1927), S. 890-891.

Lomnitz, Günther. »Zur Technik der Bluttransfusion«. In: *Deutsche Medizinische Wochenschrift* 50 (1932), S. 1962-1963.

Lukacs, J. v. »Ein einfaches Bluttransfusions-, Infusions- und Tropfgerät«. In: *Klinische Wochenschrift* 14 (1929), S. 670-671.

Lütge, Karl. »Das zweite Leben«. In: *Deutsche Roman-Zeitung* 9 (1930/31), S. 178-179.

Macht, David I. und Dorothy Lubin. »A Phyto-Pharmacological Study of Menstrual Toxin«. In: *The Journal of Pharmacology and Experimental Therapy* 6 (1924), S. 413-466.

Mandelstamm, A., W. Tschaikowsky und G. Bondarenko. »Experimentelle Untersuchungen zur Frage des Menotoxins«. In: *Archiv für Gynäkologie* 154 (1933), S. 636-643.

Mann, Thomas. »Gegen Artur Dinters Buch ›Die Sünde wider das Blut‹«. In: *Aufsätze, Reden, Essays, Band 3 (1919-1925)*. Berlin/Weimar 1986, S. 279.

Manoiloff, E. O. »Weitere Erfahrungen über meine chemische Blutreaktion zur Geschlechtsbestimmung bei Menschen, Tieren und durch Chlorophyll bei Pflanzen«. In: *Münchener Medizinische Wochenschrift* 51 (1924), S. 1784-1789.

—. »Eine chemische Blutreaktion zur Rassenbestimmung beim Menschen«. In: *Münchener Medizinische Wochenschrift* 51 (1925), S. 2186-2188.

—. »Discernment of Human Races by Blood«. In: *American Journal of Physical Anthropology* 10 (1927), S. 11-21.

Mayser, Hans. »Die Rolle der Blutgruppenuntersuchung in einem Vaterschaftsprozess«. In: *Aerztliche Sachverständigen-Zeitung* 12 (1927), S. 155-160.

—. »Erfahrungen mit gerichtlichen Blutgruppenuntersuchungen«. In: *Deutsche Zeitschrift für die gesamte gerichtliche Medizin* 10 (1927), S. 638-651.

Méhely, Ludwig von. »Blut und Rasse«. In: *Zeitschrift für Morphologie und Anthropologie* 34 (1934), S. 244-257.

Merkel, Hermann. »Bluten Wunden, wenn der Mörder an die Bahre tritt?« In: *Die Medizinische Welt* 33 (1927), S. 1226.

—. »Ueber Beziehung der Blutgruppen zu Krankheiten: Heterohämagglutination (Bemerkung zur Arbeit von J. Warnowsky in Nr. 41, 1927 d.W.)«. In: *Münchener Medizinische Wochenschrift* 45 (1927), S. 1920-1921.

—. »Frage 97: Antwort«. In: *Münchener Medizinische Wochenschrift* 28 (1929), S. 1198.

—. »Prof. Dr. Karl Landsteiner«. In: *Münchener Medizinische Wochenschrift* 2 (1931), S. 66-68.

—. »Paul Steffan: Handbuch der Blutgruppenkunde«. In: *Münchener Medizinische Wochenschrift* 52 (1932), S. 2091-2092.

Meyer, Kurt und Ernst Unger. »Fehler und Gefahren bei der Bluttransfusion«. In: *Die Medizinische Welt* 17 (1933), S. 591-594.

Mikuli-Radecki, Felix. »›Gesetzlicher Preis für 1 Liter Blut 1000 RM.‹?« In: *Die Medizinische Welt* 2 (1933), S. 68.

Mollison, Theodor. »Arteiweiss und Erbsubstanz«. In: *Zeitschrift für Morphologie und Anthropologie* 34 (1934), S. 261-269.

—. »Das Anthropologische Institut der Universität München«. In: *Zeitschrift für Rassenkunde und die gesamte Forschung am Menschen* 9 (1939), S. 275-277.

Morawitz, Paul. »Transfusion und Aderlass«. In: *Deutsche Medizinische Wochenschrift* 6 (1910), S. 249-251, 7: S. 297-299.

Moss, William L. »Studien über Isoagglutinine und Isohämolysine«. In: *Folia serologica* 3 (1910), S. 267-276.

—. »Studies on Isoagglutinins and Isohemolysins«. In: *Bulletin of the Johns Hopkins Hospital* 228 (1910), S. 63-70.

Mourant, Arthur E. et al. *Blood Groups and Diseases: A Study of Associations of Diseases with Blood Groups and Other Polymorphisms.* Oxford 1978.

Mrugowsky, Joachim und H. Bernhart. »Die Ausführung von Massenuntersuchungen auf Blutgruppenzugehörigkeit und das Eintätowieren der aufgefundenen Blutgruppe«. In: *Münchener Medizinische Wochenschrift* 24 (1941), S. 669-672.

Much, Hans. »Die Blutgruppen«. In: *Arbeiterwohlfahrt* 18 (1928), S. 551-557.

Mueller, Berthold und Kurt Walcher. *Gerichtliche und soziale Medizin einschließlich des Ärzterechts: Ein Lehrbuch für Studenten und Ärzte.* München-Berlin 1944, 3. Auflage.

Müller-Bergström, Walther. »Gottesurteil (Ordal)«. In: Bächtold-Stäubli, Hanns, unter Mitwirkung von Eduard Hoffmann-Krayer (Hg.). *Handwörterbuch des deutschen Aberglaubens*, Bd. 3. Berlin/New York 1987 (erstmals 1931), Sp. 994-1064.

Müller-Hess, Viktor. »Die praktische Bedeutung der Blutgruppenforschung«. In: *Deutsche Medizinische Wochenschrift* 6 (1933), S. 201-204.

Nathan, Paul. »Wissenschaft und Demagogie«. In: *Central-Vereins-Zeitung* 25 (1926), S. 337-338.

Nehse, Erich. »Die Blutgruppenforschung«. In: *Deutsches Ärzteblatt* 26 (1933), S. 748.

Neubauer, Otto und Heinrich Lampert. »Ein neuer Bluttransfusionsapparat: Zugleich ein Beitrag zur Kenntnis der thrombagogen Eigenschaften fester Stoffe«. In: *Münchener Medizinische Wochenschrift* 14 (1930), S. 582-586.

Nippe, Martin. »Bluten Wunden, wenn der Mörder an die Bahre tritt?« In: *Medizinische Welt* 34 (1927), S. 1273.

Nomi, Toshitaka und Alexander Besher. *You Are Your Blood Type: The Biochemical Key to Unlocking the Secrets of Your Personality.* New York 1988.

Nowak, Herbert. »Beiträge zur Frage der Konstanz der Blutgruppen«. In: *Klinische Wochenschrift* 25 (1932), S. 1075-1077.

—. »Über Blutgruppen und die Empfänglichkeit für Diphtherie und Scharlach«. In: *Zeitschrift für Rassenphysiologie* 3/4 (1933), S. 136-157.

Nürnberger, Ludwig. »Wahrscheinlichkeitsrechnung und Erbanalyse bei gerichtlichen Vaterschaftsgutachten«. In: *Zentralblatt für Gynäkologie* 26 (1925), S. 1409-1431.

Nuttall, George H. F. *Blood Immunity and Blood Relationship: A Demonstration of Certain Blood Relationships amonst Animals by means of the Precipitin Test for Blood.* Cambridge 1904.

O.A. »Befremdliches bei Blutübertragung«. In: *Hammer* 431 (1920), S. 215.

—. »Der Blutsbeweis«. In: *Völkischer Beobachter* 54 (1920), S. 2.

—. »Abstammungsschnüffelei«. In: *Im deutschen Reich* 2 (1921), S. 49-51.

—. *Sitzungsbericht der 48. Tagung der Deutschen Gesellschaft für Chirurgie, 23. bis 16. April 1924.* Berlin 1924.

—. »Aderlass«. In: *Meyers Lexikon*, Bd. 1. Leipzig 1924, 7. Auflage, Sp. 119.

—. »Bastard«. In: *Meyers Lexikon*, Bd. 1. Leipzig 1924, 7. Auflage, Sp. 1547.

—. »Aussprache zu Vortrag 13 und 14«. In: *Centralblatt für Bakteriologie, Parasitenkunde und Infektionskrankheiten, I. Abteilung* 93 (1924), Originale, Beiheft, S. 180-183.

—. »Halbblut«. In: *Meyers Lexikon*, Bd. 5. Leipzig 1926, 7. Auflage, Sp. 942.

—. »Judenblut: Wissenschaftliche Blutforschungen und deren Ergebnisse«. In: *Stürmer* 35 (1926), o. S.

—. »Das gelöste Rätsel«. In: *Stürmer* 44 (1926), o. S.

—. »Rassenbiologie«. In: *Klinische Wochenschrift* 48 (1926), S. 2288.

—. »Die Deutsche Gesellschaft für Blutgruppenforschung erlässt folgenden Aufruf«. In: *Archiv für Rassen- und Gesellschaftsbiologie* 18 (1926), S. 446-450.

—. »Convicts a Woman on a Blood Test: German Court Sends Her to Prison for Perjury on Child's Paternity«. In: *The New York Times*, 3. Dezember 1927.

—. »Von den Blutmerkmalen der Juden«. In: *Central-Vereins-Zeitung* 6 (1927), S. 76.

—. »Diskussion zu dem Vortrag des Herrn Dr. Fritz Schiff über ›Bluttuntersuchung und Rechtsprechung‹ in der Forensisch-medizinischen Vereinigung am 9. 12. 27«. In: *Aerztliche Sachverständigen-Zeitung* 1 (1928), S. 46-52.

—. »Ob Blutgruppenuntersuchung als aussichtsloses Beweismittel anzusehen ist«. In: *Juristische Wochenschrift* 34/35 (1928), S. 2160.

—. »Der Gladbecker Mord«. In: *Kreuz-Zeitung*, 16. Oktober 1928.

—. »Mordprozess Hussmann«. In: *Kreuz-Zeitung*, 16. Oktober 1928.

—. »Der Mordprozess Hussmann. In: *Kreuz-Zeitung*, 17. Oktober 1928.

—. »Mordete er den Freund?«. In: *Vorwärts*, 17. Oktober 1928.

—. »Der Tod des Abiturienten: Erschütternde Szenen im Schülermordprozess«. In: *Vorwärts*, 18. Oktober 1928.

—. »Der Primaner vor dem Schwurgericht«. In: *Kreuz-Zeitung*, 19. Oktober 1928.

—. »Widersprüche im Primanerprozess«. In: *Vorwärts*, 19. Oktober 1928.

—. »Blutgruppe B und Blutgruppe 0«. In: *Vorwärts*, 20. Oktober 1928.

—. »Ein Brief und ein Kommers«. In: *Vorwärts*, 21. Oktober 1928.

—. »Die Blutflecken am Mantel«. In: *Vorwärts*, 22. Oktober 1928.

—. »Unsere Meinung«. In: *Deutsche Allgemeine Zeitung*, 23. Oktober 1928.

—. »Unsere Meinung«. In: *Deutsche Allgemeine Zeitung*, 24. Oktober 1928.

—. »Unsere Meinung«. In: *Deutsche Allgemeine Zeitung*, 25. Oktober 1928.

—. »Unsere Meinung«. In: *Deutsche Allgemeine Zeitung*, 28. Oktober 1928.

—. »Der Primaner Hussmann freigesprochen«. In: *Kreuz-Zeitung*, 31. Oktober 1928.

—. »Zum Freispruch Hussmanns«. In: *Vorwärts*, 31. Oktober 1928.

—. »Die Blutprobe als Beweis«. In: *Vossische Zeitung*, 1. November 1928.

—. »Die Blutgruppe kein gerichtliches Beweismittel?« In: *Deutsche Zeitung*, 10. November 1928.

—. »Kammergericht gegen Blutprobe«. In: *Vossische Zeitung*, 2. Dezember 1928.

—. »Die Blutfrage am schwarzen Brett«. In: *Stürmer* 31 (1928), o. S.
—. »Uebertragung der Lues durch Bluttransfusion«. In: *Die Medizinische Welt* 31 (1929), S. 1113.
—. »Frage 97«. In: *Münchener Medizinische Wochenschrift* 28 (1929), S. 1198.
—. »Transfusion«. In: *Meyers Lexikon*, Bd. 11. Leipzig 1929, 7. Auflage, Sp. 1703f.
—. »Vollblut«. In: *Meyers Lexikon*, Bd. 12. Leipzig 1930, 7. Auflage, Sp. 851.
—. »Nr. 68, Blutgruppenbestimmungen«. In: *Justiz-Ministerial-Blatt* 11 (1930), S. 78.
—. »XL. Tagung der Vereinigung nordwestdeutscher Chirurgen am 13. und 14. Juni 1930 in Greifswald (Offizieller Bericht)«. In: *Zentralblatt für Chirurgie* 46 (1930), S. 2850-2890.
—. »Medizinischer Nobelpreis für Karl Landsteiner«. In: *Vossische Zeitung*, 1. November 1930.
—. »Die Blutgruppenforschung«. In: *Kölnische Zeitung*, 5. November 1930.
—. »Übertragung von Syphilis durch Bluttransfusion«. In: *Die Medizinische Welt* 41 (1931), S. 1468.
—. »Eine ganz andere Frau...: Wie man in Hollywood die deutschen Filmkünstlerinnen verändert«. In: *Berliner Illustrierte Zeitung* 11 (1931), S. 437.
—. »Rassenverschlechterung durch Juden«. In: *Hammer* 725/726 (1932), S. 246.
—. »Blood Test's Value Urged Upon Courts: Medical Jurisprudence Group Wants Evidence Made Legal Here as It Is in Europe«. In: *The New York Times*, 15. März 1932.
—. »57. Tagung der Deutschen Gesellschaft für Chirurgie, Berlin, 19. bis 22. April (offizieller Bericht)«. In: *Zentralblatt für Chirurgie* 23 (1933), S. 1352-1390.
—. »Blood Tests Made by a Brooklyn Doctor Clear Man in Connecticut Paternity Case«. In: *The New York Times*, 18. Januar 1933.
—. »Orders Blood Test in Paternity Suit«. In: *The New York Times*, 2. Januar 1934.
—. »Says Transfusion Can't Alter Race«. In: *The New York Times*, 20. Oktober 1935.
Oehlecker, Franz. »Bluttransfusion von Vene zu Vene mit Messung der übertragenen Blutmenge«. In: *Zentralblatt für Chirurgie* 2 (1919), S. 17-20.
—. »Direkte Bluttransfusion von Vene zu Vene bei perniziöser Anaemie«. In: *Münchener Medizinische Wochenschrift* 32 (1919), S. 895-900.
—. »Uebertragung latenter Malaria bei direkter Bluttransfusion«. In: *Deutsche Medizinische Wochenschrift* 37 (1920), S. 1025-1026.
—. »Technische Einzelheiten meiner Methode der direkten Bluttransfusion von Vene zu Vene: Zugleich ein Beitrag über das Verhalten der Venen in der Ellenbeuge«. In: *Deutsche Zeitschrift für Chirurgie* 6 (1921), S. 397-418.
—. »Weitere Erfahrungen aus über 400 direkten Bluttransfusionen von Vene zu Vene«. In: *Zentralblatt für Chirurgie* 43 (1924), S. 2346-49.
—. »Aussprache«. In: *Zentralblatt für Chirurgie* 46 (1930), S. 2864-2865.
—. »Etwaige schädliche Einflüsse auf den Empfänger durch die Bluttransfusion«. In: *Die Medizinische Welt* 11 (1931), S. 387-390.
—. *Die Bluttransfusion*. Berlin/Wien 1940, zweite vermehrte und verbesserte Auflage.
Ohlendorf, Albrecht. »Ein neuer Beruf: Blutspender. Bereitschaftstruppe für Berliner Krankenhäuser«. In: *Kreuz-Zeitung*, 22. März 1933.
Ohnesorge, Victor. »Über Blutgruppenbestimmung bei Müttern und Neugeborenen«. In: *Zentralblatt für Gynäkologie* 51 (1925), S. 2884-2890.

Opitz, Hans. »Wirkungsweise und Anwendung der Bluttransfusion bei Kindern«. In: *Deutsche Medizinische Wochenschrift* 37 (1924), S. 1248-1249.

Osterweil. »Erotische Bindung nach Bluttransfusion?« In: *Die Medizinische Welt* 8 (1931), S. 281.

Ovid. *Metamorphosen*. Lateinisch/Deutsch. Übersetzt und herausgegeben von Michael von Albrecht. Stuttgart 1994.

Palmieri, Vincenzo Mario. »Die Verteilung der Blutgruppen unter geisteskranken Verbrechern«. In: *Deutsche Zeitschrift für die gesamte gerichtliche Medizin* 12 (1928), S. 506-512.

Panizza, Oskar. »Der operierte Jud‹«. In: Ewers, Hanns Heinz (Hg.). *Galerie der Phantasten, Bd. 3*. München 1923 (erstmals 1893), S. 231-242.

Parin, B. W. »Die Blutgruppen bei den Ostfinnen«. In: *Zeitschrift für Rassenphysiologie* 4 (1930), S. 179-183.

Penning, C. P. J., Maria Anna van Herwerden und Th. J. Boele-Nijland. »Blutgruppen-Untersuchung in der ›Over Veluwe‹«. In: *Zeitschrift für Morphologie und Anthropologie* 31 (1933), S. 395-402.

Petersen, Hans. »Bluten Wunden, wenn der Mörder an die Bahre tritt?« In: *Die Medizinische Welt* 44 (1927), S. 1644.

Petrow, Gr. J. »Zur Frage der Isoagglutination des Blutes bei den Tadjiken«. In: *Zeitschrift für Rassenphysiologie* 2 (1928), S. 85-91.

Pfeifer, Martin. »Die prozessuale Bedeutung der Blutgruppenuntersuchung«. In: *Leipziger Populäre Zeitschrift für Homöopathie* 11 (1929), S. 212-213.

pl. »Der Gladbecker Abiturientenmord«. In: *Deutsche Allgemeine Zeitung*, 17. Oktober 1928.

Plaut, Felix. »Bruck, C., Batavia.« In: *Archiv für Rassen- und Gesellschaftsbiologie* 3 (1907), S. 726-728.

Polano, Oskar und Karl Dietl. »Die Einwirkung der Hautabsonderung bei der Menstruierenden auf die Hefegärung«. In: *Münchener Medizinische Wochenschrift* 40 (1924), S. 1385-1388.

Poll, Heinrich. »Biologie als Grundwissenschaft«. In: *Vossische Zeitung*, 16. September 1928.

—. »Etwaige schädliche Einflüsse auf den Empfänger durch die Bluttransfusion«. In: *Die Medizinische Welt* 11 (1931), S. 390.

Preußischer Landesgesundheitsrat: »Ueber Blutgruppenuntersuchungen in den Schulen«. In: *Veröffentlichungen aus dem Gebiete der Medizinalverwaltung* 4 (1927), S. 3-32.

Prokop, Otto. *Lehrbuch der gerichtlichen Medizin*. Berlin 1960.

Puntigam, Franz. »Ein weiterer Vorschlag zur Einführung eines einheitlichen Blutspender-Ausweises«. In: *Münchener Medizinische Wochenschrift* 23 (1933), S. 893-894.

Quinz, Hans F. »Blutgruppen und Vererbung«. In: *Volksheil* 35 (1930), S. 233-234.

R., L. »Die Schülertragödie in Gladbeck: Der Mord an dem Primaner Daube«. In: *Vorwärts*, 16. Oktober 1928.

—. »Der Gladbecker Schülermord: Wie ›der Mensche mit zwei Seelen‹ vor seinen Richtern steht«. In: *Vorwärts*, 18. Oktober 1928.

—. »Das Rätsel des Schülermordes: Primaner Hussmann und die Kriminalpolizei«. In: *Vorwärts*, 19. Oktober 1928.

—. »Die Indizien«. In: *Vorwärts*, 20. Oktober 1928.

—. »Hussmann und die Anklagebehörde«. In: *Vorwärts*, 23. Oktober 1928.

Race, Robert R. und Ruth Sanger. *Blood Groups in Man*. Oxford 1975, 6. Auflage.

Raestrup, Gottfried. »Die Blutgruppenkunde in der gerichtlichen Medizin«. In: Steffan, Paul (Hg.). *Handbuch der Blutgruppenkunde*. Frankfurt a.M. 1932, S. 331-381.

Raidt. »Ein Schwurgerichtsurteil auf Grund der Blutgruppenuntersuchung«. In: *Deutsche Juristen-Zeitung* 3 (1928), S. 232-234.

Rech, Walter und Edgar Wöhlisch. »Die gruppenspezifischen Eigenschaften des Blutes bei Neugeborenen und ihren Müttern«. In: *Zeitschrift für Biologie* 84 (1926), S. 515-521.

Reche, Otto. »Blutgruppe und Rasse«. In: *Forschungen und Fortschritte* 4 (1927), S. 29.

—. »Blutgruppenforschung und Anthropologie«. In: *Volk und Rasse* 1 (1928), S. 1-13.

—. »Zum Geleit«. In: *Zeitschrift für Rassenphysiologie* 1 (1928), S. 1-7.

—. »Die Blutgruppen des Menschen«. In: *Die Gartenlaube* 6 (1929), S. 125-126.

—. »Blutgruppen und Rassen«. In: *Die völkische Schule* 1 (1930), S. 1-3.

—. »Fluoreszenzdiagnose«. In: *Münchener Medizinische Wochenschrift* 38 (1931), S. 1591-1593.

—. »Fluoreszenzdiagnostik«. In: *Münchener Medizinische Wochenschrift* 48 (1931), S. 2051.

—. »Zur Blutgruppenuntersuchung der menschlichen Primitivrassen«. In: *Zeitschrift für Rassenphysiologie* 2 (1931), S. 88-90.

—. »Fluoreszenzerscheinungen bei Blutseren«. In: *Zeitschrift für Rassenphysiologie* 4 (1931), S. 97-118.

—. »Krankheiten leuchten im Blut«. In: *Ernte. Halbmonatsschrift für Politik* 12 (1931), S. 23.

— et al. »Mitteilungen des Vorstandes der Deutschen Gesellschaft für Blutgruppenforschung«. In: *Zeitschrift für Rassenphysiologie* 2 (1928), S. 65.

— und Johannes Schilling. »Weitere Untersuchungen über Fluoreszenzerscheinungen an gesunden menschlichen Blutseren«. In: *Zeitschrift für Rassenphysiologie* 3/4 (1933), S. 170-176.

—, Paul Steffan, O. Schröder und Michael Hesch. »Mitteilungen des Vorstandes der Deutschen Gesellschaft für Blutgruppenforschung«. In: *Zeitschrift für Rassenphysiologie* 2 (1928), S. 65.

Rehfeldt. »Blutgruppenuntersuchung und Kammergerichtsentscheidung«. In: *Kriminalistische Monatshefte* 5 (1929), S. 108-109.

Reich, M. »Soldatenuntersuchungen nach Blutgruppen und Konstitutionstypen«. In: *Zeitschrift für Rassenphysiologie* 3/4 (1929), S. 147-150.

Reichsgesundheitsamt. »Einführung einer internationalen einheitlichen Bezeichnung für die menschlichen Blutgruppen«. In: *Münchener Medizinische Wochenschrift* 34 (1928), S. 1484-1485.

Reimann, Hans. *Die Dinte wider das Blut: Ein Zeitroman von Artur Sünder*. Hannover/Leipzig 1921.

—. *Ewers: Ein garantiert verwahrloster Schundroman in Lumpen, Fetzchen, Mätzchen und Unterhosen von Hanns Heinz Vampir*. Hannover 1921.

—. »Dinter in München«. In: *Die Weltbühne* 19 (1923), S. 501-504.

»Richtlinien für die Einbindung des Blutspendewesens im Deutschen Reich. Runderlass des Reichsministers des Inneren vom 5. März 1940«. In: *Ministerialblatt des Reichs- und Preußischen Ministeriums des Inneren* 11 (1940), Sp. 449-470.

Rinkel, Max. »Das Blutgruppenbild der Bevölkerung am Niederrhein«. In: *Zeitschrift für Rassenphysiologie* 1 (1930), S. 1-13.

Rixen, Peter. »Bluten Wunden, wenn der Mörder an die Bahre tritt?« In: *Medizinische Welt* 39 (1927), S. 1498.

Robert. »Zur derzeitigen Technik der Bluttransfusion und deren Vereinfachung«. In: *Deutsche Medizinische Wochenschrift* 50 (1926), S. 2122.

Rosenberg, Alfred. *Der Mythus des 20. Jahrhunderts.* München 1930.

Rosenow, Georg. »Anwendung und Grundlagen des Aderlasses«. In: *Deutsche Medizinische Wochenschrift* 20 (1926), S. 835-837.

Rücker.«Erbbiologische Begutachtung bei umstrittener Vaterschaft vom Standpunkt der Juristen«. In: Deutsche Zeitschrift für die gesamte gerichtliche Medizin 3 (1938), S. 176-185.

S., A. »Blutgruppen« In: Herlitz, Georg und Bruno Kirschner (Hg.). *Jüdisches Lexikon: Ein enzyklopädisches Handbuch des jüdischen Wissens in vier Bänden.* Berlin 1927, Sp. 1086.

S., B. »Frau Daube macht ihre Aussagen«. In: *Deutsche Allgemeine Zeitung*, 20. Oktober 1928.

—. »Was der Gladbecker Lokaltermin ergab«. In: *Deutsche Allgemeine Zeitung*, 21. Oktober 1928.

—. »Gerüchtemacherei um Hussmann«. In: *Deutsche Allgemeine Zeitung*, 23. Oktober 1928.

—. »Der Schlussakt des Prozesses Hussmann: Das Plädoyer des Staatsanwalts«. In: *Deutsche Allgemeine Zeitung*, 31. Oktober 1928.

—. und E.H. »Hussmann wegen Mangels an Beweisen freigesprochen«. In: *Deutschen Allgemeine Zeitung*, 1. November 1928.

Sachs, Hans. »Blutgruppenforschung«. In: *Münchener Medizinische Wochenschrift* 1 (1927), S. 4-9.

—. »Die gerichtliche Verwertbarkeit der Blutgruppenbestimmung«. In: *Deutsche Juristen-Zeitung* 8 (1929), S. 542-546.

Sack, Arnold. »Enthält das Menstrualblut ausser den angeblichen Menotoxinen auch noch Wuchshormone oder Auxine?« In: *Münchener Medizinische Wochenschrift* 1 (1933), S. 10-12.

Saenger, Hans. »Gibt es ein Menstruationsgift?« In: *Zentralblatt für Gynäkologie* 23 (1921), S. 819-822.

Salkind, E. »Über die Vorbeugung der Syphilisübertragung bei der Bluttransfusion«. In: *Der Chirurg* 4 (1933), S. 137-143.

Sauerbeck, Ernst. »Die Krise in der Immunitätsforschung«. In: *Folia serologica* 1 (1909), S. 1-91.

Schaede, G. »Blutgruppenuntersuchungen in Ostpreußen«. In: *Zeitschrift für Rassenphysiologie* 3/4 (1929), S. 151-153.

Scharfbillig, Christian. *Der Aderlass: Seine Geschichte, Theorien, Indikationen und Technik.* Stuttgart/Leipzig 1933.

Schatz, Wilhelm. »Hilfsindizien im Fall Hussmann«. In: *Kriminalistische Monatshefte* 1 (1929), S. 14-15.

Scheidt, Walter. *Rassenunterschiede des Blutes mit besonderer Berücksichtigung der Untersuchungsbefunde an europäischen Bevölkerungen.* Leipzig 1927.

—. »Das Rätsel der Blutgruppen«. In: *Zeitschrift für Rassenkunde und die gesamte Forschung am Menschen* (1939), S. 79-87.

—. »Immer noch Rätsel der Blutgruppen: Antwort an Werner Fischer«. In: *Zeitschrift für Rassenkunde und die gesamte Forschung am Menschen* (1939), S. 207.

Scheurlen, Ernst v. »Ein gerichtlich entscheidendes Gutachten auf Grund der Blutgruppenbestimmung«. In: *Reichs-Gesundheitsblatt* 32 (1926), S. 726-729.

—. »Blutgruppenzugehörigkeit und Meineidsprozesse«. In: *Reichs-Gesundheitsblatt* 4, 5, 6 (1928), S. 53-56, S. 79-83, S. 98-101.

—. »Die Blutgruppen und die Senatsbeschlüsse des preussischen Kammergerichts«. In: *Münchener Medizinische Wochenschrift* 20 (1929), S. 847-849.

Schick, Béla. »Das Menstruationsgift«. In: *Wiener klinische Wochenschrift* 19 (1920), S. 377-379.

Schiff, Fritz. »Wie häufig lässt sich die Blutgruppendiagnose in Paternitätsfragen heranziehen?« In: *Aerztliche Sachverständigen-Zeitung* 24 (1924), S. 231-233.

—. »Agglutination«. In: Oppenheimer, Carl (Hg.). *Handbuch der Biochemie des Menschen und der Tiere.* Jena 1925, S. 262-356.

—. »Die forensisch-medizinische Verwertbarkeit der Blutgruppendiagnose nach deutschem Recht«. In: Lattes, Leone. *Die Individualität des Blutes in der Biologie, in der Klinik und in der gerichtlichen Medizin.* Berlin 1925, S. 180-190.

—. »Die Blutgruppenverteilung in der Berliner Bevölkerung«. In: *Klinische Wochenschrift* 36 (1926), S. 1660-1161.

—. »Die Bluntersuchung bei strittiger Vaterschaft in Theorie und Praxis«. In: *Deutsche Zeitschrift für die gesamte gerichtliche Medizin* 7 (1926), S. 360-375.

—. »Die sogenannten Blutgruppen des Menschen und ihr Vorkommen bei den Juden«. In: *Jüdische Familienforschung* 4 (1926), S. 178-180.

—. *Die Technik der Blutgruppenuntersuchung für Kliniker und Gerichtsärzte: Neben Berücksichtigung ihrer Anwendung in der Anthropologie und der Vererbungs- und Konstitutionsforschung.* Berlin 1926.

—. »Person und Infekt«. In: Brugsch, Theodor und Friedrich H. Lewy (Hg.). *Die Biologie der Person: Ein Handbuch der allgemeinen und speziellen Konstitutionslehre.* Berlin/Wien 1926, S. 595-748.

—. »Praktische Erfahrungen mit der Blutgruppenmethode bei strittiger Vaterschaft«. In: *Aerztliche Sachverständigen-Zeitung* 2 (1926), S. 15-16.

—. »Vaterschaftsnachweis durch Blutprobe«. In: *Rundbrief des Archivs deutscher Berufsvormünder* 25 (1926), S. 150-152.

—. »Die Blutgruppen und ihre Anwendung vor Gericht«. In: *Zeitschrift für die gesamte gerichtliche Medizin* 9 (1927), S. 387-401.

—. »Die Blutprobe bei strittiger Vaterschaft«. In: *Juristische Wochenschrift* 19 (1927), S. 1186.

—. »Die Erfolgsaussichten der serologischen Abstammungsuntersuchung«. In: *Aerztliche Sachverständigen-Zeitung* 4 (1927), S. 49-50.

—. »Über den serologischen Nachweis der Blutgruppeneigenschaft 0«. In: *Klinische Wochenschrift* 7 (1927), S. 303-304.

—. »Zur rechtlichen Bedeutung der Blutuntersuchung«. In: *Deutsche Richterzeitung* 7/8 (1927), S. 300-301.

—. »Die sogenannte Blutprobe und ihre soziale Bedeutung«. In: *Fortschritte der Gesundheitsfürsorge: Organ der deutschen Gesundheitsfürsorgeschule* 9 (1928), S. 354-357.

—. »Blutprobe und Rechtsprechung«. In: *Aerztliche Sachverständigen-Zeitung* 4 (1928), S. 43-46.

—. »Referate, B. Deutsche Literatur«. In: *Verhandlungen der ständigen Kommission für Blutgruppenforschung (Ukrainisches Zentralblatt für Blutgruppenforschung)* 2 (1928), S. 54-65.

—. »Ueber den praktischen Wert der Blutgruppenbestimmung (Landsteinersche Reaktion)«. In: *Deutsche Medizinische Wochenschrift* 1 (1928), S. 5-7.

—. »Abstammungsproben in alter Zeit«. In: *Deutsche Medizinische Wochenschrift* 27 (1929), S. 1141-1143.

—. »Die Erfolgsaussichten der ›Blutprobe‹ nach der Gruppenzugehörigkeit von Mutter und Kind«. In: *Aerztliche Sachverständigen-Zeitung* 11 (1929), S. 161-162.

—. »Zur Serologie der Berliner Bevölkerung«. In: *Klinische Wochenschrift* 10 (1929), S. 448-450.

—. »Die Anwendungsgebiete der serologischen Abstammungsuntersuchung«. In: *Die Medizinische Welt* 14 (1930), S. 484-486, 16: S. 571-572.

—. »Die Vererbungsweise der Faktoren M und N von Landsteiner und Levine«. In: *Klinische Wochenschrift* 42 (1930), S. 1956-1959.

—. »Karl Landsteiner (Anlässlich der Verleihung des medizinischen Nobelpreises 1930)«. In: *Deutsche Medizinische Wochenschrift* 46 (1930), S. 1971-1972.

—. »Reichsgericht und Blutgruppenuntersuchung«. In: *Die Medizinische Welt* 40 (1930), S. 1449-1450.

—. »Die gerichtlich-medizinische Bedeutung der serologischen Eigenschaften M und N von Landsteiner und Levine«. In: *Deutsche Zeitschrift für die gesamte gerichtliche Medizin* 18 (1931), S. 41-65.

—. »Übertragung von Syphilis durch Bluttransfusion«. In: *Die Medizinische Welt* 17 (1931), S. 592.

—. »Reichsgericht und Blutgruppenuntersuchung«. In: *Die Medizinische Welt* 35 (1931), S. 1259.

—. *Die Technik der Blutgruppenuntersuchung für Kliniker und Gerichtsärzte: Neben Berücksichtigung ihrer Anwendung in der Anthropologie und der Vererbungs- und Konstitutionsforschung.* Berlin 1932.

—. »Über die vererbbaren Bluteigenschaften M und N und andere neue serologische Typen«. In: *Forschungen und Fortschritte* 34 (1932), S. 436-437.

—. »Blutgruppenlehre und Bluttransfusion I. Die allgemeinen Grundlagen der Blutgruppenlehre«. In: *Deutsche Medizinische Wochenschrift* 6 (1933), S. 199-201.

—. *Die Blutgruppen und ihre Anwendungsgebiete.* Berlin 1933.

—. »Die gerichtlich-medizinische Bedeutung der serologischen Eigenschaften M und N sowie einiger neuerer serologischen Typen«. In: *Deutsche Zeitschrift für die gesamte gerichtliche Medizin* 20 (1933), S. 315.

— und Heinrich Ziegler. »Blutgruppenformel in der Berliner Bevölkerung«. In: *Klinische Wochenschrift* 24 (1924), S. 1078.

— und Lucie Adelsberger. »14. Vortrag: Ueber blutgruppenspezifische Antikörper und Antigene; 10. Tagung der Deutschen Vereinigung für Mikrobiologie in Göttingen 1924«. In: *Zentralblatt für Bakteriologie* 93 (1924), S. 172-183.

— und Lucie Adelsberger. »Die Blutgruppendiagnose als forensische Methode«. In: *Ärztliche Sachverständigen-Zeitung* 11 (1924), S. 101-103.

— und Otmar von Verschuer. »Serologische Untersuchungen an Zwillingen: I. Mitteilung«. In: *Klinische Wochenschrift* 10 (1931), S. 723-26.

— und Otmar von Verschuer. »Serologische Untersuchungen an Zwillingen: II. Mitteilung«. In: *Zeitschrift für Morphologie und Anthropologie* 32 (1933), S. 244-249.

Schilling, Viktor. »Bluten Wunden, wenn der Mörder an die Bahre tritt?« In: *Die Medizinische Welt* 33 (1927), S. 1228-1229.

Schlossberger, Hans. »Über den gegenwärtigen Stand der Blutgruppenforschung«. In: *Reichs-Gesundheitsblatt* 13 (1929), S. 283-288.

Schlossberger, Hans, K. Laubenheimer, W. Fischer und F. W. Wichmann. »Blutgruppenuntersuchungen an Schulkindern in Niedgau und in der südlichen Wetterau«. In: *Zeitschrift für Rassenphysiologie* 3/4 (1929), S. 117-120.

Schmidt, Adam. »Blutgruppenbestimmung an Strafgefangenen«. In: *Deutsche Zeitschrift für die gesamte gerichtliche Medizin* 13 (1929), S. 373-376.

Schmitt, P. A. »Ergebnisse von 3585 Blutgruppenbestimmungen in der Provinz Hannover«. In: *Zeitschrift für Rassenphysiologie* 3/4 (1931), S. 142-144.

Schmitz, Wilhelm. »Der forensische Wert der Blutgruppenuntersuchung: Eine Zusatzbemerkung zu Dr. Schiffs Aufsatz«. In: *Die Medizinische Welt* 42 (1930), S. 1520.

Schneider, Paul. »Über Todesfälle durch Bluttransfusion und deren Vermeidung«. In: *Zentralblatt für Gynäkologie* 17 (1925), S. 900-905.

Scholten, Gustav C.J. »Unsere Bluttransfusionen und die amerikanische Methode zum Nachweis von Agglutininen«. In: *Deutsche Medizinische Wochenschrift* 10 (1923), S. 314-315.

Schöne, Georg. »Bluttransfusion«. In: *Zentralblatt für Chirurgie* 46 (1930), S. 2863-2864.

Schött, E. D. »Die Technik der Blutgruppenbestimmung«. In: Steffan, Paul (Hg.). *Handbuch der Blutgruppenkunde.* München 1932, S. 453-538.

Schrader, Gerhard. »Gerichtsärztliche Untersuchungen zum Nachweis der Vaterschaft«. In: Abderhalden, Emil (Hg.). *Handbuch der biologischen Arbeitsmethoden, Abt. IV (Angewandte chemische und physikalische Methoden), Teil 12: Methoden der gerichtlichen Medizin und Kriminalistik, 2. Hälfte.* Berlin/Wien 1934, S. 1-36.

Schridde, Paul. »Ueber die Blutgruppenzusammensetzung in einigen Odenwalddörfern mit altangesessener Bevölkerung«. In: *Zeitschrift für Rassenphysiologie* 2 (1929), S. 62-72.

Schrumpf, Peter. »Die wiederholte Transfusion kleiner Mengen zitierten Blutes«. In: *Deutsche Medizinische Wochenschrift* 18 (1916), S. 533-534.

Schubert, G. und Olga Steuding. »Die Menstrualgiftfrage«. In: *Monatsschrift für Geburtshülfe und Gynäkologie* (1926), S. 201-205.

Schütz, Franz. »Untersuchungen über die Blutgruppen beim Menschen«. In: *Reichgsgesundheitsblatt* 14 (1926), S. 345-349.

—. »Ueber die forensische Bedeutung der Blutgruppenforschung«. In: *Fortschritte der Medizin* 22 (1931), S. 838-840.

— und Edgar Wöhlisch. »Bedeutung und Wesen von Hämagglutination und Blutgruppenbildung beim Menschen«. In: *Klinische Wochenschrift* 36 (1924), S. 1614-1616.

Schwabe, Toni. »Der Vampir«. In: dies. (Hg.). *Das Gespensterschiff: Ein Jahrbuch für die unheimliche Geschichte.* Jena 1920, S. 288-294.

Schwalbe, Julius. »Die praktische Bedeutung der Blutgruppenuntersuchung, insbesondere für die Gerichtliche Medizin: Eine Umfrage«. In: *Deutsche Medizinische Wochenschrift* 30/31 (1928), S. 1240-1244, 1285-1289.

SD. »Die Bluttransfusion«. In: *Forschungen und Fortschritte* 5/6 (1925), S. 30-31.

Seber, Max. *Moderne Blutforschung und Abstammungslehre: Experimentelle Beweise der Deszendenztheorie nebst kritischen Bemerkungen zu Jesuitenpater Wasmanns Gegenargumenten.* Frankfurt a.M. 1909.

Seggel, Karl Adolf. »Der Leipziger Blutspendernachweis«. In: *Münchener Medizinische Wochenschrift* 23 (1935), S. 914-918.

—. »Der Leipziger Blutspendernachweis II. Erfahrungen aus dem 2. Jahr seines Bestehens«. In: *Münchener Medizinische Wochenschrift* 28 (1936), S. 1129-1131.

Seitz, Ludwig. »Ueber Bluttransfusion in der Frauenheilkunde«. In: *Münchener Medizinische Wochenschrift* 29 (1927), S. 1232-1233.

Sell, Fritz. »Die Blutgruppen und ihre Beziehungen zu Pigment und Kopfform: 6. Nordostrand des Harzgebirges«. In: *Zeitschrift für Rassenphysiologie* 2 (1930), S. 49-56.

Seuffert, Ernst von. »Juristische, nicht medizinische Unmöglichkeiten der Feststellung einer Vaterschaft durch Blut-Prüfung«. In: *Die Medizinische Welt* 18 (1927), S. 669-670.

Shattock, Samuel G. »Chromocyte Clumping in Acute Pneumonia and Certain Other Diseases, and the Significance of the Buffy Coat in the Shed Blood«. In: *Journal of Pathology and Bacteriology* 6 (1900), S. 303-314.

Sieburg, E. und W. Patzschke. »Menstruation und Cholinstoffwechsel«. In: *Zeitschrift für Experimentelle Medizin* 36 (1923), S. 324-343.

Spath, Franz. »Die Bluttransfusion im Felde«. In: *Münchener Medizinische Wochenschrift* 15 (1940), S. 389-393.

Sperl, Hans. »Der Abstammungsbeweis durch Blutvergleichung«. In: *Deutsche Juristen-Zeitung* 22 (1927), S. 1523-1528.

Springer, Brunold. *Die Blutmischung als Grundgesetz des Lebens.* Berlin 1929.

—. »Gegen Antisemitismus«. In: *Die neue Generation* 2/3 (1931), S. 30-31.

Stahl, Rudolf. »Zur Technik der Bluttransfusion«. In: *Münchener Medizinische Wochenschrift* 46 (1925), S. 1952-1955.

—. »Der Aderlass«. In: *Medizinische Welt* 2 (1927), S. 40-44.

Steffan, Paul. »Die Bedeutung der Blutuntersuchung für die Bluttransfusion und die Rassenforschung«. In: *Archiv für Rassen- und Gesellschafts-Biologie* 2 (1923), S. 137-150.

—. »Weitere Ergebnisse der Rassenforschung mittels serologischer Methoden«. In: *Archiv für Schiffs- und Tropenhygiene* 29, Beiheft 1 (1925), S. 369-391.

—. »Weitere Ergebnisse der Rassenforschung mittels serologischer Methoden«. In: *Mitteilungen der Anthropologischen Gesellschaft in Wien* (1926), S. 78-109.

—. »Die Blutgruppenforschung und ihre rassenkundliche Bedeutung«. In: *Medizin und Film* 1 (1926/27), S. 86-88.

—. »Die Arbeitsweise der Deutschen Gesellschaft für Blutgruppenforschung«. In: *Verhandlungen der ständigen Kommission für Blutgruppenforschung (Ukrainisches Zentralblatt für Blutgruppenforschung)* 1 (1927), S. 41-45.

—. »Die Arbeitsweise der Deutschen Gesellschaft für Blutgruppenforschung«. In: *Zeitschrift für Rassenphysiologie* 1 (1928), S. 8-11.

—. »Bemerkungen zur Karte«. In: *Zeitschrift für Rassenphysiologie* 1 (1928), S. 61-62.

—. »Die Beziehungen zwischen Blutgruppe, Pigment und Kopfform«. In: *Zeitschrift für Rassenphysiologie* 2 (1928), S. 72-79.

—. »Die Verteilung der Blutgruppen in Europa«. In: *Zeitschrift für Rassenphysiologie* 2 (1928), S. 83-84.

—. »Die Benennung der Blutgruppen« In: *Zeitschrift für Rassenphysiologie* 1 (1929), S. 55-56.

—. »Die Beziehungen zwischen Blutgruppe, Pigment und Kopfform«. In: *Zeitschrift für Rassenphysiologie* 2 (1929), S. 57-61.

—. »Die Beziehungen zwischen Blutgruppe, Pigment und Kopfform«. In: *Zeitschrift für Rassenphysiologie* 3/4 (1929), S. 121-142.

—. »Die Bedeutung der Blutgruppen für die menschliche Rassenkunde«. In: ders. (Hg.). *Handbuch der Blutgruppenkunde.* München 1932, S. 382-452.

—. (Hg.). *Handbuch der Blutgruppenkunde.* München 1932.

—. »Vorwort«. In: ders. (Hg.). *Handbuch der Blutgruppenkunde.* München 1932, S. V-VI.

—. »Die Verteilung der Blutgruppengene in Mitteleuropa«. In: *Zeitschrift für Rassenphysiologie* 3/4 (1941), S. 73-95.

— und Sigmund Wellisch. »Die geographische Verteilung der Blutgruppen«. In: *Zeitschrift für Rassenphysiologie* 3 (1930), S. 114-145.

— und Sigmund Wellisch. »Tabelle 4: Die wichtigsten Untersuchungsergebnisse in anthropographischer Einteilung«. In: Steffan, Paul (Hg). *Handbuch der Blutgruppenkunde.* München 1932, o. S.

Stein, Leonhard. »Der Vampyr«. In: ders. *Das Ballet des Todes.* Jena 1918, S. 5-29.

Steiner, Rudolf. *Blut ist ein ganz besonderer Saft: Eine esoterische Betrachtung. Abgedruckt nach der Nachschrift eines Vortrages.* Berlin 1910, 11. Auflage (erstmals 1906).

Stern, Richard. »Ueber den Nachweis menschlichen Blutes durch ein ›Antiserum‹«. In: *Deutsche Medicinische Wochenschrift* 9 (1901), S. 135.

Stettiner, H. »44. Versammlung der Deutschen Gesellschaft für Chirurgie in Berlin vom 7. bis 10. April 1920«. In: *Münchener Medicinische Wochenschrift* 18 (1920), S. 524-525.

Stöcker, Helene. »Brunold Springer †«. In: *Die neue Generation* 1 (1931), S. 16-18.

Stockhausen, Viktor. »Eine einfache Methode zur Transfusion von Blut, bzw. Infusion von Medikamenten«. In: *Münchener Medicinische Wochenschrift* 51 (1930), S. 2189-2190.

Stoker, Bram. *Dracula. With an Introduction and Notes by Maud Ellman.* Oxford/New York 1996.

Stopke, A. »Blutspenderbeschaffung für die Berliner städtischen Krankenanstalten«. In: *Zeitschrift für das gesamte Krankenhauswesen* 15 (1933), S. 311-314.

Strack, Hermann L. *Der Blutaberglaube in der Menschheit, Blutmorde und Blutritus, zugleich eine Antwort auf die Herausforderung des ›Osservatore Cattolico‹.* München 1892, 4. neu bearbeitete Auflage.

—. *Das Blut im Glauben und Aberglauben der Menschheit. Mit besonderer Berücksichtigung der »Volksmedizin« und des ›jüdischen Blutritus‹.* München 1900, 5. bis 7. Auflage (Neubearbeitung von »Der Blutaberglaube«).

—. »Artur Dinter und Kunst, Wissenschaft, Vaterland«. In: ders. *Jüdische Geheimgesetze.* Berlin 1920, S. 24-30.

Strassmann, Fritz. »Bluten Wunden, wenn der Mörder an die Bahre tritt?« In: *Die Medizinische Welt* 33 (1927), S. 1226.

—. »Ist der Blutprobenbeweis zwingend?« In: *Juristische Wochenschrift* 14 (1928), S. 870.

—. »O.T.« In: *Juristische Wochenschrift* 1 (1928), S. 66-67.

—. »Der Arzt im Recht«. In: *Die Medizinische Welt* 30 (1930), S. 1082.

Strassmann, Georg. »Über individuelle Blutdiagnose«. In: *Deutsche Zeitschrift für die gesamte gerichtliche Medizin* 5 (1925), S. 184-192.

—. »Grundsätzliche Fragen bei Vaterschaftsklagen: Bemerkungen zu dem Gutachten von Prof. E. von Seuffert in Nr. 12 der ›Medizinischen Welt‹«. In: *Die Medizinische Welt* 18 (1927), S. 669-670.

—. »O. T.« In: *Juristische Wochenschrift* (1927), S. 2862.

—. »Das Blutgruppenproblem mit besonderer Berücksichtigung seiner forensischen Anwendung«. In: *Die Medizinische Welt* 12 (1928), S. 436-439.

—. »Die Vaterschaftsdiagnose vor Gericht mittels der Blutgruppenbestimmung«. In: *Zeitschrift für Sexualwissenschaft* 10 (1928), S. 369-376.

—. »Ist die Blutgruppenuntersuchung im Alimentenprozess verwendbar? Bemerkungen zu dem Beschluss des 8. Zivilsenats des Kammergerichts vom 12. Oktober 1928«. In: *Die Medizinische Welt* 9 (1929), S. 321-322.

—. »Blutgruppenänderung? Bemerkungen zu dem Aufsatz von E. Bahl über ›zwei Fälle von Blutgruppenänderung‹ in der M. M. W. 4/1929«. In: *Die Medizinische Welt* 12 (1929), S. 436.

—. »O. T.« In: *Juristische Wochenschrift* 22 (1930), S. 1605.

Straszynski, Adam. »Über das Ergebnis der Wassermannschen Reaktion innerhalb verschiedener Blutgruppen bei behandelter Lues«. In: *Klinische Wochenschrift* 41 (1925), S. 1962-1963.

Strauch. »Bluten Wunden, wenn der Mörder an die Bahre tritt?« In: *Die Medizinische Welt* 33 (1927), S. 1226-1227.

Streicher, Julius. »Artfremdes Eiweiss«. In: Poliakov, Léon und Joseph Wulf (Hg.). *Das Dritte Reich und seine Denker: Dokumente.* München 1959/78 (Original 1935), S. 424.

Streng, Oswald und Elsa Ryti. *Die Blutgruppenverteilung bei Gesunden und Kranken in Suomi (Finnland).* Helsinki 1927.

Sussmann, Martin. »Bluten Wunden, wenn der Mörder an die Bahre tritt?« In: *Die Medizinische Welt* 39 (1927), S. 1497.

Sx. »Die vier Blutgruppen unter den Menschen und ihre Bedeutung zum Nachweise der Blut- und Rassezugehörigkeit«. In: *Leipziger Populäre Zeitschrift für Homöopathie* 11 (1929), S. 210-211.

Theilhaber, Adolph. »Einige Indikationen der Aderlassbehandlung«. In: *Berliner Klinische Wochenschrift* 2 (1916), S. 39-40.

Themal, Franz. »Bluten Wunden, wenn der Mörder an die Bahre tritt?« In: *Die Medizinische Welt* 33 (1927), S. 1229.

Thomsen, Oluf. »Die Möglichkeit einer Aenderung der menschlichen isoagglutinatorischen Blutgruppen«. In: *Die Medizinische Welt* 22 (1929), S. 773-776.

—. »Hämolyse nach Transfusion von Universalspenderblut«. In: *Münchener Medizinische Wochenschrift* 21 (1929), S. 873-874.

—. »Die Beziehungen zwischen den Blutgruppen und anderen erblich bedingten Eigenschaften, insbesondere krankhaften Zuständen«. In: Steffan, Paul (Hg.). *Handbuch der Blutgruppenkunde.* München 1932, S. 231-262.

Traumann, F. E. »Kammergericht und Blutuntersuchung im Kampf um die Vaterschaftsfeststellung«. In: *Zeitschrift für Sexualwissenschaft* 11 (1928), S. 401-406.

Uhlenhuth, Paul. »Neuer Beitrag zum spezifischen Nachweis von Eiereiweiss auf biologischem Wege«. In: *Deutsche Medicinische Wochenschrift* 46 (1900), S. 734-735.

—. »Eine Methode zur Unterscheidung der verschiedenen Blutarten, im besonderen zum differentialdiagnostischen Nachweise des Menschenblutes«. In: *Deutsche Medicinische Wochenschrift* 6 (1901), S. 82-83.

—. »Weitere Mittheilungen über meine Methode zum Nachweise von Menschenblut«. In: *Deutsche Medicinische Wochenschrift* 17 (1901), S. 260-261.

—. »Ein neuer biologischer Beweis für die Blutsverwandtschaft zwischen Menschen- und Affengeschlecht«. In: *Archiv für Rassen- und Gesellschaftsbiologie* 5 (1904), S. 682-688.

—. *Der biologische Nachweis der verschiedenen Blutarten und die Blutsverwandtschaft unter den Tieren*. Hannover 1910.

Unger, Ernst. »Zur Technik der Bluttransfusion«. In: *Deutsche Medizinische Wochenschrift* 47 (1932), S. 1838.

—. »Indikationen und Technik der Bluttransfusion«. In: Schiff, Fritz. *Die Blutgruppen und ihre Anwendungsgebiete*. Berlin 1933, S. 111-161.

—. »Über Blutspenderorganisationen«. In: *Deutsche Medizinische Wochenschrift* 6 (1933), S. 204-206.

Verschuer, Otmar von. »Schiff, F.« In: *Zeitschrift für Morphologie und Anthropologie* 32 (1933), S. 413.

Verzár, Fritz. »Die Unsicherheiten in der Nomenklatur und ihre praktischen Folgen«. In: *Klinische Wochenschrift* 8 (1927), S. 347-348.

—. »Die Unsicherheiten in der Nomenklatur der Blutgruppen und ihre praktischen Folgen: Bemerkung zu meiner Arbeit in Jg. 6, Nr. 8, S. 347 dieser Wochenschrift«. In: *Klinische Wochenschrift* 18 (1927), S. 856.

— und Oskar Weszeczky. »Rassenbiologische Untersuchungen mittels Isohämagglutininen«. In: *Biochemische Zeitschrift* 1 (1921), S. 33-39.

Virchow, Rudolf. »Der Kampf der Zellen und der Bakterien«. In: *Archiv für pathologische Anatomie und Physiologie und für klinische Medizin* 10 (1885), S. 1-13.

—. »Zum neuen Jahrhundert: Ein Gruss«. In: *Archiv für pathologische Anatomie und Physiologie und für klinische Medizin* 1 (1900), S. 1-23.

W. »Wirkt Blutgruppenverschiedenheit von Ehepartnern hemmend auf die Fortpflanzung?« In: *Die Medizinische Welt* (1931), S. 902.

W., R. »Karl Landsteiner erhält den Nobelpreis für Medizin«. In: *Deutsche Allgemeine Zeitung*, 1. November 1930.

Wagenseil, Ferdinand. »DDr. Ludwig und Hanka Hirschfeld: Serological Differences Between the Blood of Different Races«. In: *Münchener Medicinische Wochenschrift* 4 (1920), S. 106.

Warnowsky, J. »Ueber Beziehung der Blutgruppen zu Krankheiten: Heterohämagglutination«. In: *Münchener Medizinische Wochenschrift* 41 (1927), S. 1758-1760.

—. »Erwiderung auf vorstehende Bemerkung des Herrn Prof. Dr. Merkel«. In: *Münchener Medizinische Wochenschrift* 45 (1927), S. 1921.

Wassermann, August, Albert Neisser und Carl Bruck. »Eine serodiagnostische Reaktion bei Syphilis«. In: *Deutsche Medizinische Wochenschrift* 19 (1906), S. 745-746.

Wassermann, August und Albert Schütze. »Ueber eine neue forensische Methode zur Unterscheidung von Menschen- und Thierblut«. In: *Berliner Klinische Wochenschrift* 7 (1901), S. 187-190.

Weber, Pia. »Das Blutprobeverfahren als Beweismittel im Vaterschaftsprozess«. In: *Archiv für Rassen- und Gesellschaftsbiologie* 3 (1931), S. 279-292.

Webler, Heinrich. »Das Blutprobeverfahren als Beweismittel im Vaterschaftsprozess«. In: *Arbeiterwohlfahrt* 19 (1930), S. 581-584.

—. »Unehelichenrechtsreform und Blutprobeverfahren zur Feststellung der Vaterschaft«. In: *Arbeiterwohlfahrt* 3 (1930), S. 65-71.

Weck, W. »Zur Transfusionsbehandlung mit kleinen Mengen Zitratblut«. In: *Deutsche Medizinische Wochenschrift* 42 (1921), S. 1260-1261.

Wederhake. »Ueberpflanzung (Transfusion) von Blut«. In: *Münchener Medicinische Wochenschrift, Feldärztliche Beilage* 45 (1917), S. 1471-73.

Weidenreich, Franz. »Das Problem der jüdischen Rasse«. In: *Der Morgen* 1 (1931), S. 78-96.

Weinert, Hans. »Blutgruppenuntersuchungen an Menschenaffen und ihre stammesgeschichtliche Bewertung«. In: *Zeitschrift für Rassenphysiologie* 1 (1931), S. 8-23.

—. »Weitere Blutgruppenuntersuchungen an Affen«. In: *Zeitschrift für Rassenphysiologie* 1/2 (1932), S. 59-68.

Weisl, Wolfgang von. »Die sichere Vaterschaft: Blutsverwandtschaft chemisch nachweisbar«. In: *Vossische Zeitung*, 25. Mai 1929.

Wellisch, Siegmund. »Ueber die Auswertung der Ergebnisse der Blutgruppenbestimmung«. In: *Zeitschrift für Rassenphysiologie* 2 (1928), S. 109-112.

—. »Graphische Darstellung der Blutgruppen verschiedener Völker und Rassen«. In: *Volk und Rasse* 4 (1928), S. 202-206.

—. »Serologische Untersuchungen über das Rassentum der Juden«. In: *Zeitschrift für Rassenphysiologie* 3/4 (1929), S. 204-208.

—. »Stellungnahme zur Kritik der von mir angewandten mathematischen Methoden in der Blutgruppenforschung«. In: *Zeitschrift für Rassenphysiologie* 3 (1930), S. 33-37, S. 39-42, S. 44.

—. »Die Vererbung der gruppenbedingenden Eigenschaften des Blutes«. In: Steffan, Paul (Hg.). *Handbuch der Blutgruppenkunde.* München 1932, S. 112-230.

—. »Das vorhandene Untersuchungsmaterial im MN-System (4. Mitteilung)«. In: *Zeitschrift für Rassenphysiologie* 2/3 (1938), S. 65-68.

Werkgartner, Anton. »Ist der Blutprobenbeweis zwingend?« In: *Juristische Wochenschrift* 14 (1928), S. 867-870.

Weszeczky, Oskar. »Untersuchungen über die gruppenweise Hämagglutination beim Menschen«. In: *Biochemische Zeitschrift* 107 (1920) S. 159-171.

Weyde, Johann. »Vom Blute«. In: *Sudetendeutsche Familienforschung* 2 (1929), S. 49-51.

Weyland, Paul, *Die Sünde wider den gesunden Menschenverstand: Eine Auseinandersetzung mit Artur Dinter.* Berlin 1921.

Wichels, P. und W. Lampe. »Theoretisches und Praktisches zur Bluttransfusion«. In: *Münchener Medizinische Wochenschrift* 29 (1928), S. 1243-1245.

Wiechmann, Ernst und Hermann Paal. »Ueber die Blutgruppen der Kölner Bevölkerung«. In: *Münchener Medizinische Wochenschrift* 15 (1926), S. 606-608.

—. »Die Blutgruppenverteilung in der Bevölkerung der Eifel und Westfalens im Vergleich zu jener in der Kölner Bevölkerung«. In: *Münchener Medizinische Wochenschrift* 52 (1926), S. 2202-2203.

Wiener, Alexander. »Determining Parentage«. In: *The Scientific Monthly* 4 (1935), S. 323-331.

Wilczkowski, Eugenjusz. »Blutgruppenuntersuchungen bei Schizophrenie und progressiver Paralyse«. In: *Klinische Wochenschrift* 4 (1927), S. 168.

Wildegans, Hans. »Die Bluttransfusion im Dienste der Chirurgie«. In: *Deutsche Medizinische Wochenschrift* 50 (1925), S. 2081-2083.

—. »Die Todesfälle nach Bluttransfusionen«. In: *Deutsche Medizinische Wochenschrift* 48 (1930), S. 2031-2034.

—. *Die Bluttransfusion in Theorie und Praxis.* Berlin 1933.

Wohlgemuth. »Bemerkungen zu den Blutagglutinationen bei Betschuana-Bantus und Makossakaffern«. In: *Zeitschrift für Rassenphysiologie* 2 (1928), S. 82-83.

Wolf, Günther. »Die Blutgruppen«. In: *Mikrokosmos: Zeitschrift für angewandte Mikroskopie, Mikrobiologie, Mikrochemie und mikroskopische Technik* 23 (1929/30), S. 73-75.

Wolf, Wilhelm. »Zur Technik der Bluteinflößung (Bluttransfusion und Blutinfusion)«. In: *Münchener Medizinische Wochenschrift* 11 (1919), S. 288-289.

WTB. »Freispruch des Primaners Hussmann«. In: *Kreuz-Zeitung*, 31. Oktober 1928.

Zangemeister, Wilhelm. »Die serologische Bestimmung der väterlichen und mütterlichen Abstammung«. In: *Die Medizinische Welt* 25 (1929), S. 881-882.

— und Eva Krieger. »Serologische Untersuchungen mit dem neuen Zeissschen Stufenphotometer – Eine neue serologische Untersuchungsmethode – Eine Schwangerschaftsreaktion – Spezifische Reaktionen zwischen dem Neugeborenen und den Eltern«. In: *Münchener Medizinische Wochenschrift* 37 (1928), S. 1577-1580.

— und Friedrich Leonhard. »›Offenbar unmöglich‹«. In: *Juristische Wochenschrift* 21/22 (1924), S. 1709.

Zeller, Heinrich. »Spielen die Blutplättchen bei den Todesfällen nach der indirekten Blutübertragung eine Rolle?« In: *Deutsche Medizinische Wochenschrift* 52 (1921), S. 1590.

Ziegler, Kurt. »Der gegenwärtige Stand der Aderlassfrage«. In: *Zeitschrift für ärztliche Fortbildung* 9 (1921), S.

Ziemke, Ernst. »Zur Unterscheidung von Menschen- und Thierblut mit Hilfe eines spezifischen Serums«. In: *Deutsche Medicinische Wochenschrift* 26 (1901), S. 424-426.

Zimmermann, Robert. »Bluttransfusion und Reinfusion in der Frauenheilkunde«. In: *Deutsche Medizinische Wochenschrift* 40 (1923), S. 1262-1264.

—. »Ueber Bluttransfusion und Reinfusion bei schweren und akuten Anämien in der Gynäkologie«. In: *Münchener Medizinische Wochenschrift* 31 (1920), S. 898-901.

Zucker, Wolf. »Gladbeck«. In: *Die Weltbühne* 45 (1928), S. 719-721.

Darstellungen

Ackerknecht, Erwin H. *Rudolf Virchow: Arzt, Politiker, Anthropologe.* Stuttgart 1957.

Ahlheim, Hannah. *›Deutsche, kauft nicht bei Juden!‹ Antisemitismus und politischer Boykott in Deutschland 1924 bis 1935.* Göttingen 2011.

Ammicht Quinn, Regina. »Blut Christi und christliches Blut: Über die Verfestigung einer Kategorie der Theologie- und Frömmigkeitsgeschichte«. In: Braun, Christina von und Christoph Wulf (Hg.). *Mythen des Blutes.* Frankfurt a.M./New York 2007, S. 43-61.

Anderson, Warwick, Myles Jackson und Barbara Gutman Rosenkrantz. »Toward an Unnatural History of Immunology«. In: *Journal of the History of Biology* 3 (1994), S. 575-594.

Angel, Pierre. *Le personnage juif dans le roman allemand (1855-1915): La racine littéraire de l'antisémitisme Outre-Rhin.* Montréal/Paris/Brüssel 1973.

Anidjar, Gil. »Lines of Blood: ›Limpieza de Sangre‹ as Political Theology«. In: Gadebusch Bondio, Mariacarla (Hg.). *Blood in History and Blood Histories.* Florenz 2005, S. 119-136.

—. »We Have Never Been Jewish: An Essay in Asymmetric Hematology«. In: Hart, Mitchell B. (Hg.). *Jewish Blood: Reality and Metaphor in History, Religion, and Culture.* London 2009, S. 31-56.

Arni, Caroline. »Menschen machen aus Akt und Substanz: Prokreation und Vaterschaft im reproduktionsmedizinischen und literarischen Experiment«. In: *Gesnerus* 65 (2008), S. 196-224.

—. »Reproduktion und Genealogie: Zum Diskurs über die biologische Substanz«. In: Pethes, Nicolas und Silke Schicktanz (Hg.). *Sexualität als Experiment? Identität, Lust und Reproduktion zwischen Lebenswissenschaft und Populärkultur.* Frankfurt a.M./New York 2008, S. 291-307.

— und Edith Sauer (Hg.). *Blut, Milch und DNA: Zur Geschichte generativer Substanzen* (L'Homme 2). Köln/Weimar/Wien 2010.

Ausserer, Caroline. *Menstruation und weibliche Initiationsriten.* Frankfurt a.M. 2003.

Baader, Gerhard. »Lucie Adelsberger: A Forgotten Jewish Pioneer Allergist«. In: *Korot* 12 (1996/1997), S. 137-143.

—. »Blutgruppenforschung im Nationalsozialismus«. In: Gadebusch Bondio, Mariacarla (Hg.). *Blood in History and Blood Histories.* Florenz 2005, S. 331-345.

Bachhiesl, Christian. »Blutspuren. Zur Bedeutung des Blutes in der Kriminalwissenschaft um 1900«. In: *Berichte zur Wissenschaftsgeschichte* 33 (2010), S. 7-29.

Balinska, Marta A. und William H. Schneider. »Introduction«. In: dies. (Hg.). *Ludwik Hirszfeld: The Story of One Life.* Rochester 2010.

— (Hg.). *Ludwik Hirszfeld: The Story of One Life.* Rochester 2010.

Barberi, Alessandro. »›Blut und Boden‹: Diskursanalytische Anmerkungen zu einem Motiv im Umkreis der Judenfrage«. In: Gadebusch Bondio, Mariacarla (Hg.). *Blood in History and Blood Histories.* Florenz 2005, S. 347-364.

Barkai, Avraham. *Hoffnung und Untergang. Studien zur deutsch-jüdischen Geschichte des 19. und 20. Jahrhunderts.* Hamburg 1998.

—. *›Wehr Dich!‹ Der Centralverein deutscher Staatsbürger jüdischen Glaubens (C.V.) 1893-1938.* München 2002.

— und Paul Mendes-Flohr. *Aufbruch und Zerstörung 1918-1945 (Deutsch-jüdische Geschichte in der Neuzeit, Band IV).* München 1997.

Barthes, Roland. »Semiologie und Medizin«. In: ders. *Das semiologische Abenteuer.* Frankfurt a.M. 1988 (frz. 1972), S. 210-220.

—. »Der Tod des Autors«. In: Jannidis, Fotis et al. (Hg.). *Texte zur Theorie der Autorschaft.* Stuttgart 2000, S. 185-193.

Barz, D., G. Fünfhausen, G. Machalett, V. Thierbach, K. Wilms. »Die Entwicklung der Transfusionsmedizin in der DDR«. In: *Transfusion Medicine and Hemotherapy* 31, suppl. 2 (2004), S. 55-68.

Bauer, Axel W. »Von der Blutübertragung zur Hämotherapie: Das Jubiläum der DGTI in medizinhistorischer und bioethischer Perspektive«. In: *Transfusion Medicine and Hemotherapy* 31 (2004), S. 414-419.

Becker, Frank, Ute Gerhard und Jürgen Link. »Moderne Kollektivsymbolik: Ein diskurstheoretisch orientierter Forschungsbericht mit Auswahlbibliographie (Teil II)«. In: *Internationales Archiv für Sozialgeschichte der deutschen Literatur* (1997), S. 70-107.

Becker, Peter Emil. *Sozialdarwinismus, Rassismus, Antisemitismus und Völkischer Gedanke: Wege ins Dritte Reich, Teil II*. Stuttgart/New York 1990.

Behrendt, Karl Philipp. *Die Kriegschirurgie von 1939-1945 aus der Sicht der Beratenden Chirurgen des deutschen Heeres im Zweiten Weltkrieg*. Dissertation Albert-Ludwigs-Universität Freiburg i.Br., 2003.

Bein, Alex. »The Jewish Parasite: Notes on the Semantics of the Jewish Problem, with Special Reference to Germany«. In: *Leo Baeck Institute Yearbook* 1 (1964), S. 3-40.

Belting, Hans. *Bild-Anthropologie: Entwürfe für eine Bildwissenschaft*. München 2001.

Benz, Wolfgang. »Die Legende von der deutsch-jüdischen Symbiose«. In: *Merkur* 45 (1991), S. 168-174.

—, Arnold Paucker und Peter Pulzer (Hg.). *Jüdisches Leben in der Weimarer Republik: Jews in the Weimar Republic*. Tübingen 1998.

Bergemann, Hans und Simone Ladwig-Winters. *Jüdische Richter am Kammergericht nach 1933: Eine Dokumentation*. Köln 2004.

Berger, Silvia. *Bakterien in Krieg und Frieden: Eine Geschichte der medizinischen Bakteriologie in Deutschland, 1890-1933*. Göttingen 2009.

Bettin, Hartmut. »Der therapeutische Gebrauch von Blut im mittelalterlichen Abendland«. In: Gadebusch Bondio, Mariacarla (Hg.). *Blood in History and Blood Histories*. Florenz 2005, S. 69-89.

Biale, David. *Blood and Belief: The Circulation of a Symbol between Jews and Christians*. Berkley/Los Angeles/London 2007.

Bischoff, Eva und Daniel Siemens. »Class, Youth, and Sexuality in the Construction of the *Lustmörder*: The 1928 Murder Trial of Karl Hussmann«. In: Richard Wetzell (Hg.). *Crime and Ciriminal Justice in Modern Germany*. New York 2013 (im Erscheinen).

Black, Max. »Die Metapher«. In: Haverkamp, Anselm (Hg.). *Theorie der Metapher*. Darmstadt 1996 (engl. 1954), S. 55-79.

—. »Mehr über die Metapher«. In: Haverkamp, Anselm (Hg.). *Theorie der Metapher*. Darmstadt 1996 (engl. 1977), S. 379-413.

Blos, Dietrich. *Das Berliner Rote Kreuz, 1945-1976*. Berlin 1979.

Blumenberg, Hans. *Paradigmen zu einer Metaphorologie*. Frankfurt a.M. 1998 (erstmals 1960).

—. »Ausblick auf eine Theorie der Unbegrifflichkeit«. In: Haverkamp, Anselm (Hg.). *Theorie der Metapher*. Darmstadt 1996 (erstmals 1979), S. 438-454.

Blumentrath, Hendrik. *Blut-Bilder: Mediale Zirkulationen einer Körperflüssigkeit*. Bielefeld 2004.

Blümle, Claudia. »Dünne rote Linie: Verhandlungen zwischen Substanz und Täuschung«. In: Lauper, Anja (Hg.). *Transfusionen: Blutbilder und Biopolitik in der Neuzeit*. Zürich/Berlin 2005, S. 71-83.

Bödeker, Hans Erich (Hg.). *Begriffsgeschichte, Diskursgeschichte, Metapherngeschichte.* Göttingen 2002.

Boehm, Gottfried. »Zwischen Auge und Hand. Bilder als Instrumente der Erkenntnis«. In: Heintz, Bettina und Jörg Huber (Hg.): *Mit dem Auge denken. Strategien der Sichtbarmachung in wissenschaftlichen und virtuellen Welten.* Zürich/Wien/New York 2001, S. 43-54.

— (Hg.). *Was ist ein Bild?* München 1994.

Böhme, Hartmut. *Fetischismus und Kultur: Eine andere Theorie der Moderne.* Reinbek b. Hamburg 2006.

Bolbecker, Siglinde und Konstantin Kaiser. »Georg(e) Fröschel (Froeschel)«. In: dies., in Zusammenarbeit mit Evelyn Adunka, Nina Jakl, Ulrike Oedl (Hg.). *Lexikon der österreichischen Exilliteratur* 2000, S. 228-229.

Bönisch, Michael. »Die ›Hammer‹-Bewegung«. In: Puschner, Uwe, Walter Schmitz und Justus H. Ulbricht (Hg.). *Handbuch zur »Völkischen Bewegung« 1871-1918.* München 1999, S. 341-365.

Bono, James J. »Science, Discourse, and Literature: The Role/Rule of Metaphor in Science«. In: Peterfreund, Stuart (Hg.). *Literature and Science: Theory and Practice.* Boston 1990, S. 59-89.

—. »Locating Narratives: Science, Metaphor, Communities, and Epistemic Styles«. In: Weingart, Peter (Hg.). *Grenzüberschreitungen in der Wissenschaft: Crossing Boundaries in Science.* Baden-Baden 1995, S. 119-151.

—. »Why Metaphor? Toward a Metaphorics of Scientific Practice«. In: Maasen, Sabine und Matthias Winterhager (Hg.). *Science Studies: Probing the Dynamics of Scientific Knowledge.* Bielefeld 2002, S. 215-234.

Boroviczény, Karl Georg von, Heinrich Schipperges und Eduard Seidler (Hg.). *Einführung in die Geschichte der Hämatologie.* Stuttgart 1974.

Bossong, Georg. »Die Isotopie von Blut und Glaube: Zum Wortschatz des Antisemitismus im Spanischen des Inquisitionszeitalters«. In: Blumenthal, Peter und Johannes Kramer (Hg.). *Ketzerei und Ketzerbekämpfung in Wort und Text: Studien zur sprachlichen Verarbeitung religiöser Konflikte in der westlichen Romania.* Stuttgart 1989, S. 99-110.

Boulton, F. »A Hundred Years of Cascading – Started by Paul Morawitz (1879-1936), a Pioneer of Haemostasis and of Transfusion«. In: *Transfusion Medicine* 16 (2006), S. 1-10.

Bowler, Peter J. *The Mendelian Revolution: The Emergence of Hereditarian Concepts in Modern Science and Society.* Baltimore 1989.

Bradburne, James M. (Hg.). *Blut: Kunst, Macht, Politik, Pathologie.* München/London/New York 2001.

Bramwell, Anna. »›Blut und Boden‹«. In: François, Etienne und Hagen Schulze (Hg.). *Deutsche Erinnerungsorte III.* München 2001, S. 380-391.

Brandenburg, Ulrike. *Hanns Heinz Ewers (1871-1943): Von der Jahrhundertwende zum Dritten Reich. Erzählungen, Dramen, Romane 1903-1932. Von der Genese des Arioheros aus der Retorte: Die Gestaltwerdung einer ›deutschen Reichsutopie‹.* Frankfurt a.M. 2003.

Brandt, Christina. *Metapher und Experiment: Von der Virusforschung zum genetischen Code.* Göttingen 2004.

Braun, Christina von. »Blut und Blutschande: Zur Bedeutung des Blutes in der antisemitischen Denkwelt«. In: Schoeps, Julius H. und Joachim Schloer (Hg.). *Antisemitismus: Vorurteile und Mythen.* München/Zürich 1995, S. 80-95.

—. »Blutschande: From the Incest Taboo to the Nuremberg Racial Laws«. In: Brinker-Gabler, Gisela (Hg.). *Encountering the Other(s): Studies in Literature, History, and Culture.* Albany 1995, S. 127-148.

—. »Zum Begriff der Reinheit«. In: *metis* 11 (1997), S. 6-25.

—. »Blutgemeinschaft oder Nervensystem«. In: *Du: Die Zeitschrift der Kultur* 4 (1998), S. 40-42.

—. »Blut«. In: Auffarth, Christoph, Jutta Bernard und Hubert Mohr (Hg.). *Metzler Lexikon Religion: Gegenwart – Alltag – Medien, Bd. 1.* Stuttgart/Weimar 1999, S. 169-172.

—. »Gender, Geschlecht und Geschichte«. In: dies. und Inge Stephan (Hg.). *Gender-Studien: Eine Einführung.* Stuttgart/Weimar 2000, S. 16-57.

—. »Und der Feind ist Fleisch geworden: Der rassistische Antisemitismus«. In: dies. und Ludger Heid (Hg.). *Der ewige Judenhass: Christlicher Antijudaismus, Deutschnationale Judenfeindlichkeit, Rassistischer Antisemitismus.* Berlin/Wien 2000, S. 149-213.

—. »Der Kollektivkörper und seine Säfte«. Vortrag, Berlin, Konferenz Kollektivkörper, 8. 6. 2001.

—. »Blut als Metapher in Religion und Kunst«. Vortrag, Frankfurt, Evangelischer Kirchentag, 15. 6. 2001.

—. »Blut und Tinte«. In: dies. und Christoph Wulf (Hg.). *Mythen des Blutes.* Frankfurt a.M./New York 2007, S. 344-362.

— und Christoph Wulf (Hg.). *Mythen des Blutes.* Frankfurt a.M./New York 2007.

Braund, James und Douglas G. Sutton. » The Case of Heinrich Wilhelm Poll (1877-1939): A German-Jewish Geneticist, Eugenicist, Twin Researcher, and Victim of the Nazis«. In *Journal of History of Biology 1* (2008), S. 1-35.

Briese, Olaf. *Angst in den Zeiten der Cholera: Über kulturelle Ursprünge des Bakteriums.* Berlin 2003.

Brückweh, Kerstin. *Mordlust: Serienmorde, Gewalt und Emotionen im 20. Jahrhundert.* Frankfurt a.M. 2006.

Brunk-Loch, Sibylle. *Bernhard Aschner (1883-1960): Sein Weg von der Endokrinologie zur Konstitutionstherapie.* Dissertation Johannes Gutenberg-Universität Mainz, 1995.

Bublitz, Hannelore, Andrea D. Bührmann, Christine Hanke und Andrea Seier (Hg.). *Das Wuchern der Diskurse: Perspektiven der Diskursanalyse Foucaults.* Frankfurt a.M./New York 1999.

Buckley, Thomas und Alma Gottlieb (Hg.). *Blood Magic.* Berkeley 1988.

Bulloch, William. *The History of Bacteriology.* London 1960 (erstmals 1938).

Bulmer, Michael. »The Development of Francis Galton's Ideas on the Mechanism of Heredity«. In: *Journal of the History of Biology* 32 (1999), S. 263-292.

Burri, Regula. *Doing Images: Zur Praxis medizinischer Bilder.* Bielefeld 2008.

— und Joseph Dumit. »Social Studies of Scientific Imaging and Visualization«. In: Hackett, Edward J. et al. (Hg.). *The Handbook of Science and Technology Studies.* Cambridge, Mass./London 2008, S. 297-317.

Buske, Sybille. *Fräulein Mutter und ihr Bastard: Eine Geschichte der Unehelichkeit in Deutschland, 1900-1970.* Göttingen 2004.

Butler, Judith. *Das Unbehagen der Geschlechter.* Frankfurt a.M. 1991 (engl. 1990).

—. *Körper von Gewicht: Die diskursiven Grenzen des Geschlechts.* Berlin 1995 (engl. 1993).

Büttner, Johannes. »Die physikalische und chemische Untersuchung von Blut im 17. und 18. Jahrhundert: Zur Bedeutung von Robert Boyles ›Memoirs for the Natural History of Human Blood‹ (1684)«. In: *Medizinhistorisches Journal* 22 (1987), S. 185-196.

Bynum, Carolyn Walker. »The Blood of Christ in the Later Middle Ages«. In: *Church History* 4 (2002), S. 685-715.

—. *Wonderful Blood: Theology and Practice in Late Medieval Northern Germany and Beyond.* Philadelphia 2007.

Camporesi, Piero. *Juice of Life: The Symbolic and Magic Significance of Blood.* New York 1995 (ital. 1988).

Carsten, Janet. »Substantivism, Antisubstantivism, and Anti-antisubstantivism«. In: Franklin, Sarah und Susan McKinnon (Hg.). *Relative Values: Reconfiguring Kinship Studies.* Durham/London 2001, S. 29-53.

Carter, Codell K. »On the Decline of Blood-Letting in Nineteenth-Century Medicine«. In: *Journal of Psychoanalytic Anthropology* 3 (1982), S. 219-234.

Charpa, Ulrich und Ute Deichmann (Hg.). *Jews and Sciences in German Contexts: Case Studies from the 19th and 20th Centuries.* Tübingen 2007.

Chinn, Sarah E. *Technology and the Logic of American Racism: A Cultural History of the Body as Evidence.* London/New York 2000.

Clark, Michael und Catherine Crawford. »Introduction«. In: dies. (Hg.). *Legal medicine in history.* Cambridge 1994, S. 1-21.

— (Hg.). *Legal Medicine in History.* Cambridge 1994.

Clifton, James. »›Ein Brunnen voll Blut‹: Darstellungen des Blutes Christi vom Mittelalter bis zum achtzehnten Jahrhundert«. In: Bradburne, James M. (Hg.). *Blut: Kunst, Macht, Politik, Pathologie.* München/London/New York 2001, S. 65-87.

Conticelli, Valentina. »›Sanguis suavis‹: Das Blut zwischen Mikro- und Makrokosmos«. In: Bradburne, James M. (Hg.). *Blut: Kunst, Macht, Politik, Pathologie.* München/London/New York 2001, S. 55-63.

Conze, Eckart. »Blut«. In: ders. (Hg.). *Kleines Lexikon des Adels: Titel, Throne, Traditionen.* München 2005, S. 55.

Cottebrune, Anne. »Vom Ideal der serologischen Rassendifferenzierung zum Humanexperiment im zweiten Weltkrieg«. In: Eckart, Wolfgang U. und Alexander Neumann (Hg.). *Medizin im Zweiten Weltkrieg: Militär, medizinische Praxis und medizinische Wissenschaft im ›Totalen Krieg‹.* Paderborn/München/Wien/Zürich 2006, S. 45-67.

—. *Der planbare Mensch. Die Deutsche Forschungsgemeinschaft und die menschliche Vererbungswissenschaft, 1920-1970.* Stuttgart 2008.

—. »Blut und Rasse: Serologische Forschungen im Umfeld des Robert Koch-Instituts«. In: Hulverscheidt, Marion und Anja Laukötter (Hg.). *Infektion und Institution: Zur Wissenschaftsgeschichte des Robert Koch-Instituts im Nationalsozialismus.* Göttingen 2009, 106-127.

Crawford, Catherine. »Medicine and the Law«. In: Bynum, William F. und Roy Porter (Hg.). *Companion Encyclopedia of the History of Medicine.* London/New York 1993, S. 1619-1640.

Creager, Angela N. H. »›What Blood Told Dr Cohn‹: World War II, Plasma Fractionation, and the Growth of Human Blood Research«. In: *Studies in History and Philosophy of Biology and Biomedical Sciences* 3 (1999), S. 377-405.

Cüppers, Martin. *Wegbereiter der Shoa: Die Waffen-SS, der Kommandostab Reichsführer-SS und die Judenvernichtung 1939-1945*. Darmstadt 2005.

D'Onofrio, Andrea. »Rassenzucht und Lebensraum: zwei Grundlagen im Blut- und Boden-Gedanken von Richard Walther Darré«. In: *Zeitschrift für Geschichtswissenschaft* 2 (2001), S. 141-158.

Danneberg, Lutz, Andreas Graeser und Klaus Petrus. *Metapher und Innovation: Die Rolle der Metapher im Wandel von Sprache und Wissenschaft*. Bern/Stuttgart/Wien 1995.

David, Heinz. *Rudolf Virchow und die Medizin des 20. Jahrhunderts*. München 1993.

Davidson, Donald. »Was Metaphern bedeuten«. In: Haverkamp, Anselm (Hg.). *Die paradoxe Metapher*. Frankfurt a.M. 1998 (engl. 1978), S. 49-75.

Deichmann, Ute. *Flüchten, mitmachen, vergessen: Chemiker und Biochemiker in der NS-Zeit*. Weinheim 2001.

Derrida, Jacques. »Die Struktur, das Zeichen und das Spiel im Diskurs der Wissenschaften vom Menschen«. In: Engelmann, Peter (Hg.). Postmoderne und Dekonstruktion: Texte französischer Philosophen der Gegenwart. Stuttgart 1997 (frz. 1966), S. 114-139.

—. *Grammatologie*. Frankfurt a.M. 1996 (frz. 1967).

—. »Platons Pharmazie«. In: ders. *Dissemination*. Wien 1995 (frz. 1968/1972), S. 69-190.

—. »Die weiße Mythologie: Die Metapher im philosophischen Text«. In: ders. *Randgänge der Philosophie*. Wien 1988 (frz. 1971), S. 205-258.

—. »Signatur, Ereignis, Kontext«. In: ders. *Randgänge der Philosophie*. Wien 1988 (frz. 1971), S. 291-314.

—. »Die différance«. In: Engelmann, Peter (Hg.). *Postmoderne und Dekonstruktion: Texte französischer Philosophen der Gegenwart*. Stuttgart 1997 (frz. 1972), S. 76-113.

—.«Der Entzug der Metapher«. In: Haverkamp, Anselm (Hg.). *Die paradoxe Metapher*. Frankfurt a.M. 1998 (frz. 1978), S. 197-234.

Deuel, Wallace. *People under Hitler*. London 1942.

Diamond, Louis K. »A History of Blood Transfusion«. In: Wintrobe, Maxwell M. (Hg.). *Blood, Pure and Eloquent: A Story of Discovery, of People, and of Ideas*. New York 1980, S. 659-688.

—. »The Story of Our Blood Groups«. In: Wintrobe, Maxwell M. (Hg.). *Blood, Pure and Eloquent: A Story of Discovery, of People, and of Ideas*. New York 1980, S. 691-717.

Didi-Huberman, Georges. »Blut der Bilder«. In: Lauper, Anja (Hg.). *Transfusionen: Blutbilder und Biopolitik in der Neuzeit*. Zürich/Berlin 2005, S. 21-49.

Diaz-Bone, Rainer und Jürgen Link. »Operative Anschlüsse: Zur Entstehung der Foucaultschen Diskursanalyse in der Bundesrepublik. Jürgen Link im Gespräch mit Rainer Diaz-Bone«. In: *Forum Qualitatitve Sozialforschung*, www.qualitative-research.net/fqs-texte/3-06/06-3-20-d.htm (Zugriff: 26. Dezember 2006).

Diner, Dan. *Verkehrte Welten: Antiamerikanismus in Deutschland*. Frankfurt a.M. 1993.

Dommann, Monika. »Vom Bild zum Wissen: eine Bestandesaufnahme wissenschaftshistorischer Bildforschung«. In: *Gesernus* 61 (2004), S. 77-89.

— und Marietta Meier (Hg.). *Wissenschaft, die Bilder schafft*. *Traverse* 3 (1999).

Douglas, Mary. *Purity and Danger: An Analysis of Concepts of Pollution and Taboo.* London 1984 (1966).

—. »Das Prinzip Reinheit und Verschmutzung«. In: *SOWI* 2 (1982), S. 67-78.

Drews, Axel, Ute Gerhard und Jürgen Link. »Moderne Kollektiksymbolik: Eine diskurstheoretisch orientierte Einführung mit Auswahlbibliographie«. In: *Internationales Archiv für Sozialgeschichte der deutschen Literatur* 1. Sonderheft (1989), S. 256-295.

Duden, Barbara. *Geschichte unter der Haut: Ein Eisenacher Arzt und seine Patientinnen um 1730.* Stuttgart 1987.

Dundes, Alan. *The Blood Libel Legend: A Casebook in Anti-Semitic Folklore.* Madison 1991.

Eckart, Wolfgang. *Geschichte der Medizin.* Berlin 2000, 4., überarbeitete und ergänzte Auflage.

Eder, Franz X. (Hg.). *Historische Diskursanalysen: Genealogie, Theorie, Anwendungen.* Wiesbaden 2006.

Efron, John M. *Defenders of the Race: Jewish Doctors and Race Science in Fin-de-Siècle Europe.* New Haven/London 1994.

—. »Der reine und der schmutzige Jude«. In: Gilman, Sander, Robert Jütte und Gabriele Kohlbauer-Fritz (Hg.). *Der schejne Jid: Das Bild des jüdischen Körpers in Mythos und Ritual.* Wien 1998, S. 75-85.

—. *Medicine and the German Jews.* New Haven 2001.

Ehrenreich, Eric. *The Nazi Ancestral Proof: Genealogy, Racial Science, and the Final Solution.* Bloomington 2007.

Ehrke, Thomas Rainer. *Antisemitismus in der Medizin im Spiegel der ›Mitteilungen aus dem Verein zur Abwehr des Antisemitismus‹ (1891-1931).* Dissertation Johannes-Gutenberg-Universität Mainz, 1978.

Eidenbenz, Mathias. *›Blut und Boden‹: Zur Funktion und Genese der Metaphern des Agrarismus und Biologismus in der nationalsozialistischen Bauernpropaganda R.W. Darrés.* Bern 1993.

El-Tayeb, Fatima. *Schwarze Deutsche: Der Diskurs um ›Rasse‹ und nationale Identität 1890-1933.* Frankfurt a.M./New York 2001.

Elferen, Isabella van. »›Let Tears of Blood Run Down Your Cheeks‹: Floods of Blood, Tears and Love in German Baroque Devotional Literature and Music«. In: Gadebusch Bondio, Mariacarla (Hg.). *Blood in History and Blood Histories.* Florenz 2005, S. 193-214.

Elkeles, Barbara. »Medizinische Menschenversuche gegen Ende des 19. Jahrhunderts und der Fall Neisser: Rechtfertigung und Kritik einer wissenschaftlichen Methode«. In: *Medizinhistorisches Journal* 20 (1985), S. 135-148.

—. »Moralische Erwägungen bei der Wiedereinführung der Bluttransfusion im 19. Jahrhundert«. In: *Gesnerus* 48 (1991), S. 29-42.

Enzensberger, Ulrich. *Parasiten: Ein Sachbuch.* Frankfurt a.M. 2001.

Erb, Rainer. »Ritualmordbeschuldigung: Wahnvorstellung mit mörderischer Konsequenz«. In: Benz, Wolfgang und Angelika Königseder (Hg.). *Judenfeindschaft als Paradigma: Studien zur Vorurteilsforschung.* Berlin 2002, S. 58-64.

— (Hg.). *Die Legende vom Ritualmord: Zur Geschichte der Blutbeschuldigung gegen Juden.* Berlin 1993.

— und Werner Bergmann. *Die Nachtseite der Judenemanzipation: Der Widerstand gegen die Integration der Juden in Deutschland, 1780-1860.* Berlin 1989.

Essner, Cornelia. »›Wo Rauch ist, da ist auch Feuer‹: Zu den Ansätzen eines Rassenrechts für die deutschen Kolonien«. In: Wagner, Wielfried (Hg.). *Rassendiskriminierung, Kolonialpolitik und ethnisch-nationale Identität: Referate des 2. Internationalen Kolonialgeschichtlichen Symposiums 1991 in Berlin.* Münster/Hamburg 1991, S. 145-160.

—. »Zwischen Vernunft und Gefühl: Die Reichstagsdebatten von 1912 um koloniale ›Rassenmischehe‹ und ›Sexualität‹«. In: *Zeitschrift für Geschichte* 6 (1997), S. 503-519.

—. *Die ›Nürnberger Gesetze‹ oder die Verwaltung des Rassenwahns 1933-1945.* Paderborn 2002.

— und Edouard Conte. »›Fernehe‹, ›Leichentrauung‹ und ›Totenscheidung‹: Metamorphosen des Eherechts im Dritten Reich«. In: *Vierteljahrshefte für Zeitgeschichte* 2 (1996), S. 201-227.

Fabréguet, Michel. »Artur Dinter, théologien, biologiste et politique (1876-1948)«. In: *Revue d'Allemagne et des Pays de langue allemande* 2 (2000), S. 233-244.

Farge, Arlette (Hg.). *Affaires de Sang.* Paris 1988.

Farhang-Rasi, Manucher. *Bernhard Aschner und seine Menotoxin-Vorstellung.* Dissertation Ruhr-Universität Bochum, 2001.

Farr, Alfred D. »Blood Group Serology: The First Four Decades«. In: *Medical History* 23 (1979), S. 215-226.

Fayet, Roger. *Reinigungen.* Wien 2003.

Fischer, Heinz-Dietrich. *Handbuch der politischen Presse in Deutschland 1480-1980: Synopse rechtlicher, struktureller und wirtschaftlicher Grundlagen der Tendenzpublizistik im Kommunikationsfeld.* Düsseldorf 1981.

Fischer, Jens Malte. »Literarischer Antisemitismus im zwanzigsten Jahrhundert: Zu seinen Stereotypen und seiner Pathologie«. In: Fischer, Jens Malte, Karl Prümm und Helmut Scheuer (Hg.). *Erkundungen: Beiträge zu einem erweiterten Literaturbegriff. Helmut Kreuzer zum sechzigsten Geburtstag.* Göttingen 1987, S. 117-138.

Fischer, Klaus. »Jüdische Wissenschaftler in Weimar: Marginalität, Identität und Innovation«. In: Benz, Wolfgang, Arnold Paucker und Peter Pulzer (Hg.). *Jüdisches Leben in der Weimarer Republik: Jews in the Weimar Republic.* Tübingen 1998, S. 89-116.

Fischer, Michael. *Über den Aderlass im 19. Jahrhundert.* Dissertation Eberhard-Karls-Universität Tübingen, 1995.

Fischer-Homberger, Esther. *Krankheit Frau und andere Arbeiten zur Medizingeschichte der Frau.* Bern/Stuttgart/Wien 1979.

—. *Medizin vor Gericht: Zur Sozialgeschichte der Gerichtsmedizin.* Darmstadt 1988.

Flachowski, Sören. *Von der Notgemeinschaft zum Reichsforschungsrat. Wissenschaftspolitik im Kontext von Autarkie, Aufrüstung und Krieg.* Stuttgart 2008.

Fleck, Ludwik. *Entstehung und Entwicklung einer wissenschaftlichen Tatsache: Einführung in die Lehre vom Denkstil und Denkkollektiv.* Frankfurt a.M. 1980 (Original 1935).

—. »Schauen, sehen, wissen«. In: ders. *Erfahrung und Tatsache: Gesammelte Aufsätze.* Frankfurt a.M. 1983 (Original 1947), S. 147-174.

—. *Erfahrung und Tatsache: Gesammelte Aufsätze.* Hg. von Lothar Schäfer und Thomas Schnelle. Frankfurt a.M. 1983.

—. *Denkstile und Tatsachen. Gesammelte Schriften und Zeugnisse.* Hg. von Sylwia Werner und Claus Zittel. Frankfurt a.M. 2011.

Föllmer, Moritz. *Die Verteidigung der bürgerlichen Nation: Industrielle und hohe Beamte in Deutschland und Frankreich 1900-1930*. Göttingen 2002.

— und Rüdiger Graf (Hg.). *Die ›Krise‹ der Weimarer Republik: Zur Kritik eines Deutungsmusters*. Frankfurt/New York 2005.

Foster, William Derek. *A History of Medical Bacteriology and Immunology*. London 1970.

Foucault, Michel. *Archäologie des Wissens*. Frankfurt a.M. 1995 (frz. 1969).

—. »Was ist ein Autor?« In: Jannidis, Fotis et al. (Hg.). *Texte zur Theorie der Autorschaft*. Stuttgart 2000 (frz. 1969), S. 198-229.

—. »Nietzsche, die Genealogie, die Historie«. In: Conrad, Christoph und Martina Kessel (Hg.). *Kultur & Geschichte: Neue Einblicke in eine alte Beziehung*. Stuttgart 1998 (frz. 1971), S. 43-71.

—. *Die Ordnung des Diskurses*. Frankfurt a.M. 1991 (frz. 1972).

—. *In Verteidigung der Gesellschaft: Vorlesungen am Collège de France (1975-76)*. Frankfurt a.M. 1999 (frz. 1996).

—. *Der Wille zum Wissen: Sexualität und Wahrheit I*. Frankfurt a.M. 1994 (frz. 1976).

Franklin, Sarah und Susan McKinnon (Hg.). *Relative Values: Reconfiguring Kinship Studies*. Durham/London 2001.

Frayling, Christopher (Hg.). *Vamypres: Lord Byron to Count Dracula*. London/Boston 1991.

Frewer, Magdalene. *Das wissenschaftliche Werk Felix Bernsteins*. Diplomarbeit Georg-August-Universität Göttingen, 1977.

Froschauer, Hermann. »Streicher und ›Der Stürmer‹«. In: Ogan, Bernd und Wolfgang W. Weiss (Hg.). *Faszination und Gewalt: Zur politischen Ästhetik des Nationalsozialismus*. Nürnberg 1992, S. 41-48.

Gabriele, Mino. »Blut und Magie in der klassischen Antike«. In: Bradburne, James M. (Hg.). *Blut: Kunst, Macht, Politik, Pathologie*. München/London/New York 2001, S. 33-39.

Gadebusch, Maria Bondio (Hg.). *Blood in History and Blood Histories*. Florenz 2005.

Gannett, Lisa und Griesemer, James R. »The ABo Blood Groups: Mapping the History and Geography of Genes in Homo Sapiens«. In: Gaudillière, Jean-Paul und Hans-Jörg Rheinberger (Hg.). *Classical Genetic Research and its Legacy: The Mapping Cultures of Twentieth-Century Genetics*. London 2004, S. 119-172.

Garratty, George. »Association of Blood Groups and Disease: Do Blood Groups Antigens and Antibodies Have a Biological Role?« In: *History and Philosophy of the Life Sciences* 18 (1996), S. 321-344.

Gaudillière, Jean-Paul und Ilana Löwy. »Introduction: Horizontal and vertical transmission of diseases: the impossible separation?« In: dies. (Hg.). *Heredity and Infection: The History of Disease Transmission*. London/New York 2001, S. 1-18.

— (Hg.). *Heredity and Infection: The History of Disease Transmission*. London/New York 2001.

Gausemeier, Bernd. *Walter Scheidt und die ›Bevölkerungsbiologie‹: Ein Beitrag zur Geschichte der ›Rassenbiologie‹ in der Weimarer Republik und im ›Dritten Reich‹*. Magisterarbeit Freie Universität Berlin, 1998.

—. »Rassenhygienische Radikalisierung und kollegialer Konsens«. In: Sachse, Carola (Hg.). *Die Verbindung nach Auschwitz: Biowissenschaften und Menschenversuche an Kaiser-Wilhelm-Instituten*. Göttingen 2003, S. 178-198.

Gay, Peter. *Die Republik der Außenseiter: Geist und Kultur in der Weimarer Zeit, 1918-1933*. Frankfurt a.M. 2004 (engl. 1968).

Geimer, Peter (Hg.). *Ordnungen der Sichtbarkeit: Fotografie in Wissenschaft, Kunst und Technologie*. Frankfurt a.M. 2002.

Geisenhainer, Katja. *›Rasse ist Schicksal‹: Otto Reche (1879-1966) – ein Leben als Anthropologe und Völkerkundler*. Leipzig 2002.

Gelder, Ken. *Reading the Vampire*. London/New York 1994.

Geller, Jay. »Blood Sin: Syphilis and the Construction of Jewish Identity«. In: *Faultline* 1 (1992), S. 21-48.

Gerhard, Ute. *Nomadische Bewegungen und die Symbolik der Krise: Flucht und Wanderung in der Weimarer Republik*. Opladen 1998.

— und Jürgen Link. »Zum Anteil der Kollektivsymbolik an den Nationalstereotypen«. In: Link, Jürgen und Wulf Wülfing (Hg.). *Nationale Mythen und Symbole in der zweiten Hälfte des 19. Jahrhunderts: Strukturen und Funktionen von Konzepten nationaler Identität*. Stuttgart 1991, S. 16-52.

Germann, Pascal. »The Abandonment of Race: Researching Human Diversity in Switzerland, 1944-1956«. In: Gausemeier, Bernd, Staffan Müller-Wille und Edmund Ramsden (Hg.). *Human Heredity in the 20th Century*. [Im Erscheinen]

Geserick, Gunther, Ingo Wirth und Hansjürg Strauch. »100 Jahre Forensische Serologie«. In: *Rechtsmedizin* 5 (2001), S. 198-204.

Geulen, Christian. »Blonde bevorzugt: Virchow und Boas: Eine Fallstudie zur Verschränkung von ›Rasse‹ und ›Kultur‹ im ideologischen Feld der Ethnizität um 1900«. In: *Archiv für Sozialgeschichte* 40 (2000), S. 147-170.

Geus, Armin. »Zoologische Disziplinen«. In: Jahn, Ilse (Hg.). *Geschichte der Biologie: Theorien, Methoden, Institutionen, Kurzbiographien*. Heidelberg/Berlin 2002, 2. korrigierte Sonderausgabe der 3. Auflage von 1998, S. 324-355.

Geyer, Martin. *Verkehrte Welt: Revolution, Inflation und Moderne, München 1914-1924*. Göttingen 1998.

Gieryn, Thomas F. »Boundary-Work and the Demarcation of Science from Non-Science: Strains and Interests in Professional Ideologies of Scientists«. In: *American Sociological Review* 48 (1983), S. 781-795.

—. »Boundaries of Science«. In: Jasanoff, Sheila et al. (Hg.). *Handbook of Science and Technology Studies*. Thousand Oaks 1994, S. 393-443.

—. *Cultural Boundaries of Science: Credibility on the Line*. Chicago 1999.

Gilders, William K. »Blut, ›Leben‹ und Opferritual in der hebräischen Bibel«. In: Braun, Christina von und Christoph Wulf (Hg.). *Mythen des Blutes*. Frankfurt a.M./New York 2007, S. 31-42.

Gilman, Sander. »The Jewish Body: A ›Footnote‹«. In: *Bulletin of the History of Medicine* 64 (1990), S. 588-602.

—. »Plague in Germany, 1930/1989: Cultural Images of Race, Space, and Disease«. In: Murphy, Timothy F. und Suzanne Poirier (Hg.). *Writing AIDS: Gay Literature, Language, and Analysis*. New York 1993, S. 54-82.

—. »The Jewish Nose: Are Jews White? Or, The History of the Nose Jobs«. In: Brinker-Gabler, Gisela (Hg.). *Encountering the Other(s): Studies in Literature, History, and Culture*. Albany 1995, S. 149-182.

—. *Franz Kafka: The Jewish Patient*. New York/London 1995.

Gilsohn, Jakob Wolf. *Prof. Dr. Ludwig Hirszfeld*. Dissertation Universität München, 1965.

Glenn, Susan A. »In the Blood? Consent, Descent, and the Ironies of Jewish Identity«. In: *Jewish Social Studies: History, Culture, and Society* 2 & 3 (2002), S. 139-152.

Golan, Tal. »Blood Will Out: Distinguishing Humans from Animals and Scientists from Charlatans in the 19th-Century American Courtroom«. In: *Historical Studies in the Physical and Biological Sciences* 1 (2000), S. 93-124.

—. *Laws of Men and Laws of Nature: The History of Scientific Expert Testimony in England and America*. Cambridge, Mass./London 2004.

Goldmann, Hans-Robert. *Franz Hübotter (1881-1967): Ein Berliner Arzt zwischen Ost und West*. Dissertation Freie Universität Berlin, 1991.

Goltz, Dietlinde. »Säfte, Säftelehre«. In: Ritter, Joachim und Karlfried Gründer (Hg.). *Historisches Wörterbuch der Philosophie, Band 8*. Basel 1992, Sp. 1119-1126.

Göppinger, Horst. *Juristen jüdischer Abstammung im ›Dritten Reich‹*. München 1990.

Goschler, Constantin. *Rudolf Virchow: Mediziner – Anthropologe – Politiker*. Köln/Weimar/Wien 2002.

Gotzmann, Andreas, Rainer Liedtke und Till van Rahden (Hg.). *Juden – Bürger – Deutsche: Zur Geschichte von Vielfalt und Differenz, 1800-1933*. Tübingen 2001.

Gould, Stephen J. *Der falsch vermessene Mensch*. Frankfurt a.M. 1988 (engl. 1981).

Gradmann, Christoph. »Unsichtbare Feinde: Bakteriologie und politische Sprache im deutschen Kaiserreich«. In: Sarasin, Philipp, Silvia Berger, Marianne Hänseler, Myriam Spörri (Hg.). *Bakteriologie und Moderne: Studien zur Biopolitik des Unsichtbaren, 1870-1920*. Frankfurt a.M. 2007, S. 327-353.

Gross, Johannes T. *Ritualmordbeschuldigungen gegen Juden im Deutschen Kaiserreich, 1871-1914*. Berlin 2002.

Grosse, Pascal. »Kolonialismus und das Problem der ›Rassenmischung‹ in Deutschland: Zur Geschichte der anthropologischen Psychologie 1920-1940«. In: Jäger, Siegfried et al. (Hg.). *Psychologie im soziokulturellen Wandel – Kontinuitäten und Diskontinuitäten*. Frankfurt a.M. 1995, S. 75-85.

—. *Kolonialismus, Eugenik und bürgerliche Gesellschaft in Deutschland 1850-1918*. Frankfurt a.M./New York 2000.

Gschwend, Lukas. »Vom Geständniszwang zum rechtsstaatlichen Beweisverfahren zwischen 1750 und 1850«. In: Opitz, Claudia, Brigitte Studer, Jakob Tanner (Hg.). *Kriminalisieren – Entkriminalisieren – Normalisieren*. Zürich 2006, S. 165-175.

Gugerli, David und Barbara Orland (Hg.). *Ganz normale Bilder: Historische Beiträge zur visuellen Selbstverständlichkeit*. Zürich 2002.

Guldin, Rainer. *Körpermetaphern: Zum Verhältnis von Politik und Medizin*. Würzburg 2000.

Haas, Norbert, Rainer Nägele, Hans-Jörg Rheinberger (Hg.). *Kontamination*. Eggingen 2001.

Halberstam, Judith. *Skin Shows: Gothic Horror and the Technology of Monsters*. Durham/London 1995.

Hanke, Christine. »Diskursanalyse zwischen Regelmäßigkeiten und Ereignishaftem – am Beispiel der Rassenanthropologie um 1900«. In: Keller, Reiner, Andreas Hirseland, Werner Schneider, Willy Viehöver (Hg.). *Handbuch Sozialwissenschaftliche Diskursanalyse, Band II: Forschungspraxis*. Opladen 2003, S. 97-117.

—. *Zwischen Auflösung und Fixierung: Zur Konstitution von ›Rasse‹ und ›Geschlecht‹ in der physischen Anthropologie um 1900*. Bielefeld 2007.

Hähner-Rombach, Sylvelyn. »Von der Aufklärung zur Ausgrenzung: Folgen der bakteriologischen Krankheitserklärung am Beispiel der Tuberkulose«. In: Roessiger,

Susanne und Heidrun Merk (Hg.). *Hauptsache gesund! Gesundheitsaufklärung zwischen Disziplinierung und Emanzipation.* Marburg 1998, S. 59-76.

Hänseler, Marianne. »Die Metapher in den Wissenschaften: Die Assimilierung eines Fremdkörpers in den epistemologischen Konzepten der *Science Studies*«. In: *Österreichische Zeitschrift für Geschichtswissenschaften* 3 (2005), S. 123-132.

—. *Metaphern unter dem Mikroskop: Die epistemische Rolle von Metaphorik in den Wissenschaften und in Roberts Kochs Bakteriologie.* Zürich 2009.

Haraway, Donna J. »The Biopolitics of Postmodern Bodies: Constitutions of Self in Immune System Discourse«. In: dies. *Simians, Cyborgs, and Women: The Reinvention of Nature.* London 1991, S. 203-230 (erstmals 1988).

Harig, Georg und Jutta Kollesch. »Naturforschung und Naturphilosophie in der Antike«. In: Jahn, Ilse (Hg.). *Geschichte der Biologie: Theorien, Methoden, Institutionen, Kurzbiographien.* Heidelberg/Berlin 2002, 2. korrigierte Sonderausgabe der 3. Auflage von 1998, S. 48-87.

Harrington, Anne. *Reenchanted Science: Holism in German Culture from Wilhelm II to Hitler.* Princeton, New Jersey 1996.

Hart, Mitchell B. »Racial Science, Social Science, and the Politics of Jewish Assimilation. In: *Isis* 90 (1999), S. 268-297.

— (Hg.). *Jewish Blood: Reality and Metaphor in History, Religion, and Culture.* London 2009.

Hartung, Günter. »Artur Dinter: A Successful Fascist Author in Pre-Fascist Germany«. In: Milfull, John (Hg.). *The Attractions of Fascism.* Oxford/Hamburg/New York 1990, S. 103-123.

Hasian, Marouf A. »Macht, medizinisches Wissen und die rhetorische Erfindung der ›Typhoid Mary‹«. In: Sarasin, Philipp, Silvia Berger, Marianne Hänseler, Myriam Spörri (Hg.). *Bakteriologie und Moderne: Studien zur Biopolitik des Unsichtbaren 1870-1920.* Frankfurt a.M. 2007 (engl. 2000), S. 496-521.

Hasse, W. »Blutspenderzentrale – Blutspenderdienst«. In: Verwaltung des Rudolf-Virchow-Krankenhauses (Hg.). *50 Jahre Rudolf-Virchow-Krankenhaus.* Berlin 1956, S. 77-79.

Hauser-Schäublin, Brigitta. »Blood: Cultural Effectiveness of Biological Conditions«. In: Miller, Barbara Diane (Hg.). *Sex and Gender Hierarchies.* Cambridge 1993, S. 83-107.

—. »Politik des Blutes: Zur Verkörperung sozialer Ungleichheit als naturgegebene Verschiedenheit am Schnittpunkt zwischen Geschlecht, Klasse und Rasse«. In: *Zeitschrift für Ethnologie* 120 (1995), S. 31-49.

Healy, Kieran. »Embedded Altruism: Blood Collection Regimes and the European Union's Donor Population«. In: *American Journal of Sociology* 6 (2000), S. 1633-1657.

Hecht, Cornelia. *Deutsche Juden und Antisemitismus in der Weimarer Republik.* Bonn 2003.

Heid, Ludger. »Die Juden sind unser Unglück! Der moderne Antisemitismus in Kaiserreich und Weimarer Republik.« In: Braun, Christina von und Ludger Heid (Hg.). *Der ewige Judenhass: Christlicher Antijudaismus, deutschnationale Judenfeindlichkeit, rassistischer Antisemitismus.* Bodenheim 2000, S. 110-130.

Heiden, Anne von der. »Der unsichtbare Feind«. In: Geulen, Christian, Anne von der Heiden und Burkhard Liebsch (Hg.). *Vom Sinn der Feindschaft.* Berlin 2002, S. 183-205.

—. »Blutiger Mord: Absolutes Bild und Transformation«. In: Lauper, Anja (Hg.). *Transfusionen: Blutbilder und Biopolitik in der Neuzeit*. Zürich/Berlin 2005, S. 51-70.

—. *Der Jude als Medium: ›Jud Süss‹*. Berlin/Zürich 2005.

Heintz, Bettina und Jörg Huber (Hg.). *Mit dem Auge denken: Strategien der Sichtbarmachung in wissenschaftlichen und virtuellen Welten*. Zürich/Wien/New York 2001.

—. »Der verführerische Blick: Formen und Folgen wissenschaftlicher Visualisierungsstrategien«. In: dies. (Hg.). *Mit dem Auge denken: Strategien der Sichtbarmachung in wissenschaftlichen und virtuellen Welten*. Zürich/Wien/New York 2001, S. 9-40.

Heisig, Karl. »›Blaues Blut‹ = Adel? Ein semantischer Versuch«. In: *Muttersprache: Zeitschrift zur Pflege und Erforschung der deutschen Sprache* 1 (1980), S. 181-184.

Herber, Friedrich. *Gerichtsmedizin unterm Hakenkreuz*. Leipzig 2002.

—. »Zwischen Gerichtsmedizin und Strafrechtswissenschaft: Kriminologie und Kriminalbiologie in Berlin«. In: Fischer, Wolfram, Klaus Hierholzer, Michael Hubenstorf, Peter Th. Walter und Rolf Winau (Hg.). *Exodus von Wissenschaften aus Berlin: Fragestellungen – Ergebnisse – Desiderate. Entwicklungen vor und nach 1933*. Berlin/New York 1994, S. 510-528.

Hering, Sabine und Gudrun Maierhof. *Die unpässliche Frau: Sozialgeschichte der Menstruation und Hygiene*. Frankfurt a.M. 2002 (erstmals 1991).

—. *Makel, Mühsal, Privileg? Eine hundertjährige Geschichte des Alleinerziehens*. Frankfurt a.M. 1998.

Hering Torres, Max Sebastián. *Rassismus in der Vormoderne: Die ›Reinheit des Blutes‹ im Spanien der Frühen Neuzeit*. Frankfurt a.M./New York 2006.

Herzer, Manfred. *Magnus Hirschfeld: Leben und Werk eines jüdischen, schwulen und sozialistischen Sexologen*. Frankfurt a.M./New York 1992.

Hess, Volker. »Zirkulationen: Die lebenserhaltende Kraft des Blutes in der experimentellen Rekonfiguration«. In: Braun, Christina von und Christoph Wulf (Hg.). *Mythen des Blutes*. Frankfurt a.M./New York 2007, S. 281-295.

Hesse, Mary. *Models and Analogies in Science*. Notre Dame 1970 (erstmals 1966).

Hessler, Martina. »Die Konstruktion visueller Selbstverständlichkeiten: Überlegungen zu einer Visual History der Wissenschaft und Technik«. In: Paul, Gerhard (Hg.). *Visual History*. Göttingen 2006, S. 76-95.

— (Hg.). *Konstruierte Sichtbarkeiten: Wissenschafts- und Technikbilder seit der Frühen Neuzeit*. München 2006.

Hiddemann, Frank. »Blutgenuss und Bilderfluten: Protestantische Blutmotive von der Reformation bis in die Gegenwart«. In: Lauper, Anja (Hg.). *Transfusionen: Blutbilder und Biopolitik in der Neuzeit*. Zürich/Berlin 2005, S. 85-96.

Höbelt, Lothar (Hg.). *Festschrift für Burghard Breitner: Im Gedenken an einen grossen Österreicher*. Wien 1994.

Hödl, Klaus. *Die Pathologisierung des jüdischen Körpers: Antisemitismus, Geschlecht und Medizin im Fin de Siècle*. Wien 1997.

Hoffmann, Michael. »Zur Rolle von Modellen und Metaphern bei der Entwicklung neuer Theorien«. In: Mittelstrass, Jürgen (Hg.). *Die Zukunft des Wissens: XVIII. Deutscher Kongress für Philosophie Konstanz 1999, Workshopbeiträge*. Konstanz 1999, S. 793-801.

Hoffmann, Christhard, Werner Bergmann und Helmut Walser Smith (Hg.). *Exclusionary Violence: Antisemitic Riots in Modern German History*. Ann Arbor 2002.

Hohage, Kristina. *Menstruation: Eine explorative Studie zur Geschichte und Bedeutung eines Tabus.* Hamburg 1998.

Hoppe, Brigitte. »Das Aufkommen der Vererbungsforschung unter dem Einfluss neuer methodischer und theoretischer Ansätze im 19. Jahrhundert«. In: Jahn, Ilse (Hg.). *Geschichte der Biologie: Theorien, Methoden, Institutionen, Kurzbiographien.* Heidelberg/Berlin 2000, 3. neu bearbeitete und erweiterte Auflage, S. 386-419.

Hoskins, Janet (Hg.). *Blood Mysteries: Beyond Menstruation and Pollution; Special Issue of Ethnology: An International Journal of Cultural and Social Anthropology* 4 (2002).

Hubenstorf, Michael. »›Aber es kommt mir doch so vor, als ob Sie dabei nichts verloren hätten‹. Public Health in Exile und der wissenschaftliche Unterbau des nationalsozialistischen ›Volksgesundheitsdienstes‹. Zum Exodus von Wissenschaftlern aus den staatlichen Forschungsinstituten Berlins im Bereich des öffentlichen Gesundheitswesens«. In: Fischer, Wolfram, Klaus Hierholzer, Michael Hubenstorf, Peter Th. Walter und Rolf Winau (Hg.). *Exodus von Wissenschaften aus Berlin: Fragestellungen – Ergebnisse – Desiderate. Entwicklungen vor und nach 1933.* Berlin/New York 1994, S. 355-460.

Huerkamp, Claudia. »The History of Smallpox Vaccination in Germany: A First Step in the Medicalization of the General Public«. In: *Journal of Contemporary History* 4 (1985), S. 617-635.

Hulverscheidt, Marion A. »Blutgruppenforschung am Robert Koch-Institut während des Nationalsozialismus – ein Feld für wissenschaftliche Meriten, Gebiet der Rassenhygiene oder reine Alltagspraxis?« [Im Erscheinen]

Hüntelmann, Axel. *Hygiene im Namen des Staates: Das Reichsgesundheitsamt 1876-1933.* Göttingen 2008.

—. *Paul Ehrlich: Leben, Forschung, Ökonomien, Netzwerke.* Göttingen 2011.

Jacob, François. *Die Logik des Lebenden: Eine Geschichte der Vererbung.* Frankfurt a.M. 2002 (frz. 1970).

Jacob, W. »Die Zellentheorie des Blutes«. In: Boroviczény, Karl Georg von, Heinrich Schipperges und Eduard Seidler (Hg.). *Einführung in die Geschichte der Hämatologie.* Stuttgart 1974, S. 58-73.

Jaenicke, Lothar. »Richard Goldschmidt (1878-1958) und die Theorie der Vererbung: Ein origineller Kopf und Anreger«. In: *BIOspektrum* 2 (2003), S. 156-160.

Jahn, Ilse. »Biologische Fragestellungen in der Epoche der Aufklärung (18. Jh.)«. In: dies. (Hg.). *Geschichte der Biologie: Theorien, Methoden, Institutionen, Kurzbiographien.* Heidelberg/Berlin 2002, 2. korrigierte Sonderausgabe der 3. Auflage von 1998, S. 231-273.

—. »Naturphilosophie und Empirie in der Frühaufklärung (17. Jh.)«. In: dies. (Hg.). *Geschichte der Biologie: Theorien, Methoden, Institutionen, Kurzbiographien.* Heidelberg/Berlin 2002, 2. korrigierte Sonderausgabe der 3. Auflage von 1998, S. 196-230.

Jansen, Sarah. *›Schädlinge‹: Geschichte eines wissenschaftlichen und politischen Konstrukts, 1840-1920.* Frankfurt a.M./New York 2003.

Jasanoff, Sheila. *Science at the Bar: Law, Science, and Technology in America.* Cambridge, Mass. 1995.

—. »Making Order: Law and Science in Action«. In: Hackett, Edward J. et al. (Hg.). *Handboook of Science and Technology Studies.* Cambridge, Mass./London 2008, S. 761-786.

Jaworski, Marek. *Ludwik Hirszfeld: Sein Beitrag zur Serologie und Immunologie.* Leipzig 1980.

Jochmann, Werner. »Die Ausbreitung des Antisemitismus«. In: Mosse, Werner E., unter Mitwirkung von Arnold Paucker (Hg.). *Deutsches Judentum in Krieg und Revolution 1916-1923.* Tübingen 1971, S. 409-510.

Johach, Eva. *Krebszellen und Zellenstaat: Zur medizinischen und politischen Metaphorik in Rudolf Virchows Zellularpathologie.* Freiburg i.Br./Berlin/Wien 2008.

Johnson, Christopher H., Bernhard Jussen, David W. Sabean und Simon Teuscher (Hg.). *Blood and Kinship: Matter for Metaphor from Ancient Rome to the Present.* New York/Oxford 2013.

Jones, Caroline A. und Peter Galison (Hg.). *Picturing Science, Producing Art.* New York 1998.

Jori, Alberto. »Blut und Leben bei Aristoteles«. In: Gadebusch Bondio, Mariacarla (Hg.). *Blood in History and Blood Histories.* Florenz 2005, S. 19-38.

Jütte, Robert. »Der kranke und der gesunde Körper: Gleichheit von Juden und Christen vor Krankheit und Tod«. In: Gilman, Sander, Robert Jütte und Gabriele Kohlbauer-Fritz (Hg.). *Der schejne Jid: Das Bild des jüdischen Körpers in Mythos und Ritual.* Wien 1998, S. 133-144.

— et al. *Medizin und Nationalsozialismus: Bilanz und Perspektiven der Forschung.* Göttingen 2011.

Kaasch, Michael. »Sensation, Irrtum, Betrug? Emil Abderhalden und die Geschichte der Abwehrfermente«. In: *Vorträge und Abhandlungen zur Wissenschaftsgeschichte 1999/2000 (Acta Historica Leopoldina* 36 [2000]), S. 145-210.

Kaplan, Robert. *The Nothing That Is.* London 2000.

Karush, Fred. »Metaphors in Immunology«. In: Mazumdar, Pauline M. H. (Hg.). *Immunology 1930-1980: Essays on the History of Immunology.* Toronto 1989, S. 73-80.

Kaufmann, Herbert J. »Die Familie Strassmann«. In: Fischer, Wolfram, Klaus Hierholzer, Michael Hubenstorf, Peter Th. Walter und Rolf Winau (Hg.). *Exodus von Wissenschaften aus Berlin.* Berlin/New York 1994, S. 604-607.

Kay, Lily. *Das Buch des Lebens: Wer schrieb den genetischen Code?* München/Wien 2001 (engl. 2000).

Keating, Peter. »Holistic Bacteriology: Ludwick Hirszfeld's Doctrine of Serogenesis between the Two World Wars«. In: Lawrence, Christopher und George Weisz (Hg.). *Greater Than the Parts: Holism in Biomedicine, 1920-1950.* New York/Oxford 1998, S. 283-302.

Keller, Christoph. *Der Schädelvermesser: Otto Schlaginhaufen, Anthropologe und Rassenhygieniker. Eine biographische Reportage.* Zürich 1995.

Keller, Evelyn Fox. *Das Leben neu denken: Metaphern der Biologie im 20. Jahrhundert.* München 1998 (engl. 1995).

Keller, Reiner, Andreas Hirseland, Werner Schneider, Willy Viehöver (Hg.). *Handbuch Sozialwissenschaftliche Diskursanalyse, Band 1: Theorien und Methoden.* Opladen 2001.

— (Hg.) *Handbuch Sozialwissenschaftliche Diskursanalyse, Band II: Forschungspraxis.* Opladen 2003.

Kettler, Sabine, Eva-Maria Stuckel und Franz Wegener. *Wer tötete Helmut Daube? Der bestialische Sexualmord an dem Schüler Helmut Daube im Ruhrgebiet 1928.* Gladbeck 2001.

Kiefer, Annegret. *Das Problem einer ›jüdischen Rasse‹: Eine Diskussion zwischen Wissenschaft und Ideologie (1870-1930)*. Frankfurt a.M. etc. 1991.

Killian, Hans. *Meister der Chirurgie und die Chirurgenschule im gesamten deutschen Sprachraum*. Stuttgart 1980, 2., neubearbeitete Auflage.

Kinzelmann, Dietlind. *Aderlass*. Darmstadt 1975.

Klasen, Eva-Maria. *Die Diskussion über eine ›Krise‹ der Medizin in Deutschland zwischen 1925 und 1935*. Dissertation Johannes-Gutenberg-Universität Mainz, 1984.

Klautke, Egbert. *Unbegrenzte Möglichkeiten: ›Amerikanisierung‹ in Deutschland und Frankreich (1900-1933)*. Stuttgart 2003.

Klee, Ernst. *Deutsche Medizin im Dritten Reich: Karrieren vor und nach 1945*. Frankfurt a.M. 2001.

Kleinert, Andreas. »Paul Weyland, der Berliner Einstein-Töter«. In: Albrecht, Helmuth (Hg.). *Naturwissenschaft und Technik in der Geschichte: 25 Jahre Lehrstuhl für Geschichte der Naturwissenschaft und Technik am Historischen Institut der Universität Stuttgart*. Stuttgart 1993, S. 198-232.

Knapp, Sally. »Hanna Hirszfeld«. In: dies. *Women Doctors Today*. New York 1947, S. 139-150.

Knobloch, Marion. *Hanns Heinz Ewers: Bestseller-Autor in Kaiserreich und Weimarer Republik*. Marburg 2002.

Knorr Cetina, Karin. »›Viskurse‹ der Physik: Konsensbildung und visuelle Darstellung«. In: Heintz, Bettina und Jörg Huber (Hg.). *Mit dem Auge denken: Strategien der Sichtbarmachung in wissenschaftlichen und virtuellen Welten*. Zürich/Wien/New York, S. 305-320.

Knust, Christine und Dominik Gross (Hg.). *Blut: Die Kraft des ganz besonderen Saftes in Medizin, Literatur, Geschichte und Kultur*. Kassel 2010.

Koenen, Gerd. *Der Russland-Komplex: Die Deutschen und der Osten, 1900-1945*. München 2005.

Koller, Christian. *›Von Wilden aller Rassen niedergemetzelt‹: Die Diskussion um die Verwendung von Kolonialtruppen in Europa zwischen Rassismus, Kolonial- und Militärpolitik (1914-1930)*. Stuttgart 2001.

Koschorke, Albrecht. *Die Heilige Familie und ihre Folgen*. Frankfurt a.M. 2001 (erstmals 2000).

—, Susanne Lüdemann, Thomas Frank, Ethel Matala de Mazza. *Der fiktive Staat: Konstruktionen des politischen Körpers in der Geschichte Europas*. Frankfurt a.M. 2007.

Kravagna, Christian (Hg.). *Privileg Blick: Kritik der visuellen Kultur*. Berlin 1997.

Kren, George M. und Rodler F. Morris. »Race and Spirituality: Arthur Dinter's Theosophical Antisemitism«. In: *Holocaust and Genocide Studies* 3 (1991), S. 233-252.

Krobb, Florian. »Writing Racism: Artur Dinter's *Die Sünde wider das Blut*«. In: Timms, Edward und Andrea Hammel (Hg.). *The German-Jewish Dilemma: From the Enlightenment to the Shoa*. Lewiston/Queenston/Lampeter 1999, S. 153-164.

Krogmann, Frank. »Béla Schick (1877-1967) und seine Entdeckung: ›Das Menotoxin‹«. In: *Würzburger medizinhistorische Mitteilungen* 17 (1998), S. 21-29.

Kröner, Hans-Peter. »Von der Vaterschaftsbestimmung zum Rassegutachten: Der erbbiologische Ähnlichkeitsvergleich als ›österreichisch-deutsches Projekt‹ 1926-1945«. In: *Berichte zur Wissenschaftsgeschichte* 22 (1999), S. 257-264.

Krüger-Fürhoff, Irmela-Marei. »Vernetzte Körper: Zur Poetik der Transplantation«. In: Barkhoff, Jürgen, Hartmut Böhme, Jeanne Rion (Hg.). *Netzwerke: Ästhetiken und Techniken der Vernetzung 1800-1900-2000*. Köln 2004, S. 107-126.

Kruse, Britta-Juliane. »Zeugungslehre«. In: Gerabek, Werner E. et al. (Hg.). *Enzyklopädie Medizingeschichte*. Berlin/New York 2004, S. 1526-1528.

Kugel, Wilfried. *Der Unverbesserliche: Das Leben des Hanns Heinz Ewers*. Düsseldorf 1992.

—. *Hanussen: Die wahre Geschichte des Hermann Steinschneider*. Düsseldorf 1998.

Kugler, Georg. »›Von der Auserwähltheit unseres Hauses Österreich‹: Die Heiratspolitik der Habsburger und das Phänomen der Blutreinheit der europäischen Dynastien«. In: Bradburne, James M. (Hg.). *Blut: Kunst, Macht, Politik, Pathologie*. München/London/New York 2001, S. 121-135.

Kühl, Stefan. *Die Internationale der Rassisten: Aufstieg und Niedergang der internationalen Bewegung für Eugenik und Rassenhygiene im zwanzigsten Jahrhundert*. Frankfurt a.M./New York 1997.

Kuhn, Thomas S. *Die Struktur wissenschaftlicher Revolutionen*. Frankfurt a.M. 1976, 2. revidierte und um das Postskriptum von 1969 ergänzte Auflage (engl. 1962).

Kuriyama, Shigehisa. »Interpreting the History of Bloodletting«. In: *Journal of the History of Medicine and Allied Sciences* 1 (1995), S. 11-46.

Lachmund, Jens. »Mapping as a cultural practice«. In: Rheinberger, Hans-Jörg und Jean-Paul Gaudillière (Hg.). *Classical Genetic Research and its Legacy: The Mapping Cultures of Twentieth Century Genetics*. London/New York 2004, S. 220-227.

Lakoff, George und Mark Johnson. *Metaphors We Live By*. Chicago/London 1980.

Landwehr, Achim. *Geschichte des Sagbaren: Einführung in die historische Diskursanalyse*. Tübingen 2001.

Laqueur, Thomas. *Making Sex: Body and Gender from the Greeks to Freud*. Cambridge, Mass./London 1990.

Latour, Bruno. *The Pasteurization of France*. Cambridge, Mass./London 1993 (frz. 1984).

—. »Krieg und Frieden: Starke Mikroben – schwache Hygieniker«. In: Sarasin, Philipp, Silvia Berger, Marianne Hänseler, Myriam Spörri (Hg.). *Bakteriologie und Moderne: Studien zur Biopolitik des Unsichtbaren, 1870-1920*. Frankfurt a.M. 2007 (frz. 1984), S. 111-175.

Lauper, Anja (Hg.). *Transfusionen: Blutbilder und Biopolitik in der Neuzeit*. Berlin/Zürich 2005, S. 211-225.

Lawrence, Christopher und George Weisz (Hg.). *Greater than the Parts: Holism in Biomedicine, 1920-1950*. New York/Oxford 1998.

Leavitt, Judith Walzer. *Typhoid Mary: Captive to the Public's Health*. Boston 1996.

Lebra, Takie Sugiyama. »Sozialstruktur und Ideologie des Blutes in Japan«. In: *Minikomi* 3 (1997), S. 5-11.

Lebzelter, Gisela. »Die ›Schwarze Schmach‹: Vorurteile – Propaganda – Mythos«. In: *Geschichte und Gesellschaft* 11 (1985), S. 37-58.

Lederer, Susan E. *Flesh and Blood: Organ Transplantation and Blood Transfusion in Twentieth-Century America*. New York 2008.

Lemke, Thomas. *Biopolitik zur Einführung*. Reinbek b. Hamburg 2007.

Lenoir, Timothy (Hg.) *Inscribing Science: Scientific Texts and the Materialities of Communication*. Stanford 1998.

Lenzen, Dieter. *Vaterschaft: Vom Patriarchat zur Alimentation.* Reinbek b. Hamburg 1991.

Lesky, Erna. *Die Zeugungs- und Vererbungslehren der Antike und ihr Nachwirken.* Mainz 1950.

—. »Vom Aderlass zur Schluckimpfung: Therapie im Wandel der Zeit«. In: *Materia Therapeutica: Aus Klinik und Praxis für Klinik und Praxis* Folge 5 (1965), S. 136-148.

Leupold, Jörg. *Transfusionsmedizin an der Universität Leipzig: Ein Beitrag zur Entwicklung des Blutspendewesens in Deutschland.* Beucha 1999.

Lignitz, Eberhard. »The History of Forensic Medicine in Times of the Weimar Republic and National Socialism: An Approach«. In: *Forensic Science International* 114 (2004), S. 113-124.

Lilienthal, Georg. »Anthropologie und Nationalsozialismus: Das erb- und rassenkundliche Abstammungsgutachten«. In: *Jahrbuch des Instituts für Geschichte der Medizin der Robert Bosch-Stiftung* 6 (1989), S. 71-91.

—. »The Illegitimacy Question in Germany, 1900-1945: Areas of Tension in Social and Population Policy«. In: *Continuity and Change* 2 (1990), S. 249-281.

—. »Die jüdischen ›Rassenmerkmale‹: Zur Geschichte der Anthropologie der Juden«. In: *Medizinhistorisches Journal* 28 (1993), S. 173-198.

Lindenmann, Jean. »Emil Abderhaldens Abwehrenzyme«. In: *Naturwissenschaftliche Rundschau* 3 (1999), S. 92-94.

Link, Jürgen. »Über ein Modell synchroner Systeme von Kollektisymbolen sowie seine Rolle bei der Diskurs-Konstituion«. In: Link, Jürgen und Wulf Wülfling (Hg.). *Bewegung und Stillstand in Metaphern und Mythen: Fallstudien zum Verhältnis von elementarem Wissen und Literatur im 19. Jahrhundert.* Stuttgart 1984, S. 63-92.

—. »Noch einmal: Diskurs: Interdiskurs: Macht«. In: *kultuRRevolution* 11 (1986), S. 4-7.

—. »Literaturanalyse als Interdiskursanalyse: Am Beispiel des Ursprungs literarischer Symbolik in der Kollektivsymbolik«. In: Fohrmann, Jürgen und Harro Müller (Hg.). *Diskurstheorien und Literaturwissenschaft.* Frankfurt a.M. 1988, S. 284-307.

—. *Versuch über den Normalismus: Wie Normalität produziert wird.* Opladen 1997.

Linke, Uli. *Blood and Nation: The European Aesthetics of Race.* Philadelphia 1999.

—. *German Bodies: Race and Representation after Hitler.* New York/London 1999.

Linse, Ulrich. »Völkisch-rassische Siedlungen der Lebensreform«. In: Puschner, Uwe, Walter Schmitz, Justus H. Ulbricht (Hg.). *Handbuch zur ›Völkischen Bewegung‹ 1871-1918*, München 1999, S. 397-410.

Linton, Derek S. *Emil von Behring: Infectious Disease, Immunology, Serum Therapy.* Philadelphia 2005.

Lipphardt, Veronika. *Biowissenschaftler mit jüdischem Hintergrund und die ›Biologie der Juden‹: Debatten, Identitäten, Institutionen (1900-1933). Dissertation Humboldt-Universität zu Berlin, 2006.*

—. *Biologie der Juden: Jüdische Wissenschaftler über ›Rasse‹ und Vererbung, 1900-1935.* Göttingen 2008.

—. »Biowissenschaftliche ›Judenforschung‹ und Emigration: Zur Situation deutsch-jüdischer Anthropologen nach 1933«. In: *Jahrbuch des Simon-Dubnow-Instituts* 5 (2006), S. 425-455.

Long Hall, Diana. »Biology, Sex Hormones, and Sexism in the 1920's«. In: Gould, Carol C. und Marx W. Warotfsky (Hg.). *Women and Philosophy: Toward a Theory of Liberation.* New Xork 1976, S. 81-96.

Lorenz, Rolf J. »Die Arbeiten Siegfried Kollers zur Rassenhygiene in der Zeit von 1933 bis 1945«. In: *Biometrie und Informatik in Medizin und Biologie* 4 (1990), S. 196-230.

Lösch, Niels C. *Rasse als Konstrukt: Leben und Werk Eugen Fischers.* Frankfurt a.M. etc. 1996.

Loux, Françoise. »Folk Medicine«. In: Porter, Roy and William F. Bynum (Hg.). *Companion Encyclopedia of the History of Medicine.* London/New York 2001 (erstmals 1993), S. 661-675.

Love, Spencie. *One Blood: The Death and Resurrection of Charles R. Drew.* Chapel Hill/London 1996.

Löwy, Ilana. »Unscharfe Begriffe und föderative Experimentalstrategien: Die immunologische Konstruktion des Selbst«. In: Rheinberger, Hans-Jörg und Michael Hagner (Hg.). *Experimentalisierung des Lebens: Experimentalsysteme in den biologischen Wissenschaften 1850/1950.* Berlin 1993, S. 188-206.

Lutzhöft, Hans-Jürgen. *Der Nordische Gedanke in Deutschland, 1920-1940.* Stuttgart 1971.

M'Charek, Amade. *The Human Genome Diversity Project: An Ethnography of Scientific Practice.* Cambridge 2005.

Maar, Christa und Herbert Burda (Hg.). *Iconic Turn: Die neue Macht der Bilder.* Köln 2005.

Maasen, Sabine. »Who Is Afraid of Metaphors?« In: dies. et al. (Hg.). *Biology as Society, Society as Biology: Metaphors.* Dordrecht 1995, S. 11-35.

— et al. (Hg.). *Biology as Society, Society as Biology: Metaphors.* Dordrecht 1995.

— und Peter Weingart. »Metaphors – Messengers of Meaning: A Contribution to an Evolutionary Sociology of Science«. In: *Science Communication* 1 (1995), S. 9-3.

— und Peter Weingart. *Metaphors and the Dynamics of Knowledge.* London/New York 2000.

—, Torsten Mayerhauser und Cornelia Renggli. »Bild-Diskurs-Analyse«. In: dies. (Hg.). *Bilder als Diskurse: Bild-Diskurse.* Weilerwist 2006, S. 7-26.

Magiros, Angelika. *Foucaults Beitrag zur Rassismustheorie.* Hamburg 1995.

Maibaum, Elke Angelika. *Der therapeutische Aderlass von der Entdeckung des Kreislaufs bis zum Beginn des 20. Jahrhunderts: Versuch einer kritischen Neubewertung.* Herzogenrath 1983.

Maienschein, Jane. »What Determines Sex? A Study of Converging Approaches, 1880-1916«. In: *Isis* 3 (1984), S. 457-480.

Malinowski, Stephan. »Vom blauen zum reinen Blut: Antisemitische Adelskritik und adliger Antisemitismus 1871-1944«. In: *Jahrbuch für Antisemitismusforschung* 12 (2003), S. 147-168.

—. *Vom König zum Führer: Sozialer Niedergang und politische Radikalisierung im deutschen Adel zwischen Kaiserreich und NS-Staat.* Berlin 2003.

Mallach, Hans Joachim (Hg.). *Geschichte der Gerichtlichen Medizin im deutschsprachigen Raum.* Lübeck 1996.

Mantel, Stefanie und Wolfgang Schwerd. *Zur Entwicklung der gerichtlichen Medizin im 20. Jahrhundert in Deutschland.* Aachen 1995.

Marks, Jonathan. »The Legacy of Serological Studies in American Physical Anthropology«. In: *History and Philosophy of the Life Sciences* 18 (1996), S. 345-362.

—. »›We're Going to Tell These People Who They Really Are‹: Science and Relatedness«. In: Franklin, Sarah und Susan McKinnon (Hg.). *Relative Values: Reconfiguring Kinship Studies*. Durham/London 2001, S. 355-383.

Marks, Sally. »Black Watch on the Rhine: A Study in Propaganda, Prejudice and Prurience«. In: *European Studies Review* 13 (1983), S. 297-334.

Marsch, Ulrich. *Notgemeinschaft der Deutschen Wissenschaft: Gründung und frühe Geschichte*. Frankfurt a.M. etc. 1994.

Martin, Emily. *Die Frau im Körper: Weibliches Bewusstsein, Gynäkologie und die Reproduktion des Lebens*. Frankfurt a.M./New York 1989 (engl. 1987).

—. *Flexible Bodies: Tracking Immunity in American Culture – From the Days of Polio to the Age of Aids*. Boston 1994.

—. »The Egg and the Sperm: How Science Constructed a Romance Based on Stereotypical Male-Female Roles«. In: Keller, Evelyn Fox und Helen E. Longino (Hg.). *Feminism and Science*. Oxford/New York 1996, S. 103-117.

Martin, Peter. »Die Kampagne gegen die ›Schwarze Schmach‹ als Ausdruck konservativer Visionen vom Untergang des Abendlandes«. In: Höpp, Gerhard (Hg.). *Fremde Erfahrungen: Asiaten und Afrikaner in Deutschland, Österreich und in der Schweiz bis 1945*. Berlin 1996, S. 211-225.

Martschukat, Jürgen (Hg.). *Geschichte schreiben mit Foucault*. Frankfurt a.M./New York 2002.

— et al. (Hg.). *Väter, Soldaten, Liebhaber: Männer und Männlichkeiten in der Geschichte Nordamerikas. Ein Reader*. Bielefeld 2007.

— und Olaf Stieglitz. *Geschichte der Männlichkeiten*. Frankfurt a.M. 2008.

Mass, Sandra. »Von der ›schwarzen Schmach‹ zur ›deutschen Heimat‹: Die Rheinische Frauenliga im Kampf gegen die Rheinlandbesetzung, 1920-1929«. In: *Werkstatt Geschichte* 32 (2002), S. 44-57.

—. *Weiße Helden, schwarze Krieger. Zur Geschichte kolonialer Männlichkeit in Deutschland 1918-1964*. Köln/Weimar/Wien 2006.

Massin, Benoît. »From Virchow to Fischer: Physical Anthropology and ›Modern Race Theories‹ in Wilhelmine Germany«. In: Stocking, George W. (Hg.). *Volksgeist as Method and Ethic: Essays on Boasian Ethnography and the German Anthropological Tradition, Band 8*. Madison 1996, S. 79-154.

—. »Rasse und Vererbung als Beruf: Die Hauptforschungsrichtungen am Kaiser-Wilhelm-Institut für Anthropologie, menschliche Erblehre und Eugenik im Nationalsozialismus«. In: Schmuhl, Hans-Walter (Hg.). *Rassenforschung an Kaiser-Wilhelm-Instituten vor und nach 1933*. Göttingen 2003, S. 190-244.

Mazumdar, Pauline M. H. »Blood and Soil: The Serology of the Aryan Racial State«. In: *Bulletin of the History of Medicine* 64 (1990), S. 187-219.

—. »Immunology«. In: Kiple, Kenneth F. (Hg.). *The Cambridge World History of Human Disease*. Cambridge 1993, S. 126-140.

—. *Species and Specificity: An Interpretation of the History of Immunology*. Cambridge 1995.

—. »Two Models for Human Genetics: Blood Grouping and Psychiatry in Germany between the World Wars«. In: *Bulletin of the History of Medicine* 70 (1996), S. 609-657.

— (Hg.). *Immunology 1930-1980: Essays on the History of Immunology*. Toronto 1989.

Meiring, Kerstin. *Die Christlich-Jüdisch Mischehe in Deutschland, 1840-1933*. Hamburg 1998.

Mell, Ulrich. »Strack, Hermann Lebrecht«. In: Vinzent, Markus, unter Mitarbeit von Ulrich Volp und Ulrike Lange (Hg.). *Metzler Lexikon christlicher Denker: 700 Autorinnen und Autoren von den Anfängen des Christentums bis zur Gegenwart*. Stuttgart/Weimar 2000, S. 654.

Mendelsohn, J. Andrew. »›Typhoid Mary‹ Strikes Again: The Social and the Scientific in the Making of Modern Public Health«. In: *Isis* 86 (1995), S. 268-277.

—. »Von der ›Ausrottung‹ zum Gleichgewicht: Wie Epidemien nach dem Ersten Weltkrieg komplex wurden«. In: Gradmann, Christoph und Thomas Schlich (Hg.). *Strategien der Kausalität*. Pfaffenweiler 1999, S. 227-268.

—. »Medicine and the Making of Bodily Inequality in Twentieth-Century Europe«. In: Gaudillière, Jean-Paul und Ilana Löwy (Hg.). *Heredity and Infection: The History of Disease Transmission*. London/New York 2001, S. 21-79.

Mersch, Dieter. »Naturwissenschaftliches Wissen und bildliche Logik«. In: Hessler, Martina (Hg.). *Konstruierte Sichtbarkeiten*. München 2006, S. 405-420.

—. »Visuelle Argumente: Zur Rolle der Bilder in den Naturwissenschaften«. In: Maasen, Sabine, Torsten Mayerhauser, Cornelia Renggli (Hg.). *Bilder als Diskurse: Bilddiskurse*. Weilerswist 2006.

Metis, Zeitschrift für historische Frauenforschung. *Reinheit*. Dortmund 1997.

Meyer, Beate. *›Jüdische Mischlinge‹: Rassenpolitik und Verfolgungserfahrung, 1933-1945*. Hamburg 1999.

Meyer, Jochen. *Paul Steegemann Verlag, 1919-1935, 1949-1955*. Stuttgart 1994.

Michaels, Axel. »Blutopfer in Nepal«. In: Braun, Christina von und Christoph Wulf (Hg.). *Mythen des Blutes*. Frankfurt a.M./New York 2007, S. 91-107.

Miles, Robert. *Rassismus: Einführung in die Geschichte und Theorie eines Begriffs*. Berlin 1992 (engl. 1989).

Miller, Jonathan. »Blut: Der ›reine, klare, liebliche und angenehme Saft‹«. In: Bradburne, James M. (Hg.). *Blut: Kunst, Macht, Politik, Pathologie*. München/London/New York 2001, S. 109-119.

—. »Der Übergang vom Blut zur Genetik: Der Mensch erschafft sich selbst«. In: Bradburne, James M. (Hg.). *Blut: Kunst, Macht, Politik, Pathologie*. München/London/New York 2001, S. 149-154.

—. »Die Pumpe: Harvey und der Blutkreislauf«. In: Bradburne, James M. (Hg.). *Blut: Kunst, Macht, Politik, Pathologie*. München/London/New York 2001, S. 101-106.

Mirzoeff, Nicholas (Hg.). *The Visual Culture Reader*. London 1998.

Mitchell,William J. T. *Picture Theory: Essays on Verbal and Visual Representation*. Chicago, Ill. 1995.

—. »Der Pictorial Turn«. In: Kravagna, Christian (Hg.). *Privileg Blick: Kritik der visuellen Kultur*. Berlin 1997 (engl. 1992), S. 15-40.

Moeller, H. G. »Friedrich Schiff: Sein Wirken als Abteilungsdirektor am Krankenhaus im Friedrichshain, Berlin von 1922 bis 1935«. In: *Das deutsche Gesundheitswesen* 38/39 (1974), S. 1850-1853.

Mol, Annemarie und John Law. »Regions, Networks and Fluids: Anaemia and Social Topology«. In: *Social Studies of Science* 4 (1994), S. 641-671.

Morris, Rodler F. *German Nationalist Fiction and the Jewish Question, 1918-1933*. Dissertation University of North Carolina, 1979.

Mosse, George L. *Die Geschichte des Rassismus in Europa*. Frankfurt a.M. 1996, durchgesehene und erweiterte Ausgabe (engl. 1978).

Moulin, Anne Marie. »Immunology Old and New: The Beginning and the End«. In: Mazumdar, Pauline M. H. (Hg.). *Immunology 1930-1980: Essays on the History of Immunology*. Toronto 1989, S. 291-298.

—. *Le dernier langage de la medicine: Histoire de l'immunologie de Pasteur au Sida*. Paris 1991.

Müller, Christian. *Verbrechensbekämpfung im Anstaltsstaat: Psychiatrie, Kriminologie und Strafrechtsreform in Deutschland 1871-1933*. Göttingen 2004.

Müller, Jürgen. »Der Vampir als Volksfeind: Friedrich Wilhelm Murnaus ›Nosferatu‹: Ein Beitrag zur politischen Ikonografie der Weimarer Zeit«. In: *Fotogeschichte: Beiträge zur Geschichte und Ästhetik der Fotografie*, S. 39-58.

Müller-Hill, Benno. »Das Blut von Auschwitz und das Schweigen der Gelehrten«. In: Kaufmann, Doris (Hg.). *Geschichte der Kaiser-Wilhelm-Gesellschaft im Nationalsozialismus: Bestandesaufnahme und Perspektiven der Forschung, Band I*. Göttingen 2000, S. 189-227.

Müller-Sievers, Helmut. »Ahnen ahnen. Formen der Generationenerkennung in der Literatur um 1800«. In: Weigel, Sigrid, Ohad Parnes, Ulrike Vedder und Stefan Willer (Hg.). *Generation: Zur Genealogie des Konzepts – Konzepte von Genealogie*. München 2005, S. 157-169.

Müller-Wille, Staffan. »Konstellation, Serie, Formation: Genealogische Denkfiguren bei Harvey, Linnaeus und Darwin«. In: Weigel, Sigrid, Ohad Parnes, Ulrike Vedder und Stefan Willer (Hg.). *Generation: Zur Genealogie des Konzepts – Konzepte von Genealogie*. München 2005, S. 215-233.

Nakatani, Yoji. »The Birth of Criminology in Modern Japan«. In: Becker, Peter und Richard F. Wetzell (Hg.). *Criminals and Their Scientists: The History of Criminolgy in International Perspective*. Cambridge 2006, S. 281-298.

Nelkin, Dorothy. »Cultural Perspectives on Blood«. In: Feldman, Eric A. und Ronald Bayer (Hg.). *Blood Feuds: Aids, Blood, and the Politics of Medical Disaster*. New York/Oxford 1999, S. 273-292.

Netanyahu, Benzion. *The Origins of the Inquisition in Fifteenth Century Spain*. New York 2001, 2. Auflage.

Neuwirth, Angelika. »Blut und Mythos in der islamischen Kultur«. In: Braun, Christina von und Christoph Wulf (Hg.). *Mythen des Blutes*. Frankfurt a.M./New York 2007, S. 62-90.

Nonn, Christoph. *Eine Stadt sucht einen Mörder: Gerücht, Gewalt und Antisemitismus im Kaiserreich*. Göttingen 2002.

Nössler, Regina und Petra Flocke (Hg.). *Blut: Konkursbuch 33*. Tübingen 1997.

Nutton, Vivian. »Humoralism«. In: Bynum, William F. und Roy Porter (Hg.). *Companion Encyclopedia of the History of Medicine, Bd. 1*. London 1993, S. 281-291.

Obrecht, Sibylle. »Das abstoßende Selbst. Die Konstruktion von ›Differenz‹ im Kontext der ersten Herztransplantationen«. In: *Berliner Blätter: Ethnographische und ethnologische Beiträge* 29 (2003), S. 52-61.

Ohlhoff, Dörthe. »Das freundliche Selbst und der angreifende Feind: Politische Metaphern und Körperkonzepte in der Wissensvermittlung der Biologie«. In: *metaphorik.de* 3 (2002), www.metaphorik.de/03/ohlhoff.htm (22. Januar 2009).

Okroi, Mathias. *Der Blutgruppenforscher Fritz Schiff (1889-1940): Leben, Werk und Wirkung eines jüdischen Deutschen*. Dissertation Universität zu Lübeck, 2004.

Olby, Robert. *The Origins of Mendelism.* Chicago/London 1985, 2. Ausgabe.

Orefici, Guiseppe. »Herzblut und offene Wunde: Opferblut in der Maya-Gesellschaft«. In: Bradburne, James M. (Hg.). *Blut: Kunst, Macht, Politik, Pathologie.* München/London/New York 2001, S. 41-53.

Orel, Vitezslav. *Gregor Mendel: The First Geneticist.* Oxford/New York/Tokyo 1996.

Otis, Laura. *Membranes: Metaphors of Invasion in Nineteenth-century Literature, Science, and Politics.* Baltimore 1999.

Oudshoorn, Nelly. *Beyond the Natural Body: An Archeology of Sex Hormones.* New York 1994.

Patzak, Herbert. *Ursprünge gerichtlich anerkannter Blutgruppenbefunde in deutschen Paternitätsgutachten.* Dissertation Philipps-Universität Marburg, 1990.

Paul, Diane. »Eugenics and the Left«. In: *Journal of the History of Ideas* 4 (1984), S. 567-590.

—. »Genes and Contagious Disease: The Rise and Fall of a Metaphor«. In: *The Politics of Heredity: Essays on Eugenics, Biomedicine, and the Nature-Nurture Debate.* Albany 1998, S. 157-171.

Pelis, Kim. »Moving Blood«. In: *Vox Sanguinis* 73 (1997), S. 201-206.

—. »Blood Clots: The 19th Century Debate over the Substance and Means of Transfusion«. In: *Annals of Science* 4 (1997), S. 331-370.

—. »Blood Standards and Failed Fluids: Clinic, Lab, and Transfusion Solutions in London, 1868-1916«. In: *History of Science* 39 (2001), S. 185-213.

—. »Blood Transfusion«. In: Blakemore, Colin und Sheila Jennett (Hg.). *The Oxford Companion to The Body.* Oxford 2001, S. 94-96.

—. »Taking Credit: The Canadian Army Medical Corps and the British Conversion to Blood Transfusion in WWI«. In: *Journal of the History of Medicine* 56 (2001), S. 238-277.

—. »Transfusion, mit Zähnen«. In: Brundage, James M. (Hg.). *Blut: Kunst, Macht, Politik, Pathologie.* München/London/New York 2001, S. 175-190.

—. »Edward Archibald's Notes on Blood Transfusion in War Surgery: A Commentary«. In: *Wilderness and Environmental Medicine* 13 (2002), S. 211-214.

Pesek, Jiri und Falk Wiesemann (Hg.). *Blut: Perspektiven in Medizin, Geschichte und Gesellschaft. Veröffentlichungen zur Kultur und Geschichte im östlichen Europa,* Band 38. Essen 2011.

Peukert, Detlev J.K. *Die Weimarer Republik: Krisenjahre der Klassischen Moderne.* Frankfurt a.M. 1987.

Picker, David. »Blood, Sweat and Type 0: Japan's Weird Science«. In: *The New York Times,* 14 Dezember 2006.

Pieper, Christine. *Die Sozialstruktur der Chefärzte des Allgemeinen Krankenhauses Hamburg-Barmbek 1913 bis 1945: Ein Beitrag zur kollektivbiographischen Forschung.* Münster/Hamburg/London 2003.

Pietschmann, Horst. »Die Vertreibung der Juden aus Spanien im Jahre 1492«. In: Benz, Wolfgang und Werner Bergmann (Hg.). *Vorurteil und Völkermord: Entwicklungslinien des Antisemitismus.* Freiburg/Basel/Wien 1997, S. 61-89.

Planert, Ute. »Kulturkritik und Geschlechterverhältnis: Zur Krise der Geschlechterordnung zwischen Jahrhundertwende und ›Drittem Reich‹«. In: Hardtwig, Wolfgang (Hg.). *Ordnungen in der Krise: Zur politischen Kulturgeschichte Deutschlands 1900-1933.* München 2007, S. 191-214.

Poliakov, Léon. *Der arische Mythos: Zu den Quellen von Rassismus und Nationalismus.* Hamburg 1993 (frz. 1971).

—. *Geschichte des Antisemitismus, Band IV: Die Marranen im Schatten der Inquisition.* Worms 1981.

Polsky, Allyson D. »Blood, Race, and National Identity: Scientific and Popular Discourses«. In: *Journal of Medical Humanities* 3/4 (2002), S. 171-186.

Pommerin, Rainer. *›Sterilisierung der Rheinlandbastarde‹: Das Schicksal einer farbigen deutschen Minderheit.* Düsseldorf 1979.

Porath, Erik. »Über Trug und Übertrag: Die Übertragung der Psychoanalyse und die Übertragung überhaupt«. In: Pfeil, Hannelore und Hans-Peter Jäck (Hg.). *Politiken des Anderen.* Rostock/Bornheim-Roisdorf 1995, S. 55-92.

Porter, Roy. »Religion and Medicine«. In: ders. and William F. Bynum (Hg.). *Companion Encyclopedia of the History of Medicine, Bd. 2.* London/New York 2001 (erstmals 1993), S. 1449-1468.

—. *The Greatest Benefit to Mankind: A Medical History of Humanity from Antiquity to the Present.* New York 1997.

Proctor, Robert. »From Anthropologie to Rassenkunde in the German Anthropological Tradition«. In: Stocking, George W. (Hg.). *Bones, Bodies, Behavior: Essays on Biological Anthropology.* Madison 1988, S. 138-179.

—. *Racial Hygiene: Medicine under the Nazis.* Cambridge, Mass./London 1989.

Przyrembel, Alexandra. *›Rassenschande‹: Reinheitsmythos und Vernichtungslegitimation im Nationalsozialismus.* Göttingen 2003.

Pulzer, Peter. »Between Hope and Fear: Jews and the Weimar Republic«. In: Benz, Wolfgang, Arnold Paucker und Peter Pulzer (Hg.). *Jüdisches Leben in der Weimarer Republik: Jews in the Weimar Republic.* Tübingen 1998, S. 271-279.

Puschner, Uwe. *Die völkische Bewegung im wilhelminischen Kaiserreich: Sprache, Rasse, Religion.* Darmstadt 2001.

—, Walter Schmitz und Justus H. Ulbricht (Hg.). *Handbuch zur ›Völkischen Bewegung‹ 1871-1918.* München etc. 1996.

Rabinbach, Anson. *The Human Motor: Engery, Fatigue, and the Origins of Modernity.* Berkeley 1990.

Rahden, Till van. *Juden und andere Breslauer: Die Beziehungen zwischen Juden, Protestanten und Katholiken in einer deutschen Grossstadt von 1860 bis 1925.* Göttingen 2000.

—. »Vaterschaft, Männlichkeit und private Räume: Neue Perspektiven zur Geschlechtergeschichte des 19. Jahrhunderts«. In: *Österreichische Zeitschrift für Geschichtswissenschaften* 3 (2000), S. 147-156.

Ratmoko, Christina. *Damit die Chemie stimmt: Die Anfänge der industriellen Herstellung von weiblichen und männlichen Sexualhormonen 1914-1938.* Zürich 2010.

Reardon, Jenny. *Race to the Finish: Identity and Governance in an Age of Genomics.* Princeton/Oxford 2005.

Rheinberger, Hans-Jörg. *Experimentalsysteme und epistemische Dinge: Eine Geschichte der Proteinsynthese im Reagenzglas.* Göttingen 2001 (engl. 1997).

—. »Carl Correns' Experimente mit *Pisum*, 1896-1899«. In: ders. *Epistemologie des Konkreten: Studien zur Geschichte der modernen Biologie.* Frankfurt a.M. 2006, S. 75-113.

—, Michael Hagner und Bettina Wahrig-Schmidt (Hg.). *Räume des Wissens: Repräsentation, Codierung, Spur.* Berlin 1997.

Richards, Donald Ray. *The German Bestseller in the 20th Century: A Complete Bibliography and Analysis 1915-1940*. Bern 1968.

Richards, Ivor Armstrong. »Die Metapher«. In: Haverkamp, Anselm (Hg.). *Theorie der Metapher*. Darmstadt 1996 (erstmals 1936), S. 31-52.

Riesenberger, Dieter. *Das Deutsche Rote Kreuz: Eine Geschichte 1864-1990*. Paderborn/München/Wien/Zürich 2002.

Riha, Ortrun. »Die mittelalterliche Blutschau«. In: Gadebusch Bondio, Mariacarla (Hg.). *Blood in History and Blood Histories*. Florenz 2005, S. 49-67.

Ritchie, James M. »Artur Dinters antisemitische Trilogie«. In: *Festschrift für Albert Schneider*. Luxemburg 1991, S. 179-194.

Robertson, Jennifer. »Blood Talks: Eugenic Modernity and the Creation of the New Japanese«. In: *History and Anthropology* 3 (2002), S. 191-216.

—. »Biopower: Blood, Kinship, and Eugenic Marriage«. In: dies. (Hg.). *A Companion to the Anthropology of Japan*. Oxford 2005, S. 329-354.

Robinson, Gloria. *A Prelude to Genetics: Theories of a Material Substance of Heredity: Darwin to Weismann*. Lawrence, Kansas 1979.

Rohkrämer, Thomas. *Eine andere Moderne? Zivilisationskritik, Natur und Technik in Deutschland 1880-1933*. Paderborn etc. 1999.

Rose, Alexander Michael. *Die akademischen Mitarbeiter und deren Veröffentlichungen aus dem Institut für Gerichtliche Medizin der Berliner Universität im Zeitraum von 1886-1945. Ein Beitrag zur Geschichte des heutigen Instituts für Rechtsmedizin der Humboldt-Universität zu Berlin*. Dissertation Humboldt Universität zu Berlin, 2000.

Rose, Romani (Hg.). *Der nationalsozialistische Völkermord an den Sinti und Roma*. Heidelberg 1995.

Rosenthal, Jacob. *›Die Ehre des jüdischen Soldaten‹: Die Judenzählung im Ersten Weltkrieg und ihre Folgen*. Frankfurt a.M. 2007.

Rothschuh, Karl Eduard. *Entwicklungsgeschichte physiologischer Probleme in Tabellenform*. München/Berlin 1952.

—. »Von der Viersäftelehre zur Korpuskeltheorie des Blutes«. In: Boroviczény, Karl Georg von, Heinrich Schipperges und Eduard Seidler (Hg.). *Einführung in die Geschichte der Hämatologie*. Stuttgart 1974, S. 31-44.

—. *Konzepte der Medizin in Vergangenheit und Gegenwart*. Stuttgart 1978.

Rubin, Miri. *Corpus Christi: The Eucharist in Late Medieval Culture*. Cambridge 1991.

—. »Blut: Opfer und Erlösung in der christlichen Ikonographie«. In: Bradburne, James M. (Hg.). *Blut: Kunst, Macht, Politik, Pathologie*. München/London/New York 2001, S. 89-99.

Rudavsky, Shari. *Blood Will Tell: The Role of Science and Culture in the Twentieth-Century Paternity Disputes*. Dissertation University of Pennsylvania, 1996.

—. »Separating Spheres: Legal Ideology v. Paternity Testing in Divorce Cases«. In: *Science in Context* 1 (1999), S. 123-138.

Ruthner, Clemens. *Unheimliche Wiederkehr: Interpretationen zu den gespenstischen Romanfiguren bei Ewers, Meyrink, Soyka, Spunda und Strobl*. Meitingen 1993.

—. *Am Rande: Kanon, Kulturökonomie und die Intertextualität des Marginalen am Beispiel der österreichischen Phantastik im 20. Jahrhundert*. Tübingen/Basel 2004.

Ryser, Peter. »Blut und Bluttransfusionen: Medizingeschichtliche Randnotizen«. In: *Schweizerische Ärztezeitung* 51/52 (2000), S. 2927-2932.

Sachs, Volkmar. »Einst und jetzt: Bluttransfusion. Zur Geschichte des Transfusionswesens bis zum zweiten Weltkrieg«. In: *Münchener Medizinische Wochenschrift* 2 (1968), S. 73-79.

—. »Das Bluttransfusionswesen heute und in Zukunft«. In: *Münchener Medizinische Wochenschrift* 4 (1968), S. 218-224.

Saldern, Adelheid von. »Überfremdungsängste: Gegen die Amerikanisierung der deutschen Kultur in den zwanziger Jahren«. In: Lüdtke, Alf, Inge Marssolek, Adelheid von Saldern (Hg.). *Amerikanisierung: Traum und Alptraum im Deutschland des 20. Jahrhunderts.* Stuttgart 1996, S. 213-244.

Sammet, Rainer. *›Dolchstoss‹: Deutschland und die Auseinandersetzung mit der Niederlage im Ersten Weltkrieg (1918-1933).* Berlin 2003.

Sarasin, Philipp. »Autobiographische Ver-Sprecher«. In: *Werkstatt Geschichte* 7 (1994), S. 31-41.

—. »Subjekte, Diskurse, Körper: Überlegungen zu einer diskursanalytischen Kulturgeschichte«. In: *Geschichte und Gesellschaft* Sonderheft 16 (Kulturgeschichte Heute) (1996), S. 131-164.

—. *Reizbare Maschinen: Eine Geschichte des Körpers, 1765-1914.* Frankfurt a.M. 2001.

—. »Diskurstheorie und Geschichtswissenschaft«. In: Keller, Reiner, Andreas Hirseland, Werner Schneider, Willy Viehöver (Hg.). *Handbuch Sozialwissenschaftliche Diskursanalyse, Band 1: Theorien und Methoden.* Opladen 2001, S. 53-79.

—. »Infizierte Körper, kontaminierte Sprachen: Metaphern als Gegenstand der Wissenschaftsgeschichte«. In: ders. *Geschichtswissenschaft und Diskursanalyse.* Frankfurt a.M. 2003, S. 191-230.

—. »Zweierlei Rassismus? Die Selektion des Fremden als Problem in Michel Foucaults Verbindung von Biopolitik und Rassismus«. In: Stingelin, Martin (Hg.). *Biopolitik und Rassismus.* Frankfurt a.M. 2003, S. 55-79.

—. »Geschichtswissenschaft und Diskursanalyse«. In: ders. *Geschichtswissenschaft und Diskursanalyse.* Frankfurt a.M. 2003, S. 10-60.

—. *›Anthrax‹: Bioterror als Phantasma.* Frankfurt a.M. 2004.

—. »Die Visualisierung des Feindes: Über metaphorische Technologien der frühen Bakteriologie«. In: Sarasin, Philipp, Silvia Berger, Marianne Hänseler und Myriam Spörri (Hg.). *Bakteriologie und Moderne: Studien zur Biopolitik des Unsichtbaren.* Frankfurt a.M. 2007 (2004), S. 427-461.

—. »Feind im Blut: Die Bedeutung des Blutes in der deutschen Bakteriologie, 1870-1900«. In: Braun, Christina von und Christoph Wulf (Hg.). *Mythen des Blutes.* Frankfurt a.M./New York 2007, S. 296-310.

—, Silvia Berger, Marianne Hänseler und Myriam Spörri (Hg.). *Bakteriologie und Moderne: Studien zur Biopolitik des Unsichtbaren 1870-1920.* Frankfurt a.M. 2007.

Saretzki, Thomas. *Reichsgesundheitsrat und Preußischer Landesgesundheitsrat in der Weimarer Republik.* Berlin 2000.

Satzinger, Helga. »Rasse, Gene und Geschlecht: Zur Konstituierung zentraler biologischer Begriffe bei Richard Goldschmidt und Fritz Lenz, 1916-19362«. In: *Ergebnisse: Vorabdrucke aus dem Forschungsprogramm ›Geschichte der Kaiser-Wilhelm-Gesellschaft im Nationalsozialismus‹* 15 (2004).

Sauerteig, Lutz. *Krankheit, Sexualität, Gesellschaft: Geschlechtskrankheiten und Gesundheitspolitik in Deutschland im 19. und frühen 20. Jahrhundert.* Stuttgart 1999.

Saxe, Cornelia. »Bloody Mary: Die Unreinheit des Menstruationsblutes in der Kulturgeschichte«. In: Nössler, Regina und Petra Flocke (Hg.). *Blut: Konkursbuch 33*. Tübingen 1997, S. 120-136.

Schappacher, Norbert. »Felix Bernstein«. In: *International Statistical Review* 1 (2005), S. 3-7.

Schauerte, Thomas. »Walldürn: Anmerkungen zur barocken Wallfahrtskirche zum Hl. Blut und ihrer Ausstattung«. In: Gadebusch Bondio, Mariacarla (Hg.). *Blood in History and Blood Histories*. Florenz 2005, S. 215-239.

Schicktanz, Silke. »Aus der Geschichte lernen? Die Entwicklung der Idee der Xenotransplantation und Auswirkungen auf das heutige Verständnis«. In: Engels, Eve-Marie, Gisela Badura-Lotter und Silke Schicktanz (Hg.). *Neue Perspektiven der Transplantationsmedizin im interdisziplinären Dialog*. Baden-Baden 2000, S. 239-256.

—. »Fremdkörper: Grenzüberschreitungen am Beispiel der Transplantationsmedizin«. In: Karafyllis, Nicole C. (Hg.). *Biofakte. Versuch über den Menschen zwischen Artefakt und Lebewesen*. Paderborn 2003, S. 179-197.

Schipperges, Heinrich. »Blut in Altertum und Mittelalter«. In: Boroviczény, Karl Georg von, Heinrich Schipperges und Eduard Seidler (Hg.). *Einführung in die Geschichte der Hämatologie*. Stuttgart 1974, S. 17-30.

—. *Geschichte der Medizin in Schlaglichtern*. Mannheim/Wien/Zürich 1990.

—. *Rudolf Virchow*. Reinbek b. Hamburg 1994.

Schlehe, Judith. *Das Blut der fremden Frauen: Menstruation in der anderen und in der eigenen Kultur*. Frankfurt a.M./New York 1987.

Schlich, Thomas. »›Welche Macht über Tod und Leben!‹ Die Etablierung der Bluttransfusion im Ersten Weltkrieg«. In: Eckart, Wolfgang und Christoph Gradmann (Hg.). *Die Medizin und der Erste Weltkrieg*. Pfaffenweiler 1996, S. 109-130.

—. »Repräsentationen von Krankheitserregern: Wie Robert Koch Bakterien als Krankheitsursache dargestellt hat«. In: Rheinberger, Hans-Jörg, Michael Hagner und Bettina Wahrig-Schmidt (Hg.). *Räume des Wissens: Repräsentation, Codierung, Spur*. Berlin 1997, S. 165-190.

—. *Die Erfindung der Organtransplantation: Erfolg und Scheitern des chirurgischen Organersatzes (1880-1930)*. Frankfurt a.M./New York 1998.

Schmidt, Josef. »Artur Dinter's ›Racial Novel‹ *The Sin Against the Blood* (1917): Trivial Stereotypes and Apocalyptic Prelude«. In: Gaede, Friedrich, Patrick O'Neill und Ulrich Scheck (Hg.). *Hinter dem schwarzen Vorhang: Die Katastrophe und die epische Tradition. Festschrift für Anthony W. Riley*. Tübingen/Basel 1994, S. 129-138.

Schmidt, Michael. »Im Westen eine ›Wissenschaft‹...: Antisemitismus im völkisch-faschistischen Roman der Weimarer Republik«. In: Hoch, Hans Otto und Horst Denkler (Hg.). *Conditio Judaica: Judentum, Antisemitismus und deutschsprachige Literatur vom Ersten Weltkrieg bis 1933/38. Interdisziplinäres Symposion der Werner-Reimers-Stiftung Bad Homburg v.d.H.* Tübingen 1993, S. 92-115.

Schmitz-Berning, Cornelia. *Vokabular des Nationalsozialismus*. Berlin/New York 1998.

Schmuhl, Hans-Walter. »Rasse, Rassenforschung, Rassenpolitik: Annäherungen an das Thema«. In: ders. (Hg.). *Rassenforschungen an Kaiser-Wilhelm-Instituten vor und nach 1933*. Göttingen 2003, S. 7-37.

—. *Grenzüberschreitungen: Das Kaiser-Wilhelm-Institut für Anthropologie, menschliche Erblehre und Eugenik 1927-1945*. Göttingen 2005.

Schneider, William H. »Chance and Social Setting in the Application of the Discovery of Blood Groups«. In: *Bulletin of the History of Medicine* 57 (1983), S. 545-562.

—. *Quality and Quantity: The Quest for Biological Regeneration in Twentieth-Century France.* Cambridge 1990.

—. »La recherches sur les groups sanguins avant la Seconde Guerre mondiale«. In: Debru, Claude, Jean Gayon und Jean-Francois Picard (Hg.). *Les sciences biologiques et medicales en France 1920-1950.* Paris 1994, S. 311-327.

—. »Blood Group Research in Great Britain, France, and the United States Between the World Wars«. In: *Yearbook of Physical Anthropology* 38 (1995), S. 87-114.

—. »Introduction«. In: ders. (Hg.) *History and Philosophy of the Life Sciences, Special Issue: The First Genetic Marker 3* (1996), S. 273-276.

—. »The History of Research on Blood Group Genetics: Initial Discovery and Diffusion«. In: *History and Philosophy of the Life Sciences* 18 (1996), S. 277-303.

—. »Blood Transfusion in Peace and War, 1900-1918«. In: *Social History of Medicine* 1 (1997), S. 105-126.

—. »Ludwik Hirszfeld: A Life in Serology«. In: *Archivum Immunologiae et Therapiae Experimentalis* 50 (2002), S. 355-359.

—. »Blood Transfusion Between the Wars«. In: *Journal of the History of Medicine* 58 (2003), S. 187-224.

—. »A, B, AB und O: Seroanthropologie«. In: Tyradellis, Daniel und Michal S. Friedlander im Auftrag des Jüdischen Museums Berlin (Hg.). *10+5=Gott: Die Macht der Zeichen.* Köln 2004, S. 262.

Schöttler, Peter. »Sozialgeschichtliches Paradigma und historische Diskursanalyse«. In: Fohrmann, Jürgen und Harro Müller (Hg.). *Diskurstheorien und Literaturwissenschaft.* Frankfurt a.M. 1988, S. 159-199.

—. »Mentalitäten, Ideologien, Diskurse: Zur sozialgeschichtlichen Thematisierung der ›dritten Ebene‹«. In: Lüdtke, Alf (Hg.). *Alltagsgeschichte. zur Rekonstruktion historischer Erfahrungen und Lebensweisen.* Frankfurt a.M. 1989, S. 85-136.

—. »Wer hat Angst vor dem ›Linguistic Turn‹?« In: *Geschichte und Gesellschaft* 23 (1997), S. 134-151.

Schrenk, M. »Blutkulte und Blutsymbolik«. In: Boroviczény, Karl Georg von, Heinrich Schipperges und Eduard Seidler (Hg.). *Einführung in die Geschichte der Hämatologie.* Stuttgart 1974, S. 1-17.

Schubert, Werner. *Die Projekte der Weimarer Republik zur Reform des Nichtehelichen-, des Adoptions- und des Ehescheidungsrechts.* Paderborn/Zürich 1986.

Schüler, Anja. »The ›Horror on the Rhine‹: Rape, Racism and the International Women's Movement«. In: *John F. Kennedy Institut für Nordamerikastudien, Working Paper 86* (1996).

Schulte-Althoff, Franz-Josef. »Rassenmischung im kolonialen System: Zur deutschen Kolonialpolitik im letzten Jahrzehnt vor dem Ersten Weltkrieg«. In: *Historisches Jahrbuch* 105 (1985), S. 52-94.

Schulz, Jörg. »Begründung und Entwicklung der Genetik nach der Entdeckung der Mendelschen Gesetze«. In: Jahn, Ilse (Hg.). *Geschichte der Biologie: Theorien, Methoden, Institutionen, Kurzbiographien.* Heidelberg/Berlin 2000, 3., neubearbeitete und erweiterte Auflage, S. 537-557.

Schulz, Martin. *Ordnungen der Bilder: Eine Einführung in die Bildwissenschaft.* München 2005.

Schulz, Stefan. »Von der ›Ars infusoria‹ zur ›Ars transfusoria‹«. In: Hee, Robrecht van und A. Versailles-Tondereau (Hg.). *Nadeln, Nähte und Narkose: Chirurgie im Wandel der Zeit.* Hilden 1995, S. 44-48.

—. »Bluttransfusionsgeräte aus ›echtem‹ und ›Kunst-Bernstein‹«. In: *Chirurgische Praxis* 54 (1998), S. 5-14.

—. »Vom Paraffin zum Bernstein: Die ›Evolution‹ von Bluttransfusionsapparaten aus gerinnungsverzögernden Materialien im frühen 20. Jahrhundert«. In: *Deutsches Medizinhistorisches Jahrbuch* 10 (1999), S. 221-255.

—. »Zwischen Parabiose, Reizen und Organtransplantationen: Die Wiederentdeckung der Bluttransfusion im deutschsprachigen Raum Anfang des 20. Jahrhunderts«. In: Gadebusch Bondio, Mariacarla (Hg.). *Blood in History and Blood Histories.* Florenz 2005, S. 289-310.

Schury, Gudrun. *Lebensflut: Eine Kulturgeschichte des Blutes.* Leipzig 2001.

Schwaabe, Christian. *Antiamerikanismus: Wandlungen eines Feindbildes.* München 2003.

Schwartz, Michael. »›Proletarier‹ und ›Lumpen‹: Sozialistische Ursprünge eugenischen Denkens«. In: *Vierteljahrshefte für Zeitgeschichte* 42 (1994), S. 437-470.

—. *Sozialistische Eugenik: Eugenische Sozialtechnologien in Debatten und Politik der deutschen Sozialdemokratie, 1890-1933.* Bonn 1995.

Seeman, Bernard. *The River of Life: The Story of Man's Blood from Magic to Science.* London 1962.

Seidl, Christian, Günther Soedel, Markus M. Müller und Erhard Seifried. »Die Entwicklung der transfusionsmedizinischen Einrichtungen in der Bundesrepublik Deutschland: Blutspendedienste des Deutschen Roten Kreuzes«. In: *Transfusion Medicine and Hemotherapy* 31, suppl. 2 (2004), S. 33-40.

Seidler, E. »Medizin und Hämatologie im ausgehenden 18. und beginnenden 19. Jahrhundert«. In: Boroviczény, Karl Georg von, Heinrich Schipperges und Eduard Seidler (Hg.). *Einführung in die Geschichte der Hämatologie.* Stuttgart 1974, S. 44-57.

Seidler, Horst und Andreas Rett. *Das Reichssippeamt entscheidet: Rassenbiologie im Nationalsozialismus.* Wien 1982.

Seife, Charles. *Zero: The Biogaphy of a Dangerous Idea.* London 2000.

Senglaub, Konrad. »Neue Auseinandersetzungen mit dem Darwinismus«. In: Jahn, Ilse (Hg.). *Geschichte der Biologie: Theorien, Methoden, Institutionen, Kurzbiographien.* Heidelberg/Berlin 2000, 3., neubearbeitete und erweiterte Auflage, S. 558-579.

Serres, Michel. *Der Parasit.* Frankfurt a.M. 1987 (frz. 1980).

Shohat, Ella und Robert Stam. *Unthinking Eurocentrism: Multiculturalism and the Media.* London 1994.

Showalter, Dennis E. *Little Man, What Now? Der Stürmer in the Weimar Republic.* Hamden 1982.

Siebenpfeiffer, Hania. *›Böse Lust‹: Gewaltverbrechen in Diskursen der Weimarer Republik.* Köln/Weimar/Wien 2005.

Siemens, Daniel. *Metropole und Verbrechen: Die Gerichtsreportage in Berlin, Paris und Chicago, 1919-1933.* Stuttgart 2007.

—. »Sensationsprozesse: Die Gerichtsreportage der Zwischenkriegszeit in Berlin und Chicago«. In: Bösch, Frank und Manuel Borutta (Hg.). *Die Massen bewegen: Medien und Emotionen in der Moderne.* Frankfurt a.M./New York 2006, S. 142-171.

—. »›Vom Leben getötet‹. Die Gerichtsreportage in der liberal-demokratischen Presse im Berlin der 1920er Jahre«. In: Hardtwig, Wolfgang (Hg.). *Ordnungen in der Krise: Zur politischen Kulturgeschichte Deutschlands 1900-1933*. München 2007, S. 327-354.

Silverman, Rachel. »The Blood Group ›Fad‹ in Post-War Racial Anthropology«. In: *Kroeber Anthropological Society Papers* 84 (2000), S. 11-27.

Silverstein, Arthur M. »Cellular versus Humoral Immunity: Determinants and Consequences of an Epic 19th Century Battle«. In: *Cellular Immunology* 48 (1979), S. 208-221.

—. *A History of Immunology*. San Diego 1989.

—. »The Historical Origins of Modern Immunology«. In: Gallagher, Richard, Jean Gilder, G. J. V. Nossal und Gaetano Salvatore (Hg.). *Immunology: The Making of Modern Science*. London 1995, S. 5-20.

Simkins, Peter. »Saloniki«. In: Hirschfeld, Gerhard, Gerd Krumeich und Irina Renz (Hg.). *Enzyklopädie Erster Weltkrieg*. Paderborn 2004, 2. durchgesehene Auflage, S. 810-811.

Simon, Jonathan. »Emil Behring's Medical Culture: From Disinfection to Serotherapy«. In: *Medical History* 2 (2007), S. 201-218.

Smith, Helmut Walser. *Die Geschichte des Schlachters: Mord und Antisemitismus in einer deutschen Kleinstadt*. Göttingen 2002 (engl. 2002).

Smith, Roger und Brian Wynne (Hg.). *Expert Evidence: Interpreting Science in the Law*. London 1989.

Sontag, Susan. *Krankheit als Metapher*. Frankfurt a.M. 1993 (engl. 1978).

Speiser, Paul und Ferdinand G. Smekal. *Karl Landsteiner: Entdecker der Blutgruppen und Pionier der Immunologie. Biographie eines Nobelpreisträgers aus der Wiener Medizinischen Schule*. Wien 1975, 2., vollständig überarbeitete Auflage.

Spörri, Myriam. »Blood as a Marker of ›Race‹ and ›Gender‹: On the History of Seroanthropology in Weimar Germany«. Vortrag, 4S and EASST Meeting, Paris, 26. August 2004.

—. »›Reines‹ und ›gemischtes Blut‹: Blutgruppen und ›Rassen‹ zwischen 1900 und 1933«. In: Lauper, Anja (Hg.). *Transfusionen: Blut-Bilder und Bio-Politik in der Neuzeit*. Zürich/Berlin 2005, S. 197-211.

—. »Giftiges Blut: Menstruation und Menotoxin in den 1920er Jahren«. In: Gadebusch Bondio, Mariacarla (Hg.). *Blood in History and Blood Histories*. Florenz 2005, S. 311-329.

—. »›Jüdisches Blut‹: Zirkulationen zwischen Literatur, Medizin und politischer Presse, 1918-1933«. In: *Österreichische Zeitschrift für Geschichtswissenschaften* 3 (2005), S. 32-52.

—. »Ludwik Hirszfelds Plädoyer für ›Symbiose‹: Anmerkungen zu einer Fussnote Ludwik Flecks«. In: Egloff, Rainer (Hg.). *Tatsache – Denkstil – Kontroverse: Auseinandersetzungen mit Ludwik Fleck (Collegium Helveticum Heft 1)*. Zürich 2005, S. 79-84.

—. »Jüdische Bakterien«: Infektion und Antisemitismus in der frühen Weimarer Republik. Vortrag, Konferenz »Invisible Enemies: The Cultural Meaning of Infection and the Politics of Plague«, Universität Zürich, 23. September 2005.

—. »Mischungen des Blutes und Unordnung der Geschlechter«. In: *Rosa: Die Zeitschrift für Geschlechterforschung* 33 (2006), S. 12-14.

—. »Das Blut in den Adern des Homo Europaeus: Zur sprachlichen und visuellen Konstruktion der Blutgruppe A als europäisch, 1919-1933«. In: Patel, Kiran Klaus, Veronika Lipphardt, Lorraine Bluche (Hg.). *Der Europäer: Ein Konstrukt.* Göttingen 2009, S. 73-96.

—. »Moderne Blutsverwandtschaften: Die ›Blutprobe‹ und die Biologisierung der Vaterschaft in der Weimarer Republik«. In: L'Homme 2 (2010), S. 33-49.

Starr, Douglas. *Blut: Stoff für Leben und Kommerz.* München 1999 (engl. 1998).

Stepan, Nancy Leys. »Race and Gender: The Role of Analogy in Science«. In: Goldberg, Theo (Hg.). *Anatomy of Racism.* Minneapolis/London 1990, S. 38-57.

Stephens, Christopher. »Searching in Vein«. In: http://metropolis.co.jp/tokyo featurestoriesarchive349/320/tokyofeaturestoriesinc.htm (22. Januar 2009).

Stern, Alexandra Minna. »Gebäude, Grenzen und Blut: Medikalisierung und Nation-Building an der amerikanisch-mexikanischen Grenze, 1910-1930«. In: Sarasin, Philipp, Silvia Berger, Marianne Hänseler und Myriam Spörri (Hg.). *Bakteriologie und Moderne: Studien zur Biopolitik des Unsichtbaren 1870-1920.* Frankfurt a.M. 2007 (engl. 1999), S. 375-423.

Stöckel, Sigrid. *Die ›rechte Nation‹ und ihr Verleger: Politik und Popularisierung im J.F. Lehmanns Verlag 1890-1979.* Berlin 2002.

Stocking, George W. *Race, Culture, and Evolution: Essays in the History of Anthropology. With a New Preface.* Chicago/London 1982 (erstmals 1968).

—. »The Persistence of Polygenist Thought in Post-Darwinian Anthropology«. In: ders. *Race, Culture, and Evolution: Essays in the History of Anthropology.* Chicago/London 1982, S. 42-68.

Stoff, Heiko. *Ewige Jugend: Konzepte der Verjüngung vom späten 19. Jahrhundert bis ins Dritte Reich.* Köln/Weimar/Wien 2004.

Stolberg, Michael. »Probleme und Perspektiven einer Geschichte der ›Volksmedizin‹«. In: Schnalke, Thomas und Claudia Wiesemann (Hg.). *Die Grenzen des Andere: Medizingeschichte aus postmoderner Perspektive.* Köln/Weimar/Wien 1998, S. 49-73.

Strassmann, Wolfgang Paul. *Die Strassmanns: Schicksale einer deutsch-jüdischen Familie über zwei Jahrhunderte.* Frankfurt/New York 2006.

Strauch, Hansjürg und Ingo Wirth. »Persecution of Jewish Forensic Pathologists«. In: *Forensic Science International* 144 (2004), S. 125-127.

Strohmaier, Gotthard. »Blut und Blutbewegung im arabischen Galenismus«. In: Gadebusch Bondio, Mariacarla (Hg.). *Blood in History and Blood Histories.* Florenz 2005, S. 39-47.

Sutterlüty, Ferdinand. »The Belief in Ethnic Kinship: A Deep Symbolic Dimension of Social Inequality«. In: *Ethnography* 2 (2006), S. 179-207.

Tal, Uriel. *Christians and Jews in Germany: Religion, Politics, and Ideology in the Second Reich, 1870-1914.* Ithaca/London 1975.

Tapper, Melbourne. *In the Blood: Sickle Cell Anemia and the Politics of Race.* Philadelphia 1999.

Tatar, Maria. *Lustmord: Sexual Murder in Weimar Germany.* Princeton, N.J. 1995.

Tauber, Alfred I. *The Immune Self: Theory or Metaphor?* Cambridge 1994.

— und Leon Chernyak. *Metchnikoff and the Origins of Immunology: From Metaphor to Theory.* New York/Oxford 1991.

Teich, Antje. *Der Prozess von der Entdeckung der Blutgruppen bis zur Einführung der Bluttransfusion in die Praxis der Humanmedizin.* Bonn 2008.

Temkin, Owsei. »Eine historische Analyse des Infektionsbegriffs«. In: Sarasin, Philipp, Silvia Berger, Marianne Hänseler und Myriam Spörri (Hg.). *Bakteriologie und Moderne: Studien zur Biopolitik des Unsichtbaren 1870-1920*. Frankfurt a.M. 2007 (engl. 1977), S. 44-67.

Theweleit, Klaus. *Männerphantasien*, Band 1: *Frauen, Fluten, Körper, Geschichte*. Reinbek b. Hamburg 1980.

Thomä, Dieter (Hg.). *Vaterlosigkeit: Geschichte und Gegenwart einer fixen Idee*. Frankfurt a.M. 2010.

Timmermann, Carsten. *Weimar Medical Culture: Doctors, Healers, and the Crisis of Medicine in Interwar Germany, 1918-1933*. Dissertation University of Manchester, 1999.

Titmuss, Richard M. *The Gift Relationship: From Human Blood to Social Policy*. London 1970.

Töngi, Claudia. »Reinheit: Ein fruchtbares Konzept im interdisziplinären Dialog?« In: *Die Psychotherapeutin: Psychiatrie in Geschichte und Kultur* 14 (2001), S. 5-13.

Treacher, Amal. »Welcome Home: Between Two Cultures and Two Colours«. In: Brah, Avtar und Annie E. Coombes (Hg.). *Hybridity and its Discontents*. London/New York 1997, S. 96-107.

Tröhler, Ulrich. »Surgery (modern)«. In: Bynum, William F. und Roy Porter (Hg.). *Companion Encyclopedia of the History of Medicine, Bd. 2*. London/New York 2001 (erstmals 1993), S. 984-1028.

Trunk, Achim. *Zweihundert Blutproben aus Auschwitz: Ein Forschungsvorhaben zwischen Anthropologie und Biochemie*. Berlin 2003.

Tuana, Nancy. »The Weaker Seed: The Sexist Bias of Reproductive Theory«. In: dies. (Hg.). *Feminism and Science*. Indiana/Bloomington 1989, S. 147-171.

Turner, Bryan S. »Social Fluids: Metaphors and Meanings of Society«. In: *Body & Society* 1 (2003), S. 1-10.

Ulmer, Martin. *Antisemitismus in Stuttgart 1871 – 1933: Studien zum öffentlichen Diskurs und Alltag*. Berlin 2011.

Valentine, Kylie. »Citizenship, Identity, Blood Donation«. In: *Body & Society* 2 (2005), S. 113-128.

Vasold, Manfred. *Rudolf Virchow: Der grosse Arzt und Politiker*. Stuttgart 1988.

Vec, Milos. *Die Spur des Täters: Methoden der Identifikation in der Kriminalistik (1879-1933)*. Baden-Baden 2002.

Vogl, Joseph. »Kreisläufe«. In: Lauper, Anja (Hg.). *Transfusionen: Blutbilder und Biopolitik in der Neuzeit*. Berlin/Zürich 2005, S. 99-117.

Vöhringer, Margarete. *Avantgarde und Psychotechnik: Wissenschaft, Kunst und Technik der Wahrnehmungsexperimente in der frühen Sowjetunion*. Göttingen 2007.

Volkov, Shulamit. »Juden als wissenschaftliche ›Mandarine‹ im Kaiserreich und in der Weimarer Republik«. In: *Archiv für Sozialgeschichte* 37 (1997), S. 1-18.

Voss, Dietmar. »Nehmen wir den Vater mit? Randglossen zum Vaterschaftsprozess der Moderne«. In: *KulturPoetik* 2 (2004), S. 173-191.

Voswinckel, Peter. *50 Jahre Deutsche Gesellschaft für Hämatologie und Onkologie*. Würzburg 1987.

—. »Von der ersten hämatologischen Fachgesellschaft zum Exodus der Hämatologie aus Berlin«. In: Fischer, Wolfram, Klaus Hierholzer, Michael Hubenstorf, Peter Th. Walter und Rolf Winau (Hg.). *Exodus von Wissenschaften aus Berlin: Frage-*

stellungen – Ergebnisse – Desiderate. Entwicklungen vor und nach 1933. Berlin/New York 1994, S. 552-567.

Wahrig-Schmidt, Bettina. »Das ›geistige Auge‹ des Beobachters und die Bewegungen der vorherrschenden Gedankendinge: Beobachtungen an Beobachtungen von Zellen in Bewegung zwischen 1860 und 1885«. In: Hagner, Michael, Hans-Jörg Rheinberger und Bettina Wahrig-Schmidt (Hg.). *Objekte, Differenzen und Konjunkturen: Experimentalsysteme im historischen Kontext*. Berlin 1994, S. 23-47.

—. »Totalität – Konstruktion – Navigation: Metaphern auf dem Weg des Organismus«. In: Borck, Cornelius (Hg). *Anatomien medizinischen Wissens: Medizin, Macht, Moleküle*. Frankfurt a.M. 1996, S. 230-255.

—. *Der Staat als Mensch-Maschine: Die Organismus-Staats-Wissenschaftsmetaphorik bei Thomas Hobbes*. Habilitation Medizinische Universität zu Lübeck, 1996.

—. »Metaphern, Metaphern für Metaphern und ihr Gebrauch in wissenschaftshistorischer Absicht«. In: Biere, Bernd Ulrich und Wolf-Andreas Liebert (Hg.). *Metaphern in Wissenschaft und Wissenschaftsvermittlung*. Opladen 1997, S. 23-46.

— und Friedhelm Hildebrandt. »Pathologische Erythrozytendeformation und renale Hämaturie: Fragmente aus dem Leben einer nicht gemachten Entdeckung«. In: Rheinberger, Hans-Jörg und Michael Hagner (Hg.). *Die Experimentalisierung des Lebens: Experimentalsysteme in den biologischen Wissenschaften 1850/1950*. Berlin 1993, S. 74-95.

Waigand, Beate. *Antisemitismus auf Abruf: Das Deutsche Ärzteblatt und die jüdischen Mediziner 1918-1933*. Frankfurt a.M. etc. 2001.

Wailoo, Keith. »Genetic Marker of Segregation: Sickle Cell Anemia, Thalassemia, and Racial Ideology in American Medical Writing 1920-1950«. In: *History and Philosophy of the Life Sciences* 18 (1996), S. 305-320.

—. *Drawing Blood: Technology and Disease Identity in Twentieth-Century America*. Baltimore/London 1999 (1997).

—. *Dying in the City of the Blues: Sickle Cell Anemia and the Politics of Race and Health*. Chapel Hill 2001.

Waldby, Catherine, Marsha Rosengarten, Carla Treloar, Suzanne Fraser. »Blood and Bioidentity: Ideas About Self, Boundaries and Risk Among Blood Donors and People Living with Hepatitis C«. In: *Social Science & Medicine* 59 (2004), S. 1461-1471.

Walter, Dirk. *Antisemitische Kriminalität und Gewalt: Judenfeindschaft in der Weimarer Republik*. Bonn 1999.

Wassermann, Rudolf. *›Kammergericht soll bleiben‹: Ein Gang durch die Geschichte des berühmtesten deutschen Gerichts (1468-1945)*. Berlin 2004.

Weber, Eckhard. *Gibt es ein Menotoxin?* Dissertation Georg-August-Universität zu Göttingen, 1975.

Weber, Max. *Die protestantische Ethik und der Geist des Kapitalismus. Vollständige Ausgabe. Herausgegeben und eingeleitet von Dirk Kaesler*. München 2004 (1904/05, 1920).

Weber, Philippe. *Der Trieb zum Erzählen: Sexualpathologie und Homosexualität, 1852-1914*. Bielefeld 2008.

Webster, Charles. »The Origins of Blood Transfusion: A Reassessment«. In: *Medical History* 4 (1971), S. 387-392.

Weindling, Paul. *Health, Race and German Politics between National Unification and Nazism 1870-1945*. Cambridge 1991.

—. »The Immunological Tradition«. In: Bynum, William F. und Roy Porter (Hg.). *Companion Encyclopedia of the History of Medicine*, Bd. 1, London 1997 (erstmals 1993), S. 192-204.

—. *Epidemics and Genocide in Eastern Europe, 1890-1945*. Oxford 2000.

Weingart, Brigitte. *Ansteckende Wörter: Repräsentationen von AIDS*. Frankfurt a.M. 2002.

Weingart, Peter, Jürgen Kroll und Kurt Bayertz. *Rasse, Blut und Gene: Geschichte der Eugenik und Rassenhygiene in Deutschland*. Frankfurt a.M. 1992.

Weinrich, Harald. *Sprache in Texten*. Stuttgart 1976.

—. »Metapher«. In: Ritter, Joachim und Karlfried Gründer (Hg.). *Historisches Wörterbuch der Philosophie, Bd. 5*. Darmstadt 1980, S. Sp. 1179-1186.

Wellberry, David E. »Retrait/Re-entry: Zur poststrukturalistischen Metapherndiskussion«. In: Neumann, Gerhard (Hg.). *Poststrukturalismus: Herausforderung an die Literaturwissenschaft*. Stuttgart/Weimar 1997, S. 194-207.

Wernz, Corinna. *Sexualität als Krankheit: Der medizinische Diskurs zur Sexualität um 1800*. Stuttgart 1993.

Weston, Kath. »Kinship, Controversy and the Sharing of Substance: The Race/Class Politics of Blood Transfusion«. In: Franklin, Sarah und Susan McKinnon (Hg.). *Relative Values: Reconfiguring Kinship Studies*. Durham/London 2001, S. 147-174.

White, John S. »William Harvey and the Primacy of the Blood«. In: *Annals of Science* 43 (1986), S. 239-255.

Wickert, Christl. *Helene Stöcker 1869-1943: Frauenrechtlerin, Sexualreformerin und Pazifistin. Eine Biographie*. Bonn 1991.

Wiebecke, Dieter, K. Fischer, G. Keil, R. Leibling, H. Reissigl, W. Stangel. »Zur Geschichte der Transfusionsmedizin in der ersten Hälfte des 20. Jahrhunderts (unter besonderer Berücksichtigung ihrer Entwicklung in Deutschland)«. In: *Transfusion Medicine and Hemotherapy* 31, suppl. 2 (2004), S. 12-31.

Wigger, Iris. *Die ›Schwarze Schmach am Rhein‹: Rassistische Diskriminierung zwischen Geschlecht, Klasse, Nation und Rasse*. Münster 2007.

Wildt, Michael. *Volksgemeinschaft als Selbstermächtigung: Gewalt gegen Juden in der deutschen Provinz 1919 bis 1939*. Hamburg 2007.

Willer, Stefan. »›Eine sonderbare Generation‹: Zur Poetik der Zeugung um 1800«. In: Weigel, Sigrid, Ohad Parnes, Ulrike Vedder und Stefan Willer (Hg.). *Generation: Zur Genealogie des Konzepts – Konzepte von Genealogie*. München 2005, S. 125-156.

Winkler, Enno A. *Ernst Unger (1875-1938): Eine Biobibliographie*. Dissertation Freie Universität Berlin, 1975.

—. »Ernst Unger: A Pioneer in Modern Surgery«. In: *Journal of the History of Medicine and Allied Sciences* 3 (1982), S. 269-286.

Wintrobe, Maxwell M. »Milestones on the Path of Progress«. In: ders. (Hg.). *Blood, Pure and Eloquent: A Story of Discovery, of People, and of Ideas*. New York 1980, S. 1-31.

—. *Hematology, the Blossoming of a Science: A Story of Inspiration and Effort*. Philadelphia 1986.

Wippermann, Wolfgang. *Die Deutschen und der Osten: Feindbild und Traumland*. Darmstadt 2007.

Wirth, Ingo, Hansjürg Strauch und Gunther Geserick. »Das Uhlenhuth-Verfahren: Vorgeschichte in Berlin und erste forensische Gutachten«. In: *Rechtsmedizin* 5 (2001), S. 217-222.

—. »Der Landsteiner-Richter-Versuch: AB0-Gruppen und Blutspuren«. In: *Rechtsmedizin* 13 (2003), S. 311-314.

Wirth, Ingo und Hansjürg Strauch. »Gerichtliche Medizin als akademisches Lehrfach an der Universität Berlin«. In: *Rechtsmedizin* 12 (2002), S. 77-86.

Wirth, Ingo, Hansjürg Strauch und Klaus Vendura (Hg.). *Das Institut für Rechtsmedizin der Humboldt-Universität zu Berlin.* Frankfurt a.M./München/London/New York 2003.

Wolf, Bernd. *Zum Konzept der Blutreinigung und der Blutreinigungsmittel in der Schulmedizin von der Antike bis ins 18. Jahrhundert im Überblick.* Dissertation Universität Tübingen, 1989.

Wolff, Eberhard. »Volksmedizin, Volksarzneibücher«. In: Gerabek, Werner E., Bernhard D. Haage, Gundolf Keil und Wolfgang Wegner (Hg.). *Enzyklopädie Medizingeschichte.* Berlin/New York, S. 1454-1458.

Wolffram, Heather. »Parapsychology on the Couch: The Psychology of Occult Belief in Germany, c. 1870-1939«. In: *Journal of the History of Behavioural Sciences* 3 (2006), S. 237-260.

Yerushalmi, Yosef Hayim. »Assimilierung und rassischer Antisemitismus: Die iberischen und die deutschen Modelle«. In: ders. *Ein Feld in Anatot: Versuche über jüdische Geschichte.* Berlin 1993, S. 53-80.

Zdravko, Radman. *From a Metaphorical Point of View: A Multidsciplinry Approach to the Cognitive Content of Metaphor.* Berlin etc. 1995.

Zeiss, Heinz und Richard Bieling. *Behring: Gestalt und Werk.* Berlin 1941, zweite überarbeitete Auflage.

Zierold, Kurt. *Forschungsförderung in drei Epochen: Deutsche Forschungsgemeinschaft. Geschichte, Arbeitsweise, Kommentar.* Wiesbaden 1968.

Zimmerman, Andrew. *Anthropology and Antihumanism in Imperial Germany.* Chicago/London 2001.

Zuckmayer, Carl. *Geheimreport.* Herausgegeben von Gunther Nickel und Johanna Schrön. Göttingen 2002.

Dank

Dieses Buch ist eine leicht überarbeitete und gekürzte Fassung meiner Dissertation, die 2009 an der Philosophischen Fakultät der Universität Zürich angenommen wurde.

Es ist mir ein Anliegen und besonderes Vergnügen, all denjenigen Menschen und Institutionen meinen Dank auszusprechen, die bei der Entstehung dieser Arbeit entscheidend beteiligt waren und mich über Jahre hinweg unterstützt haben.

Größter Dank gebührt Philipp Sarasin, der diese Dissertation im Rahmen des Schweizerischen Nationalfonds-Projekts »Politische Metaphern der Bakteriologie und Immunologie« auf den Weg gebracht hat. Er hat die Arbeit mit vielerlei Anregungen unterstützt und mit Großzügigkeit begleitet. Seine Tür stand immer offen – herzlichen Dank.

Im Rahmen dieses Projektes durfte ich mit Silvia Berger und Marianne Hänseler im intellektuell anregenden Klima der Forschungsstelle für Sozial- und Wirtschaftsgeschichte der Universität Zürich zusammenarbeiten. Ich danke Silvia Berger für unzählige inspirierende Gespräche sowie ihre kritische und präzise Lektüre des gesamten Textes, die diesen inhaltlich und strukturell voranbrachte. Marianne Hänseler danke ich für ihren scharfen metaphorologischen Verstand, die Diskussion einzelner Kapitel und ihre pragmatische Vernunft.

Für die Ausrichtung der Arbeit war ein Aufenthalt im Sommer 2003 in Berlin am Max-Planck-Institut für Wissenschaftsgeschichte von zentraler Bedeutung, wofür ich Hans-Jörg Rheinberger und Michael Hagner besonderen Dank aussprechen möchte. Am MPWIG lernte ich auch Bettina Wahrig kennen, die mir wesentliche Hinweise und Ratschläge gab und die meine Arbeit als Zweitgutachterin betreute. Dafür gilt ihr mein großer Dank.

Für anregende Gespräche, entscheidende Bemerkungen und großzügige Unterstützung in Zürich, Berlin und Leipzig danke ich: Caroline Arni, Christina Brandt, Michael Bürgi, Rainer Egloff, Elena Folini, Sander Gilman, Katja Geisenhainer, Christine Hanke, Marion Hulverscheidt, Marcus Klingberg, Eva Kudrass, Stephan Malinowski, Sabine Maasen, Staffan Müller-Wille, Christina Ratmoko, Roman Rossfeld, Norbert Schappacher, Nicole Schwager, Heiko Stoff und Margarete Vöhringer.

Ein besonderer Dank geht an Veronika Lipphardt für die vielen Diskussionen über »unsere« Wissenschaftler, die Lektüre einzelner Kapitel und ihre fortwährende Unterstützung meiner Arbeit. Sie und Philippe Weber waren für den Abschluss der Arbeit zentral. Philippe Weber gilt zudem mein herzlicher Dank für die unkomplizierte Lektüre der gesamten Arbeit. Seine Kritik war immer treffend, konstruktiv und humorvoll formuliert und seine Kommentare haben maßgeblich zur Schärfung des Arguments beigetragen.

Ein besonderer Dank geht auch an Sabine Lippuner, die mich auf Schwachpunkte aufmerksam gemacht hat und die ich jeder Zeit um historischen Rat fragen durfte.

Ina Heumann danke ich für das ausgezeichnete Lektorat. Ihr ist es gelungen, den Text zu entschlacken, ohne ihn grundlegend zu ändern. Bei transcript danke ich Anke Poppen für die professionelle und zuverlässige Betreuung dieses Buches. Dem Schweizerischen Nationalfonds bin ich für die Finanzierung des Projektes sowie für die Unterstützung der Drucklegung zu großem Dank verpflichtet. Dem Forschungskredit der Universität Zürich gebührt mein Dank für die Finanzierung eines weiteren Forschungsjahres.

Meine Eltern und Freundinnen und Freunde außerhalb der Akademie haben die Arbeit aus der Ferne und mit viel Geduld begleitet und mir verziehen, wenn ich nur wenig Zeit für sie hatte. Stellvertretend danke ich Dunja Furrer, Daniel Graf, Sibylle Marquard, Shige Nagai, Urs Spörri, Jacqueline Surer, Moritz von Wyss, Laurenz Zellweger und Nicole Zenklusen.

Namensregister

Science Studies

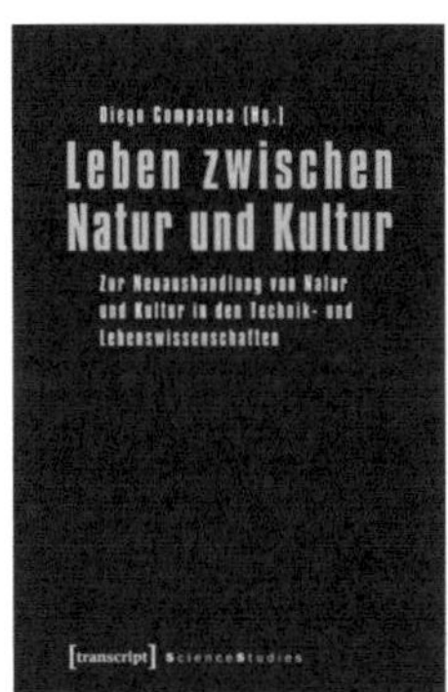

Diego Compagna (Hg.)
Leben zwischen Natur und Kultur
Zur Neuaushandlung von Natur und Kultur in den Technik- und Lebenswissenschaften

Juni 2013, ca. 250 Seiten, kart., ca. 32,80 €,
ISBN 978-3-8376-2009-2

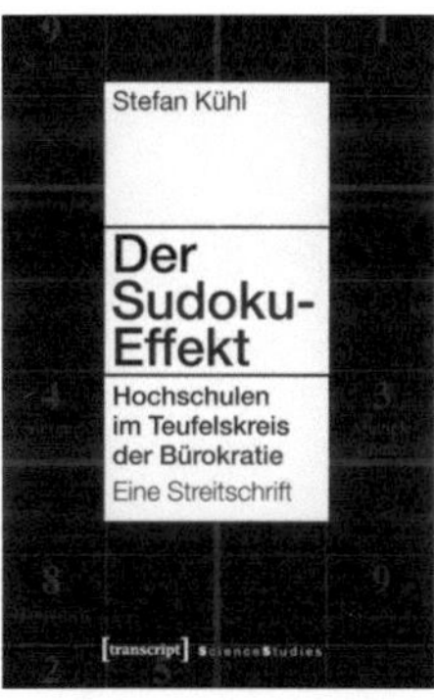

Stefan Kühl
Der Sudoku-Effekt
Hochschulen im Teufelskreis der Bürokratie. Eine Streitschrift

2012, 172 Seiten, kart., 19,80 €,
ISBN 978-3-8376-1958-4

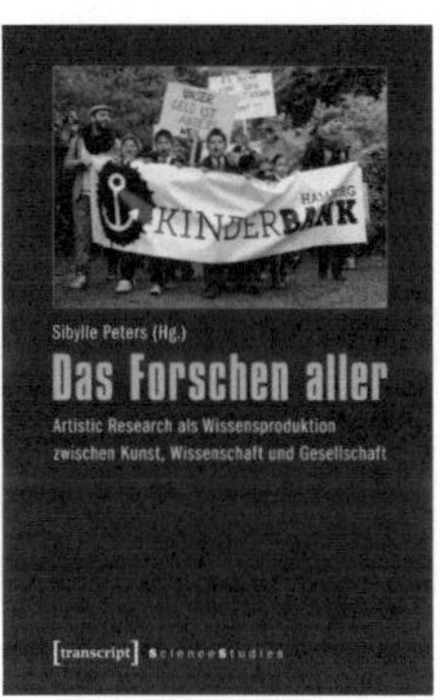

Sibylle Peters (Hg.)
Das Forschen aller
Artistic Research als Wissensproduktion zwischen Kunst, Wissenschaft und Gesellschaft

Mai 2013, ca. 200 Seiten, kart., ca. 26,80 €,
ISBN 978-3-8376-2172-3

Leseproben, weitere Informationen und Bestellmöglichkeiten finden Sie unter www.transcript-verlag.de

Science Studies

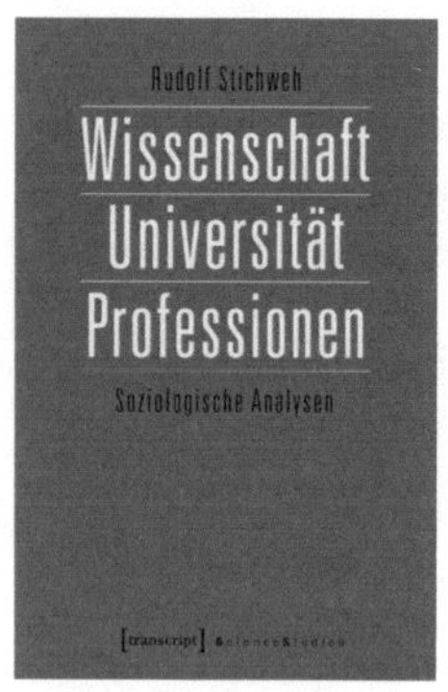

Rudolf Stichweh
Wissenschaft, Universität, Professionen
Soziologische Analysen
(Neuauflage)

April 2013, 350 Seiten, kart., 34,80 €,
ISBN 978-3-8376-2300-0

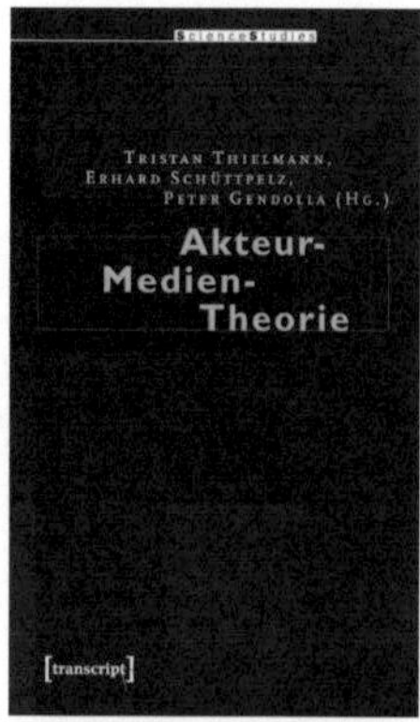

Tristan Thielmann, Erhard Schüttpelz,
Peter Gendolla (Hg.)
Akteur-Medien-Theorie

Mai 2013, ca. 800 Seiten, kart., zahlr. Abb., ca. 39,80 €,
ISBN 978-3-8376-1020-8

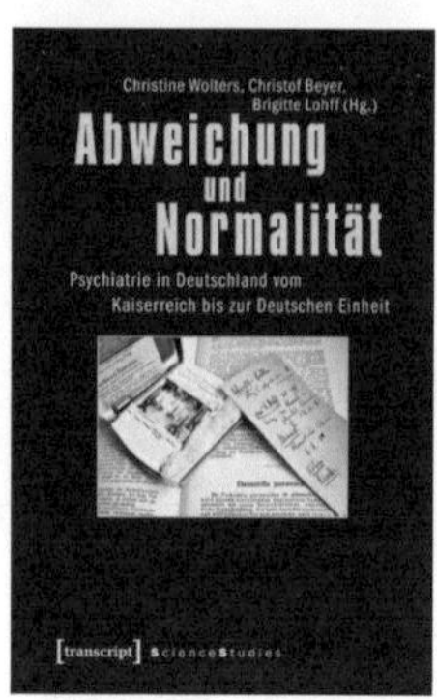

Christine Wolters, Christof Beyer,
Brigitte Lohff (Hg.)
Abweichung und Normalität
Psychiatrie in Deutschland vom Kaiserreich
bis zur Deutschen Einheit

2012, 410 Seiten, kart., zahlr. Abb., 34,80 €,
ISBN 978-3-8376-2140-2

Leseproben, weitere Informationen und Bestellmöglichkeiten finden Sie unter www.transcript-verlag.de

Science Studies

Celia Brown,
Marion Mangelsdorf (Hg.)
Alice im Spiegelland
Wo sich Kunst und Wissenschaft treffen
2012, 220 Seiten, kart., zahlr. z.T. farb. Abb., inkl. DVD mit Filmen und Musik, 28,80 €,
ISBN 978-3-8376-2082-5

Catarina Caetano da Rosa
Operationsroboter in Aktion
Kontroverse Innovationen
in der Medizintechnik
Mai 2013, ca. 430 Seiten, kart., zahlr. Abb., ca. 35,80 €,
ISBN 978-3-8376-2165-5

Susanne Draheim
Das lernende Selbst in der Hochschulreform: »Ich« ist eine Schnittstelle
Subjektdiskurse des Bologna-Prozesses
2012, 242 Seiten, kart., 29,80 €,
ISBN 978-3-8376-2158-7

Jochen Hennig
Bildpraxis
Visuelle Strategien in
der frühen Nanotechnologie
2011, 332 Seiten, kart., zahlr. z.T. farb. Abb., 32,80 €,
ISBN 978-3-8376-1083-3

Gudrun Hessler, Mechtild Oechsle,
Ingrid Scharlau (Hg.)
Studium und Beruf: Studienstrategien – Praxiskonzepte – Professionsverständnis
Perspektiven von Studierenden und Lehrenden nach der Bologna-Reform
April 2013, ca. 270 Seiten, kart., ca. 29,80 €,
ISBN 978-3-8376-2156-3

Florian Hoof, Eva-Maria Jung,
Ulrich Salaschek (Hg.)
Jenseits des Labors
Transformationen von Wissen zwischen Entstehungs- und Anwendungskontext
2011, 326 Seiten, kart., zahlr. z.T. farb. Abb., 32,80 €,
ISBN 978-3-8376-1603-3

Christian Kehrt, Peter Schüssler,
Marc-Denis Weitze (Hg.)
Neue Technologien in der Gesellschaft
Akteure, Erwartungen,
Kontroversen und Konjunkturen
2011, 366 Seiten, kart., zahlr. Abb., 32,80 €,
ISBN 978-3-8376-1573-9

Sibylle Peters
Der Vortrag als Performance
2011, 250 Seiten, kart., 29,80 €,
ISBN 978-3-8376-1774-0

Ulrich Salaschek
Der Mensch als neuronale Maschine?
Zum Einfluss bildgebender Verfahren der Hirnforschung auf erziehungswissenschaftliche Diskurse
2012, 226 Seiten, kart., zahlr. Abb., 26,80 €,
ISBN 978-3-8376-2033-7

Katharina Schmidt-Brücken
Hirnzirkel
Kreisende Prozesse in Computer und Gehirn: Zur neurokybernetischen Vorgeschichte der Informatik
2012, 328 Seiten, kart., zahlr. Abb., 35,80 €,
ISBN 978-3-8376-2065-8

Birgit Stammberger
Monster und Freaks
Eine Wissensgeschichte
außergewöhnlicher Körper
im 19. Jahrhundert
2011, 344 Seiten, kart., 32,80 €,
ISBN 978-3-8376-1607-1

Martina Wernli (Hg.)
Wissen und Nicht-Wissen in der Klinik
Dynamiken der Psychiatrie um 1900
2012, 272 Seiten, kart., zahlr. z.T. farb. Abb., 32,80 €,
ISBN 978-3-8376-1934-8

Leseproben, weitere Informationen und Bestellmöglichkeiten finden Sie unter www.transcript-verlag.de